アクチュアル 脳・神経疾患の臨床

パーキンソン病と運動異常
Movement Disorders

総編集 ● 辻　省次
専門編集 ● 髙橋良輔

Actual Approach to Neurological Practice

中山書店

〈アクチュアル 脳・神経疾患の臨床〉

[総編集]

辻　省次　東京大学

[編集委員]（五十音順）

宇川義一　福島県立医科大学

河村　満　昭和大学

吉良潤一　九州大学

鈴木則宏　慶應義塾大学

祖父江元　名古屋大学

髙橋良輔　京都大学*

西澤正豊　新潟大学

水澤英洋　東京医科歯科大学

＊本巻担当編集

シリーズ刊行にあたって

　近年，さまざまな診療ガイドラインが提供されるようになり，診断の進め方，治療法の選択などにおいて大変参考になるようになっています．このようなガイドラインの作成にあたっては，Evidence-based medicine（EBM）という考え方が積極的に取り入れられ，それがどの程度の根拠に基づくものか，という点が十分に吟味された上で診療ガイドラインに反映されています．このような資料は非常に有用であり，日々の診療に欠かせないものとなっていますが，一方で，一定のマニュアル的な位置づけになりやすく，診断の組み立て，疾患の成り立ち，治療法の機序などについて深く理解するという，本来，プロフェショナリズムの観点から求められることが，十分には達成しにくいという面もあります．

　同じ疾患であっても，患者さん一人一人は，その症状一つを取ってみても多様であるように，必ず特徴（variance）があり，それは，病態に関連する背景因子の個人差などを反映していると考えられます．すなわち，それぞれの患者さんが持っている病態の本質と，その特徴をよく把握して診療にあたることが求められるのです．EBM が group-oriented medicine と言われることもあるように，患者集団の平均的なところを把握して診療を進めるような考え方となっているのに対して，実際の診療の場では，患者さん個人の持つ variance をよく把握して最適な診療を進めることが望まれることになります（individual-oriented medicine）．このような考え方は，医師の裁量部分に適切に反映されるため，われわれは，疾患の症候，病態，診断，治療についての深い理解と，それぞれの患者さんの持つ特徴をよく把握した上で，診療を進めることが必要になります．

　シリーズ《アクチュアル 脳・神経疾患の臨床》は，このような考え方に立って，神経内科医ならびに神経内科専門医を目指す方々，さらには神経内科専門医取得後の生涯教育に役立つシリーズとして企画したものですが，他の診療科の方々でも神経内科疾患の診療に際して参考となるような内容となっています．各巻でテーマを絞り，その"take-home-message"が何であるかを読者にわかりやすいものとして発信するように努め，巻ごとに編集担当者を決めて専門編集体制をとるとともに，随時編集委員会を開催してその企画内容などを十分に吟味検討し，充実した内容を目指しています．各テーマの"focus"としては，できるだけ最新の動向を反映したものとするようにし，特に，"神経内科医としてのプロフェショナリズムを究める"，という立場を重視して，そのような視点に立つ記述を少しでも多く盛り込むようにしました．

構成にあたっては，最新の進歩・知識の全体をバランスよく理解できること，実地診療に役立つように検査，診断，治療などの診療上のノウハウをできるだけ盛り込むことに留意し，さらに必要に応じてその科学的根拠について簡潔に記述するようにしました．冒頭に述べましたように，同じ疾患であっても，患者ごとの病態の特徴をどのようにして把握・理解するか，という視点を記述に含めるようにし，さらに，本文での記載に加えて，「Column」「Case Study」「Lecture」「Memo」「Key words」などの項目の活用やフローチャートやイラストを積極的に取り入れることで，読者が理解を深めやすいように工夫しています．

　本シリーズが，神経内科医のプロフェショナリズムを目指す方々に座右の書として活用されるものとなることを編集委員一同祈念しています．

2011 年 10 月吉日

東京大学大学院医学系研究科 神経内科学教授
辻　省次

序

　Movement Disorders（運動異常）は広義には運動の過剰による不随意運動や，逆に運動が乏しくなる症候群の総称であり，前者はハンチントン病，後者はパーキンソン病といった疾患の主症候である．ただ本書の「Movement Disorders 総論」では，パーキンソン病とその類縁疾患のような運動の乏しい hypokinetic movement disorders を除く，過剰な運動を特徴とする hyperkinetic movement disorders を中心に扱っていることにご注意いただきたい．

　Movement Disorders は神経内科疾患の中でも症候学的に最も興味をそそられる疾患群である．なぜこのような奇妙な運動や異常姿勢が生じるのか，古くから神経学者はその謎を解き明かし，治療に結びつけようと努力してきた．またその努力は，ヒトの運動がいかに制御されているかという基礎的な課題とも結びつき，神経解剖学，神経生理学の進歩にも貢献した．Movement Disorders の研究の歴史は基礎研究と疾患研究の結び付きの大切さを教えてくれる．

　本書の総論は Movement Disorders の全貌をとらえるのに有用であるだけでなく，特に基礎的な生理学，解剖学の最新の知見から Movement Disorders にどうアプローチすべきか，という点をおさえており，類書にない構成になっている．各論では個々の不随意運動の最新の知見が要領よくまとめられている．

　いっぽう，本書の半分近くのボリュームはパーキンソン病とその類縁疾患に費やされている．パーキンソン病は，アルツハイマー病に次いで患者数が多く，また神経変性疾患の中で，唯一，きわめて有効な対症療法の存在する疾患として，神経内科医はもちろん，神経内科を専門としない医師もその基本的知識を持っておくべき疾患である．世界的にもきわめて研究者が多く，日進月歩の領域であるが，本書では診断・治療の最新の成果をわかりやすく解説している．

　またシリーズの他巻と同じように，Case Study を設け，本文の記載をより実地臨床に即して理解してもらうとともに，Column では注目されるトピックスを詳述し，読者の興味をかきたてるように工夫した．やや分厚いが，実践的な内容なので，是非ベッドサイドでのハンドブックとして活用していただきたい．

　わが国では Movement Disorders を組織として専門的に診療するユニットはまだ数少なく，診療・教育・研究の体制が十分とは言い難い．パーキンソン病と Movement Disorders の病態生理，病態機序から最新の治療法まで，幅広い領域を深く解説している本書によって，パーキンソン病と Movement Disorders に興味を持つ若者が増え，日本で Movement Disorders Clinic が整備される端緒になれば幸いである．

2013 年 11 月

京都大学大学院医学研究科脳病態生理学講座臨床神経学教授
髙橋良輔

アクチュアル 脳・神経疾患の臨床
パーキンソン病と運動異常 Movement Disorders
Contents

I. Movement Disorders 総論

- 大脳基底核の機能解剖 ……………………………………………………… 金子武嗣 2
  - **Column** 視床下核の投射についての最近の知見 9
- 大脳基底核疾患の病態生理 ………………………………………………… 南部 篤 12
  - **Column** 「錐体外路」という言葉 14
  - **ディベート** 大脳基底核疾患の病態―平均発射頻度説 vs. 発射パターン説 16
  - **ディベート** 深部脳刺激（DBS）の作用メカニズム―抑制説 vs. 興奮説 19
- ヒトの運動の制御機構と病態 ……………………………………………… 池田昭夫, 小林勝哉 21
  - **Column** ヒトの自発的な（自己ペースによる）随意運動における補足運動野の機能の評価（電気生理学的手法を用いた検討） 25
  - **Column** action / reaction と，大脳小脳連関 / 大脳基底核連関 28
- Movement Disorders の分類と診察のポイント ………………………… 柳澤信夫 31
  - **Column** 基底核疾患と不随意運動の型の重なり合い 36
- Movement Disorders の病因 ……………………………………………… 山門穂高, 髙橋良輔 39
  - **Column** 下肢静止不能症候群（restless legs syndrome：RLS, 通称"むずむず脚症候群"） 43
- Movement Disorders の画像所見 ………………………………………… 大石直也, 福山秀直 44
  - **Column** VBM（voxel-based morphometry）法 47
- Movement Disorders の生理学的検査―脳波，TMS ………………… 武智詩子, 辻 貞俊 52
- Movement Disorders の生理学的検査―表面・誘発筋電図 ………… 三澤園子, 桑原 聡 57
  - **Column** 片側顔面攣縮における synkinetic response と abnormal muscle response 61
- Movement Disorders の内科的治療 ……………………………………… 梶 龍兒, 森垣龍馬 64
- Movement Disorders の外科的治療 ……………………………………… 大島秀規, 片山容一 71

II. 不随意運動 各論

- 振戦 ……………………………………………………………………………… 橋本隆男 78
  - **Column** ドパミン低下のない一側上肢の静止時振戦 80
- 舞踏病 …………………………………………………………………………… 松本英之, 宇川義一 89
  - **Column** 舞踏病の磁気刺激法による病態解明の試み 92
  - **Column** ハンチントン病に対する深部脳刺激療法の長期的予後 94
- アテトーゼ ……………………………………………………………………… 和泉唯信 96

　　　　Column 発作性運動誘発性舞踏アテトーゼ，発作性ジストニア性舞踏アテトーゼ　100
　バリズム･･･村瀬永子　101
　　　　Column 運動系ループによるバリズムのメカニズム　102
　　　　ディベート STNに侵襲を与える定位脳手術や，STNを持続的に刺激する深部脳刺激で，
　　　　　　　　バリズムが生じることはないのか？　105
　ジスキネジア･･中島健二　107
　ジストニア･･目崎高広　111
　　　　Column どこからが偽性ジストニアか　113
　ミオクローヌス･･人見健文，池田昭夫　119
　　　　Column ミオクローヌスとミオクロニー発作の違い　124
　羽ばたき振戦･･飛松省三　128
　チック･･美馬達哉　134
　　　　Column チックはpsychogenicか　136
　　　　Column トゥレット症候群の遺伝子検索　137
　カタトニアとカタトニア症候群･･福武敏夫　139
　　　　Column カタレプシーの自験例　141
　強制泣き笑い･･･黒岩義之，中根　一，田中章景　147
　痛む脚と動く足趾症候群（PLMT）･････････････････････････････････････神谷久雄，園生雅弘　155
　　　　Column PLMTの病因─ジストニアとの関連　156
　鏡像運動･･植木美乃　159
　脳幹由来の不随意運動･･花島律子　167
　脊髄由来の不随意運動･･内藤　寛　172
　　　　Column 診断へのアプローチ　175
　末梢神経・筋由来の不随意運動･･有村公良　177
　眼球の不随意運動･･廣瀬源二郎　183

III. 症候性の不随意運動と併存疾患

　てんかん性不随意運動･･･寺田清人，井上有史　192
　　　　Column てんかんと不随意運動の境界　194
　薬剤性不随意運動･･寺尾安生　197
　　　　Column 遅発性ジスキネジアの病態機序　199
　睡眠異常症と不随意運動････････････････････････････････････鈴木圭輔，宮本雅之，平田幸一　202
　　　　Column RLSとleg motor restlessness　210
　内科疾患と不随意運動･･･三瀧真悟，山口修平　215

パーキンソン病と運動異常 Movement Disorders
Contents

免疫性神経疾患と不随意運動 ･･･渡邊　修　220
 Column 抗VGKC抗体から抗VGKC複合体抗体へ　221
小児の不随意運動 ･･･竹内義博　228
精神科疾患と不随意運動 ･･･････････････････････････松岡祐加，近藤伸介，笠井清登　233
解離性障害と不随意運動（心因性運動障害） ････････････････････････････松浦雅人　242
突発性不随意運動 ･･･小林勝哉，松本理器　248
 ディベート PKDはてんかんか？　錐体外路疾患か？　253

IV. パーキンソン病の病態と診断

パーキンソン病の歴史 ･･･水野美邦　262
パーキンソン病とレビー小体型認知症 ･･････････････････････････････････小阪憲司　268
 ディベート PDDとDLBは同じか？　270
パーキンソン病の臨床疫学 ･････････････････････････････････････横江　勝，望月秀樹　273
 Column 有病率（prevalence）と罹患率（incidence）の違い　275
 ディベート パーキンソン病は男性が多い？　それとも女性が多い？　276
パーキンソン病の神経病理 ･･･若林孝一　280
 Column レヴィ小体病の概念　282
 ディベート レヴィ小体は悪玉か？　善玉か？　284
パーキンソン病の病態機序 ･･･今居　譲　286
 Column αシヌクレインのプリオン様伝搬　288
 ディベート 蛋白癌仮説　289
 Column 神経変性と異常蛋白質の蓄積　290
 ディベート ミトコンドリアの品質管理とパーキンソン病　290
パーキンソン病の臨床症候 ･･･久野貞子　293
パーキンソン病の画像検査 ･････････････････････････････････澤田秀幸，林隆太郎　307
パーキンソン病のバイオマーカー ･･･････････････････････････笠井高士，徳田隆彦　312
 Column オーミクス（Omics）的アプローチの長所と短所　317

V. パーキンソン病の治療

パーキンソン病治療薬の臨床薬理 ･･野元正弘　320
パーキンソン病の初期治療 ･･･武田　篤　327
 Column 初期治療開始時の注意　329
 Column 神経保護療法　331

ディベート L-ドパの神経毒性　333
　パーキンソン病治療薬の維持量の決定 ……………………………………………… 近藤智善　335
　パーキンソン病の進行期治療
　　薬物治療 ……………………………………………………………………………… 吉井文均　342
　　　Column continuous dopaminergic stimulation（CDS）　344
　　手術治療 ……………………………………………………………………………… 横地房子　352
　　　Column 脳深部刺激術（DBS）と薬物治療の比較　360
　パーキンソン病のリハビリテーション ……………………………………………… 中馬孝容　363
　パーキンソン病の非運動症状の治療 ………………………………………………… 柏原健一　372
　パーキンソン病の遺伝子治療・細胞移植 …………………………………………… 村松慎一　384
　　　Column AADC欠損症の遺伝子治療　387
　　　ディベート パーキンソン病のプリオン仮説　389

VI. パーキンソン病と遺伝子

　常染色体優性パーキンソン病 ……………………………………… 望月秀樹，荒木克哉　394
　　　ディベート αシヌクレインは生体内では四量体で安定？　398
　常染色体劣性パーキンソン病 ………………………… 久保紳一郎，波田野琢，服部信孝　400
　孤発性パーキンソン病のリスク遺伝子 ……………………………………………… 戸田達史　407
　　　Column 次世代シークエンサーとエクソーム解析　413

VII. 二次性パーキンソニズムとその他の変性疾患

　薬剤性パーキンソニズム ……………………………………………………………… 村田美穂　416
　　　Column 向精神薬によりパーキンソニズムを呈した例の報告　417
　血管性パーキンソニズム ……………………………………………… 前田哲也，山本光利　421
　　　Column VP概念の黎明期　422
　　　Column VPの脳血管障害　425
　正常圧水頭症 …………………………………………………………… 徳田隆彦，中川正法　428
　　　Column SINPHONI　430
　　　Column iNPHの病態生理　433
　進行性核上性麻痺 ……………………………………………………………………… 饗場郁子　436
　　　Column PSP臨床評価尺度　442
　大脳皮質基底核変性症 ………………………………………………………………… 森　秀生　444
　多系統萎縮症 …………………………………………………………………………… 伊東秀文　451

パーキンソン病と運動異常 Movement Disorders
Contents

　　紀伊 ALS/パーキンソン認知症複合 ……………………………………………… 葛原茂樹　459
　　その他の変性疾患 ………………………………………………………………… 長谷川一子　469

Case Study

　CASE 1　寝起きや夕方の上肢のぴくつきと全身痙攣を認める 14 歳女性 ……… 平野嘉子，小国弘量　478
　CASE 2　急性発症の失語と右上下肢の不随意運動を呈した 58 歳男性 ………… 芝﨑謙作，木村和美　483
　CASE 3　精神症状・意識障害で発症し，中枢性低換気，ジスキネジア・ミオクローヌス
　　　　　および痙攣重積を伴った 18 歳女性 ……………………………………… 亀井　聡　487
　CASE 4　パーキンソニズムの経過中に，急に首下がりを呈した 61 歳女性 …… 藤本健一　493
　CASE 5　歩行障害を訴える 5 年経過のパーキンソニズムの 72 歳男性 ………… 林　明人　497

付録

　　パーキンソン病関連 Web サイト ………………………………………………………… 502

索引 …………………………………………………………………………………………… 505

【読者への注意】

本書では，医薬品の適応，副作用，用量用法等の情報について極力正確な記載を心がけておりますが，常にそれらは変更となる可能性があります．読者には当該医薬品の製造者による最新の医薬品情報（添付文書）を参照することが強く求められます．著者，編者，および出版社は，本書にある情報を適用することによって生じた問題について責任を負うものではなく，また，本書に記載された内容についてすべてを保証するものではありません．読者ご自身の診療に応用される場合には，十分な注意を払われることを要望いたします．

中山書店

執筆者一覧（執筆順）

金子　武嗣	京都大学大学院医学研究科高次脳形態学	目崎　高広	榊原白鳳病院診療顧問
南部　篤	自然科学研究機構生理学研究所生体システム研究部門	人見　健文	京都大学大学院医学研究科臨床神経学／臨床病態検査学
池田　昭夫	京都大学大学院医学研究科てんかん・運動異常生理学講座	飛松　省三	九州大学大学院医学研究院臨床神経生理学分野
小林　勝哉	京都大学大学院医学研究科臨床神経学	美馬　達哉	京都大学大学院医学研究科附属脳機能総合研究センター
柳澤　信夫	東京工科大学医療保健学部	福武　敏夫	亀田メディカルセンター神経内科
山門　穂高	京都大学大学院医学研究科臨床神経学	黒岩　義之	横浜市立大学名誉教授／帝京大学医学部附属溝口病院神経内科・脳卒中センター
髙橋　良輔	京都大学大学院医学研究科臨床神経学	中根　一	帝京大学医学部附属溝口病院脳神経外科
大石　直也	京都大学大学院医学研究科附属脳機能総合研究センター	田中　章景	横浜市立大学大学院医学研究科神経内科学
福山　秀直	京都大学大学院医学研究科附属脳機能総合研究センター	神谷　久雄	帝京大学医学部神経内科学講座
武智　詩子	産業医科大学神経内科学	園生　雅弘	帝京大学医学部神経内科学講座
辻　貞俊	国際医療福祉大学福岡保健医療学部医学検査学科	植木　美乃	名古屋市立大学大学院医学研究科神経内科
三澤　園子	千葉大学大学院医学研究院神経内科学	花島　律子	東京大学医学部附属病院神経内科
桑原　聡	千葉大学大学院医学研究院神経内科学	内藤　寛	日本赤十字社伊勢赤十字病院神経内科
梶　龍兒	徳島大学大学院ヘルスバイオサイエンス研究部臨床神経科学分野	有村　公良	大勝病院院長
森垣　龍馬	徳島大学大学院ヘルスバイオサイエンス研究部先端運動障害治療学	廣瀬源二郎	浅ノ川総合病院脳神経センター
大島　秀規	日本大学医学部脳神経外科学	寺田　清人	国立病院機構静岡てんかん・神経医療センター神経内科
片山　容一	日本大学医学部脳神経外科学	井上　有史	国立病院機構静岡てんかん・神経医療センター院長
橋本　隆男	相澤病院神経内科	寺尾　安生	東京大学医学部附属病院神経内科
松本　英之	日本赤十字社医療センター神経内科	鈴木　圭輔	獨協医科大学神経内科
宇川　義一	福島県立医科大学医学部神経内科学講座	宮本　雅之	獨協医科大学神経内科
和泉　唯信	徳島大学大学院ヘルスバイオサイエンス研究部臨床神経科学分野	平田　幸一	獨協医科大学神経内科
村瀬　永子	国立病院機構京都医療センター神経内科	三瀧　真悟	島根大学医学部内科学講座内科学第三
中島　健二	鳥取大学医学部医学科脳神経医科学分野脳神経内科学分野	山口　修平	島根大学医学部内科学講座内科学第三

渡邊　修	鹿児島大学大学院医歯学総合研究科神経内科・老年病学		柏原　健一	岡山旭東病院神経内科
竹内　義博	滋賀医科大学小児科学講座		村松　慎一	自治医科大学分子病態治療研究センター神経遺伝子治療研究セクション
松岡　祐加	東京都立松沢病院精神科		荒木　克哉	大阪大学大学院医学系研究科神経内科学
近藤　伸介	東京大学医学部附属病院精神神経科		久保紳一郎	順天堂大学大学院医学研究科脳神経内科
笠井　清登	東京大学大学院医学系研究科精神医学分野		波田野　琢	順天堂大学大学院医学研究科脳神経内科
松浦　雅人	東京医科歯科大学大学院保健衛生学研究科生命機能情報解析学分野		服部　信孝	順天堂大学大学院医学研究科脳神経内科
松本　理器	京都大学大学院医学研究科てんかん・運動異常生理学講座		戸田　達史	神戸大学大学院医学研究科神経内科学
水野　美邦	順天堂大学名誉教授		村田　美穂	国立精神・神経医療研究センター病院神経内科
小阪　憲司	メディカルケアコート・クリニック		前田　哲也	秋田県立脳血管研究センター神経内科
横江　勝	大阪大学大学院医学系研究科神経内科学		山本　光利	高松神経内科クリニック
望月　秀樹	大阪大学大学院医学系研究科神経内科学		中川　正法	京都府立医科大学附属北部医療センター／京都府立医科大学大学院医学研究科
若林　孝一	弘前大学大学院医学研究科脳神経病理学講座		饗場　郁子	国立病院機構東名古屋病院神経内科
今居　譲	順天堂大学大学院医学研究科パーキンソン病病態解明研究講座		森　秀生	順天堂大学医学部附属順天堂越谷病院神経内科
久野　貞子	京都四条病院パーキンソン病・神経難病センター		伊東　秀文	和歌山県立医科大学神経内科学講座
澤田　秀幸	国立病院機構宇多野病院臨床研究部		葛原　茂樹	鈴鹿医療科学大学保健衛生学部医療福祉学科
林　隆太郎	国立病院機構宇多野病院臨床研究部		長谷川一子	国立病院機構相模原病院神経内科
笠井　高士	京都府立医科大学大学院医学研究科神経内科学		平野　嘉子	東京女子医科大学小児科学講座
徳田　隆彦	京都府立医科大学大学院医学研究科分子脳病態解析学／神経内科学		小国　弘量	東京女子医科大学小児科学講座
野元　正弘	愛媛大学大学院医学系研究科薬物療法・神経内科学		芝﨑　謙作	川崎医科大学脳卒中医学教室
武田　篤	国立病院機構仙台西多賀病院神経内科		木村　和美	川崎医科大学脳卒中医学教室
近藤　智善	リハビリテーション花の舎病院		亀井　聡	日本大学医学部内科学系神経内科学分野
吉井　文均	東海大学医学部内科学系神経内科		藤本　健一	自治医科大学内科学講座神経内科学部門
横地　房子	東京都立神経病院脳神経内科		林　明人	順天堂大学医学部附属浦安病院リハビリテーション科
中馬　孝容	滋賀県立成人病センターリハビリテーション科			

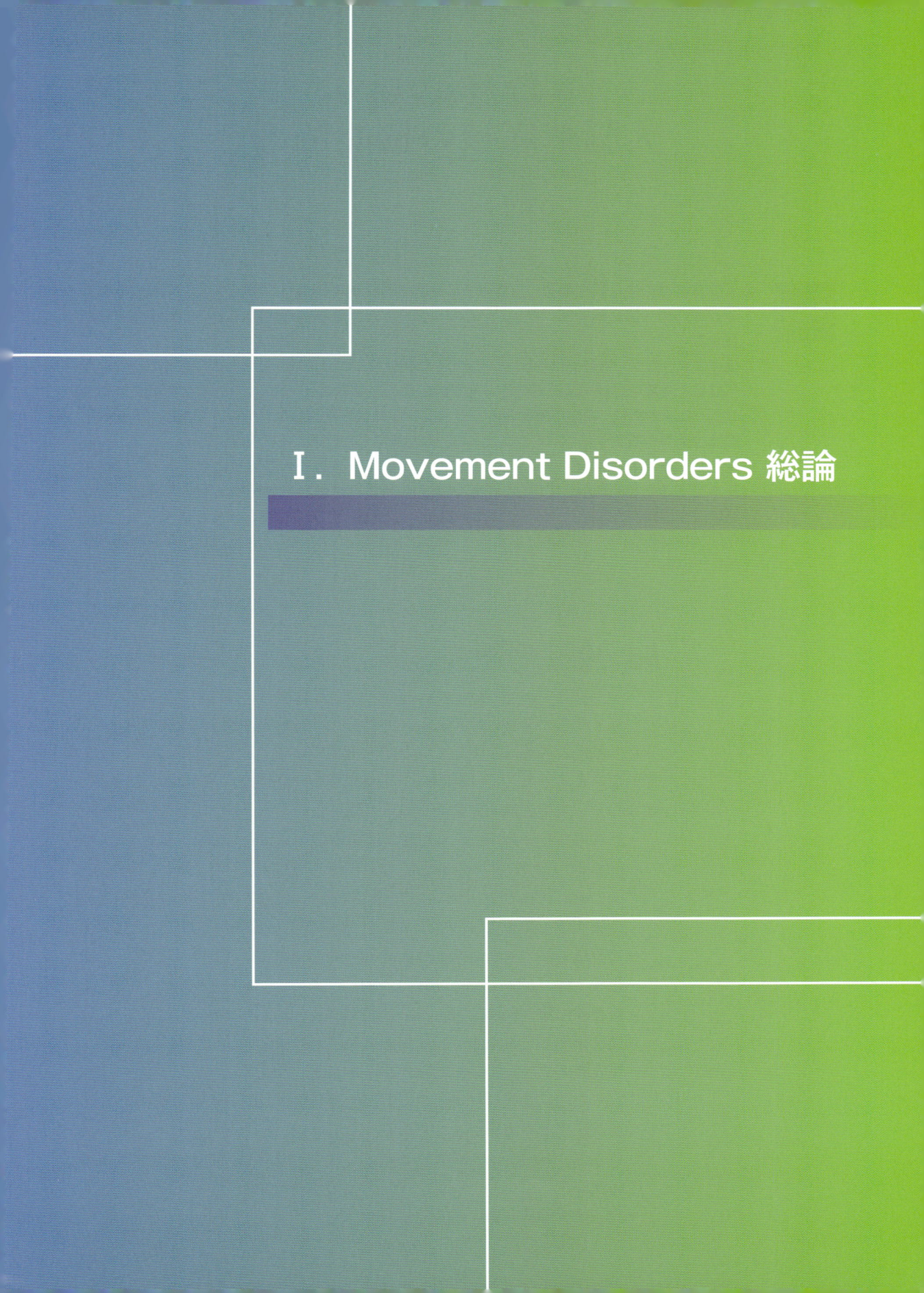

I. Movement Disorders 総論

I. Movement Disorders 総論
大脳基底核の機能解剖

Point
- 大脳基底核の主な構成要素：皮質からの入力部位である線条体，視床への出力部位である淡蒼球内節／黒質網様部，そしてその間に介在する淡蒼球外節・視床下核・黒質緻密部から成る．
- 構成ニューロン：線条体は95％のGABA作動性投射ニューロンと5％の介在ニューロンから成る．淡蒼球外節・淡蒼球内節・黒質網様部の主要なニューロンはGABA作動性抑制性ニューロンであり，視床下核のみがグルタミン酸作動性興奮性ニューロンである．黒質緻密部は線条体へ投射するドパミンニューロンが分布するところとして有名である．
- 基底核の基本神経回路：大脳皮質に始まって，視床を介して大脳皮質に戻るループ回路が基本であることを理解してほしい．基底核内の基本回路は拮抗的関係を示す直接路と間接路の二重回路から成り，ドパミンはその拮抗する回路に反対の影響を与える．
- 化学的神経解剖学：基底核にはさまざまな習慣性薬物の内因性リガンドやその受容体が発現している．

ヒトの基底核の構成

大脳基底核（cerebral basal ganglia）は，大脳皮質に囲まれて大脳の中心部に存在する大きな神経核である．もともとは終脳の神経核の名称であり，尾状核，被殻と淡蒼球を指していたが，現在では主として運動系にかかわる機能的なまとまりとして，間脳および中脳の神経核を含めて考えることが多い．すなわち，以下の構成要素から成る（**1**）．

- 新線条体（neostriatum）または背側線条体（dorsal striatum）：尾状核（caudate nucleus）と被殻（putamen）を合わせた名称．合わせて，caudate-putamen（CPu）ともいい，背側線条体は同義語である．線条体は下記の腹側線条体を含む名称であるが，新線条体を意味していることも多い．
- 淡蒼球外節（external segment of the globus pallidus：GPe）
- 視床下核（subthalamic nucleus：STN）
- 淡蒼球内節（internal segment of the globus pallidus：GPi）
- 黒質網様部（substantia nigra pars reticulata：SNr）
- 黒質緻密部（substantia nigra pars compacta：SNc）

これらの他に基底核に関連する下記の神経核が大脳辺縁系の機能にかかわって精神疾患との関係が注目される．

- 側坐核（nucleus accumbens：NAc）を中心とする腹側線条体（ventral striatum）
- 腹側淡蒼球（ventral pallidum：VP）

大脳基底核の機能解剖

1 ヒトの脳の解剖

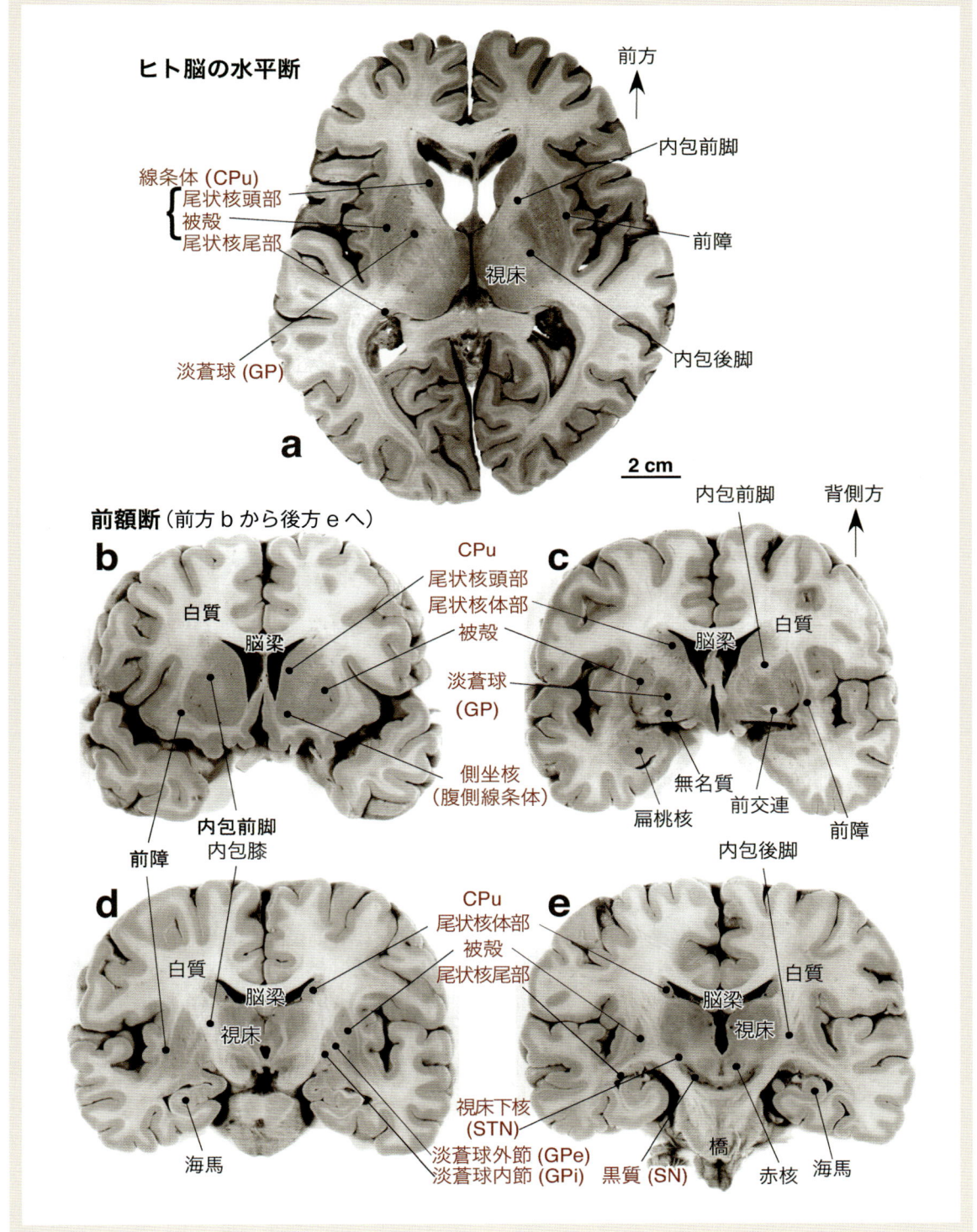

- 腹側被蓋野（ventral tegmental area：VTA）

基底核系においてこれらの神経核を考慮することもあるが、運動系疾患にテーマを絞った本書ではこれ以上詳しいことは述べない．

2 大脳基底核の神経要素（neural elements）

線条体（CPu）

- 中型有棘投射ニューロン（medium-size spiny projection neuron）
  (1) GABA作動性：サブスタンスP／ダイノルフィン／D_1受容体
  (2) GABA作動性：エンケファリン／D_2受容体
  (3) GABA作動性？：ニューロキニンB

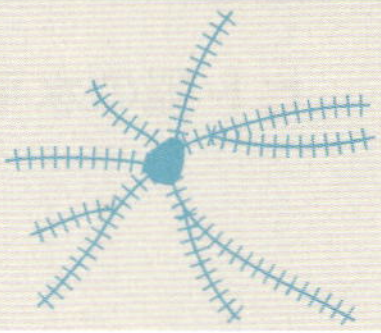

- 大型無棘介在ニューロン（large aspiny interneuron）
  (4) コリン作動性／グルタミン酸作動性？

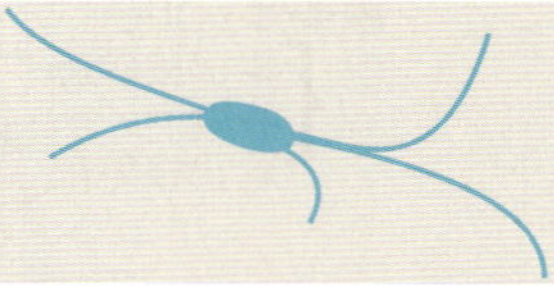

- 中型無棘介在ニューロン（medium-size aspiny interneuron）
  (5) GABA作動性：ソマトスタチン（SS）／ニューロペプチドY（NPY）／一酸化窒素合成酵素（NOS）
  (6) GABA作動性：パルブアルブミン（PV）
  (7) GABA作動性：カルレチニン（CR）

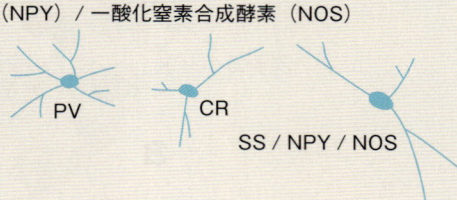

淡蒼球内節（GPi）・淡蒼球外節（GPe）・黒質網様部（SNr）

- GABA作動性投射ニューロン（GABAergic projection neuron）

視床下核（STN）

- グルタミン酸作動性投射ニューロン（glutamatergic projection neuron）

黒質緻密部（SNc）・腹側被蓋野（VTA）

- ドパミン作動性投射ニューロン（dopaminergic projection neuron）

基底核を構成するニューロン

　基底核はその多くのニューロンがGABA（γ-aminobutyric acid：ガンマアミノ酪酸）作動性の抑制性ニューロンから構成されているという顕著な特徴がある．これは，大脳皮質や視床のニューロンが主としてグルタミン酸作動性の興奮性ニューロンから構成されていることと比べると対照的である（**2**，**3**）．線条体の95％を占める投射ニューロンはGABA作動性の中型有棘ニューロン（midium-sized spiny projection neuron）である．これらの中型有棘ニューロンは，サブスタンスP（substance P）とダイノルフィン（dynorphin）を産生するニューロンとエンケファリン（enkephalin）を産生するニューロンの2群に大きく分けられる．残りの5％は線条体内にしか軸索を展開しない介在ニューロンであり[1]，4種類が存在する．これらの介在ニューロンのうち大型無棘ニューロン（large aspiny interneuron）はコリン作動性である．他の3種類の中型無棘ニューロン（medium-sized aspiny interneuron）には形態的な違いが存在するが，すべてGABA作動性であり，パルブアルブミン（parvalbumin），ソマトスタチン／ニューロペプチドY／一酸化窒素合成酵

3 ラットの線条体ニューロン

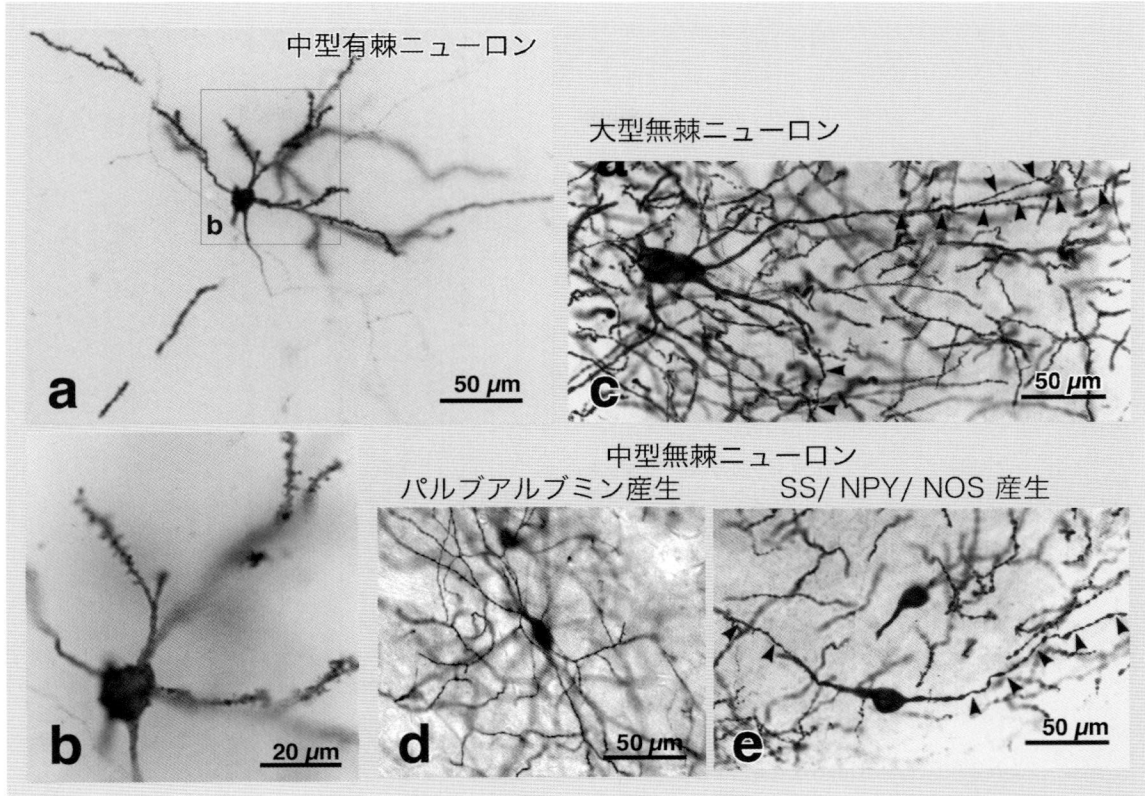

a：中型有棘ニューロン（medium-sized spiny neuron）．b：a の拡大図．c：大型無棘ニューロン（large aspiny neuron；コリン作動性，NK1 受容体を発現）．d：中型無棘ニューロン（medium-sized aspiny neuron；GABA 作動性，パルブアルブミンを産生）．e：中型無棘ニューロン（GABA 作動性，ソマトスタチン〈SS〉・ニューロペプチド Y〈NPY〉・一酸化窒素合成酵素〈NOS〉を産生，NK1 受容体を発現）．c, e の矢頭（▲）は小瘤状の遠位樹状突起を示す．

(c, e：Kaneko T, et al. *Brain Res* 1993[1] より)

素（somatostatin／neuropeptide Y／nitric oxide synthase），カルレチニン（calretinin）といった蛋白質やペプチドを産生することで区別される．淡蒼球外節，淡蒼球内節，黒質網様部は，GABA 作動性投射ニューロン（GABAergic projection neuron）が主な構成要素であることがわかっている．視床下核は，基底核で唯一グルタミン酸作動性の興奮性投射ニューロン（glutamatergic projection neuron）から成る神経核である．最後に，黒質緻密部はすべてドパミン作動性投射ニューロン（dopaminergic projection neuron）から構成されていて，ドパミンを神経伝達物質として使用していることはよく知られている．

　新線条体はマクロ的には一様に見える（**1**）が，化学的神経解剖学からみるとその構成は一様ではなく，モザイク状の構造を示すことが知られている（**4**）．すなわち，モルヒネの受容体である μ-オピオイド受容体が不規則な形状で線条体に島状に分布して，10〜15％ の体積を占めることが知られており[2]，この部位を新線条体パッチ領域（patch region）あるいはストリオソーム（striosome）と呼ぶ．ストリオソーム以外の大きな領域をマトリックス

4 線条体のモザイク構造（mosaic organization）

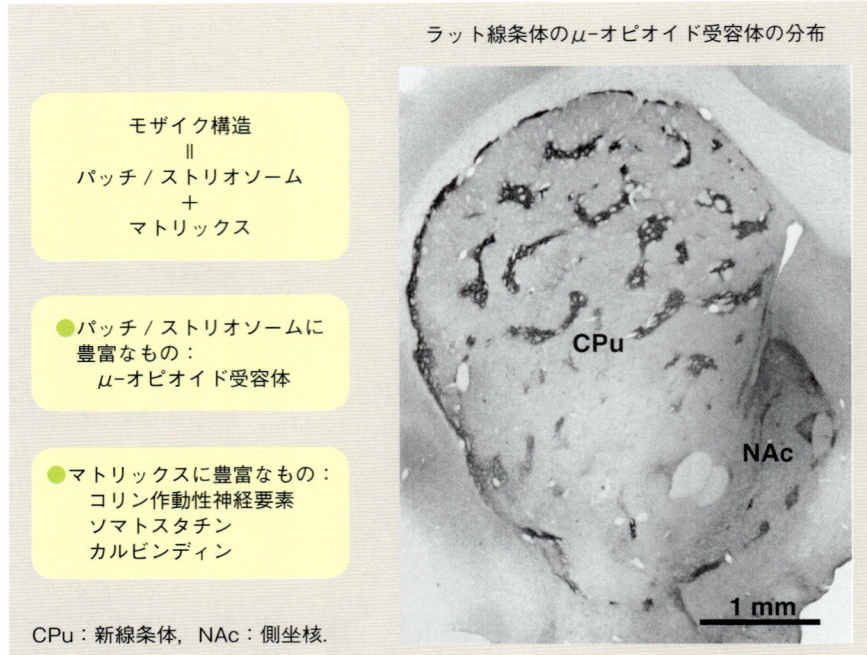

ラット線条体のμ-オピオイド受容体の分布

モザイク構造
＝
パッチ／ストリオソーム
＋
マトリックス

● パッチ／ストリオソームに豊富なもの：
　μ-オピオイド受容体

● マトリックスに豊富なもの：
　コリン作動性神経要素
　ソマトスタチン
　カルビンディン

CPu：新線条体，NAc：側坐核．

（Kaneko T, et al. *Neurosci Lett* 1995[2] より）

（matrix）と呼び，このマトリックス領域にはコリン作動性大型無棘介在ニューロンあるいはソマトスタチン／ニューロペプチドY／一酸化窒素合成酵素を産生する中型無棘介在ニューロンの軸索が豊富に分布していることが知られている．臨床家にはあまり知られていないかもしれないが，こうした構成は他の神経核では認められないので線条体の機能を考えるうえで注目するべき構造である．

基底核の基本回路

　基底核の神経回路は中枢神経系の回路の中では比較的よく解明されており，大まかにいうと，大脳基底核は大脳皮質全体から入力を受け，基底核回路内で情報処理をしたあとに処理された情報を大脳皮質運動関連領野に送り返すループ回路を構成する（5）．大脳皮質の情報の"入口"として尾状核と被殻から成る新線条体があるが，入力元の大脳皮質の大きさに引きずられて線条体は基底核の中で最大のサイズを有する．大脳皮質以外の入力としては視床の髄板内核（intralaminar nucleus：IL核）が有名であり，皮質と視床からの入力はグルタミン酸作動性の興奮性入力である．一方，基底核情報の"出口"は淡蒼球内節／黒質網様部（GPi／SNr）であり，主に視床の運動核（ventral anterior-ventral lateral nuclear complex：VA-VL核）を介して皮質運動関連領野に出力する．

　この入口と出口をつなげる回路を考慮する際，「直接路」と「間接路」という重要な概念がある[3]．線条体ニューロンのうち，サブスタンスPとダイ

5 基底核の神経回路

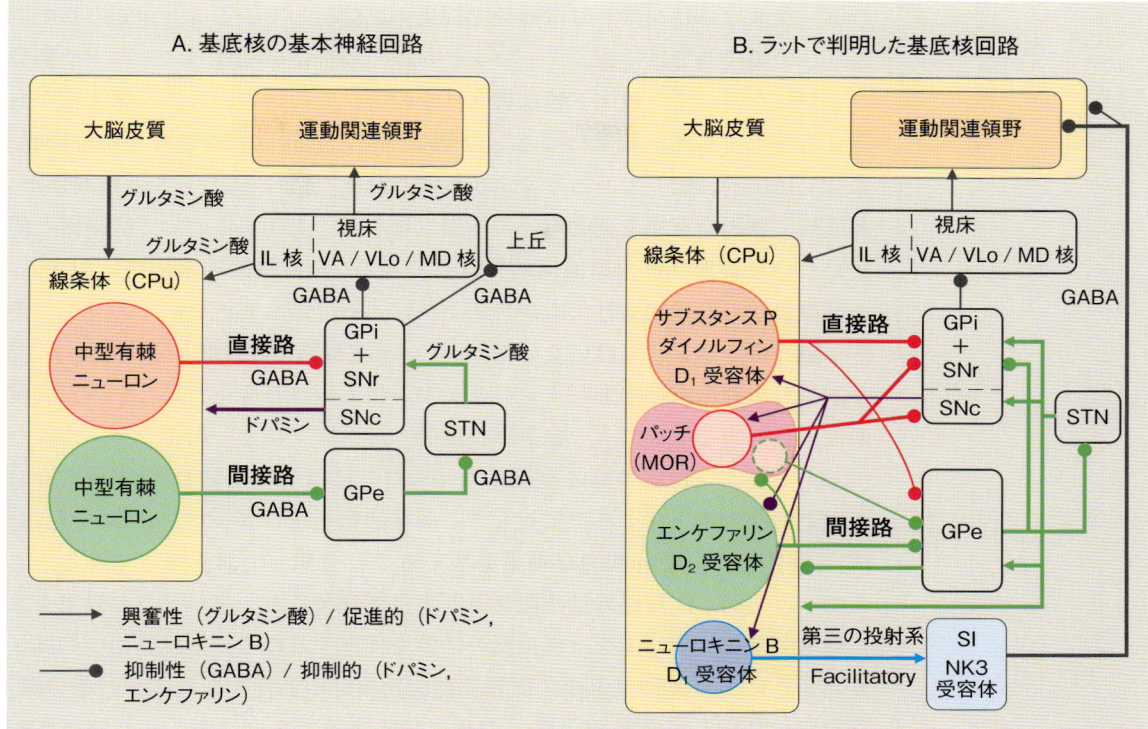

GPe：淡蒼球外節，GPi：淡蒼球内節，IL核：髄板内核，MD核：視床背内側核，MOR：μ-オピオイド受容体，SI：無名質，SNc：黒質緻密部，SNr：黒質網様部，STN：視床下核，VA核：視床前腹側核，VLo：視床外側腹側核吻側部.

ノルフィンを産生し，ドパミン D_1 受容体を発現する中型有棘ニューロン（**2**，**3**）は直接，淡蒼球内節／黒質網様部に投射し，この経路を直接路（direct pathway）と呼ぶ[3]．VA-VL 核の視床ニューロンからみると，この神経回路は直列の 2 つの抑制性ニューロンから構成され，抑制の抑制，すなわち「脱抑制」の神経回路になっていることが重要である．すなわち，大脳皮質あるいは視床 IL 核からの興奮性入力が線条体の直接路ニューロンを興奮させると，その直接路ニューロンは淡蒼球内節／黒質網様部に分布する抑制性の出力ニューロンを抑制する．この淡蒼球内節／黒質網様部ニューロンは視床運動核を抑制していたので，結果的に視床運動核は脱抑制されて，視床運動核が興奮性投射をする皮質運動関連領野の活性が高まると考えられる（**5**）．

上記の直接路に対して，

$$CPu \rightarrow GPe \rightarrow STN \rightarrow GPi/SNr$$

あるいは

$$CPu \rightarrow GPe \rightarrow GPi/SNr$$

の経路をたどる神経回路が存在し，間接路（indirect pathway）と呼ばれる[3]．間接路の最初に存在する線条体ニューロンは直接路ニューロンと同じく，中型有棘投射ニューロンであるが，エンケファリンを産生し，ドパミン D_2 受

容体を発現することが知られている（**2**，**3**）．直接路ニューロンと間接路の第一次ニューロンは，ほぼ同数で線条体に分布していることが知られている．この間接路では視床ニューロンからみた場合に抑制性ニューロンの個数が3個になるので（視床下核は興奮性なので，この観点からは視床下核があってもなくても同一結果になる），2個であった直接路に対して「脱脱抑制」として拮抗的に働くであろうことが推測される（**5**）．こうした拮抗関係が，基底核に原因を有する運動疾患の病態生理をよく説明するので，直接路と間接路という機能的概念は臨床的に重要である[3]．直接路・間接路に加えて，大脳皮質から直接興奮性入力が視床下核に入る経路も報告されており，こちらは**5**に書き込まれてはいないが，ハイパー直接路と呼ばれることがある[4]．

次に，黒質緻密部のドパミンニューロンはもっぱら線条体にたいへん密度の高い投射をしていて[5]，線条体の投射ニューロンに強い影響を与える．ただし，ドパミンは線条体の直接路ニューロンにはドパミンD_1受容体を介して促進的な影響を与えるのに対して，間接路第一次ニューロンにはドパミンD_2受容体を介して抑制的な効果を与えることを知っておくべきである．ここで，直接路と間接路の拮抗関係とともに考察すると，ドパミンの効果をよく理解できる．ドパミンは直接路の活性を促進するので，直接路の脱抑制メカニズムにより運動視床核／皮質運動関連領野が活性化されるが，その際，直接路に拮抗して運動視床核／皮質運動関連領野を抑制する間接路は反対に抑制されて，ドパミンの間接路第一次ニューロンに対する効果は直接路の効果を補強することになる．ドパミン欠乏時にはこの反対の現象が起こる．すなわち，直接路の脱抑制メカニズムが抑えられ，間接路の直接路拮抗効果が強まることになり，結果として運動視床核／皮質運動関連領野は強く抑制されることになる．

基底核の基本回路は**5**-Aに掲げたものを理解しておけばよいが，実際の基底核回路はもっと複雑であり，**5**-Bを参照されたい．ここではラットの脳で確認された基底核内の神経回路を記載したが，基本回路の図と比べてたいへん複雑であることがわかる．もちろんこの図も完全ではなく，この図に書き込まれてはいないが，最近，基底核回路に関係して興味をもたれる神経核として，たとえば橋の脚橋被蓋核と間脳の手綱核をあげておく．これらの神経核は報酬あるいは報酬がないことに反応するニューロンを含み，黒質緻密部のドパミンニューロンの機能を制御することがわかってきている．最後に**5**-Bの青で描かれた第三の投射系は，直接路・間接路と異なり，無名質を介して視床を介さずに大脳皮質に直接入力する点が面白い[6]．

基底核の化学的神経解剖学

基底核の神経回路においては興奮・抑制の神経伝達物質ばかりでなく，さまざまな神経調節物質が機能している（**2**）．黒質緻密部のドパミンと線条体のドパミン受容体については上記に述べた通りであるが，線条体ではさらに，それぞれ間接路第一次ニューロンがオピオイドペプチドであるエンケフ

視床下核の投射についての最近の知見

最近，パーキンソン病のドパミン欠乏状態において視床下核にβ領域の振動的発火が報告されたり[14]，パーキンソン病などの治療法の一つとして，視床下核（STN）への電気刺激（deep brain stimulation：DBS）が行われるなど，視床下核の機能的役割について新たな興味をもたれる機会が多くなった．DBSなどの作用機序については解明されたとは言い難いが，視床下核ニューロンについて，最新の解剖学的知見があるので紹介したい[15]．

直接路・間接路コンセプトに基づく基底核神経回路の理解において（⑤），視床下核は淡蒼球外節（GPe）の抑制性入力を受けて，その興奮性出力を淡蒼球内節（GPi）/黒質網様部（SNr）に送る神経核という位置づけになっている．しかし，最近この位置づけの変更を迫る所見が報告された[15]．単一ニューロンの軸索の全貌をウイルスベクターにより可視化する手法を用いてラットの視床下核のニューロンを調べたところ，多くの視床下核ニューロンにおいて軸索は出力する際に視床下核内に軸索側枝を出すことはなく，主軸索が核内あるいはその近傍でT字分岐して，それぞれ吻側および尾側に大きく広がって投射していた（⑥）．尾側では黒質網様部および緻密部を支配し，吻側部方向では淡蒼球内節・淡蒼球外節ばかりでなく，線条体（CPu）にまで向かうことがわかった．すなわち，視床下核は単一ニューロンのレベルで，視床下核自身を除く基底核の主要な構成要素のすべてを興奮性に神経支配していることになる（⑤）．さらに，淡蒼球外節への神経投射の量は，基底核の出力部である淡蒼球内節／黒質網様部への投射と同程度であることもわかり，量的にみて

GPe→STN→GPi/SNr

という一方通行の経路ではなく，

GPe↔STN→GPi/SNr

と考えるべきであることがわかった．GPe↔STNという双方向性の密な連絡は，ドパミン欠乏時に視床下核・淡蒼球外節にβ振動的発火がみられる[14]ことを考えるとたいへん興味深い．

こうした新しい事実は，視床下核を電気刺激する際にどういうことが基底核回路において生じうるのか，その影響はどの範囲に及ぶのか，などの考察や理解を進めるのに役立つであろう．

⑥ 単一染色された視床下核ニューロンの一例

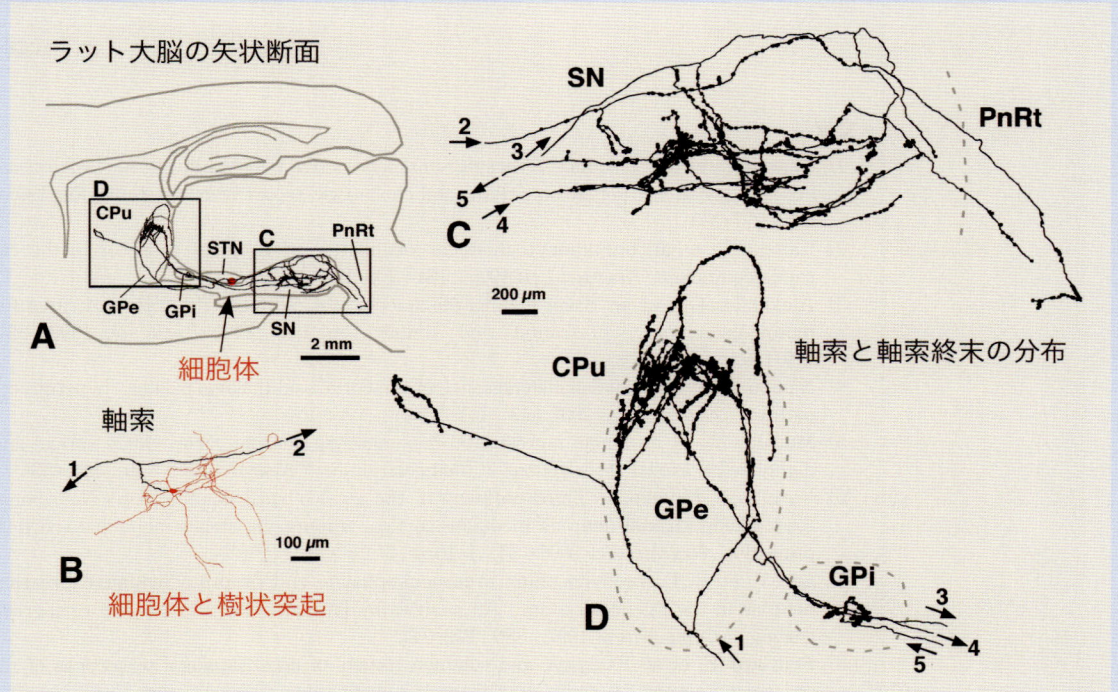

CPu：新線条体，GPe：淡蒼球外節，GPi：淡蒼球内節，PnRt：橋網様核，SN：黒質，STN：視床下核．
（Koshimizu Y, et al. *J Comp Neurol* 2013[15] より）

ァリンを産生し，直接路ニューロンはダイノルフィンとサブスタンスPを産生する[7]．特に，線条体のストリオソームにはモルヒネ受容体であるμ-オピオイド受容体が強く発現していたが[2]，その内因性リガンドは間接路第一次ニューロンが産生するエンケファリンであろうと考えられる．このストリオソームの直接路ニューロンは，マトリックスの直接路ニューロンと異なり，黒質網様部ばかりでなく，黒質緻密部のドパミンニューロンにも投射する事実は興味深い[8]．さらには，マリファナ受容体であるカンナビノイドCB1受容体も線条体の多くのニューロンに発現していることがわかっている[9-11]．

　ドパミンの放出促進と再取り込み阻害作用を有するアンフェタミンが覚せい剤であることも考え合わせると，基底核には，覚せい剤・アヘン系麻薬・マリファナなどの習慣性の強い薬物の作用点すなわち受容体がすべて出揃うことになる．最近，基底核では強化学習が行われていて，基底核は運動制御においてばかりでなく行動選択においても重要な神経回路であると考えられるようになってきた[12,13]．基底核における強化学習メカニズムの存在は，薬物依存という習慣性行動選択との関連でおおいに興味深い．したがって，基底核においてこれらの内因性物質がどのニューロンによって作られ，その受容体がどのニューロンに発現して作用しているのか，を理解することは，これらの行動・運動の異常を伴う薬物依存の臨床像の理解においても役立つであろう．

（金子武嗣）

文献

1) Kaneko T, et al. Substance P receptor-immunoreactive neurons in the rat neostriatum are segregated into somatostatinergic and cholinergic aspiny neurons. *Brain Res* 1993；631：297-303.
2) Kaneko T, et al. Immunocytochemical localization of μ-opioid receptor in the rat caudate-putamen. *Neurosci Lett* 1995；184：149-152.
3) Alexander GE, et al. Basal ganglia-thalamocortical circuits：Parallel substrates for motor, oculomotor, "prefrontal" and "limbic" functions. *Prog Brain Res* 1990；85：119-146.
4) Nambu A, et al. Functional significance of the cortico-subthalamo-pallidal 'hyperdirect' pathway. *Neurosci Res* 2002；43：111-117.
5) Matsuda W, et al. Single nigrostriatal dopaminergic neurons form widely spread and highly dense axonal arborizations in the neostriatum. *J Neurosci* 2009；29：444-453.
6) Furuta T, Kaneko T. Third pathway in the cortico-basal ganglia loop：Neurokinin B-producing striatal neurons modulate cortical activity via striato-innominato-cortical projection. *Neurosci Res* 2006；54：1-10.
7) Lee T, et al. Preprodynorphin-, preproenkephalin-, and preprotachykinin-expressing neurons in the rat neostriatum：An analysis by immunocytochemistry and retrograde tracing. *J Comp Neurol* 1997；386：229-244.
8) Fujiyama F, et al. Exclusive and common targets of neostriatofugal projections of rat striosome neurons：A single neuron-tracing study using a viral vector. *Eur J Neurosci* 2011；33：668-677.
9) Hohmann AG, Herkenham M. Localization of cannabinoid CB (1) receptor mRNA in neuronal subpopulations of rat striatum：A double-label in situ hybridization study. *Synapse* 2000；37：71-80.
10) Rodriguez JJ, et al. Ultrastructural localization of the CB1 cannabinoid receptor in mu-

opioid receptor patches of the rat caudate putamen nucleus. *J Neurosci* 2001 ; 21 : 823-833.
11) Fusco FR, et al. Immunolocalization of CB1 receptor in rat striatal neurons : A confocal microscopy study. *Synapse* 2004 ; 53 : 159-167.
12) Schultz W. Multiple dopamine functions at different time courses. *Annu Rev Neurosci* 2007 ; 30 : 259-288.
13) Schultz W. Behavioral dopamine signals. *Trends Neurosci* 2007 ; 30 : 203-210.
14) Bevan MD, et al. Move to the rhythm : Oscillations in the subthalamic nucleus-external globus pallidus network. *Trends Neurosci* 2002 ; 25 : 525-531.
15) Koshimizu Y, et al. A quantitative analysis of axon bouton distribution of subthalamic nucleus neurons in the rat by single neuron visualization with a viral vector. *J Comp Neurol* 2013 ; 521 : 2125-2146.

I. Movement Disorders 総論

大脳基底核疾患の病態生理

> **Point**
> - 大脳基底核の神経回路は，ハイパー直接路・直接路・間接路から成り立っている．
> - ハイパー直接路・直接路・間接路を介するシグナルは，必要な運動を適切なタイミングで引き起こすとともに，不必要な運動を抑制するのに役立っている．
> - 大脳基底核疾患の病態は，ハイパー直接路・直接路・間接路の活動性のバランスが崩れることによって説明することができる．
> - 深部脳刺激（DBS）をはじめとする定位脳手術の治療メカニズムは，いまだ不明なことが多い．

大脳基底核を構成する核

大脳基底核は，以下の4つの神経核から構成されている（）．

① 線条体（striatum）：尾状核（caudate nucleus），被殻（putamen），腹側線条体（ventral striatum）から成る．
② 淡蒼球（globus pallidus）：淡蒼球外節（external segment of the globus pallidus：GPe）と淡蒼球内節（internal segment of the globus pallidus：GPi）から成る．
③ 視床下核（subthalamic nucleus：STN）
④ 黒質（substantia nigra）：黒質網様部（substantia nigra pars reticulata：SNr）と黒質緻密部（substantia nigra pars compacta：SNc）から成る．

大脳基底核の神経回路

大脳基底核を構成する核のうち線条体と視床下核が大脳基底核の入力部であり，大脳皮質の広い領域から興奮性入力を受けている．一方，淡蒼球内節と黒質網様部が出力部であり，視床（thalamus），脳幹に投射している．以下の3経路によって，入力部の情報は，出力部に送られる（）[1,2]．

① ハイパー直接路（hyperdirect pathway）：大脳皮質から入力を受けた視床下核ニューロンが，直接，淡蒼球内節・黒質網様部に投射している経路．大脳皮質からの興奮性入力を，以下に述べる直接路，間接路よりも速く，淡蒼球内節・黒質網様部に伝えている．
② 直接路（direct pathway）：線条体の投射ニューロンのうち，GABA（γ-aminobutyric acid：ガンマアミノ酪酸），substance P（P物質），ドパミンD_1受容体をもっているニューロンが，直接，淡蒼球内節・黒質網様部に投射している経路．
③ 間接路（indirect pathway）：線条体の投射ニューロンのうち，GABA，エ

Memo

尾状核と被殻は，齧歯類ではひと続きの構造物である．進化の過程で線条体内を通過していた神経線維が内包を形成し，内側の尾状核と外側の被殻とに分かれた．同様に，大脳基底核の出力部である淡蒼球内節と黒質網様部も元はひと続きの構造物であったと考えられる．また，被殻と淡蒼球は隣り合っており，両者を合わせたものをレンズ核（lenticular nucleus）と呼ぶが，機能的意味はない．

Key words

腹側線条体と腹側淡蒼球

吻側に向かうと尾状核と被殻は腹側でつながっており，側坐核（nucleus accumbens）と嗅結節（olfactory tubercle）から成るこの領域を，腹側線条体と呼ぶ．これに対し，尾状核と被殻を合わせて背側線条体（dorsal striatum）と呼ぶこともある．また，前交連より腹側にも淡蒼球が拡がっており，腹側淡蒼球（ventral pallidum）と呼ぶ．腹側線条体と腹側淡蒼球は，後述する辺縁ループを形成し情動に関わっている．

1 大脳基底核を構成する核

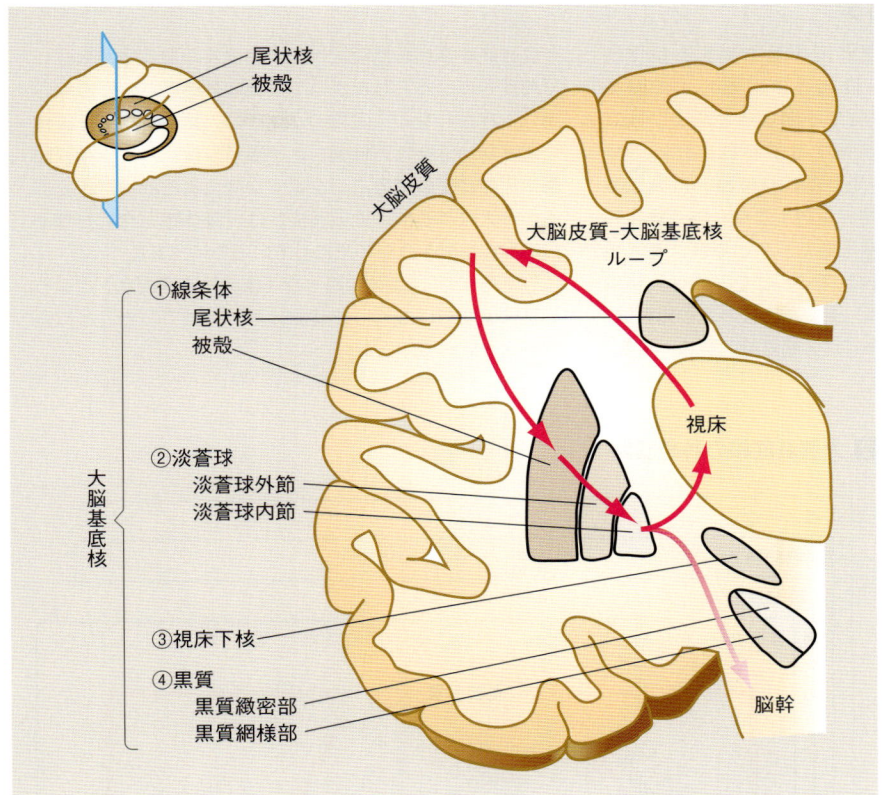

① 線条体
　尾状核
　被殻
② 淡蒼球
　淡蒼球外節
　淡蒼球内節
③ 視床下核
④ 黒質
　黒質緻密部
　黒質網様部

ヒトの大脳基底核を前額断と側面からの透視図（左上）で示す．大脳基底核は，大脳皮質から入力を受け，情報処理の後，視床を介して大脳皮質に戻す（大脳皮質-大脳基底核ループ）とともに，脳幹にも投射している．

Key words
GABA（ガンマアミノ酪酸）
中枢神経系における最も重要な抑制性神経伝達物質．大脳基底核を構成するニューロンの多くはGABA作動性の抑制性ニューロンである（例外は視床下核のグルタミン酸作動性の興奮性ニューロン，黒質緻密部のドパミン作動性ニューロン，線条体のアセチルコリン作動性介在ニューロンなど）．

Key words
ドパミン受容体
5種類のサブタイプ（D_1〜D_5）がある．D_1様受容体ファミリー（D_1, D_5）（G蛋白質である$G_{s/olf}$と共役しアデニル酸シクラーゼを活性化し，cAMPの産生を促進する）と，D_2様受容体ファミリー（D_2, D_3, D_4）（$G_{i/o}$と共役しアデニル酸シクラーゼを抑制し，cAMPの産生を抑制する）に分類される．

ンケファリン（enkephalin），ドパミンD_2受容体をもっているニューロンが，淡蒼球外節に投射し，淡蒼球外節から視床下核を順に経由して，多シナプス性に淡蒼球内節・黒質網様部に至る経路．

大脳基底核で処理された情報は，一部は脳幹に下行するものの，大部分は視床を介して前頭葉を中心に大脳皮質に戻る．したがって大脳皮質，特に前頭葉と大脳基底核は大脳皮質-大脳基底核ループ（cortico-basal ganglia loop）を構成している（**1**，**2**）[1]．

このような大脳皮質-大脳基底核ループは，上下肢や体幹の運動をコントロールしている運動ループ（motor loop）以外に，眼球運動ループ（oculomotor loop），前頭前野ループ（prefrontal loop），辺縁ループ（limbic loop）など，それぞれ対応する大脳皮質領野と，大脳基底核，視床亜核から成るループが存在している[1,3]．このようなループを通して，大脳基底核は上下肢の運動ばかりでなく，眼球運動や高次脳機能，情動などもコントロールしている．

一方，黒質緻密部はドパミン作動性ニューロンより構成されており，主に線条体に投射している（**2**）．ドパミンは，線条体の直接路ニューロンに対してはドパミンD_1受容体を介して興奮性に，間接路ニューロンに対しては

> Column

「錐体外路」という言葉

錐体路に障害があると運動麻痺を主とする錐体路徴候（pyramidal sign）が現れるのに対し，大脳基底核の病変では筋緊張の異常や不随意運動あるいは麻痺を伴わない運動減少などを主とする錐体外路徴候（extrapyramidal sign）が現れる．錐体路とは異なる大脳基底核から脊髄へ下行性の投射，すなわち「錐体外路」があり，このような症状をもたらすと以前は考えられていた．また，大脳基底核疾患のことを，錐体外路系疾患と呼ぶことも多い．しかし，大脳基底核からの出力は，下行性投射はあるものの，多くは大脳皮質に戻る．また，大脳基底核疾患の諸症状は，大脳皮質に戻る経路を介して発現している．したがって「錐体外路」というものの実体は存在しない．言葉のうえでは，錐体外路を「錐体を通らない下行性の線維」と字義通り解釈し，赤核脊髄路や網様体脊髄路のことを指すと考えることは可能であるが，大脳基底核疾患の諸症状は，錐体路も含めた種々の下行性投射を介して起こっているわけである．

したがって，「錐体外路」や「錐体外路系疾患」という言葉は適切ではなく，便宜的に用いられていることに留意すべきである．

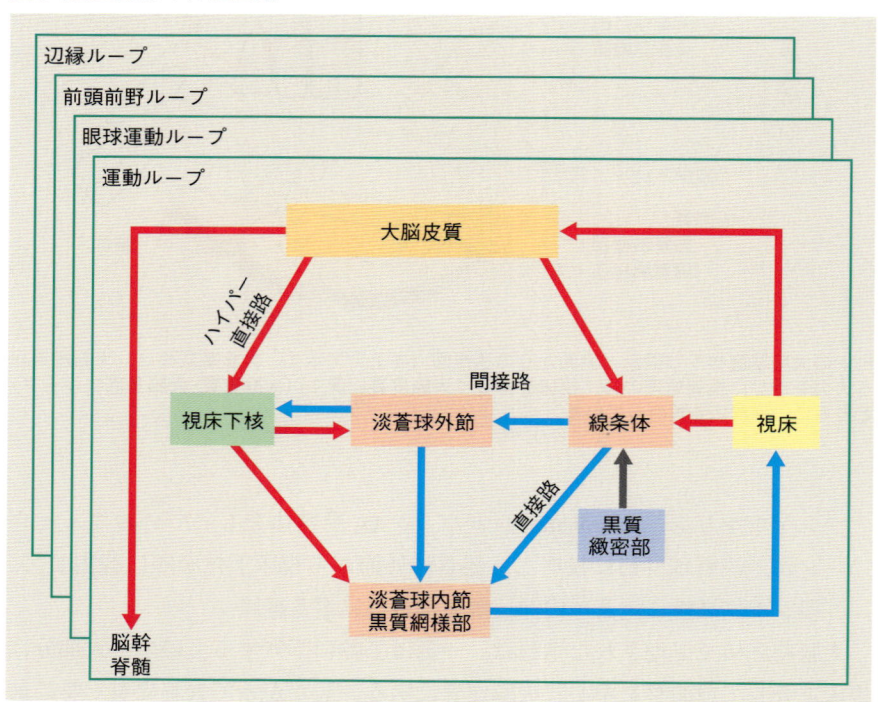

2 大脳基底核の神経回路

大脳基底核は，ハイパー直接路・直接路・間接路から成り立っている．グルタミン酸作動性の興奮性投射を→，GABA作動性の抑制性投射を→，ドパミン作動性投射を→で示す．
（Nambu A, et al. *Neurosci Res* 2002[2] より）

D_2受容体を介して抑制性に働く[1,4]．

大脳基底核の機能

大脳基底核の出力部である淡蒼球内節・黒質網様部は，GABA作動性の抑制性ニューロンで成り立っており，高頻度（数十Hz）で持続的に発射しているので，投射先である視床や脳幹のニューロンは，常に抑制された状態にある（**3**）．大脳皮質からの入力によって，線条体ニューロンが活動すると，線条体−淡蒼球内節・黒質網様部投射は抑制性なので，淡蒼球内節・黒質網

3 大脳基底核の機能

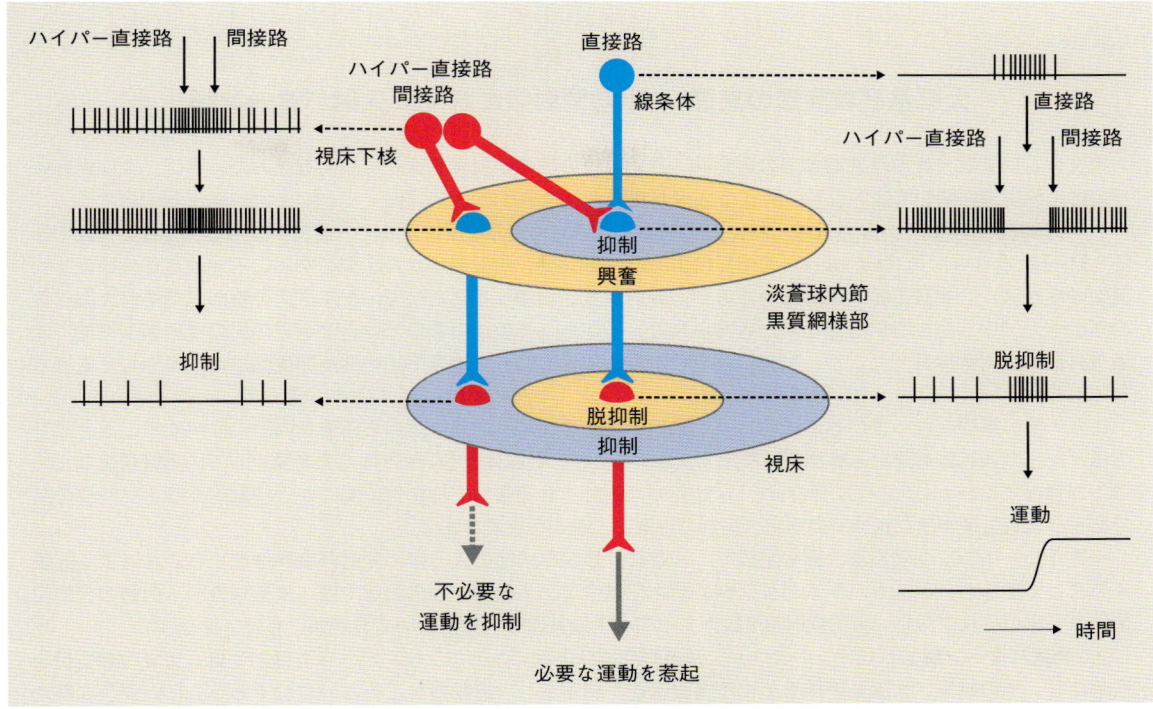

随意運動の際の，線条体，視床下核，淡蒼球内節・黒質網様部，視床の活動性の時間的変化を図の両側に，空間的分布を図の中央に示す．直接路は，淡蒼球内節・黒質網様部のうち，必要な運動に関連している領域（中央部分）を抑制し，その結果，視床を脱抑制することによって必要な運動のみを引き起こす．ハイパー直接路・間接路は，淡蒼球内節・黒質網様部に，時間的・空間的に広い興奮をもたらす．その結果，視床の中央部においては，運動の開始と終了を明確化するとともに，視床の周辺部においては抑制を強め，不必要な運動を抑制している．興奮性ニューロンを赤で，抑制性ニューロンを青で示す．

（Nambu A. *Prog Brain Res* 2007[6] より）

様部ニューロンは一時的に抑制される．その結果，出力部からの連続した抑制が一時的に除かれ（脱抑制〈disinhibition〉），投射先である視床ニューロンや，その先にある大脳皮質が興奮する．その結果，必要な運動が引き起こされる[5]．

一方，ハイパー直接路や間接路は，淡蒼球内節・黒質網様部に興奮性の作用をもたらし，視床ニューロンに対する抑制を強めるように働く．各経路を介する伝達速度を考えると，まず，ハイパー直接路を介した情報が視床の活動を抑制し，次に直接路を介した情報が脱抑制し，最後に間接路を介した情報が抑制することになる．したがって，ハイパー直接路と間接路は，直接路によって引き起こされる運動の開始と終止を明確にしている（3）[2,6]．

ハイパー直接路・直接路・間接路は，このように時間的に働くばかりでなく，空間的にも働いている．直接路は視床の限られた領域を脱抑制するのに対し，ハイパー直接路や間接路のように視床下核を経由する経路は，淡蒼球内節・黒質網様部の広い領域を興奮させ，したがって視床の広い領域を抑制することになる．すなわち，ハイパー直接路や間接路を介するシグナルは，引き起こされる運動とは関わらない視床の周辺領域を抑制し，不必要な運動

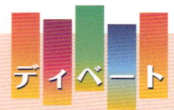

大脳基底核疾患の病態──平均発射頻度説 vs. 発射パターン説

　本文においては，大脳基底核疾患の病態を，運動遂行の際の発射頻度変化で説明を試みた．実は，大脳基底核疾患の病態生理に関しては，以下のような2説が提唱され論争が続いている．

　1. **平均発射頻度説**：大脳基底核，特に出力核の平均発射頻度の増減によって，症状を説明しようという説である．MPTP投与（次頁 **Key words** 参照）によるパーキンソン病モデルサルを調べたところ，淡蒼球外節の平均発射頻度が減少，視床下核・淡蒼球内節の平均発射頻度が増加していたので，視床やその投射先である大脳皮質の活動性が減少し無動を引き起こすと考えられた．しかし，その後の報告では，淡蒼球内節の発射頻度増加，淡蒼球外節の発射頻度減少などが，次第にあやしくなってきている（視床下核の発射頻度増加は，辛うじて支持されている）．

　また，その基礎となっている直接路・間接路モデルについても，線条体から淡蒼球内節に投射するニューロンのほとんどが淡蒼球外節にも軸索側枝を出す，ドパミンD_1受容体とD_2受容体両者を発現している線条体ニューロンが存在する，ドパミンD_1受容体・D_2受容体はそれぞれ興奮性・抑制性に働くが，細胞内シグナリングの話であり，電気生理学的な意味での興奮・抑制ではない，などの批判がある．

　一方，パーキンソン病患者の術中記録で，淡蒼球外節から内節に入る際に発射頻度が増加することはよく経験することであるし，ジストニアやバリズムの術中記録やモデル動物からの記録では，淡蒼球外節・内節の発射頻度減少が認められており，平均発射頻度説がすべての大脳基底核疾患において分が悪いわけではない．

　2. **発射パターン説**：ドパミンの欠乏が，淡蒼球や視床下核ニューロンに，バースト発射や低β帯域の発振現象を起こし，その結果，大脳基底核をめぐる情報伝達が阻害され，無動が起こるという説である．このような異常発射パターンは，パーキンソン病モデル動物やヒト患者から多く記録されている．特にヒトに埋め込んだDBS電極から局所フィールド電位を記録すると，低β帯域の発振現象が記録され，その強度が無動の重症度と相関している．一方，ジストニアの患者やモデル動物においてもバースト発射などが認められる．発振現象によって振戦は説明しやすいが（振戦の周期は低β帯域の半分なので，変換過程が必要であるが），無動を説明するのは難しいように思われる．さらに，MPTPをサルに投与し経過観察すると，症状発現が大脳基底核の発振に先行するという報告や，視床下核で記録される局所フィールド電位が，本当に視床下核に由来するのかという疑問もある．

　これら2説も含めて，大脳基底核疾患における筋緊張の異常を適切に説明できる説はいまだない．

を抑制している（**3**）[2,6,7]．

　このように，ハイパー直接路・直接路・間接路を介するシグナルは，時間的，空間的に視床・大脳皮質の活動に影響を与え，必要な運動を適切なタイミングで引き起こし，逆に不必要な運動を抑制するのに役立っている，すなわち運動の選択を行っている．このような機能は，運動ループだけでなく，眼球運動・前頭前野・辺縁ループにも存在し，同様なメカニズムで，それぞれの機能を制御している．

大脳基底核疾患の病態

　大脳基底核疾患は，運動の多寡によって，パーキンソン病（Parkinson disease）[*1]のように無動・寡動を来す運動減少症（hypokinetic disorder）と，バリズム（ballism）[*2]，ハンチントン病（Huntington disease）[*3]，ジストニア（dystonia）[*4]などのように不随意運動を伴う運動過多症（hyperkinetic disorder）とに大別される．さらに，筋緊張が亢進あるいは低下しているの

[*1] 本巻 IV.「パーキンソン病の臨床症候」(p.293-306) 参照

[*2] 本巻 II.「バリズム」(p.101-106) 参照

[*3] 本巻 II.「舞踏病」(p.89-95) 参照

[*4] 本巻 II.「ジストニア」(p.111-118) 参照

4 大脳基底核疾患の分類

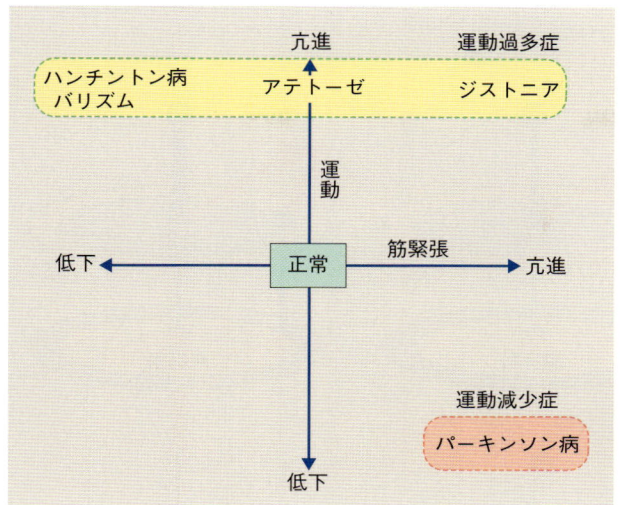

縦軸は運動の多寡を，横軸は筋緊張の増減を表す平面上に，大脳基底核疾患をプロットして分類した．

かを考えて，大脳基底核疾患を運動と筋緊張の平面上にプロットすると，統一的に分類できる（4）．大脳基底核疾患の病態は，ハイパー直接路・直接路・間接路の活動性のバランスが崩れ大脳基底核の出力部の発射頻度が変化することにより，説明することができる（5）[4]．

パーキンソン病の場合，黒質緻密部のドパミン作動性ニューロンが変性・脱落し，ドパミンによる線条体の直接路ニューロンへの興奮性入力と，間接路ニューロンへの抑制性入力がなくなる[4]．その結果，運動遂行時に大脳皮質から線条体に入力が入っても，直接路ニューロンが十分，興奮しなくなる．一方，間接路ニューロンが大きく興奮するようになる．このような変化によって，淡蒼球内節の抑制が減少し，また周辺の興奮が増大し，その結果，視床を十分，脱抑制できなくなり，運動減少となる（5-A）[8]．

バリズムは視床下核の出血や梗塞で起こり，ハイパー直接路・間接路を介するシグナルが減少している．ハンチントン病では線条体の間接路ニューロンが脱落し，間接路を介するシグナルが減少している．これらの経路は，運動を明確に終止したり不必要な運動を抑制する機能をもっているので，運動過多になる（5-B）[4]．ジストニアの場合は，直接路・間接路を介するシグナルが増強している．運動遂行時に線条体から淡蒼球内節への抑制性入力が増大し，淡蒼球内節が強く抑制される．その結果，視床・大脳皮質が大きく脱抑制され，運動過多になる（5-C）[9]．また，増大した抑制性入力は広く淡蒼球内節を抑制し，主動筋と拮抗筋の共収縮や運動に必要のない遠隔筋の収縮（オーバーフロー現象）を引き起こす．ジスキネジア（dyskinesia）[*5]の場合は，線条体でドパミンが過剰に働き，直接路と間接路のバランスがパーキンソン病とは逆の状態になり，運動過多になる．

大脳基底核疾患では身体症状が強調されるが，このような変化は運動ループ以外の他ループにも起こっており，上下肢の運動ばかりでなく，眼球運動，

Keywords

MPTP（1-methyl-4-phenyl-1,2,3,6-tetrahydropyridine）

ドパミン神経毒．麻薬患者がパーキンソン病を発症したことから，麻薬の副生成物として偶然に発見された．MPTPが脳内に入ると，グリア内でモノアミン酸化酵素B（MAO-B）によって酸化されMPP^+になり，これがドパミン作動性ニューロンに取り込まれ，ミトコンドリアの代謝を阻害し細胞が変性する．霊長類にMPTPを投与することにより，ヒトとほぼ同様なパーキンソン病モデルを作製することができる．

[*5]
本巻II.「ジスキネジア」(p.107-110) 参照

5 大脳基底核疾患の病態

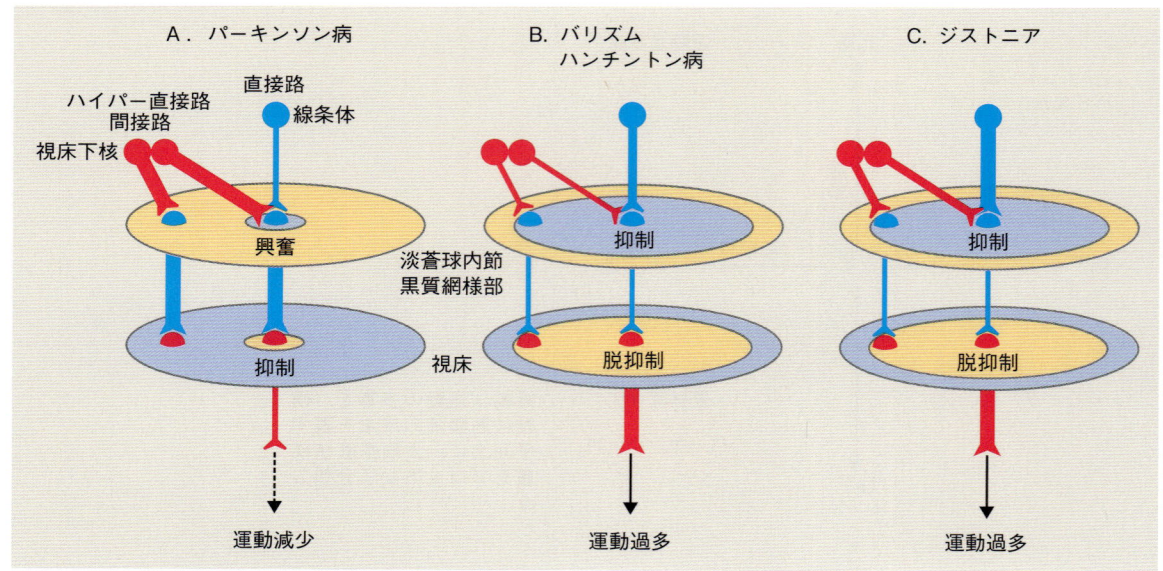

大脳基底核のダイナミックな活動変化で説明．活動性の亢進・低下を，投射の太さで示す．
A：パーキンソン病の場合は，直接路の活動性低下，ハイパー直接路・間接路の活動性亢進により，淡蒼球内節・黒質網様部の抑制が減少し，その結果，視床の脱抑制が減少し，運動を起こせなくなり運動減少（無動）を生じる．
B：バリズム，ハンチントン病の場合は，視床下核から淡蒼球内節・黒質網様部への興奮性入力が減少し，その結果，運動を明確に終止したり不必要な運動を抑制できなくなり，運動過多（不随意運動）を生じる．
C：ジストニアの場合は，直接路の活動性亢進により，淡蒼球内節・黒質網様部の抑制が亢進し，その結果，視床の脱抑制が亢進し，運動過多（不随意運動）を生じる．

*6
本巻 IV.「パーキンソン病の臨床症候」(p.293-306)，V.「パーキンソン病の非運動症状の治療」(p.372-383) 参照

*7
DBS を含む定位脳手術の実際に関しては，本巻 I.「Movement Disorders の外科的治療」(p.71-76)，V.「パーキンソン病の進行期治療／手術治療」(p.352-362) 参照

高次機能，情動なども障害される．たとえばパーキンソン病[*6]では認知機能障害，うつが，ドパミン補充療法，深部脳刺激（deep brain stimulation：DBS）の副作用として脱抑制性の行動異常（病的賭博，性行動亢進，反復常同行動，L-ドパ依存など）が出現する．

定位脳手術[*7]の治療メカニズム

パーキンソン病に対して淡蒼球内節や視床下核をターゲットとした DBS が広く行われるようになってきた．パーキンソン病モデルサルの視床下核を破壊すると，症状が改善することがわかり，定位脳手術が再評価されるきっかけの一つとなった．パーキンソン病では運動時の視床下核・淡蒼球内節の活動性が増強しているため，視床下核・淡蒼球内節の破壊（凝固）術を行うことにより，症状が改善されると考えられる．

しかし，DBS の作用メカニズムはよくわかっていない[10,11]．DBS には，持続時間の短い（数十μsec）高頻度（100 Hz 以上）刺激が用いられるが，このような高頻度連続刺激が，局所のニューロン活動を抑制することによって症状を改善させるという説と，興奮させることによって症状を改善させるという説がある．パーキンソン病では運動時の視床下核・淡蒼球内節の活動性が亢進しているが，高頻度連続刺激を加えることにより，このような亢進した活動が次の核に伝達されるのを遮断すると解釈したほうがよいかもしれ

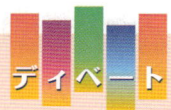

深部脳刺激（DBS）の作用メカニズム──抑制説 vs. 興奮説

　本文にも記したが，DBS の作用メカニズムとして，局所のニューロン活動を抑制することによって症状を改善させるという説と，興奮させることによって症状を改善させるというまったく相反する説がある[10,11]．

　1. 抑制説：DBS と破壊術は同じように治療効果を示すことから，高頻度連続刺激は局所の神経活動を抑制しているという説である．そのメカニズムとして，以下のことが考えられる．①ニューロンあるいはその軸索が脱分極ブロックされる，あるいはニューロンがもっているイオンチャネルの性質によって，高頻度連続刺激することにより発射が抑制される．②抑制性入力線維や抑制性介在ニューロンが刺激され，標的ニューロンが抑制される．たとえば淡蒼球内節刺激の場合は，淡蒼球外節や線条体からの抑制性入力線維が刺激され，淡蒼球内節ニューロンが抑制される．

　2. 興奮説：単発の電気刺激は局所のニューロンを興奮させるが，高頻度連続刺激しても，より強く局所のニューロンを興奮させるという説である．①高頻度連続刺激は局所のニューロンを刺激に同期して興奮させることにより，異常な発振活動や共振活動を強制的に脱同期させ（jamming），症状が改善する．実際，視床下核の DBS は淡蒼球内節に興奮を，淡蒼球内節の DBS は視床に抑制をもたらしている．②局所のニューロンや軸索が刺激されるが，神経回路の伝達の中で最終的に抑制されたのと同じ効果を生む．たとえば，視床下核単発刺激では単シナプス性投射により淡蒼球外節・内節とも興奮するが，連続刺激をすると淡蒼球外節の興奮が重畳し，その結果，淡蒼球外節-淡蒼球内節投射（抑制性）が強く働き視床下核-淡蒼球内節投射（興奮性）に打ち勝ち，淡蒼球内節ニューロンが抑制される．

　また，折衷的な説として，高頻度連続刺激は細胞体を抑制するが，同時に軸索を興奮させることにより，異常な神経活動の伝達を遮断し，刺激に同期した新たなリズムを作っているという考えもある．さらに，ジストニアに対する淡蒼球内節-DBS においても，局所のニューロンを抑制しているのか興奮させているのか，パーキンソン病に対する DBS の作用メカニズムと同じなのか，不明である．

ない[12]．

　一方，全身性ジストニア特に DYT1 ジストニアに対して，淡蒼球内節をターゲットとした DBS が著効を示すことがわかり，治療の第一選択となりつつある．ジストニアの場合，淡蒼球内節の活動性が低下しているので，高頻度連続刺激が活動性を上げていると単純に考えてよいか不明である．ジストニアの症状が改善するには，数週～数か月かかることから，何らかの可塑的な変化を伴っているのかもしれない．

（南部　篤）

文献

1) Alexander GE, Crutcher MD. Functional architecture of basal ganglia circuits: Neural substrates of parallel processing. *Trends Neurosci* 1990; 13: 266-271.
2) Nambu A, et al. Functional significance of the cortico-subthalamo-pallidal 'hyperdirect' pathway. *Neurosci Res* 2002; 43: 111-117.
3) Alexander GE, et al. Parallel organization of functionally segregated circuits linking basal ganglia and cortex. *Annu Rev Neurosci* 1986; 9: 357-381.
4) DeLong MR. Primate models of movement disorders of basal ganglia origin. *Trends Neurosci* 1990; 13: 281-285.
5) Hikosaka O, et al. Role of the basal ganglia in the control of purposive saccadic eye movements. *Physiol Rev* 2000; 80: 953-978.

6) Nambu A. Globus pallidus internal segment. GABA and the Basal Ganglia : From Molecules to Systems. *Prog Brain Res* 2007 ; 160 : 135-150.
7) Mink JW. The basal ganglia : Focused selection and inhibition of competing motor programs. *Prog Neurobiol* 1996 ; 50 : 381-425.
8) Nambu A. A new approach to understand the pathophysiology of Parkinson's disease. *J Neurol* 2005 ; 252 (Suppl 4) : 1-4.
9) Nambu A, et al. Reduced pallidal output causes dystonia. *Front Syst Neurosci* 2011 ; 5 : 89.
10) Lozano AM, et al. Deep brain stimulation for Parkinson's disease : Disrupting the disruption. *Lancet Neurol* 2002 ; 1 : 225-231.
11) Nambu A. Seven problems on the basal ganglia. *Curr Opin Neurobiol* 2008 ; 18 : 595-604.
12) Chiken S, Nambu A. High-frequency pallidal stimulation disrupts information flow through the pallidum by GABAergic inhibition. *J Neurosci* 2013 ; 33 : 2268-2280.

Further reading

最近の大脳基底核研究についてまとまった総説集をあげる.

- Bevan MD (editor). Function and Dysfunction of the Basal Ganglia. *Neuroscience* 2011 ; 198.
- Steiner H, Tseng KY (editors). Handbook of Basal Ganglia Structure and Function. London : Academic Press ; 2010.

I. Movement Disorders 総論
ヒトの運動の制御機構と病態

> **Point**
> - 随意運動は意図的な運動であり，その運動制御には大脳皮質の各運動野と，小脳および基底核が連関している．
> - 随意運動の実行系は一次運動野と錐体路，調節系は大脳基底核と小脳であり，同時に感覚野や連合野での多彩な情報処理過程が随意性の大きな部分を担っている．
> - 上記のシステムの病態によりさまざまな運動異常症が出現するが，基底核異常が関連した運動異常症が一般には多い．

パーキンソン病やMovement Disordersでみられる不随意運動の発生機序を理解するためには，まず正常のヒト随意運動発現機構を理解しておく必要がある．随意運動制御には，主として，大脳皮質運動関連領野，大脳基底核連関，大脳小脳連関などが相互に関与しているが，それら各々の部位の機能異常によりさまざまな不随意運動が生じる．

本項では，主に正常のヒトの随意運動の制御機構について概説し，それら各々の制御機構の破綻によりみられるhyperkinetic movement disordersについて列挙する（詳細については他項に委ねる）．

ヒトの随意運動とは

運動のうち，一定の感覚刺激に対して一定の運動反応がみられる場合（反射），末梢性入力の起始から下位運動ニューロンに至るまでの神経回路は，脊髄レベルでの少数のシナプスのみを介しており，深部腱反射などが含まれる．反射運動と随意運動の中間に位置する運動として，咀嚼・呼吸・瞬目など，リズミカルで持続的な運動がしばしば自動運動と呼ばれる．反射運動や自動運動の中枢は，脳幹以下の部位にある．

運動制御中枢が大脳皮質に存在して，意図のもとに行う運動が随意運動である．一般に「随意運動の実行系」は，大脳皮質特にその主な出力部である一次運動野と下位運動ニューロンを結ぶ系である錐体路である．錐体路は，大脳皮質第Ⅴ層の錐体細胞（グルタミン酸作動性）から起こり，延髄腹側に錐体交叉を形成して脊髄前角まで下行する皮質脊髄路と，皮質脊髄路とともに下位脳幹まで下行し，皮質脊髄路と同等の機能的意味をもつ皮質核路（皮質球路）から成る．

一方，「随意運動の調節系」は主に，大脳基底核と小脳である．随意運動の準備から遂行においてみられる，大脳基底核連関，大脳小脳連関による調

1 Allen-Tsukaharaの随意運動制御モデル

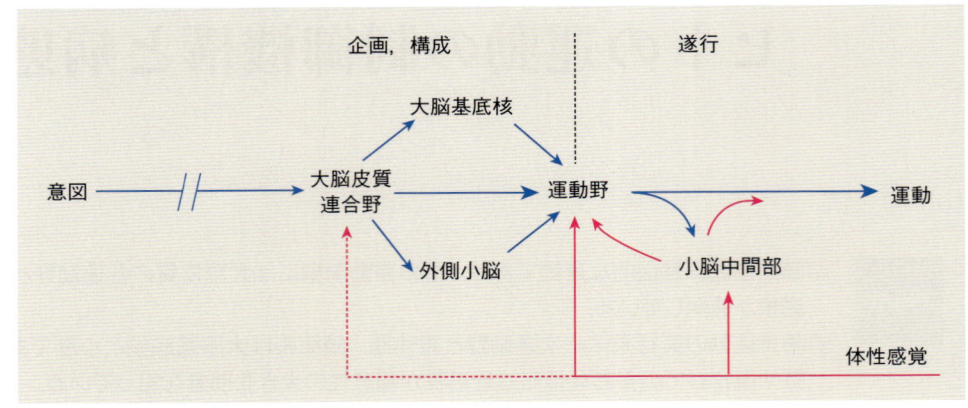

（Allen GI, et al. *Physiol Rev* 1974[1] より）

節作用は，Allen-Tsukaharaのモデルに集約される（**1**)[1]．運動開始前と遂行中の制御はそれぞれフィードフォワード（feedforward）制御とフィードバック（feedback）制御と呼ばれる（**2**)[2]．

随意運動には，複数の要素的な運動を目的のある1つの行動に組み上げる過程（企画・構成），運動の学習と記憶，訓練による運動の自動化（熟練），などがある．行動あるいは行為としての随意運動は認知機能とも関連していると考えられる[3]．実際，随意運動の実行系としての錐体路の主な起始部である一次運動野には，感覚野や連合野で情報処理を受けた多彩な神経情報が入力する．連合野，特に前頭前野における情報処理過程が随意性の大きな部分を担っている．各大脳皮質領野の機能については，後述する．

大脳皮質運動関連領野

大脳皮質運動関連領野には，運動出力に関して中心となる一次運動野以外に，外側面では運動前野（背側および腹側運動前野），前頭前野，内側面では補足運動野（前および固有補足運動野），帯状皮質運動野（吻側部および尾側部帯状皮質運動野），感覚野がある（**3**)[4]．

一次運動野（MI）

一次運動野（primary motor cortex：MI）は中心前回に位置し，最終的には下位運動ニューロンへのfinal common pathway（最終共通路）としての出力である皮質脊髄路が下行する．またMIからは，大脳基底核，視床，脳幹の諸核へも出力し，効率的かつ正確な運動の遂行を調整する．他の大脳皮質領野や小脳への出力もある．

補足運動野（SMA）：前補足運動野（pre-SMA）と固有補足運動野（SMA proper）

補足運動野（supplementary motor area：SMA）は前頭葉内側面にある運動野

2 随意運動に関与する神経ネットワークの模式図

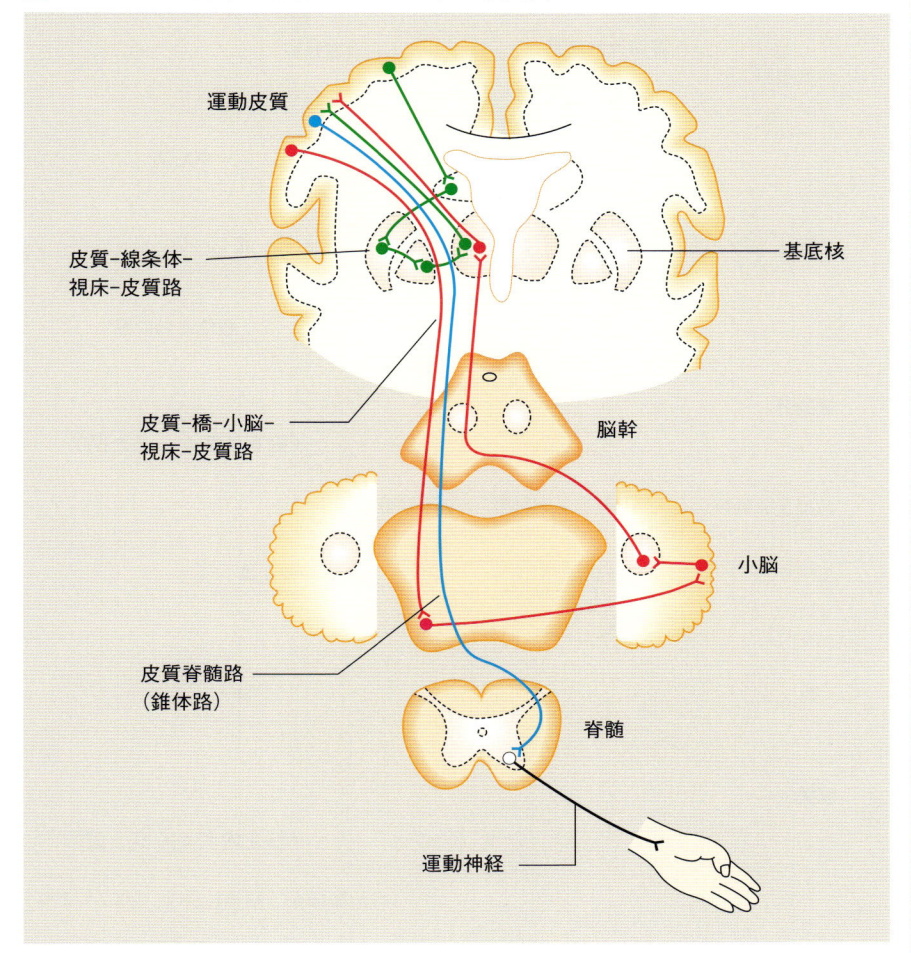

皮質脊髄路（錐体路）（青線——）は中枢神経における最終共通路であり，それを基底核を中心とする皮質-線条体-視床-皮質路（緑線——），および小脳を中心とする皮質-橋-小脳-視床-皮質路（赤線——）がそれぞれ調節している．

（柴﨑浩．神経診断学を学ぶ人のために．2013[2] より）

である．SMA は，前方の前補足運動野（pre-SMA）と後方の固有補足運動野（SMA proper）に分けられており，機能的にも解剖学的にも両者は異なる．その境界は，前交連（anterior commissure：AC）と後交連（posterior commissure：PC）を結ぶ線（AC-PC line）からの VAC レベルでの垂線[*1] とみなされる．

　SMA proper は，体性機能局在（somatotopy）があり，左右各々で両側の運動に MI と同等に関与するのみならず，特に記憶に基づいた連続した運動あるいは両手の異なる動作から成り立つ運動により関与する．一方 pre-SMA は，刺激識別と運動選択，随意運動の抑制に関与する．SMA proper からも MI と同様に皮質脊髄路へ起始して MI との関連が強い（広義の SMA のうち脊髄や MI への出力は pre-SMA からはなく SMA proper からのみ起始する）．一方 pre-SMA は前頭前野との関連が強く，前頭前野からの入力を受けている．

*1
vertical line perpendicular to AC-PC, passing through the AC

Memo
補足運動野発作
臨床的に，てんかん発作の一型である補足運動野発作は，SMA proper 由来の場合はいわゆる古典的な補足運動野発作（意識は保持されていて非対称性の四肢強直発作）を示す．一方 pre-SMA 由来の場合は，陰性運動発作（negative motor seizure：意識があっても随意運動を遂行できない，麻痺とは異なる）をそれぞれ呈することが最近明らかになった．

3 大脳皮質運動関連領野

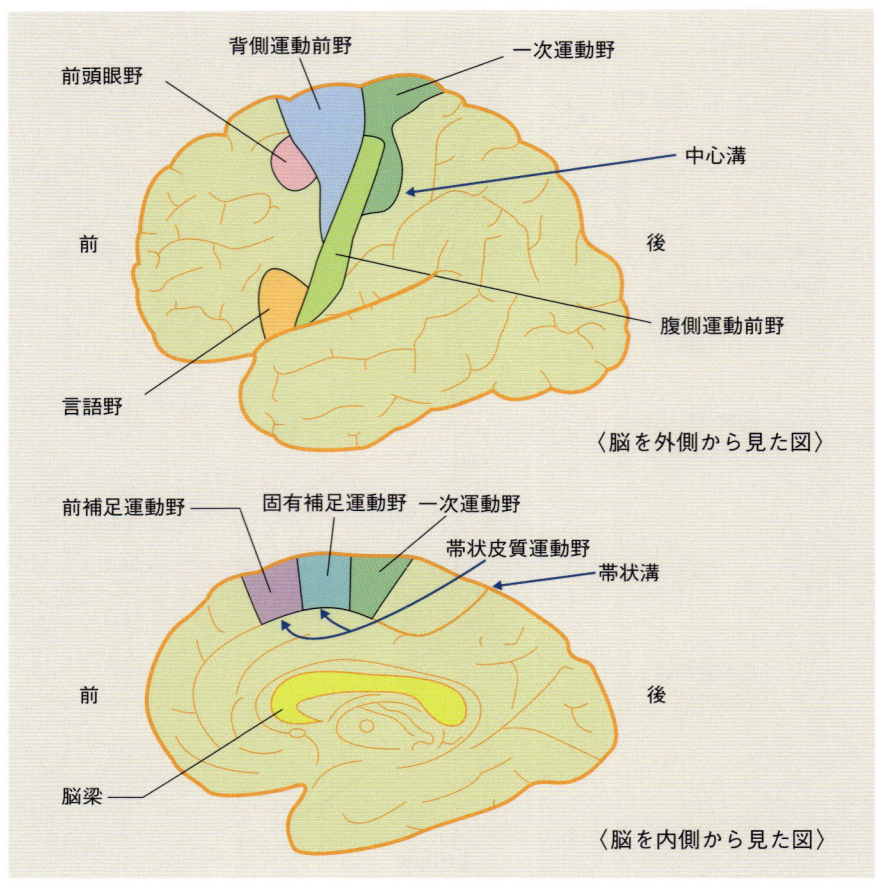

図中ラベル：前頭眼野／背側運動前野／一次運動野／中心溝／腹側運動前野／言語野／前／後 〈脳を外側から見た図〉

前補足運動野／固有補足運動野／一次運動野／帯状皮質運動野／帯状溝／脳梁／前／後 〈脳を内側から見た図〉

（丹治順ほか．脳神経科学，2007[4]より）

運動前野（PMC）：背側運動前野（PMd）と腹側運動前野（PMv）

運動前野（premotor cortex：PMC）は感覚情報に基づく運動開始や，より高次機能として認知情報に基づく動作の企図・準備において重要とされる．PMCは背側運動前野（PMd）と腹側運動前野（PMv）に分けられる．運動に必要な視覚・体性感覚情報は頭頂葉から運動前野に情報伝播がみられるが，上頭頂小葉はPMdに，下頭頂小葉はPMvにそれぞれ投射する．視床からの入力は，VLo核とVLc核からはPMdに，X核とVApc核からはPMvにそれぞれ投射する．

PMdは感覚情報と動作の連合，ならびにその連合に基づく動作企画・準備過程に関わる．PMvは感覚運動座標変換に関与し，特にその適応的な側面に関わる可能性が示唆される[11]．

帯状皮質運動野（CMA）：吻側部帯状皮質運動野（rCMA）と尾側部帯状皮質運動野（cCMA）

帯状皮質運動野（cingulate motor area：CMA）は大脳辺縁系から豊富な入

ヒトの運動の制御機構と病態 | 25

> **Column**
>
> **ヒトの自発的な（自己ペースによる）随意運動における補足運動野の機能の評価（電気生理学的手法を用いた検討）**[5]
>
> 　随意運動に伴って，加算平均法によって頭皮上・頭蓋内脳波から記録される脳電位を運動関連脳電位（movement-related cortical potential：MRCP）という．これは，actionの発現機構を反映する．MRCPの諸成分のうち，随意運動に特異的に先行し準備状態を反映する成分を運動準備電位（Bereitschaftspotential：BP）と呼ぶ．難治部分てんかんの外科手術のために硬膜下電極を大脳皮質表面に慢性留置し，焦点決定と周辺皮質機能の検索の際に，BPを直接前頭葉内側面から検討することで，SMAの機能の詳細について明らかになった．SMA properでは，体性機能局在（somatotopy）に応じてBPが発現し，左右差はなく，その電位の大きさも対側MIのそれと差がなく，ヒトの随意運動の準備にMIと同様に関与した[6]．一方，pre-SMA（および外側PMC）では随意運動の体部位にかかわらず常にBPが発現した（Omni-BPと命名）[7,8]．
>
> 　一方，reaction（外界からの刺激に応じて随意運動を遂行する）はactionと異なる機序を示す．対刺激（2秒間隔の音刺激）の第1刺激に2種類の音を提示してGo／NoGo刺激とし，第2刺激（命令刺激）直後に運動遂行を行う場合，随伴陰性変動（contingent negative variation：CNV）と称する脳電位変化を記録することができる．Go／NoGoのいずれにおいても第1刺激の約200 msec後に始まり，約600 msecで頂点を形成する電位がpre-SMAに認められた[9]．これは随意運動の遂行に関わる外的刺激を区別して運動を選択するという状況を反映，つまりヒトのpre-SMAはSMA properと比較して，刺激の区別・運動の選択に伴う脳電位を発生し，認知に基づく随意運動の中枢制御に関与するといえる．同様の電位はpre-SMA以外にも前頭前野，眼窩前頭野でも記録され，pre-SMAをはじめとして前頭前野とのネットワークを形成してつかさどられている機能と考えられる[10]．
>
> 　随意的に筋収縮を制止（運動停止）する際に，随意的筋収縮開始（運動開始）に類似した準備状態と同等の電位が，SMA proper，pre-SMAともにみられた．さらにfunctional MRIを用いた検討では，pre-SMAで随意的筋収縮時と比較して弛緩に伴う血流増加がみられた．随意的運動抑制にはpre-SMAがより関与すると考えられる．

力を受け，体内情報や報酬に関する情報を受け，情動や内的欲求の発現に関する情報を受容する．また前頭前野から行動全体の遂行状況に関する情報，側頭・頭頂連合野からは外界の状況に関する情報を受ける．CMAからの出力は，MI，SMA proper，pre-SMA，PMCに送られ，また脳幹や脊髄へ出力する．

　吻側部（前方部）帯状皮質運動野（rCMA）と尾側部（後方部）帯状皮質運動野（cCMA）に分けられ，rCMAは単純な運動ではなく，動作の選択，企画，準備に関する条件付加が加わったときに活動が高まる．cCMAは外部刺激に応じて刺激反応的な運動に関与する．

前頭前野（PFC）

　前頭前野（prefrontal cortex：PFC）は多様な脳機能に関連する．ヒトで最も発達した部位である．ワーキングメモリー・反応抑制・プランニングなどの認知・実行機能，高次な情動・動機付け機能，意思決定過程，社会的行動，葛藤や報酬に関連する行動，などを統合的に制御し，高次運動野に情報を送る．

感覚野

　一次・二次感覚野から運動野への入力（フィードバック）も，運動計画に

4 大脳基底核運動ループの回路図

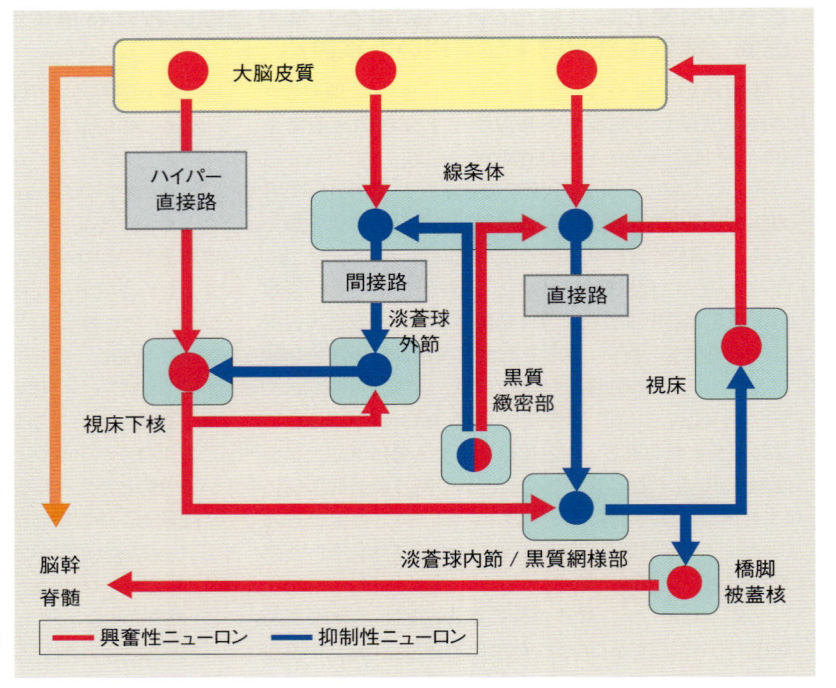

大脳基底核の障害による hyperkinetic movement disorders としては，舞踏病（chorea），チック，バリズム，アテトーゼ，ジストニア，振戦（パーキンソン病，ウィルソン病）などがあげられる．
（中川朋一ほか．*Brain Medical* 2008[13]）より）

関与する．たとえば，運動の遂行に関節位置覚のような深部覚や皮膚触覚のような表在覚が重要であるように，感覚野と運動野は密接に関連し（感覚運動連関），随意運動が行われる．

　大脳皮質運動関連領野の障害による hyperkinetic movement disorders としては，皮質性ミオクローヌス（cortical myoclonus）がある．その発生機序としては，一次感覚運動野皮質の過剰興奮性による．原因疾患としては，てんかん，皮質異形成，脳腫瘍，血管障害，代謝性疾患，変性疾患などがある．

大脳基底核（大脳基底核連関）

　大脳基底核は黒質，尾状核，被殻，淡蒼球，視床下核から成り，四肢の運動のみならず，眼球運動，高次脳機能，情動なども調節する．四肢，体幹の随意運動に関しては，大脳皮質（一次感覚運動野，SMA proper など）から始まり，大脳基底核，次いで視床を介して，もとの大脳皮質に戻る大脳基底核ループが形成される．このループで皮質と大脳基底核内の淡蒼球内節/黒質網様部の間に3つの経路が想定されており（**4**）[12,13]，皮質から線条体に入力し，線条体から直接淡蒼球内節/黒質網様部に投射する「直接路」，線条体から淡蒼球外節，視床下核を順に経由して多シナプス性に淡蒼球内節/黒質網様部に投射する「間接路」，および皮質から視床下核に直接入力し淡蒼球内節/黒質網様部に投射する「ハイパー直接路」である．淡蒼球内節/黒質網様部に対し，「直接路」は抑制性，「間接路」は最終的に興奮性，「ハイパー直接路」は興奮性に働く．淡蒼球内節/黒質網様部は GABA 作動性

の抑制性ニューロンで成り立ち，持続的に発射して，投射先である視床は常に抑制状態にある．一方，黒質緻密部はドパミン作動性ニューロンより構成され，線条体に投射する．線条体の直接路のニューロンに対してドパミンD_1受容体を介して興奮性に，間接路のニューロンに対してはD_2受容体を介して抑制性に，それぞれ調節する．

機能解剖学的手法だけでなく[14]，電気生理学的手法によっても，大脳基底核連関内に体性機能局在が強く維持されていることが検証されており[15]，機能的に類似した運動関連領野からの入力では収束・統合的な処理を行い，機能的に異なる運動関連領野からの入力では並列・分散的な処理を行うと考えられる．

大脳基底核連関の障害による運動異常症としてのパーキンソン病の運動症状は，他項の通りであり，hyperkinetic movement disorders に関しては，トーヌスの上昇から低下まで多彩な特徴を示す[16] *2．

*2
本巻 I.「Movement Disorders の分類と診察のポイント」(p.32 の表1) 参照

小脳（大脳小脳連関）

小脳は随意運動の調節を担う部位の一つである．大脳皮質から小脳への入力は大きく分けて，MI と PMC などから橋核を介して苔状線維を経て，中小脳脚から小脳に入力する経路と，主に PMC などから赤核・下オリーブ核・外側網様核を介して登上線維を経て，下小脳脚から小脳に入力する経路とがある．ヒトでは特に前者が発達している．

小脳を入力部位別にみると，前庭小脳（片葉小節葉），脊髄小脳（小脳虫部および小脳半球中間部分），大脳小脳（小脳半球側面部分）となる．前庭小脳は主に前庭神経節および前庭神経核群からの入力線維が終止する部分で平衡・姿勢や眼球運動の調節に関わる領域である．脊髄小脳は脊椎からの上行性線維が主に終始する部分で，ここからの出力は主に脳幹網様体や前庭神経核に送られ，姿勢・歩行・注視などに関わる．大脳小脳は橋核からの投射線維が終止する部分であり，大脳皮質から小脳への入力の大部分をなし，随意運動調節系としての小脳の主要な部分を構成する．

小脳への入力線維は小脳皮質と小脳核に終止する．小脳皮質への主な入力線維としては，苔状線維は顆粒細胞に，登上線維などはプルキンエ細胞にそれぞれ終止する．小脳皮質ニューロンのうち，顆粒細胞は興奮性であるが，その他のプルキンエ細胞，バスケット細胞，星状細胞，ゴルジ細胞は GABA 作動性である．小脳核の投射ニューロンは主として興奮性であり，小脳核の内在性ニューロンには GABA 作動性のものが多い．一方，出力系に関しては，小脳皮質のニューロンネットワークで情報処理を受けた入力情報が小脳皮質の出力ニューロンであるプルキンエ細胞の軸索を介して同側の小脳核（歯状核など）へ送られ小脳からの出力となる．小脳核からの多くは上小脳脚を介して下部中脳の背側部から視床（VA / VL 核）に達する．その後さらに大脳皮質や大脳基底核に伝達される[17]．

このように大脳皮質（特に MI，PMC）と小脳間は相互に出入力があり，

> **Column**
>
> ### action / reaction と，大脳小脳連関 / 大脳基底核連関（⑤）
>
> 　自己ペースの随意運動（action）は運動開始の約 1.5 秒前から両側の pre-SMA, SMA proper および両側の MI から陰性緩電位変化（BP）が出現して，運動開始 300 msec 前から急峻となり，両側の pre-SMA, SMA proper および運動と反対側優位の MI から出現する．さらに 50 msec 前にさらに急峻な運動電位となり，運動と反対側優位の SMA proper および MI から出現する．この電位は各運動野の錐体細胞に尖頭樹状突起に発生する興奮性シナプス後電位（excitatory postsynaptic potential：EPSP）であり，運動開始前に小脳遠心路から視床を介して入力された活動を反映して，随意運動開始前の大脳小脳連関のフィードフォワード機構に相当する．BP あるいは MRCP は，随意運動の中枢制御機能評価および運動異常症における病態評価として，各運動野だけでなく小脳遠心路系の評価の指標として有用である．
>
> 　一方，一定の間隔（2 秒間など）の一対の刺激にそれぞれ"警告"と"命令"という意義をもたせ，外的刺激によって促される随意運動状態は，自己ペースの随意運動と異なり，感覚運動連関（反応，reaction）を反映する．その脳内機構では，大脳基底核連関を反映しており，頭皮上脳波から CNV が記録される．CNV は，パーキンソン病，基底核疾患で異常をきたす[5]．
>
> **⑤ action/reaction と，大脳小脳連関 / 大脳基底核連関**
>
> | A　CNV-reaction　大脳基底核連関 | B　MRCP（BP）-action　大脳小脳連関 |
> |---|---|
> | SMA, MI, 内側前頭前野, 外側前頭前野, 前頭葉底部, 大脳基底核 | 不全麻痺，失行／SMA, MI, 視床 VL 核, 小脳, 歯状核および小脳遠心路系 |
> | パーキンソン病 局所性ジストニア | 運動失調，動作時ミオクローヌス，企図性ミオクローヌス |
>
> CNV は reaction で大脳基底核連関（A），BP は action で大脳小脳連関（B）の関与に対応する．
>
> （池田昭夫．臨床神経学 2007[5] より）

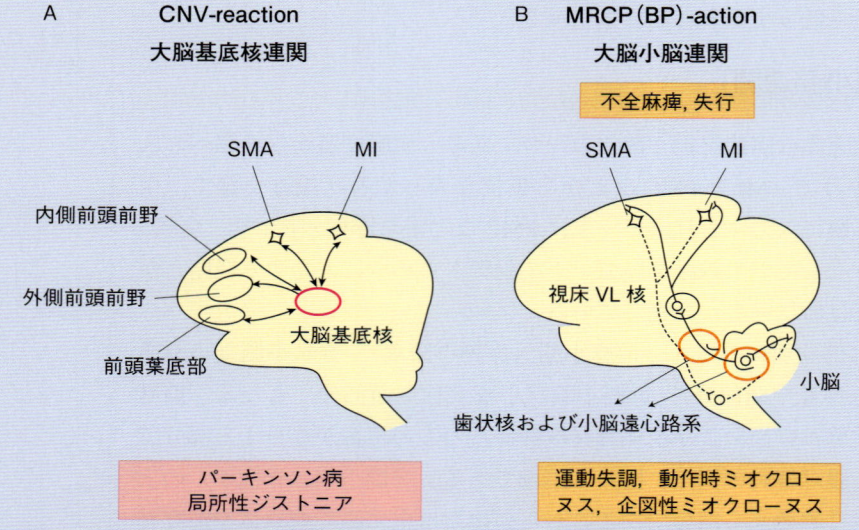

　この密な大脳小脳連関により，随意運動のフィードフォワードとフィードバック制御がなされる．

　大脳小脳連関の障害による hyperkinetic movement disorders としては，動作時振戦，動作時ミオクローヌス，ホームズ振戦（Holmes tremor），赤核振戦，volitional hyperkinesia（hyperkinésie volitionnelle）がある．これは，それぞれ，小脳皮質，小脳遠心路系，上小脳脚から中脳被蓋部，赤核，小脳遠心路系から視床，の経路に障害があることで生じる．詳細は次章（II. 不随意運動各論）を参照頂きたい．

脳幹

　脳幹は中脳・橋・延髄から成り，大脳・小脳と脊髄とを結ぶ上行・下行の

各伝導路が多数通過する他，随意運動をはじめ知覚や自律神経に関与する神経核，網様体などの細胞が含まれる．

随意運動に関連しては，中脳には筋緊張や運動の調節に関与する黒質，赤核の他，眼球運動を調節する動眼神経核や滑車神経核が存在する．橋には，眼球運動を調節する外転神経核，顔面筋群の運動の顔面神経核，運動線維の中継核である橋核が存在する．延髄には，舌運動の舌下神経核，発声や嚥下の疑核が存在する．網様体は，中脳から延髄にかけて広範にみられ，覚醒度や注意力の保持に重要である．

脳幹の障害による hyperkinetic movement disorders としては，脳幹ミオクローヌス（網様体ミオクローヌスと口蓋ミオクローヌス）がある．

脊髄

脊髄における運動調節機構として，脊髄前角には運動に関係する種々のニューロン群がある．前角の運動ニューロンへの上位中枢からの連絡路としては，①錐体路（direct activation pathway：皮質脊髄路）からの連絡と，②脳幹諸核を介した大脳皮質，大脳基底核，小脳からの連絡（indirect activation pathway：brain-stem pathway）とがある．②には網様体脊髄路，外側前庭脊髄路，赤核脊髄路，などがある．

①は α 運動ニューロンに行く直接的な系である．一方②は，一部は α 運動ニューロンに直接至るが，大部分は γ 運動ニューロンを介する間接的な系である．すなわち，「brain-stem pathway → γ 運動ニューロン→錐内筋→筋紡錘→ Ia 線維」を介して α 運動ニューロンへ伝達される．これは姿勢の制御，筋トーヌスの調節，脊髄反射に重要な役割を担う．随意運動の調節には，①および②の複雑な関与が働いている．

末梢および脊髄の情報を上位中枢に伝達する脊髄上行路としては，後索路，脊髄視床路，脊髄網様体路，脊髄小脳路などがあり，特に脊髄小脳路は運動系に最も関連している．上行路から，運動制御に関係する脳幹，小脳，大脳に直接，または中継ニューロンを介して情報伝達され，他の情報との統合処理の後，新たな運動指令として脊髄運動中枢にフィードバックされる．

脊髄の障害による hyperkinetic movement disorders としては，脊髄性ミオクローヌス（脊髄髄節性ミオクローヌスと固有脊髄路性ミオクローヌス）がある．

（池田昭夫，小林勝哉）

文献

1) Allen GI, Tsukahara N. Cerebrocerebellar communication systems. *Physiol Rev* 1974；54：957-1006.
2) 柴崎浩．神経診断学を学ぶ人のために．第2版．東京：医学書院；2013, p.312.
3) Georgopuolos AP. Neural aspects of cognitive motor control. *Curr Opin Neurobiol* 2000；10：238-241.
4) 丹治順ほか．運動の神経機構．大脳と随意運動．伊藤正男（監修），脳神経科学．東京：美輪書店；2007, p.500.

5) 池田昭夫. ヒトの随意運動における補足運動野の機能と臨床的意義. 臨床神経学 2007；47：8-20.
6) Ikeda A, et al. Movement-related potentials recorded from supplementary motor area and primary motor area：Role of supplementary motor area in voluntary movements. *Brain* 1992；115：1017-1043.
7) Yazawa S, et al. Human presupplementary motor area is active before voluntary movement：Subdural recording of Bereitschaftspotentials from mesial frontal cortex. *Exp Brain Res* 2000；131：165-177.
8) Kunieda T, et al. Role of the lateral non-primary motor area in humans as revealed by epicortical recording Bereitschaftspotentials. *Exp Brain Res* 2004；156：135-48.
9) Ikeda A, et al. Cognitive motor control in human pre-supplementary motor area studied by subdural recording of discrimination / selection- related potentials. *Brain* 1999；122：915-931.
10) Ikeda A, et al. Subdural potentials at orbitofrontal and mesial prefrontal areas accompanying anticipation and decision making in humans：A comparison with Bereitschaftspotentials. *Electroencephalogr Clin Neurophysiol* 1996；98：206-212.
11) Hoshi E, et al. Distinctions between dorsal and ventral premotor areas：Anatomical connectivity and functional properties. *Curr Opin Neurobiol* 2007；17：234-242.
12) Nambu A, et al. Functional significance of the cortico-subcortico-pallidal 'hyperdirect' pathway. *Neurosci Res* 2002；43：111-117.
13) 中川朋一, 池田昭夫. 抗てんかん薬の副作用と妊娠中のてんかん治療の問題点. *Brain Medical* 2008；20：19-25.
14) Miyachi S, et al. Somatotopically arranged inputs from putamen and subthalamic nucleus to primary motor cortex. *Neurosci Res* 2006；56：300-308.
15) Nambu A, et al. Organization of corticostriatal motor inputs in monkey putamen. *J Neurophysiol* 2002；88：1830-1842.
16) 柳澤信夫, 柴﨑浩. 不随意運動, 臨床神経生理学, 東京：医学書院；2008, p.365.
17) Hoover JE, Strick PL. The organization of cerebellar and basal ganglia outputs to primary motor cortex as revealed by retrograde transneuronal transport of herpes simplex virus type 1. *J Neurosci* 1999；19：1446-1463.

I. Movement Disorders 総論

Movement Disordersの分類と診察のポイント

> **Point**
> - 本稿で扱うMovement Disordersは主として不随意運動で，周辺症状としてスパスム（筋攣縮），ジストニア，カタトニアなどにもふれる．
> - 不随意運動は，外見上目立つ異常所見であり，どのようなタイプであるかを正しく判断することが最も大切である．
> - 振戦は，骨格筋の規則的な律動性収縮による四肢，頭部あるいは体部のふるえをいう．
> - 舞踏病，バリズム，アテトーゼ，ジストニアなどの基底核病変による不随意運動は，筋収縮のパターンを多数筋で同時記録することで鑑別できる．
> - スパスムとは突然出現する1筋または複数筋群の激しい不随意収縮をいい，clonic spasmとtonic spasmがある．
> - 問診では，①いつから（when），②どのような異常（what）が，③どの部位に（where），④どのように（how），現れたかを聴く．
> - 診察時，安静状態および誘発条件下で，出現部位，動きのかたち・速さ・常同性・リズムについて，観察する．
> - 不随意運動を診断するために，筋緊張および錐体路徴候の神経所見と，精神所見を得る．

Movement Disordersの定義

　人間の生活活動を外界とのかかわりでみると，運動と姿勢に大別される．運動は神経学的に随意運動と不随意運動に分かれる．随意運動は意識的または自動的に行われる目的に沿った運動であり，発達過程で学習により円滑かつ効率的な動きとなる．不随意運動は，「意識せず不随意的に出現する目的に沿わない運動」をいう．これは健常者にはみられない異常な運動である．反射は各種の感覚刺激によって生ずる不随意的な運動であるが，正常の個体発生上生ずる目的に沿った運動であり，神経症候としての不随意運動には含めない．

　本稿におけるMovement Disordersは，本書の構成から主として不随意運動を扱う．そして周辺症状として，運動としては目立たないが変動する不随意的な筋収縮であるスパスム（筋攣縮），ジストニア，カタトニアなどにもふれる．筋トーヌス（筋緊張）異常である筋固縮，筋痙縮は扱わない．

不随意運動の分類

　不随意運動の臨床における最大の意義は，診断の鍵となる症候としてである．したがってその分類も，症候上独立した病型に基づく分類と，それを生ずる病変部位および疾患を対比させることにより，その意義をもつ．

1 不随意運動の種類，病変部位と原因疾患

障害部位	不随意運動	原因疾患
運動細胞，末梢神経	線維束性収縮	運動ニューロン疾患
	ミオキミア	腫瘍，多発性硬化症，テタニーその他の代謝疾患
	半側顔面痙攣	動脈瘤，血管による顔面神経圧迫，特発性
脊髄，脳幹	ミオクローヌス	脊髄性ミオクローヌス（脊髄腫瘍，血管障害） 口蓋ミオクローヌス 変性性ミオクローヌス
	スパスム	破傷風，多発性硬化症，脊髄血管障害，stiff-person 症候群
小脳	振戦	脊髄小脳変性症，血管障害
基底核	舞踏病	小舞踏病，ハンチントン病，有棘赤血球症を伴う舞踏病
	oral dyskinesia	薬物性，特発性
	アテトーゼ	脳性麻痺，血管障害，ウィルソン病，その他の変性・代謝疾患
	ジストニア	特発性捻転ジストニア，脳性麻痺，血管障害，脳炎後遺症，ウィルソン病，ハラーフォルデン・シュパッツ病など
	バリズム	血管障害
	振戦	パーキンソン病，ウィルソン病など
大脳皮質	てんかん（大発作，焦点発作） ミオクローヌス	真性てんかん，症候性てんかん（脳腫瘍，血管障害，変性・代謝性疾患）
深部感覚伝達系	偽性アテトーゼ（pseudoathetosis）	脊髄連合変性症，多発性硬化症，血管障害，神経炎
高次の中枢あるいは不明	チック 書痙 眼瞼スパスム	顔面チック，ジル ド ラ トゥレット症候群

（柳澤信夫．精神神経薬理 1995[5]) より改変引用）

世界神経学会の錐体外路性疾患研究委員会の分類[1]以来，これまで種々の分類がなされたが，臨床上の有用性と包括性，複雑さなどがトレードオフの関係になり，簡便かつ十分な分類は困難な状況にある．

なお，古典的な不随意運動の概念は，歴史的な成立過程を重視したものであったが，Marsden, Fahn らはそれらと異なる概念や病型分類を提唱し，1980年代以降は The Movement Disorder Society を中心に，そのような分類や不随意運動の見方が文献に現れるようになった[2,3]．

わが国の学者による分類は，歴史的な経過に新知見を加えたもので，基本的な文献を末尾に列記した[4-8]．

1 に神経系の障害部位と，その部位の障害で生ずる不随意運動の種類とそれらを生ずる疾患群を示す．そして，これらの不随意運動のうち複雑でいっそうの解説を要するものについて，分類上の問題点と注意点を以下に述べる．

2 ふるえの種類

I. 振戦
  1. 生理的振戦
  2. 異常（病的）振戦
II. 振戦以外のふるえ
  1. ミオクローヌス（アステリクシスを含む）
  2. クローヌス
  3. 反抗運動
  4. ジスキネジア
  5. 書痙
  6. チック
  7. 悪寒（shivering）
  8. 線維束性収縮，ミオキミア

（柳澤信夫．Clinical Neuroscience 2007[9]より）

3 基底核病変による不随意運動

種類	部位	性状	主な責任病巣
舞踏病	全身のどこでも	素早い，不規則，非対称性の，無目的で奇妙な，持続の短い運動	尾状核
バリズム	一側上下肢	四肢のつけねから投げ出す，振り回す，たたきつけるような動きをたえまなく繰り返す	対側の視床下核
アテトーゼ	四肢遠位	指，手足をよじり，くねらせる緩徐な運動の連続	被殻
ジストニア	全身のどこでも	広範な筋群が強く持続性に収縮し，ゆっくり動く．奇妙な姿勢に固定したものをジストニア姿勢という	被殻，淡蒼球

不随意運動の分類上の注意点

振戦とふるえ

振戦は，骨格筋の規則的な律動性収縮による四肢，頭部あるいは体部のふるえをいう．基底核，小脳，末梢神経の病変により，出現状況，律動性収縮の頻度などが異なり，診断的意義のある病型が確立している．

しかし患者がふるえを訴える場合は，振戦以外にいくつか念頭におくべき病態がある．それらは神経学的鑑別に大きな困難はなく，本書でも別の章[*1]でふれられるが，その種類のみを 2 [9]に列挙する．

*1 本巻II. 不随意運動 各論参照

基底核病変による不随意運動の特徴

舞踏病（chorea），バリズム，アテトーゼ，ジストニアは，歴史的に提唱され確立してきた基底核病変による不随意運動の病型である．それらは 3 のように定義される．「百聞は一見に如かず」という言葉がこれらの病型の区別にあてはまるが，動きの規則性や速さは不随意運動を生ずる筋収縮のパターンを多数筋で同時記録することにより，よく鑑別できる（ 4 ）[8,10] [*2]．

さらに素早い動きを示す舞踏病やバリズムは筋緊張低下を伴って出現し，緩徐な不随意運動は筋緊張亢進を伴う．そして出現状況も安静時と目的運動を意図したときなど，不随意運動のタイプと出現状況，筋トーヌスとの間には 5 に示す関係がみられる[11]．

*2 本項 Column「基底核疾患と不随意運動の型の重なり合い」（p.36）参照

スパスムと有痛性筋痙攣

スパスムは突然出現する1筋または複数筋群の激しい不随意収縮をいう．限局性の筋痙攣である．スパスムには clonic spasm と tonic spasm がある．clonic spasm は，持続の短い筋収縮が繰り返されるもので，半側顔面痙縮や眼瞼攣縮（メージュ症候群）にみられる．tonic spasm は持続性のスパスムで，

4 不随意運動の筋電図パターン

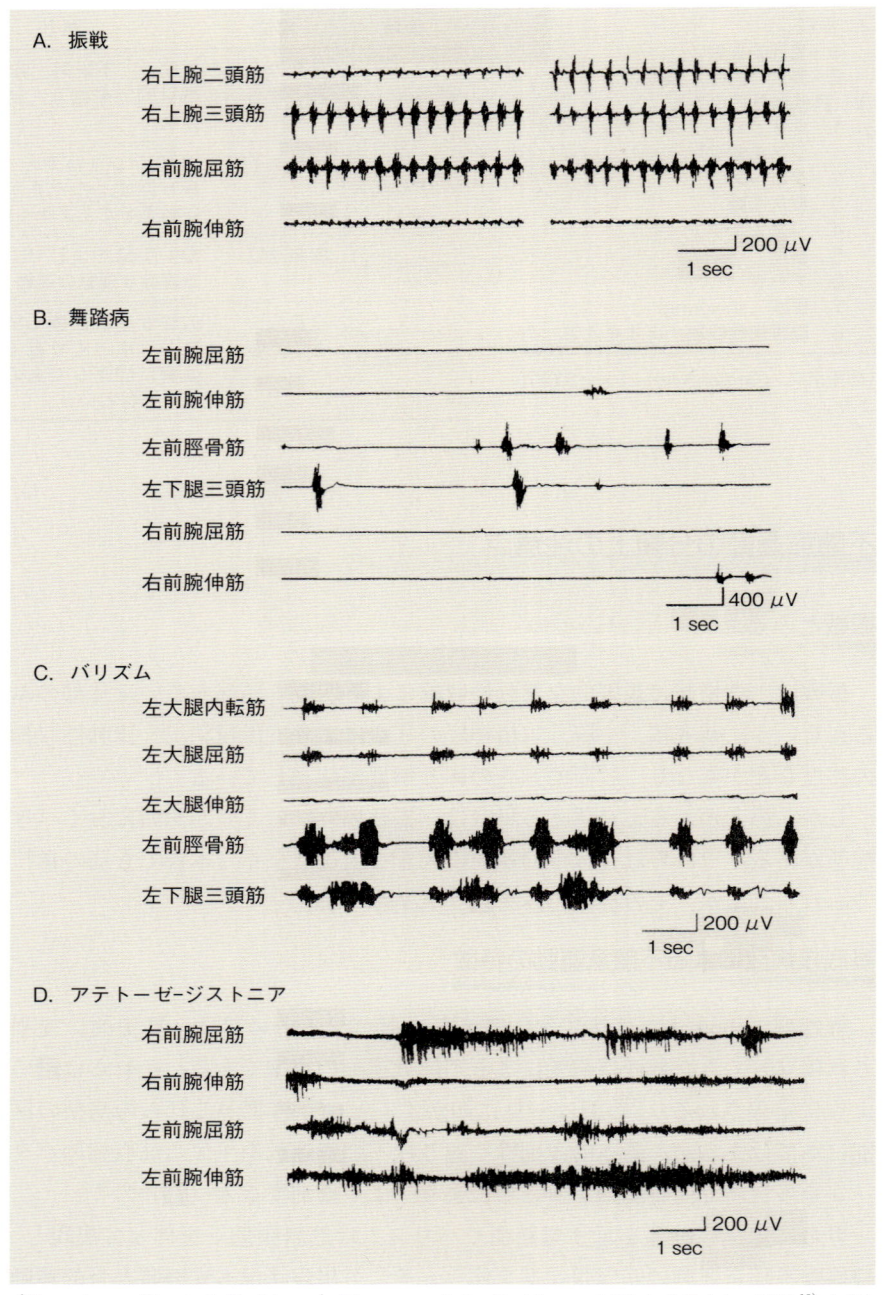

A. 振戦
- 右上腕二頭筋
- 右上腕三頭筋
- 右前腕屈筋
- 右前腕伸筋

200 μV / 1 sec

B. 舞踏病
- 左前腕屈筋
- 左前腕伸筋
- 左前脛骨筋
- 左下腿三頭筋
- 右前腕屈筋
- 右前腕伸筋

400 μV / 1 sec

C. バリズム
- 左大腿内転筋
- 左大腿屈筋
- 左大腿伸筋
- 左前脛骨筋
- 左下腿三頭筋

200 μV / 1 sec

D. アテトーゼ・ジストニア
- 右前腕屈筋
- 右前腕伸筋
- 左前腕屈筋
- 左前腕伸筋

200 μV / 1 sec

(Yanagisawa N, et al. Parkinson's Disease and the Problems of Clinical Trials, 1992[10] より)

疼痛を伴い，機能障害が著しい．有痛性のスパスムをクランプ（cramp，有痛性痙攣）ともいう．テタニー，テタヌス，悪性症候群にみられる激しい不随意筋収縮はスパスムあるいはクランプの範疇に入る．

脊髄障害による持続性スパスムは，脊髄性固縮（spinal rigidity）として報告され，腫瘍による圧迫や，大動脈病変による脊髄虚血により脊髄介在ニューロンの選択的障害を生ずる結果と考えられる．

5 不随意運動の各型の運動の速さ，筋トーヌス，および出現状況の関係

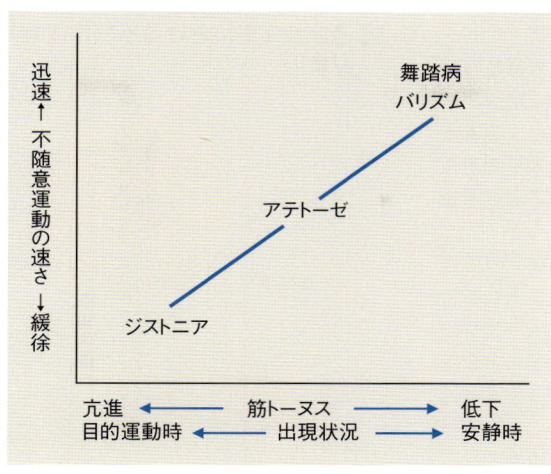

（柳澤信夫．*medicina* 1983[11] より）

　また多発性硬化症や脊髄炎の後遺症で，発作性に有痛性のスパスム，しびれ感や熱感が出現し，数秒から十数秒の間にその範囲が拡がり，1〜2分以内に発作が消失する有痛性筋痙攣（painful tonic spasm）があり，これは脊髄性てんかん（spinal epilepsy）ともいうべき病態である[12]．

不随意運動の診断的意義

　神経内科における不随意運動の臨床的意義は，診断のための症候および治療の対象としてである．不随意運動は外見上目立つ異常所見であり，どのようなタイプであるかを正しく判断することが最も大切である．タイプの診断は必ずしも容易ではない．不随意運動は，振戦のように単純な動きを除いて，患者により部位や動きの激しさが異なるので，各々のタイプに本質的な特徴を知ることが，診断の鍵となる．そのような視点に立って患者を診察する（**3**〜**6**）．

不随意運動および類似の運動障害患者の診かた

　診察の順序に沿って要点を述べる．

問診の要点

　①いつから（when），②どのような異常（what）が，③どの部位に（where），④どのように（How）現れたか，を聴く．他にも異常な症状があれば，時間関係がよく把握できるように聴く．
- 「いつから」については，患者自身の自覚とともに家族がどのように気づいているかを聴く．パーキンソン病の静止時振戦や睡眠中の異常運動は家族のほうがよく気づく．
- 「どのような」については，患者の表現をそのままくわしく記載する．

基底核疾患と不随意運動の型の重なり合い

　基底核疾患には，ハンチントン舞踏病，両側アテトーゼ（athétose double）のように病名に不随意運動の型を付けたものがある．しかし線条体（尾状核＋被殻）および淡蒼球を冒す疾患では，単一遺伝子異常による遺伝性疾患であっても，発病年齢や病期の進行により病変の拡がりや程度が異なることから，症例ごとに不随意運動の型が異なる場合がある．

　たとえばハンチントン病（chorea に限らないので近年はこのように呼ばれる）では，パーキンソニズムを呈する若年型（Westphal variant）から chorea を特徴とする古典型の間に部分的なアテトーゼやジストニアを呈する患者が少なくない．また athétose double も基本的病像は体幹および近位筋のジストニアである．

　ウィルソン病，脳性麻痺，薬物中毒なども患者ごとに種々の不随意運動および筋緊張異常を呈する．また２つの不随意運動が混在する状態を示す choreoathetosis という用語もある．主な基底核疾患とそれらが示す不随意運動の型の重なりは **6** のように示すことができる[11]．

　したがって，個々の患者の不随意運動を記述する場合には，疾患名にこだわることなく，忠実に現症を記載しなければならない．

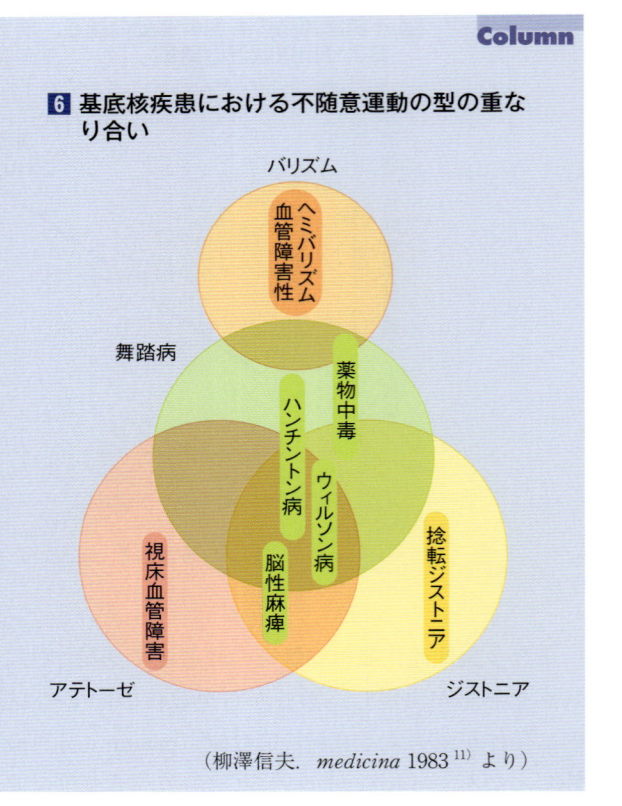

6 基底核疾患における不随意運動の型の重なり合い

（柳澤信夫．medicina 1983[11] より）

訴えを医学用語に言い換えて記載してはならない．ただし，運動の速さ，大きさ，規則性，常同性（stereotypy：同じパターンの運動の繰り返し）の有無については聴きとって記載する．

- 「どの部位に」については，患者は目立つ部位，生活に支障をきたす部位，特に上肢，顔面などを意識するので，それを念頭において診察時に全身を丁寧に診る．
- 「どのように」は，出現状況をいう．安静時，動作時のいずれか，覚醒時のみか（通常の不随意運動はそうである），睡眠中もみられるか，精神的緊張（暗算負荷など）で増加するか，などを聴く．

　家族歴，既往歴については，初診時に必須の事項は特にない．

診察――現症のとり方

　神経学的診察法に従った現症は，すべての所見をとり，記載する．不随意運動の観察は，出現しやすい状況で，観察しやすい条件下で行う．

■安静状態の観察

　背もたれのない丸椅子の坐位で，問診をしながら，患者が意識しない状態で，安静位での動きを観察する．腹部ミオクローヌス，小舞踏病，筋線維束性収縮，ミオキミアなどの筋の一部の素早い収縮を生ずる運動は，その部位を露出した安静臥位で観察する．

■誘発条件下での観察
　不随意運動の出やすい状況を患者が知っていれば，その条件（一定の姿勢，精神的負荷など）で診る．対側肢の随意運動で誘発される場合があるが，その場合は連合運動，鏡像運動などを自発性の不随意運動と見誤らないように注意する．

■観察内容
　以下の点に着目して現症を記載する．
①出現部位：左右，四肢（遠位，近位），体幹，頭・頸部，顔面．
②動きのかたち：筋の一部がぴくつく，四肢・体幹のふるえ，よじり，くねらせる，など．
③動きの速さ：早いか，緩徐か．部位ごとに．
④常同性：同じ性状（パターン）の動きを繰り返すか，1回ごとに異なる動きか．
⑤リズム：規則的なリズムで繰り返される動きか．その場合1秒に何回ぐらいか．不規則か．
⑥出現・誘発条件：安静，姿勢時，運動時．精神的緊張による変化．睡眠中はどうか．

■随伴症状の診察
　不随意運動の診断のために得るべき神経および精神所見は以下の通りである．

①筋トーヌス（筋緊張）
　必ず調べる．不随意運動を生ずる筋および他の筋についても，通常の診察手技で筋トーヌスを調べる．典型的な舞踏病およびバリズムでは筋緊張が低下している．診察手技としては，安静坐位で検者が両肩を交互に前後にゆすり，前腕・手の振れをみるのが敏感で確実なテスト法である．ハンチントン病では若年の固縮型から定型まで，種々の筋トーヌスと，それに対応した不随意運動（舞踏病，アテトーゼ，ジストニア）のタイプがみられる[13]．
　ジストニア患者の筋緊張には注意を要する．ジストニアは，広範囲の筋が持続性に不随意収縮を生じ，その結果異常な運動や姿勢を生ずる病態である．しかしその概念は，歴史的に異なる病態をこの用語に含める経過をとり，現在も議論がある．歴史的には，アテトーゼと比較してより緩徐な不随意運動をジストニア運動（dystonic movement）と呼び，筋緊張亢進による非対称性の異常姿勢をジストニア姿勢（dystonic posture）と呼んだ．さらに現在は，安静時には異常なく，目的動作に際して多くの筋が不随意的に収縮する動作性ジストニア（action dystonia）が前二者とは異なる病態と理解されるようになった[14]．
　脳性麻痺をはじめ，被殻の広範囲の病変によるジストニア姿勢は，非対称性の筋固縮が病態の本質であり，長い間ジストニアの病態の中核と理解されてきた．
　Oppenheim[15]がdystoniaという用語を疾患名として提唱し，現在DYT-1

として知られる遺伝性ジストニアでは，安静時には筋緊張が低下し，ジストニア出現時には筋緊張が亢進することから，同一筋に筋緊張の低下と亢進が共在することをジストニアと名づけた．特発性のジストニアのみでなく，淡蒼球が広範囲に冒される症候性ジストニアでも，安静時に筋緊張低下を認めることがあり，ジストニアの診察時には状況に応じて筋トーヌスを注意深く診る必要がある．

②錐体路徴候

錐体路の障害が，不随意運動を生ずることはない．また基底核障害による不随意運動や筋緊張異常が，異常に高度な腱反射亢進を生ずることはない．したがって，高度の腱反射亢進やバビンスキー徴候陽性を認める場合は，錐体路障害の合併を考慮しなければならない．

なお，椅子の坐位における下肢の自発性クローヌスを，振戦やミオクローヌスと間違えないよう注意が必要である．

③精神所見

カタトニア，チックなど精神疾患に合併したり，精神症状を伴う不随意運動が疑われる場合は，精神科の受診歴が参考になる[*3]．また中高年者のジスキネジア，若年者のジストニアでは，抗精神病薬の服薬歴が参考となる[*4]．

神経内科医の診察においても，チックの記載を正確に行い，気分障害や統合失調症の離人症などは，診察における対応から推測することが求められる．

（柳澤信夫）

[*3] 本巻Ⅲ．「精神科疾患と不随意運動」(p.233-241) 参照

[*4] 本巻Ⅲ．「薬剤性不随意運動」(p.197-201) 参照

文献

1) Ad hoc Committee. Classification of extrapyramidal disorders. Proposal for an international classification and glossary of terms. *J Neurol Sci* 1981；51：311-327.
2) Marsden CD, Schachter M. Assessment of extrapyramidal disorders. *Br J Clin Pharmacol* 1981；11：129-151.
3) Marsden CD, Fahn S (editors). Movement Disorders 2. London：Butterworths；1987.
4) Kanazawa I. Clinical pathophysiology of basal ganglia disease. In：Vinken PJ, et al (editors). Extrapyramidal Disorders. Handbook of Clinical Neurology, vol 49. Amsterdam：Elsevier；1986, pp.65-85.
5) 柳澤信夫．不随意運動の分類，病態，鑑別診断．精神神経薬理 1995；17：453-468.
6) 柴崎浩．不随意運動―診かたと検査法．日内会誌 2000；89：617-622.
7) 梶龍兒（編）．不随意運動の診断と治療―動画で学べる神経疾患．東京：診断と治療社；2006.
8) 柳澤信夫，柴崎浩．臨床神経生理学．東京：医学書院；2008.
9) 柳澤信夫．ふるえの定義と分類．*Clinical Neuroscience* 2007；25：270-273.
10) Yanagisawa N, Hashimoto T. Quantitation of involuntary movement with electromyography. Rose FC (editor). Parkinson's Disease and the Problems of Clinical Trials. London：Smith-Gordon；1992, pp.131-142.
11) 柳澤信夫．不随意運動，Parkinson病．*medicina* 1983；20：851-857.
12) 進藤政臣ほか．多発性硬化症における spinal seizure―8 例の臨床生理学的検討．最新医学 1980；35：311-314.
13) Yanagisawa N. The spectrum of motor disorders in Huntington's disease. *Clin Neurol Neurosurg* 1992；94 (Suppl)：S182-S184.
14) 柳澤信夫．ジストニアとは―概念，症候，分類．脳の科学 2002；24：811-820.
15) Oppenheim H. Über eine eigenartige Krampfkrankheit des kindlichen und jugendlichen Alters (Dysbasia lordoica progressiva, Dystonia musculorum deformans). *Neurol Cbl* 1911；30：1090-1107.

I. Movement Disorders 総論
Movement Disordersの病因

> **Point**
> - Movement Disorders（運動異常症）を病因の観点から分類すると，その異常運動を主徴とするもの（一次性あるいは本態性）と，他疾患や外的要因に続発するもの（二次性あるいは続発性）に大別される．
> - 一次性（本態性）の運動異常症，特にジストニアを中心として，新しい原因遺伝子が次々と同定され，病態が明らかになりつつある．
> - 二次性（続発性）の運動異常症では，薬剤性のものが頻度のうえからも重要である．
> - hyperkinetic movement disorders（運動過多性の運動異常症）に共通するメカニズムとして，大脳基底核ループにおける脱抑制状態が考えられている．

　パーキンソン病以外のMovement Disordersを病因の観点から分類すると，その異常運動を主徴とするものと，他の疾患に続発するものや外的な要因により出現するものに大別される．特に前者においては，新しい原因遺伝子が次々と同定され，病態が明らかになりつつある．本項では主なhyperkinetic movement disorders（運動過多性の運動異常症）の病因について概説する．

ジストニア

　ジストニア（dystonia）は，持続的な筋収縮により生じる，捻転性・反復性の異常運動や異常姿勢である．出現部位（全身性や局所性など）や発症年齢などによる分類もあるが，病因との関連では，大きく一次性ジストニアと二次性ジストニアに分類されている[1]（**1**）．また，遺伝性のジストニアは現在，DYT1～DYT21まで報告されている[1,2]＊1．

＊1
DYTジストニアについては，本巻II．「ジストニア」（p.115 **1**）参照

■一次性ジストニア

　ジストニア以外の症状をもたないもので，孤発性・遺伝性に分類される．ジストニアは遺伝性であっても浸透率が高くなく（DYT1で約30％，DYT6で約60％），さらに近年新しいジストニアの責任遺伝子や遺伝子座が次々と発見されており，一見，孤発性に思われる例でも遺伝子異常により発症している可能性がある．

■二次性ジストニア

　ジストニア以外の症状を合併するものであり，遺伝性疾患に伴うもの，パーキンソン病関連疾患に伴うもの，その他の疾患や外的要因によるものが含まれる．

　いずれのジストニアも，電気生理学的検査・画像解析からは，大脳基底核

1 ジストニアの分類とその病因

分類		病因
一次性ジストニア	孤発性遺伝性	DYT1,DYT6 など
二次性ジストニア	遺伝性神経疾患	ジストニア・プラス症候群（DYT5, ミオクローヌス・ジストニア症候群など） 神経変性疾患（DYT3, ウィルソン病, ミトコンドリア病など）
	パーキンソン病, パーキンソン症候群に合併したもの	パーキンソン病, 進行性核上性麻痺など
	その他の疾患や外的要因など	神経疾患（脳性麻痺, 脳炎, 脳梗塞など） 薬剤性・中毒性など

ジストニアはジストニア以外の症状をもたない一次性ジストニアと，ジストニア以外の症状を合併する二次性ジストニアに大きく分類される．DYT1～22 は遺伝性ジストニアで，それぞれが一次性・二次性ジストニアのどちらかに分類される．ジストニア・プラス症候群とはジストニア以外の症候（パーキンソニズムやミオクローヌス）を合併する病態である．

2 振戦の分類とその病因

分類		病因
静止時振戦		パーキンソン病（最多） パーキンソン症候群,（重症）本態性振戦
動作時振戦	姿勢時振戦	本態性振戦, 生理的振戦 神経変性疾患（パーキンソン症候群など） その他（末梢神経障害, 薬剤性など）
	企図時振戦・運動時振戦	脊髄小脳変性症, 多発性硬化症, 脳梗塞, 薬剤性など

振戦は静止時振戦と動作時振戦に大きく分類され，動作時はさらに姿勢時振戦，運動時振戦，企図時振戦へと分類される．静止時振戦をきたす疾患はパーキンソン病が最も多く，動作時振戦をきたす疾患では本態性振戦が最も多い．企図・運動時振戦は，小脳歯状核から視床に至る小脳出力系に障害を認める疾患に出現する．

ループや小脳・視床連絡の異常による運動感覚野の脱抑制が主たる原因と考えられているが，詳細は不明な部分も多い[3]．

振戦*2

*2 本巻 II.「振戦」(p.78-88) 参照

振戦（tremor）は，一定のリズムをもった，素早い律動的な不随意運動であり，症候からの分類が一般的である．静止時振戦と動作時振戦に大きく分類され，動作時はさらに姿勢時振戦，運動時振戦，企図時振戦へと分類される（2）．

■静止時振戦と姿勢時振戦

静止時振戦（resting tremor）はパーキンソン病によるものが多いが，パーキンソン症候群や症状の強い本態性振戦でも出現する．

姿勢時振戦（postural tremor）は重力に抗してある姿勢をとったときに出現する振戦であり，本態性振戦のほか，緊張や疲労・低血糖などで生じる生理的振戦，脊髄小脳変性症などの神経変性疾患やニューロパチー，甲状腺機能亢進症に伴う振戦などがあり，特殊なものとして起立時振戦（orthostatic tremor）がある．またパーキンソン病では，上肢挙上後 10～20 秒後に出現する，re-emergent tremor と称される姿勢時振戦を認めることがある．

3 ミオクローヌスの分類とその病因

分類	病因
生理的ミオクローヌス 　睡眠時ミオクローヌス 　不安誘発性ミオクローヌスなど	
本態性ミオクローヌス	家族性本態性ミオクローヌス 孤発性本態性ミオクローヌス
てんかんに合併するミオクローヌス	小児発症ミオクローヌスてんかん（若年性ミオクロニーてんかん〈JME〉など） 良性成人型家族性ミオクローヌスてんかん（BAFME） 進行性ミオクローヌスてんかん（PME）（ウンフェルリヒト・ルントボルク病〈ULD〉など）
症候性ミオクローヌス	蓄積病（ラフォラ病，各種リピドーシスなど） 変性疾患（脊髄小脳変性症，ウィルソン病など） 認知症（クロイツフェルト・ヤコブ病，アルツハイマー病など） 脳炎・脳症（亜急性硬化性全脳炎〈SSPE〉など） 代謝性疾患・全身疾患（肝不全，腎不全，低血糖など） 薬剤性・中毒性脳症（抗精神病薬，抗てんかん薬など） 傍腫瘍性神経症候群（オプソクローヌス・ミオクローヌス症候群など） その他（ランス・アダムス〈Lans-Adams〉症候群，脳梗塞など）

ミオクローヌスは生理的ミオクローヌス，本態性ミオクローヌス，てんかんに合併するミオクローヌス，症候性ミオクローヌスに分類される．代謝性や薬剤性のミオクローヌスが頻度的に多い．
JME：juvenile myoclonic epilepsy, BAFME：benign adult familial myoclonic epilepsy, PME：progrssive myoclonus epilepsy, ULD：Unverricht-Lundborg disease, SSPE：subacute sclerosing panencephalitis.

　本態性振戦においては，リスク遺伝子としての *RINGO-1* 遺伝子の存在，あるいは小脳プルキンエ細胞の変性や青斑核におけるレヴィ小体の存在などの報告があるが，否定的な報告もあり，疾患自体が均一でない可能性もある．小脳の関与が強く疑われているが，詳細な病態は明らかになっていない．

■運動時振戦，企図時振戦

　運動時振戦（kinetic tremor）は随意運動の動作開始直後から出現するが，動作の停止とともに停止する．一方，企図時振戦（intention tremor）は目的に近づくほど振幅が大きくなり，目的に近づき動作停止後も持続する．いずれも小脳歯状核から視床に至る小脳出力系に障害を認める場合が多く，脊髄小脳変性症や多発性硬化症，脳梗塞など，さまざまな疾患で出現し，本態性振戦でも認められる．

ミオクローヌス[*3]

*3 本巻Ⅱ.「ミオクローヌス」（p.119-127）参照

　ミオクローヌス（myoclonus）は，中枢神経の異常によって突然生じる，電撃的な不随意運動で，意識消失を伴わないもの，とされる．病因の観点からは，①生理的ミオクローヌス，②本態性ミオクローヌス，③てんかんに合併するミオクローヌス，④症候性ミオクローヌス，に分類される[4]（3）．

発生起源による分類

　ミオクローヌスをその発生起源から分類すると，皮質性・皮質下性・脊髄性・心因性に分類される．このうち皮質性ミオクローヌスにおいては，感覚

4 舞踏運動，アテトーゼ，バリズムの分類とその病因

	病因
舞踏運動	神経変性疾患（ハンチントン病，歯状核赤核淡蒼球ルイ体萎縮症） 遺伝性疾患（有棘赤血球症，良性家族性舞踏病） 老年舞踏病 脳血管障害（基底核），脳性麻痺 薬剤性
アテトーゼ	脳性麻痺（新生児仮死や核黄疸），低酸素血症など
バリズム	脳血管障害（基底核），脳腫瘍 代謝性疾患（高血糖など）

舞踏運動はさまざまな疾患で生じうるが，アテトーゼは脳性麻痺，バリズムは基底核の血管障害が病因として頻度が高い．

過敏性があり，電気生理学的にも巨大 SEP（giant somatosensory evoked potential：giant SEP）や皮質由来の長ループ反射である C 反射，筋放電トリガー加算平均法（jerk-locked back averaging：JLA）による先行棘波を認めることから，一次感覚運動野の易興奮性により出現していると考えられる．皮質下性ミオクローヌスにも感覚過敏性が存在するものもあるが，脊髄性ミオクローヌスには多くは存在せず，病態も不明な点が多い．

舞踏運動，アテトーゼ，バリズム[*4]

　舞踏運動（chorea）は四肢や口舌に生じる，非律動性・非定型的な不随意運動である．ハンチントン病，脊髄小脳変性症（歯状核赤核淡蒼球ルイ体萎縮症など），基底核の脳血管障害，有棘赤血球症，老年舞踏病，良性家族性舞踏病，脳性麻痺などの疾患で出現する（4）．薬剤性や代謝性（高血糖など）でも生じる．一例としてハンチントン病では，尾状核から淡蒼球外節への GABA／エンケファリン（encephalin）作動性ニューロンの選択的脱落により淡蒼球外節からの出力が増大し，結果として大脳基底核ループの脱抑制が生じて運動異常が出現する．

　アテトーゼ（athetosis）は主として四肢遠位部にみられる，緩徐でくねるような不随意運動である．新生児仮死や核黄疸などの脳性麻痺，成人においては低酸素脳症などで出現する．舞踏運動と混在して認められることも多い．新生児仮死では被殻・視床，核黄疸では淡蒼球の障害が原因と考えられる．

　バリズム（ballism）は四肢を投げ出すような，四肢近位部に生じる粗大な運動異常であり，多くは片側性に生じる．急性～亜急性に出現し，血管障害や腫瘍，高血糖などの代謝性疾患，あるいは薬剤性でも認められ，神経変性疾患以外の原因が多い．視床下核～淡蒼球を含む経路（まれに被殻）に障害がみられた場合に出現する．

　これらの運動異常は，choreoathetosis（舞踏アテトーゼ；舞踏運動とアテトーゼ），hemiballism-hemichorea（片側バリズムと片側舞踏運動）という形

[*4] 本巻II.「舞踏病」（p.89-95），アテトーゼ（p.96-100），「バリズム」（p.101-106）参照

> **下肢静止不能症候群（restless legs syndrome：RLS, 通称"むずむず脚症候群"）** Column
>
> 本疾患では，主に就寝時に下肢のむずむずとした異常感覚により，脚を動かさずにはいられなくなる．不眠の原因となり，QOL（quality of life）の阻害要因となりうる．病因はさまざまで，腰椎症や末梢神経障害，鉄欠乏が多いが，パーキンソン関連疾患に合併あるいは先行することがあり，また少量のドパミン受容体刺激薬が著効するという点からも見逃してはいけない疾患である．近年ゲノムワイド関連解析が行われ，Btbd9 遺伝子が危険因子として同定された．Btbd9 遺伝子産物は，遺伝子の転写や細胞骨格の制御など多彩な機能をもつが，Btbd9 遺伝子改変マウスでは，過活動（motor restless）や鉄代謝異常を認め，また夜間における感覚閾値の変化も認めた[5]．後者はドパミン受容体刺激薬で正常化し，ある程度 RLS の病態を反映したものとして興味深い．

でしばしば共存している．

まとめ

次世代シークエンサーを中心とした遺伝学的解析や，動物モデル・ヒトでの電気生理学的解析・画像解析の進歩とともに，今後はパーキンソン病以外の Movement Disorders についても病因がいっそう明らかになっていくものと期待される．これらの研究の基礎として，症候学に基づく精度の高い臨床診断がより重要となってきている．

〈山門穂高，髙橋良輔〉

文献

1) Albanese A, Lalli S. Update on dystonia. *Curr Opin Neurol* 2012；25：483-490.
2) Bressman SB. Genetics of dystonia：An overview. *Parkinsonism Relat Disord* 2007；13（Suppl 3）：S347-S355.
3) Phukan J, et al. Primary dystonia and dystonia-plus syndromes：Clinical characteristics, diagnosis, and pathogenesis. *Lancet Neurol* 2011；10：1074-1085.
4) Caviness JN, Brown P. Myoclonus：Current concepts and recent advances. *Lancet Neurol* 2004；3：598-607.
5) DeAndrade MP, et al. Motor restlessness, sleep disturbances, thermal sensory alterations and elevated serum iron levels in Btbd9 mutant mice. *Hum Mol Genet* 2012；21：3984-3992.

Further reading

- Fahn S. Classification of movement disorders. *Mov Disord* 2011；26：947-957.
  病態解明の進歩とともに疾患の分類も変化していく．パーキンソニズム，ジストニア，振戦の分類について，歴史的な変遷に主眼をおいて書かれたレビュー
- 梶龍兒（編）．不随意運動の診断と治療―動画で学べる神経疾患．東京：診断と治療社；2006.
  不随意運動に関しては，'百聞は一見に如かず'．不随意運動症全体にわたって病態から治療がまとめられており，その豊富な動画が DVD として付録されている

Movement Disorders の画像所見

Point
- 磁気共鳴画像法（MRI）の進歩はさまざまな Movement Disorders の画像所見をもたらしている．
- ポジトロンエミッション断層撮影法（PET），単一フォトン断層撮影法（SPECT）による Movement Disorders の機能画像に関する種々の知見が得られている．
- ボクセル単位形態計測（VBM）法などの発展により詳細で客観的な脳萎縮を評価することが可能である．
- パターン認識など新しい画像解析技術の発展により，個々の症例レベルでの画像診断の有用性はさらに高まるであろう．

Movement Disorders における画像診断

　近年の画像診断技術の発展は目覚ましく，Movement Disorders の診断や病態解明にも大きく貢献している．現在，臨床で使用されている Movement Disorders の画像診断法は，X 線コンピュータ断層撮影法（computed tomography：CT）や磁気共鳴画像法（magnetic resonance imaging：MRI）など主として形態学的評価を行うものと，ポジトロンエミッション断層撮影法（positron emission tomography：PET）や単一フォトン断層撮影法（single photon emission computed tomography：SPECT）などの機能的評価を行うものに大別される．

　さらに，この十数年での画像診断技術の進歩は著しく，これまで形態学的評価が主体であった MRI は，機能的 MRI（functional MRI：fMRI）や灌流強調画像（perfusion-weighted image：PWI）をはじめとしてさまざまな脳機能を評価できるようになり，まだ研究段階ではあるものの Movement Disorders への応用もなされている．PET・SPECT を用いた機能画像法も大きく進歩を遂げ，従来の脳血流・糖代謝画像だけでなく，さまざまな神経伝達機能画像に関する研究が進み，Movement Disorders の病態解明にも寄与している．

　本項では，Movement Disorders の画像診断に用いられる代表的手法として，形態画像評価法としての MRI，および機能画像評価法としての PET・SPECT に限定して，主として各手法の特徴やどのような形態・機能を画像化できるのかについて解説する．

磁気共鳴画像法（MRI）

　MRI は，磁場中に存在する原子核が特定周波数の電波に共鳴して信号（電

Movement Disorders の画像所見

1 主な MRI 撮像法とその特徴

撮像法	特徴
T1 強調像	脂肪が高信号，水が低信号．灰白質-白質コントラスト良好．脳萎縮の評価
T2 強調像	脂肪が等信号，水が高信号，常磁性体の沈着で低信号．腫瘍，梗塞，浮腫など多くの病変で高信号
Gd 造影 T1 強調像	血液脳関門の破綻・欠損部位が造影．腫瘍，脱髄，炎症性病変，血管性病変の検出
フレア法	脳脊髄液の信号を抑制した T2 強調像．浮腫を伴う病変，脳脊髄液に接した病変の検出
T2*強調像	磁化率変化（磁場の不均一性）に鋭敏な T2 強調像．微小出血，挫傷の検出
磁化率強調像（SWI）	磁化率に対して非常に鋭敏．T2*強調像よりも出血の検出能が高い．深部脳静脈の描出
拡散強調画像（DWI）	水分子の拡散と T2 強調成分を反映．T2 強調像で検出されない脳梗塞超急性期でも細胞性浮腫で高信号
磁気共鳴血管造影（MRA）	造影剤を使わず頭蓋内血管を描出．動脈瘤や血管の評価
拡散テンソル画像（DTI）	DWI の傾斜磁場方向を複数取得して得られる．白質の異方性やトラクトグラフィーなど白質の評価
機能的 MRI（fMRI）	神経活動に関連したヘモグロビン比率の変化を反映．脳賦活領域の検出
灌流強調画像（PWI）	脳血流評価．造影剤を用いる方法と用いない方法がある
MR スペクトロスコピー（MRS）	化学シフト現象を利用．脳内の代謝物組成や量を評価

磁波）を放出する核磁気共鳴と呼ばれる現象を利用して，主として水素原子核からの電磁波を画像化する手法である．MRI は CT と比較すると，灰白質と白質などのコントラスト分解能に優れている，矢状断などの任意の断層面を設定できる，X 線被曝がない，CT で問題となる骨からのアーチファクトがない，など頭蓋内の形態学的評価に対して多数の利点を有し，Movement Disorders の診断，特に形態学的評価には不可欠な技術となっている．MRI はパルスシーケンスと呼ばれる一連の時系列でパルスと傾斜磁場を印加しながら信号を計測するが，これを工夫することでさまざまな計測法を実現でき，その計測技術の発展に伴い，種々の形態・機能的評価が可能となった（**1**）．

MRI による形態評価

　MRI による形態画像では，虚血性や脱髄性の病変，あるいは変性に伴う脳萎縮といった病変の質やその解剖学的分布が描出される．そのため，不随意運動をきたす疾患を鑑別するうえで，脳血管病変の存在や脳腫瘍などの形態学的変化が明瞭である疾患の診断には不可欠である．近年の高磁場 MRI 装置の発展により，高空間分解能画像の撮像（**2**）や，短時間で従来と同等の分解能を保持することも可能となった．さらには，PROPELLER（Periodically Rotated Overlapping ParallEL Lines with Enhanced Reconstruction）法と呼ばれる撮像中の被検者の動きによる画質劣化を改善しうる手法の開発もあり，これまで不随意運動のために MRI 検査が困難であった被検者での評価も現実的となりつつある．

> **Key words**
> **PROPELLER 法**
> 高速スピンエコー法により取得される帯状領域（ブレイドと呼ばれる）を回転しながら，k 空間を埋めていくことによりデータを取得する方法．回転により，k 空間の原点付近にはデータの重複があるため，この重複情報を利用することにより動きの補正が可能となる．

2 3テスラ高磁場MRIによる健常者の形態画像（T1強調像）

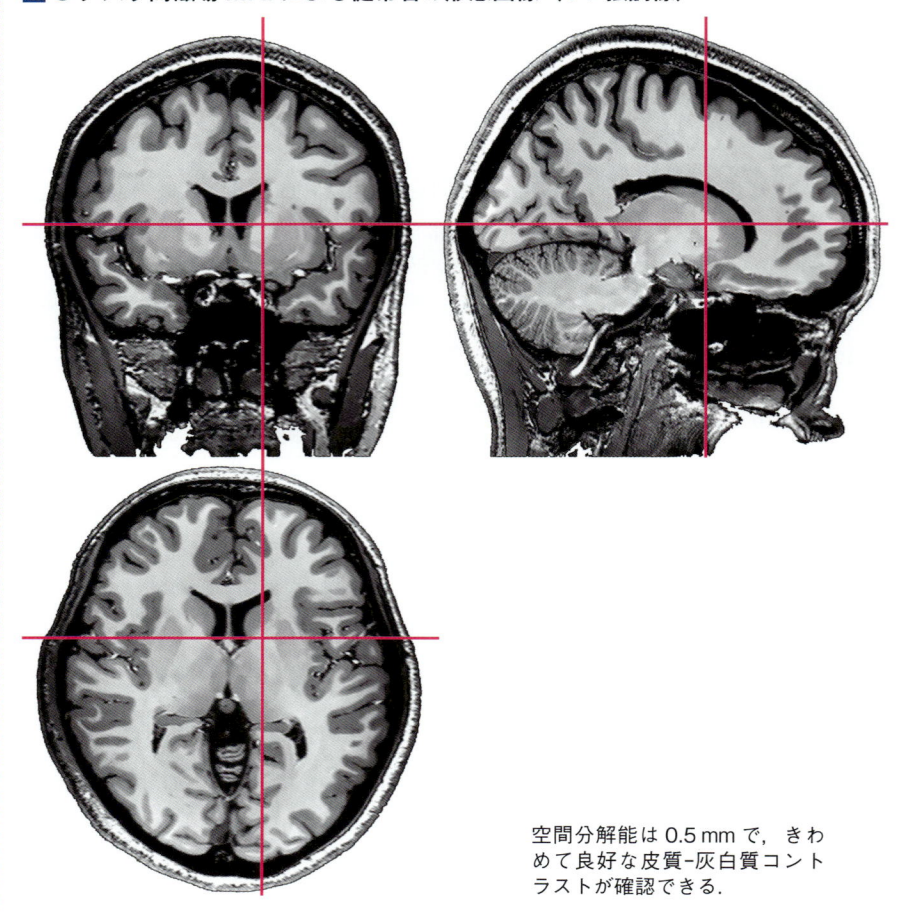

空間分解能は0.5 mmで，きわめて良好な皮質-灰白質コントラストが確認できる．

　不随意運動を惹起しうる病態の一部に，局所の血管障害，腫瘍，浮腫，炎症などがあるが，これらの評価にMRIはきわめて有用な手段である．ワーラー変性や脱髄，あるいはグリオーシスではT2強調像で信号上昇を，鉄や銅沈着などMovement Disordersと関連した病態では，基底核などの領域で信号低下を認める．このような変化や微小出血による変化を強調するには，T2*（T2スター）強調像や磁化率強調像（susceptibility weighted imaging：SWI）が有用である．また，水分子の拡散運動を画像化する拡散強調画像（diffusion weighted image：DWI）は，不随意運動の原因となる超急性期脳梗塞の診断に不可欠な存在である．さらに，DWIの傾斜磁場方向を複数取得することで拡散テンソル画像（diffusion tensor image：DTI）が得られ，白質線維の可視化（トラクトグラフィー）[1]や白質の拡散異方性の評価（fractional anisotropy：FA）が可能となった．他にも，神経細胞脱落を脳萎縮よりも鋭敏にとらえうる磁化移動コントラスト（magnetization transfer contrast：MTC）など多数の撮像法が報告されており，今後，臨床応用が期待される．

　Movement Disordersにおいて重要な形態変化の一つである脳萎縮の評価にMRIは不可欠である．脳萎縮は良好な灰白質-白質コントラストを有するT1

Movement Disordersの画像所見 | 47

VBM（voxel-based morphometry）法（**3**）

Column

　1990年代中頃から個々人の脳MRIを標準脳に変形させる技術や，脳MRIの信号強度などをもとに灰白質や白質を同定・分離する技術が発展し，灰白質の萎縮の度合を標準脳への変形に要したパラメータから推定することで脳萎縮の程度を客観的に評価するVBM法が2000年初頭から開発され[2]，より客観的な脳萎縮評価が可能となった．VBM法の最大の利点は，全脳の形態学的評価を客観的かつ簡便に行うことができるという点にある．ただし，VBMは処理が基本的には自動化されているため，いくつかの問題点があることに留意する必要がある．以下に，問題点とその対策を列挙する．

【問題点】
・灰白質と白質のコントラストが悪いとセグメンテーション精度が低下する．

・脳梗塞や著明な白質病変例のように，標準脳の分布と大きく異なるような変化をきたしている場合に正確なセグメンテーションが期待できない．

【対策】
　セグメンテーション結果の妥当性を視覚的に確認することが不可欠．

【問題点】
・視床や基底核のようにもともと白質とのコントラストが良好といえない構造では，セグメンテーション精度は必ずしも良くない．

【対策】
　これらの領域のセグメンテーションに特化したアルゴリズムを導入する．

3 VBMの解析手順

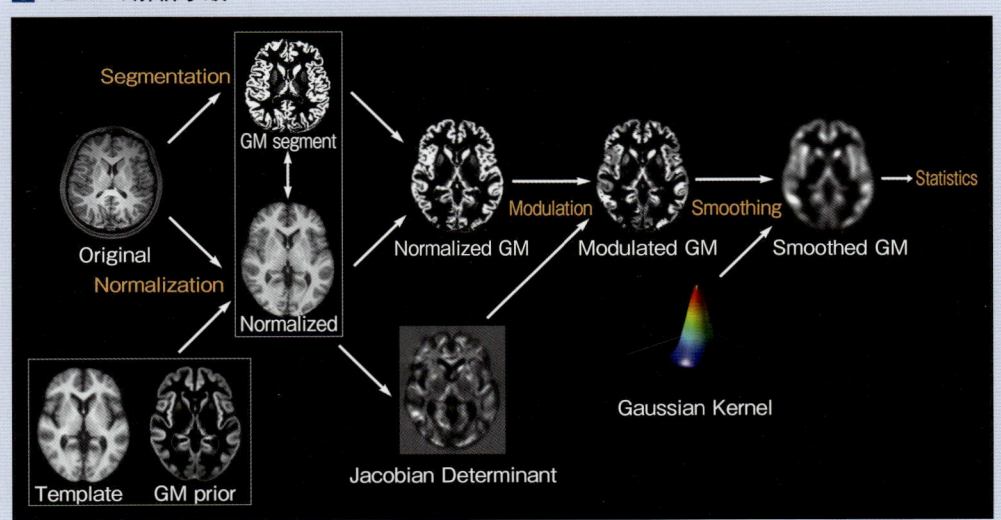

元（Original）のMRIを灰白質（GM）や白質などに分割（Segmentation）するとともに，標準MRIテンプレート（TemplateやGM prior）に形が合うように解剖学的標準化（Normalization）を行う．使用するアルゴリズムにより，SegmentationとNormalizationが協調して行われることもある．解剖学的標準化された灰白質画像（Normalized GM）を，解剖学的標準化の際に算出された変形の度合（Jacobian Determinant）を乗じ（Modulation），得られた画像（Modulated GM）をガウス関数（Gaussian Kernel）で平滑化（Smoothing）した画像（Smoothed GM）を得る．各被験者について得られたSmoothed GMを統計学的に処理することで，脳萎縮（灰白質密度低下）を評価することが可能となる．

（大石直也．*Cognition and Dementia* 2012[3] より）

強調像で評価されることが多い．一般的に，Movement Disordersにおける脳萎縮は両側対称性に認められることが多く，評価に際しては健常パターンの理解が不可欠である．従来の主たる評価法である診断医の経験に基づく視覚的評価は，診断医の経験によって結果の差異や，バイアスによる診断結果への影響などが問題視されるようにもなった．近年では，ボクセル単位形態計

測（voxel-based morphometry：VBM）[2]などの手法が発展し，より客観的な脳萎縮評価が可能となった（**Column**「VBM（voxel-based morphometry）法」参照）[3]．

Movement Disordersの形態画像所見

振戦の代表疾患である本態性振戦では小脳萎縮を認め，本態性振戦としての家族性振戦では上小脳脚のFA低下が報告されている[4]．小脳性振戦の病態として，局所の形態変化をきたす脳梗塞や脳腫瘍，また小脳萎縮を生じうる種々の小脳変性症などの診断にMRIは有用である．症候性口蓋振戦は血管障害が多く，歯状核を含む小脳深部や脳幹被蓋に病巣を認め，また下オリーブ核の仮性肥大（T2強調像で高信号を呈する）が特徴的所見である．

舞踏運動をきたす代表疾患であるハンチントン病では，MRIで尾状核や大脳皮質の萎縮を認める．VBMによる詳細な検討により，これらの萎縮が重症度やCAGリピート長とも相関していることが報告されている[5]．また，舞踏運動は脳血管障害や脳腫瘍などでもみられ，これらの診断にMRIが有用であることはいうまでもない．糖尿病性の舞踏運動では，症状と対側の被殻や尾状核・淡蒼球がT1強調像で高信号，T2強調像で等～低信号を呈し，急性期においても腫脹や周囲の浮腫を認めないのが特徴的である．

ジストニアをきたすウィルソン病は，基底核に銅沈着をきたし，T2強調像での低信号変化をきたすとともに，歯状核赤核視床路，皮質脊髄路，橋小脳路などの高信号変化を認める．灰白質や白質の萎縮も認め，特に中脳レベルの萎縮に伴う赤核や黒質に広がる高信号変化は，「ジャイアントパンダの顔」と呼ばれる特徴的な所見である．

ミオクローヌスをきたすクロイツフェルト・ヤコブ病は，孤発型では線条体や大脳皮質の高信号変化を特にDWIやフレア法（fluid attenuated inversion recovery：FLAIR）で認め，感度・特異度ともに高い所見である．変異型では視床枕の高信号変化が特徴的所見であり，「視床枕徴候」と呼ばれる．

バリズムは対側の視床下核や淡蒼球視床下核路が責任病変とされ，脳血管障害や脳腫瘍，動静脈奇形などで生じ，診断にMRIを用いた形態変化が重要となる．

アテトーゼは脳炎や低酸素脳症などでみられ，責任病巣としての局在性を示すことは困難であるものの，これらの診断にMRIによる形態変化の検出は不可欠である．

ポジトロンエミッション断層撮影法（PET），単一フォトン断層撮影法（SPECT）

PETおよびSPECTは，放射性同位元素で標識した放射性医薬品を体内投与し，体内より放出された放射線を体外から計測し画像化することで，薬剤の種類に応じたさまざまな機能画像を得ることができる．PET・SPECT検査の最大の利点は，機能画像を得るための放射性薬剤を開発する自由度の高さ

4 主な PET，SPECT 用放射性薬剤

	測定機能	PET 用製剤	SPECT 用製剤
脳循環，代謝	・血流量	^{15}O-H$_2$O	^{99m}Tc-HMPAO，^{99m}Tc-ECD，^{123}I-IMP
	・ブドウ糖代謝	^{18}F-FDG	
	・酸素代謝	^{15}O-O$_2$	
神経伝達機能	・アセチルコリン神経系 　ニコチン性アセチルコリン受容体 　ムスカリン性アセチルコリン受容体 　アセチルコリンエステラーゼ活性 　ブチリルコリンエステラーゼ活性 　トランスポーター	^{11}C-nicotine，2-^{18}F-FA，6-^{18}F-FA ^{11}C-scopolamine，^{11}C-benztropine，^{11}C-NMPB ^{11}C-MP4A，^{11}C-MP4P，^{11}C-PMP ^{11}C-BMP，^{11}C-MP4B	^{123}I-5IA ^{123}I-QNB，^{123}I-IDEX ^{123}I-IBVM
	・ドパミン神経系 　ドパミン代謝 　トランスポーター 　D$_1$ 受容体 　D$_2$ 受容体	 ^{18}F-DOPA ^{11}C-CFT，^{18}F-CFT，^{11}C-PE2I ^{11}C-SCH23390 ^{11}C-raclopride，^{11}C-FLB457	 ^{123}I-IBZM ^{123}I-β-CIT，^{123}I-FP-CIT
	・セロトニン神経系 　5-HT$_{1A}$ 受容体 　5-HT$_{2A}$ 受容体 　トランスポーター	 ^{11}C-WAY100635，^{18}F-MPPF ^{18}F-altanserin ^{11}C-DASB	
	・GABA 神経系 　中枢性ベンゾジアゼピン受容体	^{11}C-flumazenil	^{123}I-iomazenil
	・グルタミン酸神経系 　代謝型グルタミン酸受容体	^{11}C-ABP688	
	・ノルエピネフリン神経系 　トランスポーター	^{11}C-RTI	
	・オピオイド	^{11}C-diprenorphine	
神経病理	・βアミロイド	^{11}C-PIB，^{18}F-FDDNP，^{11}C-BF227，^{18}F-AV45，^{18}F-GE067	
	・αシヌクレイン	^{11}C-BF227	
	・活性化ミクログリア 　末梢性ベンゾジアゼピン受容体	^{11}C-PK11195，^{11}C-DAA1106	

（大石直也ほか．医学のあゆみ 2010[6]）より）

にある．一方，欠点としては，放射線被曝があるため検査回数に制約があることや薬剤投与を必要とすること，MRI に比べると空間分解能が悪いことなどがあげられる．

　脳機能としては，脳血流，糖代謝だけでなく，ドパミンなどさまざまな神経伝達物質機能，さらには，βアミロイドなどの神経病理学的変化といったさまざまな放射性薬剤が開発され，Movement Disorders の診断，病態解明にも研究応用されている（4）．

脳血流，糖代謝

　^{18}F-FDG を用いた糖代謝 PET や，^{123}I-IMP などを用いた脳血流 SPECT は，

Movement Disordersの機能評価手法として広く臨床応用されている．Movement Disordersをきたす各種疾患における脳血流，糖代謝の特徴的分布に関しては多数の報告があり，実際の臨床現場でも診断目的で利用されている．たとえば，ハンチントン病では尾状核の糖代謝低下をきたし，さらにハンチントン病遺伝子キャリアでも同様の所見が知られている[5]．また糖尿病性の舞踏運動では，脳血流SPECTで症状と対側の基底核で脳血流の低下や上昇とさまざまな報告があるものの，経過とともに低下するとされており，糖代謝PETでは同部位の代謝低下を認める．口蓋振戦では，糖代謝PETで延髄での糖取り込みが増加していることが報告されている．

脳血流，糖代謝画像の評価手段としては，MRIと同様，視覚的評価だけでなく統計画像法の技術が発展し，臨床現場でも多用されている．統計画像法の一つで日本の臨床現場で最も利用されている3D-SSP法により，診断医の経験やバイアスによる影響が減り，機能画像評価の精度が向上した．さらに近年では，パターン認識の手法を応用した新たなアプローチがMovement Disordersでもさかんになっている．たとえば，主成分分析を主体とする多領域ネットワーク解析手法により，*DYT1*遺伝子異常を伴うジストニアにおける被殻〜淡蒼球，補足運動野および小脳半球の糖代謝増加パターンや，ハンチントン病での尾状核〜被殻の糖代謝低下および海馬，島皮質，後頭葉楔部などの糖代謝上昇パターンなど新たな知見も報告されている[7]．今後，このような手法の発展により，個々の症例レベルにおける，さらなる診断精度向上が期待されるであろう．

神経伝達物質機能

Movement Disordersでは，ドパミン神経系を中心とした種々の神経伝達物質の変化をきたし，その病態との関連が示唆されている．ドパミン神経系は，主としてシナプス前ドパミン終末あるいはシナプス後ドパミン受容体を標識する放射性薬剤により画像化され，ドパミン代謝，ドパミントランスポーター，D_1・D_2受容体などを標識する複数のPET，SPECT用薬剤が開発されている（**4**）．しかし，2013年春の時点で日本ではいずれも研究使用に限定されている．

たとえば，本態性振戦を診断するうえで，パーキンソン病との鑑別は不可欠であり，この両者の鑑別にシナプス前ドパミン終末のドパミントランスポーターの画像化はきわめて有用である．すなわち，パーキンソン病では線条体の取り込み低下を認める一方，本態性振戦では正常であることで両者を鑑別しうる．またハンチントン病では，線条体におけるD_1・D_2受容体結合能が低下しており，これはハンチントン病遺伝子キャリアでも認められる所見である．特に，D_2受容体結合能は年間約5％の割合で低下することが報告されており，ハンチントン病の臨床経過を客観的に評価するバイオマーカーとなりうる[8]．

（大石直也，福山秀直）

Key words

3D-SSP（three-dimensional stereotactic surface projections）法

被検者の脳血流SPECT画像や糖代謝PET画像を標準脳図譜上に非線形変換して脳の形態を標準脳に統一させ，あらかじめ作成した健常者のデータベースの平均値と標準偏差を用いることで各ボクセルにおけるzスコアを算出して画像化する手法である．異常部位の視覚的判断が容易となるため，非常に有用な手法である一方，適切な結果を得るためには対象となる健常者データベースに注意を払う必要がある．

文献

1) Mori S, et al. Three-dimensional tracking of axonal projections in the brain by magnetic resonance imaging. *Ann Neurol* 1999；45：265-269.
2) Ashburner J, Friston KJ. Voxel-based morphometry--the methods. *Neuroimage* 2000；11：805-821.
3) 大石直也．認知症診断におけるMRIのVBM．*Cognition and Dementia* 2012；11：99-105.
4) Draganski B, Bhatia KP. Brain structure in movement disorders：A neuroimaging perspective. *Curr Opin Neurol* 2010；23：413-419.
5) Weir DW, et al. Development of biomarkers for Huntington's disease. *Lancet Neurol* 2011；10：573-590.
6) 大石直也，福山秀直．認知症の機能画像評価．医学のあゆみ 2010；235：627-632.
7) Eidelberg D. Brain networks and clinical penetrance：Lessons from hyperkinetic movement disorders. *Curr Opin Neurol* 2003；16：471-474.
8) Piccini P. Neurodegenerative movement disorders：The contribution of functional imaging. *Curr Opin Neurol* 2004；17：459-466.

Further reading

- Mascalchi M, et al. Movement disorders：Role of imaging in diagnosis. *J Magn Reson Imaging* 2012；35：239-256.
  パーキンソン病関連疾患を含むMovement Disordersにおける全般的な画像診断に関するこれまでの知見を学びたい人にお勧め
- Eidelberg D. Metabolic brain networks in neurodegenerative disorders：A functional imaging approach. *Trends Neurosci* 2009；32：548-557.
  パーキンソン病関連疾患を含むMovement Disordersにおけるパターン認識手法を応用した新しい画像診断法を学びたい人にお勧め

Movement Disorders の生理学的検査
脳波，TMS

> **Point**
> - 不随意運動において脳波検査や TMS は病態生理を解明する一助となる．
> - 不随意運動における脳波検査では，筋電図との同時記録が有用である．筋放電をトリガーし脳波を加算平均する方法で，異常な脳波を記録できることがある．
> - TMS は錐体外路の直接的評価は困難だが，大脳皮質運動野の興奮抑制系の測定に優れている．

　不随意運動の代表的なものは大脳基底核の病変で起こり，錐体外路系の障害によるものが多い．しかし，大脳皮質由来のものもあり心因性のものもある．大脳皮質由来の不随意運動以外は，睡眠時に休止し感情的な刺激により増強する．したがって睡眠や感情的変化による影響は，原因が器質的なものか，機能的なものかの鑑別にはならない．また比較的律動的な運動であっても，振戦か皮質性ミオクローヌスか鑑別することはしばしば困難な場合もある．

　脳波検査，筋電図検査，神経伝導検査はすでにルーチン検査として位置づけられている．誘発電位の分野では大脳誘発電位，経頭蓋磁気刺激（transcranial magnetic stimulation：TMS）が 20 世紀後半から発達し，近年ではこれらの検査も日常臨床で用いられるようになってきた．TMS は皮質脊髄路の機能評価で広く使われるようになったが，大脳基底核障害による運動症状を電気生理学的に直接評価することはきわめて困難である．しかし，間接的に評価する試みは広く行われている．ここでは不随意運動における脳波検査，運動誘発電位の臨床応用について述べる．

脳波

　脳波は 1920 年代の Berger の研究に始まる約 90 年の歴史のある検査方法である[1]．近年の画像診断の発達により軽視されがちであるが，非侵襲的で簡便でベッドサイドでもすぐに記録でき，刻々と変化する脳活動を記録でき，msec 単位の時間分解能に優れた脳機能検査法として脳波に勝るものはない．大脳皮質神経細胞の過剰な放電活動に基づいたてんかんや，意識障害などに重要な検査である．心因性の痙攣発作では多くの場合，脳波が正常であることで鑑別できる．

　大脳皮質起源が推測される不随意運動の場合は，表面筋電図とともに脳波を同時記録することが必要である．たとえば持続性部分てんかんでは律動性

1 巨大 SEP の波形

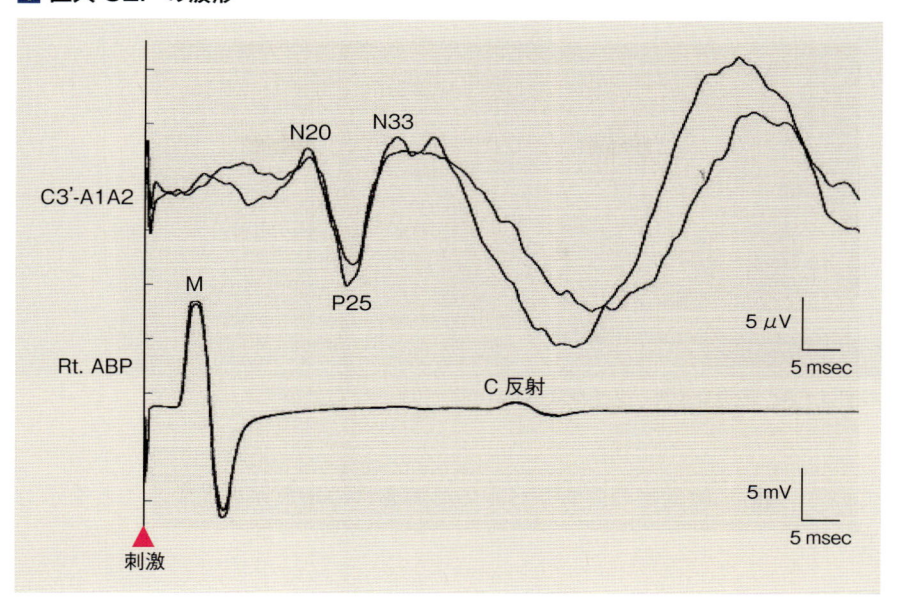

ミオクローヌスが出現し，それに対応する棘波が脳波で記録されることがある．クロイツフェルト・ヤコブ病（Creutzfeldt-Jakob disease：CJD）での自発性ミオクローヌスでは脳波上の周期性電気性放電（periodic synchronous discharge：PSD）と同期する場合がある[2]．

肝性昏睡や腎不全などの代謝性疾患では，鋭い陰性波，比較的鋭い陽性波，それに続く陰性波が三相の波を形成する三相波を認めることがある．このとき臨床的に認められる陰性ミオクローヌスをasterixis（固定姿勢保持困難）という．

筋放電トリガー加算平均法（JLA）

筋放電トリガー加算平均法（jerk-locked back averaging：JLA）は脳波と不随意運動に伴う筋電図を同時記録し，筋放電の立ち上がりをトリガーとして逆行性に脳波を加算平均することにより，不随意運動に先行する脳活動を記録するものである[3]．皮質性ミオクローヌスにおいて，通常の脳波・筋電図ポリグラフでは不随意運動の筋放電に伴って脳波上突発性異常が認められない場合も，この方法で異常な脳電位が証明されることがある．

大脳誘発電位

体性感覚誘発電位（somatosensory evoked potential：SEP）は体性感覚刺激を行い誘発される脳活動を加算平均し記録するものであり，これらの感覚経路の末梢から中枢までを系として検査できる．

皮質反射性ミオクローヌスの多くはC反射の出現に先行してSEPの皮質成分が非常に巨大となり，巨大SEPの振幅は10〜20 μV以上と大きくなっ

Key words

C反射
末梢神経の電気刺激に対して，F波やH波より遅い，長潜時の反射性筋収縮活動が現れることがある．この筋活動は脊髄より高位の中枢を介して生じる反射でC反射（C response, C reflex）と呼ばれ，大脳皮質興奮性の上昇に随伴する現象とみられている．

2 TMSの機器とコイル

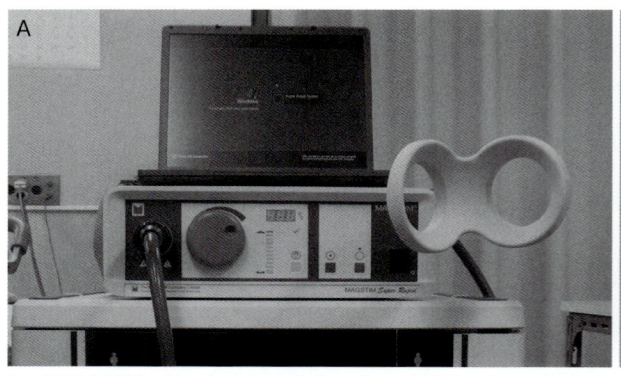

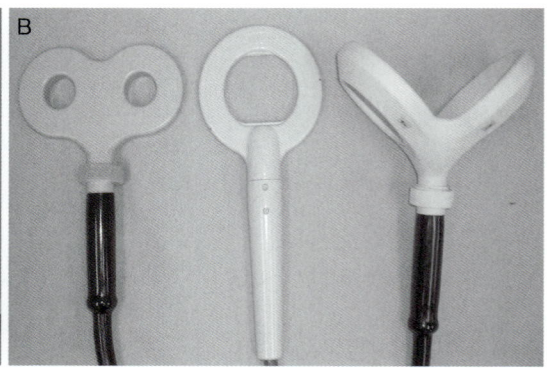

A：機器の概観，B：左から8の字コイル，円形コイル，ダブルコーンコイル．

ている（**1**）．感覚野の皮質レベルでの興奮性の増大が存在することを示している[4]．

TMS

経頭蓋磁気刺激（transcranial magnetic stimulation：TMS）は，1985年にBarker[5]らが頭部にて磁気刺激を与え，手の筋から誘発電位を記録することに成功したことにより，痛みなく脳を刺激し四肢の筋肉から運動誘発電位（motor evoked potential：MEP）を記録できるため，中枢神経の運動系の非侵襲的検査として広く臨床応用されている．現在ではルーチン検査として運動系に障害を有する症例でMEP検査が行われるだけではなく，運動野の興奮性や抑制性を推測するための方法も試みられ，さまざまな脳機能評価に応用されている．

本邦では，2002年から中枢神経磁気刺激による誘発筋電図が保険収載され，さらに臨床応用が拡大している．

TMSの原理はコイルに大きなパルス電流を流すことにより生じた周囲の変動磁場が二次的に頭蓋内渦電流を誘導し，深部の神経組織を刺激するものである．TMSは痛みや不快感が少なく，骨などの高抵抗組織で減衰せずに深部まで刺激可能であるなどの利点がある一方で，刺激の局在性が乏しいという欠点もある．現在用いられているコイルの形状は円形コイル，8の字コイル，ダブルコーンコイルの3種類がある（**2**）．最初に開発された円形コイルは頭部での固定が容易であるが，コイル直下で誘発電流密度が最大となるため刺激部位が広範囲となる欠点がある．8の字コイルはコイルの交点直下が最大誘導電流密度となるため刺激部位の局在性は良いが，同じ位置に固定することが難しく，角度も微妙に変化しやすい．ダブルコーンコイルはより深部の脳を局在的に刺激するのに適しているが，頭部の形状によってはコイルを密着できないことがある．

運動皮質を電気刺激すると，錐体細胞の直接刺激による反応であるdirect waveとシナプスを介した錐体細胞の間接刺激による反応であるindirect wave

3 TMSの波形（随意収縮時）

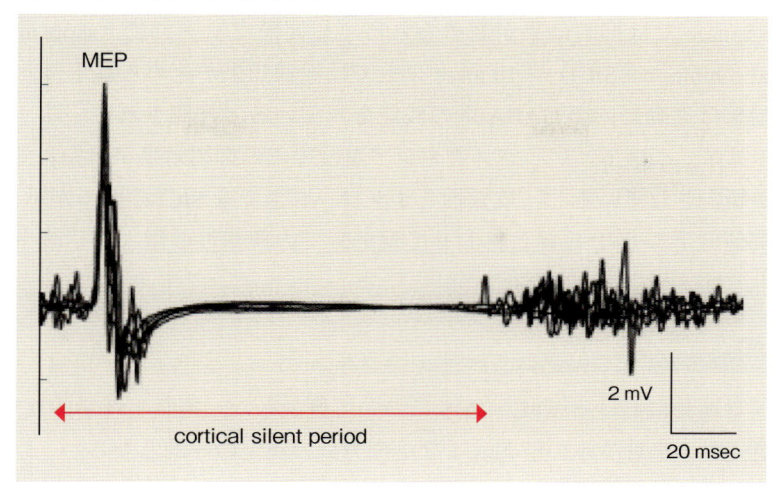

とが，一連の電位として皮質脊髄路を下行する．この多重下行性インパルスが脊髄前角細胞に興奮性シナプス後電位の時間的・空間的加重を生じさせ，脊髄前角細胞の細胞膜電位を上昇させる．これが閾値を超えると，脊髄前角細胞が発火し，筋活動電位が記録される．磁気刺激の場合，弱い刺激強度では閾値の低い indirect wave が誘発され，強い刺激強度では direct wave も生じる[6]．

一般に行われている錐体路の検査の方法は，単発の TMS により一側の運動皮質刺激を行い，対側の骨格筋より誘発筋電図を導出するものである．MEP 閾値，MEP 潜時，MEP 振幅，静止期（silent period）などの指標を測定する．また二連発磁気刺激法では，運動皮質の興奮抑制系を推測する指標を測定する．以下，不随意運動の検査に有用ないくつかの指標について述べる．

cortical silent period（**3**）

被検筋を随意収縮させている状態で大脳皮質刺激を対側の運動野に与えると，約 200 msec のタイミングで筋放電の抑制が観察される．これを cortical silent period（CSP）と呼び，発生機序はいまだはっきりとは解明されていないが，後部の抑制には皮質性の抑制機構が関与していると考えられている．パーキンソン病では CSP 持続時間が短縮し，L-ドパを内服すると正常化する[7]．これは筋強剛を反映した運動野の興奮性の増大を示していると示唆されている．ジスキネジアが生じているような症例では，健常者よりも延長することがある．ジストニアにおいても CSP は短縮し，皮質レベルの抑制の低下を反映していると報告されている[8]．また，ハンチントン病の舞踏運動では CSP が延長すると報告されている[9]．

二連発磁気刺激法

2 台の磁気刺激装置を用いて一側の運動皮質に運動閾値以下の条件刺激を

与えた後に，いろいろな刺激間隔で試験刺激を加える方法である．刺激間隔が 1～5 msec では抑制効果が認められる（短間隔皮質内抑制〈short interval cortical inhibition：SICI〉）．10 msec 以上では促通効果が認められる [10]．この抑制効果は運動野内の GABA 系の機能をみていると推測されている．ミオクローヌス，ジストニア，ジスキネジアなどでこの抑制効果が消失していることが報告されている [11]．皮質性ミオクローヌスでも SICI の低下が示され，運動閾値低下や CSP 短縮とあわせて運動野での興奮性の増大が示唆されている [2]．

まとめ

不随意運動における脳波，TMS について概説した．電気生理学的検査は，不随意運動の病態生理の解明および治療方針の決定の一助となる．

（武智詩子，辻　貞俊）

文献

1) 赤松直樹，辻貞俊．臨床神経生理学的検査の臨床的重要性．神経内科 2006；65 特別増刊（Suppl 4）：5-9.
2) 魚住武則．生理学的解析．*Clinical Neuroscience* 2012；30：766-769.
3) Shibasaki H, Kuroiwa Y. Electroencephalographic correlates of myoclonus. *Electroencephalogr Clin Neurophysiol* 1975；39：455-463.
4) Shibasaki H, et al. Pathogenesis of giant somatosensory evoked potentials in progressive myoclonic epilepsy. *Brain* 1985；108：225-240.
5) Barker AT, et al. Clinical evaluation of conduction time measurements in central motor pathways using magnetic stimulation of human brain. *Lancet* 1986；1：1325-1326.
6) Di Lazzaro V, et al. State of the art：Physiology of transcranial motor cortex stimulation. *Brain Stimul* 2008；1：345-362.
7) Lefaucheur JP. Motor cortex dysfunction revealed by cortical excitability studies in Parkinson's disease：Influence of antiparkinsonian treatment and cortical stimulation. *Clin Neurophysiol* 2005；116：244-253.
8) Filipović SR, et al. Impairment of cortical inhibition in writer's cramp as revealed by changes in electromyographic silent period after transcranial magnetic stimulation. *Neurosci Lett* 1997；222：167-170.
9) Modugno N, et al. The prolonged cortical silent period in patients with Huntington's disease. *Clin Neurophysiol* 2001；112：1470-1474.
10) Kujirai T, et al. Corticocortical inhibition in human motor cortex. *J Physiol* 1993；471：501-519.
11) 花島律子，宇川義一．運動誘発電位［磁気刺激検査］の臨床応用．神経内科 2006；65 特別増刊（Suppl 4）：337-341.

I. Movement Disorders 総論
Movement Disorders の生理学的検査
表面・誘発筋電図

> **Point**
> - Movement Disorders の評価では臨床的な観察が最も重視されるべきである．しかし，表面筋電図検査をはじめとする生理学的検査を補助的に用いることにより，診断の確認，不随意運動の客観的・定量的評価，責任病変の同定が可能になることがある．
> - 表面筋電図検査は振戦，ミオクローヌスの評価に特に有用である．
> - 片側顔面攣縮では顔面神経〜神経核の興奮性増大により，特徴的な誘発電位反応が得られ診断に有用である．

　Movement Disorders の評価において最も重視すべきは臨床的な観察である．しかし，表面筋電図などの生理学的検査を併用することにより，診断補助・治療効果判定をより客観的かつ定量的に行うこと，責任病変の推定が可能となる．本項では Movement Disorders の診断および評価における表面・誘発筋電図検査の位置づけ，方法，解釈について概説する．

筋電図検査の目的・適応

　Movement Disorders の病態は，運動過多（hyperkinesia）と運動過小（hypokinesia）に大別される．表面・誘発筋電図は，振戦，ミオクローヌスなど運動過多を呈する hyperkinetic movement disorders の評価に主に役立つ．運動の持続時間・規則性・周波数解析に加え，協働筋・拮抗筋の相反性の分析を行うことが評価の基本である．ミオクローヌスでは責任病巣が推定できる可能性がある．さらに，多チャンネルによる複数の筋の同時記録は，臨床的な観察ではとらえにくい不随意運動の伝搬の様子や同期性および範囲を評価することが可能である．また，治療前後で記録することにより，効果を客観的かつ定量的に評価することができる（**1**）[1]．

筋電図検査の方法

　運動過多の評価に主に用いられるのは表面筋電図検査（surface electromyography）である．誘発筋電図検査（evoked electromyography）はミオクローヌス，片側顔面攣縮の診断補助などに用いられる．表面筋電図の記録機器は筋電計または脳波計を用いる．
　脳波計を用いる際は記録条件の設定を変更する必要がある．低周波数域にある動きのアーチファクトによる基線の揺れを抑えるという観点から，低周波フィルタを 100 Hz 以上（時定数，0.01〜0.003 秒）に設定することが多い[2]．

1 表面筋電図を用いた持続性部分てんかんの治療前後の評価

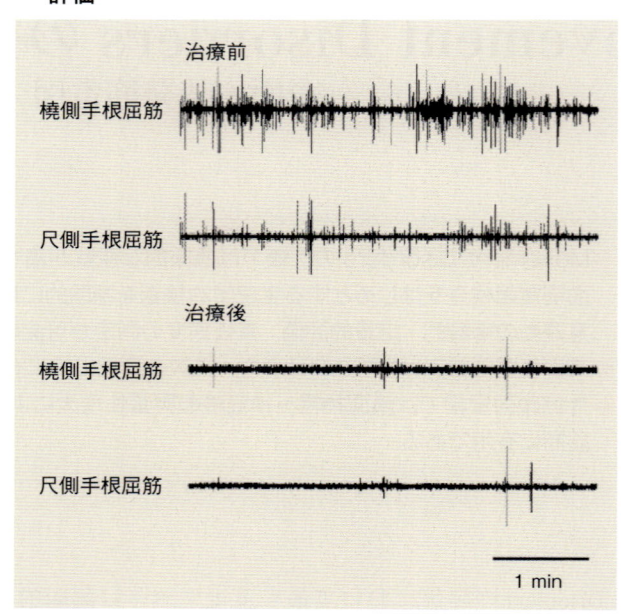

(Misawa S, et al. *J Neurol Sci* 2005[1] より改変引用)

目的とする筋の筋腹の皮膚上に表面電極を 3〜5 cm 離して装着する双極誘導で記録する．不随意運動に伴い電極リードが揺れアーチファクトとならないようにリードを体に固定する．被検筋の選択は，不随意運動が目立つ部位を中心に，四肢では協働筋と拮抗筋のペアを近位および遠位で選択することが多い．脊髄性ミオクローヌスなどを対象とする場合は，主に体幹筋での記録となる．不随意運動の責任病変および伝搬の評価を目的とするため，髄節ごとに左右で両側に装着することが多い．記録は数十秒〜数分間を連続的に行い，安静時・姿勢時・動作時・精神負荷時など条件を変えて行う．記録速度は検査の目的（周波数解析，伝搬の評価など）に応じて適宜調整する．ビデオの同時記録も有用である．

筋電図検査による各疾患の評価

表面筋電図検査が評価に有用であるのは，振戦，ミオクローヌスが主である．また片側顔面攣縮は多くは臨床的に診断可能であるが，微小血管減圧術などを前提とした侵襲的治療前の評価として診断の精確度を高めるために電気生理学的検査を施行することが推奨される．誘発筋電図検査による abnormal muscle response と synkinetic response の検出が確定診断に役立つことがあるため紹介する．

振戦

振戦（tremor）は律動的に反復する筋収縮であり，日常臨床で遭遇することの最も多い不随意運動である[3]．原因としては，生理的振戦，本態性振戦，

> **Memo**
> 初めて表面筋電図での評価を行う際には，被検筋の選択を迷う場合がある．イメージしやすいよう以下に例を示す．
> 上肢の振戦，ミオクローヌスなどの場合は，屈筋と伸筋を対にして，前腕伸筋（橈側手根伸筋）・前腕屈筋（橈側あるいは尺側手根屈筋）・上腕二頭筋・上腕三頭筋などを選択する．
> 脊髄性ミオクローヌスの場合は，運動の範囲に応じて僧帽筋（C3-4，脊髄副神経），大胸筋鎖骨頭（C5-6），腹直筋上部（T7-8），腹直筋中部（T9-10），腹直筋下部（T11-12）などを選択する．傍脊柱筋を髄節ごとに選択してもよい．

2 振戦の鑑別

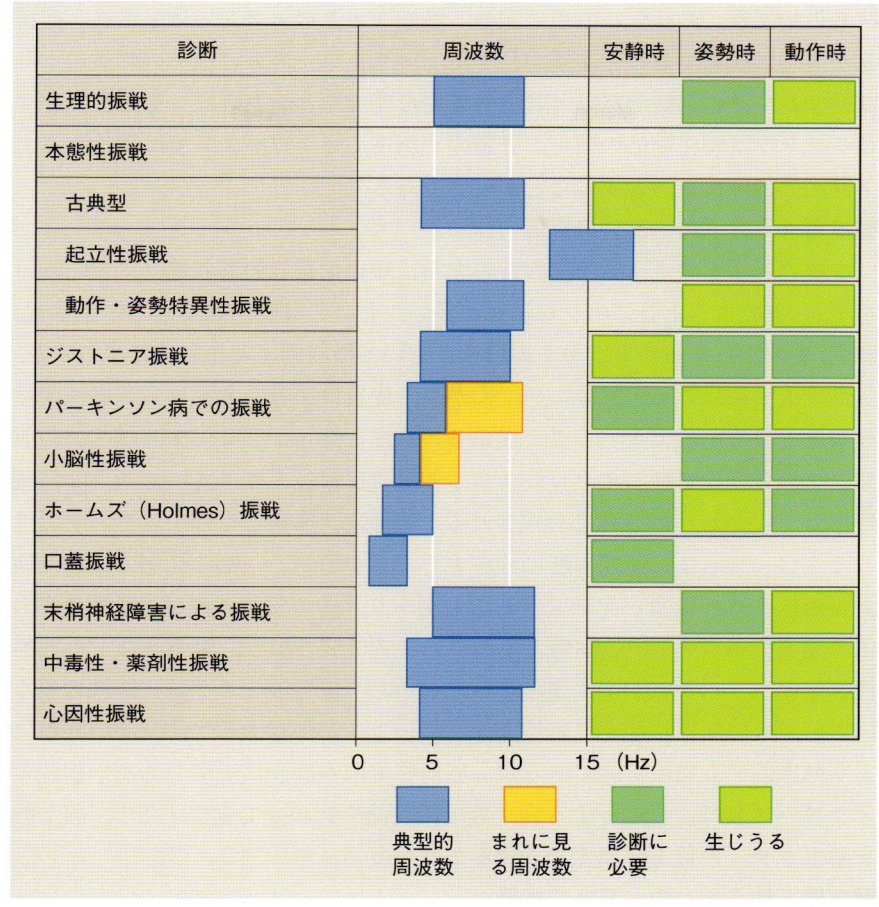

診断	周波数	安静時	姿勢時	動作時
生理的振戦	6–12 Hz		生じうる	生じうる
本態性振戦				
古典型	4–8 Hz		診断に必要	診断に必要
起立性振戦	13–18 Hz		診断に必要	
動作・姿勢特異性振戦	5–9 Hz			診断に必要
ジストニア振戦	4–8 Hz		生じうる	生じうる
パーキンソン病での振戦	4–9 Hz	診断に必要	生じうる	
小脳性振戦	<5 Hz		診断に必要	診断に必要
ホームズ（Holmes）振戦	<5 Hz	生じうる	生じうる	生じうる
口蓋振戦	~2 Hz	診断に必要		
末梢神経障害による振戦	4–9 Hz		生じうる	生じうる
中毒性・薬剤性振戦	2–12 Hz		生じうる	生じうる
心因性振戦	4–10 Hz	生じうる	生じうる	生じうる

凡例：典型的周波数（青）／まれに見る周波数（黄）／診断に必要（濃緑）／生じうる（薄緑）

（Deuschl G, et al. *Muscle Nerve* 2001[5] より）

パーキンソン病の頻度が高い[3]．表面筋電図検査では周期的に繰り返す群化放電を認める．協働筋・拮抗筋の相反性が保たれることが多いが，同期性のこともある．振戦は出現部位・周波数・出現しやすい状況によって鑑別する（2）[4]．表面筋電図検査は周波数分析に非常に有用であり，また負荷による増強の客観的・定量的評価も可能である．また，振戦の発生機序には末梢性と中枢性がある．加重などの負荷をかけた際に，末梢性では周波数・振幅が変化するが，中枢性では影響を受けない[5]．

ミオクローヌス

ミオクローヌス（myoclonus）は，突発する持続の短い不規則な電撃様の不随意運動である[6]．運動のパターンにより，①突発的な筋収縮（多くは100 msec 未満）による陽性ミオクローヌスと，②筋収縮の中断（多くは500 msec 未満）による陰性ミオクローヌスに大別される[6]．ミオクローヌスは発生源による分類が用いられることが多く，「皮質性」「皮質下性」「脊髄性」に大別される[2]．皮質性と皮質下性は併存することも多い．

表面筋電図検査は，ミオクローヌスの分布，持続時間，頻度，協働筋・拮抗筋の相反性，の評価に有用である．陽性ミオクローヌスでは協働筋・拮抗筋が同時に収縮することが多い．また，ミオクローヌスは種々の刺激により誘発され，その客観的記録としても利用可能である．さらに，脊髄性ミオクローヌスでは責任髄節の同定，脊髄固有路性ミオクローヌスでは隣接する上下髄節への伝搬を評価することが可能である．

■皮質性ミオクローヌスの評価

　皮質性ミオクローヌスは発作性の非常に短い電撃様の筋収縮（＜50 msec）を呈し，下肢より上肢に生じることが多い．しばしば刺激過敏性（体性感覚，聴覚，光刺激）を認める．多くの場合において筋収縮は非律動性に生じるが，良性成人型家族性ミオクロニーてんかん，皮質性振戦，大脳皮質基底核変性症などでは律動性に生じることがある[2]．皮質性ミオクローヌスは3つの亜型（①自発性皮質性ミオクローヌス，②皮質反射性ミオクローヌス，③持続性部分てんかん）にさらに分類される[2]．持続性部分てんかん以外の皮質性ミオクローヌスは広範囲の筋に分布することが多い．一部の症例では近位筋から遠位筋への伝搬が記録できることがあり，その伝達速度はα運動神経の伝導速度に相当する[2]．陰性ミオクローヌスは肝性脳症，腎不全などの代謝性脳症で生じることがよく知られる．しかし，皮質性ミオクローヌスの多くにおいても，陽性に加えて陰性ミオクローヌスが併存する．注意深い観察により臨床的にも判断可能であるが，表面筋電図が評価に有用である．陰性ミオクローヌスは，目的とする筋に等尺性収縮を行わせて検出する[2]．両上肢を挙上させ，手首を伸展保持させることが多い．

■皮質下性ミオクローヌスの評価

　皮質下性ミオクローヌスは間脳・脳幹などを発生起源とし，典型的には体幹・四肢近位に両側性に屈曲様の痙攣として認められることが多い．音刺激，動作，企図に誘発される．筋収縮の持続は皮質性ミオクローヌスより長いことが多いが，500 msec以下にとどまる[6]．

■脊髄性ミオクローヌスの評価

　脊髄性ミオクローヌスの評価では，表面筋電図検査は不随意運動の性状の評価のみならず病変部位診断に役立つ．脊髄髄節性ミオクローヌスでは，罹患髄節の支配筋の同期性のミオクローヌスを認める．脊髄固有路性ミオクローヌスでは，特定の髄節から頭側および尾側に約10 m／秒の速度でミオクローヌスが伝搬する様子を記録できる[2]．

■ミオクローヌスのその他の補助検査

　ミオクローヌスのその他の補助所見として，体性感覚誘発電位（somatosensory evoked potential：SEP）検査による巨大SEP，誘発筋電図による長ループ反射（C反射）の導出がある．健常者でも随意収縮時に記録されることがあるが，安静時には記録されない．皮質反射性ミオクローヌスでは，安静時においてもC反射が記録されることがある．両検査とも正中神経で行うのが一般的で，同時評価が望ましい[2]．感覚誘発電位検査の電極配置は

Keywords
長ループ反射（C反射）
長ループ反射とは末梢神経の電気刺激により大脳皮質・脳幹・小脳を経由して導出される反射である．

片側顔面攣縮における synkinetic response と abnormal muscle response

片側顔面攣縮において顔面神経の興奮性増大の生じるレベルに関しては，①血管圧迫の局所であるとする末梢説と，②逆行性の刺激により顔面神経核の興奮性増大が生じるとする中枢説があり，おそらく両者の病態が共存する．synkinetic response，abnormal muscle response の発生も，圧迫局所における非シナプス性伝達（ephaptic transmission）または顔面神経核の興奮性増大による核内での側方伝搬に由来すると解釈されている．abnormal muscle response の導出は頬骨枝など顔面神経の分枝を刺激して導出するのが一般的であるが，三叉神経刺激や皮膚上の弱刺激でも同様の反応が導出されるという知見は中枢性機序の存在を支持する[10]．

abnormal muscle response の記録は微小血管減圧術の術中モニタリングにも応用されている．確実な減圧を保証し良好な予後を得るには，術中に abnormal muscle response の振幅低下だけでなく消失を確認することが重要であるとされる[11]．しかし，術中に abnormal muscle response の消失を確認したにもかかわらず，術後の覚醒時に再び記録できる症例も存在する．そのような症例では手術から顔面攣縮消失まで数週〜数か月を要することがあり，顔面攣縮および abnormal muscle response の中枢性発生機序を支持する所見である．

通常検査と同様に行う．C反射の記録は母指球で行う．正中神経手首部での刺激強度は運動閾値の 110〜115％ に設定する．しかし，皮質反射性ミオクローヌスの患者ではC反射が容易に誘発されるためM波の確認がしづらく，運動閾値の同定が困難なことも少なくない[2]．皮質反射性ミオクローヌスの患者の多くで，いわゆる巨大 SEP が N20/P20 が通常通りに導出された後に著明に増強された P25/N25・N33 として認められる[7]．C反射は 45 msec 前後の潜時に記録される．脳梁を介した皮質間の伝搬により，10〜15 msec の遅延後に対側の母指球からもC反射が記録可能である．

片側顔面攣縮

片側顔面攣縮（hemifacial spasm）は一側の顔面神経支配領域の間代性または持続性の筋収縮を呈する疾患である．多くの場合，顔面神経出口部での動脈接触が原因であるが，腫瘍，動脈瘤，血管奇形，嚢胞などが原因となることもある[8]．顔面の不随意運動を呈する他疾患であるチック，眼瞼攣縮，ミオキミア，心因性不随意運動などが鑑別として問題となることがある．微小血管減圧術の適応を検討する際には診断が確実であることが望ましく，電気生理学的評価が有用である．

表面筋電図検査では片側の顔面神経支配筋が同時に間欠的に収縮する様子が記録できる．間欠期には筋収縮はない．自発的な収縮も認められるが，随意収縮で誘発されやすい．治療前後の評価に用いることは可能であるが，診断的価値は高くない．診断に有用であるのは瞬目反射の応用である synkinetic response の導出と abnormal muscle response の導出である．

■ synkinetic response と abnormal muscle response の検出

通常の瞬目反射は両側眼輪筋に電極を配置し，一側の眼窩上神経を刺激し第1反応（R1）および第2反応（R2）を導出する[9]．片側顔面攣縮では刺激側の口輪筋に配置した電極（**3**-A）から，健常者では導出されない

3 synkinetic response と abnormal muscle response

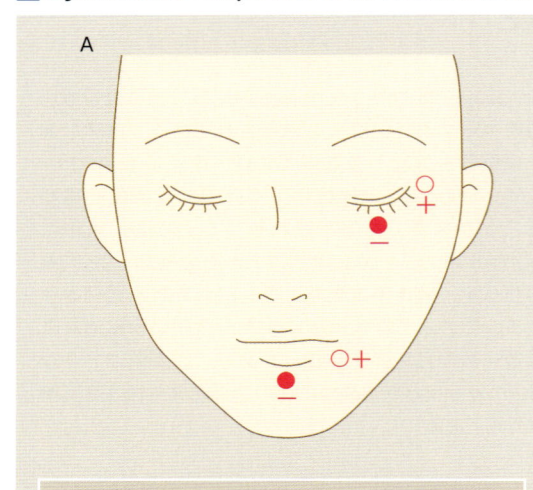

A：記録電極の配置．眼輪筋および口輪筋に記録電極を配置する．synkinetic response は眼窩上神経刺激で，abnormal muscle response は頬骨枝刺激で，いずれも口輪筋から導出される．abnormal muscle response は下顎縁枝刺激により眼輪筋からも導出される．
B：synkinetic response．口輪筋に SR1 および SR2 が導出されている．いずれか一方のみの導出の場合もある．
C：abnormal muscle response．眼輪筋に顔面神経頬骨枝刺激による複合筋活動電位，口輪筋に abnormal muscle response が導出されている．abnormal muscle response は典型的には早期成分と後期成分から成る．いずれか一方のみの場合もある．

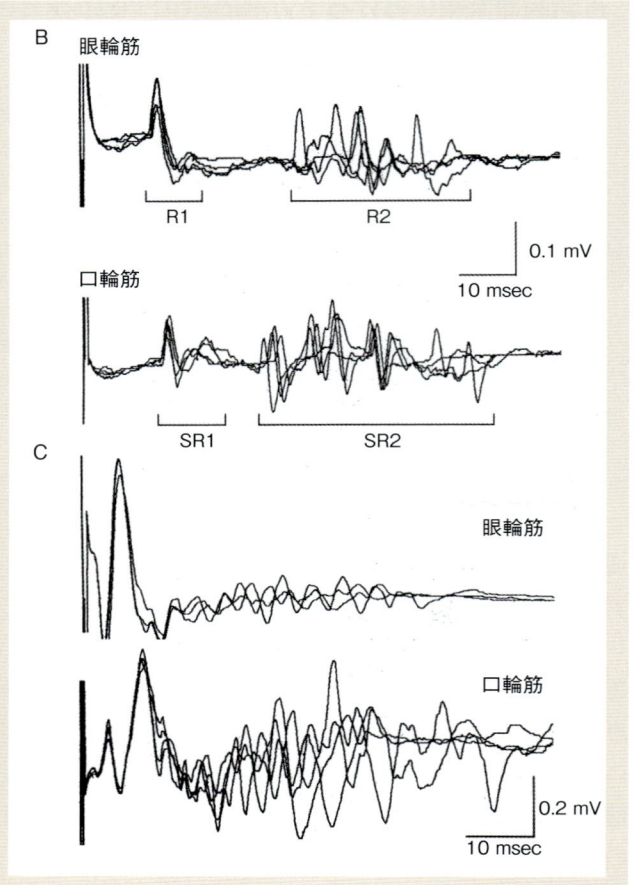

synkinetic response の第 1 反応（SR1）および第 2 反応（SR2）が記録される（3-B）．

　また，同様の電極配置で一側の顔面神経頬骨枝を刺激すると下顎縁枝支配である口輪筋に約 10 msec の潜時で abnormal muscle response（3-C）が記録される．片側顔面攣縮の全例において synkinetic response または abnormal muscle response のいずれかが導出され，眼瞼攣縮では皆無であったとする報告がある[10]．その他の顔面の不随意運動を生じる疾患を対象とした感度・特異度は不明であるが，少なくとも片側顔面攣縮では高頻度に認める反応であると解釈できる．

おわりに

　hyperkinetic movement disorders における表面・誘発筋電図検査について概説した．不随意運動の診察は難しく，初学者では時に診察よりも生理学的評価が優先されることが少なくない．しかし，臨床的評価を行ったうえで，病態への解釈をさらに深めるために行うのが生理学的検査である．上述の検査

の位置づけ・目的をふまえ，的確な被検筋の選択・負荷，補助評価を行うべきである．

（三澤園子，桑原　聡）

文献

1) Misawa S, et al. Low-frequency transcranial magnetic stimulation for epilepsia partialis continua due to cortical dysplasia. *J Neurol Sci* 2005；234：37-39.
2) Shibasaki H, Hallett M. Electrophysiological studies of myoclonus. *Muscle Nerve* 2005；31（2）：157-174.
3) Crawford P, Zimmerman EE. Differentiation and diagnosis of tremor. *Am Fam Physician* 2011；83：697-702.
4) Elble R, Deuschl G. Milestones in tremor research. *Mov Disord* 2011；26：1096-1105.
5) Deuschl G, et al. The pathophysiology of tremor. *Muscle Nerve* 2001；24：716-735.
6) Lozsadi D. Myoclonus：A pragmatic approach. *Pract Neurol* 2012；12：215-224.
7) Terada K, et al. Familial cortical myoclonic tremor as a unique form of cortical reflex myoclonus. *Mov Disord* 1997；12：370-377.
8) Yaltho TC, Jankovic J. The many faces of hemifacial spasm：Differential diagnosis of unilateral facial spasms. *Mov Disord* 2011；26：1582-1592.
9) Kimura J. Reccurent inhibition of motoneurons during the silent period in man. In：Desmedt, JE（editor）. Motor Control Mechanisms in Health and Disease. New York：Raven Press；1983.
10) Misawa S, et al. Abnormal muscle responses in hemifacial spasm：F waves or trigeminal reflexes? *J Neurol Neurosurg Psychiatry* 2006；77：216-218.
11) Kong DS, et al. Prognostic value of the lateral spread response for intraoperative electromyography monitoring of the facial musculature during microvascular decompression for hemifacial spasm. *J Neurosurg* 2007；106：384-387.

Movement Disorders の内科的治療

I. Movement Disorders 総論

> **Point**
> - 不随意運動の多彩な症状に適応するため，神経内科，リハビリテーション科，精神科などの連携が望まれる．
> - 単剤を少量から開始し，副作用に注意しながら徐々に増量する．効果をみて，他剤またはボツリヌス毒素治療を適宜併用する．ボツリヌス毒素治療が第一選択の場合もあり，患者の症状・年齢・経済状況などから治療方針を決定する．
> - 不随意運動に伴う整形外科的な問題に留意し，リハビリテーションも同時に行う．
> - 疼痛や抑うつ・不安などの精神症状を可能なかぎりコントロールする．
> - 二次性不随意運動の場合，その原因疾患の治療と対症療法を行う．精神症状や行動異常に対して処方されている薬剤で，不随意運動に関与している薬剤を，可能なら徐々に中止する．

治療適応

本人の希望があり，症状により機能的に障害となる場合や精神社会的に支障を来す場合は治療適応となる．たとえば，不随意運動のため痛みを生ずる場合，激しい体力消耗を来す場合，入眠障害などの睡眠障害の原因となる場合，また社会的・美容的観点などから羞恥心の原因となる場合も，本人の希望に従って治療を考慮する．一方，脳血管性などの一部で，自然経過で治癒するものも少なからず存在するので，経過観察も一つのオプションである．

専門チームによる包括的治療

1に代表的な hyperkinetic movement disorders と，その代表的な周辺症状，および各治療科が得意とする分野について示した．多彩な症状に対処するため，必要に応じてリハビリテーション科および精神科と連携し，治療を行うとよい．特に高齢者の体力消耗に対しては必要カロリーと水分補給などの栄養指導が望まれる．

hyperkinetic movement disorders の病態に基づいた内服治療薬の選択

振戦

詳細な発症機序は不明であるが，脊髄の筋伸張反射ループ，小脳ループ，基底核ループ，それぞれのフィードバックによる運動調整の破綻により生じる．小脳-視床-皮質路では GABA-A 系機能異常が指摘され[1]，GABA 抑制

1 hyperkinetic movement disorders の症状と保存的加療

	異常運動	周辺症状				
		抑うつ・不安障害	体力消耗・疲労	異常姿勢・変形	痛み	その他
内科的治療	■		■	■	■	■
リハビリテーション	■		■	■	■	
精神科的治療		■				■
振戦	○					
舞踏病	○	○*	○			○*（行動・性格変化など）
アテトーゼ	○		○	○	○	
バリズム	○		○			
ジストニア	○	○	○	○	○	○（強迫性障害，パニック障害など）
ジスキネジア	○		○	○	○	○（統合失調症など）
ミオクローヌス	○					
チック	○	○				○（強迫性障害）

それぞれの治療が特に得意とする分野を ■ で示した．また各疾患の症状は主なものをチェックした．
*ハンチントン舞踏病の場合．

系を増強する抗てんかん薬の有効性が示唆されている．コヒーレンス分析を行うと，本態性振戦，パーキンソン病，皮質性ミオクローヌス，ウィルソン病などの振戦には小脳-視床-皮質の小脳ループが共通して関与し，振戦の周波数と同期した発射活動が記録される[2]．こういった固定周波数を薬剤により修正させることが治療につながる可能性がある．一方，β遮断薬は末梢の筋紡錘などに分布している$β_2$受容体遮断が効果の機序と考えられている[1]．

その他の hyperkinetic movement disorders

線条体から淡蒼球内節・黒質網様部に至る直接路を介した意図する運動の促通と，間接路を介した意図されない運動の抑制（周辺抑制）が運動の調整には重要である[3]．時間的にもハイパー直接路といわれる皮質-視床下核路によりまず広範な運動の抑制がかけられる[4]．これらの抑制機構が破綻すると，hyperkinetic movement disorders を来すと考えられ，減弱した周辺抑制の回復が有効な治療となりうる．具体的には D_2 拮抗薬による間接路の賦活が舞踏病，バリズムの治療となりうる．

一方で，ジストニアはドパミン神経伝達が過剰に減弱しても発症する[5]．パーキンソン病における off dystonia やドパ反応性ジストニアがその例である．若年発症のジストニアではドパミン欠乏によるドパ反応性ジストニアの可能性があり，最初に L-ドパ反応性の有無につき検討されるべきである[6]．ジストニアでは線条体におけるコリン作動性の介在ニューロンの活性化が報

2 hyperkinetic movement disorders に対する治療薬

不随意運動		治療薬のエビデンスレベル		
		レベル A (有効)	レベル B (おそらく有効である)	レベル C (有効な可能性がある)
本態性振戦	四肢	プリミドン, プロプラノロール	トピラマート, アルプラゾラム, アテノロール, ガバペンチン（単剤）, ソタロール, BoNT（上肢）	クロナゼパム, ナドロール, nimodipine, flunarizine
	頭頸部	—	—	プロプラノロール, BoNT
ジストニア	頭頸部ジストニア	BoNT（痙性斜頸, 眼瞼痙攣）	—	BoNT（口顎）
	局所性ジストニア	—	BoNT（上肢）	BoNT（下肢）
	攣縮性発声障害	—	—	BoNT
	30歳未満の分節性・全身性ジストニア	—	—	トリヘキシフェニジル
ハンチントン舞踏病		—	テトラベナジン, アマンタジン, リルゾール	nabilone
アテトーシス		—	—	—
バリズム		—	—	—
皮質性ミオクローヌス		—	レベチラセタム	ピラセタム
下肢静止不能症候群		ロチゴチン（経皮）, ロピニロール, プラミペキソール, ガバペンチン エナカルビル, プレガバリン, L-ドパ（200 mg以下）＋ベンセラジド	ガバペンチン, カベルゴリン, 硫酸第一鉄, カルボキシマルトース鉄（静注）	ブロモクリプチン, オピオイド
顔面痙攣		—	BoNT	—
チック障害, トゥレット症候群		クロニジン, ハロペリドール, ピモジド, リスペリドン, (guanfacine, ziprasidone)	オランザピン, スルピリド, チアプリド	アリピプラゾール, クエチアピン

エビデンス分類は American Academy of Neurology（AAN）の分類に準じた．赤字は本邦で保険適用にある薬剤．青字は副作用のため第一選択では推奨されない薬剤．BoNT 以外の英語表記は 2013 年現在国内未承認．
BoNT：ボツリヌス毒素治療．

告されており，抗コリン薬は内服薬として第一選択薬である[6]．しかし hyperkinetic type のジストニアでは悪化するとの報告もある[7]．作用機序は不明であるが，線条体でのドパミン-アセチルコリン不均衡を修正したり，神経細胞の発射パターンに影響を及ぼすものと考えられ，ムスカリン性アセチルコリン受容体を介した機序などが推測されている[5]．

hyperkinetic movement disorders のエビデンスに基づく保存的加療

不随意運動に対するエビデンスレベルの高い治療法は少ないが，American Academy of Neurology（AAN）の基準に照らし推奨レベルにあるものを 2 に示した[6,8-15]．また，抗てんかん薬のエビデンスに基づいた使用についても

3 hyperkinetic movement disorders に対する抗てんかん薬の選択

抗てんかん薬	本態性振戦	ジストニア	舞踏病アテトーゼ, バリズム	ミオクローヌス*1	下肢静止不能症候群	顔面痙攣
プリミドン（PRM）	◎			★		
クロナゼパム（CZP）	△〜×	★		★	△	★
ニトラゼパム（NZP）				★		
フェニトイン（PHT）		★		×		
バルプロ酸（VPA）			★	★	○	
カルバマゼピン（CBZ）		★	★	×	○	★
ガバペンチン（GBP）	○		★	×	○*2	★
プレガバリン（PGN）	×			×	◎	
トピラマート（TPM）	○	★	★	★	○	★
レベチラセタム（LEV）	×	★	★	○		★
ゾニサミド（ZNS）	○			★		★

◎：推奨レベル A，○：推奨レベル B（American Academy of Neurology 基準）．
△：効果未定，×：効果なし，★：効果ありとの報告あり．
*1 皮質性ミオクローヌスに分類されるてんかん性ミオクローヌスに対し，本邦では PRM，CZP，NZP，VPA は保険適用あり．NICE Guideline では VPA，LEV，TPM，（ラモトリギン：若年性ミオクローヌスてんかんに対して）が，てんかん性ミオクローヌスに対する第一選択薬とされている．
*2 ガバペンチン　エナカビルのみ保険適用あり．

3 にまとめた[6,8-16]．単剤を少量から使用開始し，副作用に注意しながら徐々に増量する．効果をみて，他剤またはボツリヌス毒素治療を適宜併用する．詳細は各論に譲るが，皮質性ミオクローヌスに対するクロナゼパムのように高いエビデンスはないが明らかに効果があり，頻用されている薬剤もある[12]．ボツリヌス毒素（botulinum neurotoxin：BoNT：ボトックス®，ナーブロック® など）は横紋筋，平滑筋や外分泌腺のコリン作動性神経伝達を選択的に阻害する．3〜6 か月ごとの繰り返し投与が必要であるが局所性ジストニアにおいては特に有効な治療法で，痙性斜頸，眼瞼痙攣などに対し，エビデンスを確立している（2）[9]．深部脳刺激で症状の改善の不十分な部分に局所投与し治療を補完することもある．

エビデンスが未確定な治療（4）

Hyperkinetic movement disorders の運動症状に対する muscle afferent block（MAB）療法，経頭蓋磁気刺激，リハビリテーションのエビデンスは未確定であるが，特にリハビリテーションに関しては積極的に行われるべきと考えられる[17,18]．

精神症状，認知症状への対策

疼痛，抑うつ，不安などの精神症状が，不随意運動患者の QOL（quality of life）に大きく影響する[6]．不随意運動に合併する抑うつ症状には選択的セロトニン再取り込み阻害薬（selective serotonin reuptake inhibitor：SSRI）が

4 hyperkinetic movement disorders の運動症状に対するエビデンスが未確定な主な治療法

治療法	適応・方法	留意点
muscle afferent block (MAB) 療法	BoNT治療に適応のない四肢・体幹（傍脊柱筋は除く）の異常筋緊張．0.5％リドカイン単剤もしくはその1/10量以下のエタノールを加えたものを罹患筋に注入する	長期に繰り返すと筋線維化の可能性
経頭蓋磁気刺激 (TMS)	ジストニア，トゥレット症候群，舞踏運動などの不随意運動．運動野に対する低頻度（1Hz以下）刺激で，長期抑制を誘導する	繰り返し治療が必要
リハビリテーション	ジストニア，ハンチントン舞踏病などの，異常姿勢や二次的な側彎などに対する身体療法（バイオフィードバック療法など）や装具療法，歩行やバランス障害に対する理学療法，食事・更衣・整容動作に対する作業療法，嚥下障害・構音障害に対する言語療法，摂食嚥下リハビリテーション	ジストニア罹患筋への筋力訓練は症状を悪化させる

用いられる．三環系抗うつ薬は抗コリン作用による不随意運動への影響や認知症状の悪化に注意する．一過性チック障害に対しては心理教育，家族ガイダンス，環境調整に続き行動療法が推奨され，無効例には薬物療法が必要となる[19]．

心因性，二次性不随意運動の治療

心因性の不随意運動には心理カウンセリング，認知行動療法，抗うつ薬投与とリハビリテーション（ウォーキングなどの運動療法）などの組み合わせが最善のケアとなる[20]．若年患者や短い罹患期間は予後を良くする因子であり，慢性化すると難治になるため，早期の診断とそれに引き続く精神科医との迅速な連携が最も重要である[20]．原疾患に続発する二次性不随意運動の場合は原疾患の治療と対症療法的な投薬を行う．薬剤性の場合は原因薬剤の漸減・中止で不随意運動が減弱または消失する場合がある．ドパミン受容体拮抗薬によるドパミン受容体過敏性に起因する遅発性ジスキネジアでは，原疾患への治療効果と副作用のrisk-benefitの観点から薬剤中止が困難で，抗てんかん薬，抗コリン薬などを併用して治療していくこともある．他に，ドパミン枯渇作用のあるレセルピン，テトラベナジンや非定型抗精神病薬の投与が有効な場合がある[21]．また，抗精神病薬減量に伴う不随意運動の悪化がみられるときは，ハロペリドール追加などで改善することもある．

（梶　龍兒，森垣龍馬）

文献

1) 永井将弘，野元正弘．Ⅳ治療：薬物療法．日本神経治療学会治療指針作成委員会（編），標準的神経治療—本態性振戦．神経治療 2011；28：313-317．
2) Elble R, Deuschl G. Milestones in tremor research. *Mov Disord* 2011；26：1096-1105.
3) Mink JW. The basal ganglia: Focused selection and inhibition of competing motor programs. *Prog Neurobiol* 1996；50：381-425.
4) Nambu A, et al. Functional significance of the cortico-subthalamo-pallidal 'hyperdirect' pathway. *Neurosci Res* 2002；43：111-117.
5) Breakefield XO, et al. The pathophysiological basis of dystonias. *Nat Rev Neurosci* 2008；9：222-234.
6) Jankovic J. Treatment of hyperkinetic movement disorders. *Lancet Neurol* 2009；8：

7) Sanger TD, et al. Prospective open-label clinical trial of trihexyphenidyl in children with secondary dystonia due to cerebral palsy. *J Child Neurol* 2007 ; 22 : 530-537.
8) Zesiewicz TA, et al. Evidence-based guideline update : Treatment of essential tremor : Report of the Quality Standards Subcommittee of the American Academy of Neurology. *Neurology* 2011 ; 77 : 1752-1755.
9) Hallett M, et al. Evidence-based review and assessment of botulinum neurotoxin for the treatment of movement disorders. *Toxicon* 2013 Feb 4. pii : S0041-0101(12)00827-6. doi : 10.1016/j.toxicon.2012.12.004. [Epub ahead of print]
10) Delnooz CC, van de Warrenburg BP. Current and future medical treatment in primary dystonia. *Ther Adv Neurol Disord* 2012 ; 54 : 221-240.
11) Armstrong MJ, Miyasaki JM. Evidence-based guideline : Pharmacologic treatment of chorea in Huntington disease : Report of the guideline development subcommittee of the American Academy of Neurology. *Neurology* 2012 ; 79 : 597-603.
12) Dijk JM, Tijssen MA. Management of patients with myoclonus : Available therapies and the need for an evidence-based approach. *Lancet Neurol* 2010 ; 9 : 1028-1036.
13) Garcia-Borreguero D, et al. European guidelines on management of restless legs syndrome : Report of a joint task force by the European Federation of Neurological Societies, the European Neurological Society and the European Sleep Research Society. *Eur J Neurol* 2012 ; 19 : 1385-1396.
14) Pringsheim T, et al. Canadian guidelines for the evidence-based treatment of tic disorders : Pharmacotherapy. *Can J Psychiatry* 2012 ; 57 : 133-143.
15) Roessner V, et al. European clinical guidelines for Tourette syndrome and other tic disorders. Part II : Pharmacological treatment. *Eur Child Adolesc Psychiatry* 2011 ; 20 : 173-196.
16) Siniscalchi A, et al. Use of antiepileptic drugs for hyperkinetic movement disorders. *Curr Neuropharmacol* 2010 ; 8 : 359-366.
17) 目崎高広．ジストニアの病態と治療．臨床神経学 2011；51：465-470．
18) Edwards MJ, et al. Clinical applications of transcranial magnetic stimulation in patients with movement disorders. *Lancet Neurol* 2008 ; 7 : 827-840.
19) Steeves T, et al. Canadian guidelines for the evidence-based treatment of tic disorders : Behavioural therapy, deep brain stimulation, and transcranial magnetic stimulation. *Can J Psychiatry* 2012 ; 57 : 144-151.
20) Edwards MJ, Bhatia KP. Functional (psychogenic) movement disorders : Merging mind and brain. *Lancet Neurol* 2012 ; 11 : 250-260.
21) 村瀬永子．ジスキネジア．梶龍兒（編），不随意運動の診断と治療―動画で学べる神経疾患．東京：診断と治療社；2006, pp.133-147．

Further reading

- Deuschl G, et al. Treatment of patients with essential tremor. *Lancet Neurol* 2011 ; 10 : 148-161.
  本態性振戦の治療に関するレビュー

- Zappia M, et al. Treatment of essential tremor : A systematic review of evidence and recommendations from the Italian Movement Disorders Association. *J Neurol* 2013 ; 260 : 714-740.
  イタリア不随意運動協会による本態性振戦治療ガイドライン

- Balash Y, Giladi N. Efficacy of pharmacological treatment of dystonia : Evidence-based review including meta-analysis of the effect of botulinum toxin and other cure options. *Eur J Neurol* 2004 ; 11 : 361-370.
  ジストニア治療のメタアナリシス

- Albanese A, et al. EFNS guidelines on diagnosis and treatment of primary dystonias. *Eur J Neurol* 2011 ; 18 : 5-18.
  EFNSの一次性ジストニア診断・治療ガイドライン

- Mestre TA, Ferreira JJ. An evidence-based approach in the treatment of Huntington's disease. *Parkinsonism Relat Disord* 2012 ; 18 : 316-320.
  ハンチントン舞踏病の周辺症状に対する治療を含めよくまとまっている

- Aurora RN, et al. The treatment of restless legs syndrome and periodic limb movement

disorder in adults-an update for 2012: Practice parameters with an evidence-based systematic review and meta-analyses: An American Academy of Sleep Medicine Clinical Practice Guideline. *Sleep* 2012；35：1039-1062.
Academy of Sleep Medicine Clinical Practiceのレストレスレッグズ（下肢静止不能）症候群ガイドライン

- 宮本雅之ほか．VII Restless legs 症候群の治療（薬物治療と非薬物治療）．日本神経治療学会治療指針作成委員会（編），標準的神経治療— Restless legs 症候群．神経治療 2012；29：103-109.
日本神経治療学会治療指針作成委員会によるガイドライン

- 久米明人．むずむず脚のカラクリ—ウィリス・エクボム病の登場．東京：新興医学出版社；2013.
一般向け解説書とあるが医療従事者にも非常にためになる一冊

- Roessner V, et al. Pharmacological treatment of tic disorders and Tourette Syndrome. *Neuropharmacology* 2013；68：143-149.

- 野村芳子．トゥレット症候群．小児科臨床 2004；57：1493-1500.
病態から治療まで学びたい方にお勧め

- Verdellen C, et al. European clinical guidelines for Tourette syndrome and other tic disorders. Part III: Behavioural and psychosocial interventions. *Eur Child Adolesc Psychiatry* 2011；20：197-207.
文献19と同時期のトゥレット症候群の行動療法ガイドライン

- Czarnecki K, Hallett M. Functional (psychogenic) movement disorders. *Curr Opin Neurol* 2012；25：507-512.
心因性不随意運動につき学びたい方にお勧め

Movement Disorders の外科的治療

I. Movement Disorders 総論

Point
- 淡蒼球DBSは，一次性全身性ジストニアに対して長期効果が期待できる外科治療である．
- 視床Vim-DBSは，本態性振戦に対して有効な外科治療である．
- posterior subthalamic area（PSA）に対するDBSは，コントロールが困難な近位筋優位の振戦においてVim-DBSに代わる治療ターゲットとして注目されている．

Movement Disordersに対する機能外科手術の主な治療部位

　Movement Disordersの中でも，特にパーキンソン病（Parkinson disease：PD）や本態性振戦（essential tremor：ET），およびジストニアに対する機能外科手術は確立されている．また，多発性硬化症（multiple sclerosis：MS）に伴う振戦，脳卒中後不随意運動（振戦，バリズム，舞踏運動）などにおいても機能外科手術の有効性を示す報告がなされている．Movement Disordersに対して今日選択される主な機能外科手術の治療部位は，視床中間腹側核（nucleus ventralis intermedius thalami：Vim）および前・後吻側腹側核（nucleus ventralis oralis anterior / nucleus ventralis oralis posterior：Voa / Vop），淡蒼球内節（globus pallidus internal segment：GPi），視床下核（subthalamic nucleus：STN）ならびに脚橋被蓋核（pedunculo-pontine nucleus：PPN）などがある．近年では，その優れた有効性からposterior subthalamic area（PSA）も振戦に対して選択されることが多くなってきている．Movement Disordersのタイプおよびその原因疾患・病態に応じて，治療部位を選択する必要がある（**1**）．

　以下に，文献上の報告が多いETとジストニアのDBS（deep brain stimulation：深部脳刺激療法）を中心とする機能外科手術の現状を概観する．

ジストニアの機能外科手術

一次性全身性ジストニア

　CoubesらによるDYT-1遺伝子の変異を有する一次性全身性ジストニアに対する淡蒼球内節（GPi）のDBSの優れた治療成績が報告されて以来，ジストニアに対するGPi-DBSが世界的に普及した[1]．その後の追試でGPi-DBSによる改善効果はDYT-1遺伝子の変異を有する一次性全身性ジストニアと，DYT-1遺伝子の変異を認めないジストニアとで，改善効果に有意な差は認められていない．

1 機能外科手術の治療部位と対象疾患および症状

対象疾患		奏効する症状	部位	治療法	備考
パーキンソン病		運動症状全般の日内変動	視床下核 淡蒼球内節 PSA	DBS DBS, 凝固術 DBS	ランダム化比較試験の報告あり ランダム化比較試験の報告あり ケースシリーズの報告のみ
		薬剤抵抗性の振戦	視床 PSA	DBS, 凝固術 DBS	ランダム化比較試験の報告あり
ジストニア		一次性全身性・分節性ジストニア	淡蒼球内節	DBS	ランダム化比較試験の報告あり
		一次性局所性ジストニア 痙性斜頸 書痙	淡蒼球内節 視床 淡蒼球内節	DBS DBS, 凝固術 DBS, 凝固術	多施設共同前向き研究あり 症例報告・ケースシリーズの報告のみ 症例報告・ケースシリーズの報告のみ
		二次性ジストニア	淡蒼球内節	DBS	症例報告・ケースシリーズの報告のみ
本態性振戦		振戦	視床	DBS, 凝固術	ランダム化比較試験の報告あり
		薬剤抵抗性の振戦	PSA	DBS	症例報告・ケースシリーズの報告のみ
脳卒中後不随意運動		振戦, 舞踏運動, バリズム	視床	DBS, 凝固術	症例報告・ケースシリーズの報告のみ
		振戦	PSA	DBS	症例報告・ケースシリーズの報告のみ
パーキンソン症候群		体軸症状(特に歩行障害)	脚橋被蓋核	DBS	症例報告・ケースシリーズの報告のみ

PSA:posterior subthalamic area. 構造的には, zona incerta(不確帯)の尾側, prelemniscal radiation などを含む白質領域. DBS:脳深部刺激療法.

運動症状の改善は Burke-Fahn-Marsden Dystonia Rating Scale (BFMDRS) で 43〜80% のスコアの改善がみられるとともに, それらの改善は長期に維持されている (**2**)[1-10]. 全体の約 1/3 の症例で 75% 以上のスコアの改善が認められている[2].

術後 6〜12 か月の設定のまま刺激条件を変更することなく慢性刺激を続けていると, 数年にわたって徐々に改善が進むことが報告されている[2,6]. 一部の症例では 5 年にもわたってこの進行性の改善がみられたという報告もあり, 慢性刺激が障害された神経ネットワークの再構成を進行性に促進しているのではないかと推測されている[1]. 一方で, 刺激の中断により, 一部の症例を除いて 10〜48 時間で術前と同様の異常運動が出現することが報告されている[11].

手術時年齢と改善効果, および病悩期間と改善効果の間にはいずれも負の相関が認められ, 年齢が若いほど, 罹病期間が短いほど, 術後の改善が良いことが報告されている[12].

一次性局所性および分節性ジストニア

■メージュ症候群および頭頸部ジストニア

Reese ら[4]による 12 例の GPi-DBS の長期成績では, 最長 78 か月まで有効性が維持されていた. 刺激による副作用は数例で構音障害が出現したが, これらは刺激強度を下げることで改善した. 一方, 高い刺激強度による慢性

2 ジストニアに対する淡蒼球内節（GPi-）DBS の成績（主な報告）

ジストニアのタイプ	評価スケール	症例数	スコアの改善率				
			1 年	2 年	3 年	5 年	5 年以上
一次性全身性・分節性	BFMDRS（M） BFMDRS（D）	22〜31	55〜80%[1-3] 42〜69%[1-3]	79〜83%[1,2] 65〜75%[1,2]	57〜86%[2,3] 46〜81%[2,3]	83%[2] 78%[2]	82%[2] 62%[2]
一次性局所性/メージュ症候群	BFMDRS（M）	1〜12			58〜83%[4,5] *1		86%[5]
一次性局所性/痙性斜頸	TWSTRS	10	43%[6] *2	54%[7]	68%[8] *3		
二次性全身性 遅発性ジストニア	BFMDRS（M） BFMDRS（D）	9			82%[9] 68%[9]		
二次性片側性 脳性麻痺	BFMDRS（M） BFMDRS（D）	4	29%[10] 16%[10]		32%[10] 14%[10]		

*1 39 か月の平均経過観察期間[4].
*2 severity score のみ.
*3 37.6 か月の平均経過観察期間[8].
BFMDRS：Burke-Fahn-Marsden Dystonia Rating Scale, （D）：disability scale, （M）：movement scale, TWSTRS：Toronto Western Spasmodic Torticollis Rating Scale.
（Coubes P, et al. *J Neurosurg* 2004[1]；Isaias IU, et al. *Arch Neurol* 2009[2]；Vidailhet M, et al. *Lancet Neurol* 2007[3]；Reese R, et al. *Mov Disord* 2011[4]；Inoue N, et al. *Mov Disord* 2010[5]；Kiss ZH, et al. *Brain* 2007[6]；Hung SW, et al. *Neurology* 2007[7]；Cacciola F, et al. *Neurosurgery* 2010[8]；Gruber D, et al. *Neurology* 2009[9]；Kim JP, et al. *Acta Neurochir*〈*Wien*〉2011[10] より）

刺激により，四肢の寡動がコントロール困難な刺激副作用として報告されている[13]．Berman ら[13] は，頭頸部ジストニアの症例を後ろ向きに調査した結果，平均の BFMDRS の運動スコアおよび Toronto Western Spasmodic Torticollis Rating Scale（TWSTRS）スコアは有意に改善（各々 65%，59%）していたにもかかわらず，11 例中 10 例で術前にはジストニアを認めなかった四肢の運動緩慢（bradykinesia）が出現していたことを報告している．頻度の高い障害として，書字（82%），椅子からの起立・車の乗降（73%），床からの起立（55%），頭より高い位置の物品をつかむ（55%），荷物を地面より持ち上げる（55%），などの動作の障害が報告されている．歩行，階段の昇降などの動作も 1/3 以上の症例で悪化が認められている．これらの運動緩慢の出現は，近接する皮質脊髄路への刺激の波及が原因ではなく，GPi 内の刺激そのものの影響と考えられている．同様の報告が全身性ジストニアの症例においても報告されており，これらの副作用は，正常のサルの GPi の不活化（inactivation）において腕・手の動作スピードおよび運動の大きさが減少するという基礎研究の結果と類似している．

■頸部ジストニア（痙性斜頸）
　頸部ジストニアに対しては，薬物治療とボツリヌス毒素の異常収縮筋への局所投与が治療の第一選択として推奨されている．そのため，近年ではボツリヌス毒素の局所投与が無効ないしは治療継続が困難な症例に対して外科治療が考慮されることが多い．カナダにおける多施設前向き研究（12 か月の経過観察）において，頸部ジストニアに対する GPi-DBS の有効性が報告されている．長期効果に関する報告のほとんどはケースシリーズ（case series）

であるが，2～3年の経過観察でTWSTRSスコアの50％以上の改善が報告されている（2）[7,8]．

■書痙

書痙に対する機能外科手術では，視床に対する凝固術[14]ないしはDBS[15]の有効性が報告されている．しかしながら，いずれの報告も症例報告（case report）ないしはケースシリーズであり，現在までのところ高いエビデンスの研究報告はない．

二次性ジストニア

二次性ジストニアの原因としてさまざまな疾患があげられる．少なくとも一部の二次性ジストニアは一次性と同様にGPi-DBSが奏効する．

遅発性ジストニア（tardive dystonia：TD）に対するGPi-DBSの効果は，一次性の全身性または分節性ジストニアに対する改善効果と類似している（2）．

脳性麻痺に伴う二次性のジストニアに対するGPi-DBSの効果は，TDやハラーフォルデン・シュパッツ症候群（Hallervorden-Spatz syndrome：HSS）に比較して劣る（2）．Kimら[10]は，脳性麻痺後の全身性ジストニア10症例に対する両側GPi-DBSの長期効果を報告している．彼らは，上肢の筋骨格系の変形や強い痙縮を伴う症例に対しては，対側の視床Vo核破壊術を追加している．約3年の経過観察の結果では，筋骨格系の変形・痙縮の有無にかかわらず，32％程度のBFMDRSの運動スコアの改善を認めている．一方で，disability scaleでは，筋骨格系の変形・痙縮を伴わない例でもスコアの改善は14％程度であり，変形・痙縮を伴う例では改善は期待できない．

振戦の機能外科手術

振戦は最も頻度の多い不随意運動症であり，PDやETのほかにも脱髄性，代謝性，薬剤性などのさまざまな疾患や脳卒中などの脳損傷後に出現することはよく知られている．さまざまな振戦に対する機能外科手術の有効性に関する報告があるが，その多くは症例報告ないしはケースシリーズであり，PDおよびETを除けば高いエビデンスの報告はない．

本態性振戦

■視床凝固（破壊）術（thalamotomy）および視床DBS

視床Vim核に対する定位的凝固（破壊）術およびDBSは，さまざまな振戦に対して行われてきた．有効性に関する多くのケースシリーズの報告があるが，今日までに両者の比較研究に関するランダム化比較試験（RCT）は1つの報告のみである[16]．Schuurmanら[16]によるRCTの結果も薬剤抵抗性のETの抑制効果は両者で同等であるが，6か月後の機能的改善はDBSで優れていたことを報告している．本研究の5年の長期成績も報告されており，患者の主観的評価ではDBS群でより好ましい結果であった．DBSの長期経過

観察症例におけるDBSの刺激on vs. offの二重盲検による比較では，術後6～7年の長期有効性が報告されている[17]．

視床凝固（破壊）術における副作用として，一過性の合併症として口唇や手の知覚異常（しびれ），対側肢の筋トーヌスの低下（hypotonia）や運動麻痺，構音障害，錯乱などがみられ，永続する合併症として特に発語に関係する構語障害や発声不全（hypophonia；小声）の増悪の頻度が高い．また，出血の合併や大きな破壊巣が作製された症例においては認知機能の低下が報告されている．視床凝固（破壊）術ではDBSに比較して副作用および合併症が多いことがRCTの結果として報告されている[16]．副作用の発現率は術直後でDBS群21％，破壊術群82％，術後6か月でDBS群18％，破壊術群47％といずれも有意にDBS群で低いことが報告されている．Vim-DBS施行6か月後の副作用として構音障害（12％），歩行・バランス障害（6％），上肢の感覚性運動失調（sensory ataxia）（3％）がみられたが，そのほとんどが刺激により出現し，刺激を中止すると消失する可逆的な副作用であった．また凝固（破壊）術のみに認知機能の低下（9％）がみられたことが報告されている[16]．両側Vim核凝固（破壊）術では，DBSに比較して構音障害や嚥下障害，認知機能の低下などの合併症の発生頻度が高いという問題があるため，少なくとも両側の破壊術は避けることが好ましい．

■ posterior subthalamic area（PSA）のDBS

1960～1970年代に振戦に対して不確帯（zona incerta：Zi）やフォレル野の凝固（破壊）術の有効性に関する数編の報告がある．しかしながら，破壊に伴い出現する合併症のため広く普及するには至らなかった．DBSのMovement Disordersへの応用が普及するに伴い，その可逆性ならびに優れた調節性の利点を生かし，同部位へのトライアルが再び開始された．

2000年にはKitagawaら[18]により，振戦の中でも近位筋に優位な振戦に対してZiを主なターゲットとするDBSの有効性が報告された．Velascoら[19]は，Kitagawaらのターゲットよりやや内側のprelemniscal radiationに，またPlahaら[20]はやや外側で視床下核の尾側のZi（caudal Zi）の刺激で，振戦を含むパーキンソン病の主症状の有意な改善を報告している．近年では，これらの視床の腹側で，視床下核の尾内側ならびに赤核の外吻側に囲まれた白質領域を総称してposterior subthalamic area（PSA）と呼ぶことが多くなった．

本態性振戦に対して単一施設において視床Vim（$n=17$）とPSA（$n=19$）のDBSが施行された症例の効果の比較では，Essential Tremor Rating Scaleのhand tremor／hand functionの項目のスコアの改善は，PSA群で88.3％，Vim群で56.8％であり，PSA群で有意に優れていることが報告されている[21]．同部位に対する外科治療の高いエビデンスの研究報告はないが，現在までの報告の優れた有効性からPSAはVimに代わりうる治療部位として注目されている．

（大島秀規，片山容一）

文献

1) Coubes P, et al. Electrical stimulation of the globus pallidus internus in patients with primary generalized dystonia：Long-term results. *J Neurosurg* 2004；101：189-194.
2) Isaias IU, et al. Deep brain stimulation for primary generalized dystonia：Long-term outcomes. *Arch Neurol* 2009；66：465-470.
3) Vidailhet M, et al. Bilateral, pallidal, deep-brain stimulation in primary generalised dystonia：A prospective 3 year follow-up study. *Lancet Neurol* 2007；6：223-229.
4) Reese R, et al. Long-term clinical outcome in meige syndrome treated with internal pallidum deep brain stimulation. *Mov Disord* 2011；26：691-698.
5) Inoue N, et al. Long-term suppression of Meige syndrome after pallidal stimulation：A 10-year follow-up study. *Mov Disord* 2010；25：1756-1758.
6) Kiss ZH, et al. The Canadian multicentre study of deep brain stimulation for cervical dystonia. *Brain* 2007；130：2879-2886.
7) Hung SW, et al. Long-term outcome of bilateral pallidal deep brain stimulation for primary cervical dystonia. *Neurology* 2007；68：457-459.
8) Cacciola F, et al. Bilateral deep brain stimulation for cervical dystonia：Long-term outcome in a series of 10 patients. *Neurosurgery* 2010；67：957-963.
9) Gruber D, et al. Long-term effects of pallidal deep brain stimulation in tardive dystonia. *Neurology* 2009；73：53-58.
10) Kim JP, et al. Treatment of secondary dystonia with a combined stereotactic procedure：Long-term surgical outcomes. *Acta Neurochir（Wien）* 2011；153：2319-2327.
11) Vidailhet M, et al. Bilateral deep-brain stimulation of the globus pallidus in primary generalized dystonia. *N Engl J Med* 2005；352：459-467.
12) Kupsch A, et al. Pallidal deep-brain stimulation in primary generalized or segmental dystonia. *N Engl J Med* 2006；355：1978-1990.
13) Berman BD, et al. Induction of bradykinesia with pallidal deep brain stimulation in patients with cranial-cervical dystonia. *Stereotact Funct Neurosurg* 2009；87：37-44.
14) Goto S, et al. Stereotactic selective Vo-complex thalamotomy in a patient with dystonic writer's cramp. *Neurology* 1997；49：1173-1174.
15) Fukaya C, et al. Thalamic deep brain stimulation for writer's cramp. *J Neurosurg* 2007；107：977-982.
16) Schuurman PR, et al. A comparison of continuous thalamic stimulation and thalamotomy for suppression of severe tremor. *N Engl J Med* 2000；342：461-468.
17) Rehncrona S, et al. Long-term efficacy of thalamic deep brain stimulation for tremor：Double-blind assessments. *Mov Disord* 2003；18：163-170.
18) Kitagawa M, et al. Deep brain stimulation of subthalamic area for severe proximal tremor. *Neurology* 2000；55：114-116.
19) Velasco FC, et al. Electrical stimulation of the prelemniscal radiation in the treatment of Parkinson's disease：An old target revised with new techniques. *Neurosurgery* 2001；49：293-306.
20) Plaha P, et al. Stimulation of the subthalamic region for essential tremor. *J Neurosurg* 2004；101：48-54.
21) Sandvik U, et al. Thalamic and subthalamic deep brain stimulation for essential tremor：Where is the optimal target? *Neurosurgery* 2012；70：840-845.

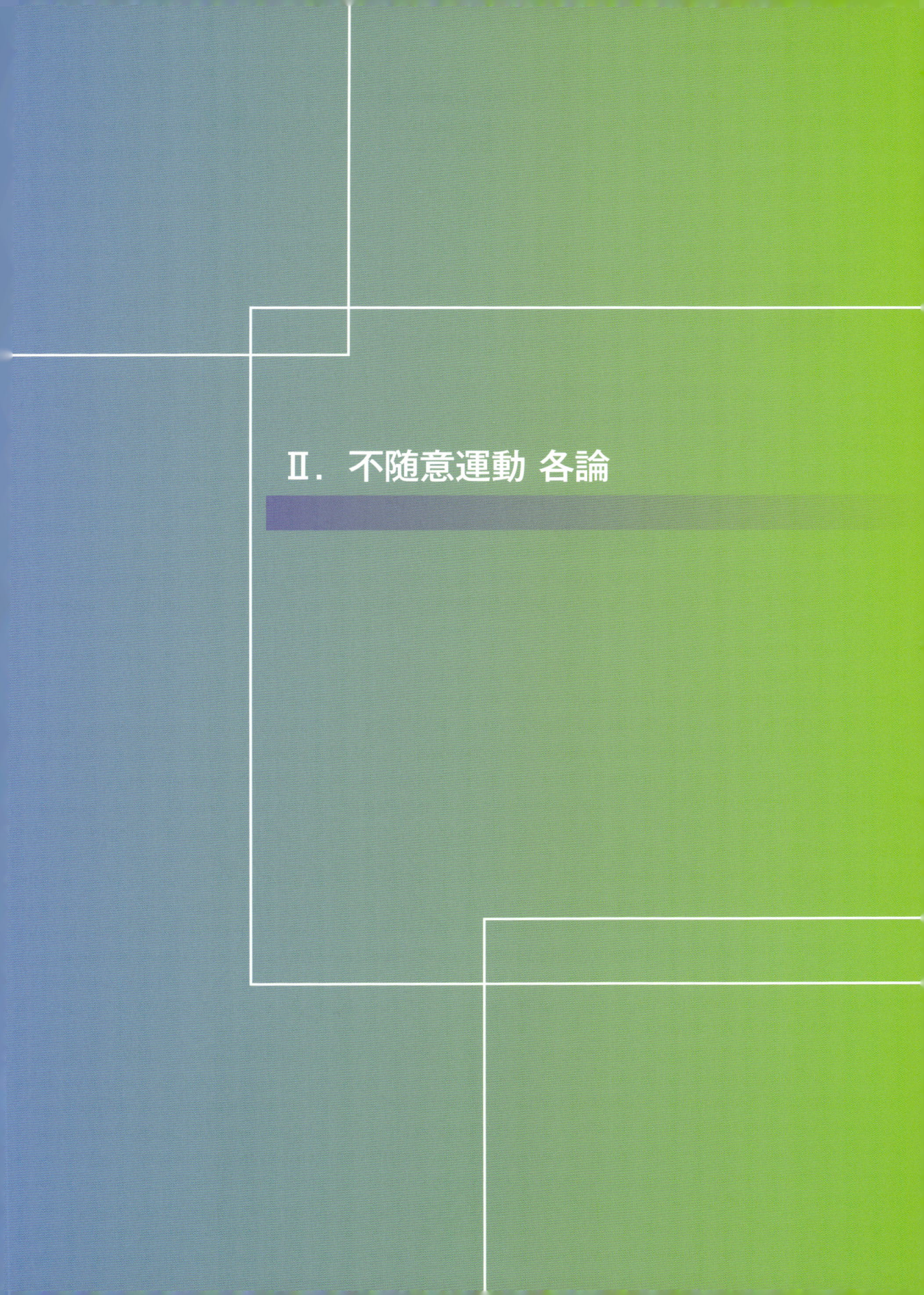

II. 不随意運動 各論

II. 不随意運動 各論

振戦

> **Point**
> - 振戦は静止時振戦，姿勢時振戦，動作時振戦とに分けられる．
> - 本態性振戦の特徴は姿勢時振戦，動作時振戦である．
> - パーキンソン病の振戦は静止時振戦が特徴的であり，姿勢時振戦，動作時振戦がみられることがある．
> - 小脳性振戦は企図時振戦型の動作時振戦である．
> - 各病型の振戦に有効な薬剤はおよそ決まっており，副作用に注意しながら少量から漸増する．
> - ガンマナイフを含めた定位脳手術は振戦抑制効果が高い．

振戦の概念

振戦（tremor）は体の局所にみられる規則的で単純な反復運動である．単関節または複数の関節に同期してみられるが，一関節運動は平面内での単純往復運動である．振戦の重症度は，不随意運動の性状と機能障害で評価される．運動の性状の重症度は，振戦の大きさと頻度（速さ，周波数），誘発される状態について評価される．誘発される状態は，随意的に力を入れない状態で起こる静止時振戦，一定の姿勢を保持するときに生じる姿勢時振戦，動作時に誘発される動作時振戦とに分けられる．動作時振戦で目標に近づくほど振戦が大きくなるものを企図時振戦と呼ぶ．振戦による機能障害は上肢についての障害が重要であり，書字や描画，着衣動作，食事動作などで評価される．機能障害は振戦の頻度よりも大きさと誘発状態に依存し，たとえば，粗大な動作時振戦の場合には機能障害は重症となる（**1**）．

振戦の分類

振戦の分類と命名は1998年にMovement Disorder Societyの特別委員会から発表された[1]．この分類は，振戦の周波数，誘発状況，合併する臨床所見に基づいており，各振戦のタイプには異なる責任病変をもつ多くの原因疾患が含まれる．この委員会の中心メンバーであるDeuschlら[2]は，振戦の発生機序を以下の4つに分類した．

①機械的振戦は，体の部分の重さや粘弾性（viscoelasticity）などの機械的な特性によって反響リズムが生じることによる．筋電図で振戦に一致した群化放電はみられず，錘を肢に乗せたりして機械的特性を変えると振戦の周波数も変化する．

②中枢神経の反射による振戦は，筋の伸張反射によるものが代表的である．

1 本態性振戦患者の渦巻き書き――動作時振戦

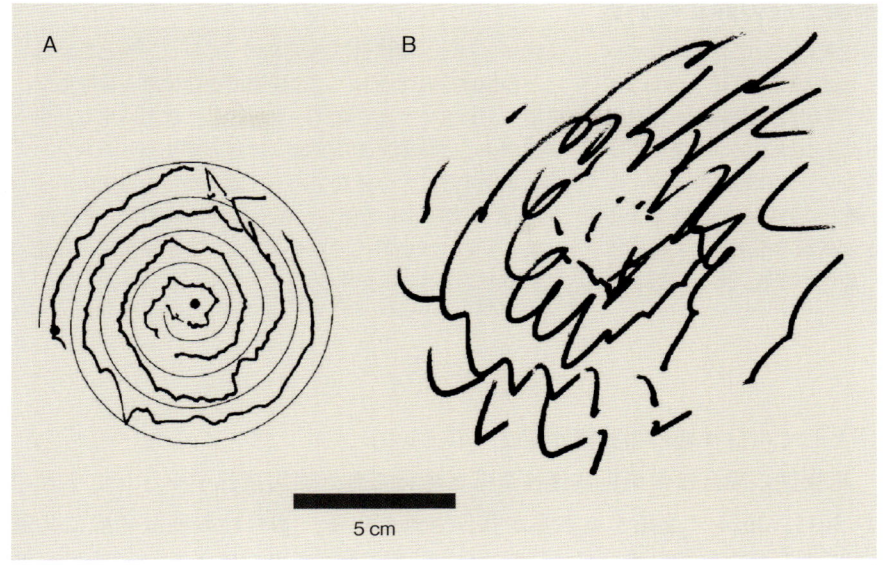

A B

5 cm

標準的な検査方法は，アルキメデスの螺旋を内側の点から出発し外側の点まで，手をテーブルに付けずにペンを持ち線を書く．A は中等症の患者で，コップに入れた水がこぼれる．B は重症の患者で，食べ物をスプーンで口まで運ぶことができない．

振戦に一致した筋電図が記録されるが，筋の特性の変化によって周波数は変化する．
③中枢神経の oscillator（振動源）によって駆動される振戦は，末梢の機械的特性や中枢神経への入力を変えても変化しない．
④中枢のフィードフォワード制御の障害による振戦は，小脳性の振戦の機序と考えられ，企図時振戦の形をとることが多い．

生理学的振戦は，健常者にみられる基本的には機能障害を起こさない程度の振戦であるが，Movement Disorder Society の分類では，もう少し大きな振戦で，可逆的に消失するような振戦も enhanced essential tremor として含めている．例は薬剤性の振戦や甲状腺機能亢進症である．本稿では Movement Disorder Society の作成した分類に沿って代表的な振戦について述べる．

本態性振戦

本態性振戦（essential tremor）は基本的には姿勢時振戦・動作時振戦であり，まれに静止時にみられることがある．静止時振戦がみられる場合にも，姿勢時振戦・動作時振戦のほうがより顕著であることがパーキンソン病の静止時振戦と違う点である．時に，目標に近づくと大きくなる企図時振戦が顕著な場合がある．振戦は両側対称性にみられることが多いが，明らかな左右差を示すこともある．

本態性振戦の周波数は，4～12 Hz と幅があり，Marshal [3] によれば，若年で平均約 8 Hz，成人で 10 Hz，50 歳代から遅くなり 70 歳代では 5～6 Hz となる．ほとんどの本態性振戦が重量負荷で周波数が変化しないことから，機

ドパミン低下のない一側上肢の静止時振戦

パーキンソン病が疑われる症例において，正常なドパミン脳機能画像はSWEDDs（scans without evidence of dopaminergic deficit）と呼ばれ，臨床的に診断される早期パーキンソン病のおよそ10%にみられる[7]．一側上肢の静止時振戦はパーキンソン病に特異的と考えられてきたが，SWEDDsと一側上肢の静止時振戦を呈する患者群がパーキンソン病とは異なる疾患として提唱されてきている[7]．この群は，症状や経過，薬物に対する反応がドパミン機能低下を示すパーキンソン病と異なることが指摘されており，この疾患の主体は成人発症のジストニアが含まれると考えられている．抗パーキンソン病薬の多くが無効であるため，発症早期にパーキンソン病と鑑別することが重要である．症状からの鑑別のポイントは，SWEDDsを伴う一側上肢の振戦では，静止時振戦より動作時振戦のほうが大きく，寡動がなく，軽度であるがジストニアを伴う．

序として中枢神経の振動源が考えられている．

家族性の場合は常染色体優性遺伝と考えられ，原因遺伝子座としてそれぞれ3q13，2p24に連鎖する家系が報告されている．本態性振戦は発症に共通に関連する遺伝子異常は見つかっておらず，遺伝的異質性をもった疾患と考えられている．

本態性振戦の病理学的異常所見は，①小脳変性のある群と，②脳幹にレヴィ小体のある群に分けられるとする説があるが[4]，失調の合併や静止時振戦との関連など臨床症状との関連は得られていない．振戦の発現機序に関しては，小脳から前頭葉への中継核である視床中間腹側核（nucleus ventralis intermedius thalami：Vim）の定位脳手術で振戦は消失し，小脳病変で本態性振戦が軽減した症例報告やポジトロンエミッション断層撮影（positron emission tomography：PET）で小脳の活動亢進の報告があることから，小脳-視床系が関与していると考えられる．

パーキンソン病の振戦

パーキンソン病における特徴的な振戦は4〜6 Hzの静止時振戦であり，典型例では動作を行うときには振戦は軽減消失する．よって，静止時振戦だけの症例では，大きな振戦があっても機能障害は小さい．「丸薬丸め運動（pill-rolling movement）」は，パーキンソン病の静止時振戦が手指に現れたときにみられる．丸薬丸め運動の場合には拇指が内転するときに示指・中指の中手指節関節が伸展する．次に拇指が外転するときに示指・中指の中手指節関節が屈曲する．この繰り返し運動が指先で丸薬を丸める動きと似ているので，このような呼び方がされているが，本態は振戦であって，実際の随意的に行う丸薬を丸める指の動きとは違いがある．

パーキンソン病では静止時振戦と同じ頻度の振戦が姿勢を保持しているときにもみられることがある．静止時振戦がみられる手を挙上して保持していると，いったん消えた振戦が再出現してくる．これはre-emergent tremorと呼ばれる[5]．re-emergent tremorは本態性振戦の姿勢時振戦と紛らわしいが，パーキンソン病では本態性振戦に比べて挙上してから振戦出現までの時間が

Keywords

re-emergent tremor

パーキンソン病では上肢を挙上したときにみられる姿勢時振戦に2種類あり，一つは挙上と同時に現れ7〜12 Hzと速い姿勢時振戦であり，もう一つは挙上後数秒して現れ，静止時振戦と同じ頻度の姿勢時振戦である．後者の例では，手を膝の上に乗せて力を抜いてじっとしていると静止時振戦が現れる．その手を挙上すると，いったん静止時振戦は消えるが数秒後に静止時振戦と同じ頻度の振戦が現れる．前者の姿勢時振戦は本態性振戦の合併とする考えがあり，後者の姿勢時振戦はパーキンソン病の静止時振戦と同じ機序で発生すると考えられている．

2 パーキンソン病の定位脳手術で記録された振戦に同期する単一ニューロン活動

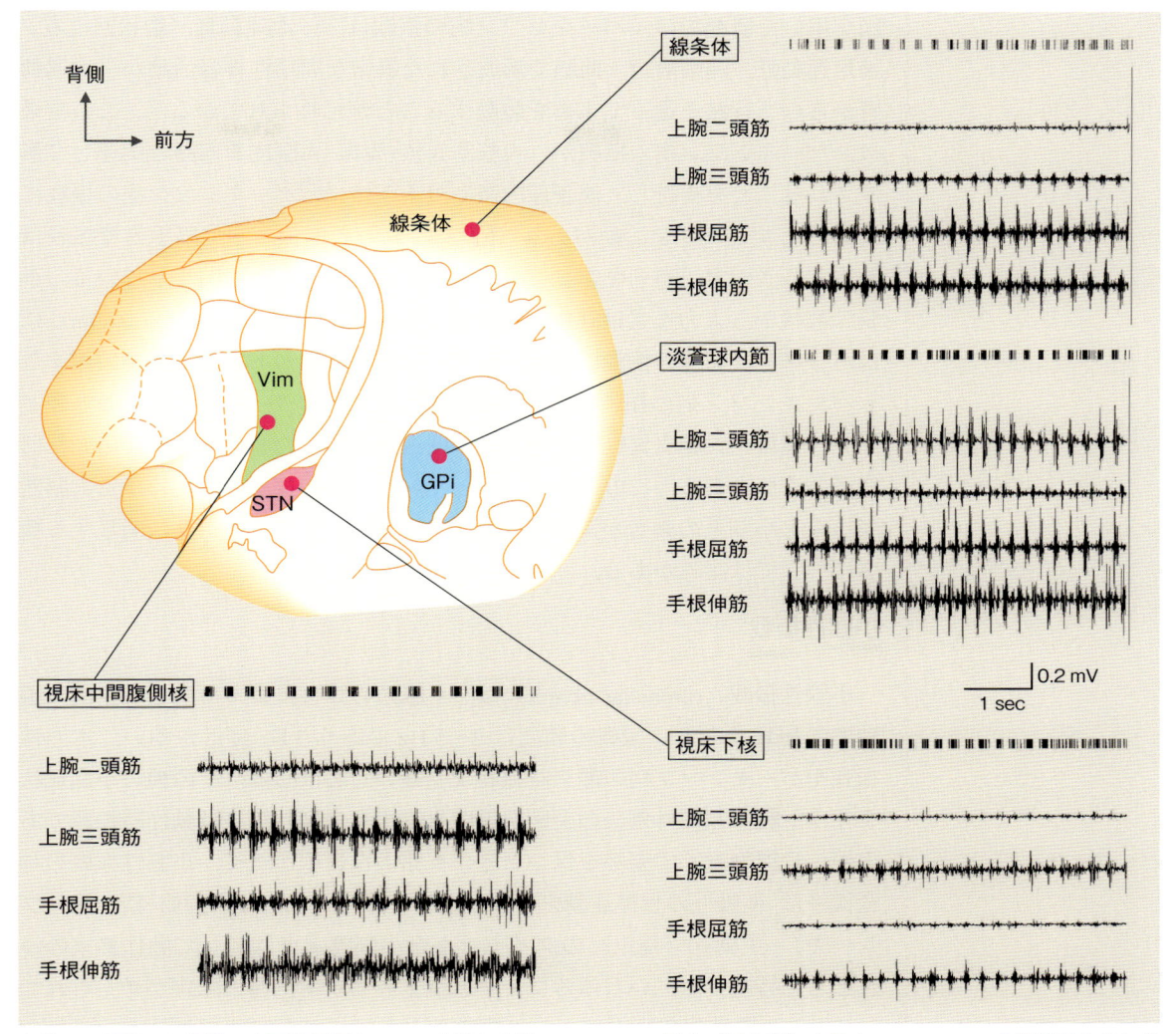

上肢から記録した振戦の表面筋電図とパルス変換した単一ニューロン発火（最上段）を示す．ニューロンの記録部位は矢状断中に●で示す．それぞれ別のパーキンソン病症例の線条体（被殻），淡蒼球内節，視床下核，視床 Vim から記録した．ニューロン発火は振戦と同期したバースト発火を示している．
GPi：淡蒼球内節，STN：視床下核，Vim：視床中間腹側核．

長い傾向がある[6]．re-emergent tremor が重症の場合には動作時にも同じ性状の振戦が続き，重度の動作障害を生じることがある．パーキンソン病では，re-emergent tremor や静止時振戦とは異なり，頻度が 8〜9 Hz と速い姿勢時振戦・動作時振戦がみられることがある．その場合には，本態性振戦の合併かどうかが問題となることがある．脳機能画像でドパミン欠乏のない一側上肢の静止時振戦を呈する患者群があり，パーキンソン病と異なる疾患群であることが指摘されている[7]．この群は症状や経過，薬物に対する反応が通常のパーキンソン病と異なり，主体は成人発症のジストニアであると考えられている．

パーキンソン病患者や動物モデルで後根切除を行っても振戦は消えないこ

とから，パーキンソン病では中枢神経内に振動源があると考えられる．脳磁図を用いた研究では，パーキンソン病の振戦は，一次運動野，帯状回皮質／補足運動野，運動前野，間脳で形成された異常な周期性神経活動が一次運動野からの下行路を通って末梢を駆動することが示唆されている[8]．この結果は，パーキンソン病の振戦が，大脳基底核-視床-大脳皮質回路と関連して形成されることを支持し，淡蒼球内節や視床下核にはパーキンソン病の振戦に同期したニューロン活動があり（**2**），これらの部位の定位脳手術で振戦は消失する．一方，パーキンソン病の振戦には小脳系も強く関与している．小脳深部核から入力を受け運動野を中心に投射する視床中間腹側核（Vim）にはパーキンソン病の振戦に同期するニューロン活動があり，ここを破壊するとパーキンソン病の振戦は消失する（**2**）．また，パーキンソン病の振戦と小脳−視床−大脳皮質経路の代謝との関連性を示した脳機能画像を用いた研究がいくつもある．このように，パーキンソン病の振戦の発現には，大脳基底核系と小脳系の両者が深く関与しているが，2つの系が相互に関与する機序については諸説がある．

小脳性振戦

　小脳性振戦（cerebellar tremor）は，小脳系の障害によって生じる企図時振戦型の振戦である．振戦の頻度は2〜5 Hzであり3 Hz付近が多い．本態性振戦やパーキンソン病の静止時振戦より遅い．しばしば，その他の小脳症状を伴う．**3**に頭部外傷後の企図時振戦を示す．企図時振戦は動作時振戦であるが，目標物近くで姿勢を保つときにも粗大な振戦が続く．小脳性振戦の神経機序は，衝動性の目標運動を行うときに正常でみられる主動筋-拮抗筋（ブレーキ）-主動筋（補正）のタイミングが小脳障害で遅延して動作終末のゆれとして持続する，いわゆるフィードフォワード機構の障害が考えられている[2]．小脳性振戦は末梢からの感覚入力を断っても消失しない．

ホームズ振戦（中脳振戦，赤核振戦）

　ホームズ（Holmes）振戦は中脳振戦や赤核振戦と同じものであり，3 Hz前後の企図時振戦に加えて明らかな静止時振戦がみられるのが特徴である．Holmes[9]は1904年に中脳に病変がある9例の振戦症例を報告し，責任病変部位を赤核あるいは上小脳脚と考えた．他に，本振戦の責任病変部位として小脳核，下オリーブ核，赤核，上小脳脚が重要とされている．さらに，黒質病変の高率な合併とPETで上小脳脚病変による本振戦で線条体ドパミン減少が認められていることから，ホームズ振戦の発現には小脳-視床系に加えて黒質-線条体ドパミン系の障害が関与すると考えられる．

ジストニアに伴う振戦

　ジストニアは不随意な筋収縮による異常姿勢とゆっくりとした異常運動であり，骨格筋の存在する身体のあらゆる部位に発現し得る．ジストニアに伴

3 企図時振戦

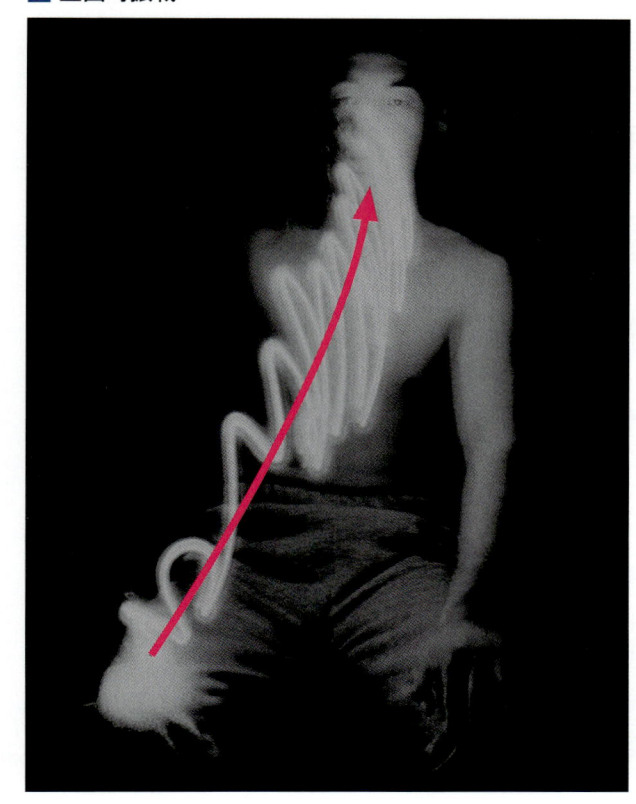

頭部外傷後の右上肢企図時振戦．右指鼻試験での示指の動きを撮影した．鼻に近づくにつれて振戦は粗大となり，鼻先で保持する間，粗大なままで持続した．振戦の周波数は約 3 Hz であった．

って振戦やミオクローヌスがみられることがある．たとえば，痙性斜頸には頸部筋群で駆動される頭部振戦を伴うことがある．ジストニアに伴う振戦は 4～8 Hz の姿勢時振戦・動作時振戦であり，筋が弛緩した状態では起こらない．ジストニアの罹患筋に発生するが，ジストニア姿勢の強度と振戦の重症度とは必ずしも相関しない． 4 に書痙の筋電図を示す．書字の際に持続性で変動するジストニア放電がみられ，それに約 6 Hz の群化放電が重畳している．ジストニアの振戦は，ジストニアが軽度で振戦が目立つ場合に本態性振戦との区別が難しい場合がある．一方，本態性振戦の除外基準にはジストニアがあげられている[1]．

その他の振戦

末梢神経障害に伴う振戦は姿勢時振戦・動作時振戦であり，ニューロパチーの罹患部にみられる．発症機序は中枢神経系と末梢神経系両者の関与が考えられている．心因性振戦は，心因が振戦という形に転換されて身体化されたものである．姿勢時振戦，動作時振戦が多いが，拮抗筋の共収縮を伴うことが多い．本当の振戦ではみられない特徴として，気をそらしたりプラセボによって消える，周波数が変化する，などがある．これに心因が明白にあれば，除外診断ではなく積極的診断が可能である．

Key words

羽ばたき振戦
両上肢を横に挙上し手掌を下にして手首を軽度背屈した姿勢を保持するときに，鳥が羽ばたくように上肢が繰り返し上下に動く運動であるが，本態は振戦ではなく陰性ミオクローヌスである．陰性ミオクローヌスは asterixis（固定姿勢保持困難）と同義であり，随意的な姿勢保持時に突然短い筋収縮の中断が起こり重力により上肢が落下する．落下は瞬時であり，姿勢保持の努力により上肢は元の位置に戻る．これを頻回に繰り返す場合に振戦様にみえるのである[*1]．

*1
本巻 II．「羽ばたき振戦」（p.128）参照

4 書痙の筋電図

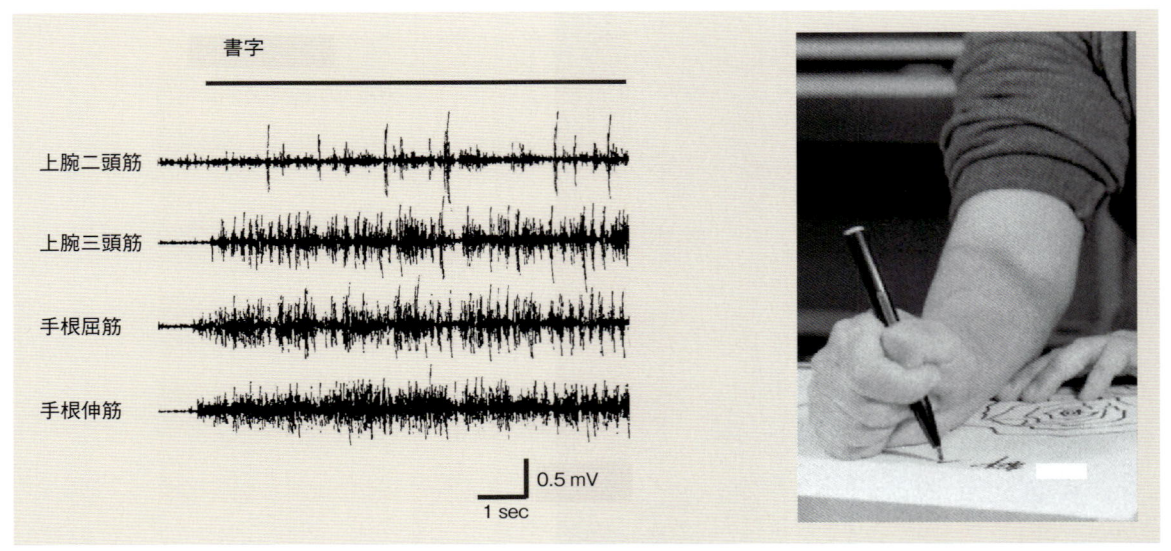

書字開始とともにジストニアによる持続性で変動する筋電図波形が顕著となっている．それに約6Hzの振戦に相当する群化放電が重畳している．

診断

本態性振戦

Movement Disorder Society が1998年に発表した本態性振戦の診断基準を 5 に示す[1]．症候的には前腕から手にみられる姿勢時振戦または動作時振戦である．本態性振戦は，明らかな原因がなく他の神経症状を伴わない振戦をいうので，そのためにいくつかの除外基準が示されている．本態性振戦と似た姿勢時振戦を生じ得る疾患は多い．薬剤性振戦では，気管支拡張薬である交感神経β受容体刺激薬，抗精神病薬などがあり，頭部外傷，末梢神経障害でも姿勢時振戦がよくみられる．ジストニアの罹患部に姿勢時振戦が合併することは多く，ジストニアが軽微のときに本態性振戦と紛らわしい．本態性振戦は交感神経β受容体遮断薬（以下，β遮断薬）が有効であるが，特異度は高くなく診断基準には用いられない．アルコール摂取での改善もよく知られているが同様である．

パーキンソン病の振戦

パーキンソン病の診断基準[*2]を満たす．国際的に多く採用されているUK Parkinson's Disease Society Brain Bank の臨床的診断基準[10]では，寡動に加えて筋固縮，4〜6Hzの静止時振戦，姿勢保持障害の少なくとも1つ以上あるものが必要基準であり，これに除外基準と支持項目が加わる．パーキンソン病における静止時振戦の特異度は高いが，パーキンソン病以外の変性性パーキンソン症候群や黒質病変を合併する病態でも静止時振戦は出現し得る．

*2
本巻 IV.「パーキンソン病の臨床症候」12 (p.302), p.306 参照

5 本態性振戦の診断基準

- 組み入れ基準
  1) 両側性でおおむね対称性の姿勢時振戦あるいは動作時振戦であり，部位は手と前腕で視診で確認でき持続性である
  2) 頭部振戦は合併するかまたは単独で起こり得る．しかし，頭頸部の異常姿勢はない
- 除外基準
  1) 振戦以外の神経症状を伴っている．特にジストニアがある
  2) enhanced physiological tremor の原因がある．特に薬剤の関与
  3) 振戦を生じる心因を示す既往上のまたは臨床的な証拠がある
  4) 突然発症か段階的増悪が確認できる
  5) 一次性起立時振戦
  6) 限局性の音声振戦
  7) 孤立性の姿勢特異性あるいは動作特異性の振戦．職業性振戦や一次性書字振戦を含む
  8) 限局性の舌や下顎の振戦
  9) 限局性の下肢振戦

(Deuschl G, et al. *Mov Disord* 1998[1] を参考に作成)

Wenning らは臨床的に診断した多系統萎縮症の 29％ に静止時振戦がみられたと報告している[11]．

一方，パーキンソン病で静止時振戦より速い周波数の姿勢時振戦，動作時振戦がみられる場合や，静止時振戦がなくて姿勢時振戦，動作時振戦だけがみられる場合には，その姿勢時振戦，動作時振戦は本態性振戦の合併かどうかが問題となる．

小脳性振戦

Movement Disorder Society の定義は症候に基づくものであり，次を満たすものをいう[1]．

①企図時振戦型の単独または優位の片側性または両側性の振戦．
②振戦の周波数は主に 5 Hz 以下と遅い．
③姿勢時振戦はあってもよいが静止時振戦はない．

このタイプの振戦は小脳系の障害により現れる振戦であり，小脳性運動失調や筋トーヌス低下を伴うことも多い．動作時振戦の目立つ本態性振戦とは頻度が遅いことで区別できる．

ホームズ振戦

Movement Disorder Society の基準を以下に示す[1]．

①静止時振戦と企図時振戦との両者があり，多くの例では姿勢時振戦も存在する．振戦は比較的不規則である．
②振戦の周波数は 4.5 Hz 以下と遅い．
③病変の発生から振戦の発症まで期間がある（通常 4 週間～2 年間）．

中脳振戦，赤核振戦，myorhythmia（ミオリズミア，ミオリトミー）などはこの振戦に該当する．小脳，脳幹から視床にかけての領域と黒質線条体ドパミン系に障害があると考えられる．

ジストニアに伴う振戦

Movement Disorder Society の基準を以下に示す[1].
①振戦はジストニアの罹患部位に発現する.
②振幅は不規則であり周波数も変動する，主に 7 Hz 以下の局所性の振戦である.
③主に姿勢時振戦・動作時振戦であり，通常は静止時にはみられない.

本態性振戦との鑑別の例をあげると，痙性斜頸に伴う頭部振戦はジストニアの振戦であり，斜頸のない頭部振戦は本態性振戦である.

治療

治療方針の立て方

まず各振戦のタイプと原因に基づく内服薬治療を試みる．単剤少量で開始し，効果と副作用をみながら増量または多剤併用とする．振戦の診断では保険適用外使用となる薬剤が多い．薬物で十分な改善が得られない場合に，定位脳手術を検討する．振戦は運動症状の中でも定位脳手術が著効を示す症状であり，最終的にはほとんどの振戦は必ず抑制できる，といっても過言ではない.

薬物療法

■本態性振戦

β 遮断薬が第一選択であり，次に有効性が確立されているのがプリミドンである．β 遮断薬は，心疾患，気管支喘息，糖尿病では禁忌または慎重投与となり，プリミドンは眠気やふらつきが出やすい.

次に使用されるのが，ベンゾジアゼピン系薬剤で，ジアゼパム（セルシン®など）とクロナゼパム（リボトリール®など）が代表的である．比較的新しい抗てんかん薬であるドピラマート（トピナ®）やガバペンチン（ガバペン®）も有効性が報告されている．頭部振戦や手の振戦では A 型ボツリヌス毒素（ボトックス®など）の局注も有効とされる.

■パーキンソン病の振戦

抗パーキンソン病薬を投与する．トリヘキシフェニジルなど抗コリン薬がパーキンソン病の振戦に L-ドパより有効であるというエビデンスはない．ただし，振戦以外の症状に乏しい初期例では，L-ドパ長期投与の副作用を防ぐために抗コリン薬やドパミンアゴニストで開始するのがよい.

■小脳性振戦

小脳性振戦にはクロナゼパムと β 遮断薬が用いられる．原因疾患により失調症状を伴っていることが多いので，副作用としての失調症状の増悪に注意する．粗大な企図時振戦は薬物では抑制しがたい.

6 脊髄小脳変性症の企図時振戦に対する Vim 刺激術の効果

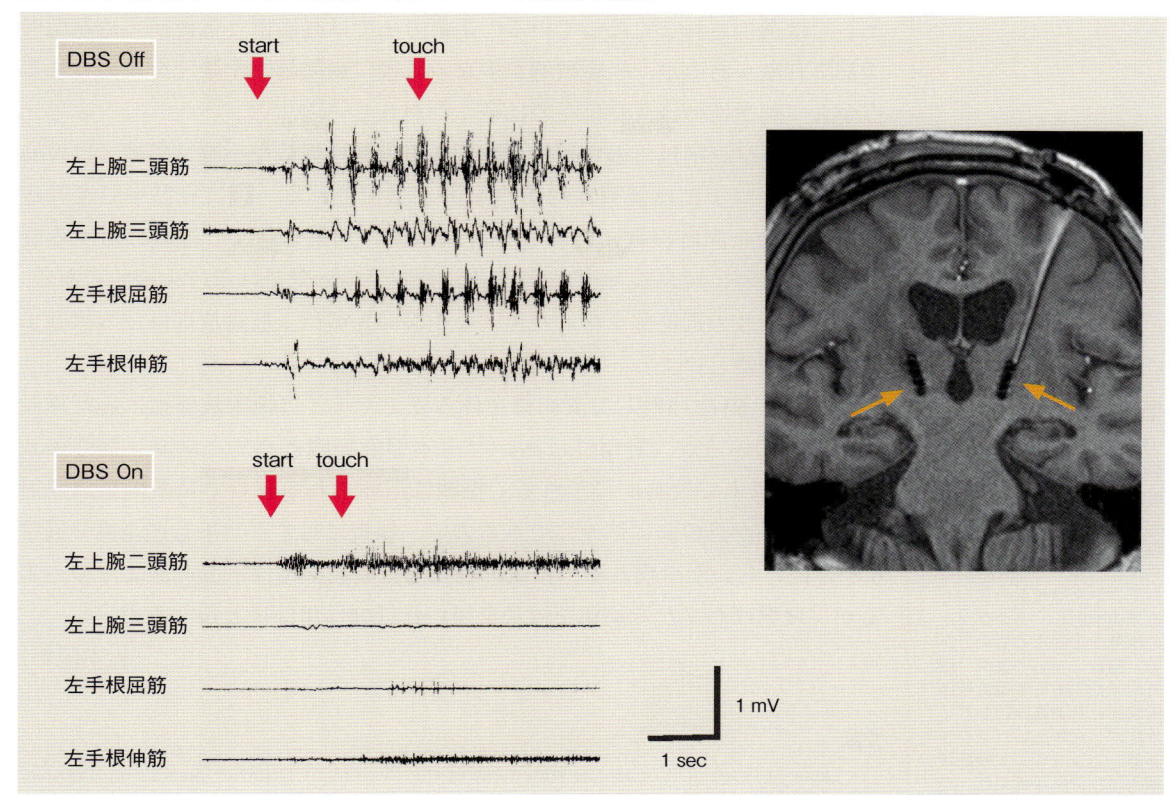

指鼻試験による振戦の誘発を筋電図で示す．刺激が off 状態（DBS Off）では，約 4 Hz の粗大な振戦が動作開始とともに出現し，指先を鼻に付けている間持続する．刺激 on（DBS On）では，振戦の群化放電は消失し随意動作の筋電図だけになっている．右に両側の Vim に植え込まれた刺激電極（→）のMRIを示す．

■ホームズ振戦

　黒質線条体ドパミン系と小脳系の両者の障害によると考えられるので，抗パーキンソン病薬を試み，動作時振戦にはクロナゼパムを併用する．

■ジストニアに伴う振戦

　ジストニアに比較的有効性の高い薬剤はトリヘキシフェニジルである．続いて，抗てんかん薬，ドパミンアゴニスト，ドパミン遮断薬などが単剤または多剤併用で用いられるが，試行錯誤で有効な薬剤を探すことが多い．ジストニアに伴う振戦はジストニアと平行して改善することが多い．ジストニアにはボツリヌス毒素の局注が有効であり，合併する振戦にも有効である．

手術療法

　中枢性の振戦の多くに対して定位脳手術が有効である．ターゲットは，1950 年代以後視床 Vim が選択されてきた．1980 年代以後，振戦を含むパーキンソン症状に淡蒼球内節と視床下核手術が有効であることが確立した．Vim，淡蒼球内節，視床下核ともに振戦に対する効果は同等である．しかし，寡動や歩行障害など振戦以外の運動症状に対しては Vim 手術はほとんど無

効であるために，初期の振戦型のパーキンソン病以外はVimはターゲットとしては選択されなくなっている．手術方法では凝固術と電極植え込み型の深部脳刺激があるが，組織破壊が少なく術後に刺激部位や強度を変えられる点から，刺激術のほうが現在では多く行われている．

パーキンソン病以外の中枢性振戦である本態性振戦や小脳性振戦ではVimが，ジストニアには淡蒼球内節やVimが選択される．6に脊髄小脳変性症にみられた企図時振戦に対するVim刺激術の効果を示す．振戦に対する刺激効果は瞬時に現れる．振戦に対する定位脳手術の効果はほぼ永続的である．しかし，上肢の近位部を含んだ粗大な企図時振戦は上肢遠位部優位の振戦よりも抑制が難しい．

コバルト60を照射して凝固巣を作るガンマナイフ視床破壊術は施行施設が限られているが，有用性は高い[12]．本態性振戦とパーキンソン病の振戦では80％以上で改善が得られる．振戦に用いられる線量では凝固巣は照射から3～12か月の間に徐々にできるので，振戦に対する効果も遅発性で通常6か月後くらいから現れる．振戦抑制効果は凝固術や深部脳刺激よりやや劣るが，侵襲はわずかで適切な線量を用いれば副作用はほとんどない．

（橋本隆男）

Keywords

ガンマナイフ視床破壊術

振戦の比較的新しい治療としてガンマナイフが用いられてきている．ガンマナイフはコバルト60を線源としてガンマ線をターゲットに集中照射し，ターゲットの組織を凝固するものである．振戦に対して従来，脳外科手術である定位的視床破壊術と刺激術が行われてきたが，合併症のリスクがある．ガンマナイフ視床破壊術は定位脳手術に比べ効果はやや弱いが侵襲は少なく，安全性が高い．定位脳手術が受けられない患者も受けることができる．本邦では保険適用は都道府県により異なる．

文献

1) Deuschl G, et al. Consensus statement of the Movement Disorder Society on Tremor. Ad Hoc Scientific Society. *Mov Disord* 1998；13（Suppl 3）：2-23.
2) Deuschl G, et al. The pathophysiology of tremor. *Muscle Nerve* 2001；24：716-735.
3) Marshal J. Observation on essential tremor. *J Neurol Neurosurg Psychiatry* 1962；25：122-125.
4) Benito-León J, Louis ED. Essential tremor：Emerging views of a common disorder. *Nat Clin Pract Neurol* 2006；2：666-678.
5) Jankivic J, et al. Re-emergent tremor of Parkinson's disease. *J Neurol Neurosurg Psychiatry* 1999；67：646-650.
6) Shahed J, Jankovic J. Exploring the relationship between essential tremor and Parkinson's disease. *Parkinsonism Relat Disord* 2007；13：67-76.
7) Schwingenschuh P, et al. Distinguishing SWEDDs patients with asymmetric resting tremor from Parkinson's disease：A clinical and electrophysiological study. *Mov Disord* 2010；25：560-569.
8) Volkmann J, et al. Central motor loop oscillations in parkinsonian resting tremor revealed by magnetoencephalography. *Neurology* 1996；46：1359-1370.
9) Holmes G. On certain tremors in organic cerebral lesions. *Brain* 1904；27：327-375.
10) Hughes AJ, et al. Accuracy of clinical diagnosis of idiopoathic Parkinson's disease：A clinico-pathological study of 100 cases. *J Neurol Neurosurg Psychiatry* 1992；55：181-184.
11) Wenning GK, et al. Clinical features and natural history of multiple system atrophy. An analysis of 100 cases. *Brain* 1994；117：835-845.
12) Ohye C, et al. Gamma knife thalamotomy for Parkinson disease and essential tremor：A prospective multicenter study. *Neurosurgery* 2012；70：526-535.

Further reading

- Helmich RC, et al. Cerebral causes and consequences of parkinsonian resting tremor：A tale of two circuits? *Brain* 2012；135：3206-3226.
パーキンソン病の静止時振戦の発生機序について学びたい人にお勧め

II. 不随意運動 各論
舞踏病

> **Point**
> - 舞踏運動は比較的速い，四肢遠位部優位・顔面にみられる運動で，動きのパターンはまったく不規則で，唐突で奇妙な落ち着きのない動きである．
> - 舞踏運動を呈する疾患を舞踏病と呼び，代表疾患はハンチントン病であるが，その他の多くの疾患で舞踏運動がみられる．
> - ハンチントン病では，線条体が障害されることにより，大脳基底核の運動ループの間接路の障害を来し，結果的に視床からの出力が増大し，運動過多となると考えられている．
> - 舞踏病を呈する基礎疾患に対する根本的治療が優先されるが，舞踏運動に対する対症療法として抗精神病薬が有効である．

舞踏病（chorea）とは，舞踏運動（コレア，chorea）を呈する疾患を指す．舞踏運動は不随意運動の一つであり，単独で出現する場合もあるが，アテトーゼ，ジストニアなどの他の不随意運動や，痙縮などの異なる病態を合併する場合も多い．舞踏病の代表疾患は，1872年にHuntingtonにより報告されたハンチントン病である[1]．実際，その疾患の研究によって舞踏病の病態が徐々に解明されてきた．ここでは舞踏運動の特徴と病態について述べ，次にその代表的疾患であるハンチントン病を解説し，最後に舞踏病の診断と治療について概説する．

舞踏運動の特徴

舞踏運動と分類するためには，問診，神経所見の診察を詳細に行うとともに，観察により運動の特徴をとらえることが重要となる．舞踏運動は一過性で特殊な状況でしか出現しない場合もあるため，ビデオ記録するとよい．客観的に評価することができ，運動が消失した後でも，上級医や神経内科専門医に相談することができる．その際には必ず患者の同意を取得する．

舞踏運動は比較的速い，四肢遠位部優位・顔面にみられる運動で，動きのパターンはまったく不規則で，唐突で奇妙な落ち着きのない不随意運動である[2-6]．顔をしかめたり，首を回旋させたり，手足を伸展・屈曲・開閉・回旋させたりする．病初期には，なんとなく落ち着きがないという主訴で受診する場合も多いが，癖として見逃される場合もある．会話や計算などを含む精神的ストレスや随意運動で増悪し，安静や睡眠で軽減，消失する．筋トーヌスは低下する．

一般的には全身性に緩徐に発症するが，脳血管障害により突然発症することもある．この場合，舞踏運動は片側性となり，また動きのパターンが比較

Keywords

chorea
choreaは「舞踏運動」と「舞踏病」の両者を意味する用語である．舞踏運動は不随意運動の種類を指し，舞踏病は舞踏運動を呈する疾患を指す．

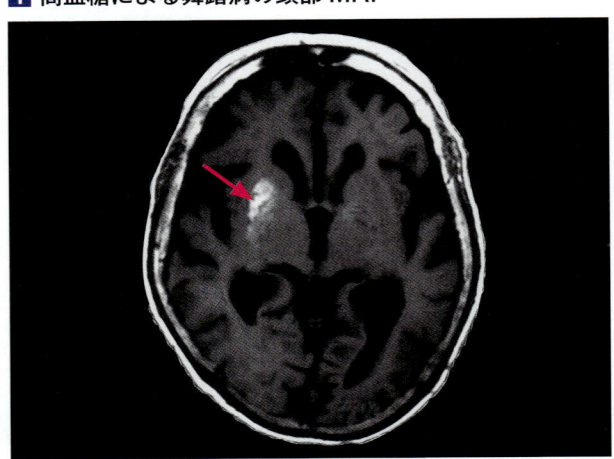

1 高血糖による舞踏病の頭部 MRI

80 歳代女性．片側レンズ核に T1 強調画像高信号病変を認める（→）．

的一定となり，片側バリズムとの連続性が指摘されている．高血糖でも脳血管障害と同様に突然発症することがある．その場合は，頭部 MRI で片側のレンズ核の T1 強調画像高信号病変を認める（**1**）．表面筋電図では 0.5 秒以内の持続の比較的短い筋放電が，振幅，出現間隔などまったく不規則に出現する．

他の不随意運動との鑑別

アテトーゼ，片側バリズム，ジストニア，ジスキネジアなどが鑑別で問題となりうる．アテトーゼ（athetosis）とは，運動の遅さが舞踏運動との大きな違いであるが，必ずしも鑑別は容易ではなく，舞踏アテトーゼ（choreoathetosis）と区別せずに呼ぶ場合も多い．片側バリズム（hemiballism）は，一般に顔面には出現せず，舞踏運動よりも振幅が大きく速度も速い運動で，近位部優位に出現する点が鑑別となる．ジストニア（dysotnia）は特徴である主動筋と拮抗筋が同時に収縮すること（共収縮），姿勢異常や運動障害が一定のパターンをとること（常同性），特定の感覚入力によって症状が改善すること（感覚トリック）などから鑑別しうる．ジスキネジア（dyskinesia）の中でも，パーキンソン病患者における L-ドパ製剤の副作用で出現するジスキネジアは，運動の性質のみで舞踏運動と鑑別することはかなり難しいが，運動が L-ドパ製剤の内服に依存していることがわかれば，鑑別は容易である．

舞踏病の病態

Alexander-Crutcher のモデルでは，大脳基底核の運動ループの「直接路」と「間接路」のうち，特に間接路の障害により起こるとされる[7]．**2**に健常者とハンチントン病における大脳基底核の運動ループモデルを示す．ハンチントン病では，線条体の障害により，まず線条体から淡蒼球外節への神経連絡が障害され，この間接路の障害により，結果的に視床からの出力が増大し，

2 大脳基底核の運動ループ

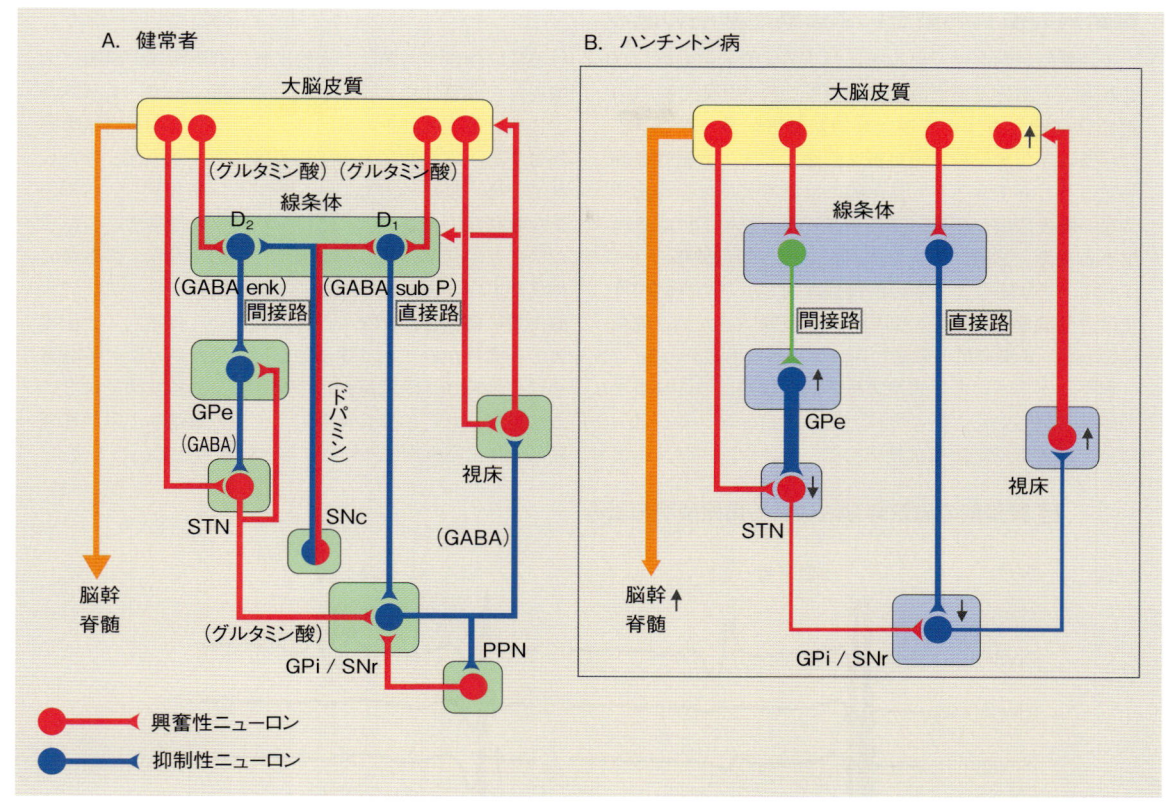

A. 健常者／B. ハンチントン病

● — 興奮性ニューロン
● — 抑制性ニューロン

A：ドパミン神経細胞が黒質緻密部から線条体の D_1 受容体・D_2 受容体にシナプスする．運動ループは「直接路」と「間接路」に分かれるが，直接路は運動ループの出力となる視床に対して興奮性に働き，間接路は抑制性に働く．ドパミンは直接路を賦活化し，間接路を抑制する働きがある．ドパミンはこの2つの経路を用いて，運動を賦活化する働きがある．
B：ハンチントン病では，線条体が障害され，線条体から淡蒼球外節への神経連絡が障害される．この間接路の障害により，結果的に視床からの出力が増大し，運動過多となると考えられている．
GABA：ガンマアミノ酪酸，enk：エンケファリン，sub P：substance P，GPe：淡蒼球外節，STN：視床下核，SNc：黒質緻密部，GPi：淡蒼球内節，SNr：黒質網様部，PPN：中脳橋被蓋核．

(Alexander GE, et al. *Trends Neurosci* 1990 [7] より)

運動過多となると考えられている．これは病初期のハンチントン病の剖検例で，線条体から淡蒼球外節への神経線維脱落が認められる事実より支持される．

最近では，神経細胞の発火パターンの異常も運動の多寡に寄与していると考えられている．

ハンチントン病

ハンチントン病は舞踏運動，認知症，精神症状（人格変化，うつ状態）を主症状とする進行性の神経変性疾患である．常染色体優性遺伝形式をとり，浸透率が高く，ほぼ100％である．40歳前後の発症が多いが，若年発症や高齢発症もある．本邦での有病率は0.7人／10万人程度とされるが，欧米では4～10人／10万人程度とされ，欧米に比べると1／10程度である．原因遺伝子である huntingtin 内の CAG リピートが異常伸長している．正常では

Memo
CAG リピートが異常伸長する疾患は，遺伝性脊髄小脳変性症などハンチントン病以外にも多数存在し，CAG がアミノ酸コドンのグルタミン酸をコードすることから，総称して CAG リピート病あるいはポリグルタミン病と呼ばれる．

舞踏病の磁気刺激法による病態解明の試み

経頭蓋磁気刺激は，痛みを伴わず非侵襲的に中枢神経を刺激できる方法である．さまざまな刺激間隔で磁気刺激を2回行う方法を二連発経頭蓋磁気刺激と呼び，この手法により大脳皮質運動野を刺激し，その興奮性を評価することができる[8]．具体的には筋電図反応を導出できない程度の弱い刺激（条件刺激）を，筋電図反応を導出する刺激（試験刺激）に先行させる．刺激間隔が1～5 msecでは筋電図反応の振幅は減弱し，この振幅の変化は大脳皮質運動野内の抑制機構を反映するため，簡単にいうと，大脳皮質の興奮性を評価できる手法である．

実際，さまざまな不随意運動の病態解明にこの検査法が応用されている．たとえば，ミオクローヌスやジストニアではこの抑制効果は減弱する．ミオクローヌスにおける抑制効果の減弱は，大脳皮質の抑制機構の障害（大脳皮質の興奮性増大）が原因とされる．一方，ジストニアにおける抑制効果の減弱は，一次的な大脳基底核障害に対する，二次的な大脳皮質興奮性増大が原因と考えられている．また一方で，ハンチントン病を含む，さまざまな舞踏病の患者では，この抑制効果は健常者と変わらないことが判明している（図3）[8]．このように，大脳基底核疾患の中で運動過多を示す，舞踏病とジストニアで大脳皮質の興奮性が異なるのは興味深い．舞踏病で大脳皮質の興奮性が保たれる理由として，舞踏病という不随意運動の性質が，随意運動に近いものであるためではないかと推察されている．実際に，一部の舞踏病では随意運動と同様に準備電位が先行すると報告されている[9,10]．

図3 舞踏病の磁気刺激法による病態解明の試み

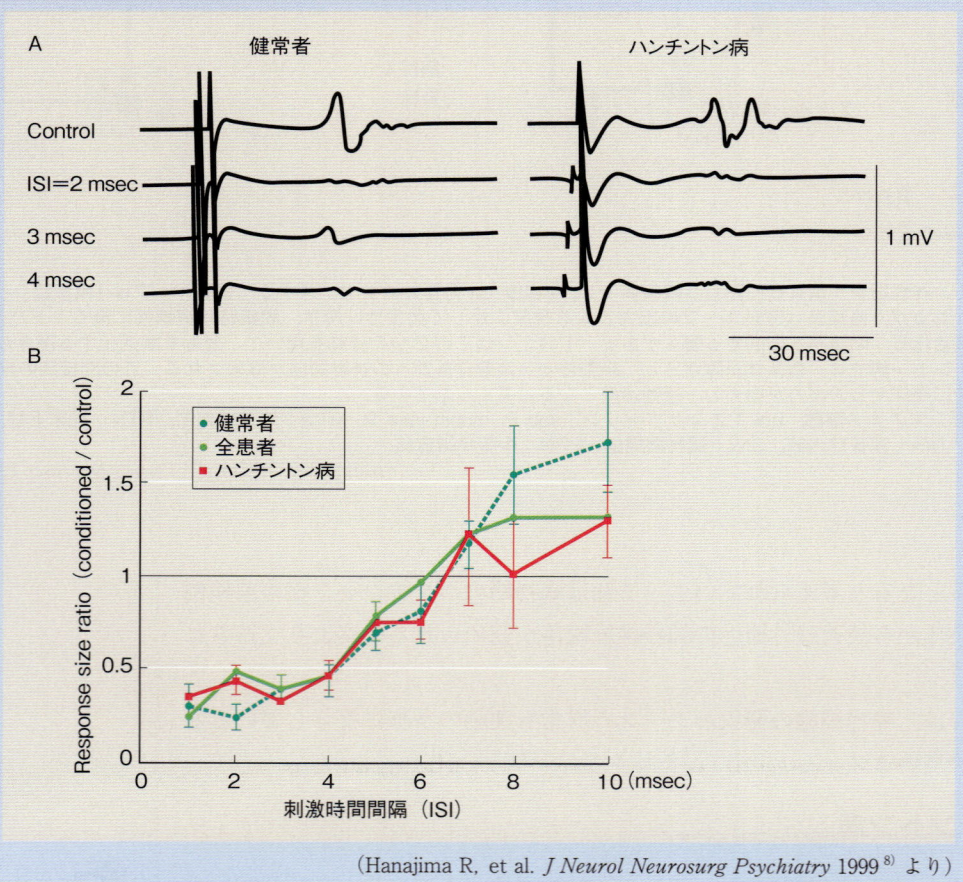

(Hanajima R, et al. *J Neurol Neurosurg Psychiatry* 1999[8] より)

10～28リピートであるが，本疾患では36～121リピートに伸長している．この異常伸長は世代を経るごとに認められやすくなり，発症年齢も若年化する（表現促進現象〈anticipation〉）．この現象は，遺伝子変異が父親由来の場

4 ハンチントン病の頭部 MRI

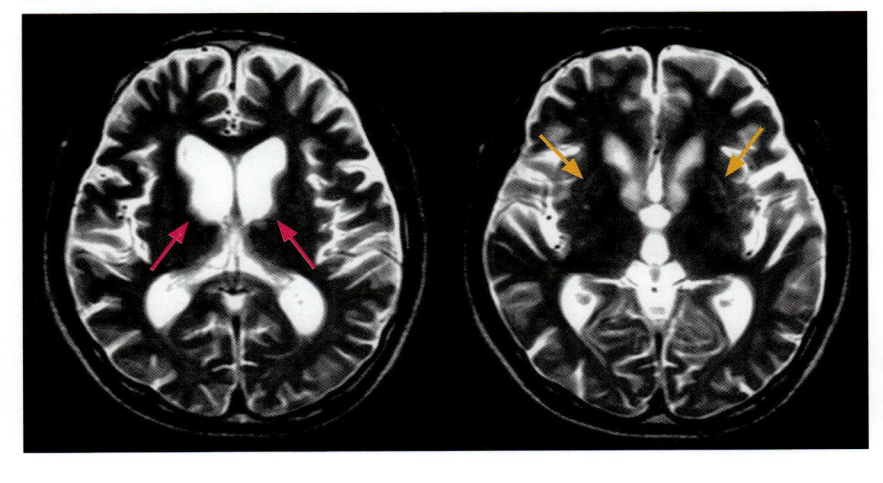

50歳代男性．頭部 MRI で，尾状核の萎縮（→），側脳室前角の拡大，被殻の萎縮（被殻外側の T2 強調画像高信号，→）を認める．

合に特に顕著となる．頭部 MRI では，尾状核の萎縮，側脳室前角の拡大，被殻の萎縮，前頭葉優位の脳萎縮などがみられる（4）．20 歳以下で発症する例は，若年型ハンチントン病と呼ばれ，知的障害や痙攣が目立ち，舞踏運動以外の不随意運動も合併し，筋トーヌスはむしろ亢進して固縮が目立つなど，多彩な臨床症状を呈する．本疾患に対する根本治療はまだなく，予後は 10〜20 年程度とされる．確定診断は遺伝子診断である．未発症者に対する遺伝子診断は原則として施行しない．遺伝子診断の際には倫理的配慮が不可欠であり，診断後の精神的ケアが必須である．

舞踏病の診断

舞踏病の鑑別疾患は多岐に及ぶ．5に主な舞踏病を呈する疾患をあげる．近年，多くの遺伝性疾患（歯状核赤核淡蒼球ルイ体萎縮症，脊髄小脳失調症〈spinocerebellar ataxia：SCA〉17，ニューロフェリチノパチー，神経有棘赤血球症，良性遺伝性舞踏病など）が新たに報告されており，家族歴は重要な情報となる．

基礎疾患を診断するためのスクリーニング検査として，血液検査（有棘赤血球の有無を含む）・尿検査・CT・MRI・SPECT・脳波などを行う．ある程度，原因疾患を絞り込むことができたら，診断に必要な検査（生検，酵素活性検査，遺伝子検査など）へ進む．

舞踏病の治療

治療方針の立て方

基礎疾患に対する根本的治療を行うことが基本である．しかし舞踏運動に対しては，以下の薬物治療による対症療法が有効な場合も多い．合併する不随意運動があれば，それに対する治療も行う．

Memo

ハンチントン病は浸透率がほぼ 100％の常染色体優性遺伝形式をとり，かつ治療法が未確立であるため，発症者の遺伝子診断であっても，その影響は患者本人にはとどまらず，家系全体へ及ぶ．遺伝子検査の実施前に必ず，遺伝カウンセリングを行い，十分説明したうえで，遺伝子診断を行うかを決定すべきである．

ハンチントン病に対する深部脳刺激療法の長期的予後 　Column

　ハンチントン病では認知症と舞踏運動が問題となる．激しい舞踏運動により，転倒・外傷などでADLが低下する．抗精神病薬はしばしば効果不十分であったり，過鎮静によって認知症を悪化させたりする．深部脳刺激療法はこの問題を解決しうる可能性がある．淡蒼球内節に対する深部脳刺激療法後の4年間，副作用なくコレアを抑えることができ，QOLを保てた症例が報告されている[11]．今後，多数例での検討と臨床応用が期待される．

5 舞踏病を呈する疾患

変性疾患	ハンチントン病，歯状核赤核淡蒼球ルイ体萎縮症，SCA17，ニューロフェリチノパチー，神経有棘赤血球症（有棘赤血球舞踏病，マクラウド症候群，Huntington's disease like 2，パントテン酸キナーゼ関連神経変性症，無βリポ蛋白血症，低βリポ蛋白血症など），捻転ジストニアなど
局所の中枢神経障害	脳血管障害，脳腫瘍など
炎症性疾患	シデナム舞踏病，全身性エリテマトーデス，HIV感染症など
代謝性疾患	ハラーフォルデン・シュパッツ病，ウィルソン病，レッシュ・ナイハン症候群，ライソゾーム病，神経細胞内セロイドリポフスチン沈着症，ポルフィリン症，高血糖など
薬剤性	抗パーキンソン病薬，抗精神病薬，抗てんかん薬など
中毒性	一酸化炭素，水銀，タリウムなど
その他	老年舞踏病，良性遺伝性舞踏病，妊娠舞踏病，発作性運動誘発性舞踏アテトーゼ，発作性ジストニア性舞踏アテトーゼなど

SCA：脊髄小脳失調症，HIV：ヒト免疫不全ウイルス．

薬物治療

　抗精神病薬が有効である．本邦でも2013年から，ハンチントン病に伴う舞踏運動の治療薬として，神経末端のモノアミン枯渇作用を有する，テトラベナジン（コレアジン®）が発売された．通常，うつ，自殺，パーキンソニズム，悪性症候群などの副作用に注意しながら，1日1錠の少量から開始し，症状により適宜増減する（1日最大用量8錠）．本剤が使用できない場合，ハロペリドール（セレネース®など）などの定型抗精神病薬に加え，最近は錐体外路症状の副作用の少ない非定型抗精神病薬も用いられ，軽症例では後者が勧められる．精神的緊張で悪化する場合，ジアゼパム（セルシン®など）などの抗不安薬も用いる場合がある．いずれの薬物も少量から開始する．また，発作性運動誘発性舞踏アテトーゼではカルバマゼピン（テグレトール®など）が著効する．

福祉サービスの利用

　ハンチントン病などでは，厚生労働省難治性疾患克服研究事業による特定疾患の認定，自立支援医療（精神通院医療），身体障害者手帳，介護保険導入など，福祉サービスを積極的に利用する．

おわりに

　近年，舞踏病を呈する疾患は，多くの疾患が報告されるようになり，かなり多彩であることが判明してきている．一部は遺伝子変異による遺伝性神経変性疾患であり，その診断には専門的知識を要する．基礎疾患の診断が難しい舞踏病の患者を診た場合，Further reading の項に記載した Cardoso F らの総説を，ぜひ一読していただきたい．

（松本英之，宇川義一）

文献

1) Huntington G. On chorea. *Med Surg Rep* 1872；26：317-321.
2) Frucht SJ. Movement Disorder Emergencies：Diagnosis and Treatment, 2nd ed. Current Clinical Neurology. New York：Humana Press；2012.
3) Robottom BJ, et al. Movement disorders emergencies Part 2：Hyperkinetic disorders. *Arch Neurol* 2011；68：719-724.
4) 水澤英洋，宇川義一．神経診察：実際とその意義—Neurological Examination A to Z. 東京：中外医学社；2011.
5) 松本英之，宇川義一．ミオクローヌス／アテトーゼ，片側バリズム，コレア．小林祥泰ほか（編），神経疾患最新の治療 2012-2014．東京：南江堂；2012, pp.231-234.
6) 松本英之，宇川義一．不随意運動．*medicina* 2012；49：618-621.
7) Alexander GE, Crutcher MD. Functional architecture of basal ganglia circuits：Neural substrates of parallel processing. *Trends Neurosci* 1990；13：266-271.
8) Hanajima R, et al. Intracortical inhibition of the motor cortex is normal in chorea. *J Neurol Neurosurg Psychiatry* 1999；66：783-786.
9) Shibasaki H, et al. Involuntary movements in chorea-acanthocytosis：A comparison with Huntington's chorea. *Ann Neurol* 1982；12：311-314.
10) 園生雅弘ほか．準備電位を伴った片側アテトーゼ様不随意運動の一例．臨床神経学 1989；29：343-348.
11) Biolsi B, et al. Long-term follow-up of Huntington disease treated by bilateral deep brain stimulation of the internal globus pallidus. *J Neurosurg* 2008；109：130-132.

Further reading

- Cardoso F, et al. Seminar on choreas. *Lancet Neurol* 2006；5：589-602.
  舞踏病の総説であり，多岐にわたり解説されており，内容が充実している．まれな舞踏病を診断するためのプロトコールも記載されており，舞踏病の診断が難しい場合には，ぜひ，一読を勧める

- 難病情報センター　http://www.nanbyou.or.jp/
  厚生労働省神経変性疾患研究班によるハンチントン病の最新情報が掲載されている

- 日本神経学会（監修），「神経疾患の遺伝子診断ガイドライン」作成委員会（編）．神経疾患の遺伝子診断ガイドライン 2009．東京：医学書院；2009．
  日本神経学会で作成された遺伝子診断に関するガイドラインである

II. 不随意運動 各論

アテトーゼ

Point
- アテトーゼとは，緩慢に変動し一定の姿位を維持することが困難な不随意運動である．
- 病変部位としては，大脳基底核，特に線条体のうち被殻の障害が考えられている．
- 原因疾患として脳性麻痺，代謝性疾患，変性疾患，脳血管障害などがある．
- アテトーゼに類似しているが異なる病態に偽性アテトーゼがあり，深部知覚障害により生じる．
- ジストニア姿位，舞踏運動，アテトーゼ，バリズムのいくつかを発作的に生じる疾患として発作性ジスキネジアがあり，いくつかの原因遺伝子が同定されている．

Keywords

アテトーゼ
語源はギリシア語の"αθεθοσ"で，「固定せず，休みなしに」といった意味の言葉であり，1871年アメリカのHammond W.A.（1829-1900）の命名に由来する．

アテトーゼの概念

アテトーゼ（athetosis）は連続する緩徐な，ねじれるような不随意運動で，四肢（遠位，近位），体幹，頭部，顔面，舌にみられる[1]．典型的には手指をバラバラにくねらせるような運動が目立つ．異常姿位，異常姿勢も呈する．精神的な負荷によって増悪する．顔面のしかめ，頭部の後屈，前傾，側方への斜頸がみられ，上肢の過伸展や強い屈曲，特に外後方への伸展，肩関節での外転，手指はBajonetten指（バイオリン弾きの指）と呼ばれる異常な過伸展位が特徴である[2]．下肢は内転拘縮，内反足を主とした異常姿勢を示す．病変部位としては，大脳基底核の障害が考えられている．不随意運動としての鑑別の対象には舞踏運動やジストニアがあげられる．舞踏運動の異常運動が比較的速やかな不随意運動であるのに対して，アテトーゼのそれはより緩慢であるが，その両者を併せ持つ舞踏アテトーゼ（choreoathetosis）と呼ばれる状態もある．アテトーゼは痙縮や固縮を思わせる病態を呈することがある[3]．

アテトーゼに類似しているが異なる病態に偽性アテトーゼ（pseudo-athetosis）があり，深部知覚障害，特に関節の位置覚の障害により生じる．手指を伸展位で保持することができず，手指がバラバラに動き"piano-playing"と表現される不随意運動である[4]．手指をよくみて動作を行うと偽性アテトーゼは軽減し，閉眼させると増悪するのが特徴である．偽性アテトーゼの責任病巣は末梢神経から頭頂葉皮質までの感覚経路，特に脊髄後索や視床が重要である．治療は原疾患の治療を行う．

原因疾患

脳性麻痺

脳性麻痺（cerebal palsy：CP）は，さまざまな病因で生じる大脳または小脳

の障害による非進行性の運動障害である．CPは病変の部位によっていくつかのタイプに分かれる．基底核障害による異常運動型CPはアテトーゼ，舞踏アテトーゼ，ジストニアといった不随意運動を呈する．脳性麻痺研究の領域では，アテトーゼの症候は陰性および陽性徴候に分けて記載されている[5]．

　陰性徴候として，姿勢反応の障害，構音障害，初期にみられる眼球上転障害があげられる．陽性徴候として，予期的姿勢反応の解放，企図時振戦，脳幹反射とその他原始反射の解放があげられる．このタイプの多くは成熟児の新生児仮死が原因となっている．特に基底核壊死を生じるような急速で重篤な低酸素虚血機序が主たる原因となる[6]．新生児期に髄鞘化が進み代謝亢進部である視床外側腹側核，被殻，中心溝部が病巣となるが，これらは低酸素虚血の際に最も冒されやすいためと考えられる[7]．現在激減している核黄疸も，アテトーゼを生じる脳障害の原因となる．間接ビリルビンは基底核，中枢の聴覚と前庭神経経路，深部小脳核を障害し大脳皮質は選択的に障害されない．言葉は話せないこともあるが，知能は正常である．

　一方，低酸素症に続発するCPは皮質下とともに皮質の障害も呈すことがあり，その場合は運動障害とともに知的障害も生じる．アテトーゼは生下時には生じず通常1歳以降に出現する．アテトーゼの最初の徴候は舌を突き出す動きで，スプーンで食べるのが困難になる[8]．基底核障害のうち，視床・被殻型はジストニアの要素が強く持続性の姿勢異常が主体であるが，淡蒼球ルイ体型は舞踏運動の要素が強い．前者は精神的な緊張で症状の増悪をみないが（無緊張性アテトーゼ），後者は著しく増悪することが多い（緊張型アテトーゼ）[3]．

■ CPによるアテトーゼに対する薬物治療

　CPによるアテトーゼに対する薬物治療は十分な効果が得られない．重症の場合は歩行不能であったり，コンピュータや文字盤で意思伝達を図らなければならない．緊張型アテトーゼの激しい不随意運動に対しては視床外側腹側核の定位脳手術が有効であるが，無緊張性アテトーゼには効果は期待できない[3]．CP患者に対するボツリヌス毒素治療は，頸部の異常姿勢・異常運動に対する治療として行う．ジストニアの要素だけでなくアテトーゼや舞踏運動の要素も含まれるため，施注筋，施注量に十分注意する必要がある[3]．

その他の原因（代謝性疾患，変性疾患，脳血管障害など）

　アテトーゼをきたす疾患は小児麻痺の他には，代謝性疾患，変性疾患，脳血管障害などがある．まれなところでは小児の抗NMDA（*N*-methyl-D-aspartate）受容体脳炎で不随意運動を呈することがあり，アテトーゼを認めることがある[9]．

■ 代謝性疾患

　ウィルソン病は，銅とセルロプラスミンとの結合の減少と，胆汁中への銅排泄の減少を特徴とする，常染色体劣性遺伝疾患である．大脳基底核への銅の沈着により不随意運動を呈することがあり，アテトーゼの他にジストニア，

> **Memo**
> **CPの病型**
> CPは病変部位によって痙性麻痺型，筋緊張低下型，異常運動型，失調型，複合型に分類される．痙性麻痺型は片麻痺，両麻痺，四肢麻痺を呈する．異常運動型CPがアテトーゼや舞踏アテトーゼ，振戦などを呈する．

舞踏運動，振戦などを認める．

レッシュ・ナイハン病はプリン体生合成経路のサルベージ回路である hypoxanthine-guanine phosphoribosyl transferase（HPRT）の欠損による伴性劣性遺伝疾患である．不随意運動として舞踏アテトーゼや振戦を呈する．

pantothenate kinase-associated neurodegeneration（PKAN）は鉄代謝異常をきたす常染色体劣性遺伝疾患である．不随意運動として舞踏アテトーゼ，ジストニアなどを呈する．

一酸化炭素中毒は後遺症として認知症，高次脳機能障害，パーキンソニズム，アテトーゼ，ジストニアなどを残すことがある．

その他にミトコンドリア病，glutaric acidemia type 1，ラフォラ病，Biotin responsive basal ganglia disease でもアテトーゼを呈することがある[10]．

■変性疾患

歯状核赤核淡蒼球ルイ体萎縮症（dentato-rubro-pallido-luysian atrophy：DRPLA）は常染色体優性遺伝を示す脊髄小脳変性症である．DRPLA の不随意運動ではミオクローヌスが重要であるが，成人で発症する DRPLA で認める舞踏アテトーゼはハンチントン病との鑑別を要する．その他に呈する不随意運動として，アテトーゼ，振戦，ジストニアなどがある．SCA3（マシャド・ジョセフ病）は常染色体優性遺伝を示す脊髄小脳変性症で患者数が多い．小脳性運動失調と錐体路徴候を中核症状とするが，顔面筋あるいは舌の線維束性収縮ないしミオキミア，ジストニア姿勢ないしジストニア・アテトーゼ様運動，ミオクローヌスなどをきたすことがある．

■脳血管障害

脳血管障害に伴う不随意運動としては，舞踏運動，バリズム，アテトーゼ，振戦，ジストニア，ミオクローヌスなどが報告されている．これらは痙攣に比べると頻度は少ない．急性期に生じる場合と数か月してから出現する場合がある．急性期発症の不随意運動は数か月のうちに自然寛解するが，過剰な運動による消耗や生活動作の障害をきたす場合には薬物治療が必要である．脳血管障害によるアテトーゼは対側の被殻を含む脳梗塞が多く，発症後数週間ないし数か月に発現することが多い．視床の脳血管障害で対側の舞踏アテトーゼや偽性舞踏アテトーゼを生じることがある．

発作性ジスキネジア

発作性ジスキネジアは，発作性運動性ジスキネジア，発作性非運動性ジスキネジア，発作性運動誘発性ジスキネジアの3型に分類される．これらはジストニア姿勢，舞踏運動，アテトーゼ，バリズムのいくつかを発作的に生じる．発作は強く，倒れることもある．発語はしばしば障害され，ジストニアのため発語できないこともあるが意識は保たれる．発作に先行して症状が出現する部位にさまざまな異常感覚を認めることがある（sensory aura）．

■発作性運動性ジスキネジア

発作性運動性ジスキネジア（paroxysmal kinesigenic dyskinesia：PKD）の発

作時間は数秒〜数分と短く，頻度は1日に100回くらい生じることもある．発症年齢は小児期〜青年期であるが，成人期に症状が消失することもある．PKDは主に家族性に発症するが，多発性硬化症などに続発することも少なくない[11]．常染色体優性遺伝形式を呈するPKD日本人家系の連鎖解析により第16染色体16p11.2-q12.1に原因遺伝子があるとされた．その後，*PRRT2*（*proline-rich transmembrane protein 2*）遺伝子が原因遺伝子と同定された[12,13]．PKD患者では小児期の痙攣を生じることがあるが，*PRRT2*は良性家族性乳児痙攣（benign familial infantile seizures）の原因遺伝子であることも確認されている[14]．*PRRT2*は主に大脳基底核に発現しており，中枢神経発達期に多く発現する．基底核に発現し神経伝達物質放出の制御に関与しているSNAP25との蛋白質間相互作用が報告されている[14]．PKDには*PRRT2*の他にも原因遺伝子が想定されている．16q13-22.1に位置するその遺伝子は*EKD2*と名づけられているが，まだ同定されていない．*EKD2*異常によるPKDは痙攣を伴わない．PKDには抗てんかん薬が有効である．特に少量のカルバマゼピン（テグレトール® 200〜300 mg／日）が著効する．

■発作性非運動性ジスキネジア

発作性非運動性ジスキネジア（paroxysmal nonkinesigenic dyskinesia：PNKD）の不随意運動は動作の開始に関係なく，ストレス，疲労，カフェインやアルコール摂取のあとで突発し，いったん始まると数分から数時間つづくことが多い．1日に3回以上の発作はなく発作の間隔が数か月に及ぶこともある[11]．PNKDもしばしば家族性（常染色体優性遺伝）を示す．2q33-35に存在する*myofibrillogenesis regulator 1*（*MR-1*）遺伝子にコントロールでは認めないミスセンス変異が発見され，原因遺伝子と考えられている[15,16]．*MR-1*遺伝子から3つのアイソフォームの転写産物が作られ，その一つが脳組織に特異的に発現している．アミノ酸配列はhydroxyacylglutathione hydrolaseに類似し，この酵素は酸化ストレスの解毒作用をもつ．*MR-1*に変異があれば解毒が不完全になり，アルコールやカフェイン摂取により増加した酸化ストレスを処理しきれなくなるため発作が誘発される可能性が示唆されている[16]．PNKDの治療薬としてクロナゼパム（リボトリール®など），ベンゾジアゼピン系薬剤，アセタゾラミド（ダイアモックス®）などがあるが，効果は芳しくない．

■発作性運動誘発性ジスキネジア

発作性運動誘発性ジスキネジア（paroxysmal exertional dyskinesia：PED）は，持続した運動が引き金となり5〜30分異常運動が持続する．発作頻度は1日に1回から月に2回程度までである．常染色体優性遺伝を示すPEDの原因遺伝子として第1染色体1p35-p31にある*GLUT1／SLC2A1*が同定された[17]．*GLUT1／SLC2A1*は，脳における糖輸送体であり，PEDは脳細胞内での糖濃度の低下によって引き起こされると考えられている．特に長時間，運動を行うとエネルギー消費量が増え，糖が不足し症状が出現すると想定される．PEDの治療薬としてクロナゼパム，ベンゾジアゼピン系薬剤，アセタゾラ

Column

発作性運動誘発性舞踏アテトーゼ，発作性ジストニア性舞踏アテトーゼ

　発作性運動誘発性舞踏アテトーゼ（paroxysmal kinesigenic choreoathetosis：PKC）の報告は1885年のGowersに始まる．初期にはてんかんの亜型と考えられた時期もあり，また，発作性ジストニア性舞踏アテトーゼ（paroxysmal dystonic choreoathetosis：PDC）と混同されていた時期もあった．PDCは1940年にMountとRebackがアメリカ南部の大家系で認められるハンチントン病とは異なる不随意運動として家族性発作性舞踏アテトーゼを報告したのに始まる．その後LanceがPDCと命名した．現在はPKCは発作性運動性ジスキネジア（PKD），PDCは発作性非運動性ジスキネジア（PNKD）と同一疾患と考えられている．

ミドなどを用いるが，効果は不十分である．

〔和泉唯信〕

文献

1) Fahn S. Involuntary movements. In：Rawland LP, et al (editors). Merritt's Neurology. 12th edition. Philadelphia：Lippincott Williams & Wilkins；2010.
2) 楢林博太郎．アテトーゼ・舞踏病・ジストニー・ヘミバリズム．亀山正邦ほか（編），今日の神経疾患治療指針．東京：医学書院；1994.
3) 坂本崇．アテトーゼ．梶龍兒（編），不随意運動の診断と治療―動画で学べる神経疾患．東京：診断と治療社；2006.
4) Sharp ER, et al. Psudochoreoathetosis. Movements associated with loss of proprioception. *Arch Neurol* 1994；51：1103-1109.
5) Foley J. The athetoid syndrome. A review of a personal series. *J Neurol Neurosurg Psychiatry* 1983；46：289-298.
6) Barkovich AJ. MR and CT evaluation of profound neonatal and infantile asphyxia. *AJNR Am J Neuroradiol* 1992；13：959-972.
7) 横地健治．脳性麻痺の考え方．脳と発達 2009；41：327-333.
8) Rapin I. Disorders of motor and mental development. In：Rawland LP, et al (editors). Merritt's Neurology. 12th edition. Philadelphia：Lippincott Williams & Wilkins；2010.
9) Baizabal-Carvallo JF, et al. The spectrum of movement disorders in children with anti-NMDA receptor encephalitis. *Mov Disord* 2013；28：543-547.
10) Gouider-Khouja N, et al. Movement disorders in neuro-metabolic diseases. *Eur J Paediatr Neurol* 2010；14：304-307.
11) Fahn Stanley. Paroxysmal dyskinesias. In：Rawland LP, et al (editors). Merritt's Neurology. 12th edition. Philadelphia：Lippincott Williams & Wilkins；2010.
12) Chen WJ, et al. Exome seqencing identifies truncating mutations in *PRRT2* that cause paroxysmal kinesigenic dyskinesia. *Nat Genet* 2011；43：1252-1255.
13) Wang JL, et al. Identification of *PRRT2* as the causative gene of paroxysmal kinesigenic dyskinesias. *Brain* 2011；134：3493-3501.
14) Schmidt A, et al. Two faces of the same coin：Benign familial infantile seizures and paroxysmal kinesigenic dyskinesia caused by *PRRT2* mutations. *Arch Neurol* 2012；69：668-670.
15) Rainier S, et al. Myofibrillogenesis regulator 1 gene mutations cause paroxysmal dystonic choreoathetosis. *Arch Neurol* 2004；61：1025-1029.
16) Lee HY, et al. The gene for paroxysmal non-kinesigenic dyskinesia encodes an enzyme in a stress response pathway. *Hum Mol Genet* 2004；13：3161-3170.
17) Suls A, et al. Paroxysmal exercise-induced dyskinesia and epilepsy is due to mutations in *SLC2A1*, encoding the glucose tarnsporter GLUT1. *Brain* 2008；131：1831-1844.

Further reading

- 梶龍兒（編）．不随意運動の診断と治療―動画で学べる神経疾患．東京：診断と治療社；2006.
  不随意運動を学びたい人にお勧め

II. 不随意運動 各論
バリズム

> **Point**
> - バリズムは放り投げるような激しい不随意運動で，主に近位筋が障害され，舞踏病と合併することもある．
> - 動物実験から視床下核の障害により生じることが証明されている．
> - メカニズムとして，運動系ループにおいて視床下核からの興奮性の出力が減り，淡蒼球内節の抑制性神経活動が減少し，視床はそのため抑制系が減少して興奮性の出力が皮質へ伝わり，過剰な運動出力になると考えられている．
> - ヒトでは視床下核単独よりも複数の基底核障害により生じることが多く，大多数は脳血管障害で起こる．
> - 消耗性の異常運動症であり，薬物療法や，それが無効の場合は深部脳刺激療法の適応となる．

バリズムの定義

　バリズム（ballism）あるいはバリスムス（ballismus）は，大きな"放り投げる"ような不随意運動に対して使われるが，正確には以下の2つの特徴をもつ運動と定義される[1]．
- 四肢の近位筋の運動
- 反復するが，常同的でなく変化する運動

　四肢のどの筋が罹患しているかで呼び名が変わり，単肢のみならモノバリズム，同側の上下肢なら片側バリズム（ヘミバリズム），四肢にわたる場合パラバリズムといわれる．よく似た動きに舞踏病（chorea）があるが，これは遠位部優位に起こり，バリズムは近位筋が中心である．また舞踏病は運動も激しくなく大きなものではない．バリズムと舞踏病は混在していることも多い．特に片側バリズムが軽快するときは舞踏病によく似てくるし，シデナム舞踏病（Sydenham chorea）は片側バリズムとして最初に現れる．このような場合，hemiballism-hemichorea syndromeあるいは総称としてジスキネジアとも表現される．バリズムは睡眠中にはみられないことが多い．

病態生理

　バリズムの病態の解明は2つの方面から進められてきた．一つは動物の神経組織を破壊してバリズムを起こす実験から，他の一つはヒトにおけるケースレポートからである．

　1か所の小さな神経破壊すなわち視床下核（subthalamic nucleus：STN）の破壊が反対側にバリズムあるいは舞踏病を起こすことが，1950年頃から動

Memo
歴史的背景
バリズム（ballism）はギリシャ語で"放り投げる"という意味で，最初にヘミバリズム（hemiballismus）という言葉を使ったのは，1885年頃，アドルフ・クスマウル（Adolf Kussmaul：1822-1922，糖尿病のクスマウル大呼吸の名前の由来の医師）によるとされる．

Keywords
視床下核（STN）
腹側視床の一部で，報告した神経学者の名からルイ体ともいわれる．運動系ループのうち間接路の神経構造の一部をなし，淡蒼球外節からGABA作動性の抑制性伝達を受け，淡蒼球内節へグルタミン酸作動性の興奮性伝達を出力している．視床下核はパーキンソン病での定位脳手術のターゲットの一つである．

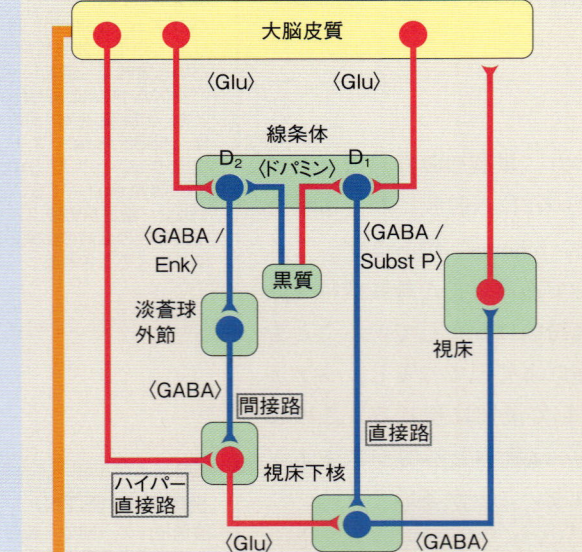

運動系ループによるバリズムのメカニズム

基底核は広範囲の大脳皮質から線条体（尾状核と被殻）で入力を受け，基底核を出ると視床を通して同じ大脳皮質領域に線維を送り返している．基底核の中ではこのようなループが多種類並走していて，運動に関係するものが運動系ループと呼ばれる．

運動系ループ（皮質-基底核-視床-皮質ループ）を考えるとき，ドパミン D_1 受容体を介した大脳皮質-線条体-淡蒼球内節-視床-皮質のループが direct pathway（直接路）といわれ，ドパミン D_2 受容体を介した皮質-線条体-淡蒼球外節-視床下核-淡蒼球内節-視床-皮質のループが indirect pathway（間接路）といわれる．ここではさまざまな神経ペプチドが働いていて，興奮と抑制のバランスをとっている．**1** での Glu（グルタミン酸）は興奮系の，GABA（ガンマアミノ酪酸），Enk（エンケファリン），Subst P（substance P）は抑制系の，ドパミンは両方の作用を及ぼす．図の ── は抑制性の，── は興奮性のシナプス伝達を示す．

健常者（**1**-A）では，直接路で D_1 受容体が刺激されると，淡蒼球内節に抑制性の，そして淡蒼球内節から視床へは抑制性の伝達があるので，結局，大脳皮質には興奮性出力となる．一方，間接路で D_2 受容体が刺激されると，淡蒼球外節には抑制性の，そして視床下核にも抑制性の伝達があるので，淡蒼球内節には興奮性入力となり，淡蒼球内節から視床は抑制性の伝達のため，結局，大脳皮質には D_2 受容体刺激により同様に興奮性出力となる．これ以外に，大脳皮質から視床下核に直接伝達される興奮性の系（ハイパー直接路）が南部らによってサルで証明されている．大脳皮質の興奮で，ハイパー直接路，直接路，間接路の順で淡蒼球内節に情報が伝わるとされ，これらが意図したスムーズな運動の時間的・空間的調節にかかわっていると考えられている．

バリズムのメカニズムは，動物の破壊実験から，この運動系ループに添って視床下核の障害あるいは視床下核の入出力系の異常で説明されている．視床下核が障害されると（**1**-B），淡蒼球内節への興奮性出力が減少し，淡蒼球内節から視床への抑制性伝達も減少し，その結果視床は興奮する．その情報は大脳皮質へ伝えられ，運動過多症（hyperkinesia）としてバリズムが起こると考えられている．

1 大脳基底核の運動系ループ

A. 健常者　　B. 視床下核の障害

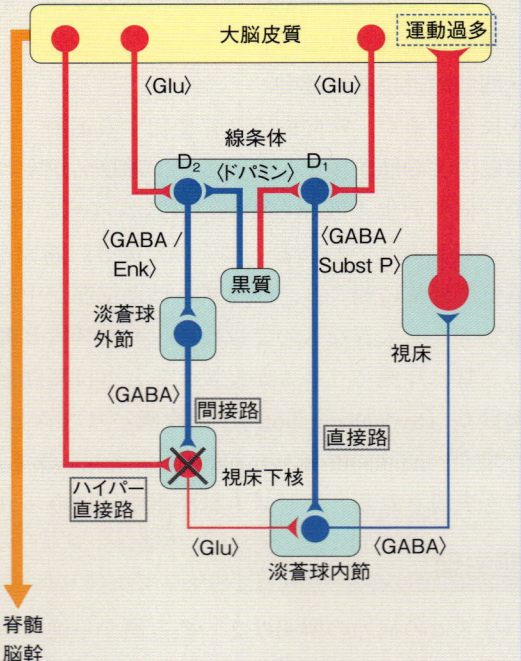

（村瀬永子．不随意運動の診断と治療―動画で学べる神経疾患，2006[11] より）

2 片側バリズム患者の剖検脳

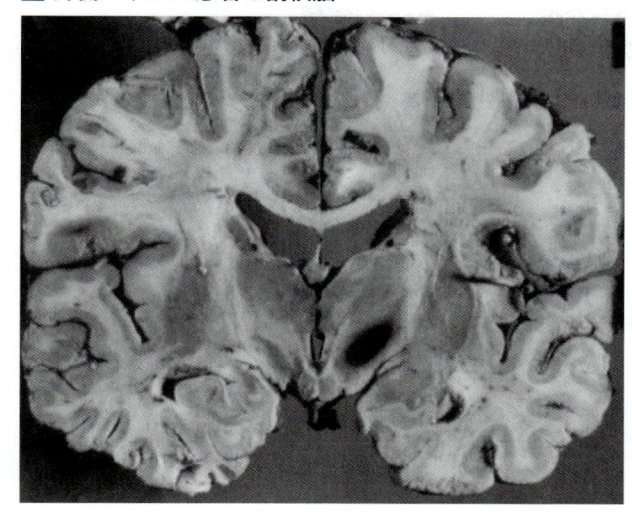

1927年 Purdon Martin の文献にみられる，急性発症で死亡した片側バリズム患者の剖検写真．症状と反対側の視床下核に出血がみられる．
(Marsden CD. Marsden's Book of Movement Disorders, 2012[3]より引用)

物実験で報告されるようになった．小さな部位の破壊で確実に再現できるような運動異常症は他になく，その点でバリズムは非常に特徴的である．特にSTNのうちで背外側部は運動系ループの通り道で，ここをほんの4～11％破壊するだけで，正常のサルにバリズムに類似した一過性のジスキネジアを起こすことができる[2]．このような動物実験は運動系ループについての豊富な情報をもたらした（**Column** 参照）．簡単にまとめると，運動系ループは線条体（尾状核と被殻）から淡蒼球内節（GPi）に伝わる直接路と，淡蒼球外節（GPe）から，STNを介してGPiに伝わる間接路があるが，STNは間接路を介して運動系をコントロールしている．STNからGPiへは興奮性の，GPiから視床へは抑制性の情報が伝わるため，STNの破壊は視床には興奮性の情報として伝わる．その結果，大脳皮質からは興奮性の情報が出力され，運動過多症としてバリズムが起こると考えられている．

ヒトでの解剖学的研究では，1927年にPurdon Martinが重度の片側バリズムを起こし死亡した患者の解剖で，STNの局所の病変を証明している（**2**[3]）．しかしヒトではSTN単独の病変部位よりは，むしろ多くの病変部位が関与していることが多い．1961年にDierssenとGioinoが116例をまとめた文献のレビュー[4]では，65％が複数の病変部位によるもので，残り35％が単一病変部位によるものであった．複数の部位の場合，STNや線条体，視床が関与する．また単一の病変部位の場合，線条体がSTNより頻度が高いとされている．別の報告では，視床あるいはSTNの単一病変による運動異常症を示した62例のうち，17例がバリズムあるいは舞踏病で，そのうち15例がSTNやその周辺領域で2例が視床であった[5]．報告によって差があるのは運動形態のとらえ方によると思われるが，これらの研究から少なくともいえることは，基底核や視床のさまざまな病変がバリズム，舞踏病，ジスキネジアといったよく似た症状を起こすということである．基底核や視床以外の

Keywords

運動系ループ
AlexanderとCrutcher（1990）により提唱された運動コントロールについてのモデルで，ヒトの基底核疾患にみられる運動過多症（バリスムスや舞踏症など）と運動減少症（パーキンソン症候群）のメカニズムをうまく説明する（**Column** 参照）．

3 バリズムを起こす疾患

脳血管障害	脳梗塞，脳内出血，くも膜下出血，一過性脳虚血発作，動静脈奇形
中枢神経系感染症	結核，梅毒，クリプトコッカス症，トキソプラズマ症
腫瘍	グリオーマ，髄膜腫，転移性腫瘍
自己免疫疾患	全身性エリテマトーデス，抗リン脂質抗体症候群，強皮症，シデナム舞踏病
代謝性	高血糖，低血糖
手術に伴うもの，外傷	閉鎖性頭部外傷，脳室-腹腔シャント（VPシャント），視床や視床下核の定位脳手術
薬剤	L-ドパ，抗痙攣薬，経口避妊薬
その他	基底核石灰化，フィッシャー症候群を合併したビッカースタッフ型脳炎，眼球運動障害を伴う運動ニューロン疾患

病変はまれであり，バリズムはまず，STNの入出力が関係した基底核病変によると考えられる．

臨床的特徴

バリズムを起こす原因はたくさんある（3）が，約8割が脳血管障害である．高血圧，心疾患，糖尿病が危険因子で，70歳代から罹病率が上がるが，あらゆる年齢層に起こり，やや女性に多いとされる[6]．バリズムの発生頻度は非常に少なく，movement disordersの外来へ来る患者の0.7％にすぎないとされる[7]が，急性期に一過性に出現して自然に消失することもかなりあり，それらを考えると罹患率はもっと高いと考えられる．

検査

CTやMRIが最も有効で，視床下核，尾状核や被殻，淡蒼球での異常画像が報告されている．脳血管障害以外に，たとえば代謝性障害で非ケトン性高浸透圧性糖尿病性昏睡でもバリズムが起こることがあり，線条体や淡蒼球にT1高信号がみられることが報告されていて，画像的検索は重要である．ただ，30～40％でCTやMRI画像は正常である[6]．

バリズムを起こす背景の病態（3）に応じて，さらに検査を追加する．

治療

まず周囲にある硬い壁などはソフトなもので覆い，必要なら手足にミトンを着け抑制を行う．症状が舞踏病ではなく片側バリズムなら，患者の消耗が激しくADLが著しく障害されるために，治療が必要である（4）．鎮静薬は意識混濁するくらいまで使わないと効果が出ないこともある．予後は基礎疾患によるが，薬剤のみでコントロールして数週間～数か月で消失することが多い．しかし時に数年続くこともあり，薬剤が無効の場合は深部脳刺激を

Keywords

基底核とその周囲の血管支配

基底核の支配血管は主に中大脳動脈から分岐する外側線条体動脈，前大脳動脈からの内側線条体動脈，視床の支配血管は後大脳動脈から分岐する視床穿通動脈である．

ディベート

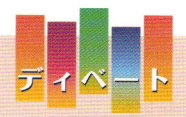

STNに侵襲を与える定位脳手術や，STNを持続的に刺激する深部脳刺激で，バリズムが生じることはないのか？

　バリズムが関係するとされるSTNはパーキンソン病に対する深部脳刺激（deep brain stimulation：DBS）においてターゲットとされる部位でもある．DBSの埋め込み手術あるいはDBSによって，バリズムが生じないのであろうか？

　STNに焼灼術や深部脳刺激を行い治療抵抗性の片側バリズムやジスキネジアを起こした報告[8-10]があるがまれであり，パーキンソン病の定位脳手術における治療はバリズムが起こりにくく安全であるというのが一般的考えである[9]．理由として，基本的な神経の発火パターンがパーキンソン病と正常とでは異なるためであると考えられる．つまりパーキンソン病ではドパミンの減少により，STNの興奮性が高まり，定位脳手術中の微小電極記録では，STNやGPiの発火頻度が増えている．そのため健常者が障害されたときのような運動異常を呈さないのではないかと推測されている．

　それではパーキンソン病のような運動寡少症と反対の，ジストニアのような運動過多症でSTNあるいはSTN周辺を刺激した場合はどうであろうか？　自験例では，STNの刺激でバリズムを起こし刺激が大変危険であった症例を経験している．この場合DBSの刺激電極を変更し，淡蒼球から視床へ行くファイバー（pallidofugal fiber）を刺激することで症状は消失した．文献10も同じ方法をとっている．したがってDBSでSTN刺激によりバリズムは起こるが，pallidofugal fiber刺激によって軽減できる．これは運動系ループの概念からも理論的に合致すると考えられる．

4 バリズムの治療アルゴリズム

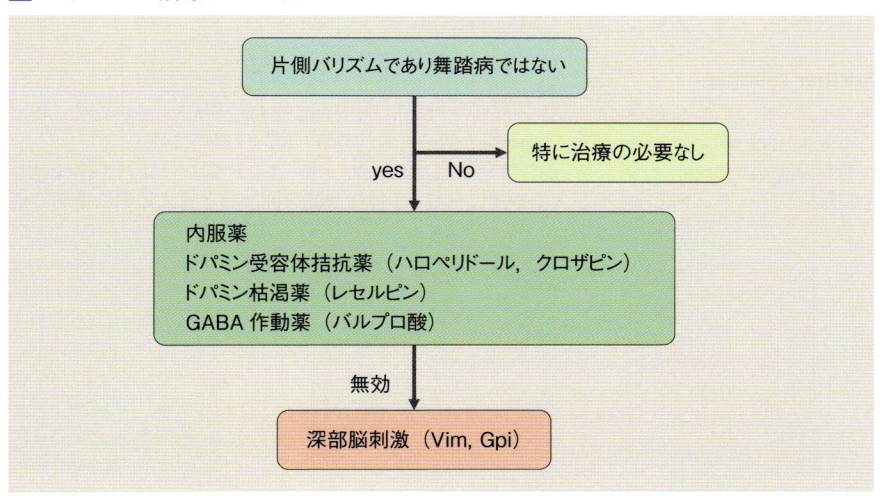

```
          片側バリズムであり舞踏病ではない
                    │
           yes ┌────┴────┐ No
               │         └──→ 特に治療の必要なし
               ▼
          内服薬
          ドパミン受容体拮抗薬（ハロペリドール，クロザピン）
          ドパミン枯渇薬（レセルピン）
          GABA作動薬（バルプロ酸）
               │
              無効
               ▼
          深部脳刺激（Vim, Gpi）
```

基本的に消耗性不随意運動のバリズムでなければ，治療の必要はない．バリズムの場合，薬剤で数か月試してみて，無効なら深部脳刺激を考える．

考える．かつて治療法が発達していない時代では，片側バリズムは致死率が60％と報告され，原因は異常運動による消耗や肺炎，心不全であった．しかし現在は薬物コントロールや基礎疾患の治療の発達に伴い，致死率は10％前後と下がっている[6]．

（村瀬永子）

文献

1) Meyers R. Ballismus. In：Vinken PJ, et al (editors). Diseases of the Basal Ganglia. Handbook of Clinical Neurology. Vol.6. Amsterdam：North-Holland；1968, pp.115-126.
2) Hamada I, DeLong MR. Excitotoxic acid lesions of the primate subthalamic nucleus result in reduced pallidal neuronal activity during active holding. *J Neurophysiol* 1992；68：1859-1866.
3) Marsden CD. Ballismus. In：Donaldson I, et al (editors). Marsden's Book of Movement Disorders. UK, Oxford：Oxford University Press；2012, pp.881-888.
4) Dierssen G, Gioino G. Anatomic correlation of hemiballism (116 cases published in the literature). *Rev Clin Esp* 1961；82：283-305.
5) Lee MS, Marsden CD. Movement disorders following lesions of the thalamus or subthalamic region. *Mov Disord* 1994；9：493-507.
6) Vidaković A, et al. Hemiballism：Report of 25 cases. *J Neurol Neurosurg Psychiatry* 1994；57：945-949.
7) Dewey RB Jr, Jankovic J. Hemiballism-hemichorea. Clinical and pharmacologic findings in 21 patients. *Arch Neurol* 1989；46：862-867.
8) Limousin P, et al. Effect of parkinsonian signs and symptoms of bilateral subthalamic nucleus stimulation. *Lancet* 1995；345：91-95.
9) Guridi J, Obeso JA. The subthalamic nucleus, hemiballismus and Parkinson's disease：Reappraisal of a neurosurgical dogma. *Brain* 2001；124：5-19.
10) Herzog J, et al. Stimulation of subthalamic fibre tracts reduces dyskinesias in STN-DBS. *Mov Disord* 2007；22：679-684.
11) 村瀬永子．運動制御のメカニズム．梶龍兒（編）．不随意運動の診断と治療—動画で学べる神経疾患．東京：診断と治療社；2006, pp.7-21.

参考文献

- Marsden CD. Ballismus. In：Donaldson IM, et al (editors). Marsden's Book of Movement Disorders. UK, Oxford：Oxford University Press；2012, pp.881-888.
- 村瀬永子．運動制御のメカニズム．梶龍兒（編）．不随意運動の診断と治療—動画で学べる神経疾患．東京：診断と治療社；2006, pp.7-21.

Further reading

- Nakano N, et al. Successful long-term deep brain stimulation for hemichorea-hemiballism in a patient with diabetes. Case report. *J Neurosurg* 2005；102：1137-1141.
  糖尿病患者の片側バリズムをDBSで治療したケースレポート．片側バリズムの臨床像やDBSのターゲットを考えるうえで参考になり，全体像を臨床面からとらえるのに推薦できる

II. 不随意運動 各論
ジスキネジア

> **Point**
> - ジスキネジアは概念名であって具体的な症候名とは異なる.
> - ジスキネジアでみられる運動は多様である.
> - ジスキネジアは薬剤によって生じるものが多い.

　ジスキネジア（dyskinesia）は不随意運動の一つで，口舌・四肢・体幹にみられる不規則な運動であり，薬剤が原因となることが多い．現在，ジスキネジアで示される運動には，舌や口唇に生じる口部ジスキネジア，向精神薬などによる遅発性ジスキネジア*1，パーキンソン病のL-ドパ治療によって生じるジスキネジアなどがある．本稿では，ジスキネジアの歴史的変遷，ジスキネジアの概念について述べ，その後，パーキンソン病におけるジスキネジアについて述べる．

*1
本巻III.「精神科疾患と不随意運動」(p.239) 参照

ジスキネジアに関する概念の歴史的変遷

　ジスキネジアの日本語直訳は，運動困難，運動障害とされるが，ジスキネジアは概念名であって具体的な症候名でない[1]ところにわかりにくい面がある．ジスキネジアを理解するためには，その歴史的変遷を確認する必要がある（**1**）．なお，このジスキネジアの歴史的変遷については，平山惠造『神経症候学』[1]に記載されているので，詳細はそちらを参照頂きたい．

　19世紀中頃までは不随意運動は未整理状態であった．19世紀後半になって，振戦（1857），アテトーゼ（1871），舞踏運動（1886）が独立した症候となり，残った異常運動をジスキネジアと総称した．これが「古典的ジスキネジア」である（**1**）．さらに，チック（1894），片側バリズム（1923），姿勢時ジスキネジアが独立し，ジスキネジアの概念が確立していった（1927）．なお，この姿勢時ジスキネジアは，後に意図動作時運動過多（hyperkinésie volitionnelle）に包含されていった．

　20世紀の半ばになっていくつかの薬剤が使用されるようになり，向精神薬によるジスキネジアが報告された（1957）．その後，薬物によるジスキネジアと対比するように，高齢者における口・舌・顔面・下顎にみられるジスキネジアが知られるようになった（1969）．さらに，パーキンソン病においてL-ドパが長期に使用されるようになって，L-ドパによるジスキネジアが注目され，薬物性ジスキネジアの概念が確立していった[1]．

1 ジスキネジアの概念の歴史的変遷

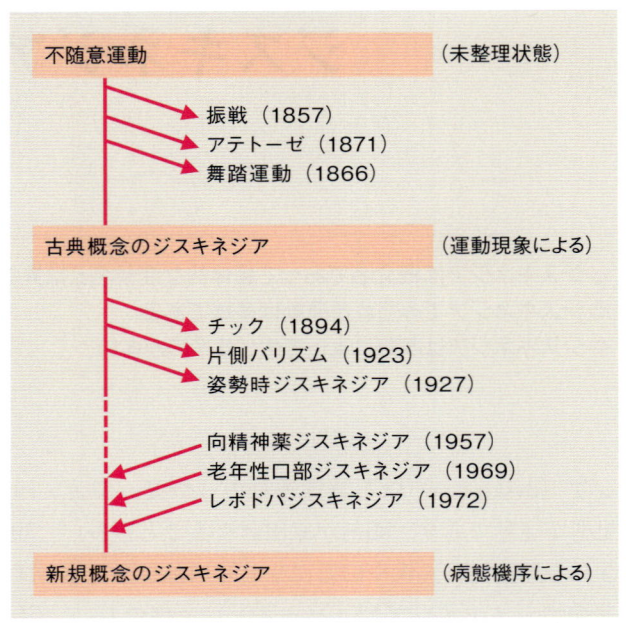

```
不随意運動                          (未整理状態)
  ├→ 振戦（1857）
  ├→ アテトーゼ（1871）
  └→ 舞踏運動（1866）
古典概念のジスキネジア               (運動現象による)
  ├→ チック（1894）
  ├→ 片側バリズム（1923）
  └→ 姿勢時ジスキネジア（1927）
  ←─ 向精神薬ジスキネジア（1957）
  ←─ 老年性口部ジスキネジア（1969）
  ←─ レボドパジスキネジア（1972）
新規概念のジスキネジア               (病態機序による)
```

（平山惠造．神経症候学 改訂第二版 II，2010[1]より）

ジスキネジアの不随意運動としての特徴

> **point**
> ジスキネジアは概念名で，舞踏運動様…，アテトーゼ様…，振戦様…などとして記載され，具体的な運動内容を示さない

前述のごとく，ジスキネジアは概念名であり，他の不随意運動と異なり具体的な運動内容を示さない．"舞踏運動"様，"アテトーゼ"様，"振戦"様として記載されるように，運動としては多様であり，一つの特徴ある運動として具体的に説明しがたいところがある[1]．

動きの速さについても，比較的速い"舞踏運動"様から比較的遅い"アテトーゼ"様のものまである．また，"振戦"様に律動性を示すものや常同性を示すものもあれば，不規則のものまである[1]．

ジスキネジア――各論（**2**）

薬物性ジスキネジア

■向精神薬によるジスキネジア

向精神薬によるジスキネジアの場合，後述の口部ジスキネジアに比較すると顔面下部に限定する傾向が少なく，四肢や体幹にみられる[1]．なかでもよく知られているのは，遅発性ジスキネジア（tardive dyskinesia）である．

①振戦型ジスキネジア

薬剤投与開始後数日〜数か月に生じ，パーキンソン病においてみられる振戦に類似し，4〜6 Hz の静止時振戦を四肢にみる．口・舌・顔面ジスキネジアが合併することもある．脳炎後パーキンソン症候群にみられることがある．抗コリン薬が有効とされる[1]．

2 ジスキネジアの種類

薬物性ジスキネジア	1. 向精神薬によるジスキネジア 　1) 振戦型ジスキネジア 　2) 早発性ジスキネジア 　3) 遅発性ジスキネジア 2. 抗パーキンソン病薬によるジスキネジア 3. 他の薬物によるジスキネジア
口部ジスキネジア	1. 老年性口部ジスキネジア 2. 他の疾患におけるジスキネジア

3 老年性口部ジスキネジア

1. 老人性／老年性，本態性，自発性
   - senile
   - idiopathic
   - spontaneous
2. 口／舌／顔面／下顎／ジスキネジア
   - oral dyskinesia
   - oro-lingual dyskinesia
   - oro-facial dyskinesia
   - oro-linguo-facial dyskinesia
   - oro-mandibular dyskinesia
   - bucco-lingual dyskinesia

(平山惠造．神経症候学 改訂第二版 II，2010[1]より)

②早発性ジスキネジア

薬剤投与後，2〜4日以内に生じ，服薬中止により消失する．原因としては，フェノチアジン系が多い．口・舌・顔面に多く，発声や嚥下も障害される．抗コリン薬に反応し，原因薬剤の中止により消失する．

③遅発性ジスキネジア

薬剤投与から3か月以上経過してから生じる．目立つのは口・舌・下顎の異常運動である．頸部や体幹にジストニアによる姿勢異常がみられる．原因薬剤としては，ほとんどがドパミン受容体拮抗薬である抗精神病薬が多い．非定型抗精神病薬は原因薬剤となりにくく[2,3]，定型抗精神病薬の1/4〜1/10程度とする指摘もあり，これはD_2受容体へのブロック作用が少ないためと考えられている[2]．しかし，非定型抗精神病薬によるジスキネジア出現の頻度は定型抗精神病薬による場合と大きな違いはないとする報告や，非定型抗精神病薬使用の歴史がまだ浅くて今後長期使用が増えてくれば増加する可能性を指摘するものもある[4,5]．

本症は，原因薬剤を中止しても速やかな消失はみられず，長期に持続する傾向がある．治療は，原因薬剤の中止，定型抗精神病薬から非定型抗精神病薬に変更するなどの薬剤変更が行われる．ジスキネジア治療薬は確立しておらず，ドパミン作動薬やベンゾジアゼピン系薬などいくつかのものが試みられているが，いずれも適応外使用である．予防は，定型抗精神病薬の使用を控え，非定型抗精神病薬を使用，あるいは併用するなど，薬剤の投与量を最小限にすることが基本とされる[2]．

■抗パーキンソン病薬によるジスキネジア

パーキンソン病のL-ドパ治療中に現れるジスキネジアである．L-ドパが著効を示す若年性パーキンソニズムに出現しやすい．一般にパーキンソン症状発症側にジスキネジアが強い傾向がある．顔面では口・舌・顔面ジスキネジアに類似し，四肢ではバリズム様，舞踏運動様，アテトーゼ様，ジストニア姿勢様であったりする．前述のごとく，ジスキネジアが概念名であるため，特定のパターンの不随意運動を規定するものでないことによる[1]．

■ 他の薬物によるジスキネジア

抗てんかん薬であるジフェニルヒダントイン，抗ヒスタミン薬，ドンペリドン，メトクロプラミド，レセルピン，アンフェタミン（国内未認可），経口避妊薬などが知られている[1]．

老年性口部ジスキネジア

いくつかの組み合わせによる用語が用いられる（[3]）．口部に多発する．口を尖らせたりもぐもぐさせたり，舌を突き出したり捻転させたり，顔をしかめたりさせる．口を回避し出現することはないとされ，顔面の下半分に限局するのが特徴である[1]．以前は原因が特定できなかったが，最近では線条体の小梗塞などが推定されている[1]．

おわりに

神経内科臨床においてジスキネジアはしばしば認められ，その理解は重要である．一方，ジスキネジアは特定の運動を指す用語ではないところから混乱が生じやすく，臨床において使用される薬物の頻度が変わることにより，今後も変化していくことが予想される．これらの歴史的変遷を理解し，ジスキネジアを把握していく必要がある．

（中島健二）

文献

1) 平山惠造．神経症候学 改訂第二版 II．東京：文光堂；2010．pp.650-656.
2) 厚生労働省，日本神経学会マニュアル作成委員会ほか．重篤副作用疾患別対応マニュアル ジスキネジア．
   http://www.info.pmda.go.jp/juutoku/file/jfm0905003.pdf
3) Dolder CR, Jeste DV. Incidence of tardive dyskinesia with typical versus atypical antipsychotics in very high risk patients. *Biol Psychiatry* 2003；53：1142-1145.
4) Miller DD, et al. Extrapyramidal side-effects of antipsychotics in a randomized trial. *Br J Psychiatry* 2008；193：279-288.
5) Woods SW, et al. Incidence of tardive dyskinesia with atypical and conventional antipsychotic medications：A prospective cohort study. *J Clin Psychiatry* 2010；71：463-474.

II. 不随意運動 各論

ジストニア

> **Point**
> - ジストニアは症候名，症候群名，疾患名として用いられる語であり，中枢性の不随意な持続性筋収縮による異常姿勢または不随意運動をいう．
> - ジストニアの臨床特徴には定型性，動作特異性，感覚トリック，オーバーフロー現象，早朝効果，フリップフロップ現象などがあり，診断の参考になる．
> - 成人発症の一次性ジストニアのうち90％は局所性であり，本邦では眼瞼攣縮が最も多い．
> - 治療法として，内服治療，ボツリヌス毒素治療，手術などがある．

ジストニアの定義

ジストニア（dystonia）*1 という用語は，1911年にドイツの神経学者Hermann Oppenheimによって提唱された[1]．「筋緊張の亢進と低下との併存」を意味する用語であったが，定義のあいまいさから，後年混乱が生じた．症候名または症候群名としてのほか，一次性*2 の場合には疾患名としても用いられるという多義性が，理解を難しくしている側面がある．

現在最も広く用いられている定義は，「持続性の筋収縮を呈する症候群であり，しばしば捻転性または反復性の運動や異常な姿勢を来す（A syndrome of sustained muscle contractions, frequently causing twisting and repetitive movements, or abnormal postures)」，である[2]．

また，厚生労働省精神・神経疾患研究委託費「ジストニアの疫学，診断，治療法に関する総合的研究」の研究班（以下，ジストニア研究班）が提唱した定義は，以下のとおりである[3]．

「ジストニアとは中枢神経系の障害に起因し，骨格筋の持続のやや長い収縮で生じる症候で，ジストニア姿勢 dystonic posture とジストニア運動 dystonic movement よりなる．前者は異常収縮の結果としての異常姿勢・異常姿位で，後者は異常収縮によるゆっくりとした運動であり，これらはその症例にとって定型的 stereotype である．ジストニア姿勢は一時的であっても必ずみられる．ジストニアにより随意運動の遂行が様々な程度に妨げられる．ジストニアは特定の随意運動時に出現，あるいは著しく増強する場合があり，これを動作性ジストニア action dystonia と呼ぶ」（付帯事項は省略）

このような，筋の持続性不随意収縮という側面だけに注目する考え方が定まったのは Herz（1944）以後である[4]．

*1
かつて正式用語は「ジストニー」のみであったが，神経学用語集改訂第3版（文光堂，東京，2008）から「ジストニア」も併載された．

*2
次頁の「原因による分類」も参照

Memo
ジストニアの定義
左記の定義に対して，筆者は「中枢性・非麻痺性の，筋活動の随意調節障害」としてジストニアの再定義を試みたことがある[5]（理由については Memo「陰性ジストニア」〈p.114〉参照）．

また，姿勢異常のみを意味するか，不随意運動をも包含する概念とするかが，専門家によって異なる．上記2種の定義は，いずれも不随意運動を含む考え方である．収縮の強さが変動しない場合は異常姿勢，変動する場合は運動になるはずであるが，ジストニアを姿勢異常に限定する立場では，後者をアテトーシス（アテトーゼ〈athetosis〉）[*3]としている．

*3
本巻II.「アテトーゼ」
（p.96-100）参照

ジストニアの分類

発症年齢による分類

一般に，発症年齢が低いほど罹患範囲が広い．一方，成人発症の一次性ジストニアが全身性になることはまれである．

26歳までに発症したすべてのジストニアに対して，*DYT1* 遺伝子変異を検索すべきである．また，40～50歳までに発症したすべてのジストニアに対して，ウィルソン病の鑑別が必要であるとされる．

原因による分類

Fahn らによる1998年の分類が現在も汎用されるが[6]，病態生理が明らかでない症候群の分類であるという限界のため，運用にあたっては問題が多い．個々の病態をいずれに分類するかは研究の進歩により変遷し，また研究者によっても異なる．

■一次性ジストニア

一次性ジストニア（primary dystonia）は，神経変性を伴わない neurochemical disorders のうち，ジストニアを唯一の症状とする病態（振戦はあってもよい）である．

■ジストニア・プラス症候群

ジストニア・プラス症候群（dystonia-plus syndrome）は，神経変性を伴わない neurochemical disorders のうち，ジストニア以外の症候（具体的にはパーキンソニズムまたはミオクローヌス）を合併する病態である．

■二次性ジストニア

二次性ジストニア（secondary dystonia）は，脳に障害を与える外的因子によるジストニアである．

■遺伝性神経変性疾患に伴うジストニア

遺伝性神経変性疾患に伴うジストニア（heredodegenerative dystonia）は，神経変性が確認できる疾患に伴うジストニアである．必ずしも遺伝性でなくてよいとされる．

■ジストニアを伴う他のジスキネジア症候群

ジストニアを伴う他のジスキネジア症候群（other dyskinesia syndromes with dystonia present）は，持続の長い発作性筋収縮（ジストニア性チック）をもつチック症や，発作性ジストニアを呈する症候群などが含まれる．ジストニアの主分類には含めない．

Keywords

DYT1

染色体9q34に位置する遺伝子座DYT1にある，*TOR1A*遺伝子（遺伝子産物はtorsin A）の変異によりジストニアを生じる．浸透率は30％内外であり，重症度には個人差が大きい．体肢から始まることが多い．Oppenheimが報告した変形性筋ジストニア（dystonia musculorum deformans）と同一視される．

Keywords

ウィルソン病

別名「肝レンズ核変性症」．常染色体劣性遺伝性の銅代謝異常である．肝障害，中枢神経症状，精神症状などを来す．*ATP7B*遺伝子の変異が確認されている．

Column

どこからが偽性ジストニアか

偽性ジストニアという表現は疾患差別につながる，という考え方があろう．接頭辞 pseudo の和訳の問題である．本稿ではこの点に立ち入らず，次の4種のジストニアをどう分類するかについて私見を示す．

1. 外傷性ジストニア（traumatic dystonia）

末梢の外傷によって，心因性を否定できるジストニアが生じた場合をいうが，因果関係を否定する立場もある[7]．多くの分類では二次性ジストニアとしている．偶発的発症とするには頻度が高いことから，筆者もこれに賛成する．ただし，背景に遺伝要因などが存在する可能性がある．

2. 固定ジストニア（fixed dystonia）

一般にジストニアは睡眠中に消失するが，消失せず終日異常姿勢をとる場合をいう．Schrag らが提唱した概念であるが[8]，大多数が心因を有する．彼女らの新しい文献は心因性であることを前提としている[9]．真のジストニアが拘縮を来した場合もあると思われるが，固定ジストニアの分類はおおむね心因性ジストニアの分類に依存する．

3. 心因性ジストニア（psychogenic dystonia）

Fahn らの 1998 年の分類では二次性ジストニアとされたが[6]，偽性ジストニアとした文献もある[10]．脳内機序，症候，治療反応性が通常のジストニアと異なることから，筆者は偽性ジストニアに分類すべきであると考える．

4. てんかん性ジストニア（dystonia due to epilepsy）

二次性ジストニアに分類する立場もあるが[11]，たとえば強直性痙攣をジストニアとするのは，背景病態を無視した分類であろう．Fahn らの 1998 年の分類と同じく[6]，偽性ジストニアでよいと考える．

■偽性ジストニア

偽性ジストニア（pseudodystonia）は，外見はジストニアに類似するが，骨・関節異常など，ジストニアとみなせない病態をいう．ジストニアの主分類には含めない（**Column** 参照）．

罹患範囲による分類[12]

次のように分類する．分類困難な病型も存在する．

■局所性ジストニア

局所性ジストニア（focal dystonia）は，身体の一部分のみを侵す場合である．成人発症例の約 90% を占める．

■分節性ジストニア

分節性ジストニア（segmental dystonia）は，隣り合う複数部位のジストニアのうち，全身性ジストニアの定義に合致しない場合である．

■全身性ジストニア

全身性ジストニア（generalized dystonia）は，「脚部の分節性ジストニア」（一側下肢と体幹，または，両側下肢〈体幹を含んでもよい〉のジストニア）に他部位のジストニアを伴う場合である．すなわち，定義上は下肢を含むことが必須である．全身に及ぶ必要はない．

■多巣性ジストニア

多巣性ジストニア（multifocal dystonia）は，隣接しない複数部位のジストニアを呈する場合である．

■片側性ジストニア

片側性ジストニア（hemidystonia）は，身体の一側のみを侵すジストニアである．実質的には一側上下肢のジストニアをいうが，同側の顔面または体

Memo

メージュ症候群（Meige syndrome）

一般に「眼瞼攣縮＋口・下顎ジストニア」と信じられているが，誤りである．その理由は文献 13 で詳述した．本用語は定義があいまいであり，用いるべきでないが，「眼瞼攣縮に他部位の不随意運動を伴う分節性ジストニア」とする用法ならば，当面はやむをえないと考える．

幹を含んでよい．ほとんどが二次性である．

ジストニアの臨床特徴

ジストニアの診断は，典型例では容易である．しかし，他の原因による異常姿勢や他の不随意運動との鑑別が困難な例がある．この場合に，次の臨床特徴が参考になる[14]．すべてを認める必要はなく，また，これらの存在が直ちに他の病態を否定するものではないが，ジストニアの有力な証拠になる．

■定型性（常同性〈stereotypy〉）

ジストニアの異常姿勢または運動パターンが，程度の差はあっても患者ごとに一定であり，変転しない，という特徴である．

■動作特異性（task specificity）

特定の動作や環境によってジストニアの症候が出現したり，増悪したりする現象である．精神疾患と誤認される一因になる．

■感覚トリック（sensory trick）

特定の感覚刺激によってジストニアが軽快（または増悪）するとき，その行為または現象を指す．精神疾患と誤認される一因になる．

■オーバーフロー現象（overflow phenomenon）

ある動作の際に，その動作に不必要な筋が不随意に収縮してジストニアを呈する現象である．

■早朝効果（morning benefit）

起床時に症状が軽いという現象である．持続時間には個人差が大きい．軽症例を中心にみられる．

■フリップフロップ現象（flip-flop phenomenon）

ジストニアの症候が，何らかのきっかけで（あるいは一見誘因なく）急に増悪あるいは軽快する現象である．

■ミラー・ジストニア（mirror dystonia）

健側の運動によって再現される患側のジストニアをいう．書痙の異常肢位が健側での書字によって再現される場合が典型的である．

■共収縮（cocontraction）

互いに拮抗関係にある筋が同時に収縮する現象である．ジストニアの最も特徴的な筋電図所見とされる．

ジストニアの疫学

一次性ジストニアの有病率は，人口10万人あたり10～20人程度とされることが多い．年齢とともに有病率は上昇し，50歳以上を対象とした疫学調査では，10万人中700人以上とする推定もある．

実際には，熟練技術集団で職業性ジストニアが高率に発症するほか（音楽家の1％とする推定がある），一般人の有病率も，調査結果よりはるかに高いと推定されている[15]．

Memo

陰性ジストニア

共収縮と裏返しの現象として，必要な筋の駆動不全により運動が達成されない場合がある．筆者はこれを「陰性ジストニア（negative dystonia）」と命名した[5]．開瞼失行，麻痺型書痙，大多数のdropped headまたはcamptocormia（体幹屈曲）などを説明できるが，生理学的な裏づけがなく，未だ支持を得ていない．

Key words

職業性ジストニア

同一の作業を長時間・長期間反復することで発症するジストニアを職業性ジストニア（occupational dystonia）と総称するが，労務と関連しない場合もあるので，定義を再検討すべきであろう．書痙，音楽家のジストニア，ゴルファーのイップス（yips）の一部，などがある．

1 いわゆる DYT ジストニア

	別名	遺伝性	分類
DYT1	dystonia musculorum deformans（変形性筋ジストニア）	常・優性	一次性
DYT2		常・劣性	一次性
DYT3	Lubag, X-linked dystonia-parkinsonism	性・劣性	ジストニア・プラス
DYT4	hereditary whispering dystonia	常・優性	一次性
DYT5	瀬川病（DYT5a），ドパ反応性ジストニア	常・優性（DYT5a），常・劣性（DYT5b）	ジストニア・プラス
DYT6		常・優性	一次性
DYT7		常・優性	一次性
DYT8	発作性非運動開始時ジスキネジア1	常・優性	発作性ジストニア
DYT9	発作性運動誘発性ジスキネジア	常・優性	発作性ジストニア
DYT10	発作性運動開始時ジスキネジア1	常・優性	発作性ジストニア
DYT11	ミオクローヌス-ジストニア	常・優性	ジストニア・プラス
DYT12	rapid-onset dystonia-parkinsonism	常・優性	ジストニア・プラス
DYT13		常・優性	一次性
DYT14	（欠番）		
DYT15		常・優性	ジストニア・プラス
DYT16		常・劣性	ジストニア・プラス
DYT17	（DYT2と同じ？）	常・劣性	一次性
DYT18	（DYT9と同じ？）	常・優性	発作性ジストニア
DYT19	発作性運動開始時ジスキネジア2	常・優性	発作性ジストニア
DYT20	発作性非運動開始時ジスキネジア2	常・優性	発作性ジストニア
DYT21		常・優性	一次性
DYT22	（報告を発見できず）		
DYT23		常・優性	一次性
DYT24		常・優性	一次性
DYT25		常・優性	一次性

DYT3はジストニア・プラスに分類されているが，器質的異常が報告されている進行性疾患であるので[16]，本来であれば「遺伝性神経変性疾患に伴うジストニア」とすべきである．また，DYT22の報告は発見できなかったが，DYT23〜DYT25がすでに確定している．
常・優性：常染色体優性遺伝，常・劣性：常染色体劣性遺伝，性・劣性：伴性劣性遺伝．

代表的な病型

ジストニアは随意運動を行うすべての身体部位に発生しうる．本稿では，「DYT＋番号」で呼称される病型（いわゆる DYT ジストニア），および，成人の代表的な病型について概説する．

■ DYT ジストニア（1）

DYT ジストニアは正式名称ではないが，遺伝性ジストニアの集合名詞として便宜上用いられることがある．原因遺伝子が確定した病型は一部のみで

ある．必ずしも一次性ではない．

■眼瞼攣縮

眼瞼攣縮（blepharospasm）は，眼輪筋など閉瞼に関与する筋の随意運動困難により，自由な開閉瞼ができなくなる，眼部の局所性ジストニアである．わが国で最も多い病型とされる．ドライアイとされる患者の一部は本病態であり[17]，実数ははるかに多いと推定される．開瞼失行（開眼失行〈apraxia of lid opening〉）と一連の病態と考えられる．

■攣縮性斜頸

攣縮性斜頸（cervical dystonia）は，頸部筋の随意運動困難により，頭位偏倚，可動域制限，疼痛などを来す頸部の局所性ジストニア（頸部ジストニア〈cervical dystonia〉）である．通常，海外では最も多い病型とされる．

■口・下顎ジストニア

口部ジストニアとは口唇および周囲筋の局所性ジストニアであり，比較的まれである．一方，下顎ジストニアとは下顎運動に関与する筋の局所性ジストニアであり，口を閉じて開口できなくなる咬筋ジストニア（jaw closing dystonia），逆に口を開いてしまう jaw opening dystonia が主病型である．「口・下顎ジストニア」（oromandibular dystonia）と一括することに合理性はなく，また，口部ジスキネジア[*4]としばしば混同されている．

■攣縮性発声障害

攣縮性発声障害（spasmodic dysphonia）は，発声時に声帯の内転または外転が不適切に生じる喉頭の局所性ジストニアである．内転が生じると発声は努力性となり（内転型），外転が生じると嗄声を来す（外転型）．混合型もある．

■書痙

書痙（writer's cramp）は，書字の際にのみ筋緊張異常を生じる上肢の局所性ジストニアである．発症時に書字のみで症状が出る「単純型」，発症時から書字以外の動作でも症状がある「ジストニア型」，単純型からジストニア型へ移行する「進行型」に分類される[18]．

ジストニアの病態生理

病態生理は十分に解明されていない．感覚入力を基に運動出力を調節する機能（感覚運動統合〈sensorimotor integration〉）の障害と推定されている．中枢の各レベルで運動抑制の低下が指摘されているが，この所見は心因性ジストニアでも認められる．むしろジストニアの本態は脳可塑性（plasticity）の異常にあるとされ[19]，過度の可塑性が運動制御機能の堅牢性を障害した結果であると考えられる．

Keywords

開瞼失行
神経学用語集では「開眼失行」とする．上眼瞼挙筋の駆動不全による開瞼困難である．患者は前頭筋を用い，眉を上げて開瞼努力を行う．通常は眼瞼攣縮と合併する．純粋な開瞼失行にみえても，多くの場合，本態は眼輪筋瞼板前部（pretarsal portion）の不随意収縮（つまり眼瞼攣縮）であるとされる．

*4
本巻 II.「ジスキネジア」（p.110）参照

ジストニアの治療

内服治療

ジストニアを適応症とする内服薬は存在しないが，一部に有効例がある．抗コリン薬（トリヘキシフェニジルなど），抗てんかん薬（クロナゼパムなど），抗不安薬（ジアゼパムなど）などが比較的よく用いられる．

ボツリヌス毒素治療

眼瞼攣縮（適応症名は眼瞼痙攣），攣縮性斜頸（同じく痙性斜頸）には第一選択である．治療を行うには製薬会社主催の講習実技セミナーを受講して資格を得る．喉頭・下顎・体肢のジストニアにも高い効果を示すが，本邦では適用外である．

手術

特に一次性の全身性ジストニア，体肢ジストニア（書痙を含む），攣縮性斜頸には，定位脳手術の有効性が高い．攣縮性斜頸には選択的末梢神経遮断術も行われる．眼瞼攣縮には眼輪筋切除術などが行われる．

（目崎高広）

文献

1) Oppenheim H. Über eine eigenartige Krampfkrankheit des kindlichen und jugendlichen Alters（Dysbasia lordotica progressiva, Dystonia musculorum deformans）. *Neurologisches Zentralblatt* 1911；30：1090-1107.
2) Fahn S, et al. Classification and investigation of dystonia. In：Marsden CD, et al（editors）. Movement Disorders 2. London：Butterworths；1987, pp.332-358.
3) 長谷川一子．ジストニアの疫学，病態，治療に関する研究．厚生労働省精神・神経疾患研究委託費．平成18〜20年度総括研究報告書．2009年3月．
4) Herz E. Dystonia. II. Clinical classification. *Arch Neurol Psychiatry* 1944；51：319-355.
5) Mezaki T. Dystonia redefined as central non-paretic loss of control of muscle action：A concept including inability to activate muscles required for a specific movement, or 'negative dystonia'. *Med Hypotheses* 2007；69：1309-1312.
6) Fahn S, et al. Classification of dystonia. *Adv Neurol* 1998；78：1-10.
7) Hawley JS, Weiner WJ. Psychogenic dystonia and peripheral trauma. *Neurology* 2011；77：496-502.
8) Schrag A, et al. The syndrome of fixed dystonia：An evaluation of 103 patients. *Brain* 2004；127：2360-2372.
9) Mehta AR, et al. Coactivation sign in fixed dystonia. *Parkinsonism Relat Disord* 2013；19：474-476.
10) Bressman SB. Dystonia genotypes, phenotypes, and classification. *Adv Neurol* 2004；94：101-107.
11) Phukan J, et al. Primary dystonia and dystonia-plus syndromes：Clinical characteristics, diagnosis, and pathogenesis. *Lancet Neurol* 2011；10：1074-1085.
12) Fahn S. Concept and classification of dystonia. *Adv Neurol* 1988；50：1-8.
13) 目崎高広．眼瞼痙攣＋口・下顎ジストニー≠Meige症候群．神経内科 2002；57：464.
14) 目崎高広．ジストニアの病態と治療．臨床神経学 2011；51：465-470.
15) 目崎高広．意外に多いジストニア．臨床神経学 2012；52：1068-1070.
16) Goto S, et al. Functional anatomy of the basal ganglia in X-linked recessive dystonia-parkinsonism. *Ann Neurol* 2005；58：7-17.

17) Tsubota K, et al. Dry eye and Meige's syndrome. *Br J Ophthalmol* 1997；81：439-442.
18) Sheehy MP, Marsden CD. Writers' cramp--A focal dystonia. *Brain* 1982；105：461-480.
19) Quartarone A, et al. Abnormal sensorimotor plasticity in organic but not in psychogenic dystonia. *Brain* 2009；132：2871-2877.

Further reading

- 長谷川一子（編著）．ジストニア 2012．東京：中外医学社；2012．
  本邦のジストニア研究班（2003 〜 2008 年度）の班員が分担作成した，事実上の公式テキストといえる

- Rosset i Llobet J, et al（editors）. Musician's Dystonia：A practical manual to understand and take care of the disorder that affect the ability to play music. 2010（not for sale）／平孝臣ほか（監修），NPO 法人ジストニア友の会（訳）．どうして弾けなくなるの？—〈音楽家のジストニア〉の正しい知識のために．東京：音楽之友社；2012．
  音楽家のジストニアに関する（おそらく）唯一の本格的解説書である．英文原書は市販されなかった

- 目崎高広，梶龍兒．ジストニアとボツリヌス治療．改訂第 2 版．東京：診断と治療社；2005．
  2005 年前半までの，ほぼすべてのボツリヌス治療関連の文献を渉猟し編んだ本である．ジストニアの概念形成の歴史や分類についても詳述した

- 目崎高広（編）．ボツリヌス治療実践マニュアル．東京：診断と治療社；2012．
  ボツリヌス治療の各適応症について，機能解剖の観点から手技の実際を解説した本である

II. 不随意運動 各論

ミオクローヌス

> **Point**
> - ミオクローヌスは突然の，電撃的な，四肢・顔面・体幹などに生じる，通常は意識消失を伴わない不随意運動である．
> - ミオクローヌスは病態により皮質性ミオクローヌス，皮質下性ミオクローヌス，脊髄性ミオクローヌスに分類される．
> - 診断にあたっては，表面筋電図，脳波検査，体性感覚誘発電位，長ループ反射，筋放電トリガー加算平均（JLA）法などの種々の神経生理検査と血液検査，画像検査，脳脊髄液検査，遺伝子検査などを組み合わせて検索を進める必要がある．
> - 治療に関してはミオクローヌスの病態に応じた治療を選択するが，単剤ではなく各種抗てんかん薬を中心とした多剤併用療法が有効である．

概念

　ミオクローヌスは，突然の，電撃的な，四肢・顔面・体幹などに生じる，意識消失を伴わない不随意運動である[1]．時に刺激で誘発され，周期性や律動性を示す．筋肉が不随意に収縮するものを陽性ミオクローヌス，反対に筋収縮が不随意に突然停止するものを陰性ミオクローヌスといい，両者が混在することもある（**1**）．

分類，原因

　ミオクローヌスの分類には，出現部位，病因などがあるが，病態生理による分類が比較的よく用いられる（**2**）．大脳皮質の異常によるものは皮質性ミオクローヌス，基底核や脳幹部などの異常によるものは皮質下性ミオクローヌス，脊髄由来のものは脊髄性ミオクローヌスと分類する．実際には，皮質性ミオクローヌスと皮質下性ミオクローヌスは共存することも多い．また，器質性の疾患を伴わない心因性ミオクローヌスも存在する[2]．

　ミオクローヌスはさまざまな疾患で認められ[3]（**3**），そのうちの一部疾患では遺伝子も判明している（**4**）．また，種々の薬剤の副作用や各種中毒症でも生じることがある[4]（**5**）．

検査

■表面筋電図検査

　ミオクローヌスによる異常筋放電の分布，持続時間，周期性，同期性，さまざまな部位への進展様式などを検討する．陽性ミオクローヌスでは，身体

1 皮質性ミオクローヌスの表面筋電図

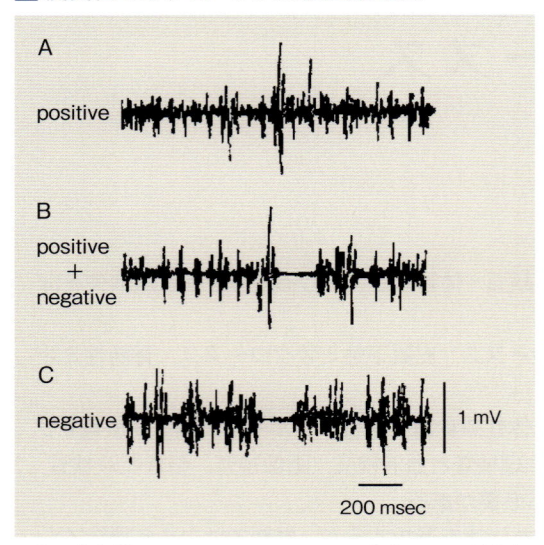

A positive

B positive + negative

C negative

1 mV
200 msec

1人の進行性ミオクローヌスてんかん患者から陽性(A)，陰性(C)，両者の混在したミオクローヌス(B)の3種類の皮質性ミオクローヌスを記録した．
(Shibasaki H, et al. *Muscle Nerve* 2005[1] より)

2 ミオクローヌスの病態生理学的分類

皮質性ミオクローヌス	皮質反射性ミオクローヌス，皮質反射性陰性ミオクローヌス，自発性皮質性ミオクローヌス，持続性部分てんかん
皮質下性ミオクローヌス	網様体反射性ミオクローヌス，自発性網様体性ミオクローヌス，その他
脊髄性ミオクローヌス	
心因性ミオクローヌス	

3 ミオクローヌスの原因

1. 生理的ミオクローヌス	睡眠時ミオクローヌス，不安誘発性ミオクローヌス，運動誘発性ミオクローヌス，吃逆
2. 本態性ミオクローヌス	家族性本態性ミオクローヌス，孤発性本態性ミオクローヌス
3. てんかんに合併するミオクローヌス	
てんかん発作の部分症状：	孤発性のてんかん性ミオクローヌス，持続性部分てんかん，光過敏性ミオクローヌス，特発性刺激過敏性ミオクローヌス，ミオクローヌス性欠神発作
小児発症のミオクロニーてんかん：	点頭てんかん，レノックス・ガストー症候群（Lennox-Gastaut syndrome），小発作，若年ミオクロニーてんかん
良性成人型家族性ミオクローヌスてんかん	
進行性ミオクローヌスてんかん（蓄積症を除く）：	ウンフェルリヒト・ルントボルク病，ミトコンドリア脳筋症
4. 症候性ミオクローヌス	
各種蓄積症に伴うミオクローヌス：	ラフォラ病，リピドーシス，セロイドリポフスチン症，シアリドーシス
小脳失調に伴うミオクローヌス：	フリードライヒ運動失調症，ルイ・バー症候群（Louis-Bar syndrome），脊髄小脳変性症
基底核変性に伴うミオクローヌス：	ウィルソン病，捻転ジストニア，pantothenate-kinase-associated neurodegeneration（PKAN），進行性核上性麻痺，ハンチントン病，皮質基底核変性症
認知症に伴うミオクローヌス：	クロイツフェルト・ヤコブ病，アルツハイマー病
脳炎・脳症に伴うミオクローヌス：	亜急性硬化性全脳炎，嗜眠性脳炎，アルボウイルス脳炎，単純ヘルペス性脳炎，HIV脳炎，感染後脳症，ウィップル病，ランス・アダムス症候群（Lance-Adams syndrome）
代謝性疾患・全身疾患に伴うミオクローヌス：	肝不全，腎不全，透析症候群，低ナトリウム血症，低血糖，非ケトン性高血糖，熱射病，感電，潜水病
薬剤性・中毒性脳症に伴うミオクローヌス：	5参照
傍腫瘍性神経症候群に伴うミオクローヌス：	オプソクローヌス多発ミオクローヌス症候群
局所性中枢神経障害に伴うミオクローヌス：	脳血管障害，腫瘍，外傷，脊髄外傷

(Marsden CD, et al. Movement Disorders, 1982[3] を参考に作成)

4 ミオクローヌスを生じる疾患の遺伝子異常

疾患名	原因遺伝子
・ウンフェルリヒト・ルントボルク病	EPM1（CSTB）
・赤色ぼろ線維・ミオクローヌスてんかん症候群（MERRF）	tRNA
・ハンチントン病	IT15（huntingtin）
・歯状核赤核淡蒼球ルイ体萎縮症（DRPLA）	Atrophin1
・ラフォラ病	EPM2A, EPM2B
・神経細胞内セロイドリポフスチン症（NCL）	
type 2（late infantile type）	CLN2（TPP1）
type 3（juvenile type）	CLN3
type 4（adult type）	CLN4
type 5（late infantile Finnish variant type）	CLN5
type 6（variant late infantile type）	CLN6
・ゴーシェ病	GBA
・シアリドーシス	NEU1
・GM_2 ガングリオシドーシス	HEXA
・クロイツフェルト・ヤコブ病（一部）	プリオン蛋白遺伝子
・JME（一部）	EFHC1
・ミオクローヌス・ジストニア症候群	sarcoglycan 遺伝子

5 ミオクローヌスを生じる可能性のある物質

1.	中毒性物質	ビスマス, アルミニウム, 有機水銀, 無機水銀, 4エチル鉛, 臭化メチル, ジクロロエタンなど
2.	精神科用薬	抗うつ薬, MAO阻害薬, リチウム, 抗精神病薬, ジアゼパムの減量など
3.	抗菌薬・抗ウイルス薬	ペニシリン系, セフェム系, モノラクタム系, イソニアジド, アシクロビルなど
4.	麻薬	モルヒネ, フェンタニルなど
5.	抗痙攣薬	フェニトイン, バルプロ酸, カルバマゼピンなど
6.	麻酔薬	エンフルラン, イソフルラン, テトラカイン, ミダゾラムなど
7.	造影剤	イオタラム酸メグルミン, アミドトリゾ酸メグルミン, メトリザミドなど
8.	循環器病薬	カルシウム拮抗薬, 抗不整脈薬など
9.	抗ヒスタミン薬	
10.	抗悪性腫瘍薬	
11.	その他	L-ドパ, ブロモクリプチン, フィゾスチグミンなど

(Ikeda A, et al. *Neurology* 1990 [4] より一部改変)

の一部, 多くは数か所の筋肉に, 不規則な, 持続の短い（20～60 msec）筋放電を認める（**1**）. 陰性ミオクローヌスでは100～500 msec の随意的筋放電の停止を認める（**1**）. 陽性のミオクローヌスでは, 拮抗筋と主動筋が同時に収縮することも多い. 表面筋電図は, 各種の不随意運動との鑑別に有用である. なお, 皮質ミオクローヌスは振戦様になることがあり, 皮質振戦（cortical tremor）と称され, 良性成人型家族性ミオクローヌスてんかん（benign adult familial myoclonus epilepsy：BAFME）*1 でよくみられる [4,5,16].

■脳波検査

進行性ミオクローヌスてんかん（progressive myoclonus epilepsy：PME）, BAFME などではてんかん性放電を, クロイツフェルト・ヤコブ病, 亜急性硬化性全脳炎などでは周期性同期性放電を, 陰性ミオクローヌス（アステリ

*1 ミオクローヌスてんかんとミオクロニーてんかんの使い分けについては, **Column**（p.124）参照.

6 皮質性ミオクローヌスの体性感覚誘発電位とC反射

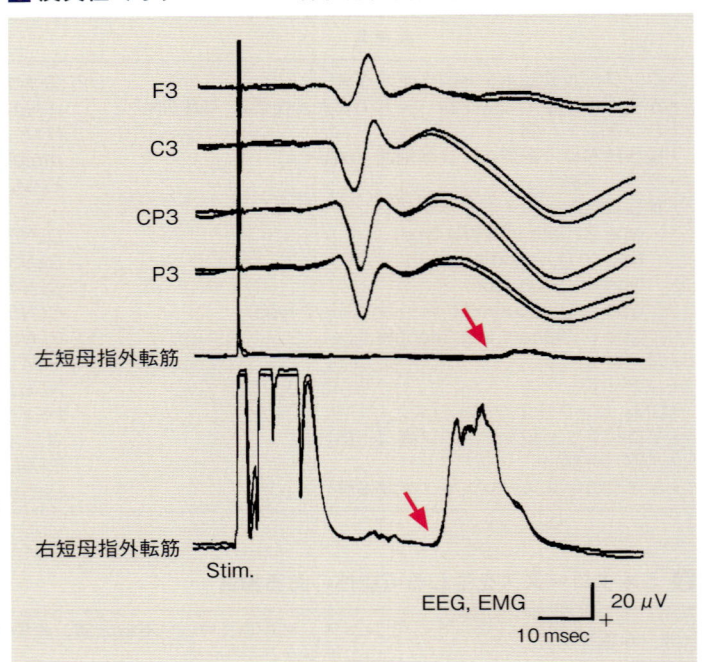

良性成人型家族性ミオクローヌスてんかん（BAFME）患者において右正中神経刺激に対する体性感覚誘発電位とC反射を記録した．N20以外の体性感覚誘発電位の振幅が増大している．また安静時の刺激にもかかわらず，刺激側だけでなく刺激対側でも短母指外転筋でC反射（→）が記録された．
（麓直浩ほか．精神科領域におけるけいれん・けいれん様運動，2009[15]より）

キシス）を呈する肝性脳症などでは三相波を認めることがある．

■体性感覚誘発電位（somatosensory evoked potential：SEP）

　PMEやBAFMEなど，皮質性ミオクローヌスをきたす患者では，正中神経刺激で誘発される早期の皮質電位が巨大化することが多い（巨大SEP）[1]．通常，最初の頂点N20／P20は巨大化しないが，それ以降の成分（P25／N25およびN33）の振幅が著明に増大する（**6**）．また，皮質性ミオクローヌスのなかには，光刺激によりミオクローヌスを生じる患者も存在するが，そのような症例では視覚誘発電位が巨大化している[6]．

■長ループ反射

　末梢神経の電気刺激や光刺激によって反射性に誘発される筋放電のうち，大脳皮質，脳幹，小脳などを経由する反射を長ループ反射という．皮質性ミオクローヌス患者では，安静時にも末梢神経を遠位で電気刺激した際に，長い潜時の筋放電が誘発される（C反射）（**6**）．これは，皮質反射性ミオクローヌスそのものであり，正中神経刺激ではその潜時が約40～45 msecである．

■筋放電トリガー加算平均（JLA）法

　ミオクローヌスに先行する脳波上の棘波の有無を調べる検査である[7]．筋放電トリガー加算平均（jerk-locked back averaging：JLA）法は，ミオクローヌスの筋放電の開始時点を基準として，それに先行する脳波を逆行性に加算平均する方法である．皮質性ミオクローヌスでは，JLA法によりミオクローヌスに先行する陽性-陰性の二相性の棘波を認める．この棘波は一次感覚運動野に一致して分布している．これより，皮質性ミオクローヌスが一次感覚

運動野の異常興奮により生じていることが示唆される．陰性ミオクローヌスでは，随意的筋放電の停止時点を基準として逆行性に加算平均することで，静止期に先行する棘波を認識できることがある[8]．

■血液検査

代謝性脳症を疑うときは，血糖，肝機能，腎機能，電解質，血液ガス分析，薬剤血中濃度，中毒物質などを検査する．脳炎が疑われる際にはウイルス抗体価などを，先天性代謝異常が疑われる際には，酵素活性や代謝産物なども検査する．

■神経画像検査

腫瘍，外傷，血管障害などの器質性異常に伴うミオクローヌスの検索に有効である．変性症に伴うものでは，小脳や脳幹の萎縮などがみられるものもある．PET（positron emission tomography）やSPECT（single photon emission computed tomography）などの神経機能画像も原疾患の検索に有用である．

■脳脊髄液検査

脳炎などの炎症性疾患では細胞数や蛋白の上昇を認める．また，ランス・アダムス症候群（Lance-Adams syndrome），PMEでは脳脊髄液中の5-HIAA[*2]，HVA[*3]，GABA[*4]などの減少が報告されている．

■その他の検査

現在では，PMEや神経変性疾患などで遺伝子診断が可能なものも多い（**3**）．また，PMEの診断（ミトコンドリア脳筋症，ラフォラ病，リピドーシス，セロイドリポフスチン症，シアリドーシスなど）には肝脾腫の検査，眼底検査，筋生検，皮膚生検などが有用である．

病態生理

皮質性ミオクローヌス

大脳皮質一次感覚運動野の神経細胞の異常により生じる．非常に持続時間の短い（通常50 msec以下），不規則な筋収縮で，姿勢時や運動時に出現しやすく，しばしば刺激過敏性を認める．"てんかん性ミオクローヌス"と病態生理的に考えられ，てんかん性痙攣の非常に断片化した現象ととらえることができる．てんかん発作を伴うものも多い．

皮質性ミオクローヌスはさらに3種類の亜型に分類される（**2**）．①刺激過敏性があり，体性感覚，聴覚，視覚刺激などで誘発される場合は皮質反射性ミオクローヌス，皮質反射性陰性ミオクローヌス，②刺激に無関係に自発的に生じるものを自発性皮質性ミオクローヌス，③自発性であっても，身体の一部に限局し，持続性にミオクローヌスが生じている場合には，持続性部分てんかんと分類している．

■皮質反射性ミオクローヌス

皮質反射性ミオクローヌスでは，JLA法で先行陽性棘波，SEPで巨大SEP，長ループ反射ではC反射の3所見を認める．一般的には治療によりJLA法

[*2] 5-HIAA
5-hydroxyindole acetic acid（5-水酸化インドール酢酸）

[*3] HVA
homovanillic acid（ホモバニリン酸）

[*4] GABA
γ-aminobutyric acid（ガンマアミノ酪酸）

point
皮質反射性ミオクローヌスでは，先行陽性棘波，巨大SEP，C反射の3所見を認める

> **Column**
>
> ## ミオクローヌスとミオクロニー発作の違い
>
> 「ミオクロニー発作（myoclonic seizure）」は，てんかん発作としての表現であり，通常両側あるいは全般性の四肢に1～2秒間以内の連続した筋収縮であり，1～2秒間の意識減損を伴うこともあり，単発のこともある．これがきわめて断片化して出現したものが皮質性ミオクローヌスに相当し，そのために皮質性ミオクローヌスはてんかん性ミオクローヌスとも呼ばれる．
>
> ミオクローヌス（myoclonus）は運動異常症の立場からの用語，ミオクロニー発作はてんかん学の立場からの用語ともいえよう．また，疾患名としては，「ミオクローヌスてんかん（myoclonus epilepsy）」と「ミオクロニーてんかん（myoclonic epilepsy）」が使用され，以下のような使い分けが記載されている．
>
> - 「ミオクローヌスてんかん」は主に「不随意運動としてのミオクローヌス」を有する「てんかん症候群」を示唆する．
> - 一方，「ミオクロニーてんかん」は発作性に出現する「ミオクロニー発作」はあるが，常時診察中に不随意運動としての「ミオクローヌス」はなく，JME（juvenile myoclonic epilepsy：若年ミオクロニーてんかん）や小児科領域の各種ミオクロニーてんかんなどがそれに相当する[14,15]．

での棘波も巨大SEPも抑制される．これらのことから，皮質反射性ミオクローヌスでは大脳皮質の一次感覚運動野に易興奮性が存在し，そのため刺激に対してミオクローヌスが反射性に生じているという病態が想定される．皮質性ミオクローヌスをきたす疾患としては，PME，若年ミオクロニーてんかん，BAFME，クロイツフェルト・ヤコブ病，無酸素性脳症後のミオクローヌス（ランス・アダムス症候群），皮質基底核変性症，各種代謝性脳症，脊髄小脳変性症，多系統萎縮症などがある．このうち，クロイツフェルト・ヤコブ病，ランス・アダムス症候群などでは皮質下性ミオクローヌスも呈する．

皮質反射性陰性ミオクローヌス

一部の陰性ミオクローヌスにおいても，巨大SEPやJLA法による先行棘波が存在する．それらの症例では末梢神経の電気刺激により，C反射に対応する潜時で随意的筋の持続収縮の中断が記録される．これらより，皮質反射性ミオクローヌスと同様な皮質反射性の機序を介し，筋放電の中断（陰性ミオクローヌス）をもたらす皮質反射性陰性ミオクローヌスの概念が提唱されている[9]．

■自発性皮質性ミオクローヌス

皮質性ミオクローヌスが，安静時に自発的に生じている病態である．前述の皮質反射性ミオクローヌスに合併することが多い．多くはJLA法でミオクローヌスに先行する棘波が証明される場合は，巨大SEPを認める．したがって，実際には皮質反射性ミオクローヌスと同じ病態で，何らかの潜在的な刺激により生じているものと考えられる．しかし比較的まれに，JLA法でミオクローヌスに先行する棘波を認めるが，巨大SEPを認めない状態がある．これは反射性の要素がない自発性皮質性ミオクローヌスに相当し，transient myoclonic state with asterixis in elderly patients（TMA：高齢者の一過性羽ばたき振戦ミオクローヌス）において上記の状態を認めた[10]．

■持続性部分てんかん

これらの皮質性ミオクローヌスは，共通して大脳皮質のてんかん性活動に

対応してミオクローヌスが生じるものである．特に，持続性部分てんかんでは，いわゆる"痙攣"が身体の一部に周期的に反復性でかつ持続的に生じているものであり，もし身体の他の部位に拡大すれば，通常のてんかん発作となる．この点から，皮質性ミオクローヌスは断片的てんかん性痙攣発作（fragmented epileptic convulsion）とみなされる．急性の大脳皮質および白質の器質的な病変に伴い，脳波上は周期性一側性てんかん性放電（periodic lateralized epiletiform discharges：PLEDs）とともに出現する急性症候性発作の場合と，慢性のラスムッセン脳炎に伴う場合が代表的である．

皮質下性ミオクローヌス

大脳皮質より下位で，脊髄より上位の中枢神経の異常により生じる．刺激過敏性があるものもないものも存在する．安静時に多く，時に規則的，周期的に認める．皮質下性ミオクローヌスのなかで，病態が比較的明らかなものとしては，脳幹部起源で刺激に誘発されるものとして，網様体反射性ミオクローヌスと脊髄延髄脊髄反射（spino-bulbo-spinal reflex）がある．しかし，その他の皮質下性ミオクローヌスには病態不明なものも多い．皮質下性ミオクローヌスのなかでも，網様体反射性ミオクローヌスや脊髄延髄脊髄反射では，長ループ反射は亢進する．皮質下性ミオクローヌスをきたす疾患として，クロイツフェルト・ヤコブ病，亜急性硬化性全脳炎，ランス・アダムス症候群，脳幹梗塞などがある．

脊髄性ミオクローヌス

脊髄性ミオクローヌスではJLA法の棘波，巨大SEP，長ループ反射の亢進は認めない．脊髄髄節の一部に限局するものを脊髄髄節性ミオクローヌスと呼び，髄節から髄節へ広がるものを自己固有感覚性脊髄性ミオクローヌス（propriospinal myoclonus）という．

■脊髄髄節性ミオクローヌス

刺激非過敏性のミオクローヌスで，一側性または両側性で，自発性に生じ，周期性を示すことも多い．周期はパーキンソン病の振戦や軟口蓋ミオクローヌスより長く，1分間に20～60回である．脊髄の外傷，炎症，腫瘍，血管障害，感染などで生じる．主動筋，拮抗筋が同時に活動しており，脊髄レベルでの脱抑制により生じると考えられている．

■自己固有感覚性脊髄性ミオクローヌス（propriospinal myoclonus）

脊髄には髄節間を連絡する long propriospinal pathway が存在する．この神経連絡を通して，体幹筋を脊髄の1分節から頭側または尾側にゆっくりと広がっていくミオクローヌスを自己固有感覚性脊髄性ミオクローヌス（propriospinal myoclonus）という．頸髄の障害により，胸髄レベルの脱抑制が生じ，ミオクローヌスが発症すると考えられている[11]．

表面筋電図では，数百ミリ秒続く群発筋放電を認める．主動筋と拮抗筋が同時に収縮することもあれば，腹直筋と傍脊柱筋などでは交代性に収縮する

Keywords

ミオクローヌス・ジストニア症候群

sarcoglycan 遺伝子異常による常染色体優性遺伝性疾患である．ジストニアとミオクローヌスを主な症状として，発症年齢は一般に小児期および青年期で，主に上肢近位筋や体幹筋を侵すが，下肢や顔面の筋群も障害され，持続時間はきわめて短い．皮質ミオクローヌス様であるが，上述した検査異常は認めない．ミオクローヌスがアルコール摂取により一時的に軽減するためアルコール依存に陥りやすい．過去にはジストニアは注目されず，本態性ミオクローヌスと称されてきた．

Memo

ミオクローヌスと神経伝達物質

ミオクローヌスの病態生理は，主として電気生理学的に解明されてきたが，生化学的にも神経伝達物質との関連が明らかとなっている．しかし，1つの伝達物質でも種々の病態で効果が異なり，さらには用量によっても効果が一定でない．今後，さらなる薬理学的な病態の解明が期待される．

point

複数のミオクローヌスが混在している場合は多剤併用が有用

例もある．しかし健常者でも練習により類似の筋電図所見が記録でき[12]，また最近は後者に先行して脳波上準備電位が記録される報告も多い．そのため本疾患の診断の困難さ，ひいてはその疾患そのもの存在の是非，心因性との異同が議論されている[13]．

心因性ミオクローヌス

前述の通り，ミオクローヌスを有するも器質的疾患および検査異常を認めない場合には除外診断として心因性ミオクローヌスを考慮する必要がある．その際には，ミオクローヌスに先行する棘波を認めず，運動関連脳電位（運動準備電位）が記録されることなどが，診断の一助となる[2]．

治療

それぞれの患者の病態に応じて治療を選択する．しかし，個々の患者においては，複数の病態機序のミオクローヌスが混在していることも多く，その場合は多剤併用が有用である．

■皮質性ミオクローヌスの治療

各種抗てんかん薬が有効である．多剤併用療法が効果的とされる．なかでも，ベンゾジアゼピン系のクロナゼパム（リボトリール®など）やニトラゼパム（ベンザリン®など），バルプロ酸（デパケン®など）が広く使用される．プリミドン，ゾニサミド（エクセグラン®など），ピラセタム（ミオカーム®）やレベチラセタム（イーケプラ®）も皮質性ミオクローヌスに有効である．陰性ミオクローヌスに対しては，いずれの薬剤も効果は小さい．また，持続性部分てんかんの場合には，部分てんかん重積状態として対処する．

抗てんかん薬のなかで，フェニトインは皮質性ミオクローヌスに効果を認めるが，長期的にはウンフェルリヒト・ルントボルク病（Unverricht-Lundborg disease）では平均寿命を短縮し，認知機能障害を呈することが示されており，長期使用には慎重を要する．カルバマゼピン（テグレトール®など）も一般に有効であるが，増悪例も報告されている．

■皮質下性ミオクローヌスの治療

クロナゼパムが有効である．バルプロ酸，ピラセタム，プリミドンなどの有効性も一部の皮質下性ミオクローヌスで報告されている．

■脊髄性ミオクローヌスの治療

クロナゼパム，カルバマゼピン，バクロフェン（リオレサール®など）などが有効である．一般に原疾患の治療が基本となる．

他の不随意運動との鑑別

表面筋電図は鑑別に有用である．皮質性ミオクローヌスでは異常筋放電が，1～10 mV の振幅で，持続時間が 20～60 msec の間を変動する，二相性または多相性の電位として認められる．ミオクローヌスの筋放電の持続時間は長くても 100 msec 以内と考えられているが，亜急性硬化性全脳炎，軟口蓋ミ

オクローヌス，脊髄性ミオクローヌスにおける筋放電は300 msecより長い場合も多い．また，多くの場合，主動筋と拮抗筋が同時に活動しているというミオクローヌスの特徴も，表面筋電図で観察できる．

主な鑑別疾患としては，線維束性収縮，ミオキミア，振戦，チック，舞踏運動，バリズム，片側顔面痙攣（けいれん），軟口蓋ミオクローヌス（軟口蓋振戦）などがあげられる．

（人見健文，池田昭夫）

文献

1) Shibasaki H, Hallett M. Electrophysiological studies of myoclonus. *Muscle Nerve* 2005；31：157-174.
2) Terada K, et al. Presence of Bereitschaftspotential preceding psychogenic myoclonus：Clinical application of jerk-locked back averaging. *J Neurol Neurosurg Psychiatry* 1995；58：745-747.
3) Marsden CD, et al. The nosology and pathophysiology of myoclonus. In：Marsden CD, et al (editors). Movement Disorders. London：Butterworth Scientific；1982, pp.196-248.
4) Ikeda A, et al. Cortical tremor：A variant of cortical reflex myoclonus. *Neurology* 1990；40：1561-1565.
5) Hitomi T, et al. Increased cortical hyperexcitability and exaggerated myoclonus with aging in benign adult familial myoclonus epilepsy. *Mov Disord* 2011；26：1509-1514.
6) Shibasaki H, Neshige R. Photic cortical reflex myoclonus. *Ann Neurol* 1987；22：252-257.
7) Shibasaki H, Kuroiwa Y. Electroencephalograhic correlates of myoclonus. *Electroencephalogr Clin Neurophysiol* 1975；39：455-463.
8) Ugawa Y, et al. Physiological analysis of asterixis：Silent period locked averaging. *J Neurol Neurosurg Psychiatry* 1989；52：89-93.
9) Shibasaki H, et al. Cortical reflex negative myoclonus. *Brain* 1994；117：477-486.
10) Hitomi T, et al. Transient myoclonic state with asterixis：Primary motor cortex hyperexcitability is correlated with myoclonus. *Intern Med* 2011；50：2303-2309.
11) Brown P, et al. Propriospinal myoclonus：Evidence for spinal "pattern" generators in humans. *Mov Disord* 1994；9：571-576.
12) Kang SY, Sohn YH. Electromyography patterns of propriospinal myoclonus can be mimicked voluntarily. *Mov Disord* 2006；21：1241-1244.
13) van der Salm SM, et al. Axial jerks：A clinical spectrum ranging from propriospinal to psychogenic myoclonus. *J Neurol* 2010；257：1349-1355.
14) 平山惠造．ミオクローヌス（ミオクロニー）の症候学とその混乱の歴史．神経研究の進歩 1984；28：701-713.
15) 麓直浩, 池田昭夫．進行性ミオクローヌスてんかん．兼本浩祐ほか（編），専門医のための精神科臨床リュミエール14，精神科領域におけるけいれん・けいれん様運動．東京：中山書店；2009, pp.175-181.
16) Terada K, et al. Familial cortical myoclonic tremor as a unique form of cortical reflex myoclonus. *Mov Disord* 1997；12：370-377.

Further reading

- Donaldson IM, et al. Myoclons. In：Donaldson IM, et al (editors and authors). Marsden's Book of Movement Disorders. New York：Oxford University Press；2012, pp.936-1089.
故Marsden教授の資料と執筆内容を含み計4名で執筆から編集まで一貫して作成されたものであり，歴史から遺伝子の最新の知見まで網羅し，考え方まで直接的に伝わってくる
- 寺田清人ほか．ミオクローヌス．梶龍兒（編），不随意運動の診断と治療—動画で学べる神経疾患．東京：診断と治療社；2006, pp.148-170.
各種のミオクローヌスを網羅的に解説した

羽ばたき振戦

Point
- 羽ばたき振戦は，安静時や運動時には目立たず，随意的な姿勢保持で認められる不随意運動の一種である．
- 手関節を背屈させたまま手指と上肢を伸展させ，その姿勢を保持するように指示すると，手関節や手指が速く揺れ，羽ばたいているように見える．
- 四肢を一定の位置に保つために収縮している筋肉が，固定姿勢保持困難（アステリクシス）により間欠的に収縮が抑制されるために生じる．
- 典型的なものは肝性昏睡早期に認められるが，ウィルソン病，高炭酸ガス血症，尿毒症，電解質異常，薬物中毒（抗てんかん薬など）などの代謝性脳症や脳血管障害でも観察される．

歴史的背景

1949年，AdamsとFoleyは，肝性昏睡に陥る直前の重度の肝障害患者が，特徴的な振戦（羽ばたき振戦〈flapping tremor〉）を呈することを報告した[1]．随意的に姿勢を保持した場合によく認められ（fixed type tremor），典型的には手指の上下および左右のふるえ（かなり律動的で3～5 Hz）だが，粗大な振戦となることもあった．その2年後，彼らは表面筋電図の解析から，羽ばたき振戦は，左右で振戦がみられる場合でも同期せず，姿勢保持のための持続的な随意的筋放電が，異常な筋放電中断によって阻害されるために生じることを明らかにした[2]．そのために，振戦とは区別して，姿勢の保持の不可能という意味でアステリクシス（asterixis＝a：否定辞，sterixis：位置の固定）と名づけた[*1]．

1964年，LeavittとTylerは，肝性脳症でアステリクシスに伴う振戦様（tremulous）の動き（彼らはmetabolic tremorと呼んだ）も短い筋電図の休止期があることを報告した[3]．YoungとShahaniは，この振戦様（6～12 Hz）の小さなアステリクシスをミニアステリクシス（mini-asterixis）と呼んだ[4]．こうした筋放電の中断による不随意運動は，全般的な中枢神経系の機能低下だけではなく，運動抑制系の異常活動によって生じていると考え，運動系の過剰興奮による陽性ミオクローヌス（positive myoclonus）の対概念として陰性ミオクローヌス（negative myoclonus）[4]と名づけた．さらに，中脳，内包，視床，大脳皮質などの限局性病変（梗塞，出血や腫瘍など）によって，一側性のアステリクシス（陰性ミオクローヌス）が生じることも報告した[4]．今日では，筋放電の中断によって生じる不随意運動を陰性ミオクローヌスと総称し，その中でも，両側性に生じて代謝性脳症と関連した病態をアステリク

[*1] 文献2には"asterixis"の語の記載はないが，文献3，6によれば"asterixis"の造語が以下文献に記載されたとある．

Adams RD, Foley JM. The disorder of movement in the more common varieties of liver disease. Electroencephalogr Clin Neurophysiol 1953 ; S3 : 51.

1 アステリクシスをきたす疾患

両側性	代謝性	肝性脳症，ウィルソン病，慢性呼吸器疾患，尿毒症，心不全，電解質異常（低カリウム血症，低ナトリウム血症，低マグネシウム血症，高カルシウム血症）
	薬物中毒	抗てんかん薬（フェニトイン，カルバマゼピン，バルプロ酸など），向精神薬（リチウム，クロザピン），バルビツレート中毒，L-ドパ，アルコール，血糖降下薬
	消化管疾患	ウィップル病，吸収不全症候群，特発性脂肪性下痢，潰瘍性大腸炎による中毒性巨大結腸
片側性	脳局在病変	：中脳，視床，内包，大脳皮質

シスと呼ぶことが多い[5]．

原因疾患

1にアステリクシスを呈する疾患をまとめた．重度の肝障害だけではなく，ウィルソン病，呼吸器系の障害による高炭酸ガス血症，尿毒症，電解質異常，薬物中毒（抗てんかん薬など）などの代謝性脳症でしばしば観察される[2,5-9]．特に，薬物性のものとしてはフェニトインによるものがよく知られる（phenytoin flap）．主として肝障害でみられる症状ではあるが，血中アンモニア濃度やアミノ酸組成の異常と必ずしも関連しない[6]．また，アステリクシスとともに脳波上の徐波化や三相波がみられることが多いが，脳波異常とも必ずしも相関しない[6]．

代謝性脳症と関連することから，アステリクシスは意識障害と類似した全般的な中枢神経系の機能低下と関連するものと考えられてきたが，持続的な意識障害を伴わないてんかんやミオクローヌスを呈する疾患，あるいは脳卒中のような限局性脳病変患者において，しばしばアステリクシスと同じような筋放電の中断による不随意運動が認められる[2,4]．

一般血液所見および生化学検査所見（電解質，血糖，尿素窒素，腎機能検査，肝機能検査，血液ガスなど）は，代謝性脳症の鑑別に必要である．また，アステリクシスをきたす薬物中毒も考慮する．頭部CT・MRIは脳の局在性病変の鑑別に必要である．

臨床症候

安静時や運動時には目立たず，随意的に姿勢を保持した場合（たとえば「前にならえ」のような姿勢）に最もよく認められる（**2**）[1,11]．3～5 Hzで律動的ではあるが，時として素早い動きを含む．典型的には手指の上下および左右のふるえだが，肘や肩関節を含んだ粗大な振戦となることもある．また，左右で振戦がみられる場合でも同期しない．なお，肩関節を支点にして上肢全体が羽ばたくように大きく動く不随意運動は，羽ばたき運動（wing beating）と呼ばれる．

Keywords

ウィルソン病（肝レンズ核変性症）
無機銅が代謝されずに蓄積する銅の先天性代謝性疾患で，肝硬変，大脳皮質基底核変性症，カイザー・フライシャー輪を特徴とする．血漿セルロプラスミンおよび銅の濃度が減少し，銅の尿中排泄は増加する．常染色体劣性遺伝で，第13染色体長腕の銅輸送ATPase遺伝子（*ATP7B*）の変異による．神経症状として構音障害（85～97％），ジストニア（11～65％），振戦（22～25％），パーキンソン症候群（19～62％），コレオアテトーゼ（6～16％）がみられる[10]．初期には本態性振戦様であり，病気の進行とともに羽ばたき振戦が出現する．

2 上肢のアステリクシスの診方

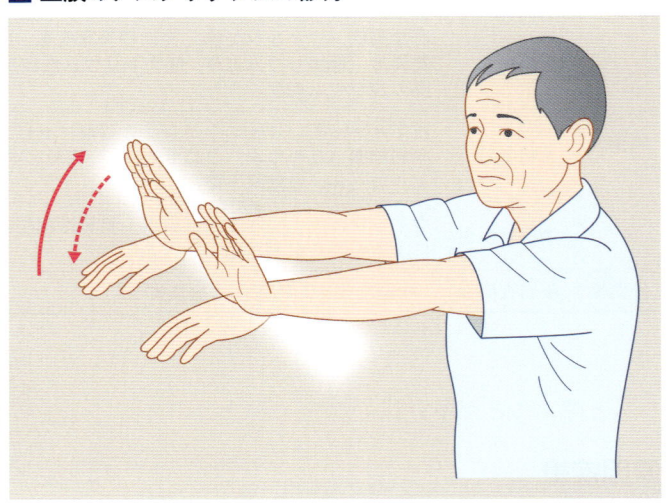

患者に手背を上にして上肢を前方に伸ばすようにさせ，手関節を 90°背屈させ，手指を伸展させ，その姿勢を保持させる．すると手関節，中手関節が急激に掌屈し，もとの背屈の位置へ戻る運動が反復し，羽ばたき様の運動に見える．
（北川泰久．脳神経疾患のみかた ABC, 1993 [11] より）

アステリクシスと陰性ミオクローヌス

　筋電図記録を行うと，羽ばたき振戦は，通常の振戦のように異常な律動的筋放電によって生じているのではなく，逆に，姿勢保持のための持続的な随意的筋放電が，異常な筋放電中断によって阻害されるために生じることがわかる（**3**-A）[12-14]．筋電図学的にみて機序が異なるという面では，羽ばたき振戦は振戦の一種ではないため，アステリクシスと呼ぶほうが正しいと考えられる．ただし，小さい筋放電と筋放電中断が混在して細かい振戦を作り出す場合には，振戦とアステリクシスを区別することは困難である．

　1963 年，Lance と Adams は，低酸素性脳症患者（ランス・アダムス症候群〈Lance-Adams syndrome〉）では，動作時ミオクローヌスとともに，筋放電の中断による姿勢保持の障害が存在することを報告した [15]．表面筋電図では筋放電の中断（50〜200 msec）に伴った異常運動である．この筋放電の中断は，アステリクシスでみられるものと同じで，ミオクローヌス筋放電に続いて起きる場合や，筋放電の中断だけが単独で生じる場合もあった．典型的には，抗重力筋群に観察され，たとえば歩行開始の動作時などに，下肢の筋で筋放電中断が生じて膝が崩れるように転倒するという現象が生じる．筋放電の中断は，脳波上の棘波や徐波に伴うこともあるが，毎回一致しているとは限らない．筋放電の中断によって生じる不随意運動を陰性ミオクローヌスと呼ぶが，その発生機序という点で大きな示唆を与えてくれるのが，てんかん性陰性ミオクローヌス（epileptic negative myoclonus）である．これは，部分てんかんなどによるてんかん性放電に伴って筋放電中断が生じる病態を指している [16]．

病態生理

　姿勢（肢位）を一定に保つためには，多くの脳幹・脊髄路が関与し，前庭

> **point**
> 羽ばたき振戦は「アステリクシス」と呼ぶほうが正しいが，細かい振戦を作り出す場合には振戦とアステリクシスとを区別することは難しい

3 表面筋電図と加速度計による種々のミオクローヌスの鑑別

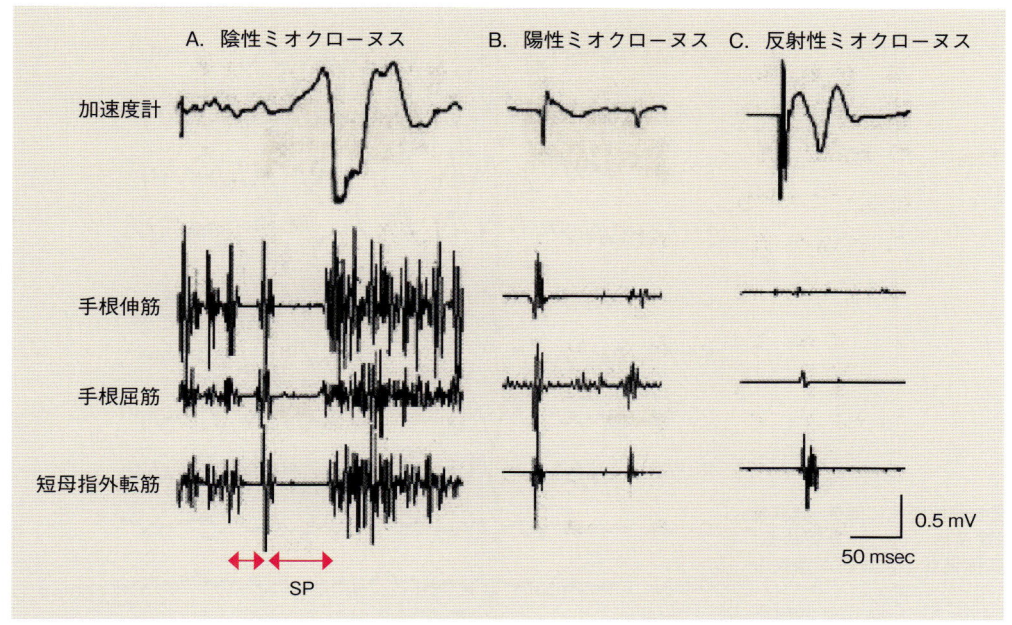

A. 陰性ミオクローヌス　B. 陽性ミオクローヌス　C. 反射性ミオクローヌス

加速度計
手根伸筋
手根屈筋
短母指外転筋

SP

0.5 mV
50 msec

手根伸筋，手根屈筋，短母指外転筋から表面筋電図を記録し，加速度計は手背に置いた．
A：陰性ミオクローヌスは，随意的筋収縮時に，筋放電の静止期（silent period：SP〈↔〉）がどの筋にも起こる．よくみるとSPの前に短い筋放電が起こり，その前にも短いがSPが観察される．加速度計の大きな振れは，背屈した筋肉が急激に掌屈した結果であり，すぐに代償性の背屈が生じ，肢位を一定に保とうとする．
B：陽性ミオクローヌスは，短い筋放電がどの筋にも同時に観察され，速いビクッとした電撃的な動きとなる．加速度計の急速な動きがそれに対応する．
C：反射性ミオクローヌスは，手を打鍵器で叩くと体性感覚刺激によりミオクローヌス筋放電のバーストが起こる．この例では，短母指外転筋で最も著明で，刺激後50 msecで出現する．これは経皮質性の反射（長経路反射）である．

(Cassim F, et al. *Neurophysiol Clin* 2006[13] より，一部配置を変更している)

脊髄路，網様体脊髄路，赤核脊髄路などが重要である．これらのシステムはテント上の内側前頭皮質（補足運動野），頭頂葉，視床外側腹側核（VL核），内包などに制御されている．たとえば，視床の外側腹側核は小脳-赤核脊髄路や前庭小脳路からの入力を受けており，前頭前野とも緊密な結合がある．内側前頭皮質から脳幹網様体への投射は，筋トーヌスや姿勢の制御に重要である．小脳病変で同側性にアステリクシスが生じるのは，小脳-赤核線維が上小脳脚で交差するためである．

アステリクシスの機序は複数あり，以下のようなことが考えられている[4,9,17,18]．

①び漫性，広汎性の中枢神経障害：姿勢を保つためには，覚醒を保つ系が必要であり，この障害により生じる．
②反対側の頭頂葉および中脳での運動感覚統合障害：固有知覚情報に対する適切な受容が起こらないために生じる．
③持続性の筋収縮の維持に必要な神経回路の機能異常：局所的，特殊な脳領域，全般性の神経生化学的バランス障害によって生じる．
④大脳皮質運動野の異常活動：silent period locked averaging法による反対

4 三相波

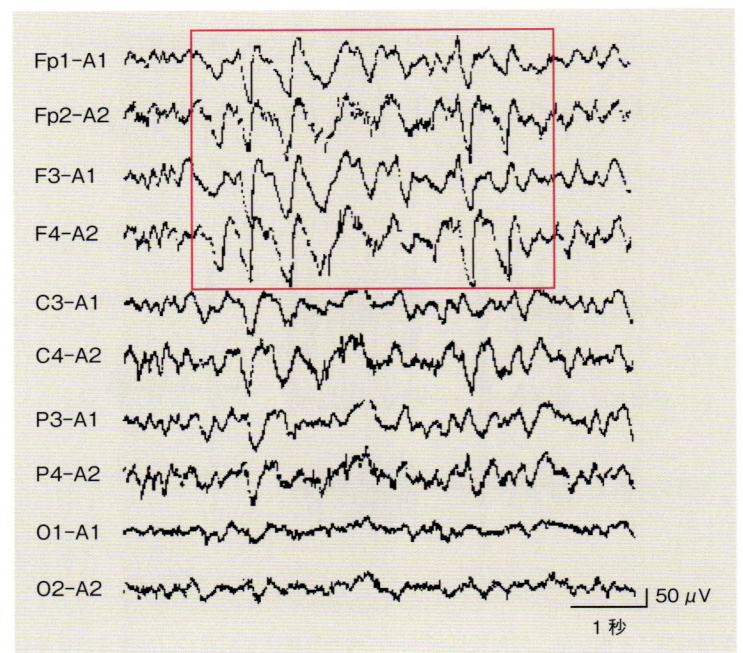

両側同期性で前頭中心部優位に陰性-高振幅陽性-陰性の三相波形（□）を認める．背景活動が著明に徐波化し，α波が消失している．
（Markand ON. *J Clin Neurophysiol* 1984[22] より，一部配置を変更している）

Memo
三相波（triphasic waves）
脳波上，陰性-高振幅陽性（200〜300μV）-陰性の三相性波形で，"blunt（鈍い）spike-wave"ともいわれる（**4**）．両側同期性で前頭中心部優位に全般性に出現する．肝性脳症に特徴的な脳波所見とされているが，他の代謝性脳症でも出現する[22]．前頭部から後頭部にかけて陽性波の時間差が25〜140 msecあることが特徴とされている．背景活動（基礎波）の徐波化も認める．

側の陰性鋭波がその指標となる．

⑤視床-大脳皮質連関の機能異常：運動野と脊髄運動ニューロンの同期性低下により生じる．

電気生理学的検査

脳波と表面筋電図の記録は必須である（**3**）．脳波はてんかん性異常や代謝性脳障害の鑑別に役立つ．表面筋電図記録で，筋放電の中断は50〜200 msecであり，およそ80 msec以上であれば臨床的に手のふるえとして認められる．陰性ミオクローヌスを呈する患者で，脳波検査によって著明な徐波化や三相波が認められた場合には，代謝性脳症が疑わしい（**4**）．

また，脳波-筋電図ポリグラフによっててんかん波に伴う筋放電中断が認められた場合には，てんかん性陰性ミオクローヌスと考えられる．陽性ミオクローヌスを伴う場合などは，体性感覚誘発電位の巨大化，C反射の出現などの運動皮質の過剰興奮性を示す所見が観察されたり，電気刺激に対応して刺激過敏性の陰性ミオクローヌスが誘発されたりすること（cortical reflex negative myoclonus〈皮質反射性陰性ミオクローヌス〉）もある（**3**-C）[5,12,19]．

特殊検査法としては，宇川らによって報告された silent period locked averaging 法がある[18]．これは，ミオクローヌスの検査として行われる筋放電トリガー加算平均法（jerk-locked back averaging：JLA）の変法であって，筋放電開始点ではなく筋放電の中断の開始点をトリガーとして脳波を加算平均することによって，筋放電中断に先行する脳活動を検出する手法である．陰性ミオクローヌスのみの場合には先行する脳活動ははっきりせず，腎不全

などでミオクローヌスに続いて筋放電の中断が起きる場合（陽性-陰性ミオクローヌス）にのみ先行する脳活動が筋電図と反対側の頭皮上に認められている．また，脳の磁気活動を測定する脳磁図を用いて，脳磁図と筋電図間のコヒーレンス（coherence；位相同期度）を求めた研究では，肝性脳症でのアステリクシスの場合に，コヒーレンス周波数の低下が認められるという．これは，視床-大脳皮質連関の異常を反映していると考えられている[20,21]．

まとめ

羽ばたき振戦は，いわゆる振戦ではなくアステリクシスという概念で括られる．基礎疾患はさまざまであるが（1），重篤な疾患が多いので，早期診断が治療を考えるうえで重要である．その意味で羽ばたき振戦は貴重な臨床症候であり，アステリクシスの治療は基礎疾患の治療にほかならない．

（飛松省三）

point
アステリクシスの治療は基礎疾患の治療にほかならない

文献

1) Adams RD, Foley JM. The neurological changes in the more common types of severe liver disease. *Trans Am Neurol Assoc* 1949；74：217-219.
2) Adams RD, Foley JM. The neurological disorder associated with liver disease. In：Merritt HH, et al (editors). Metabolic and Toxic Diseases of the Nervous System：Proceedings of the Association. Baltimore：Williams and Wilkins；1953, pp.198-237.
3) Leavitt S, Tyler HR. Studies in asterixis. 1. *Arch Neurol* 1964；10：360-368.
4) Young RR, Shahani BT. Asterixis：One type of negative myoclonus. *Adv Neurol* 1986；43：137-156.
5) 美馬達哉．羽ばたき振戦．Clinical Neuroscience 2007；25：312-314.
6) Conn HO. Asterixis in non-hepatic disorders. *Am J Med* 1960；29：647-661.
7) Degos JD, et al. Asterixis in focal brain lesions. *Arch Neurol* 1979；36：705-707.
8) Kim JS. Asterixis after unilateral stroke：Lesion location of 30 patients. *Neurology* 2001；56：533-536.
9) Gokula RM, Khasnis A. Asterixis. *J Postgrad Med* 2003；49：272-275.
10) Lorincz MT. Neurologic Wilson's disease. *Ann N Y Acad Sci* 2010；1184：173-187.
11) 北川泰久．脳神経疾患の診断と治療．11．内科疾患に伴う神経症候．篠原幸人ほか（編），脳神経疾患のみかたABC．東京：医学書院；1993, pp.321-334.
12) Tassinari CA, et al. Neurophysiology of positive and negative myoclonus. *Electroencephalogr Clin Neurophysiol* 1998；107：181-195.
13) Cassim F, Houdayer E. Neurophysiology of myoclonus. *Neurophysiol Clin* 2006；36：281-291.
14) Rubboli G, Tassinari CA. Negative myoclonus. An overview of its clinical features, pathophysiological mechanisms, and management. *Neurophysiol Clin* 2006；36：337-343.
15) Lance JW, Adams RD. The syndrome of intention or action myoclonus as a sequel to hypoxic encephalopathy. *Brain* 1963；86：111-136.
16) Guerrini R, et al. Epileptic negative myoclonus. *Neurology* 1993；43：1078-1083.
17) Shahani BT, Young RR. Physiological and pharmacological aids in the differential diagnosis of tremor. *J Neurol Neurosurg Psychiatry* 1976；39：772-783.
18) Ugawa Y, et al. Physiological analysis of asterixis：Silent period locked averaging. *J Neurol Neurosurg Psychiatry* 1989；52：89-93.
19) 飛松省三．臨床神経生理学への誘い1．症例を究める．臨床脳波 2006；48：493-504.
20) Timmermann L, et al. Mini-asterixis in hepatic encephalopathy induced by pathologic thalamo-motor-cortical coupling. *Neurology* 2003；61：689-692.
21) Timmermann L, et al. Cortical origin of mini-asterixis in hepatic encephalopathy. *Neurology* 2002；58：295-298.
22) Markand ON. Electroencephalography in diffuse encephalopathies. *J Clin Neurophysiol* 1984；1：357-407.

チック

> **Point**
> - チックは，突発性ですばやく，律動性ではないが反復して生じる運動（motor tics）ないし音（phonic tics）である．
> - チックは，神経疾患や発達障害などに伴って症候性に生じることもあるが，本態性のチックでは，その中核群はトゥレット症候群である．
> - 人口の約1%でみられる疾患であるとされる．一過性のチックは子どもの20〜30%に達するという報告もある．成人では軽減するものの何らかの症状が残存する場合がほとんどであるとされる．
> - 治療法は，古典的抗精神病薬のドパミン D_2 受容体拮抗薬であるハロペリドールとピモジドがエビデンスとしても確立されている．最近では，非定型抗精神病薬のリスペリドンも用いられる．内服治療に抵抗性のトゥレット症候群に対しては，パーキンソン病と同様の深部脳刺激療法（DBS）が試みられる場合があるが，まだ標準化された治療法とは言い難い．患者の協力が得られる場合には認知行動療法が有効との報告もある．

チックの概念 [1-3]

　臨床的に，チック（tics）は，突発性ですばやく，律動性ではないが反復して生じる運動（motor tics）ないし音（phonic tics）である．実際には，phonic tics は，鼻・口・咽頭などの筋肉で生じる motor tics に由来する音であるため，motor tics のなかでも運動よりも音が目立つものを意味している．また，従来は音声チック（vocal tics）という表現が使われていたが，舌打ちや歯ぎしりのように，声帯を通る気流由来ではない音の場合があるため，phonic tics と呼ぶのが正確である．チックが複雑な運動（意図的行為に類似する）かどうかで，単純性と複雑性に分類される．

チックの特徴と分類

　単純性運動チックはすばやい突発的な運動であって，典型的には，瞬き，しかめ面，首振りなどである．しかし，メージュ症候群や眼球回転発作（oculogyric crisis）のような動き，また体幹のねじるような動きを含む場合（dystonic tics）や持続筋収縮（tonic tics）を示すこともある．複雑性運動チックは，一連の運動が生じるもので，叩いたり，触ったり，身体を曲げるような運動が多い．また，卑猥な動作をする場合（corpopraxia）もある．
　単純性音チックは，しゃっくりや咳払い，短い叫び声などである．複雑性音チックは，意味のある言葉を言うもので，卑猥あるいは汚物に関連する言

1 チックの分類

本態性	・トゥレット症候群 一過性の運動ないし音チック（1年以内） 慢性の運動ないし音チック（1年以上）
症候性	・遺伝性疾患（ハンチントン病，神経有棘赤血球症など 舞踏運動を来す疾患，ウィルソン病，ジストニアなど） ・感染症（脳炎，クロイツフェルト・ヤコブ病，シデナム舞踏病，神経梅毒など） ・薬剤性（amphetamineやコカインなどの中枢神経刺激薬，抗精神病薬など） ・中毒性（一酸化炭素中毒） ・発達障害（自閉症スペクトラム障害など） ・染色体異常（ダウン症候群，クラインフェルター症候群など） ・その他（外傷，脳卒中など）

(Jankovic J, et al. *Mov Disord* 2011[1]；Kurlan R. *N Engl J Med* 2010[2] より作成)

2 トゥレット症候群（トゥレット障害）の診断基準

1. 複数の運動チックと1つ以上の音チックの両方が疾患の経過中に存在すること．ただし同時期に生じる必要はない
2. チックの出現頻度は時間とともに変化して出現と消失を繰り返すが，初発から1年以上は持続していること
3. 18歳以前に発症すること
4. コカインなどの薬物ないし身体疾患（脳卒中，ハンチントン病，脳炎後など）によって直接的に引き起こされたものではないこと

(American Psychiatric Association. Diagnostic and Statistical Manual of Mental Disorders, 5th Edition：DSM-5. 2013 より)

葉を叫ぶ場合（汚言〈corpolaria〉），他者や自分の言葉を繰り返す場合（反響言語〈echolaria〉，同語反復〈palilaria〉）などがある．corpolariaは有名ではあるが頻度は少なく，トゥレット症候群の15〜20％でしかみられないと報告されている[4]．

運動異常としてのチックの鑑別診断としては，ミオクローヌス，舞踏運動，ジストニアなどがあげられる．これらの過剰運動性の運動異常症と比べて，チックに特異的な症状としては，チックに先行する前兆的な感覚の存在がある（成人で90％，小児で37％にみられるという）[5]．これは，チックの生じる部位に限局したむずむず感や緊張のような体感である．患者本人は，チックによってこの違和感が消失すると報告することもある．また，チックは他の運動異常と異なり，ある程度の時間は随意的に抑制することができる（ただし，精神的疲労を伴う）．これらの特徴から，チックは不随意運動（involuntary movements）ではなく，非随意運動（unvoluntary movements）であると表現されることもある．

チックとトゥレット症候群

チックは，神経疾患や発達障害などに伴って症候性に生じることもあるが，頻繁に遭遇するのは本態性のもので，その中核群はトゥレット症候群（ジルドラトゥレット症候群）である（1，2）．米国精神医学会のDSM-5では，トゥレット障害（Tourette disorder）と表記され，運動チックまたは音チックのみのものは慢性運動チック障害，慢性音声チック障害とされる．

チックないしトゥレット症候群の90％では，強迫性障害（obsessive-compulsive disorder：OCD）や注意欠陥多動障害（attention-deficit hyperactivity disorder：ADHD）の合併がみられる[5]．また，この3つの精神神経疾患が家族性に集積することもしばしばある．また，それ以外に合併しやすい精神症状として，衝動性のコントロールが不良であることもあげられる．

Memo

DSM-5

米国精神医学会によって発行されている精神障害の診断マニュアルの第5版であり，2013年に発行された．明確な診断基準を示していることで知られ，世界保健機関の分類（ICD-10）とともに全世界で使われている．

チックは psychogenic か　　Column

　1960年代までチックは心因性（psychogenic）の運動異常と考えられ，精神障害の一種とされてきた．その理由は複数ある．ある程度の時間は随意的にチックを抑制できること，心的ストレスで増強し安静時に減弱すること，強迫性障害（OCD）や注意欠陥多動障害（ADHD）の合併する率が高いこと，衝動性のコントロール障害がしばしばみられること，自閉症スペクトラム障害に合併することがあること，などである．

　その後，抗精神病薬の有効性が示され，運動異常を示す神経疾患として位置づけられるようになった．チックが心因性ではないことを示す証拠の一つは，レム睡眠，ノンレム睡眠でも消失せず，チックによる覚醒で睡眠障害が生じ得ることである[16]．
　だが現在でも，患者，患者家族や一部の精神科医は，チックを心的葛藤と関連づける誤った考えをもっている場合があるので注意が必要である．

疫学と自然経過

　人口の約1％でみられる疾患であるとされるが，一過性のチックであれば子どもの20～30％に達するという報告もある[6]．9～11歳で発症することが多く，男女比はおよそ3：1である[7]．

　子どもの疾患であると考えられがちだが，成人では軽減するものの何らかの症状が残存する場合がほとんどであるとされる．はっきりした原因なしに，出現と消失を繰り返すこともあり，チックの自然経過についてはわかっていないことも多い．

病態生理[8]

　剖検脳での研究は数少なく，皮質-基底核ループでのドパミン系の過剰ないしGABA（γ-aminobutyric acid：ガンマアミノ酪酸）系の減少が示唆されている．最近では，PETやSPECTによる分子イメージングやMRIによるvolumetryもさまざまに試みられているが，結果は一定していない．

　また，ラットやサルで線条体にGABA-A拮抗薬を注入することで運動チックの動物モデルを作製できるという報告もある[9]．

　臨床神経生理学的な手法としては，GABA系の抑制機構を定量化するために経頭蓋磁気刺激（transcranial magnetic stimulation：TMS）による検討も行われ，GABA系の介在ニューロンの機能低下が示唆されている[10]．また，自分のペースで行う随意運動に先行する緩徐脳電位（運動準備電位：Bereitschaftspotential）がチックに先行して出現するか（随意運動を発現する脳機構とチックを生成する脳機構が類似しているかどうか）の検討も行われているが，一定した結果は得られていない[11,12]．

　シデナム舞踏病とトゥレット症候群が，発症年齢や運動異常症として類似するという観点から，ストレプトコッカス感染後の自己免疫反応とチックの関連を主張する説（pediatric autoimmune neuropsychiatric disorders associated with streptococcal infections：PANDAS）もあったが，最近の研究では否定的である[13]．

> **Column**
>
> ## トゥレット症候群の遺伝子検索 [17]
>
> 家族性にチックがみられることは古くから注目されてきたが，その遺伝形式ははっきりしない．優性遺伝としても環境要因の影響が大きくて浸透率が低いか，複数遺伝子が関与すると考えられている．
>
> 一部の家系では遺伝子変異が報告されている．その一つは，2005年に発見されたSLIT and TRK like family member 1（*SLTRK1*）遺伝子の変異である．
>
> *SLTRK1*は皮質-線条体回路での発現が確認されている．コピー数多型（copy number variation）の検索では，自閉症スペクトラム障害や統合失調症と共通したものがあるという．また，2010年には，L-histidine carboxylase（*HDC*）遺伝子の変異も発見された．これはヒスタミン系の代謝に関連している可能性があり，注目されている．

治療 [1,2,14]

従来用いられ，エビデンスとしても確立しているのは，古典的な抗精神病薬のドパミンD_2受容体拮抗薬であるハロペリドール（セレネース®）とピモジド（オーラップ®）である．そのほかに，フルフェナジン（フルメジン®など）が用いられる場合もある．これらについては，過剰鎮静，錐体外路症状，遅発性ジスキネジーなどの有害作用に注意が必要である．また，最近では，D_2受容体に加えて，5-HT受容体にも作用するいわゆる非定型抗精神病薬のリスペリドン（リスパダール®など）も用いられる．この場合は，上記に加えて，肥満や耐糖能異常への注意も必要である．

ハンチントン病の舞踏運動を適応症として最近日本でも承認されたテトラベナジン（コレアジン®）は，前シナプスでのドパミン枯渇薬であり，チックにも有効であるとされる．それ以外には，降圧薬として用いられているαアゴニストのクロニジン（カタプレス®）やguanfacine（2013年現在国内未承認）も有効という報告がある．また，GABA系への作用を考えて，クロナゼパム（リボトリール®など）が用いられることもある．

最近の総説では，疾患の性質上，子どもに対して用いられることや長期連用があり得ることを考慮して，抗精神病薬ではなく，テトラベナジンやguanfacineを薬物療法の第一選択に勧めるものもある．その他に，ボツリヌス毒素治療がある．

薬物療法以外の選択肢としては，最近では，内服治療に抵抗性のトゥレット症候群に対して，パーキンソン病と同様の深部脳刺激療法（deep brain stimulation：DBS）が試みられる場合がある[15]．しかし，適応症例の選択，至適の刺激部位の決定など，まだまだ標準化された治療法とは言い難い．

それ以外には，患者の協力が得られる場合には認知行動療法が有効との報告もある．

（美馬達哉）

文献

1) Jankovic J, Kurlan R. Tourette syndrome : Evolving concepts. *Mov Disord* 2011 ; 26 : 1149-1156.
2) Kurlan R. Clinical practice. Tourette's syndrome. *N Engl J Med* 2010 ; 363 : 2332-2338.
3) Jankovic J. Tourette's syndrome. *N Engl J Med* 2001 ; 345 : 1184-1192.
4) Freeman RD, et al. Coprophenomena in Tourette syndrome. *Dev Med Child Neurol* 2009 ; 51 : 218-227.
5) Singer HS. Tourette's syndrome : From behavior to biology. *Lancet Neurol* 2005 ; 4 : 149-159.
6) Robertson MM. The prevalence and epidemiology of Gilles de la Tourette syndrome. Part 1 : The epidemiological and prevalence studies. *J Psychosom Res* 2008 ; 65 : 461-472.
7) Snider LA, et al. Tics and problem behaviors in schoolchildren : Prevalence, characterization, and associations. *Pediatrics* 2002 ; 110 : 331-336.
8) Ganos C, et al. The functional anatomy of Gilles de la Tourette syndrome. *Neurosci Biobehav Rev* 2013 ; 37 : 1050-1062.
9) Bronfeld M, Bar-God I. Tic disorders : What happens in the basal ganglia? *Neuroscientist* 2013 ; 19 : 101-108.
10) Ziemann U, et al. Decreased motor inhibition in Tourette's disorder : Evidence from transcranial magnetic stimulation. *Am J Psychiatry* 1997 ; 154 : 1277-1284.
11) Obeso JA, et al. Simple tics in Gilles de la Tourette's syndrome are not prefaced by a normal premovement EEG potential. *J Neurol Neurosurg Psychiatry* 1981 ; 44 : 735-738.
12) Karp BI, et al. Simple motor tics may be preceded by a premotor potential. *J Neurol Neurosurg Psychiatry* 1996 ; 61 : 103-106.
13) Kurlan R, et al. Streptococcal infection and exacerbations of childhood tics and obsessive-compulsive symptoms : A prospective blinded cohort study. *Pediatrics* 2008 ; 121 : 1187-1197.
14) Thomas R, Cavanna AE. The pharmacology of Tourette syndrome. *J Neural Transm* 2013 ; 120 : 689-694.
15) Piedad JC, et al. What patients with Gilles de la Tourette syndrome should be treated with deep brain stimulation and what is the best target? *Neurosurgery* 2012 ; 71 : 173-192.
16) Hanna PA, Jankovic J. Sleep and tic disorders. In : Chokroverty S, et al (editors). Sleep and Movement Disorders. Woburn, MA : Butterworth-Heinemann ; 2003, pp.464-471.
17) State MW. The genetics of Tourette disorder. *Curr Opin Genet Dev* 2011 ; 21 : 302-309.

II. 不随意運動 各論
カタトニアとカタトニア症候群

> **Point**
> - カタトニアは，気分，感情，注意，認知の障害と深く関連した特異な運動異常症候群である．
> - 主な症状は，無言症，昏迷，常同症，姿勢保持，カタレプシー，命令自動，反響言語／反響行為（反響現象）である．
> - カタトニアの神経学的機序に関して，病態生理はまだ十分に解明されていない．また，単一の神経伝達物質で説明することはできない．
> - カタトニアに際し，全身管理は共通に必要である．精神疾患に由来するカタトニアでは電気痙攣療法が治療の中軸であるが，薬物も用いられる．

　カタトニア（catatonia）は精神医学と神経学の境界にある症状群であり，さまざまな精神症状とともに現れる運動症状から成る．その用語や概念はドイツの精神科医 Karl Kahlbaum（1874）により確立された．当初，統合失調症の一亜型（その場合には緊張病と訳す）と考えられたが，その後，現在に至るまでに，本態性の精神疾患の中でも重度のうつ病との関連も深くなり，むしろ精神病理を考察するうえで不可欠の一つの症候群と理解されるようになり，さらに神経学領域の多くの器質的・代謝性疾患に伴うことが知られてきた．精神疾患による場合との区別を強調するときには，カタトニア症候群（catatonic syndrome）という用語が用いられる．

> **point**
> カタトニアは多くの神経疾患・内科疾患に伴いうる

カタトニアの定義

　カタトニアは，気分，感情，注意，認知の障害と深く関連した特異な運動異常症候群である[1]．その主な症状は，無言症（mutism），昏迷（stupor），常同症（stereotypy），姿勢保持（posturing），カタレプシー（catalepsy），命令自動（automatic obedience），反響言語／反響動作（echolalia／echopraxia；併せて反響現象〈echophenomenon〉）である[2]．症状数だけで診断するわけにいかないが，古典的なカタトニア症状のうち2つあれば，カタトニア症候群といえるとされる[1]．世界共通の診断基準はないので，参考までに Fink と Taylor[1] により提唱されているものを **1** に示す．この表における運動異常の持続時間や回数についても国際的合意は得られていない．症状が不安定・一過性の患者もいるし，数日〜数か月持続する患者もいる．

カタトニアを構成する各症状

　カタトニア症候群の主な症状を **2** に示す[1-3]．このうち特に重要なものを解説する．

1 FinkとTaylorにより推奨されているカタトニアの診断基準

A. 無動，無言，昏迷が少なくとも1時間持続し，以下の症状を少なくとも1つ以上伴う：カタレプシー，命令自動，姿勢保持（posturing）[2回以上観察または誘発されること]
B. 無動，無言，昏迷がない場合，以下の症状を少なくとも2つ以上，2回以上観察または誘発される：常同症，反響現象，カタレプシー，命令自動，姿勢保持，拒絶症，両価傾向

(Fink M, et al. Catatonia：A Clinician's Guide to Diagnosis and Treatment, 2003[1] より)

2 カタトニア症候群の主な症状

姿勢の異常	・**カタレプシー（catalepsy）**：姿勢を長時間維持する傾向 ・精神枕（psychological pillow）：まるで枕をしているように頭を持ち上げて寝ている ・**姿勢保持／持続的異常姿勢（posturing／persistent abnormal posture）**：屈曲，前彎，ねじれ，傾斜，奇妙な姿勢（十字架磔の姿勢，極端な頭部後屈，一本足で鶴のように立つ）
異常な自発的運動	・四肢常同症（limb stereotypies）：目的のない運動を一定のやり方で続ける ・摸索（handling／groping）：近くにあるものに触れたり掴んだりする ・絡み合わせ（intertwining）：始終，指を絡み合わせたり衣服を掴んだり敷布をこねたりする ・異常な体幹運動（abnormal trunk movements）：揺らすような動作 ・しかめ顔や顔の運動（grimacing and facial movements）：口尖らしを伴う著明な鼻のしわ寄せ；大げさなキスのようなおちょぼ口／尖り口（Schnauzkrampf） ・衒奇症（mannerism）：奇妙であるが目的のある動き
筋緊張や運動追従の異常	・ろう屈症（waxy flexibility）：温められたロウソクを曲げるに似た姿勢取りを許す ・抵抗症（Gegenhalten）：受動運動に際し抵抗するような力が入る（検者によって加えられた力に正確に同じ力を入れる） ・**命令自動症・黙従（automatic obedience）**：与えられた命令に自動的に従う ・易同調*（Mitgehen）：検者に加えられた軽い力で身体を動かす ・一時的易同調*（Mitmachen）：検者による受動運動を許すが，検者が離すと元の静止位に戻る ・両価傾向（ambitendency）：間欠的な協力と非協力 ・反響動作（echopraxia）：検者の動作を真似する傾向 ・**拒絶症（negativism）**：積極的な協力拒否や行動に影響しようという試みへの抵抗
会話の異常	・**無言症（mutism）**：会話の消失ないし極端な減少 ・反響言語（echolalia）：検者の言ったことを繰り返す ・同語反復（palilalia）：自分の言ったことを繰り返す ・保続（perseveration）：1語・1句の繰り返し ・語唱（Verbigeration）：無意味の理解できない言葉を頻回に繰り返す ・言語促進性カタトニア（speech-prompt catatonia）：心に最初に浮かんだことを知的な言葉で答える
覚醒の異常	・過活動／興奮（hyperactivity／catatonic excitement） ・低活動／昏迷（hypoactivity／catatonic stupor）

重要なものは太字とした．
* 適訳がなく，筆者の案．
(Cummings JL, et al. Neuropsychiatry and Behavioral Neuroscience, 2003[2] に主に依拠し, Fink M, et al. Catatonia：A Clinician's Guide to Diagnosis and Treatment, 2003[1]；濱田秀伯. 精神症候学 第二版, 2009[3] で補充し作成した)

カタレプシー（姿勢常同／強硬症）

カタレプシーはギリシャ語に由来し[3]*1，ガレノスの時代から使われて

*1
kata＝下に＋lepsis＝占領／押収→原義的には軍事的占領→肉体と精神の抑止.

カタトニアとカタトニア症候群 | 141

Column

カタレプシーの自験例

限局性病変による自験15例では，年齢は43〜88歳で，男女比は11：4であり，原因疾患は脳梗塞が9例（うち1例は慢性期），脳出血が2例，MRI拡散強調画像での高信号域を伴ったてんかんが2例，右頭頂葉に腫瘍様病変を有する多発性硬化症が1例，両半球後部にMRI病変がみられたPRES（posterior reversible encephalopathy syndrome）が2例であった．右半球病変が7例で，5例に頭頂葉が含まれていたが，他の2例はそれぞれ側頭葉，帯状回病変であった．左半球病変は6例で，頭頂葉，前頭頭頂葉，前頭側頭葉，前頭頭頂側頭葉，被殻，被殻＋島皮質が各1例であった．両半球にまたがる2例はそれぞれ前頭葉，後頭葉であった．合併症状として，意識不鮮明〜昏迷が11例，興奮・常同症・嫉妬妄想などの精神症状が7例，半側空間無視が6例，深部感覚障害が3例（評価困難8例；正常4例）にみられた．

この結果から，筆者はカタレプシーの背景として軽度の意識障害と半側空間無視を含む注意障害があり，カタレプシーはカタトニア症候群と無視症候群の交差点にあると推論した[4,5]．

3 右頭頂葉皮質下出血の急性期に，左上肢にカタレプシーを呈した67歳男性の診察風景（A）と頭部CTスキャン（B）

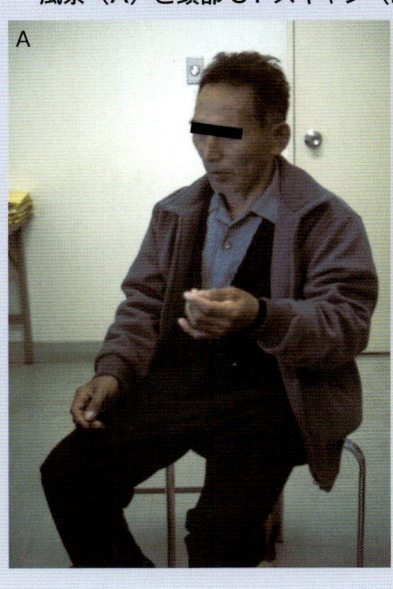

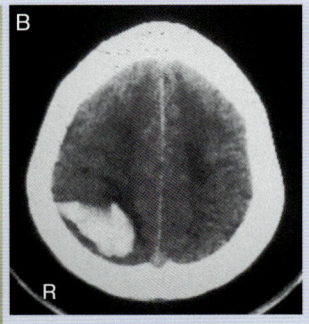

左固定の母指探し試験の終了後，左上肢を空中に保持し続けた（15分で中止させた）．このとき，軽度の意識不鮮明と左下四分盲，ごく軽度の左不全片麻痺，軽度の四肢筋強剛，左半身深部感覚障害，左半側空間無視，着衣失行，構成障害，計算障害，視覚性運動失調も合併していた．同夜から数日間，易興奮性や幻視，嫉妬妄想も認められた．CTにて右頭頂葉皮質下出血がみられた．
（B：Fukutake T, et al. *Jpn Psychiatry Neurol* 1993[4] より）

きた．現在では，自発的にせよ，受動的になされたにせよ，ある姿勢・肢位を長時間保持する現象である．その姿勢はしばしば異常で，奇妙であり，一定時間後に次第にゆっくりと元の静止位に戻る．

急性感染症や代謝性疾患，パーキンソン病などでも観察されることがあり，脳卒中や多発性硬化症では，右頭頂葉などの限局性病変で対側一側ないし両側上（下）肢に限ってカタレプシーが観察されることがある（**3**，Column参照）[4]．

常同症

常同症は，同じ動作や行為／行動を状況に即せず目的なく自動的に反復することで，運動常同，姿勢常同，言語常同などがあり[3]，思考にも用いられることがある．運動はまとまりがあり，パターン化され，反復性で，律動的である．典型的には，体の揺すぶり，頭部の揺すぶりや打ちつけ，手振り，反

復的・連続的な指運動，舌舐めずり，咀嚼運動，呻き，ハミングなどである[6]．

　常同症は，遅発性ジスキネジア，精神遅滞ないし自閉症患者では連続的に，トゥレット症候群患者では常同的チックのように間欠的に現れる．その他，不安症，強迫神経症，統合失調症，カタトニア，静坐不能（アカシジア），下肢静止不能（レストレスレッグス）症候群，覚せい剤中毒，および前頭側頭型デメンチアのような神経変性症やSSPE（subacute sclerosing panencephalitis：亜急性硬化性全脳炎）のような感染後疾患でもみられる．常同症をきたす解剖学的構造は明らかではないが，前頭葉（内側面）〜側頭葉，基底核の病変との関連が推定されている[3,6]．

命令自動（症）

　外からの指図を自動的に受け入れる態度を命令自動という[3]．意志の障害とも被影響性の過度に亢進した状態とも考えられる．この極端な協力状態の確認のためには，「協力しないように」と告げておくとよい．患者は協力するなという命令は理解しているにもかかわらず，軽く触ることにも抵抗できず（易同調），たとえば手を挙げてしまう．いったん手が挙げられると，長くそのまま（カタレプシー）か，ゆっくり下げられていく．この検査は両上肢をそれぞれ調べる．一側の脳病変で対側一側性のカタレプシーと命令自動が生じうるからである[1]．

　典型的な命令自動や後述する拒絶症は，ともにあるいは交代する形で統合失調症（緊張病）に認められるが，器質的脳疾患，症状精神病，薬物中毒，解離性障害（いわゆるヒステリー），催眠などでもみられる[3]．

両価傾向

　両価傾向（ambitendency）は，意欲錯誤の一種で，2つの相反する欲動が同時に生じるために，行動を起こせないか中断する[3]．たとえば，「手を握ってはだめです．あなたと握手はしたくない」と言いながら，患者に握手を促す．このように，検者の言語と言語外のメッセージが矛盾していると，患者は躊躇して動きがとれなくなる[1]．両価傾向は被影響性の亢進状態の一つとみられる．

反響言語／反響動作／反響現象

　検者から患者に向けられた言葉や傍で話された語句を衝動的にそのままおうむ返しに言うことを反響言語といい，眼前の検者の動作につられてそのまま行為することを反響動作という．併せて反響現象ともいわれ，これらも被影響性の亢進状態の一つである．類縁の症状として，模倣行為がある．どちらの場合も制止されても続けることがあるが，模倣行為では不自然なあるいは滑稽なしぐさは模倣しないことがあるので反響動作とは区別される[7]．

　反響現象はトゥレット症候群や進行期のアルツハイマー病，前頭側頭葉型デメンチア，重度の代謝性脳症などでみられる．

Memo

症状精神病

精神科領域で汎用されている用語で，身体疾患に随伴して起こる精神障害の総称である．主病変が脳にあるものは器質（的）精神病，中毒による場合は中毒（性）精神病と呼び，これには含めない．病像の中心をなすのは，せん妄，もうろう状態，錯乱などの意識障害であり，幻覚・妄想，感情障害，記憶障害などが加わる．基礎疾患としては，感染症，代謝性疾患，膠原病，内分泌疾患，血液疾患，呼吸器疾患，肝疾患と多岐にわたり，術後精神病や癌，透析，臓器移植によるものを含める場合もある（文献3による）．

拒絶症

命令自動症とは反対に，外からの働きかけに抵抗し拒否する態度を拒絶症（negativism）という[3]．これを調べるには，検者は患者の手と腕をとり，さまざまな力加減で前後に動かす．拒絶症のある患者は検者が加えた力と同じ強さの力で抵抗する．類縁の抵抗症（Gegenhalten）は，受動運動に反射的に力が入る現象で，前頭葉障害による症状である．

拒絶症の傾向は，拒食（症）や返答しない無言（症）の形でも現れる[3]．社会的対人的な拒絶症は，病院のスタッフやルールへの反応に現れる．患者への着衣や清拭処置，摂食や排便への補助などに際し，頑固な抵抗と全身の筋緊張が現れ，あらゆる指示を拒むか，逆のことをする[1]．

拒食（症）は神経性食欲不振症の主症状であるが，アルツハイマー病などのデメンチア疾患でもみられる．

無言症

言葉の反応がないことを無言症という．ぶつぶつ言う場合があるが，言語にはならない．いろいろな神経・精神疾患が原因になるが，脳卒中における急性発症の無言症が最多である[10]．無言症は前頭側頭葉変性症などの神経変性疾患の進行期に徐々に現れる．さらに，いくつかの他の症候群の顕著な症状である．それには無動性無言症（akinetic mutism），緊張病，精神運動減退を示す重度のうつ病などが含まれる[10]．その他，喉頭病変，薬物作用，小脳疾患，脳梁離断によることもある[10]．脳卒中による無言症の大半は運動性失語や純粋語唖によるが，両側の基底核や内包の梗塞や中脳水道周囲の梗塞例がある．前頭側頭葉変性症に含まれる原発性進行性失語症などでは発症早期から無言症になる．

昏迷

意識混濁（意識障害）ではなく，意識変容の状態であり，外界を知覚・認知しているにもかかわらず，これに応じる意志が発動されない状態である[3,11]．時間，日の単位，あるいはそれ以上の長期にわたり持続する．重症の場合は，患者は無言・無動で，痛み刺激に反応することもない[1]．知覚・認知が保たれていることは，その最中には判定できないが，昏迷から脱した後で，その間のことをよく記憶していることでわかる[11]．

統合失調症（緊張病），うつ病，心因性反応（いわゆるヒステリー），悪性症候群，パーキンソン病などでみられる．昏迷も無言症もそれだけではカタトニアと診断できない．

カタトニアの分類と亜型

カタトニアは代表的には，①制止カタトニア（retarded catatonia）あるいは昏迷カタトニア（stuporous catatonia）と，②興奮カタトニア（excited

Memo

脳梗塞後に拒食症を呈する自験例は7例で，男女比は3：4で，年齢は74〜93歳（中央値83歳）であった[8]．拒食の様相は1口2口食べてから食べなくなる軽度例から他の医療行為も拒否する傾向のある重度例まであった．病変はすべて島皮質を含んでいたが，島皮質限局例は1例であった．神経性食欲不振症患者でのPET研究で，島皮質の活動低下が味覚反応性の障害に関連しているとか，島皮質の活動低下が胃腸を含む内臓感覚の異常に関連しているとかが報告されている[9]．これらから，神経性食欲不振症と脳梗塞後の拒食症とが共通の機序をもっている可能性が示唆される．

catatonia）に分けられる[1,10]．大半を占める前者では，患者は反応性に乏しく，昏迷状態にある．これには良性昏迷（無言症，拒絶症，カタレプシー，筋強剛から成る）も含まれるが，全身感染症や肺・脳塞栓を合併すれば，致命的になる．後者はややまれで，その特徴は，支離滅裂な発語，見当識障害，錯乱，作話とともにみられる過剰な運動である．この状態は躁うつ病や急性中毒の患者[1]，統合失調症の一部やある種のウイルス性脳炎で[11,12]みられる．

上記の他に，悪性カタトニア（悪性症候群や中毒性セロトニン症候群が含まれる）や周期性カタトニア，原発性無動性無言症などの亜型が提唱されている[1]．

カタトニアをきたす原因疾患

カタトニアの原因となる疾患は，統合失調症やうつ病，躁病，強迫神経症，いわゆるヒステリーなどの特発性の精神科疾患の他に，4 にあげた神経系疾患，内科的・代謝性疾患，中毒性疾患・薬物反応がある[2]．抗NMDA（*N*-methyl-D-aspartate）受容体脳炎も原因疾患となる[12]．

カタトニアの鑑別診断

カタトニアと鑑別すべき疾患・病態として，まず無言症だけ，昏迷状態だけがある．他のカタトニアの症状を探索すべきである．その他に，パーキンソン病のオフ状態は一見カタトニア様にみえる．無動優位のパーキンソン病患者の長期経過で，無動・無言状態となり，奇妙で不自然な姿勢をとる場合はカタトニアともとらえられる．また，stiff-person（全身硬直）症候群やlocked-in（閉じ込められ）症候群もカタトニアと誤られやすい[1]．

カタトニアの神経学的機序

脳部位研究

カタトニアの病態生理はまだ十分解明されていない．それでもその運動系の障害の臨床病理学的所見から，前頭葉と基底核（特に尾状核）での病変が共通して観察されている．さらに，小脳-橋病変や前頭回路と小脳-橋の間にある脳幹（中脳）病変も関連しているといわれる[1]．さらに，（右）頭頂葉病変でカタトニアやカタレプシーが出現したという報告があり[4]，これらと自らのSPECTを用いた研究を基に，Northoffらは"無動性カタトニア"（akinetic catatonia）における左前頭葉と右頭頂葉の役割を強調し[13]，後に総説で，カタトニアでの内側・外側前頭葉眼窩面＋後部頭頂葉を含む右半球ネットワークを強調した[14]．「前頭葉の運動系が，適切な体性感覚入力を受け取らないと，活動を停止し，カタレプシーや他のカタトニア症状を呈する」[1]とまとめられる．

神経伝達物質研究

カタトニアを単一の神経伝達物質で説明することはできない．それでも，

4 カタトニアをきたす非精神科疾患

神経系疾患	内科的・代謝性疾患
基底核疾患 ・脳炎後パーキンソニズム ・両側淡蒼球病変 ・基底核石灰化症 ・淡蒼球-黒質-視床下核萎縮症 ・パーキンソン病 ・ウィルソン病	糖尿病性ケトアシドーシス 高カルシウム血症（副甲状腺機能亢進） ペラグラ ポルフィリン症 ホモシスチン尿症 糸球体腎炎 ビタミン B_{12} 欠乏症 肝性脳症
辺縁系疾患 ・単純ヘルペス脳炎 ・側頭葉梗塞 ・辺縁系腫瘍 ・SSPE（亜急性硬化性全脳炎） ・脳炎を伴うライム病	血栓性血小板減少性紫斑病 SLE（全身性エリテマトーデス） 高ナトリウム血症 チフス熱 伝染性単核球症 甲状腺機能亢進症
間脳病変 ・パーキンソニズムに対する視床破壊術 ・視床出血 ・ウェルニッケ脳症 ・間脳腫瘍	中毒性疾患・薬物反応
前頭葉疾患 ・前大脳動脈動脈瘤破裂 ・脳挫傷 ・動静脈奇形 ・進行麻痺（神経梅毒） ・前頭葉腫瘍 ・皮質静脈血栓症（前頭葉梗塞合併）	メスカリン エタノール アンフェタミン フェンサイクリジン系薬 グルテチミド離脱 モルヒネ ジスルフィラム アスピリン中毒 ドパミン枯渇物質 （レセルピン，テトラベナジン） コルチゾン
抗NMDA受容体脳炎 トゥレット症候群 てんかんと痙攣後状態 精神遅滞 松果体腫瘍 脳幹病変 傍腫瘍性脳症 右半球梗塞 多発性硬化症	ドパミン離脱 神経弛緩薬 幻覚剤 神経弛緩薬性悪性症候群 ベンゾジアゼピン離脱 シプロフロキサシン レベチラセタム

（Cummings JL, et al. Neuropsychiatry and Behavioral Neuroscience, 2003[2]に主に依拠し，Fink M, et al. Catatonia：A Clinician's Guide to Diagnosis and Treatment, 2003[1]；濱田秀伯．精神症候学 第二版，2009[3] で補充し作成した）

ドパミン遮断薬はヒトで悪性症候群（悪性カタトニア）を誘発するし，向精神薬は実験動物でカタレプシーを引き起こすこと，ドパミン作動薬の急激な中止は悪性症候群を誘発し，逆に悪性症候群の治療にドパミン作動薬が用いられることなどから，ドパミン系はカタトニアに重要な役割を果たしている[1]．この他，強力なGABA-A拮抗薬のロラゼパムがカタトニアの治療薬であることなどから，GABA系もカタトニアに関与している．実際，GABA系ニューロンは，視床，基底核，前頭前野回路，脳幹，小脳などカタトニアに関与する脳構造で重要な働きをしている[1]．その他に，セロトニン系，アセチルコリン系，NMDA系も関与している．

> **point**
> ドパミン系はカタトニアに重要な役割を果たしている

カタトニアの治療

カタトニアに際し，全身管理は共通に必要である．悪性カタトニア（悪性

症候群）をモデルに述べると，高熱や脱水への対策，循環動態や酸素化の適切化，無動の合併症（塞栓症，誤嚥性肺炎，褥瘡）の回避，腎不全予防などが含まれる[1]．薬物によって生じたカタトニアでは原因薬を中止し，全身管理で経過をみる．

精神疾患に由来するカタトニアでは電気痙攣療法が治療の中軸となるが，薬物としては，ベンゾジアゼピン系薬（特にロラゼパム〈ワイパックス® など〉），ドパミン作動薬（アマンタジン〈シンメトレル® など〉，ブロモクリプチン〈パーロデル® など〉），筋弛緩薬（ダントロレン〈ダントリウム®〉）などを組み合わせて用いる[1]．

まとめ

カタトニアは識別可能な症候群であり，注意して観察すると，精神科病棟のみならず，神経内科病棟や内科病棟でもそれなりに多い病態である．診断には神経内科，内科，精神科の集学的判断が要求される．適確に診断できると，全身管理と適切な特異的治療が可能であり，本来は予後良好な病態である[1]．

（福武敏夫）

文献

1) Fink M, Taylor MA. Catatonia：A Clinician's Guide to Diagnosis and Treatment. Cambridge：Cambridge University Press；2003／鈴木一正（訳）．カタトニア―臨床医のための診断・治療ガイド．東京：星和書店；2007．
2) Cummings JL, Mega MS. Neuropsychiatry and Behavioral Neuroscience. Oxford, New York：Oxford University Press；2003, pp.301-313.
3) 濱田秀伯．精神症候学，第2版．東京：弘文堂；2009．
4) Fukutake T, et al. Transient unilateral catalepsy and right parietal damage. Jpn J Psychiatry Neurol 1993；47：647-650.
5) 福武敏夫ほか．限局性病変による catalepsy ―病巣と機序（抄録）．第53回日本神経学会学術大会抄録集；2012, pp.411.
6) Manes F, Leiguarda R. Frontostriatal circuits and disorders of goal-directed actions. In：Freund H-J, et al (editors). Higher-order Motor Disorders：From Neuroanatomy and Neurobiology to Clinical Neurology. Oxford, New York：Oxford University Press；2005, pp. 413-439.
7) 福武敏夫．環境依存症候群．河村満（編），アクチュアル 脳・神経疾患の臨床，認知症―神経心理学的アプローチ．東京：中山書店；2012, pp.330-335.
8) 福武敏夫ほか．島回病変は脳卒中後の拒食（refusal to eat）に関連する（抄録）．臨床神経 2010；50：1172.
9) Kaye WH, et al. New insights into symptoms and neurocircuit function of anorexia nervosa. Nat Rev Neurosci 2009；10：573-584.
10) Moore DP, Puri BK. Textbook of Clinical Neuropsychiatry and Behavioral Neuroscience, 3rd edition. London：Hodder Arnold；2012, pp.148-151, pp.165-167.
11) 原田憲一．精神医学の知と技，精神症状の把握と理解．東京：中山書店；2008, pp.119-133.
12) Rosenfeld MR, Dalmau J. Anti-NMDA-Receptor Encephalitis and Other Synaptic Autoimmune Disorders. Curr Treat Options Neurol 2011；13：324-332.
13) Northoff G, et al. Decreased density of GABA-A receptors in the left sensorimotor cortex in akinetic catatonia：Investigation of in vivo benzodiazepine receptor binding. J Neurol Neurosurg Psychiatry 1999；67：445-450.
14) Northoff G. Brain imaging in catatonia：Current findings and a pathophysiologic model. CNS Spectr 2000；5：34-46.

II. 不随意運動 各論
強制泣き笑い

> **Point**
> - 強制泣き笑いは認知症，偽性球麻痺，前頭葉徴候に伴うことが多く，情動の不安定性を示す．
> - 強制泣き笑いを生じる基礎疾患は多数あり，診療科は幅広い領域にわたる．
> - 強制泣き笑いの症候・病理は，神経変性疾患，脳血管障害，内分泌・代謝性疾患，感染・炎症性疾患，空間占拠性疾患などにおいてとらえられる．
> - 治療は，内科的治療，外科的治療，リハビリテーションを用いて情動的安定を得る．

強制泣き笑いの基礎的神経機構

非言語的発声表現と強制泣き笑い

「非言語的発声表現」(nonverbal vocal expressions) には，笑い (laughter)，泣き (sobbing or crying)，叫び (screams) などがあり，ヒトが社会生活の中で感情的情報を伝達するうえで重要な役割を演じている．本稿のテーマである強制泣き笑い (pathological crying and laughing) は，ヒト脳の器質的あるいは機能的な障害によって病的な非言語的発声表現が認められる状態である．ヒトは本来それらの非言語的発声行動によって，陽性感情（達成や勝利の喜び，おかしさや楽しさ，官能的な喜び，安堵感）を表現したり，陰性感情（怒り，嫌気，恐怖，悲哀）を表現することができる．健常者における生理的な「涙もろさ」(crying proneness) と髄液中のモノアミン代謝産物（ノルアドレナリン代謝産物〈MHPG〉[*1]，セロトニン代謝産物〈5-HIAA〉[*2]，ドパミン代謝産物〈HVA〉[*3]）との相関をみた研究では，涙もろさの程度は髄液 MHPG 濃度と負の相関を示したが，5-HIAA，HVA とは相関しなかった．

情動回路・情動調節脳・随意調節脳の解剖生理学

健常ヒトにおける「情動回路」は，海馬・視床下部・中脳水道周囲灰白質・背側被蓋野から成る．中脳水道周囲灰白質の活動を調節しているのが，グルタミン作動性 NMDA[*4]，ムスカリン作動性 M1〜3，GABA-A，ドパミン D_2，ノルアドレナリン作動性 $α_{1,2}$，セロトニン作動性 $5\text{-}HT_{1A}$，$5\text{-}HT_{1B/D}$，σ-1 受容体，そして中脳水道周囲灰白質の随意的抑制を介するアセチルコリン／GABA バランス機能である．「情動回路」をコントロールしている「情動調節脳」(emotionally-controlled system) は，前頭側頭葉皮質（前頭眼窩野，前帯状回の腹側，島の前部，下側頭葉，海馬傍回）から成る．この「情動調節脳」を抑制しているのが，「随意調節脳（皮質橋投射回路；volitional

[*1] MHPG
3-methoxy-4-hydroxyphenylethyleneglycol

[*2] 5-HIAA
5-hydroxyindole acetic acid（5-水酸化インドール酢酸）

[*3] HVA
homovanillic acid（ホモバニリン酸）

[*4] NMDA
N-methyl-D-aspartate
（N-メチル-D-アスパラギン酸）

1 強制泣き笑いの基礎疾患

アルツハイマー型認知症[3,4]，レヴィ小体型認知症[5]，血管性認知症[6,7]，回復期脳卒中[8-11]，大脳皮質基底核変性症，筋萎縮性側索硬化症[1]，脊髄小脳変性症[12,13]，ジル ドラ トゥレット症候群，正常圧水頭症[1]，脳挫傷[14,15]，脳腫瘍[16]，脳膿瘍，ウイルス性脳炎[1,17,18]，非ヘルペス性辺縁系脳炎[19]，急性散在性脳脊髄炎[20]，予防接種後脳炎[21]，神経ベーチェット病[22,23]，シデナム舞踏病[24]，顕微鏡的多発血管炎[25]，クロイツフェルト・ヤコブ病，無酸素性脳症[26]，ファール病[27]，副腎腫瘍によるクッシング症候群[28]，インスリノーマ（膵島細胞腫）[29]，ステロイド性精神症状[30]，慢性腎不全に伴うアルミニウム脳症[31]，特発性尿崩症[32]，特発性好酸球増多症[33]，中枢神経系 SLE（systemic lupus erythematosus：全身性エリテマトーデス）[34]，多発性硬化症，ミトコンドリア脳筋症・乳酸アシドーシス・脳卒中様発作症候群（mitochondrial encephalomyopathy, lactic acidosis and stroke-like episodes：MELAS）[35] など

corticopontine projections）」であり，前頭頭頂葉皮質（中心前回，運動前野，補足運動野，島の後部，前帯状回の背側，中心後回，頭頂感覚連合野）から橋への投射回路から成る．

強制泣き笑いの機序

　強制泣き笑いは認知症，偽性球麻痺，前頭葉徴候に伴うことが多く，「情動の不安定性」（emotional lability）を呈する．強制泣き笑いは上記の「随意調節脳」の障害によって起こり，不随意的な情動表現障害（involuntary emotional expression disorder）とも呼ばれる．情動失禁（emotional incontinence；誘因から予想される，時に予想される以上の強烈な喜怒哀楽反応を示し，その表出に抑制が効かない）を，強制泣き笑い（些細な刺激により主観的にはおかしくも悲しくもないのに，泣き笑いの表情が自動的な自動運動としてみられる：uncontrollable episodes of crying or laughter incongruent to the patient's mood）と分ける立場もあるが[1]，両者を臨床的に区別することは困難であり，連続的なスペクトラムとしてとらえるのが妥当である．情動失禁（例：身近な配偶者や家族から名前を問いかけられ，涙を流して泣く）の発生機序としては，ニューロンに内在している長期記憶が名前を呼ばれることで，視床背前核や視床内側核が賦活され，思い出や願望が認識されるためという説がある[1]．強制笑いの責任病巣としては，視床内側核，視床とループを構成する前頭葉の中部ないし下部という説がある[2]．また「情動の不安定性」や視床下部過誤腫に多いてんかん性の強制泣き笑い（gelastic and dacrystic epilepsy）は，上記の「情動回路」の直接的な過剰興奮によって生じる．

強制泣き笑いの基礎疾患

　強制泣き笑いの基礎疾患は一様ではなく，表にまとめて示す（ 1 ）[1,3-35]．強制泣き笑いに関わりをもつ診療科領域が，神経内科，精神科，リハビリテーション科，一般内科，心療内科，脳神経外科，一般外科，小児科，産婦人科など幅広い領域にわたっていることは本論文の文献リストからも明らかである．

強制泣き笑いの症候・検査・病理

神経変性疾患

アルツハイマー型認知症では認知障害の進行に伴い，他者との意思疎通がうまくいかず情動失禁の状態を呈する[3,4]．レヴィ小体型認知症では，臨床症状の変動，幻視，パーキンソニズムが特徴的であり，「子供の話をすると急に泣き出す」といった情動失禁を認める[5]．レヴィ小体型認知症の three-dimensional stereotactic surface projection（3D-SSP）SPECT では，両側後頭葉の血流低下が特徴的な所見とされている．情動失禁を伴ったパーキンソニズム優位の多系統萎縮症剖検例（51歳発症，経過15年）では，小脳・脳幹のほかに前頭葉と側頭葉に萎縮があり，海馬と海馬傍回を中心に多数の神経細胞内封入体が出現していた[12]．SCA2[*5]では，小脳性運動失調のほかに，前頭葉機能障害（遂行機能障害，抵抗症〈Gegenhalten〉）を伴う情動失禁がみられる．さらに3D-SSP SPECT では両側前頭葉の血流低下が認められ，SCA2 では比較的早期から前頭葉機能障害を呈することが示唆される[13]．大脳皮質基底核変性症（corticobasal syndrome）の進行期にも，情動失禁がみられることがある．ジル ド ラ トゥレット症候群における強制笑いは，チック（phonic tic）そのものである．

筋萎縮性側索硬化症でも強制泣き笑いは少なくない[1,36]．泣き笑いの頻度は，運動ニューロン疾患の約15％，筋萎縮性側索硬化症の約20％であり，まれではない．泣き笑いの性状は，典型的な強制泣き笑いに，情動失禁を併せ持つ例が多くみられた．筋萎縮性側索硬化症患者のうち，泣き笑いを有する例では，それを伴わない例と比べて，球麻痺の頻度・程度は高く，その罹病期間も長い．運動ニューロン疾患患者の強制泣き笑いや情動失禁に対して，L-ドパやアマンタジンが有効な場合があるが，同疾患患者の髄液 HVA 値は，泣き笑いや球麻痺を有する例で著明に低下しており，これらの症状と脳内ドパミン作動系の機能低下との関連が示唆される[36]．筋萎縮性側索硬化症の強制泣き笑いに関する別の研究では，「情動回路」自体の過剰反応というよりは，「情動調節脳」である前頭側頭葉皮質の障害を示唆する結果であった．

脳血管障害

血管性認知症[6,7,37,38]では通常，脳卒中の既往があり，病初期から片麻痺，歩行障害，易転倒性，過活動膀胱などの神経学的異常所見が認められ，症状の進行は階段状であり経過とともにまだら認知症，偽性球麻痺，情動失禁などが加わることが多い[6,7,37,38]．血管性認知症では記憶ドメインの障害は軽度であり，むしろ実行機能障害や注意障害が主体であり，脳卒中後の情動失禁（poststroke emotional incontinence）は患者の QOL に影響する．

*5 SCA2 spinocerebellar ataxia type 2（脊髄小脳失調症2型）

Key words

血管性認知症
血管性認知症には多発梗塞性認知症や小血管性認知症（白質病変を主体としたビンスワンガー型脳梗塞と多発ラクナ梗塞）が含まれ，その病態は多様である．剖検脳では高血圧性小血管病変があり，脳実質には白質病変とラクナ梗塞を認め，神経ネットワークの機能障害を介して認知症を惹起する[7]．白質病変は実験的にも作製可能であり，慢性脳虚血によって，グリア細胞の活性化，炎症性メディエーターの放出を生じ，オリゴデンドログリア（乏突起膠細胞）のアポトーシスを介して脱髄病変が誘導される．白質病変が一定の閾値を超えると軸索障害と逆行変性を生じて皮質ニューロン機能障害の原因となる[7]．

内分泌性あるいは代謝性疾患

　内分泌代謝異常によるものとして，副腎腫瘍によるクッシング症候群例があり，血中コルチゾールの上昇，ACTH 分泌抑制による精神症状として，情動失禁や抑うつが生じる[28]．インスリノーマ（膵島細胞腫）の症例では，頻発する低血糖発作，記銘力障害，情動失禁を認めることがあり，腹部 CT で膵頭部を検査することが重要である．精神症状を伴うインスリノーマ患者の脳 MRI 検査では，拡散強調画像や T2 強調画像で海馬，頭頂葉，側脳室周囲白質に高信号域を認める[29]．慢性腎不全患者が，血清リン濃度を調節するために水酸化アルミニウムゲルを長期間摂取していると，見当識障害，記憶障害，情動失禁，全身痙攣，意識障害を特徴とするアルミニウム脳症が発症する[31]．アルミニウム脳症の神経病理学的所見は，神経細胞脱落（大脳皮質，基底核，視床），海綿状態，星状膠細胞とミクログリアの増殖である．多飲，多尿に伴い，夜間徘徊，多弁，情動失禁，興奮，多動などの精神症状がある場合，特発性尿崩症を疑う．頭部 CT で，脳下垂体柄部肥厚を認める[32]．MELAS では，情動失禁を含む多彩な精神症状を呈する[35]．MELAS では，血中の乳酸，ピルビン酸が高値であり，筋生検で ragged-red fiber（赤色ぼろ線維）を認めるのが特徴的な所見である．

感染性あるいは炎症性疾患

　情動失禁を呈する感染・炎症性疾患としては，ウイルス性脳炎，非ヘルペス性辺縁系脳炎，急性散在性脳脊髄炎，予防接種後脳炎，神経ベーチェット病，シデナム舞踏病，顕微鏡的多発血管炎，特発性尿崩症，特発性好酸球増多症，中枢神経系 SLE，多発性硬化症などが知られている．発熱，関節痛（関節炎），情動失禁，落ちつきのなさ，血沈亢進，CRP 上昇を認めるときは，シデナム舞踏病を疑う．舞踏病様不随意運動と尾状核の異常画像所見（頭部 MRI で尾状核の浮腫，脳 ^{18}F-deoxyglucose-positron emission tomography〈^{18}F-FDG-PET〉で尾状核の集積亢進）が認められ，脳内の炎症性病態と考えられる[24]．特発性好酸球増多症で情動失禁，不穏，感情鈍麻などの精神症状を呈し，頭部 MRI で側脳室深部白質や頭頂葉，後頭葉，小脳半球などに T1 強調画像で低信号，T2 強調画像で高信号，Gd-DTPA[*6] による造影増強効果を認めることがある[33]．理解力の低下，多弁多動，情動失禁などの精神症状に伴い，髄液細胞数増多，Gd-DTPA 造影 MRI にて髄膜に著明な造影効果を認める場合は，中枢神経系 SLE を疑う．中枢神経系 SLE では大脳の表在血管および髄膜に炎症，浮腫が起こり，脳実質にも炎症が波及して，精神症状が出現する[34]．クロイツフェルト・ヤコブ病（V180I CJD）では，驚愕反射と強制泣き笑いが特徴的な症候である．

空間占拠性疾患

　脳幹の圧迫性病変では強制泣き笑いが起きやすい．脳幹の類表皮嚢胞

*6 Gd-DTPA gadolinium diethylene triamine pentaacetic acid

(epidermoid cyst）による強制笑いの報告，橋の膿瘍による強制泣き笑いの報告，橋の海綿状血管腫による強制泣きの報告，ラトケ嚢胞（胎生期に下垂体付近に形成される非腫瘍性嚢胞）による脳幹上部の圧迫で生じた強制笑いの報告がある．小脳腫瘍の手術症例で，無動性無言と強制泣き笑いが起こることがある．右前頭葉の悪性グリオーマで強制笑いが起こる．

その他の場合

正常圧水頭症は，精神症状，過活動膀胱，歩行障害を特徴的な三徴とし，治療可能な認知症（treatable dementia）の一つとして重要である[1]．交通外傷に起因する脳挫傷では，両側前頭葉を中心としたびまん性軸索損傷の結果，過剰に泣き叫ぶような興奮がみられる[14]．医原性疾患（ステロイド性精神症状），無酸素性脳症などによる情動失禁も，鑑別疾患の視野から見落としてはならない．

強制泣き笑いの治療・ケア

内科的治療——薬物治療や危険因子コントロール

アルツハイマー型認知症では，ドネペジル（アリセプト®），リバスチグミン（イクセロン®，リバスタッチ®），ガランタミン（レミニール®），メマンチン（メマリー®）などが用いられる．レヴィ小体型認知症ではドネペジル，リバスチグミンが奏効する．血管性認知症とアルツハイマー型認知症では危険因子が重複するので（例：糖尿病），高齢者では両者の病理学的変化が併存することが少なくない．早期治療介入として，高血圧，糖尿病などの危険因子をコントロールすることが血管性認知症の進行を予防するうえで重要である[7]．回復期リハビリテーションを受けた脳卒中患者を対象に検討したところ，ADL改善の三大阻害因子は発症から入院までの期間，失行および情動失禁の有無，嚥下障害の有無であった[8]．また，脳卒中の回復期，維持期にリハビリテーション治療の阻害因子となる精神神経症候として，脳卒中後うつ病，意欲低下とともに問題となるのが情動失禁であった[9-11]．脳卒中後うつ病に対しては三環系抗うつ薬，選択的セロトニン再取り込み阻害薬（SSRI）を副作用に注意しながら投与し，意欲低下に対しては抗うつ薬，アマンタジンを投与，情動失禁に対しては，L-ドパ，アマンタジン，SSRIなどを試みる[9]．脳卒中後の情動失禁に関しては抑肝散も有効である．脳卒中後の情動失禁にはセロトニン系神経機能が関与しており，SSRI（fluoxetine）が有効との報告やクエチアピンが脳卒中後の強制笑いに有効だったとの報告がある．Cochrane Database Reviewの統計解析も抗うつ薬が脳卒中後の強制泣き笑いに有効であることを証明している．血管性認知症に対するイブジラスト（ケタス®）の薬効を評価した「厚生省長寿科学総合研究」によれば，本剤も注意，覚醒，順唱，遅延再認，単語の記憶，意欲を改善するとともに，情動失禁にも改善効果があった[38]．

非ヘルペス性辺縁系脳炎に伴う精神症状（情動失禁，クリューヴァー・ビューシー症候群）には，セロトニン系賦活剤（SSRI および 5-HT$_{1A}$ 受容体アゴニスト）が著効を示すことがある[19]．インフルエンザワクチン予防接種後脳炎の 5 歳男児例では，全身性強直性痙攣，見当識障害，幻視，記憶障害に伴い情動失禁が出現したが，抗痙攣薬，脳浮腫治療薬，免疫グロブリン製剤の投与で徐々に一連の神経症状は軽快傾向を示した[21]．シデナム舞踏病では，抗菌薬（ペニシリン）とハロペリドール（セレネース®など）の投与で運動・精神症状は徐々に落ち着いていく[24]．全身性エリテマトーデス（SLE）のステロイド治療経過中に出現した抑うつ，情動失禁に対しては，パロキセチン（パキシル®など）とクロチアゼパム（リーゼ®など）が有効であった[30]．ヘルペス脳炎では抗ウイルス薬が，急性散在性脳脊髄炎や神経ベーチェット病ではステロイドが投与される．特発性尿崩症に伴う精神症状では，副腎皮質ステロイドの継続投与が有効である[32]．中枢神経系 SLE や MELAS では，ステロイドパルス療法が有効である[34,35]．

外科的治療

　正常圧水頭症ではシャント術が奏効する[1]．脳腫瘍は当然，外科的適応が考慮される[16]．副腎腫瘍によるクッシング症候群例やインスリノーマによる情動失禁では，腫瘍切除術が奏効する[28,29]．前者ではコルチゾール値，後者では血糖値が改善し，それに伴い情動失禁も軽減される．強制泣き笑いを呈した橋の膿瘍症例では，膿瘍の除去手術によって強制泣き笑いが消退した．ラトケ嚢胞が脳幹上部を圧迫して，強制笑いが生じることがあり，嚢胞の外科的除去で強制笑いは消失した．

リハビリテーションの介入

　アルツハイマー型認知症では動作課題を用いた認知リハビリテーションで意思疎通が改善し，情動制御の問題行動が改善する場合がある[3,4]．交通外傷に起因する脳挫傷では，過剰に泣き叫ぶような興奮症状が認知リハビリテーションやグループ訓練で軽減する場合もある[14]．交通事故による頭部外傷で情動失禁，情動不安定，うつ病，自発性の低下，注意機能低下を呈した 1 例では，スケジュールに沿った自発的活動を促すための認知訓練を行ったところ，情動的安定が得られ，情動失禁は消失し，精神機能の全般的な改善を認めた[15]．情動失禁，せん妄，不穏が強かった無酸素性脳症の 84 歳女性例で，理学療法（トイレ動作，トランスファー，セルフケアの訓練）を行ったところ，ADL の改善とともに，コミュニケーション能力の改善，情動的安定が得られた[26]．

謝辞

　本稿作成にあたりご協力頂いた帝京大学医学部附属溝口病院神経内科・藤野公裕，黒川隆史，馬場泰尚の各氏に感謝する．

（黒岩義之，中根　一，田中章景）

文献

1) 石田哲朗．各種疾患に伴って感情（情動）失禁を示した症例の臨床的検討．東京都医師会雑誌 2010；63（4）：462-466.
2) 江原崇ほか．強制行為を呈した脳血管障害の2症例―「病的笑い」と「常同行為」．臨床精神医学 2011；40（3）：385-392.
3) 宮里新之介．重度アルツハイマー型認知症高齢者に対する情動制御不全の改善に向けた動作法の適用．リハビリテイション心理学研究 2010；37（1）：1-12.
4) 池田将樹ほか．プレセニリン遺伝子変異を認め，病初期より精神症状・運動障害を来し，SPECTにて前頭葉血流低下を確認し得たアルツハイマー病の3症例．群馬県核医学研究会会誌 2007；22（1）：15-17.
5) 北林百合之介ほか．覚醒剤濫用と肝性脳症を合併し診断に苦慮したレビー小体型痴呆の1例．精神医学 2004；46（4）：397-402.
6) 吉田光宏．血管性認知症．医学の歩み 2010；235（6）：737-743.
7) 丹羽篤，冨本秀和．血管性認知症の病態と臨床的特徴．*Cognition and Dementia* 2010；9（3）：201-208.
8) 渡辺直ほか．亜急性期脳卒中のFIMを指標としたADL予測因子の検討．*The Kitasato Medical Journal* 2006；56（2）：137-142.
9) 小澤恭子．実践脳卒中リハビリテーション，回復期後半～慢性期，脳卒中リハビリテーションにおける薬物処方．*Monthly Book Medical Rehabilitation* 2007；85：163-168.
10) 小林和人ほか．脳卒中の予後．成人病と生活習慣病 2007；37（4）：389-393.
11) 大隈和喜ほか．心身医学と社会，環境との関わり，心身相関の医学より一歩先へ．脳卒中回復期リハビリテーション病棟における心理的諸問題と心身医学の役割．心身医学 2006；46（7）：645-653.
12) 小長谷正明ほか．側頭葉の著明な萎縮と多数の神経細胞内封入体を認めた多系統萎縮症長期経過例．脳と神経 2006；58（5）：430-437.
13) 下畑亨良ほか．Spinocerebellar ataxia type 2（SCA2）における前頭葉機能障害と3D-SSP SPECT所見．臨床神経学 2005；45（1）：22-26.
14) 山里道彦．リハビリテーション難渋例の実践検討．高次脳機能障害，感情失禁と依存退行性が著明であった脳外傷1例．リハビリテーション医学 2008；45（12）：784-788.
15) 福本倫之ほか．スケジュールに沿った自発的行動が可能となった遂行機能障害の1症例．総合リハビリテーション 2005；33（10）：967-972.
16) 村田純一ほか．メチオニンPETガイド・ナビゲーションによるグリオーマの手術．脳神経外科速報 2008；18（10）：1270-1275.
17) 井上奈巳ほか．ロタウイルス胃腸炎後に小脳症状を呈した急性脳炎の1例．日児誌 2006；110（8）：1117-1121.
18) 新川友子ほか．精神症状のために病状の把握が困難であったEBウイルス感染後脳症の1例．小児科臨床 2006；59（1）：73-78.
19) 成川孝一ほか．難治性の情動障害に対しセロトニン系賦活剤が有効であった非ヘルペス性辺縁系脳炎の1例．臨床神経学 2001；41（11）：805-808.
20) 星野匠臣ほか．治療中に急性散在性脳脊髄炎を合併した特発性血小板減少性紫斑病．臨床血液 2008；49（7）：505-509.
21) 岡田賢ほか．予防接種後に発症したインフルエンザ脳炎の1例．小児科 2002；43（13）：2098-2102.
22) 渡邉雅男ほか．経過中に急性脳幹脳炎をきたし，神経Behçet病が疑われた1例．内科 2008；101（3）：588-591.
23) 木村成志ほか．舞踏運動にて発症した神経ベーチェット病の1例．臨床神経学 2001；41（1）：45-49.
24) 金青玉ほか．精神症状を伴った成人発症のシデナム舞踏病の1例．脳と神経 2006；58（2）：155-159.
25) 松田寛子ほか．中枢神経症状を呈し，病理所見より大脳細動脈炎の関与が示唆された顕微鏡的多発血管炎の1例．日本腎臓学会誌 2011；53（4）：648-653.
26) 上中千代ほか．「できるADL」と「しているADL」の格差に関する一考察―印象に残った症例から．理学療法えひめ 2004；18：104-106.
27) 稲村弘明ほか．大脳と小脳に著明な石灰を認めた高齢者Fahr病の1例．ジェロントロジーニューホライズン 2006；18（4）：340-343.
28) 村山敬彦ほか．Cushing症候群合併妊娠の1症例．産婦人科の実際 2004；53（9）：1417-1421.
29) 本間りこほか．MRIにて両側海馬に異常信号域を認めた高齢インスリノーマの1例．日本内科学会雑誌 2003；92（1）：137-139.
30) 井村嘉孝ほか．SLEによるステロイド誘発抑うつ状態に対するパロキセチンの効果．

Pharma Medica 2004 ; 22（10）: 153-155.
31) Shirabe T, et al. Autopsy case of aluminum encephalopathy. *Neuropathology* 2002 ; 22（3）: 206-210.
32) 松本克平．周術期に感情失禁を呈し，術後に尿崩症と診断された緊急帝王切開患者の脊椎麻酔管理．臨床麻酔 2001 ; 25（1）: 103-104.
33) 形岡博史ほか．精神症状を呈し，興味ある画像所見を示した特発性好酸球増多症の1例．臨床神経学 1997 ; 37（11）: 996-1000.
34) 岡野良ほか．Gd-DTPA 造影 MRI にて髄膜に著明な造影効果を認めた中枢神経系 SLE の1例．臨床神経学 1993 ; 33（1）: 78-82.
35) 布施木誠ほか．MELAS の1自験例，急性外因反応型と思われた多彩な精神症状を中心に．精神医学 1992 ; 34（7）: 703-710.
36) 山尾哲ほか．筋い縮性側索硬化症をめぐる諸問題，強制泣き・笑い．臨床神経学 1984 ; 24（12）: 1235-1238.
37) 北村伸．脳血管性痴呆の病態と対応，脳血管性痴呆の症候と診断．脳卒中 1993 ; 15（6）: 467-471.
38) 長谷川恒雄ほか．脳血管性痴呆に対するイブジラスト（ケタス）の影響，厚生省長寿科学総合研究による薬効評価方法を中心に．*Geriatric Medicine* 1997 ; 35（10）: 1425-1438.

参考文献

- Dopper EG, et al. Symmetrical corticobasal syndrome caused by a novel C.314dup progranulin mutation. *J Mol Neurosci* 2011 ; 45（3）: 354-358.
- Choi-Kwon S, et al. Poststroke depression and emotional incontinence : Factors related to acue and subacute stages. *Neurology* 2012 ; 78（15）: 1130-1137.
- Tang WK, et al. Emotional incontinence and executive function in ischemic stroke : A case-controlled study. *J Int Neuropsychol Soc* 2009 ; 15（1）: 62-68.
- Chen YK, et al. Health-related quality of life in patients with poststroke emotional incontinence. *Arch Phys Med Rehabil* 2011 ; 92（10）: 1659-1662.
- Kajitani K, Kanba S. Successful treatment of poststroke emotional incontinence with yokukansan. An Asian herbal medicine : Report of two cases. *J Am Geriatr Soc* 2012 ; 60（2）: 379-381.
- Kim JM, et al. Association of serotonergic genes with poststroke emotional incontinence. *Int J Geriatr Psychiatry* 2012 ; 27（8）: 799-806.
- Choi-Kwon S, et al. Fluoxetine improves the quality of life in patients with poststroke emotional disturbances. *Cerebrovasc Dis* 2008 ; 26（3）: 266-271.
- Hackett ML, et al. Pharmaceutical interventions for emotionalism after stroke. *Cochrane Database Syst Rev* 2010 Feb 17.
- Iwasaki Y. Three cases of Creutzfeldt-Jakob disease with prion protein gene codon180 mutation presenting with pathological laughing and crying. *J Neurol Sci* 2012 ; 319（1-2）: 47-50.
- Hou ZG, et al. Pathological laughter in a patient with a brain-stem epidermoid cyst. *Neurosciences（Riyadh）* 2012 ; 17（3）: 265-266.
- Markianos M, et al. Evidence for involvement of central noradrenergic activity in crying proneness. *J Neuropsychiatry Clin Neurosci* 2011 ; 23（4）: 403-408.
- Olney NT, et al. Behaviour, physiology and experience of pathological laughing and crying in amyotrophic lateral sclerosis. *Brain* 2011 ; 134（12）: 3458-3469.
- Elyas AE, et al. Pathological laughter and crying in patients with pontine lesions. *J Neurosurg Pediatr* 2011 ; 8（6）: 544-547.
- Maheshwari S, et al. Pathological crying as a manifestation of spontaneous haemorrhage in a pontine cavernous haemangioma. *J Clin Neurosci* 2010 ; 17（5）: 662-663.
- Chen YR, et al. Effectiveness of quetiapine for poststroke pathological laughing : Case report and review of the literature. *Clin Neuropharmacol* 2010 ; 33（6）: 319-322.
- Cavanna AE, et al. Pathological laughter in Gilles de la Tourette syndrome : An unusual phonic tic. *Mov Disord* 2010 ; 25（13）: 2233-2239.
- Chai Y, Adamolekun B. Cryptogenic gelastic epilepsy originating from the right temporal lobe. *Med Princ Pract* 2010 ; 19（2）: 153-158.
- Parvizi J, et al. Neuroanatomy of pathological laughing and crying : A report of the American Neuropsychiatric Association Committee on Research. *J Neuropsychiatry Clin Neurosci* 2009 ; 21（1）: 75-87.
- Mariën P, et al. Posterior fossa syndrome in adults : A new case and comprehensive survey of the literature. *Cortex* 2013 ; 49（1）: 284-300.

II. 不随意運動 各論

痛む脚と動く足趾症候群
painful legs and moving toes syndrome（PLMT）

Point
- PLMT とは，足の痛みと足趾の不随意運動を特徴とする疾患である．
- 発症する原因として，末梢神経障害が最も多く，脊髄や馬尾の外傷，腰椎神経根症，軟部組織や骨の外傷などの後にも起こりうる．しかし，原因不明のものも半分近くある．
- 発症のメカニズムは不明であるが，末梢神経のみならず，中枢神経も関与していると推測されている．
- 治療に抵抗性であることが多く，最終的には症状が両側へ進展することがある．

PLMT の概念

痛む脚と動く足趾症候群（painful legs and moving toes syndrome：PLMT）とは，足に痛みがあり，非リズミカルに繰り返される足趾の不随意運動を特徴とするまれな疾患であり，1971 年に Spillane らにより報告された[1]．その後，腕の痛みと手指の動きを特徴とする painful arms and moving fingers といった概念が報告され[2]，痛みを伴わない painless legs and moving toes や[3]，口の痛みと舌の動きを特徴とする painful mouth and moving tongue など相次いで報告された[4]．

PLMT は中年に多く発症し，性差は女性にやや多いといわれている[5]．遺伝性はないといわれているが，母娘に起こったという報告もある[6]．

通常は足の痛みが起こったときと同時，もしくはその直後に不随意運動が起こることが多いが，痛みから数か月や数年後から不随意運動が生じることもある[5]．最終的には半数近くの人が両側へ症状が進展する[4,5,7]．

PLMT の痛みや動きの性質

痛みの強さは人によって異なる．痛みがまったくない人もいれば，なんとなく不快といった程度から頑固な痛みなどさまざまである．痛みが強い人ほど，不随意運動が起きやすいというわけではない．痛みの性状はうずく，ひりひり，ちくちく，しびれるといったものが多い（**1**）．

指の不随意運動は，睡眠中に消失し，ストレスや注意をそらしたときに増悪する．また，動きは随意的に数分間止めることができる[1-5,8,9]．指の動きは屈曲／伸展，内転／外転などである[1-12]．

PLMT の病因

発症の原因としては末梢神経障害が最も多く，脊髄や馬尾の外傷，腰椎神

Column

PLMTの病因──ジストニアとの関連

　PLMTの発症原因に末梢神経障害が多いことは本文中でも述べた．しかし，すべての末梢神経障害患者にPLMTが発症するわけではなく，PLMTの発症には中枢神経の関与も重要であるといわれている．

　末梢神経や介在ニューロンを含む脊髄後角など，体性感覚の上行路に可塑性が生じて，そこからの異常な活動電位が後角から運動神経へと伝播することが原因といった説や，基底核に変化が生じて体性感覚皮質や痛みを調節する下行路に再支配が生じることが原因であろうという説などがある[11,12]．

　そのなかでも，特にいわれているのがジストニアとの近似性である．ジストニアは運動感覚システムの神経可塑性が組み合わさって起こると推測されている．足趾がジストニア姿勢のようになっていることや，意識的，もしくは圧迫により指の動きを止められる点もジストニアと共通している[5]．

　画像検査では異常がなく，SEP（somatosensory evoked potential：体性感覚誘発電位）などの電気生理学的検査で脊髄以上の中枢神経に異常が認められるといった点も[5,11]，中枢神経の関与を示唆するものである．中枢神経でのリモデリングや再支配が起きているとすれば，治療抵抗性であることも説明がつくであろう．

1 PLMTの痛み，不随意運動の性質

痛みの特徴	不随意運動
・うずく，ひりひり，ちくちくする ・しびれる ・鈍い持続的な痛み ・痙攣，こむら返り ・突き刺すような痛み ・鋭い痛み ・灼けるような痛み ・電気が走るような痛み ・ちくちく針を刺されたような痛み ・引っ張られるような痛み	・屈曲／伸展 ・外転／内転 ・うごめく／ジストニア／よじらす ・不規則 ・ランダム ・律動的 ・ぴくっと動く ・開扇徴候

（Hassan A. Arch Neurol 2012[5]を参考に作成）

経根症，骨・軟部組織の外傷などの後にも起こることがよく知られている[1-6,7,9]．しかし，これらの疾患はよくみられるが，PLMTはまれな疾患であり，発症には他の機序が関与していると推測されている[5,8,9,11,12]．硬膜外麻酔やミエログラフィー，趾の外科手術，抗精神病薬の中断でも起こることがある．ただし，半数近くは詳細な検索を行っても原因が不明である．

神経学的所見

　不随意運動がある以外には特に異常がないことが多く，あっても軽微な異常だが，不随意運動に一致した左右差があることが多い[1-12]．その他のmovement disordersは合併しないとされている．

合併症

　およそ1／4の患者に甲状腺機能低下症，特発性血小板減少性紫斑病，卵巣機能不全，関節リウマチなど自己免疫疾患を合併するといわれている[4,5,9]．

画像検査

　頭部CTやMRI，脊髄MRIでは異常が見つからないことが多い[4,5,9,11]．

2 自験例の PLMT での表面筋電図

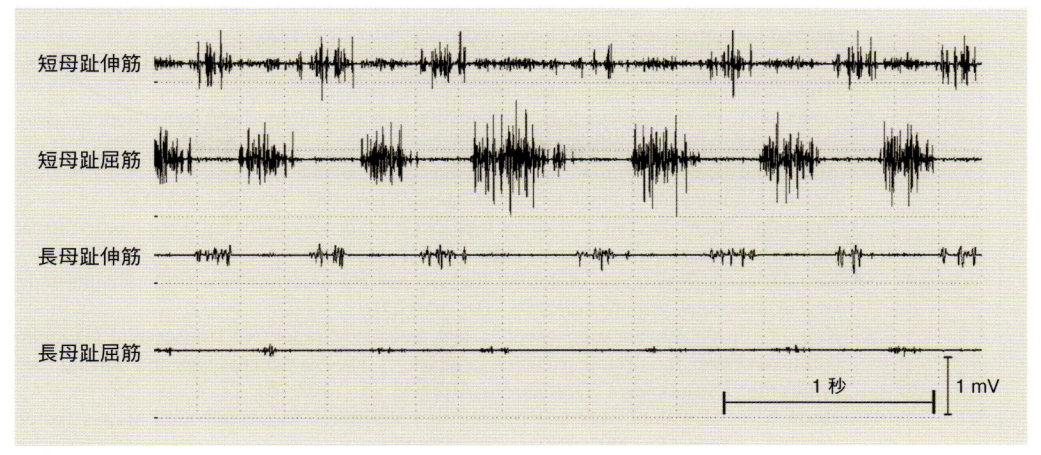

短母趾伸筋
短母趾屈筋
長母趾伸筋
長母趾屈筋

1秒　1mV

2〜3 Hz のセミリズミックな動きで，拮抗筋間で相反的（reciprocal）であった．

電気生理学的検査

表面筋電図では 2〜3 Hz 程度のセミリズミックな動きが記録される[7,8,10]（2）．神経伝導検査はほぼ正常，もしくは軽微な異常を認めることがある程度である[6,9,10]．体性感覚誘発電位（somatosensory evoked potential：SEP）では脊髄〜中枢神経レベルで異常を認めることが多い[5,11]．

PLMT の治療

内服治療ではガバペンチン（ガバペン®），プレガバリン（リリカ®），カルバマゼピン（テグレトール®など），アミトリプチリン（トリプタノール®など），L-ドパ（ドパストン®など），アセトアミノフェン（ピリナジン®など），トラマドール（トラマール®），ロピニロール（レキップ®），プラミペキソール（ビ・シフロール®など），クロナゼパム（リボトリール®など），プロプラノール（インデラル®など）などがあるが，一部の患者に有効性があるのみで，いずれも効果不十分であることが多い[1-11]．

ボツリヌス毒素注射なども試みられているが，効果は一時的であり，注入量も増えるといった問題もある[5,9]．

マッサージ，冷水，指圧，鍼治療が一部の患者に効果があるとされる[1,5,7]．

硬膜外ステロイド，経皮末梢神経電気刺激，反復経頭蓋磁気刺激なども試みられているが，一定の評価はまだない[5,10]．

（神谷久雄，園生雅弘）

Memo
PLMT の治療は，痛みに対する治療と動きに対する治療の2つがある．患者は痛みについて強く訴えることが多く，動きのほうはさほど気にしないことが多い．長期的にみて自然治癒することはほとんどない病気であるが，痛みに関しては積極的に治療したほうがよいであろう．

文献
1) Spillane JD, et al. Painful legs and moving toes. Brain 1971；94（3）：541-556.
2) Verhagen WI, et al. Painful arm and moving fingers. J Neurol Neurosurg Psychiatry 1985；48（4）：384-385.
3) Walters AS, et al. Painless legs and moving toes：A syndrome related to painful legs

and moving toes? *Mov Disord* 1993 ; 8（3）: 377-379.
4) Schwingenschuh P, Bhatia KP. Painful moving tongue in a patient with the painful legs moving toes syndrome. *Mov Disord* 2008 ; 23（9）: 1324-1325.
5) Hassan A, et al. Painful legs and moving toes syndrome : A 76-patient case series. *Arch Neurol* 2012 ; 69（8）: 1032-1038.
6) Dziewas R, et al. Painless legs and moving toes in a mother and her daughter. *Mov Disord* 2003 ; 18（6）: 718-722.
7) Ebersbach G, et al. Unilateral painful legs and moving toes syndrome with moving fingers--Evidence for distinct oscillators. *Mov Disord* 1998 ; 13（6）: 965-968.
8) Zinnuroglu M, Ozkayran T. Painful legs and moving toes following a traumatic medial plantar nerve injury. *Mov Disord* 2010 ; 25（1）: 133-135.
9) Eisa M, et al. Treatment of painful limbs／moving extremities with botulinum toxin type A injections. *Eur Neurol* 2008 ; 60 : 104-106.
10) Kim JY, et al. Ameliorating effect of low frequency repetitive transcranial magnetic stimulation over the premotor cortex in a case of possible painless legs and moving toes syndrome. *Parkinsonism Relat Disord* 2012 ; 18（5）: 702-703.
11) Ikeda K, et al. Painful legs and moving toes syndrome associated with herpes zoster myelitis. *J Neurol Sci* 2004 ; 219（1-2）: 147-150.
12) Di Fabio R, et al. Quetiapine : An alternative treatment in painless legs and moving toes. *Mov Disord* 2008 ; 23（9）: 1326-1328.

II. 不随意運動 各論

鏡像運動

Point
- 鏡像運動（MM）は，一側の随意運動に類似した対側相同筋の意図しない協同運動であり，特に上肢の遠位筋に求められることが多い．
- MM は，先天性疾患（クリッペル・フェール症候群，カルマン症候群など）や後天性疾患（パーキンソン病，大脳皮質基底核変性症などの変性疾患など）でみられる．
- MM の病態生理としては，①手の随意運動と対側の一側一次運動野のみが活性化される機序と，②手の一側の随意運動に対して，意図せずに両側一次運動野が活性化する機序，の2つが考えられる．
- MM は，Woods らによる5段階の臨床評価法，また表面筋電図，TMS，脳波，fMRI で評価する．fMRI や TMS を組み合わせることで，より多彩な個々の症例に対する病態機序の評価が可能になった．

鏡像運動の概念

　鏡像運動（mirror movement：MM）は，一側の随意運動に類似した対側相同筋の意図しない協同運動であり，特に上肢の遠位筋に認められることが多い．MM は，両手協調運動やそれぞれの手の独立した細やかな手指技能運動の妨げとなる．診断は，注意深い運動の観察と神経学的診察で容易であるが，表面筋電図を両側の相同筋から記録すれば，一側主動筋の活動に同期～やや遅延して同程度よりやや減弱した筋収縮を対側相同筋から記録することで診断可能である．生理的な MM は，幼少時に認められ，成熟していない中枢神経系の特徴として考えられてきたが，10歳頃までにその程度や頻度は減弱する[1]．さらに，表面筋電図を記録すれば成人であっても，複雑な課題を遂行する場合や疲労により対側の相同筋に筋活動がみられることがある．しかしながら，明らかな MM が成人になっても持続する場合には，先天性疾患や病的状態であると考えられる．先天性疾患に関連する MM は，クリッペル・フェール症候群（Klippel-Feil syndrome），X連鎖カルマン症候群（X-linked Kallmann syndrome），片麻痺を示す脳性麻痺や常染色体優性遺伝の家族性 MM があげられる．また，後天性にもパーキンソン病，大脳皮質基底核変性症，筋萎縮性側索硬化症などの変性疾患や片麻痺を引き起こす脳梗塞で MM が出現することが報告されている．MM の原因分類を **1** にまとめた．

鏡像運動の病態生理

　MM の病態生理としては，大きく2種類のメカニズムによって説明されて

1 鏡像運動（MM）の原因

生理的 MM	幼少時	10歳頃まで
	成人	複雑な運動課題や疲労
病的 MM	先天性疾患	クリッペル・フェール症候群，X連鎖カルマン症候群，片麻痺を示す脳性麻痺，常染色体優性遺伝の家族性 MM
	後天性疾患	脳梗塞 変性疾患など：パーキンソン病，大脳皮質基底核変性症，筋萎縮性側索硬化症，本態性振戦，局所手ジストニア，クロイツフェルト・ヤコブ病，ハンチントン病

2 鏡像運動（MM）の病態生理

一側一次運動野の活性化 （非交差性皮質脊髄路）	先天性疾患	クリッペル・フェール症候群，X連鎖カルマン症候群，片麻痺を示す脳性麻痺，家族性 MM
両側一次運動野の活性化 （交差性皮質脊髄路）	生理的 MM	
	先天性疾患	X連鎖カルマン症候群
	後天性疾患	脳梗塞 パーキンソン病，大脳皮質基底核変性症

いる（**2**）．

　第一に，手の随意運動と対側の一側一次運動野のみが活性化される機序があげられる．通常，皮質脊髄路は延髄レベルで錐体交差し，90％以上は対側の脊髄前核細胞に投射する．一部，非交差性皮質脊髄路が存在するが，通常は 10％以下であり，大部分は体幹や近位筋支配である．随意運動と対側一次運動野の手の領域から高速伝導の非交差性皮質脊髄路を下行して同側の脊髄前核細胞に投射する異常投射により，興奮した一次運動野と同側の手の運動を引き起こす機序が一つには考えられる（**3**-B）．また，クリッペル・フェール症候群や片麻痺を示す脳性麻痺では，随意運動と対側一次運動野からの皮質脊髄路の軸索が分枝して，左右の相同筋を支配する脊髄前核細胞に投射することが報告されている（**3**-A）[2,3]．

　第二に，手の一側の随意運動に対して，意図せずに両側一次運動野が活性化する機序があげられる．通常は成人では脳梁を介した左右の半球間抑制により随意運動と同側の一次運動野が活性化することが抑制されている．この半球間抑制は，幼児期の 10歳頃までに徐々に発達してくる．脳梁線維は，髄鞘化に時間がかかるため，高速伝導が確立するまでに時間がかかると考えられている．この半球間抑制の欠如により，両側一次運動野が活性化し，その結果，両側の交差性皮質脊髄路を下行して対側の脊髄前核細胞に投射することにより，両側の手の運動を引き起こす機序が考えられる（**3**-C）．

　したがって，幼少時の生理的 MM の機序として，脳梁を介した半球間抑制の障害が関与している[1]．さらに，パーキンソン病や大脳皮質基底核変性症においても，皮質内抑制や一部半球間抑制の機能的障害により，随意運動と同側の一次運動野から意図しない運動出力が駆動し，交差性皮質脊髄路を

3 鏡像運動（MM）の病態生理──図解

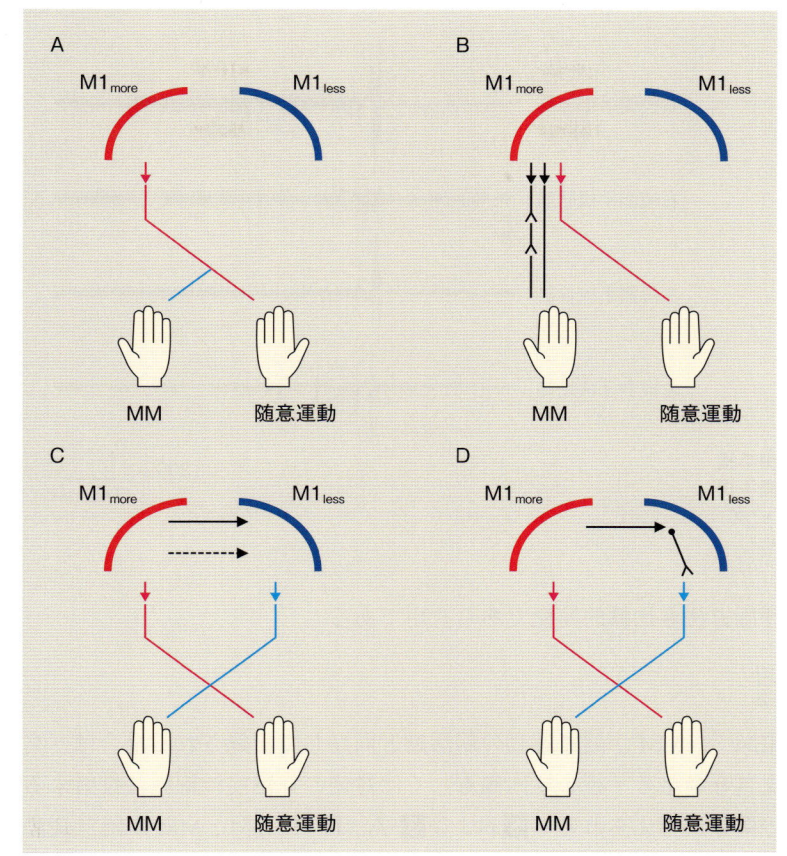

A：交差性皮質脊髄路の分枝.
B：非交差性皮質脊髄路.
C：半球間抑制の障害.
D：皮質内抑制の障害.
(Cox BC, et al. *Tremor Other Hyperkinet Mov* 〈*N Y*〉 2012[4] より)

4 MM の評価

0	なし
1	ごくわずかでたまに出現
2	軽度の振幅で持続的に出現しているか中等度の振幅で短い反復運動で出現
3	大きな振幅で持続的に出現
4	随意運動側と同程度の振幅で出現

(Woods BT, et al. *Neurology* 1978[5] より)

介して MM が出現する[4]（3-D）．

鏡像運動の評価および検査手法

臨床評価法

1978 年に Woods と Teuber により MM の臨床評価法が報告されている[5]．それによれば，MM の程度は 5 段階で評価される（4）．これを，素早い指タッピング，前腕の回内回外，反復連続運動，複雑連続運動のそれぞれの運動で評価し，MM の程度を判定する．

MM の病態生理は前節で述べた通り，対側一次運動野のみ活性化する機序と両側一次運動野が活性化する機序に大別することができる（2）．個々の MM の病態生理を評価するためには，表面筋電図，経頭蓋磁気刺激（transcranial magnetic stimulation：TMS），脳波，さらに機能的磁気共鳴画像（functional magnetic resonance imaging：fMRI）が有用である．これらの手法を組み合わせることにより，MM の病態機序を評価することが可能である．なかでも TMS は，一次運動野に TMS を与えることで誘発される運動誘発電位（motor evoked potential：MEP）を手の筋肉の表面筋電図から記録する

5 鏡像運動（MM）の表面筋電図

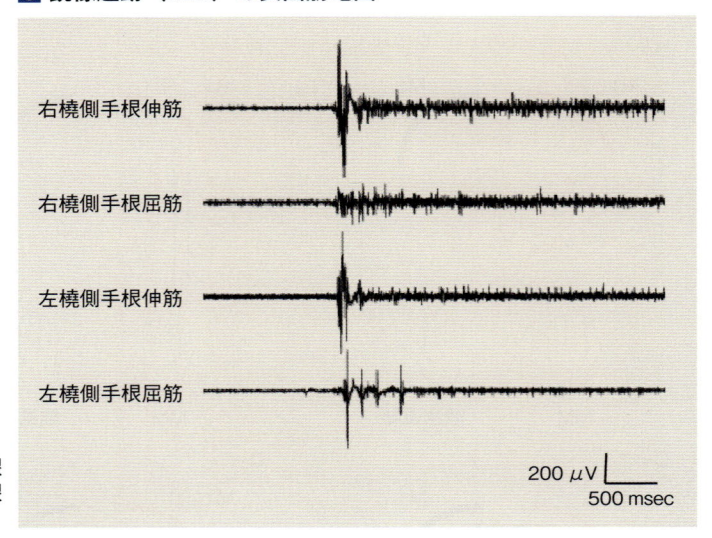

右橈側手根伸筋

右橈側手根屈筋

左橈側手根伸筋

左橈側手根屈筋

200 μV
500 msec

右手関節を随意的に伸展させると，右橈側手根伸筋に筋活動が出現すると同時に，左橈側手根伸筋に振幅のやや小さな筋活動が出現している．

手法で，評価方法も比較的簡便であり有用である．

表面筋電図

　表面筋電図で，MM が随意運動の筋活動と同期して記録される場合は，高速伝導の皮質脊髄路を下行して同側もしくは対側の脊髄前核細胞に投射する異常投射の関与が考えられる（**5**および**3**-A，B の一部）．MM が随意運動の筋活動から数ミリ秒遅れて筋活動の立ち上がりが記録される場合には，間接的皮質脊髄路や毛様体脊髄路のような遅い伝導を介して脊髄前核細胞に投射する経路が考えられる（**3**-B の一部）．

経頭蓋磁気刺激（TMS）

　TMS を用いることにより，対側一次運動野のみ活性化される機序では，一側一次運動野に TMS を与えることで，両側相同筋から運動誘発電位（MEP）が記録される（**6**）．TMS による MEP 記録でも表面筋電図から記録される筋活動と同様に，MEP の潜時が両側相同筋から同期して記録される場合には，高速伝導の同側性皮質脊髄路の関与が示唆され，MEP 潜時が両側相同筋で数ミリ秒遅れて記録される場合には，遅い伝導を介した同側性皮質脊髄路の関与が示唆される．すなわち，通常，成人であれば一側一次運動野へ TMS を与えることで皮質脊髄路を介して反対側の脊髄前核細胞を活性化し対側筋から MEP が記録されるが，同側筋からは記録されない．しかしながら，**3**の A，B の機序が関連していれば，一側一次運動野への TMS 刺激が非交差性もしくは分枝皮質脊髄路を介して同側の脊髄前核細胞を活性化し，同側手内筋から MEP が記録される．たとえば，X 連鎖カルマン症候群では，一次運動野に TMS を与えた場合，同側の手内筋から記録した MEP 振幅と対側の手内筋から記録した MEP 振幅の比率が延髄レベルでの皮質脊髄路の錐

6 経頭蓋磁気刺激（TMS）による運動誘発電位

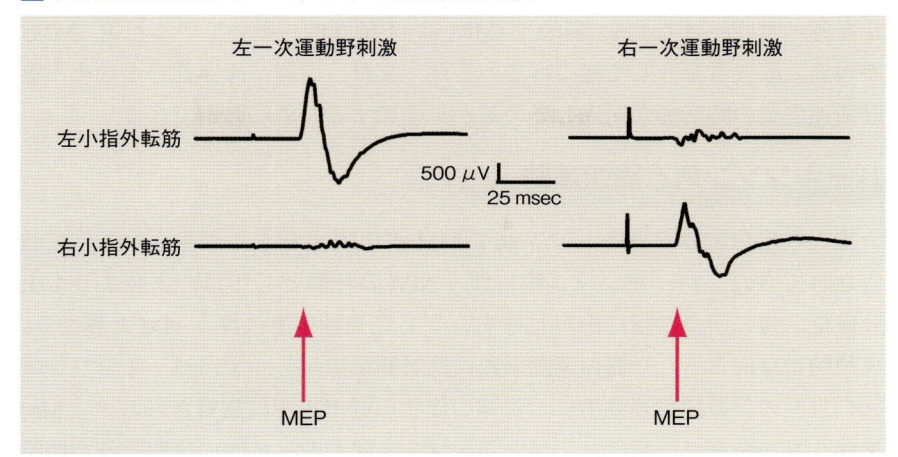

一側一次運動野の磁気刺激により，両側小指外転筋からほぼ同じ潜時で運動誘発電位（MEP）が記録され，磁気刺激と同側筋でより大きな振幅の MEP を認める．

体交差率を反映することが報告されている[6]．また，意図せずに両側一次運動野が活性化する機序では，脳梁を介した左右の半球間抑制の障害や皮質内抑制の障害が考えられる（3-C, D）．この半球間抑制や皮質内抑制の機能的評価も TMS を用いると可能であるが，手法に関しては成書を参照されたい[7]．

脳波

随意運動に伴い加算平均法により記録される脳電位を運動関連皮質電位（movement-related cortical potential：MRCP）といい，運動開始に最も近く発生する運動準備電位後期成分は，その運動に特異的な運動皮質の準備状態を反映するものと考えられるので，随意運動の異常を特徴とする病態の検索に応用できる．柴崎らは 1984 年，MM を呈するカルマン症候群の一症例で，一側手指の随意運動を反復施行させて運動関連皮質電位を記録したところ，対側の手にも同様の運動を認めるとともに，運動準備電位後期成分を対側中心前部のみでなく同側の中心前部にも認めたと報告している[8]．この所見は，対側手の MM が，意図しない側の運動皮質の興奮を伴うものであることを示唆する．

fMRI

さらに，MM に関連する一次運動野以外の大脳皮質の活動を調べるためには，fMRI が有用である．放線冠の脳梗塞による片麻痺患者において，麻痺手を握る開く運動課題をさせた際の大脳皮質の活動を，fMRI を用いて記録した報告がある[9]．それによれば，50％以上に軽度～中等度の非麻痺手の MM が観察され，麻痺手の運動時には fMRI にて両側の補足運動野や健側（随意運動と同側）の一次運動野の活性化を認めた．さらに，家族性 MM の 2

症例でも，一側手の握る開く運動課題の際に，両側の一次感覚運動野の活性化を認めた[10]．すなわち，脳波やfMRIは，不随意的に動いている現象（MM）が両側大脳皮質を介して起こっているか，また，両側一次運動野を含めた運動関連皮質の脳活動が関連しているかを検索するために応用できる．

パーキンソン病と鏡像運動

後天性疾患ではパーキンソン病でMMが出現することが多くの文献で報告されてきた．パーキンソン病に伴うMMの特徴としては，下肢よりも上肢優位，特に手や手指に出現しやすい[11]．先天性疾患に伴うMMと異なり，典型的には決まった一側の運動の際に反対側に出現し，主にパーキンソン症状の重度の手の随意運動中に，対側の症状の軽度の手に観察される[11]．MMを伴うパーキンソン病では，パーキンソン症状が非対称性の早期段階で観察されることが多く，病気の進行に伴い軽減するが少なくとも5年間は持続する[12]．さらに，MMを伴うパーキンソン病では，L-ドパ反応性に関連してMMの程度が増減されることが報告されている[12]．すなわち，L-ドパ反応性が強い患者はMMが増強しやすく，さらに，L-ドパoff状態からon状態において，UPDRS（Unified Parkinson's Disease Rating Scale）scoreの改善度が大きい患者はMMが増強しやすい．このことは，薬剤反応性が高い患者では，パーキンソン症状の軽微な一側上肢において寡動や筋固縮が薬剤により改善されるため，MMが増強されると考えられている．パーキンソン病に伴うMMの病態機序に関しては，表面筋電図やTMSを用いた既報によれば，後天的な皮質内抑制や一部半球間抑制の機能的障害により，随意運動と同側の一次運動野から意図しない運動出力が駆動することが原因と考えられている（ 3 -C，D）[13]．

鏡像運動のケーススタディ

TMSがMMの病態生理の解明に有用であった家族性MMの自験例を述べる．

症例

20歳，右利き男性．幼少時から非進行性の両側手と前腕のMMを認めた．WoodsとTeuberの臨床評価法（ 4 ）では，右手がグレード3，左手がグレード2であった．家族歴があり母親も同様のMMを認めた．右・左手片側での握力がそれぞれ19 kg，17 kgであり，両側同時握力では両側ともに35 kgであった．

MMの程度は，感覚刺激，情動刺激や注意レベルで変化を認めず，意図的に抑制することは不可能であった．通常の頭部MRIでは異常所見を認めなかった．本症例のMMの病態生理を解明するために，まずはTMSを一側一次運動野に与え，両側小指外転筋からMEPを記録した．その結果，本症例では，対側よりも同側で振幅の高いMEPが記録され，対側のMEPは振幅が非常に小さく多相性であった（ 6 ）．これは本症例のMMの病態生理とし

7 三重刺激法を用いた皮質脊髄路の量的定量化

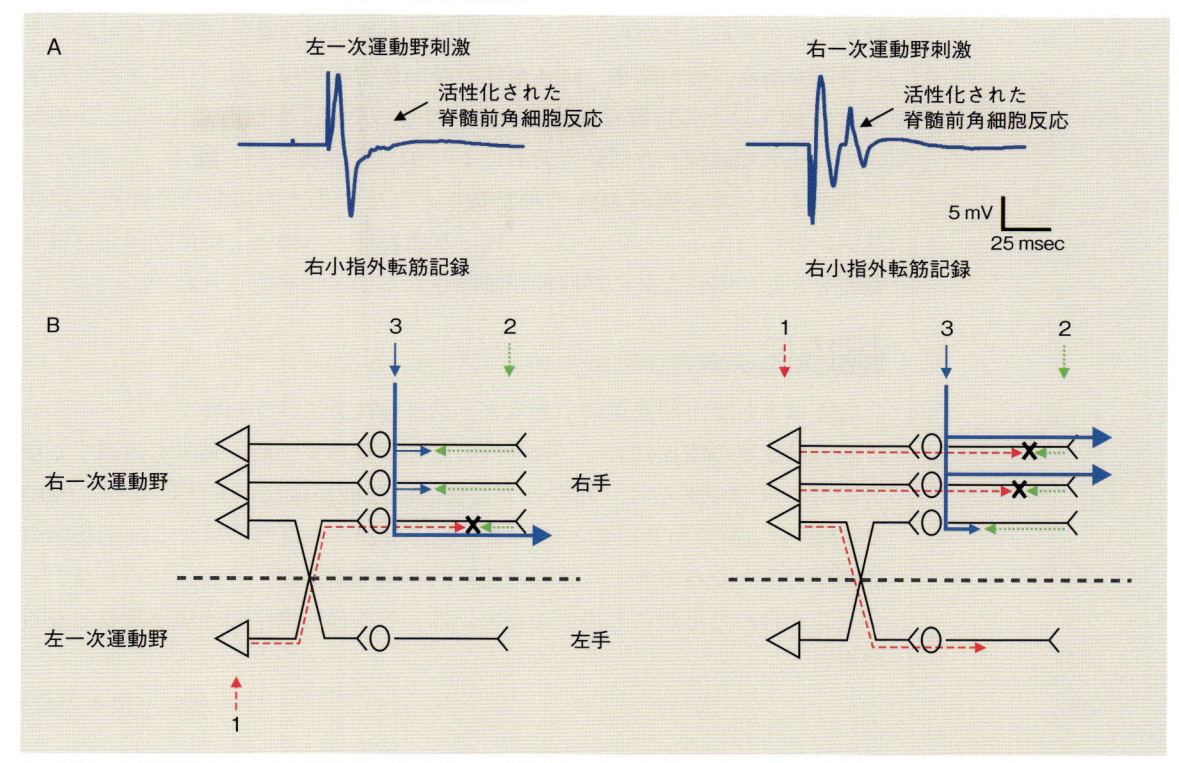

A：対側一次運動野刺激により通常は80％以上の対側脊髄前核細胞が興奮するが，本症例では9％しか興奮せず，一方で同側一次運動野刺激により94％が興奮した．
B：三重刺激法の原理．脊髄前核細胞以遠での2回の電気インパルスの衝突を引き起こすことで，最終的に刺激1（--▶）と刺激3（——▶）で活性化される脊髄前核細胞の数を一致させることが可能であり，運動皮質脊髄路の量的定量化を可能とする．

て先天的に錐体交差の形成障害により，皮質脊髄路の異常投射が原因である可能性が示唆された．しかしながら，MEP振幅の量的定量化は単純には行えない．なぜなら，MEPはTMSによって誘発される脊髄前核細胞の活性化の非同期化により，末梢神経刺激により誘発される複合筋活動電位よりも小さくなるからである．

そこでわれわれは，左右一次運動野刺激が，錐体路を通じて脊髄前核細胞を活性化する量的割合を解明するため，遠心性インパルスの時間的分散を回避する手法である三重刺激法を用いて皮質脊髄路の量的定量化を行った．三重刺激法では，TMSに加えて，腋窩・手首での末梢神経刺激を組み合わせることで，電気インパルスの2回の衝突を引き起こす[14]．すなわち，一次運動野のTMS刺激（刺激1）を行った後に，MEP潜時−手首刺激での複合誘発活動電位潜時−1ミリ秒のタイミングで手首での尺骨神経刺激を最大上強度で与え（刺激2），さらに腋窩刺激−手首刺激での複合誘発活動電位潜時−1ミリ秒のタイミングで腋窩での尺骨神経刺激を最大上強度で与え（刺激3），最初のTMS刺激によって活性化される脊髄前核細胞の数を計測した（7-B）．

7に示したように，脊髄前核細胞以遠での2回の電気インパルスの衝突を

引き起こすことで，最終的に刺激1と刺激3で活性化される脊髄前核細胞の数を一致させることが可能であり，運動皮質脊髄路の量的定量化を可能とする手法である．その結果，MMを伴わない健常者では，対側一次運動野刺激により80％以上の対側脊髄前核細胞が興奮したが，本症例では9％しか興奮せず，一方で同側一次運動野刺激により94％が興奮した（ **7** -A）．

以上より，本症例のMMの発症機序として，先天的に非交差性錐体路が量的に優位であることにより，一側一次運動野から構造上優位な同側皮質脊髄路を介して同側上肢の筋収縮が誘導されることが解明された[15]．

おわりに

MMはまれな不随意運動であるが，超高齢社会に伴う脳梗塞やパーキンソン病の発症率の増加により，神経内科医のみならず一般内科医も遭遇する機会のある病態であろう．昨今の非侵襲的脳機能画像法の発達により，fMRIやTMSを組み合わせることで，より多彩な個々の症例に対する病態機序の評価が可能となってきた．診断は比較的容易であるが，今後，リハビリテーションを含めた治療に応用するためには，その病態機序の評価が重要となるであろう．

（植木美乃）

文献

1) Mayston MJ, et al. A neurophysiological study of mirror movements in adults and children. *Ann Neurol* 1999；45：583-594.
2) Carr LJ, et al. Patterns of central motor reorganization in hemiplegic cerebral palsy. *Brain* 1993；116（Pt 5）：1223-1247.
3) Farmer SF, et al. Mirror movements studied in a patient with Klippel-Feil syndrome. *J Physiol* 1990；428：46-484.
4) Cox BC, et al. Mirror movements in movement disorders：A review. *Tremor Other Hyperkinet Mov（N Y）* 2012；2. pii：tre-02-59-398-1. *Epub* 2012 Apr 16.
5) Woods BT, Teuber HL. Mirror movements after childhood hemiparesis. *Neurology* 1978；28：1152-1157.
6) Mayston MJ, et al. Mirror movements in X-linked Kallmann's syndrome. I. A neurophysiological study. *Brain* 1997；120（Pt 7）：1199-1216.
7) 眞野行生，辻貞俊．磁気刺激法の基礎と応用．東京：医歯薬出版；2005.
8) Shibasaki H, Nagae K. Mirror movement：Application of movement-related cortical potentials. *Ann Neurol* 1984；15：299-302.
9) Lee MY, et al. Clinical characteristics and brain activation patterns of mirror movements in patients with corona radiata infarct. *Eur Neurol* 2010；64：15-20.
10) Maegaki Y, et al. Congenital mirror movement：A study of functional MRI and transcranial magnetic stimulation. *Dev Med Child Neurol* 2002；44：838-843.
11) Espay AJ, et al. Mirror movements in parkinsonism：Evaluation of a new clinical sign. *J Neurol Neurosurg Psychiatry* 2005；76：1355-1358.
12) Espay AJ, et al. Mirror movements in Parkinson's disease：Effect of dopaminergic drugs. *J Neurol Neurosurg Psychiatry* 2006；77：1194-1195.
13) Cincotta M, et al. Mechanisms underlying mirror movements in Parkinson's disease：A transcranial magnetic stimulation study. *Mov Disord* 2006；21：1019-1025.
14) Magistris MR, et al. Transcranial stimulation excites virtually all motor neurons supplying the target muscle. A demonstration and a method improving the study of motor evoked potentials. *Brain* 1998；121（Pt 3）：437-450.
15) Ueki Y, et al. Dominance of ipsilateral corticospinal pathway in congenital mirror movements. *J Neurol Neurosurg Psychiatry* 2005；76：276-279.

II. 不随意運動 各論

脳幹由来の不随意運動

> **Point**
> - 脳幹由来の不随意運動の発生機序には，脳幹起源の反射が異常に亢進したものと，脳幹を含むネットワークの機能障害がある．
> - 脳幹に起源をもつ反射活動が異常に亢進したことによる不随意運動は，驚愕反射（びっくり反射）など近位部優位の素早い動きである．
> - 歯状核-赤核-オリーブ核路の障害ではホームズ（Holmes）振戦，小脳-視床-皮質路の障害では小脳性振戦，ギラン・モラレ三角の障害では軟口蓋ミオクローヌスが生じる．
> - 脳幹病変でも頸部ジストニアが出現することがある．小脳から線条体への入力がジストニア発生に関与しているとされている．

概要

　脳幹の機能障害が原因となって生じる不随意運動は，大きく2つに分けられる．

　一つは，脳幹病変により，大脳皮質からの抑制性入力もしくは脳幹内興奮性制御障害が起きることで，正常に存在する脳幹起源の反射活動が異常に亢進して生じる動きである．もともと生理的に存在する驚愕反射（びっくり反射；startle reflex）などが，過剰に出現することで大きな体の動きとして現れる．

　もう一つは，脳幹が小脳や視床，基底核，大脳皮質などとネットワークを築く中で，脳幹病変によってそのネットワーク機能が障害されたために生じるものである．不随意運動の種類としては，振戦やジストニアなどがみられる．

　しかし，脳幹の機能について不明な点も多く，検査法も乏しいため，不随意運動が脳幹に起源をもつかどうかを厳密に決められないことが多い．

脳幹起源の反射の亢進による不随意運動（**1**）

過剰な驚愕反射（exaggerated startle reflex, hyperekplexia）（**1**-A）

　驚愕反射は，大きな音などの予期しない強い刺激により，閉眼・体幹や上肢を屈曲させるような動きが誘発される反射で生理的なものであるが，過剰な驚愕反射では，弱い刺激でも広い範囲の筋肉に長く続く動きがみられる[1]．正常な驚愕反応では同じ刺激が繰り返されると出現しなくなるが，病的な場合には慣れがみられず何回も誘発される．また，四肢を屈曲させ飛び上がるような激しい動きにより，転倒することもある．動きの性質が突然の素早い

1 脳幹起源の反射の亢進による不随意運動の発生と波及の模式図

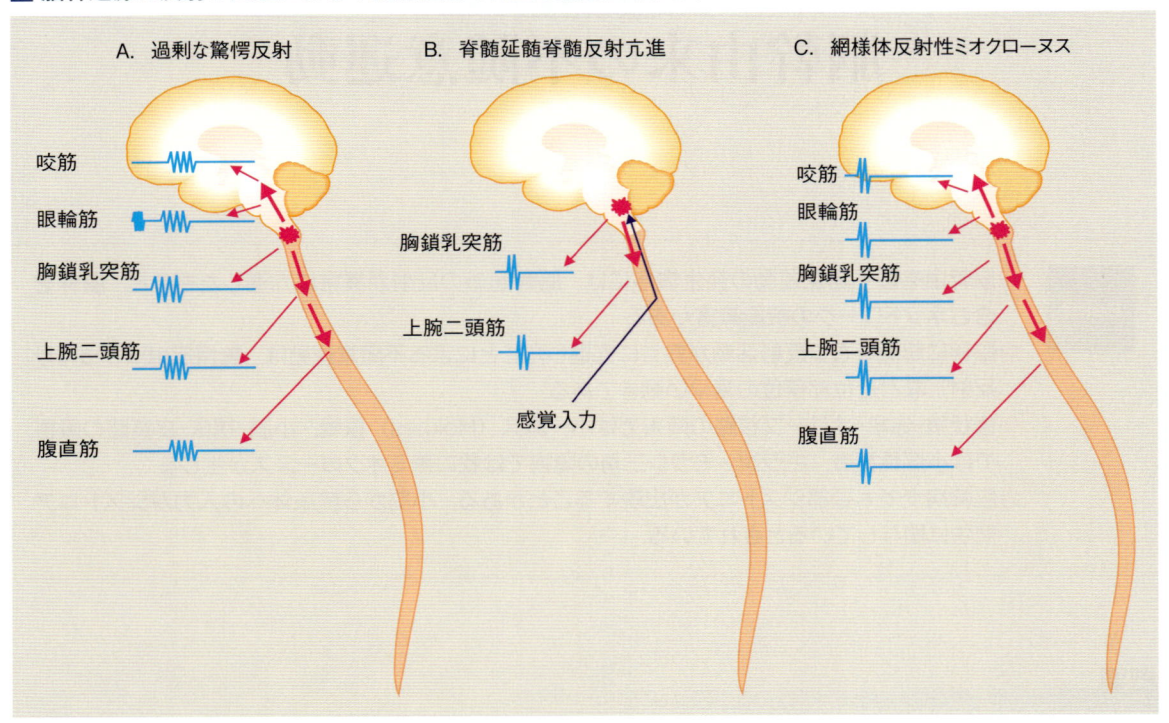

A. 過剰な驚愕反射 　　B. 脊髄延髄脊髄反射亢進 　　C. 網様体反射性ミオクローヌス

A：過剰な驚愕反射では，下部脳幹が発生源で，胸鎖乳突筋の筋活動がはじめに起こり上下に興奮が波及し，各部位の支配筋の活動が順番に出現する．
B：脊髄延髄脊髄反射亢進では，感覚入力が脊髄を上行し，脳幹で反射活動を誘発する．脳幹の興奮が脊髄へ波及していく．それに併せて，胸鎖乳突筋の筋活動がはじめに起こり，順次下位の筋活動が生じる．
C：網様体反射性ミオクローヌスでは，驚愕反射と同様の順番の筋活動がみられる．筋放電の持続は短く，伝導の時間も速い．

ものであるため，ミオクローヌスや刺激誘発性の痙攣発作のようにもみえる．

　驚愕反射は脳幹起源の反射であり，正常では大脳皮質から下行路により抑制を受けている．多くは脳幹機能障害によって過剰な反射になると考えられる．脳神経支配の筋および四肢筋の表面筋電図を記録し潜時が分析すると，驚愕反応では瞬目反射に伴う眼輪筋の収縮の後，筋活動は胸鎖乳突筋に生じ，その後眼輪筋，咬筋や体幹筋，四肢筋に広がっていく[2]．胸鎖乳突筋への潜時がいちばん速く，これより吻側尾側の筋の反応が遅れることから，驚愕反射は脳幹が起源となり上下に波及していくものと考えられている．異常亢進の場合も，筋放電の持続が長いのみで，正常な驚愕反射と筋放電の潜時の順番は変わりない．

　病的な驚愕反射の原因は，glycine receptor gene の α_1 ユニット遺伝子（*GLRA1*）異常が原因と考えられる本態性 hyperekplexia[3]，脳幹病変による症候性のもの，原因不明のものに分けられる．症候性のものは，脳幹脳炎[2]や脳幹梗塞・出血や，脳性麻痺，低酸素後脳症[4]，外傷後，脳炎，脳膿瘍などの広範な脳障害，多発性硬化症，傍腫瘍性症候群，キアリ奇形などがある．また，パーキンソン病，進行性核上性麻痺，レヴィ小体型認知症，多系統萎縮症[5]などパーキンソン関連疾患での驚愕反射の報告が多い．myoclonus-dystonia syndrome（DYT11）の，多源性のミオクローヌスは皮質下起源と考えられているが，なかでも刺激に反応して誘発される素早い大きな動きは，過剰な驚愕反射と報告[6]されている．

脊髄延髄脊髄反射の異常亢進によるミオクローヌス（1-B）

鋭い不規則な動きが皮膚の叩打刺激と音に反応して出現するものである．驚愕反射と異なり，光の刺激や痛み刺激では生じない．上位中脳まで及ぶ広範な脳梗塞の患者でみられ，除脳状態により脊髄延髄脊髄反射（spino-bulbo-spinal reflex）が顕在化して生じるミオクローヌスと考えられている[7]．

この不随意運動の特徴は，自発的な不随意運動はなく，全身いずれかの皮膚叩打と音刺激によって上肢の屈筋群優位の速い動きが誘発されることである．表面筋電図記録では，僧帽筋および胸鎖乳突筋の副神経支配の筋活動の出現潜時がいちばん速いため，脳幹由来と考えられる．どこを叩打するかによって，筋放電の出現潜時が変化する．これは叩打された部位からの感覚入力が脊髄を上行して脳幹に到達する時間に依存していると考えられる．このことから，体性感覚入力が脊髄を上行して生じる脳幹反射が亢進してみられたことによって生じていると考えられている．

網様体反射性ミオクローヌス（reticular reflex myoclonus）（1-C）

網様体反射性ミオクローヌスは，低酸素性脳症後に出現するとはじめて報告されたまれなミオクローヌスである[8]．このミオクローヌスの発生機序は不明であり，生理的に存在する反射に由来するものかわからないが，脊髄延髄脊髄反射の異常亢進によるミオクローヌスと類似しており，鑑別が問題になるためにここに記す．

頭部・体幹・四肢の全身の筋に，自発的および腱の叩打などの刺激反応性に出現する持続の短い素早い動きである．最初の報告例では，脳波に全般性棘波が認められたが，ミオクローヌスに先行して出現する棘波はみられず，ミオクローヌスが皮質由来ではないと考えられている．体性感覚誘発電位も正常である．

表面筋電図を記録して各筋活動の潜時の順番を解析すると，驚愕反射と同様に僧帽筋および胸鎖乳突筋の副神経支配の筋活動が最初にみられ，その後四肢の筋肉へ伝播して，脳神経領域に上行していく．このことから延髄部の網様体が起源であると推察されている．驚愕反射と異なるのは，胸鎖乳突筋と下肢筋の筋活動の潜時差から推察される脳幹から脊髄への伝導が，錐体路の伝導と同程度に速いという点である．また，筋放電の持続時間も病的な驚愕反射に比べて短い．また，刺激反応性のみではなく自発的に持続的に出現する点が，過剰な驚愕反射や脊髄延髄脊髄反射の亢進によるミオクローヌスとの相違点である．近年日本から報告された一例では，自発的に 4 Hz のやや速い持続的なミオクローヌスがみられている[9]．治療は，クロナゼパム（リボトリール®など）と 5-hydroxytryptophan（5-HTP）が有効とされている．

2 脳幹起源の不随意運動に関係するネットワーク

歯状核–赤核–オリーブ核路の機能障害がホームズ振戦の発生に関与する．小脳–視床路（➡）の障害により小脳性振戦が出現するとされる．また，歯状核と赤核と対側の下オリーブ核を結ぶギラン・モラレ三角（➡）の障害が軟口蓋ミオクローヌスの発生にかかわる．

脳幹の障害によりネットワーク機能が障害されて出現する不随意運動（2）

■ホームズ（Holmes）振戦 [10]

赤核振戦もしくは中脳振戦ともいわれるものと同等の振戦であるが，赤核や中脳の病変の障害によって生じたとは限らず，橋や視床などの病変によっても生じる．これらの部位の脳血管障害，腫瘍，外傷，多発性硬化症などが原因となる．血管障害などの発症から1か月以上経ってから遅発性に生じるのが特徴である．近位部優位の振幅の大きな，4 Hz以下の遅い周波数の振戦である．姿勢時，動作時にみられ目的物に近づくと悪化する．安静時にみられる場合もある．

赤核の上外側，赤核–視床路，中心被蓋路，上小脳脚などの病変が原因になり，歯状核–赤核–オリーブ核路の機能障害が振戦の発生に関与していると考えられている．黒質–線条体路の障害を含む場合には，静止時振戦の要素が出現するのではないかとされる．

■小脳性振戦（cerebellar tremor）

小脳–視床–皮質路の中の歯状核からの小脳出力系が障害されたことによって生じると考えられる振戦である．動作の終点に近づくほど増強する5 Hz以下の動作時振戦である．静止時には振戦はみられない．片側または両側にみられる．純粋な企図時振戦は多発性硬化症でみられることが多い．小脳に病変があることにより生じる振戦には，小脳性運動失調による測定異常や運動分離の要素が混入する．

■軟口蓋ミオクローヌス・口蓋振戦とミオリズミア

軟口蓋ミオクローヌス（paratal myoclonus）とは，軟口蓋および咽頭筋の

2〜3 Hzのリズムに同期して持続性に出現する不随意運動[11]で，律動的な動きであることから口蓋振戦とも呼ばれる．歯状核-赤核-下オリーブ核を結ぶギラン・モラレ三角上の病変により，症候性の軟口蓋ミオクローヌスが出現すると考えられている．歯状核，中心被蓋路，対側の下オリーブ核に病変がみられることが多い．下オリーブ核の肥大がMRIでも観察される[12]．症候性の軟口蓋ミオクローヌスは，病変の明らかではない本態性軟口蓋ミオクローヌスと異なり睡眠中にも出現し，眼球や喉頭，横隔膜の同期した動きを伴うことが多く，咽頭の動きによりクリック音が聞こえる．時に，四肢筋や頭部にも軟口蓋ミオクローヌスと同期した動きが出現することがあり，ミオリズミア（myorhythmia）と呼ばれる．ミオリズミアは，まれに軟口蓋ミオクローヌスを伴わないこともある．

ジストニア

ジストニア（dystonia）の発生には基底核の機能障害が関連すると考えられ，二次性ジストニアは基底核・視床の病変で出現することが知られるが[13]，脳幹の病変でも出現することがある．小脳から小脳出力系の病変により，頸部ジストニアがみられることがあり[14]，小脳から線条体への入力がジストニアの発生に関与している可能性が示唆されている[15]．

（花島律子）

文献

1) Brown P, et al. The hyperekplexias and their relationship to the normal startle reflex. *Brain* 1991；114：1903-1928.
2) Brown P, et al. New observations on the normal auditory startle reflex in man. *Brain* 1991；114：1891-1902.
3) Shiang R, et al. Mutations in the alpha 1 subunit of the inhibitory glycine receptor cause the dominant neurologic disorder, hyperekplexia. *Nat Genet* 1993；5：351-358.
4) Brown P, et al. A case of postanoxic encephalopathy with cortical action and brainstem reticular reflex myoclonus. *Mov Disord* 1991；6：139-144.
5) Kofler M, et al. The auditory startle reaction in parkinsonian disorders. *Mov Disord* 2001；16：62-71.
6) Marelli C, et al. A neurophysiological study of myoclonus in patients with DYT11 myoclonus-dystonia syndrome. *Mov Disord* 2008；23：2041-2048.
7) Shibasaki H, et al. Somatosensory and acoustic brain stem reflex myoclonus. *J Neurol Neurosurg Psychiatry* 1988；51：572-575.
8) Hallett M, et al. Reticular reflex myoclonus：A physiological type of human posthypoxic myoclonus. *J Neurol Neurosurg Psychiatry* 1977；40：253-264.
9) Inoue M, et al. A case of post-anoxic reticular reflex myoclonus. *Rinsho Shinkeigaku* 2012；52：557-560.
10) Holmes G. On certain tremors in organic cerebral lesions. *Brain* 1904；27：327-375.
11) Spencer HR. Pharyngeal and laryngeal 'nystagmus'. *Lancet* 1886；2：702-704.
12) Deuschl G, et al. Symptomatic and essential palatal tremor. 1. Clinical, physiological and MRI analysis. *Brain* 1994；117：775-788.
13) Lee MS, Marsden CD. Movement disorders following lesions of the thalamus or subthalamic region. *Mov Disord* 1994；9：493-507.
14) LeDoux MS, Brady KA. Secondary cervical dystonia associated with structural lesions of the central nervous system. *Mov Disord* 2003；18：60-69.
15) Argyelan M, et al. Cerebellothalamocortical connectivity regulates penetrance in dystonia. *J Neurosci* 2009；29：9740-9747.

II. 不随意運動 各論

脊髄由来の不随意運動

Point
- 脊髄由来の不随意運動は脊髄性ミオクローヌスで，脊髄髄節性ミオクローヌスと，固有脊髄路性ミオクローヌスの2つが知られている．
- 脊髄性ミオクローヌスの発生には，介在ニューロンや運動ニューロンレベルの促通機構の興奮性増大や，抑制機構の機能低下が想定されている．
- 神経伝達物質の変化が，脊髄反射の亢進に関与することがある．
- 脊髄性ミオクローヌスの原因には，脊髄動静脈奇形や腫瘍，囊胞，脊椎症，外傷，多発性硬化症，筋萎縮性側索硬化症，ウイルス感染，傍腫瘍性症候群，ミエログラフィー（脊髄造影）の造影剤によるものなどがある．

　ヒトの不随意運動の中で，脊髄に起源を有するものには脊髄性ミオクローヌスがあり，「脊髄髄節性ミオクローヌス」と「固有脊髄路性ミオクローヌス」の2つが知られている．脊髄ミオクローヌスの原因疾患には，脊髄神経回路を直接障害するような脊髄動静脈奇形や脊髄血管障害，髄内腫瘍，放射線照射，脊髄炎など，間接的障害をきたす髄外腫瘍や囊胞，脊椎症，外傷，多発性硬化症，筋萎縮性側索硬化症，帯状疱疹などのウイルス感染，傍腫瘍性症候群，ミエログラフィーの造影剤によるものなどがある[1]．

脊髄髄節性ミオクローヌス

　脊髄髄節性ミオクローヌス（spinal segmental myoclonus）は，脊髄起源のミオクローヌスの中で律動性があり，隣接する数髄節に支配される筋群に限局してみられるものを指す[2]．通常，精神活動や睡眠によって影響を受けることはないが，動作や精神的負荷，感覚刺激，音刺激で出現が増加したり，睡眠による消失がみられることもある[2]．刺激感受性があることが多く，刺激からの潜時は交叉性脊髄反射を思わせる短いものから[3]，100ミリ秒を超えるものもある[4]．多くは腹壁筋・体幹筋および下肢に認められる．上肢では上腕二頭筋・三頭筋，腕橈骨筋など，主として近位筋にみられる．

　ヒトではCampbellら[5]が報告したsubacute myoclonic spinal neuronitisが最初の報告で，その後いくつかの類似例が報告されている．Luttrellら[6]は，ネコの腰髄にNewcastle disease virusを接種して後肢に律動性のミオクローヌスを発生させ，これが末梢神経や胸髄を切断しても持続することから，末梢や上位中枢からの入力に影響されないミオクローヌスのgeneratorが脊髄内にあることを示した．

　ペニシリンの脊髄投与モデル動物でも髄節性ミオクローヌスが観察されて

脊髄由来の不随意運動 | 173

1 律動性の脊髄髄節性ミオクローヌスの表面筋電図──頸髄星状細胞腫の症例

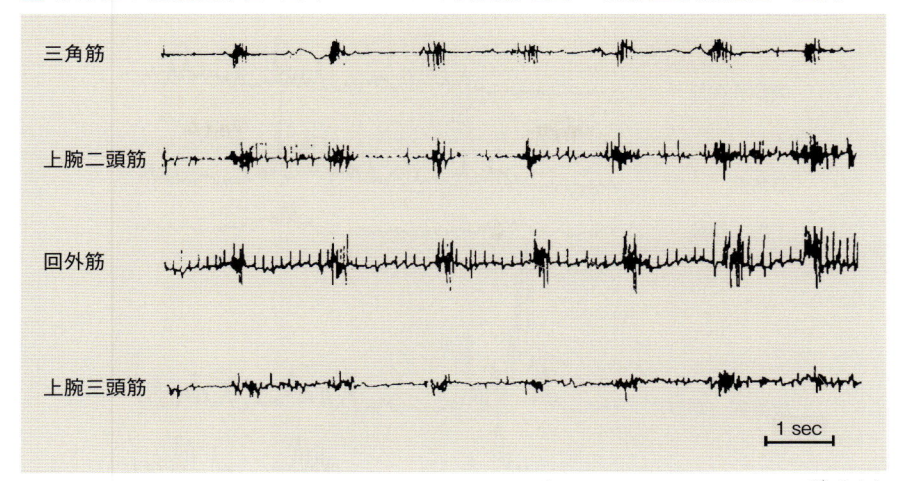

三角筋
上腕二頭筋
回外筋
上腕三頭筋

1 sec

（Garcin R, et al. *Brain* 1968 [10]）より）

Key words

表面筋電図

不随意運動の記録に表面筋電図は欠かせない．多チャネルの筋電計があればよいが，多用途脳波計で代用できる．脳波計で表面筋電図を記録するには，時定数を最も小さく（0.03～0.001など）設定することがコツである．加速度計を付ければ動きの記録も可能である．

いる[7]．Halliday によって記載されたものは律動性であるが[8]，不規則なものもある[9]．Garcin ら[10]は，頸髄の星状細胞腫（astrocytoma）で右上肢にみられた 1 Hz の律動性ミオクローヌスが，生検後に不規則な動きに変化した例を報告している（**1**）．律動性の多くは 1 Hz 前後であるが，時に 4 Hz の速いものがある[11]．両側にみられる場合は，左右の筋で同期することが多いが，非同期のこともある[3]．患側の筋群では同期することが多いが，時に非同期や[12]，拮抗筋で相反性収縮がみられることもある[4]．

脊髄髄節性ミオクローヌスの発生には，相反性抑制やレンショウ抑制，屈曲反射などに関わる脊髄介在ニューロンや，運動ニューロン促通機構の興奮性増大，抑制機構の機能低下が想定されている．なかでも抑制性介在ニューロンの関与が大きいと考えられている[2]．運動ニューロンに一次的要因があると考えられる脊髄髄節性ミオクローヌスの例[13,14]では，運動ニューロンの障害や感染により，膜のイオンチャネルに変化が起こり，反復性自発放電が起きるようになったと考えられる．個々のニューロンの興奮がレンショウ回路を介して伝播されれば，複数の運動ニューロンが同期して発火することでミオクローヌスを起こしうる[2]．末梢や上位中枢からの入力により神経回路が駆動されたり，可塑性変化をきたしてミオクローヌスが生じた例もある[15]．また，神経伝達物質の変化が脊髄反射の亢進に関与することがある．stiff person syndrome にみられる感覚入力で誘発される筋収縮には，脊髄の GABA ニューロンが関与している[16]．

治療にはクロナゼパム（リボトリール®など），テトラベナジン（コレアジン®），バルプロ酸（デパケン®など），カルバマゼピン（テグレトール®など），5-hydroxytryptophan（5-HTP），トピラマート（トピナ®）などが効果を示すとの報告がある．グリシン（glycine）阻害薬のレベチラセタム（イーケプラ®）が他剤無効例に有効であるとの報告がある．また，頸椎症の除圧

2 固有脊髄路性ミオクローヌスの整流筋電図

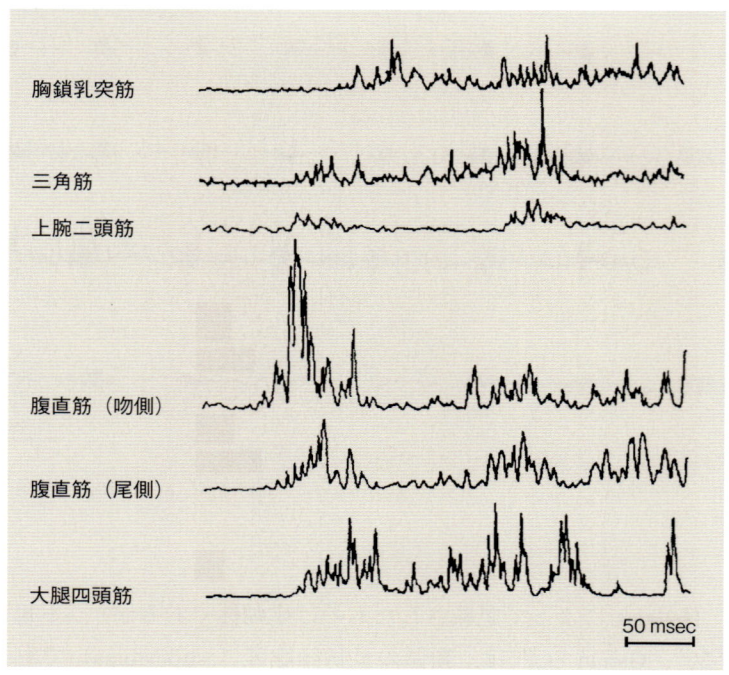

胸鎖乳突筋
三角筋
上腕二頭筋
腹直筋（吻側）
腹直筋（尾側）
大腿四頭筋

50 msec

腹直筋から始まった筋収縮が，上下の髄節支配筋にゆっくり伝播されていく．
(Brown P, et al. *Mov Disord* 1991 [17] より)

術によりミオクローヌスが改善をみたという報告もある．

固有脊髄路性ミオクローヌス

　固有脊髄路性ミオクローヌス（propriospinal myoclonus）は，動作によって誘発される体幹の屈曲あるいは伸展性の反復性ミオクローヌスで，ある髄節から発生したミオクローヌスが固有脊髄路と呼ばれる spinospinal 経路を介して，頭側あるいは尾側にゆっくり伝播して広がっていくもので，体幹の複数の筋群に，連続的な非律動的な動きが観察される[2]．多髄節に及ぶ体幹近位筋優位の不規則な対称的不随意運動が特徴である[17]（**2**）．

　固有脊髄路は側索腹側を通り，脊髄の髄節間を結ぶ下行性の polysynaptic spinospinal 経路で，長短の 2 系統がある．そのうち長固有脊髄路は，ネコでは体幹筋と四肢近位筋を両側性に支配することが知られており，ヒトでも同様にミオクローヌスの発生に関与していると推定される[2]．

　Bussel ら[18]は，下部頸髄損傷患者にみられた体幹と下肢の律動的伸展運動の筋収縮タイミングが，特定の起源から上下に伝播しているかのようなパターンであることを見出し，さらに，末梢神経刺激で下肢の反射的屈伸運動を起こすことから，脊髄内に pattern generator を想定した．Brown ら[19]は，体幹と下肢，頸部の屈曲運動を認めた 5 例の患者で，不規則な毎秒 2 回の筋収縮が拮抗筋間で同時にみられたと記載している．筋電図では 40 ミリ秒〜4 秒に及ぶ筋活動が記録され，その動員パターンから下部胸髄や頸胸髄移行部

診断へのアプローチ

　診断にはミオクローヌスの分布を調べることが有用である．四肢か脳幹支配筋か，体軸筋では頸部・体幹・近位筋か，全身性か身体の一部か，自発性か刺激誘発性か，律動性はあるか，睡眠による変化があるか，などを観察する．自発性の律動的な部分ミオクローヌスは持続性部分てんかん（epilepsia partialis continua）あるいは脊髄髄節性ミオクローヌスであることが多い．体軸のミオクローヌスは頸部や体幹の屈曲，腕の外転，股関節の屈曲がみられ，多くは脊髄か脳幹由来である．固有脊髄路性ミオクローヌスの典型例では体軸の屈曲動作がみられ，自発でも刺激誘発でもみられる．

　多チャネル表面筋電図記録で，筋収縮の分布や持続時間，刺激に対する反応性などが評価できる．多くのミオクローヌス放電は10～50 msec の筋放電である．筋の分布を調べることで，末梢神経や神経叢，脊髄神経根，脊髄髄節など，ミオクローヌスの起源を知ることができる．頸部や肩，体幹，臀部などの体軸の筋にみられるミオクローヌスは脳幹起源か，固有脊髄路性ミオクローヌスのことがある．固有脊髄路性ミオクローヌスでは，通常は胸髄領域の支配筋から収縮が始まり，ゆっくりと上下に拡散することが多い．固有脊髄路性ミオクローヌスの表面筋電図パターンは随意運動のそれに似ていることから，心因性ミオクローヌスとの鑑別が必要になる．刺激に対する反応潜時が変化したり，随意運動の反応時間より長い場合は心因性ミオクローヌスを疑う．心因性の場合，筋放電トリガー加算平均法（jerk-locked back averaging）でEMG放電に先行する運動準備電位が記録される．刺激に誘発されるミオクローヌスで，特に四肢遠位筋に多いものは大脳皮質由来が多い．

の脊髄内に generator が想定された．ミオクローヌスの発現は，頸髄病変が脊髄内の pattern generator あるいは spinal rhythm generator を解放したためと考えた．

　筋活動の伝播速度から，固有脊髄路性ミオクローヌスの脊髄内での伝導速度は5 m／秒程度である．刺激感受性があり，膝蓋腱反射などの外的刺激がきっかけで誘発されることが多い．その潜時は100ミリ秒以上であるが，首や腹部の叩打で35ミリ秒程度の潜時で腹直筋に筋収縮がみられるものがあり，この筋活動が長固有脊髄路を介して髄節間で伝播されると考えられている[20]．

　治療にはクロナゼパムなどの抗痙攣薬やテトラベナジンを使用した報告もあるが，あまり有用ではない．

〈内藤　寛〉

文献

1) Brown E. Spinal myoclonus. In：Marsden CD, et al（editors）. Movement Disorders 3. London：Butterworth-Heinemann；1993.
2) Rothwell JC. Pathophysiology of spinal myoclonus. In：Fahn S, et al（editors）. Myoclonus and Paroxysmal Dyskinesias. Advances in Neurology. Vol. 89. Philadelphia：Lippincott Williams & Wilkins；2002, pp.137-144.
3) Davis SM, et al. Stimulus-sensitive spinal myoclonus. *J Neurol Neurosurg Psychiatry* 1981；44：884-888.
4) Lagueny A, et al. Stimulus-sensitive spinal segmental myoclonus improved with injections of botulinum toxin type A. *Mov Disord* 1999；14：182-185.
5) Campbell AM, Garland H. Subacute myoclonic spinal neuronitis. *J Neurol Neurosurg Psychiatry* 1956；19：268-274.
6) Luttrell CN, et al. Newcastle disease encephalomyelitis in cats. II. Physiological studies on rhythmic myoclonus. *AMA Arch Neurol Psychiatry* 1959；81：285-291.
7) Kao LI, Crill WE. Penicillin-induced segmental myoclonus. I. Motor responses and intracellular recording from motoneurons. *Arch Neurol* 1972；26：156-161.

8) Halliday AM. The electrophysiological study of myoclonus in man. *Brain* 1967 ; 90 : 241-284.
9) Fox EJ, et al. Myoclonus following spinal anesthesia. *Neurology* 1979 ; 29 : 379-380.
10) Garcin R, et al. Rhythmic myoclonus of the right arm as the presenting symptom of a cervical cord tumour. *Brain* 1968 ; 91 : 75-84.
11) Jankovic J, Pardo R. Segmental myoclonus : Clinical and pharmacologic study. *Arch Neurol* 1986 ; 43 : 1025-1031.
12) Nohl M, et al. Spinal myoclonus. *Eur Neurol* 1978 ; 17 : 129-135.
13) Shivapour E, Teasdall RD. Spinal myoclonus with vacuolar degeneration of anterior horn cells. *Arch Neurol* 1980 ; 37 : 451-453.
14) Roobol TH, et al. Segmental rigidity and spinal myoclonus as a paraneoplastic syndrome. *J Neurol Neurosurg Psychiatry* 1987 ; 50 : 628-631.
15) Glocker FX, et al. Bilateral myoclonus of the trapezius muscles after distal lesion of an accessory nerve. *Mov Disord* 1996 ; 11 : 571-575.
16) Stayer C, Meinck HM. Stiff-man syndrome : An overview. *Neurologia* 1988 ; 13 : 83-88.
17) Brown P, et al. Axial myoclonus of propriospinal origin. *Brain* 1991 ; 114 : 197-214.
18) Bussel B, et al. Myoclonus in a patient with spinal cord transection. Possible involvement of the spinal stepping generator. *Brain* 1988 ; 111 : 1235-1245.
19) Brown P, et al. Propriospinal myoclonus : Evidence for spinal "pattern" generators in humans. *Mov Disord* 1994 ; 9 : 571-576.
20) Vasilenko DA. Propriospinal pathways in the ventral funicles of the cat spinal cord : Their effects on lumbosacral motoneurones. *Brain Res* 1975 ; 93 : 502-506.

Further reading

- Fahn S, Jankovic J. Principles and Practice of Movement Disorders, 2nd edition. Philadelphia : Churchill Livingstone, Elsevier ; 2007.
- 内藤寛. 脊髄髄節性ミオクローヌス. 発生機序. *Clinical Neuroscience* 2012 ; 30 : 782-783.

II. 不随意運動 各論
末梢神経・筋由来の不随意運動

Point
- 末梢神経由来の不随意運動は神経軸索の過剰興奮により起こる筋の異常収縮である.
- 発現部位としてはNaチャネル密度の高いinitial segmentや軸索分岐部が考えられている.
- 筋由来の不随意運動は筋膜の過剰興奮と筋収縮後の弛緩障害がある.
- 末梢神経・筋由来の不随意運動の正確な診断には筋電図検査が不可欠である.

　末梢神経・筋由来の不随意運動のほとんどは, 神経・筋の過剰興奮によるものであり, その鑑別には筋電図検査が有効である (**1**). 以下に, 臨床症状と筋電図所見を合わせて解説する.

末梢神経由来の不随意運動

線維束性収縮

　線維束性収縮 (fasciculation) は「関節運動を伴わない不規則かつ不随意な単一の運動単位に属する筋収縮」と定義される[1]. 関節運動を伴わない点で中枢神経由来のミオクローヌスとは区別されるが, 手指筋の線維束性収縮では関節運動を伴うことがあるので注意を要する. 線維束性収縮は通常, 随意的には誘発できないことが特徴であり, 球脊髄筋萎縮症やポリオでみられる随意的に誘発可能なcontraction fasciculationとは区別される. 筋電図では単一の運動単位電位 (motor unit potential：MUP) の不規則な自発放電としてとらえられる (**2**). 線維束性収縮は健常者でもみられ, 眼輪筋, 手指筋, 下腿筋で多い. 病的なものとしては, さまざまな原因による脊髄前角細胞傷害や末梢運動神経障害で起こる. 特に有名なものは筋萎縮性側索硬化症であるが, そのほか球脊髄性筋萎縮症, 神経根症, およびアイザックス症候群 (Isaacs syndrome) などの末梢神経過剰興奮性症候群などがある. その他, 虚血, 抗コリンエステラーゼ薬, 著明な電解質異常などでも線維束性収縮が誘発される. 線維束性収縮の発現部位は脊髄前角細胞から末梢軸索分岐部までのどの部位でも起こりうるが, その中でも異所性インパルスが発生しやすい部位と考えられる. 解剖学的に髄鞘化-非髄鞘化の境界部位, すなわち前角細胞の初節 (initial segment) と末梢軸索分岐部 (terminal arborization) が多いと考えられている[2,3].

1 末梢神経・筋由来の不随意運動

末梢神経由来 (筋電図で自発放電あり)	1. 線維束性収縮 2. ミオキミア 3. ニューロミオトニア（神経筋強直） 4. テタニー 5. 筋攣縮 6. 片側顔面攣縮
筋由来	1. ミオトニア（筋強直）：筋電図で自発放電あり 2. 筋拘縮：筋電図でサイレント

2 線維束性収縮の自発放電 (fasciculation potentials)

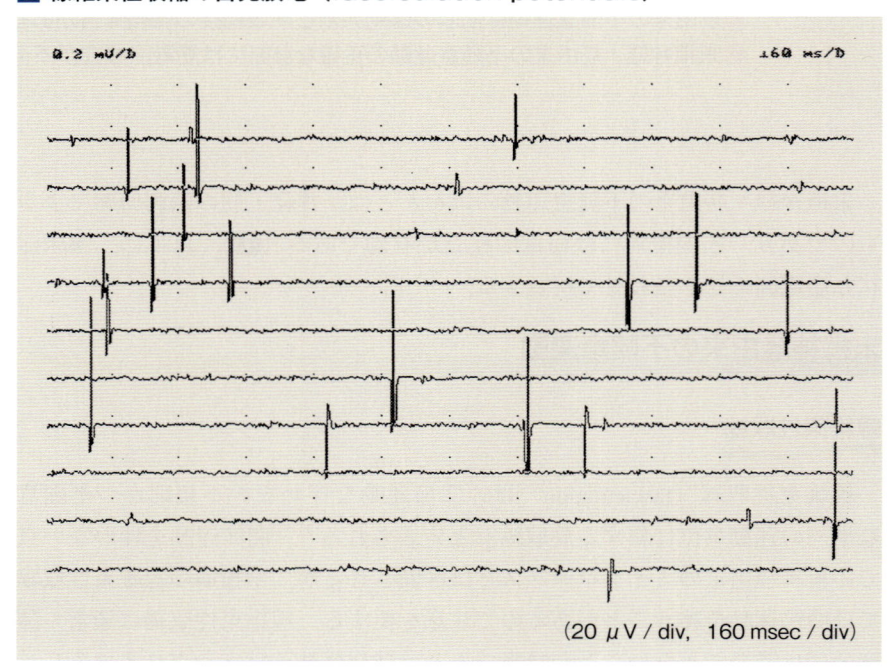

筋電図では，単一の運動単位電位（MUP）の不規則な自発放電としてとらえられる．

(20 μV / div, 160 msec / div)

ミオキミア

　ミオキミア（myokymia）とは「持続性の震えるような，あるいは波打つような不随意な筋の動き」と定義される[1]．その起源は線維束性収縮と同じく，末梢神経の過剰興奮性にある．筋電図では単一運動単位電位の反復発火である（**3**）．ミオキミアは全身性ミオキミアと局所性ミオキミアに大別できる．全身性ミオキミアは全身のさまざまな筋でみられるミオキミアで，高度になると筋痙攣や筋硬直を来す．アイザックス症候群の特徴的症状として知られているが，ギラン・バレー症候群（Guillain-Barré syndrome），甲状腺機能亢進症，尿毒症などでもみられる[4]．アイザックス症候群は電位依存性Kチャネルおよびその関連蛋白に対する自己抗体により，末梢神経軸索膜の再分極が障害され，過剰興奮性が生じている[5]．

　ミオキミアの臨床的特徴は睡眠中も持続し，寒冷，運動，虚血で増強し，神経ブロックでは消失しないことであり，主な発現部位は線維束性収縮と同

3 myokymic discharges

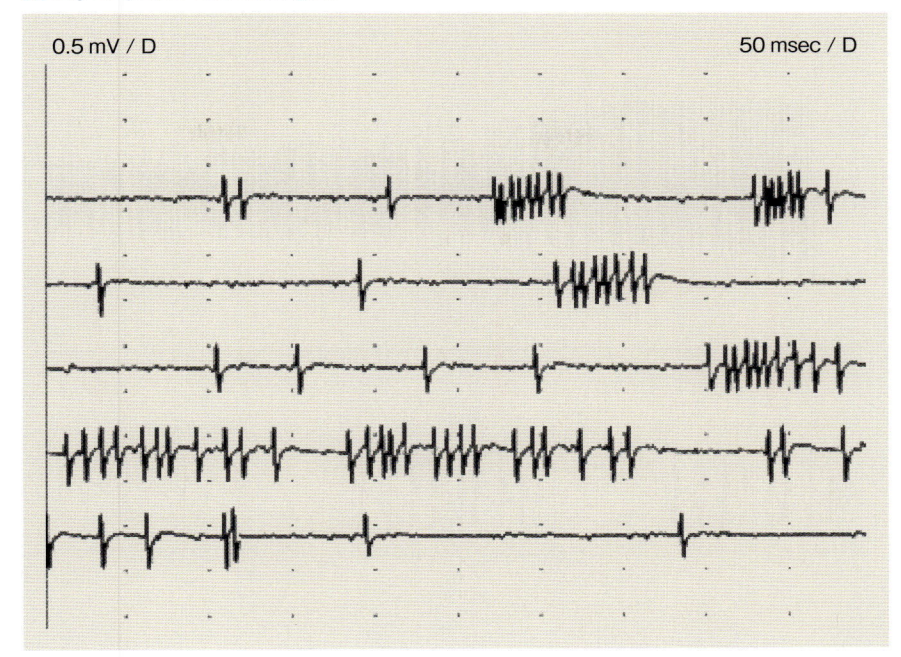

0.5 mV / D　　　　　　　　　　　　　　　　50 msec / D

同一の MUP の反復放電である．

じく末梢運動神経の軸索分岐部より末梢と考えられるが，近位部神経根でも起こる[6]．

　局所性ミオキミアとしては，顔面ミオキミアと四肢の分節性ミオキミアに分けられる．分節性ミオキミアの原因としては，腕神経叢領域への放射線療法により起こることが多い．放射線治療後4か月から21年後と遅れて発症することが特徴である[4]．筋電図上は全身性ミオキミアに比較して，発射頻度が低く，また虚血の影響を受けにくい．その他の原因として，慢性神経根障害，手根管症候群，神経損傷後もあげられる[4]．顔面ミオキミアは顔面筋にみられるミオキミアで，病変部位としては脳幹の報告が多いが，末梢性顔面神経麻痺やギラン・バレー症候群でもみられることから，末梢神経起源のものもある．

ニューロミオトニア（神経筋強直）

　ニューロミオトニア（神経筋強直；neuromyotonia）は，言葉からは末梢神経に起源のあるミオトニア（筋強直；myotonia，後述）を連想させるが，実は定義が曖昧な不随意運動である．AANEM（American Association of Neuromuscular and Electrodiagnostic Medicine）の定義では「臨床的に筋のさざ波のような動きや硬直を示す持続性筋線維活動」となっている[1]．すなわち先に述べたミオキミアと連続する徴候で，その区別は難しい[7]．実際，臨床的にはニューロミオトニアを認めることは多くはない．筋由来のミオトニアと異なるのは，把握性筋強直（grip myotonia）は認められるものの，筋の叩打によっては誘発できないことで，pseudomyotonia とも呼ばれる．筋電図

4 neuromyotonic discharges

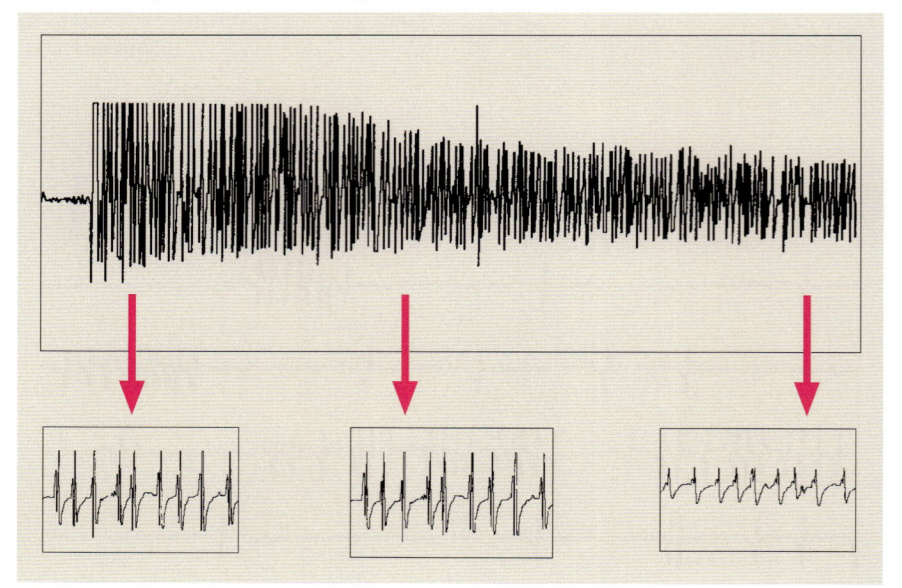

高頻度（150〜300 Hz）で発火する自動活動であり，筋強直性放電（**5**）とは異なり，振幅の増減はなく次第に低下して終了する．

における neuromyotonic discharge は高頻度（150〜300 Hz）で発火する自発活動であり，筋強直性放電（myotonic discharge）とは異なり，振幅の増減はなく次第に低下して終了する（**4**）．

また電気刺激や随意運動により後発射（afterdischarge）が誘発されるが，これは臨床的な収縮後の筋弛緩遅延と同じ現象をみている．その病態はミオキミアと同様で，末梢神経軸索の過剰興奮にある．

テタニー

テタニー（tetany）とは，主に手指や足趾にみられる筋のひきつりや筋痙攣で，中枢および末梢神経の過敏性がその病態である[1]．これらの症状は全身性のアルカローシスや局所の虚血で増強する（トルソー徴候〈Trousseau sign〉）．筋電図上は myokymic discharge に類似する所見が得られる．通常，低イオン化カルシウム血症時に起こることが多く，まれに低マグネシウム血症でも起こる．原因としては過呼吸，甲状腺機能低下症，くる病，バーター症候群（Bartter syndrome），尿毒症などがある．症状は末梢の異常感覚で始まり，次第に近位部へと広がる．次いで遠位筋で線維束性収縮が始まり，次第に間欠性から持続性の筋痙攣へと移行する．筋痙攣が収まっているときでも末梢神経の興奮性亢進のために，神経への機械的叩打で反復する筋収縮がみられる．顔面神経幹を指やハンマーで叩打して起こる鼻翼・眼瞼・口角などの反復性筋収縮はクヴォステック徴候（Chvostek sign）と呼ばれる．

筋痙攣

筋痙攣（muscle cramp）は不随意で疼痛を伴う筋硬直のことで，筋電図で

5 筋強直性放電（myotonic discharges）

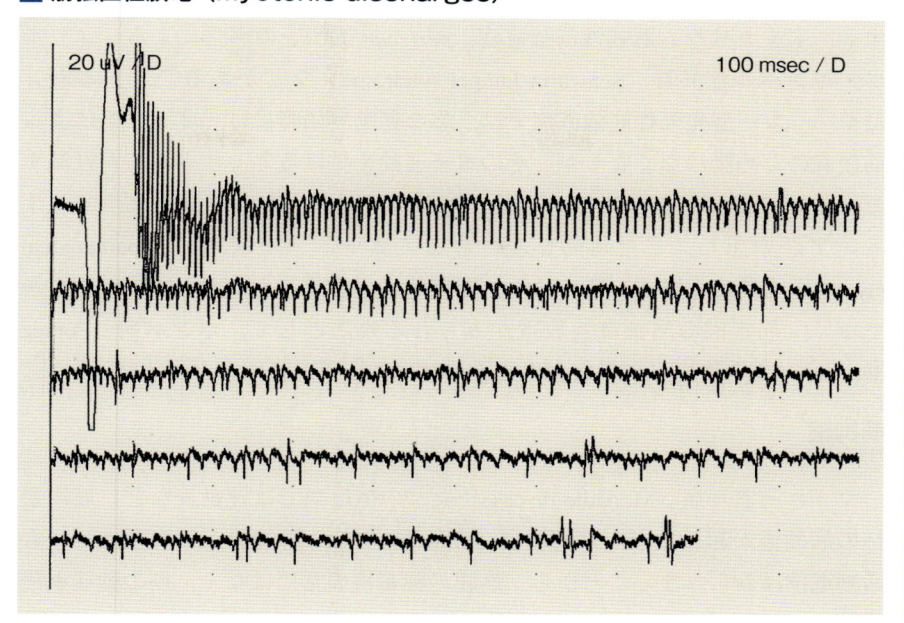

cramp discharge と呼ばれる多数の活動電位を伴う．病的な状態だけでなく，健常者でもしばしば夜間の筋痙攣がみられる．局所性の筋痙攣は特定の筋収縮や肢位で誘発されることが多く，また随意的にも誘発可能なことが少なくない．末梢神経を起源とする報告が多いが，その詳細は必ずしも明らかではない[8]．しかし筋痙攣の始まりは線維束性収縮やミオキミアであることが多く，これらの不随意運動と同様の起源である可能性が高い．

筋由来の不随意運動

ミオトニア（筋強直）

ミオトニア（筋強直，myotonia）とは筋の随意収縮や叩打による筋収縮後の筋弛緩が遅延する現象で，臨床的には把握性筋強直や叩打性筋強直（percussion myotonia）などが知られている．筋電図では単一の筋活動電位の反復発火としてみられ，針の刺入時や，刺入後の筋の叩打により誘発され，電位の振幅や発火頻度が増減するため，有名な急降下爆撃音が聞ける[9]（5）．ミオトニアを呈する筋強直症候群の病態機序は筋線維膜の異常興奮である．筋強直症候群は，一般に筋萎縮を伴う筋強直性ジストロフィー（myotonic dystrophy）と筋萎縮を伴わない nondystrophic myotonia に分けられる．筋強直性ジストロフィーは常染色体優性遺伝であり，ミオトニアの他，斧状顔貌，禿頭，心伝導障害，白内障，耐糖能異常，精神遅滞などの多系統臓器障害がみられ，myotonic dystrophy protein kinase（*DMPK*）遺伝子の異常による Cl チャネルの機能異常がミオトニアの原因と考えられている．一方 nondystrophic myotonia はトムゼン型やベッカー型などの Cl チャネル遺伝子

異常による先天性筋強直症，Naチャネル遺伝子の異常による先天性パラミオトニアやカリウム惹起性筋強直症，*perlecan* 遺伝子の異常によるシュワルツ・ヤンペル症候群（Schwartz-Jampel syndrome）などがある[10]．トムゼン型やベッカー型先天性筋強直症では，急な運動開始時にはミオトニアによる筋硬直のため動けなくなるが，そのまま運動を続けるとミオトニアが軽減するwarm-up現象がみられる．一方，先天性パラミオトニアは，寒冷でミオトニアが増悪し，また運動を続けるとミオトニアが増悪するparadoxical myotoniaを特徴とする．そのほか，臨床的には必ずしもミオトニアが明らかでなく，筋電図で筋強直性放電がみられる疾患として，ポンペ病（Pompe disease），多発筋炎，高脂血症治療薬などによる薬剤性などがある．

筋拘縮

マッカードル病（McArdle disease）などの糖原病では運動後などに筋痙攣様の筋硬直が起こるが，筋拘縮（contracture）では筋電図上は筋硬直時にも活動電位はみられないことから，筋膜の興奮性異常ではなく，筋の弛緩過程の障害がその機序である．また筋 *CAV3* 遺伝子の異常でみられるrippling muscle diseaseでは，筋の叩打や運動で筋の異常収縮がみられるが，やはり筋電図上サイレントなことが特徴である[11]．

（有村公良）

文献

1) American Association of Electrodiagnostic Medicine glossary of terms in electrodiagnostic medicine. Section I：Alphabetic list of terms with definitions. *Muscle Nerve* 2001；24（S10）：S5-S28.
2) Calvin WH. To spike or not to spike? Controlling the neuron's rhythm, preventing the ectopic beat. In：Culp WJ, et al (editors). Abnormal Nerves and Muscles as Impulse Generators. New York：Oxford University Press；1982, pp.295-321.
3) Roth G. The origin of fasciculations. *Ann Neurol* 1982；12：542-547.
4) Albers JW, et al. Limb myokymia. *Muscle Nerve* 1981；4：494-504.
5) Arimura K, et al. Isaacs' syndrome as a potassium channelopathy of the nerve. *Muscle Nerve Suppl* 2002；11：S55-S58.
6) Arimura K, et al. The origin of spontaneous discharges in acquired neuromyotonia. A Macro EMG study. *Clin Neurophysiol* 2005；116：1835-1839.
7) Gutmann L, et al. When is myokymia neuromyotonia? *Muscle Nerve* 2001；24：151-153.
8) Miller TM, Layzer RB. Muscle cramps. *Muscle Nerve* 2005；32：431-442.
9) Streib EW. AAEE minimonograph #27：Differential diagnosis of myotonic syndromes. *Muscle Nerve* 1987；10：603-615.
10) Heatwole CR, et al. The diagnosis and treatment of myotonic disorders. *Muscle Nerve* 2013；47：632-648.
11) Lamb GD. Rippling muscle disease may be caused by "silent" action potentials in the tubular system of skeletal muscle fibers. *Muscle Nerve* 2005；31：652-658.

II. 不随意運動 各論
眼球の不随意運動

> **Point**
> - 眼球の不随意運動には眼振と saccadic oscillations（衝動性動揺）がある．
> - 眼振はそのメカニズムから，①前庭眼反射（VOR）の異常から起こる末梢性および中枢性眼振（上眼瞼向き・下眼瞼向き・回旋性眼振）と，②脳幹注視保持機構の損傷に基づく注視誘発眼振，さらに③視覚固視障害に伴う先天性眼振，シーソー眼振や病態不明の振子様眼振の3つに分けられる．
> - saccadic oscillations は saccade と次の saccade に間（intersaccadic intervals）がある square wave jerks, macrosaccadic oscillations, ocular bobbing と，間のない連続する背中合わせの saccades から成る ocular flutter, opsoclonus に分けられる．これらは注視の位置にある眼球が速い衝動性眼球運動ではずれて動揺する不随意眼球運動である．そのため saccadic intrusions（衝動性侵入）とも呼ばれる．

眼球運動の解剖・生理

　眼球は眼窩内6本の外眼筋によりその眼球運動が支配されており，さらに両眼が中枢機構により共同してくびき運動を行い，われわれの視力および視野が最大に保たれるように機能している．これらの末梢の外眼筋は末梢神経にあたる脳神経，動眼・滑車・外転神経に支配されており，それぞれの神経核は脳幹内にある．眼球運動に関しては衝動性および追従（滑動性）眼球運動があり，これらにはさらに複雑な核上支配があり（**1**）[1]，これらの理解なしに正常な眼球運動および病的眼球運動の診断，治療は不可能である．

　病的な異常眼球運動の中に，不随意に起こる律動性および非律動性に動く異常眼球運動があり，その発症メカニズムから「眼振（nystagmus）」および「saccadic oscillations（衝動性動揺；saccadic intrusions）」の2群に分けられる[2-4]．

眼球の不随意運動の分類

眼振（nystagmus）

　眼振とは緩徐に両眼球が流される動きで始まる反復性で上下あるいは左右に動く不随意眼球運動をいう．この眼振にはゆっくりした眼球運動（緩徐相）とその偏倚を矯正する素早い眼球運動（急速相）から成る律動性眼振（jerk nystagmus）（**2**-A〜C）と，左右上下の動きがゆっくりした正弦波から成る振子様眼振（pendular nystagmus）（**2**-D）がある．眼振の方向は，律動性眼

1 眼球運動の階層的中枢支配

階層的眼球運動支配はまず黒線による核上支配に始まる．衝動性眼球運動（saccades）をつかさどる前頭眼野（frontal eyefield：FEF）は中脳で対側に経路をとり対側傍正中橋網様体（PPRF）を支配．滑動性眼球運動（pursuit）は眼球運動と同側の後部頭頂皮質（posterior parietal cortex：PPC）に発し同側を下行し後外側橋核（dorsolateral pontine nucleus：DLPN）を支配．次の段階（青線 ——）で saccade は PPRF から同側外転神経核（abducens nucleus：AbN）へ情報が送られると同時に，対側動眼神経核（oculomotor nucleus：OmN），特に内直筋支配ニューロンへも核内ニューロン（茶点線 ---）から送られる．pursuit は DLPN から小脳へ連絡される．小脳からは PPRF と前庭神経核（VN）へ情報は伝搬される（紫線 ——）．次に外眼筋運動ニューロンはそれぞれ saccade, pursuit 情報を効果器である外直筋と対側内直筋に送り（茶線 ——），共同性側方注視が完成する．一方，末梢前庭器からの情報（黄線 ——）は前庭神経・前庭神経核へ入り，いわゆる前庭眼反射（vestibulo-ocular reflex：VOR）経路を形成して外転神経核へ送られる．

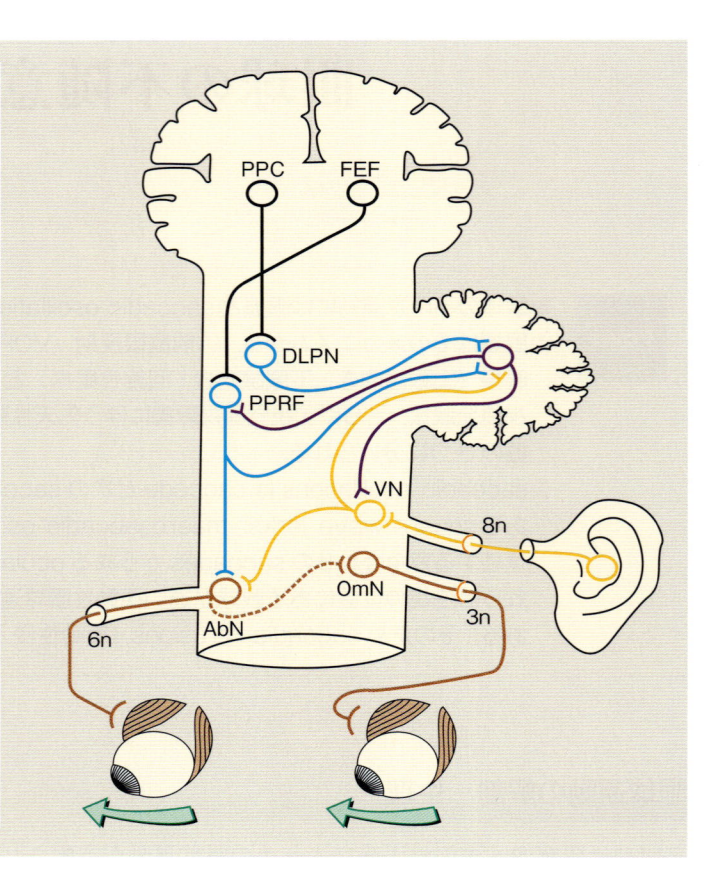

2 眼電図波形による眼振分類

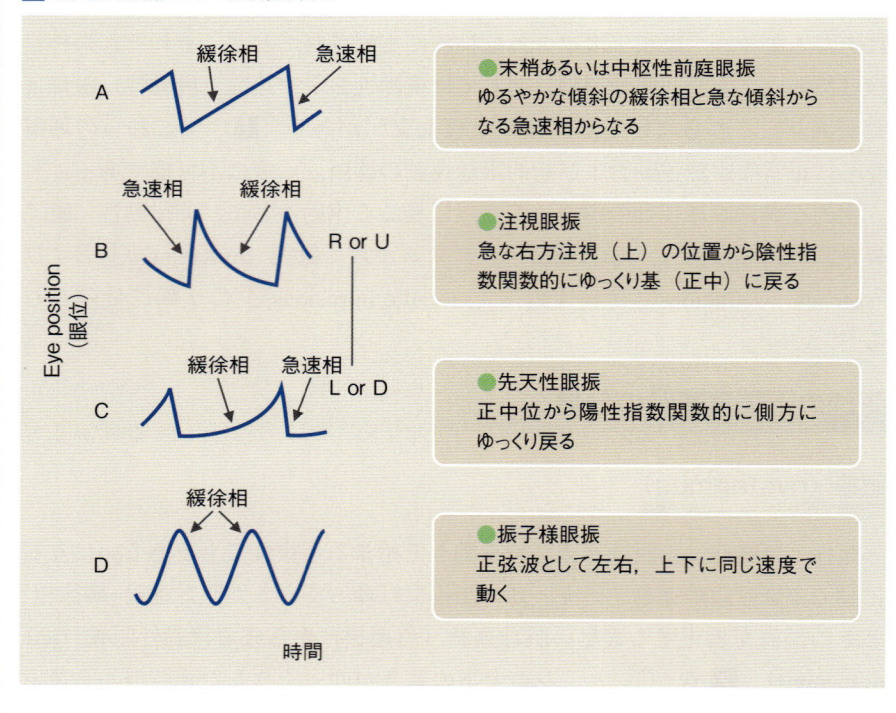

A　緩徐相／急速相
- 末梢あるいは中枢性前庭眼振
  ゆるやかな傾斜の緩徐相と急な傾斜からなる急速相からなる

B　急速相／緩徐相　R or U
- 注視眼振
  急な右方注視（上）の位置から陰性指数関数的にゆっくり基（正中）に戻る

C　緩徐相／急速相　L or D
- 先天性眼振
  正中位から陽性指数関数的に側方にゆっくり戻る

D　緩徐相
- 振子様眼振
  正弦波として左右，上下に同じ速度で動く

Eye position（眼位）／時間

3 末梢・中枢性前庭眼振の鑑別

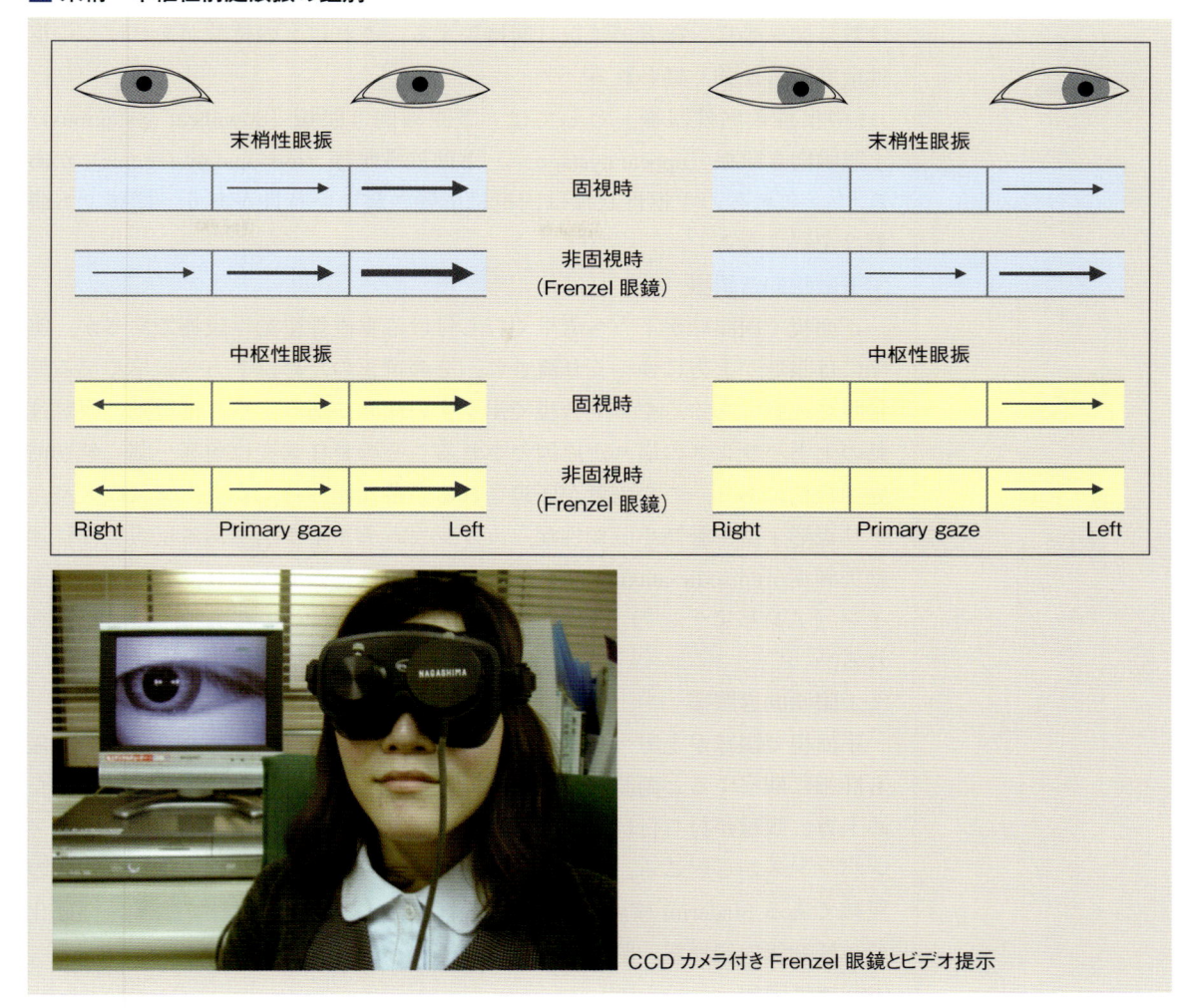

	末梢性眼振		末梢性眼振
固視時			
非固視時（Frenzel眼鏡）			
中枢性眼振			中枢性眼振
固視時			
非固視時（Frenzel眼鏡）			

CCDカメラ付きFrenzel眼鏡とビデオ提示

振では速い矯正用の衝動性眼球運動の方向で表現するため，一般に病変部位と反対方向になる．

■律動性眼振

最も頻度の多い律動性眼振（jerk nystagmus）は「末梢性前庭性眼振」である．健常側の前庭末梢器からの緊張性入力が，病側からの相対する入力がなくなる結果として病側にゆっくり流される（緩徐相）ために，正中位に眼位を戻すための速い衝動性眼球運動（急速相）が起こり反復される異常眼運動である（**2**-A）．

末梢性前庭性眼振の特徴は常に方向一定性であり，水平成分に回旋性要素が加わる健側向きの眼振で，通常眼振方向に向くと増強し，固視で抑制されることである．この方向一定性は中枢性眼振との鑑別にきわめて重要である（**3**）．また，病側を下にした臥位で増強するため，患者は健側向き側臥位をとることが多い．眼振をよく観察するために固視をなくす目的でFrenzel眼鏡（CCDカメラ付き）とビデオモニターを使うのが望ましい（**3**）．末梢性

前庭眼振の原因疾患としてはメニエール病，前庭神経炎があり，前者の眼振は数時間～半日，後者では数日間持続する．これ以上の持続があれば，中枢性前庭障害が強く疑われる．

「中枢性前庭性眼振」としては，下眼瞼向き眼振（downbeat nystagmus），上眼瞼向き眼振（upbeat nystagmus）と回旋性眼振（torsional nystagmus）がある[2-4]．これらの中枢性眼振は固視に影響されない特性があり，閉眼でも眼振は記録できる．

①下眼瞼向き眼振

正面視で両眼球が下方へ素早く打ち付ける垂直性律動性眼振であるが，実際には眼球が上方にゆっくり流され，その矯正のために下方へ素早く戻る異常眼球運動である．やや下方視で出やすい傾向があり，垂直性滑動性眼球運動の上下バランスの崩れが原因とされる．その責任病変は前庭小脳，延髄前庭神経核にあり，この両者が圧迫される頭蓋頸髄移行部疾患，特に成人型キアリ奇形Ⅰ型や脊髄小脳変性症，カルシウムチャネル病である反復発作性運動失調症（episodic ataxia）Ⅱ型，巨大蛇行脳底動脈でみられ，またフェニトイン（アレビアチン®）やリチウム（リーマス®など）の薬物中毒でもみられる．

②上眼瞼向き眼振

正面視で眼球が上方へ速く打ち付ける垂直性律動性眼振である．この眼振も詳細に観察すると両眼眼位がゆっくりと下方へドリフトし，その矯正のため上方に眼球が打ち付けられる．下眼瞼向き眼振同様垂直追従運動の上下アンバランスから起こる．上小脳脚，橋被蓋腹側，延髄背側舌下神経前置核の亜核であるStaderini核の障害でみられる[5,6]．その疾患としては多発性硬化症，延髄背内側梗塞，脳腫瘍，小脳変性症がある．

③回旋性眼振

律動性眼振の一つで前後軸の周りを回旋する．最も高頻度にみられる疾患は前庭神経核の梗塞による延髄外側症候群であるが，まれに中脳カハール間質核を含む病変でもみられる．

④注視眼振

脳幹内注視保持機構の破綻による律動性眼振で正中位ではみられず，側方注視で初めて出現する．側方注視には外直筋と対側内直筋を支配する運動核がその位置を移すためパルス信号を出すが，この注視を持続するためには脳幹内神経積分器からの持続性ステップ信号が必要である．この持続性緊張を保つ機構（神経積分器）が障害されるとトーヌスを保てず，眼位はゆっくりと指数関数的に側方位から正中位に戻るため，この矯正のため注視方向に衝動性眼球運動が起こるのが注視眼振である．眼電図での指数関数的緩徐相が特徴である（**2**-B）．

注視保持機構に携わるのは舌下神経前置核，内側前庭神経核および前庭小脳であり，垂直性注視ではカハール間質核が機能している．これらの構築が急激に損傷されると起こる眼振で脳幹虚血によることが多い．その他，小脳

4 saccadic intrusions の眼電図

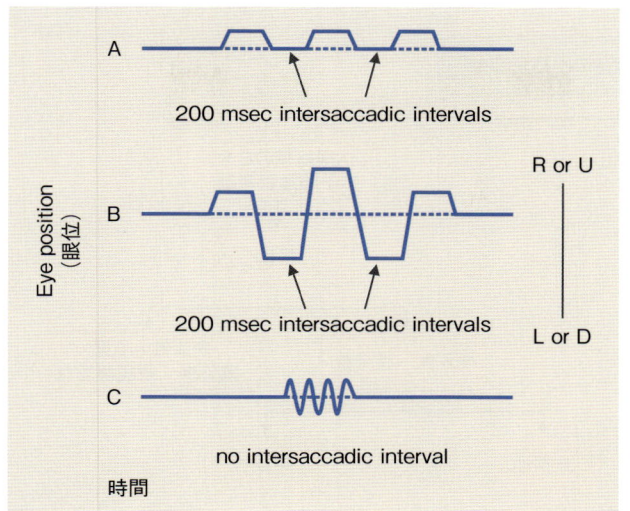

A：square wave jerks.
B：macrosaccadic oscillations.
C：ocular flutter.

変性症，小脳腫瘍でもみられる．

　この眼振と区別すべきはしばしば健常者でみられるend-point nystagmus（終末位眼振）で，通常は長続きせず一過性で周波数も振幅も低い．注視眼振のある患者ではしばしば，その側方注視が正中位に戻るとその位置で一過性に数発の眼振がみられることがあり，反跳眼振（rebound nystagmus）と呼ばれる．注視と反跳眼振の成因は同じである．また大きな小脳橋角腫瘍で側方注視の際に左右の眼振の周波数（速さ）と振幅が異なる解離性眼振がみられ，病側への外転眼でより振幅が大きく速さの遅い眼振がみられ，Bruns' nystagmusと呼ばれる．まれな異常眼球運動に輻輳後退性眼振（conversion-retraction nystagmus）がある．これは中脳背側病変でみられ，やや上方視をとると両眼が同時に輻輳して鼻に寄ると同時に両眼球が眼窩の奥へ後退陥没する眼振である．

⑤先天性眼振

　律動性眼振で固視により増強される水平性眼振の多くは先天性であり，斜視を伴い異常頭位や頭部不随意運動を伴う．この眼振は幼少時から本人や家族が気づき問診の段階で診断できることが多い．その眼電図は特徴的で，指数関数的に徐々に増加する（**2**-C）．

■振子様眼振

　多くは先天性眼振で，視力障害があり中心窩で画像をとらえることが困難なため適切な注視ができない患者で，両眼性あるいは単眼性に急速相も緩徐相もないゆっくりした正弦波の振り子様の眼球運動をいう（**2**-D）．

saccadic oscillations（衝動性動揺；saccadic intrusions）

　安定した固視に不適切な衝動性眼球運動が不随意に侵入してみられる速い異常眼球運動の群発は，saccadic oscillationsとかsaccadic intrusionsと呼ばれ

5 眼球の不随意運動

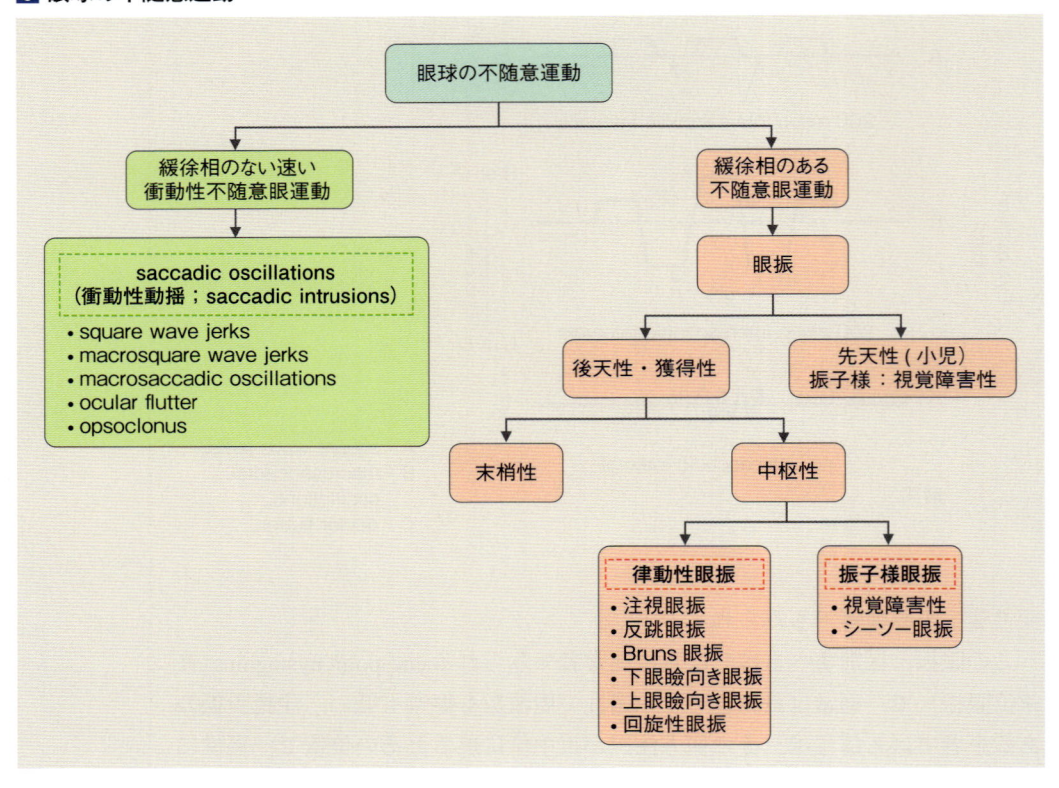

```
                        眼球の不随意運動
                    ┌──────────┴──────────┐
            緩徐相のない速い              緩徐相のある
           衝動性不随意眼運動              不随意眼運動
                    │                       │
         ┌──────────┴────────┐              眼振
         │ saccadic oscillations │           │
         │ (衝動性動揺；         │    ┌──────┴──────┐
         │  saccadic intrusions) │  後天性・獲得性  先天性(小児)
         │ ・square wave jerks   │       │       振子様：視覚障害性
         │ ・macrosquare wave jerks│   ┌──┴──┐
         │ ・macrosaccadic oscillations│ 末梢性 中枢性
         │ ・ocular flutter      │           │
         │ ・opsoclonus          │    ┌──────┴──────┐
         └───────────────────────┘  律動性眼振    振子様眼振
                                   ・注視眼振    ・視覚障害性
                                   ・反跳眼振    ・シーソー眼振
                                   ・Bruns眼振
                                   ・下眼瞼向き眼振
                                   ・上眼瞼向き眼振
                                   ・回旋性眼振
```

る．通常，短時間の速い衝動性眼球運動が突発する．その速くて持続の短い異常眼球運動のため視診では異常はわかるが，その種類の診断がつかないことがあり，眼電図の微分波形で診断することが多い．群発する衝動性異常眼球運動に約200 msec持続の固視があるもの（**4**-A，B）と群発する眼球運動の間に固視がなく左右，上下あるいは全方向に連続して動揺する異常眼球動揺（ocular flutter, opsoclonus），がある（**4**-C）．

① square wave jerks

時に健常者にもみられるが，進行性核上性麻痺，アルツハイマー病，フリードライヒ病でみられることが多い．滑動性追従運動時に急に出現する小さな衝動性眼球運動で，0.5〜5°の範囲で動き間をおいて数発動くので，眼底鏡で観察すると診断できる（**4**-A）．

② macrosaccadic oscillations

水平性衝動性眼球運動で群発して起こり，徐々に増強・減弱する性質があり，眼電図ではその振幅が増減する（**4**-B）．群発する衝動性眼球運動の間には200 msecくらいの間がある．注視を変えるときによく出現する特徴がある．小脳正中にある室頂核の障害で起こり小脳変性症，多発性硬化症，小脳出血でみられる．しかし，橋のomni-pause neuronsの障害で固視が障害され，本症が生じた報告もある[7]．

③ ocular flutter, opsoclonus

　通常水平性の左右に数回動く衝動性眼球運動で，運動間に時間的間のないのが特徴である（**4**-C）．まれには垂直方向にも回旋性にも起こり，縦・横・斜めの多方向にでたらめに激しく動く衝動性眼球運動はしばしば頭部ミオクローヌスを伴うことから opsoclonus-myoclonus 症候群と呼ばれ，ウイルス性あるいは抗 Ri・Hu 抗体陽性傍腫瘍性脳幹脳炎や小児神経芽腫で特徴的にみられる．一般的に flutter も opsoclonus もともに小脳病変で起こるとされてはいるが議論のあるところであり，特に後者では小脳室頂核の関与が最近病理的に証明されている[8]．しかしミオクローヌスを伴うことから，脳幹 nucleus raphe interpositus の omnipause neuron のグリシン α_2 受容体障害も以前から考察されている[9]．多発性硬化症患者の傍正中橋網様体（paramedian pontine reticular formation：PPRF）病変で ocular flutter が起こった報告もある[10]．

まとめ

　"眼球の不随意運動"という言葉はそれほど頻用されず聞き慣れないが，眼振と saccadic oscillaions に大別され，それぞれに特徴的異常眼球運動がみられる（**5**）．その症候，症状は日常の臨床で高頻度にみられ，診断価値の高いものであり，これらの診断が正しくできればその病巣診断も可能であり，臨床の場で非常に有用であろう．

（廣瀬源二郎）

文献

1) Halmagyi GM. Central eye movement disorders. In：Albert DM, et al（editors）. Principles and Practice of Ophthalmology. Philadelphia：WB Saunders Company；1994, pp.2411-2444.
2) Leigh RJ, Zee DS. Diagnosis of nystagmus and saccadic intrusion. In：The Neurology of Eye Movements, 4th edition. New York：Oxford University Press；2006, pp.475-558.
3) Serra A, Leigh RJ. Diagnostic value of nystagmus：Spontaneous and induced ocular oscillations. *J Neurol Neurosurg Psychiatry* 2002；73：615-618.
4) Kennard C. Involuntary eye movement oscillations. *Advances in Clinical Neurosci & Rehab*（ACNR）2004；4：10-14.
5) Hirose G, et al. Primary position upbeat nystagmus due to unilateral medial medullary infarction. *Ann Neurol* 1998；43：403-406.
6) Hirose G, et al. Upbeat nystagmus：Clinicopathological and pathophysiological considerations. *J Neurol Sci* 1991；105：159-167.
7) Averbuch-Heller L, et al. Dysfunction of pontine omnipause neurons causes impaired fixation：Macrosaccadic oscillations with a unilateral pontine lesion. *Neuroophthalmology* 1996；16：99-106.
8) Wong AM, et al. Opsoclonus in three dimensions：Oculographic, neuropathologic and modeling correlates. *J Neurol Sci* 2001；189：71-81.
9) Averbuch-Heller L, Remler B. Opsoclonus. *Semin Neurol* 1996；16：21-26.
10) Schon F, et al. Ocular flutter associated with a localized lesion in the paramedian pontine reticular formation. *Ann Neurol* 2001；50：413-416.

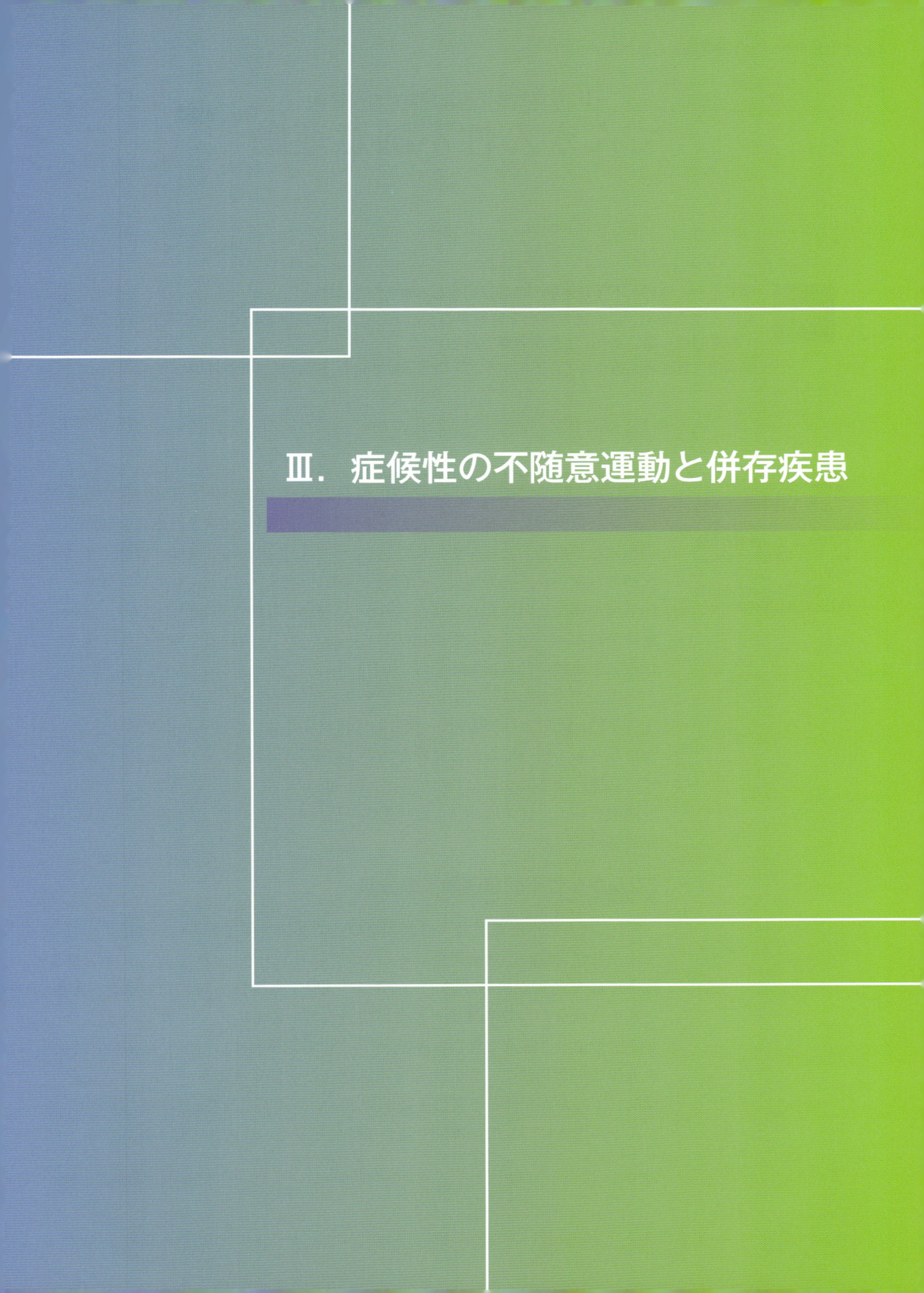

Ⅲ．症候性の不随意運動と併存疾患

てんかん性不随意運動

Point
- てんかん発作と不随意運動の境界は必ずしも明らかではない．
- てんかん患者では不随意運動を併発することがあり，一方に罹患している患者で他方の存在を看過しないように注意が必要である．
- 病態生理を考えるうえで，てんかんと不随意運動が併存する疾患は興味深い．

Keywords

てんかん性不随意運動
本項のタイトルではあるが，「てんかん性不随意運動」という用語は正式には存在しない．ここではてんかん患者でみられる不随意運動と定義して概説する．

不随意運動とてんかんの定義

　不随意運動は，広義には「脱力や痙縮によらずに，随意または自動運動が過剰になる病態」ととらえられており，さらに狭義には「通常，抑制することができないか，部分的にしか抑制できない運動」とされている[1]．睡眠中の不随意運動というものは存在するが，一般的には"不随意"ということは意識が保たれていることを前提としているため，意識減損を引き起こす発作は不随意運動に含まれない．

　一方，てんかんは「てんかん発作を引き起こす持続的な状態と，その神経生物学的・認知的・心理学的・社会的帰結により特徴づけられる脳の疾患で，少なくとも1回のてんかん発作を必要とする」と定義され，てんかんの診断に"必要"なてんかん発作は「脳内（in the brain）の異常に過度の，または同期的なニューロン活動による一過性の徴候および／または症状の発現」と定義されている[2]．

"てんかん性不随意運動"の分類

　"てんかん性不随意運動"は大きく分けて2種類存在する．一つは，①てんかん発作自体が不随意運動であるものであり，もう一つは，②てんかん発作と不随意運動が併存するものである（**1**）．前者はさらに二分され，A. てんかん発作が不随意運動として認識されているものと，B. てんかん発作が不随意運動と鑑別できないもの，が存在する．後者には，A. 広範な脳病変・機能障害のためにてんかん発作と不随意運動が併存するもの，B. 病態生理学的にてんかん発作と不随意運動が同じメカニズムを共有しているもの，C. てんかん患者に二次的に不随意運動を併発するもの，の3種類が存在する．

1 "てんかん性不随意運動" の分類

1. てんかん発作自体が不随意運動であるもの	A. てんかん発作が不随意運動として認識されているもの	ミオクローヌス
	B. てんかん発作が不随意運動と鑑別できないもの	夜間発作性ジストニア，抗VGKC複合体抗体関連辺縁系脳炎など
2. てんかん発作と不随意運動が独立して併存するもの	A. 広範な脳病変・機能障害のためにてんかん発作と不随意運動が併存するもの	脳性麻痺，各種神経変性疾患，グルコーストランスポーター1欠損症症候群など
	B. 病態生理学的にてんかん発作と不随意運動が同じメカニズムを共有しているもの	乳児痙攣・舞踏アテトーシス症候群など
	C. てんかん患者に二次的に不随意運動を併発するもの	薬剤性不随意運動

2 ミオクローヌスの病態生理学的分類

皮質性ミオクローヌス	皮質反射性ミオクローヌス 自発性皮質性ミオクローヌス 持続性部分てんかん
皮質下性ミオクローヌス	網様体反射性ミオクローヌス 自発性網様体性ミオクローヌス その他の皮質下性ミオクローヌス
脊髄性ミオクローヌス	
心因性ミオクローヌス	

(Shibasaki H, et al. *Muscle Nerve* 2000[3] より)

3 皮質性ミオクローヌスを呈する代表的な疾患

- 進行性ミオクローヌスてんかん
- 若年ミオクロニーてんかん
- 良性成人型家族性ミオクローヌスてんかん
- クロイツフェルト・ヤコブ病*
  (Creutzfeldt-Jakob disease)
- ランス・アダムス症候群*
  (Lance-Adams syndrome)
- 大脳皮質基底核変性症
- 各種代謝性脳症
- 脊髄小脳変性症

* クロイツフェルト・ヤコブ病やランス・アダムス症候群などでは皮質下性ミオクローヌスも併存している．

"てんかん性不随意運動" の各論

てんかん発作自体が不随意運動であるもの

■てんかん発作が不随意運動として認識されているもの

　ミオクローヌスは「中枢神経系の機能異常による突然の，電撃的な，四肢・顔面・体幹などに生じる，意識消失を伴わない不随意運動」と定義されている[3]．一般に，その病態生理から皮質性ミオクローヌス，皮質下性ミオクローヌス，脊髄性ミオクローヌスに分類されている（2）．
　この中で皮質性ミオクローヌスは大脳皮質の運動野のニューロンの異常により生じるものを示す（3）．脳波でミオクローヌスに先行する棘波を認めることもあるが，一見棘波がみられない場合でも筋放電トリガー加算平均法（jerk-locked back averaging：JLA）などを用いることで，棘波をミオクローヌスに先行して検出することができる．前述の定義からも，皮質性ミオクローヌスはそれ自体がてんかん発作の一種（ミオクロニー発作）であるが，皮質性ミオクローヌスを生じる患者ではそれ以外のてんかん発作（欠神発作，脱力発作，全般性強直性間代性発作など）を併発している場合が多い．
　1981年の国際抗てんかん連盟の発作分類ではミオクロニー発作は全般発

Memo

進行性ミオクローヌスてんかんや良性成人型家族性ミオクローヌスてんかん（3）は「ミオクローヌス」とてんかんを併発していることを示す疾患名であるが，若年ミオクロニーてんかんは「ミオクロニー」発作を主徴とするてんかんであり，それぞれの名称に反映されている．

てんかんと不随意運動の境界 Column

　てんかん発作の定義で用いられている"brain"は，一般的には大脳皮質を示しているが，たとえば視床下部過誤腫により生じる笑い発作もてんかん発作であり，全般てんかんで生じる全般発作には皮質下の神経ネットワークが重要であり，必ずしも大脳皮質に限られるわけではない．一方で，「脳内の異常に過度の，または同期的なニューロン活動」により生じる「一過性の徴候」ではあるが，皮質下由来である吃逆や眼瞼攣縮などはてんかん発作に含まれることはない．

　このように，てんかん発作と不随意運動の境界は明らかではないが，てんかん発作の場合には「異常に過度の，または同期的なニューロン活動」が1か所にとどまるのではなく，他の部位・ネットワークに進展するもしくは進展しうるという点が重要とも思われる．

> **Memo**
> ミオクローヌス以外にも運動徴候だけを呈する単純部分発作は存在するが，多くの場合でその後に意識減損を引き起こす発作（複雑部分発作や二次性全般発作）に移行する可能性を内包しているため，不随意運動には含めない．

> **Memo**
> てんかんなのか非てんかんなのかを脳波異常（鋭波，棘波）の有無で分けることは臨床的に有用であるが，すべてのてんかん患者で脳波異常を伴うわけではないために注意が必要である．

> **Memo**
> 抗VGKC（voltage-gated potassium channel：電位依存性Kチャネル）複合体抗体関連辺縁系脳炎の診断は，臨床症状や低ナトリウム血症の存在で診断を疑われ，抗VGKC抗体により診断の確定が行われる．

> **Memo**
> グルコーストランスポーター1欠損症症候群の診断は，臨床症状と脳脊髄液でのグルコース低値から疑われ，GLUT1遺伝子（SLC2A1）の変異により確定される．

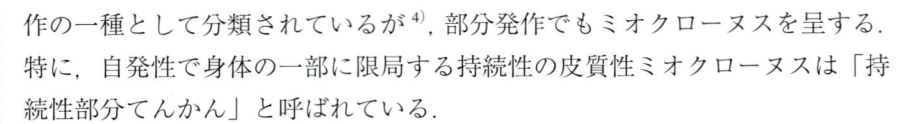

作の一種として分類されているが[4]，部分発作でもミオクローヌスを呈する．特に，自発性で身体の一部に限局する持続性の皮質性ミオクローヌスは「持続性部分てんかん」と呼ばれている．

■てんかん発作が不随意運動と鑑別できないもの

　夜間睡眠中に生じる発作性のジストニアに対して夜間発作性ジストニアという診断が用いられてきた．発作はノンレム睡眠に生じ，持続は通常は1分以内であるが，数回から十数回群発する．これがてんかん発作なのか，睡眠時異常行動の一つなのかに対する結論は得られていない．しかし，少なくとも一部の患者ではジストニアの発作から強直性間代性発作に進展することから，この発作が前頭葉てんかんのてんかん発作であることを示唆する報告が多い[5]．

　抗VGKC複合体抗体関連辺縁系脳炎は健忘症，気分障害，睡眠障害，排尿障害，唾液分泌過多，低ナトリウム血症，てんかんを生じる．てんかん発作は，一側の上肢と顔面を中心とする，数秒間持続する，ジストニア様の運動を主体とする発作（faciobrachial dystonic seizure：FBDS）で発症し，その後に自動症を伴う複雑部分発作などを呈するようになる[6]．FBDSは意識減損を認めず，音刺激や感情の昂りで誘発される．脳波上ではてんかん発作時の脳波変化を認めることも，認めないこともある．発作時に基底核の異常が認められたという症例も報告されている[7]．

てんかん発作と不随意運動が独立して併存するもの

■広範な脳病変・機能障害のためにてんかん発作と不随意運動が併存するもの

　てんかんの背景疾患によっては不随意運動が併存する．広範な脳病変を生じる脳性麻痺や各種の神経変性疾患ではてんかんと不随意運動が併存する．

　グルコーストランスポーター1欠損症症候群（glucose transporter-1〈GLUT1〉deficiency syndrome）はグルコースが中枢神経に取り込まれないために生じる代謝性脳症であるが，慢性的で非特異的な栄養障害のためにてんかん発作，神経・精神的退行，不随意運動などを生じる．臨床的なスペクトラムは多彩で，てんかん発作がみられず，不随意運動だけを生じる症例も報告されてい

4 代表的な抗てんかん薬により生じる薬剤性不随意運動（痙攣は除く）

抗てんかん薬	副作用における不随意運動の記載
ガバペンチン	精神神経系：振戦，チック（以上3％未満），運動障害，ミオクローヌス（以上頻度不明）
カルバマゼピン	筋骨格系：筋痙攣（0.1％未満） 精神神経系：口顔面ジスキネジー，舞踏病アテトーゼ（以上頻度不明），不随意運動（振戦，アステリキシスなど）（0.1～5％未満）
クロバザム	精神神経系：不随意運動（0.1～5％未満）
ゾニサミド	精神神経系：不随意運動・振戦（0.1～1％未満）
トピラマート	精神神経系：歩行異常，振戦，動作緩慢，筋緊張（0.1～5％未満）
バルプロ酸ナトリウム	重大な副作用：パーキンソン様症状（静止時振戦，硬直，姿勢・歩行異常など）が現れることがある 精神神経系：振戦（0.1％未満）
フェニトイン	精神神経系：不随意運動（ジスキネジア，舞踏病アテトーゼ，アステリキシスなど）（頻度不明）
フェノバルビタール	精神神経系：アステリキシス（頻度不明）
プリミドン	（－）
ラモトリギン	精神神経系：運動障害，振戦（以上1％未満），チック，パーキンソン症状の悪化，錐体外路症状，舞踏病アテトーゼ（以上頻度不明）
レベチラセタム	精神神経系：振戦（以上1～3％未満），運動過多（以上1％未満），舞踏アテトーゼ運動，ジスキネジー（以上頻度不明）

薬剤をあいうえお順に記載．
（－）：該当なし．

（各薬剤の添付文書より抜粋）

る[8]．てんかん発作の発作型は多様で，部分発作，脱力発作，欠神発作，ミオクロニー発作，全般性強直性間代性発作などが報告されている．不随意運動としてはジストニアや舞踏運動が報告されているが，これらの不随意運動は空腹や運動により誘発される．てんかん発作は薬剤に抵抗性であるが，ケトン食治療により寛解が期待できるため，見落としてはいけない疾患である．

■病態生理学的にてんかん発作と不随意運動が同じメカニズムを共有しているもの

乳児痙攣・舞踏アテトーシス症候群（infantile convulsions and choreoathetosis〈ICCA〉syndrome）は常染色体優性遺伝の疾患で，生後3～12か月にはてんかん発作（良性家族性乳児てんかん〈benign familial infantile epilepsy〉）を生じ，その後発作は自然軽快するが，8～10歳頃から不随意運動（発作性運動誘発性舞踏アテトーシス〈paroxysmal kinesigenic choreoathetosis：PKC〉）を生じるようになる疾患である[9]．ICCAでみられるてんかん発作は動作停止し意識減損することで開始し，その後に一側に頭部と眼球が偏倚し，一側の痙攣となり，時に二次性全般化も生じる．脳波上，発作間欠時のてんかん性放電はみられず，MRIは正常である．PKCは突然の運動開始に誘発され，持続は5分以下と短く，意識の減損は伴わず，抗てんかん薬によく反応する．個々の患者でこれらの病態が併存する，もしくは同一家系内で併存することから，病態生理学的にてんかん発作とPKCが共通のメカニズムに起因していることが示唆されている．

Keywords

PRRT2
ICCAは第16染色体に存在するproline-rich transmembrane protein 2（PRRT2）の変異で生じるが，このPRRT2の変異でICCA以外の不随意運動（発作性運動誘発性ジスキネジア，運動誘発性ジストニア，書痙など）を発症することも報告されている[10,11]．PRRT2の機能は明らかとされてはいない．

Memo

ICCAでみられるPKCはここでは不随意運動として扱っているが，これを視床もしくは基底核の"subcortical epilepsy"とする報告もある[12]．

■ てんかん患者に二次的に不随意運動を併発するもの

　てんかん患者では抗てんかん薬によって多様な薬剤性不随意運動を生じるが，本稿ではそれぞれの薬剤の添付文書に記載されている不随意運動の副作用情報を列挙するにとどめる（**4**）．

（寺田清人，井上有史）

文献

1) 梶龍兒．不随意運動の診かた．梶龍兒（編），不随意運動の診断と治療―動画で学べる神経疾患．東京：診断と治療社；2006，pp.31-53．
2) Fisher RS, et al. Epileptic seizures and epilepsy：Definitions proposed by the International League Against Epilepsy（ILAE）and the International Bureau for Epilepsy（IBE）．*Epilepsia* 2005；46：470-472．
3) Shibasaki H. Electrophysiological studies of myoclonus. *Muscle Nerve* 2000；23：321-335．
4) Bancaud J, et al. Proposal for revised clinical and electroencephalographic classification of epileptic seizures. *Epilepsia* 1981；22：489-501．
5) Provini F, et al. From nocturnal paroxysmal dystonia to nocturnal frontal lobe epilepsy. *Clin Neurophysiol* 2000；111（Suppl 2）：S2-S8．
6) Irani SR, et al. Faciobrachial dystonic seizures precede Lgi1 antibody limbic encephalitis. *Ann Neurol* 2011；69：892-900．
7) Aradillas E, et al. Kinesigenic dyskinesia in a case of voltage-gated potassium channel-complex protein antibody encephalitis. *Arch Neurol* 2011；68：529-532．
8) Leen WG, et al. Glucose transporter-1 deficiency syndrome：The expanding clinical and genetic spectrum of a treatable disorder. *Brain* 2010；133：655-670．
9) Rochette J, et al. Genetics of infantile seizures with paroxysmal dyskinesia：The infantile convulsions and choreoathetosis（ICCA）and ICCA-related syndromes. *J Med Genet* 2008；45：773-779．
10) Liu Q, et al. Mutations in PRRT2 result in paroxysmal dyskinesias with marked variability in clinical expression. *J Med Genet* 2012；49：79-82．
11) Guerrini R, et al. Autosomal recessive rolandic epilepsy with paroxysmal exercise-induced dystonia and writer's cramp：Delineation of the syndrome and gene mapping to chromosome 16p12-11.2. *Ann Neurol* 1999；45：344-352．
12) Margari L, et al. Channelopathy：Hypothesis of a common pathophysiologic mechanism in different forms of paroxysmal dyskinesia. *Pediatr Neurol* 2005；32：229-235．

Further reading

- 寺田清人，池田昭夫．ミオクローヌス．梶龍兒（編），不随意運動の診断と治療―動画で学べる神経疾患．東京：診断と治療社；2006，pp.148-170．
不随意運動の観点よりミオクローヌスを解説．定義，病態生理，分類，治療，鑑別までを概説

- Inoue Y, et al. Generalized myoclonic seizures and negative myoclonus. In：Engel J, et al（editors）. Epilepsy：A comprehensive textbook, 2nd edition. Philadelphia：Lippincott Williams & Wilkins；2008, pp.585-599．
てんかんの観点よりミオクローヌスを解説．病態生理，分類に加え，てんかんにミオクローヌス／ミオクロニー発作を伴う疾患・症候群についても概説

III. 症候性の不随意運動と併存疾患
薬剤性不随意運動

> **Point**
> - 抗精神病薬とパーキンソン病治療薬が薬剤性不随意運動の主要な原因である．
> - これらによる急性の不随意運動として急性ジストニア，アカシジア（静坐不能），薬剤性パーキンソニズムがある．
> - 遅発性の不随意運動としては，遅発性ジスキネジアがあるが，これは治療が困難なことが多い．

　薬剤性不随意運動は抗精神病薬とパーキンソン病治療薬などが原因となるものが多い[1]．急性の薬剤性不随意運動には，ドパミン受容体拮抗薬の開始や増量に伴って起きるものが多く，急性ジストニア，アカシジア，薬剤性パーキンソニズムなどが含まれる．これに対し遅発性ジスキネジアは，抗精神病薬などのドパミン受容体拮抗薬を使用後しばらくしてから発現する．アカシジア以外の不随意運動は，薬剤性の疾患に対応して，同様の症状を呈する特発性の疾患がある（たとえば，薬剤性パーキンソニズムとパーキンソン病）．この他に，抗精神病薬と関連したものとして悪性症候群，離脱症候群もある．本稿ではそれぞれについて述べ，最後にその他の薬剤性不随意運動について述べる．

急性の薬剤性不随意運動

急性ジストニア反応

　抗精神病薬など薬剤の使用を開始してからまもなく（48時間〜2週間以内に）突発的に出現するジストニアを呈するものである．体幹，四肢，舌，顔面などのひねる・ねじるような動きあるいは持続性の不随意収縮による異常姿勢を認める．小児や若年者の男性にみられることが多い．治療は薬剤の中止や，抗コリン薬，抗ヒスタミン薬，ジアゼパム（セルシン®など）などが用いられる．

アカシジア（静坐不能）

　抗精神病薬やL-ドパ（ネオドパストン®など）を用いている患者の一部に副作用として，通常は治療開始時にみられる常同運動である．急性に起きるが，遅発性に起きることもある．患者はじっと座ったり立ったりしていることができず，落ち着きがなく絶えず足や手を動かしたり，歩き回ってはま

1 薬剤性パーキンソニズムの原因になる薬剤

抗精神病薬	フェノチアジン，ブチロフェノン
循環器系薬剤	レセルピン，αメチルドーパ
消化器系薬剤	消化性潰瘍用薬（ラニチジン，スルピリド），胃腸運動調整薬（メトクロプラミド，ドンペリドン）
脳代謝改善薬	flunarizine（2013年現在国内未承認）
抗悪性腫瘍薬	テガフール
頻尿治療薬	プロピベリン塩酸塩
抗てんかん薬	フェニトイン，カルバマゼピン，バルプロ酸

た座る，足をならす，足を組んでは元に戻すなどを繰り返す．主観的にも落ち着かない感覚がある．男性より女性に多くみられる．病態機序は不明であるが，ドパミン受容体の過敏性またはドパミン過剰に関連した症状と考えられている．抗コリン薬やβ遮断薬の使用により軽快する．

薬剤性パーキンソニズム[1,2] *1

*1
本巻 VII.「薬剤性パーキンソニズム」（p.416）参照

医薬品の副作用としてパーキンソン症状をきたすものを薬剤性パーキンソニズムという．主としてレセルピン（アポプロン®など）や，抗精神病薬（ドパミン受容体拮抗薬）のようにドパミンを枯渇させる作用をもつ薬剤や抗潰瘍薬などの中毒症状としてみられる（**1**）．抗精神病薬についてはブチロフェノン系，フェノチアジン系などD_2受容体阻害作用が強いが，抗コリン作用は弱い定型抗精神病薬を用いたときが最も起こりやすいという．女性および高齢者に多い．

症状はパーキンソン病に類似し，固縮，無動，歩行障害などすべての主要症状を呈する．無動などの症状は対称性で，最も顕著な症状である．静止時振戦はまれであるが，姿勢時振戦を認めることがある．発症前パーキンソニズムの関与があるという報告もある[3,4]．

治療の基本は，抗精神病薬などを減量，可能なら中止することである．中止後，数週間から数か月で軽快する．または抗精神病薬を，比較的錐体外路症状を起こしにくい薬剤に変更する．L-ドパやドパミンアゴニストは，原因となる薬剤を用いているうちはあまり有効でないことが多い．抗コリン薬やアマンタジン（シンメトレル®など）が有効なこともある．

遅発性の薬剤性不随意運動

遅発性ジスキネジア

抗精神病薬などを3か月以上使用してから，あるいは使用中止6か月以内に出現する運動過多性の運動障害である．制吐薬や抗てんかん薬，抗うつ薬などでも起きることがある．高齢女性，若年男性でみられやすく，抗精神病

遅発性ジスキネジアの病態機序[7]

遅発性ジスキネジアはL-ドパによって誘発されるジスキネジアと同様の病態、すなわち線条体のドパミン受容体の過敏性によって起きるとも考えられてきたが、必ずしもこれだけで説明できるかは不明である。その理由は、ドパミン受容体の過敏性は抗精神病薬を使用すれば必ず生じるが、遅発性ジスキネジアは必ずしも生じないからである。また、遅発性ジスキネジアが生じるのは少なくとも3か月抗精神病薬を使用した後である。さらに、抗精神病薬を中止すると、ドパミン受容体の過敏性は元に戻るが、遅発性ジスキネジアは必ずしも良くならない。症状が持続する遅発性ジスキネジアでは、むしろより持続する何らかの機能上・構造上の変化がある可能性もある。長期にわたる抗精神病薬の使用後には大脳基底核におけるGABA、あるいはその合成酵素であるglutamate acid decarboxylaseが低下するので、GABAを伝達物質とするニューロンの障害が考えられているが、詳細は不明である。

薬の用量が多く、長期に用いた症例で起きやすい。原因となる抗精神病薬の中止後、1か月たっても消失しないことが多い。第一世代抗精神病薬より非定型抗精神病薬のほうが、ジスキネジアのような錐体外路系副作用を生じにくいとされる。

症状として最も多いのは、口をモグモグさせて舌を出すような常同的な舌と口の動きである。顔面や頸部に多く、瞬きを繰り返す、額にしわを寄せる、眉をひそめる、しかめ面などもよくみられるが、体幹・四肢の症状などの動きが単独もしくは複合して発現することもある。遠位筋に症状が目立つ一方、近位筋は侵されないことが多く、歩行は障害されない。患者はしばらくの間ならこれらの動きを止めることができ、随意運動のようにも見えるが、実際には反復的な不随意運動である。この他、舞踏運動、アテトーゼ、ジストニアもみられる。

治療は原因薬剤を減らす(可能なら中止する)とともに、ジアゼパムなどの抗不安薬を用いる。しかし一般に治療抵抗性であり、特に長く放置された症例では、原因薬剤をやめても消えないことが多いので、早期に発見して治療を開始することが大切である。抗ドパミン作用のあるハロペリドール(セレネース®など)やフェノチアジン系薬はジスキネジアを止める作用があるが、基盤にある病態を悪化させるので勧められない。レセルピンが用いられることもある。

遅発性ジスキネジアは治療に難渋する症例が多く、実際には予防を念頭においたほうがよい。適宜drug holidayなどを織り交ぜながら、慎重に効果をみるのが一つの方法である。drug holidayをおくと、抗精神病薬の投与により隠れていた遅発性のジスキネジアが現れてくることがあるからである。その場合、抗精神病薬を徐々に減量していくと、遅発性ジスキネジアの発現を抑えることができる(Column 参照)。

ジストニアの目立つものは、遅発性ジストニアといわれる。遅発性ジストニアは顔と頸部、あるいは腕と体幹のような体の隣接する2~3の分節を冒す。特に顔と頸部が最も冒されやすく、眼瞼痙攣、斜頸、口顎部ジストニアなどを呈する。男性・若年者に多い。頸部ジストニアなどの局所的ジストニ

Keywords

ジスキネジア
不随意運動の一種で、自分の意志にかかわりなく自分の意思とは無関係に体が不規則に動いてしまう症状をいう。振戦のようなものから、チック、舞踏病様の動きに似たものまでさまざまな動きがある[*2]。

[*2] ジスキネジアについては、本巻II.「ジスキネジア」(p.107) 参照

drug holiday
定期的に飲んでいた薬をある期間休薬するものである。その薬剤に対する感受性を取り戻すためだったり、慢性的に投与されていた薬剤の副作用の発現を抑えるために行われる。たとえばパーキンソン病の患者でL-ドパを1週間~10日間休薬すると、薬への反応性が増す。

アにはA型ボツリヌス毒素の注射などが用いられる．

ラビット症候群は，口顎部の4〜6 Hzの主として垂直の律動的な動きで，ウサギの咀嚼運動に似ていることからこの名がある．舌は通常冒されない．薬剤性パーキンソニズムの一つともとらえられている．抗コリン薬が有効である．

悪性症候群

急性発症に高熱（38℃以上），意識障害，錐体外路症状（著明な固縮，無動，ジストニア），自律神経障害（発汗亢進，頻脈，血圧変動，尿閉）などを起こす．定型抗精神病薬のほか，三環系抗うつ薬，リチウム（リーマス®など）などの抗精神病薬によって生じる．また，L-ドパ，アマンタジンなどの抗パーキンソン病薬の突然の服用中止によって発症することもある．症状は1〜3日以内に発現し，治療中のいかなるタイミングでも起こりうる．CK値上昇，白血球増多，肝機能障害などを認める．横紋筋融解症を併発し，高ミオグロビン血症，ミオグロビン尿により急性腎不全をきたすこともある．抗精神病薬，リチウムなどを用いている場合には中止するとともに，輸液を十分に行い，クーリングする．ダントロレン（ダントリウム®），ブロモクリプチン（パーロデル®など）の投与，L-ドパの静注などを行う．

離脱症候群

抗精神病薬を慢性的に投与している患者（特に小児）で，急激に中止した場合に起きる．舞踏病に似た不随意運動が生じる．

その他の薬剤性不随意運動

眼球回転発作（oculogyric crisis）[1]

眼球が発作的に数分から数時間にわたって上転，時に側方に偏移したまま固定してしまい，下方に動かすことができなくなるもので，当初脳炎後パーキンソン症候群で記載されたが，現在は抗精神病薬によるものが多い．抗精神病薬使用中のいかなるタイミングでも起こり，子どもでも成人でもみられる．ジストニアを治療する薬剤，抗コリン系薬物が有効である．

drug induced tremor[5]

振戦を引き起こすものと，もともとある振戦を悪化させるものがある．静止時・姿勢時振戦を起こすものがある．抗精神病薬（ハロペリドールなど）の使用によるものが多いが，抗うつ薬（アミトリプチリン），リチウム，セロトニン再取り込み阻害薬（SSRI），抗不整脈薬（アミオダロン，メキシレチン，プロカインアミド），カフェインやテオフィリン，β作動薬（サルブタモール），抗てんかん薬（バルプロ酸），化学療法薬（タモキシフェン，シタラビン），レセルピン，甲状腺ホルモン製剤などの投与により起こる．薬

2 他の薬剤性不随意運動の原因となる薬剤

ジストニア	ドパミンアゴニスト，リチウム，SSRI，メトクロプラミド
チック	中枢神経興奮薬（メチルフェニデート，アンフェタミン*，抗てんかん薬，L-ドパ，三環系抗うつ薬），抗精神病薬
舞踏病	ドパミンアゴニスト，抗コリン薬，フェニトイン，カルバマゼピン，アンフェタミン*，リチウム
ミオクローヌス	麻薬（モルヒネ，フェンタニル），抗てんかん薬（フェニトイン，バルプロ酸，カルバマゼピン），L-ドパ，ブロモクリプチン，フィゾスチグミン

* 国内未認可．

剤の中止により軽快する．

levodopa-induced dyskinesia

　L-ドパ（levodopa）は長期投与の副作用としてジスキネジアを起こす．比較的若い患者で起きやすい．L-ドパを中止したり，減量することによって改善する．ドパミンアゴニストで治療を始めることによりある程度予防ができる．その理由は，ジスキネジアの発生には D_1 受容体が関与しており，ドパミンアゴニストは主として D_2 受容体に作用するのに対し，L-ドパは D_1，D_2 受容体双方に作用するからという説[6]や，半減期の長いドパミンアゴニストによる持続的ドパミン受容体刺激（continuous dopaminergic stimulation：CDS）のほうがジスキネジアを起こしにくいという説がある．その他の不随意運動を起こしうる薬剤には 2 のようなものがある．

〔寺尾安生〕

文献
1) 水野美邦（編）．神経内科ハンドブック―鑑別診療と治療．第4版．東京：医学書院；2010．
2) 水野美邦，栗原照幸（編）．標準神経病学．東京：医学書院；2000．
3) Stephen PJ, Williamson J. Drug-induced parkinsonism in the elderly. *Lancet* 1984；2：1082-1083.
4) Marti-Massó JF, et al. Drugs inducing or aggravating parkinsonism：A review. *Therapie* 1996；51：568-577.
5) Morgan JC, Sethi KD. Drug-induced tremors. *Lancet Neurol* 2005；4：866-876.
6) 柴﨑浩．神経診断学を学ぶ人のために．東京：医学書院；2009．
7) Simon RP, et al. Clinical neurology, 7th edition. New York：MacGraw-Hill；2009.

睡眠異常症と不随意運動

Point

- レム睡眠行動異常症（RBD）は，通常レム睡眠期に抑制されるべき骨格筋の筋活動が脳幹部に存在する病変などにより抑制されない状態にあるところに，悪夢を契機に夢の内容に沿った行動を起こす睡眠時随伴症である．パーキンソン病（PD）やレヴィ小体型認知症（DLB）などαシヌクレイノパチーと関連が深い．
- PDにおける過眠症状の原因には，運動症状や頻尿などによる夜間の睡眠の質の低下，抗パーキンソン病薬など薬物に由来するもの，PD pathologyによるものがある．
- 睡眠関連運動障害には，レストレスレッグス症候群（RLS），周期性四肢運動障害（PLMD），睡眠関連こむらがえり，睡眠関連歯ぎしり，睡眠関連律動性運動障害がある．
- RLSは夜間または安静時に下肢の不快感を伴う異常運動により不眠の原因となる疾患であり，診断には特徴的な4症候を確認する．病態の3大要因として，遺伝的要因，鉄，ドパミン神経系の関与が推定されている．またRLS疑似病態との鑑別が重要である．
- 睡眠関連歯ぎしりは，口腔顔面筋群のジストニアやジスキネジアなどとともに口運動障害の一つとして位置づけられる．

*1 レストレスレッグス症候群は，神経学用語集（日本神経学会）では下肢静止不能症候群，日本睡眠学会ではむずむず脚症候群ともされている．

　睡眠異常症（dissomnia）すなわち睡眠関連疾患（sleep related disorder）は，睡眠障害の国際分類第2版（International Classification of Sleep Disorders, Second Edition：ICSD-2）によると不眠症，睡眠関連呼吸障害群（例：睡眠時無呼吸症候群），中枢性過眠症群（例：ナルコレプシー），概日リズム睡眠障害群，睡眠時随伴症群（例：レム睡眠行動異常症〈rapid eye movement sleep behavior disorder：RBD〉），睡眠関連運動障害群（例：レストレスレッグス症候群〈restless legs syndrome：RLS〉*1）の6つの大カテゴリーに分類される．これらの睡眠関連疾患の中には，パーキンソン病（Parkinson disease：PD）をはじめとするPD関連疾患に併存するものがあり，患者の生活の質（quality of life：QOL）の向上のためには運動症状以外にも非運動症状の一つでもある睡眠関連症候の評価と治療が重要である．特にPDでは睡眠障害を高率に合併し，その原因に夜間の運動の固縮，無動，振戦などの運動症状の悪化や，精神症状，夜間頻尿，ドパミン作動薬の影響のほか，睡眠時無呼吸症候群，レストレスレッグス症候群，レム睡眠行動異常症などの種々の睡眠関連疾患との合併もみられる．PD Sleep Scale（PDSS）-2は外来もしくはベッドサイドで施行可能なPDに関連した睡眠障害のスクリーニング，評価に有用である（**1**）[1,2]．ここでは主に，睡眠関連疾患の中でPDおよびPD関連疾患と関連が深い，RBD，過眠症状，RLS，睡眠時周期性四肢運動（periodic limb movement during sleep：PLMS）およびブラキシズム（bruxism；

1 PD Sleep Scale (PDSS)-2

パーキンソン病睡眠評価尺度-2（Parkinson's disease sleep scale-2：PDSS-2）
過去7日間の体験に基づき以下の項目を評価し，該当する回答欄に✓をつけてください．

	とても多い（週6～7日）	多い（週4～5日）	ときどき（週2～3日）	ほとんどない（週1日）	全くない
1) 先週，よく眠れましたか？	☐ 0	☐ 1	☐ 2	☐ 3	☐ 4
2) 夜，寝つきの悪い日がありましたか？	☐ 4	☐ 3	☐ 2	☐ 1	☐ 0
3) 夜中に目が覚めることがありましたか？	☐ 4	☐ 3	☐ 2	☐ 1	☐ 0
4) 夜，睡眠を妨げる腕や脚の落ち着かない不快な感じはありましたか？	☐ 4	☐ 3	☐ 2	☐ 1	☐ 0
5) 夜中に手足を動かしたくて眠れないことがありましたか？	☐ 4	☐ 3	☐ 2	☐ 1	☐ 0
6) 夜中に不快な夢で悩まされることがありましたか？	☐ 4	☐ 3	☐ 2	☐ 1	☐ 0
7) 夜中に幻覚（実在しないものが見えたり聞こえたりすること）があって困ることはありましたか？	☐ 4	☐ 3	☐ 2	☐ 1	☐ 0
8) 夜トイレに起きましたか？	☐ 4	☐ 3	☐ 2	☐ 1	☐ 0
9) 夜中に寝返りや動くことができなくて寝苦しいことがありましたか？	☐ 4	☐ 3	☐ 2	☐ 1	☐ 0
10) 夜中に手足が痛くなり目が覚めることがありましたか？	☐ 4	☐ 3	☐ 2	☐ 1	☐ 0
11) 夜中に手足の筋肉が引きつって目が覚めることがありましたか？	☐ 4	☐ 3	☐ 2	☐ 1	☐ 0
12) 寝ていて手足が動かず，痛くて，朝早く目が覚めることがありましたか？	☐ 4	☐ 3	☐ 2	☐ 1	☐ 0
13) 目が覚めたとき手足が震えることがありましたか？	☐ 4	☐ 3	☐ 2	☐ 1	☐ 0
14) 朝，目が覚めた後も疲れと眠気がありましたか？	☐ 4	☐ 3	☐ 2	☐ 1	☐ 0
15) 夜中にいびきや息苦しさのために目が覚めることがありましたか？	☐ 4	☐ 3	☐ 2	☐ 1	☐ 0

合計　　　点

(Suzuki K, et al. *J Neurol Sci* 2012[1] より)

睡眠関連歯ぎしり）をはじめとする睡眠関連運動障害群，睡眠関連呼吸障害群の中の睡眠時無呼吸を中心に概説する．

レム睡眠行動異常症（RBD）

RBD の概念

睡眠は反復性，可逆性な現象であり，覚醒度・反応性の低下および運動の抑制を特徴とする．ヒトの睡眠はノンレム睡眠とレム睡眠から構成され，両

ステージで夢見は生じるが，レム睡眠時には上行性の脳幹部，視床下部，前脳基底部の上行性覚醒系による前脳部の活性化，辺縁系の活性化が起こり，より鮮明な夢に関連している．レム睡眠行動異常症（RBD）は，レム睡眠時に起こる睡眠時随伴症である．通常レム睡眠期に抑制されるべき骨格筋の筋活動が脳幹部に存在する病変などにより抑制されない状態にあるところに，恐怖に満ちた夢あるいは暴力的・攻撃的な内容の夢をみることを引き金に，夢の内容に沿った行動（例：はっきりした寝言，大声を出す，腕を振り回す，殴る，蹴る，起き上がる，歩く）を起こす結果，患者自身やベッドパートナーが sleep-related injury をきたすものである[3]．

薬物（例：抗うつ薬）の使用や薬物・アルコールからの離脱に伴う急性型と，特発性例やナルコレプシーおよびαシヌクレイノパチーをはじめとする神経変性疾患などとの関連が深い慢性型がある．特発性 RBD は 50 歳以降の中高齢の男性に多いと報告されている．一方，50 歳未満発症の RBD に関しては，性差が顕著ではないこと，ナルコレプシー，抗うつ薬使用との関連が報告されており，50 歳以降に発症する RBD とは異なる臨床背景をもつことが推定される．

病態生理として，RBD の発現にはレム睡眠を調節する脳幹部位（青斑核，脚橋被蓋核，背外側被蓋核，下外側背側核，巨大細胞性網様核など）とその関連部位である扁桃体，線条体，辺縁系，新皮質などの障害が示されている．

RBD の診断

RBD を疑った全例に睡眠ポリグラフ検査（polysomnography：PSG）を施行することは困難であることから，日常診療の場で RBD 疑似例に遭遇したときにはスクリーニングの手段として RBD screening questionnaire（RBDSQ）の日本語版（RBDSQ-J）が有用である（**2**）[4]．RBD に特徴的な行動に関する 13 の質問項目から成る自己記入式質問紙であり，回答ははい（yes）またはいいえ（no）の二者択一式で，はい（yes）の総数が 5 個（5 点）以上のとき RBD 疑い（probable RBD）と判定される．probable RBD の症例では確定診断のために睡眠医療施設へのコンサルトが望ましい．また，PD に合併する RBD のスクリーニング時のカットオフの最適値も原文と同様に 5 点と考えられる．

睡眠障害国際分類第 2 版（ICSD-2）の診断基準[5]によると，診断には PSG にて筋緊張の抑制を伴わないレム睡眠（REM sleep without atonia：RWA）の検出に加え，PSG 記録中にレム睡眠期において RBD を示唆する複雑な異常な動作や行動が観察されること，あるいは RBD を示唆する病歴の確認（例：睡眠に関連した外傷，危害を加える可能性のある行為など）が必要である（**3**）．

また，RBD と鑑別が必要な夜間の異常行動をきたす病態や疾患との鑑別が重要であり，**4**に示すように，まず睡眠障害と意識障害の鑑別を行う．すなわち，睡眠障害であれば，ノンレム睡眠期からの覚醒障害による睡眠時随

Memo

RBD 症状の出現時には運動症状が改善する？

De Cock ら[24]の検討では，PD における RBD 合併例では，睡眠中の RBD に関連した運動は，日中の運動と比べ明らかに速く，力強く，円滑であり，表情も正常化し，会話も改善していたことから，RBD 症状の出現中は運動機能が改善していることが報告されている．ドパミン作動薬の効果が不良である多系統萎縮症（MSA）でも同様に RBD 症状の出現時には運動機能の改善が報告されている[25]．RBD の運動は大脳皮質から錐体外路を迂回して錐体路につながる可能性などが推察されているが，その機序は明らかでない．

2 日本語版 RBD screening questionnaire（RBDSQ-J）

平成　年　月　日
名前　　　　　　　　年齢　歳　男・女

下記のいずれかに○をつけてから，回答をお願いします．
1. 自分自身だけで記入した．　2. 家族あるいはベッドパートナーと相談して記入した．

RBD スクリーニング問診票

質問	答え
1. とてもはっきりした夢をときどき見る．	はい　・　いいえ
2. 攻撃的だったり，動きが盛りだくさんだったりする夢をよく見る．	はい　・　いいえ
3. 夢を見ているときに，夢の中と同じ動作をすることが多い．	はい　・　いいえ
4. 寝ている時にうでや足を動かしていることがある．	はい　・　いいえ
5. 寝ている時にうでや足を動かすので，隣で寝ている人にケガを負わせたり，自分がケガをしたりすることもある．	はい　・　いいえ
6. 夢を見ているときに以下のできごとが以前にあったり，今もある．	
6.1　誰かとしゃべる，大声でどなる，大声でののしる，大声で笑う．	はい　・　いいえ
6.2　うでと足を突如動かす／けんかをしているように．	はい　・　いいえ
6.3　寝ている間に，身振りや複雑な動作をする．（例：手を振る，挨拶をする，何かを手で追い払う，ベッドから落ちる）	はい　・　いいえ
6.4　ベッドの周りの物を落とす．（例：電気スタンド，本，メガネ）	はい　・　いいえ
7. 寝ている時に自分の動作で目が覚めることがある．	はい　・　いいえ
8. 目が覚めた後，夢の内容をだいたい覚えている．	はい　・　いいえ
9. 眠りがよく妨げられる．	はい　・　いいえ
10. 以下のいずれかの神経系の病気を，以前患っていた，または現在患っていますか．（例：脳卒中，頭部外傷，パーキンソン病，むずむず脚症候群，ナルコレプシー，うつ病，てんかん，脳の炎症性疾患）	はい　・　いいえ

（Miyamoto T, et al. *Sleep Med* 2009 [4] より）

3 レム睡眠行動異常症の診断基準

A）筋抑制を伴わないレム睡眠（RWA）の存在：おとがい筋電図における過度の持続性または間欠性筋活動の増加．またはおとがいもしくは四肢（上肢または下肢）の筋電図における過剰な相動性筋収縮
B）少なくとも下記のうち1つが存在する
　i. 病歴から，睡眠に関連した外傷，潜在的に外傷を起こしうる，または破壊的な行為が確認される
　ii. 睡眠ポリグラフ検査中に，レム睡眠中の異常な行動が観察される
C）レム睡眠中にてんかん性脳波活動がみられない
D）この睡眠障害は，他の睡眠障害，身体疾患，神経疾患，精神疾患，薬物使用または物質使用障害により説明できない

（日本睡眠学会診断分類委員会〈訳〉．睡眠障害国際分類 第2版 診断とコードの手引．2010 [5] より一部訳を改変）

伴症（例：夜驚症，夢中遊行症）があり，意識障害であれば，てんかん，代謝性疾患による意識障害（例：低血糖），夜間せん妄などがある．さらにPDでは夜間の幻覚および精神症状とRBDとの鑑別も重要である．RBDと意識障害や他疾患との重要な鑑別点として，RBDの典型例では行動の最中に覚

4 夜間の異常行動をきたす疾患・病態の鑑別

	睡眠障害			意識障害	
	レム睡眠時随伴症	ノンレム睡眠時随伴症			
	レム睡眠行動異常症	覚醒障害*1	てんかん	夜間せん妄	代謝性障害*2
好発年齢	高齢者	小児	小児・高齢者	高齢者	
時間帯	睡眠後半	睡眠前半	不定	夜間（不定）	明け方
運動の内容	複雑	複雑	常同性	複雑	常同性
歩行	±～＋	＋	＋	＋	＋
尿失禁	－	－	±～＋	±～＋	＋
悪夢	＋	－	－	－	－
夢の再生	＋	－	－	－	－
刺激による覚醒	速やか	困難	困難	困難	困難
脳波所見	RWA		てんかん波	基礎律動の徐波化	基礎律動の徐波化
関連する睡眠段階	レム睡眠	ノンレム睡眠 徐波睡眠	ノンレム睡眠		

*1 錯乱性覚醒，睡眠時遊行症，夜驚症を含む．
*2 インスリノーマや糖尿病治療中に伴う低血糖．
RWA：筋抑制を伴わないレム睡眠．

醒を促すと夢と行動の内容の再生（dream recall）が可能であり，比較的速やかに覚醒可能である．一方，意識障害やてんかんなどの場合では異常行動からの覚醒は困難であり，その行動を覚えていることはない．また閉塞性睡眠時無呼吸症候群の重症例において RBD 様の異常行動をきたす場合があり，注意を要する（pseudo-RBD）．

RBD と神経変性疾患との関連

RBD は，パーキンソン病（PD）の 15～60％，多系統萎縮症（multiple system atrophy：MSA）の 90％，レヴィ小体型認知症（dementia with Lewy body：DLB）の 86％とαシヌクレイノパチーに多く合併し，タウオパチーとの合併は，アルツハイマー病（Alzheimer disease：AD）7％，進行性核上性麻痺 11％と少ない[6]．

数少ない特発性 RBD の剖検例での中で生前に PD や DLB などを発症せずに病理所見でレヴィ小体が偶然に発見された例（incidental Lewy body disease）があること，さらに，特発性 RBD の症例の長期追跡により，PD, MSA，DLB などのαシヌクレイノパチーへ進展する場合があることがわかり，神経変性疾患の発症前駆病態として注目されている．

Schenck らは RBD の独立した疾患概念を提唱した後に，29 例の特発性 RBD 患者を追跡することにより，診断後平均 3.7 年（RBD 発症後 12.7 年）で約 38％に PD 関連疾患の発症が認められることを初めて報告した[7]．その 16 年後となる最近の追跡結果では，追跡可能であった 26 例の特発性 RBD

中21例(80.8％)が，RBD症状の発現から約13年でPD関連疾患および認知症に進展した（PD 13例，DLB 3例，特定不能な認知症1例，MSA 2例，AD〈病理学的にはADとレヴィ病理合併〉2例)[8]．一方Iranzoら[9]は，44例の特発性RBD患者のうち45％が診断後平均5.1年（RBD発症後11.5年）でPD（9例），DLB（6例），軽度認知障害（4例），小脳型MSA（1例）を発症した．Postumaら[10]の追跡研究では，93例中26例の特発性RBDが神経変性疾患を発症した（PD 14例，DLB 7例，AD 4例，MSA 1例）．生存時間解析により特発性RBDが神経変性疾患を発症するリスクは5年で17.7％，10年で40.6％，12年で52.4％であった．

以上より，前向き研究の結果は，特発性RBDはαシヌクレイノパチーの中でも特にPDとDLBに進展する症例が多くみられている．

PD-RBDとその臨床的特徴

Braakらは PD の疾患進行過程をレヴィ病理の分布によりステージ1〜6に分類し，延髄（ステージ1）から橋（ステージ2），中脳黒質（ステージ3）へ上行し，皮質（ステージ4〜6）に到達するという仮説を提唱した．PDの運動症状を引き起こす黒質の障害はステージ3でみられ，その前のステージ2にレム睡眠の調節に関与する脳幹核（縫線核下部，巨大細胞性網様核，青斑核-青斑下核複合体）が含まれており，RBDがPDの運動症状に先行することを説明可能である．しかし，PDの運動症状の発現後にRBDが発症する例も多く存在し，PDの少数例において剖検で延髄にレヴィ小体が確認されない場合もあり，PDの進行過程にはvariationがみられると考えられる．

Postumaら[11,12]はPD 36例にPSGを施行し，PDでRBD合併例（PD-RBD）（21例）とPDでRBD非合併例（PD-non RBD）（15例）群との臨床特徴を比較検討した．両群で罹病期間，疾患重症度，運動機能に差はなかったが，PD-RBD群はPD-non RBD群に比べ，振戦が少なく，起立性低血圧，色覚識別能障害があり，易転倒性，ドパミン作動薬への反応性不良がみられた．他の研究においてもPD-RBDの臨床像は非振戦型（無動固縮型）が多いという報告が多い．PDにおいて，無動固縮型では振戦型に比して，黒質緻密部腹外側の細胞喪失が重度であるという報告や，振戦型に比して運動症状の進行が速いという報告，またはドパミン治療への反応性不良[11]からは，PD-RBDがPD-non RBDに比してより重度の病理学的な疾患進行を反映している可能性がある．

一方，睡眠障害のあるPD 457例にPSGを施行した検討[13]では，46％にRBD合併がみられたが，PD-RBDとPD-non RBD群間において，性差は明らかではなかった．年齢，性別による補正後，PD-RBD群はPD-non RBD群に比して，PDの罹病期間が長く，疾患重症度（Hoehn and Yahr〈HY〉ステージ）が高く，転倒が多かった．PD-RBD群では周期性四肢運動の合併が多くみられた．しかし，振戦型，無動固縮型の割合はPD-RBDとPD-non RBD群間で差はなかった．さらに早期PD（HY 1〜2.5，罹病期間5年以内）を対

5 日中の過度の眠気（EDS）をきたす要因

夜間の運動症状による睡眠障害 ・振戦，無動，固縮，ジスキネジア，ジストニア
夜間頻尿
夜間の痛みによる睡眠障害 ・筋骨格系，中枢性，ジストニア，アカシジア（静坐不能），神経障害性
精神神経症状 ・うつ，精神症状，幻覚
薬剤性 ・L-ドパ，ドパミンアゴニスト，抗うつ薬，睡眠薬など
PDに関連する病理学的変化 ・覚醒系の障害，概日リズムの脆弱化，睡眠構築の変化
一次性睡眠関連疾患の合併 ・睡眠時無呼吸症候群 ・レストレスレッグス症候群，周期性四肢運動障害 ・レム睡眠行動異常症

（鈴木圭輔ほか．*Clinical Neuroscience* 2013[2] より）

象にしたRBDSQを用いた検討においても，PD-RBDとPD-non RBD群間において疾患重症度と臨床徴候に差はなかった．RBDSQ-Jを用いた最近の筆者らの検討では[14]，PD 93例中29％にprobable RBD（RBDSQ-J≧5）が合併し，PD-RBD群はPD-non RBD群に比べ，運動機能，疾患重症度に差はなく，臨床病型の差もみられなかった．しかし，PD-RBD群では入眠困難，夜間の幻覚，悪夢が多く，認知機能および精神的安定感の障害との関連がみられた．

RBDの治療

患者自身およびベッドパートナーの外傷や事故を予防する観点から治療を行う[15]．

非薬物治療としては，ベッドを低くし，マットレスを敷く，周囲に危険物を置かないなどの寝室環境の整備を行い，異常行動出現時の事故を防ぐようにする．また，誘因となりうる精神的ストレス，薬物・過量の飲酒を避けることも重要である．薬物療法としてはクロナゼパム（リボトリール®）0.25～2 mgの就寝前投与が約9割の症例に有効である（保険適用）．他に，抑肝散，メラトニン，プラミペキソール（ビ・シフロール®），ドネペジル（アリセプト®）が有効な例もある．なお，PSGを施行し重症な閉塞性睡眠時無呼吸症候群の併存が確認された例では，これが異常行動の誘因となることがあるため持続陽圧呼吸（continuous positive airway pressure：CPAP）療法を先に行い，異常行動が残存するときには薬物療法を検討する．

過眠症状とパーキンソン病（PD）

ここでは，PDにおける過眠すなわち日中の過度の眠気およびナルコレプシー表現型について概説する．

パーキンソン病と日中の過度の眠気

　日中の過度の眠気（excessive daytime sleepiness：EDS）はPDでは15〜50％にみられ，PDに合併するさまざまな要因で起こりうる（5）[2]．5に示す病態により睡眠の質・量が障害されているのか（睡眠障害による二次的な眠気），または，睡眠が十分であるにもかかわらず，日中の過眠症状がみられるのかどうか（覚醒系の障害）の判断が重要である．また，罹病期間，疾患重症度，ドパミン作動薬の総量，うつの合併との関連が示唆されている．突発性睡眠に関しても，4〜20％と報告されており，EDSと相関がみられる例が多い．高用量のドパミン作動薬，2種類以上のドパミンアゴニスト併用がEDSや突発性睡眠の危険因子となるが，特定のドパミンアゴニストと日中の眠気との関係は明らかではない．PDの追跡研究ではEDSの割合は疾患進行とともに増加することが示されている．

パーキンソン病とナルコレプシー表現型

　ナルコレプシー（narcolepsy）は，睡眠発作，情動脱力発作，睡眠麻痺，入眠時幻覚を主徴とする中枢性過眠症の一つである．視床下部外側に存在し覚醒維持に働くオレキシン神経系の障害が考えられている．髄液検査ではオレキシンが低値（110 pg／mL以下）を示し，情動脱力発作を伴う例（narcolepsy with cataplexy）と伴わない例（narcolepsy without cataplexy）に分類される．レム睡眠は通常，入眠後約90分後に約90分周期で出現するが，ナルコレプシーではレム睡眠が入眠直後に出現する特徴がみられる（sleep onset REM period：SOREMP）．PDでは中脳腹側被蓋野から中脳皮質辺縁系に投射するドパミン作動性神経の障害や，オレキシン系，セロトニン系，ノルアドレナリン系，アセチルコリン系などの覚醒維持機構に働く神経系の障害により，疾患自体の影響によりEDSを生じうる．実際に，夜間の睡眠状態（睡眠の質および量）に異常がなく，覚醒維持機構の障害によるナルコレプシー表現型（EDSや突発性睡眠を生じ，反復睡眠潜時検査上の睡眠潜時の短縮およびSOREMPの出現がみられる）を呈する症例が存在する．これらのナルコレプシー表現型では情動脱力発作はみられない．

　PDの剖検例の検討でオレキシン神経系の障害が報告されているが[16]，髄液中のオレキシン値については研究報告により異なる．さらに，オレキシン神経系の障害が疾患による直接的な変化なのかどうかは明らかでなく，EDSのあるPD症例において脳脊髄液中のオレキシン値の低下がみられない例も多く存在する[17]．これらのことから，ナルコレプシーとPDにおけるオレキシン神経系を介したEDSは異なる病態である可能性がある．

パーキンソン病の過眠症状に対する治療

　ドパミンアゴニスト，鎮静薬，抗不安薬，抗精神病薬，抗うつ薬などの薬物がEDSの原因となるため，それらの薬物を見直し，ドパミンアゴニスト

> **Column**
>
> ### RLS と leg motor restlessness
>
> 　未治療 PD における RLS の合併率を検討した研究では，RLS の合併は健常群と有意差はなかった（15.5% vs. 9.2%）[26]．しかし，urge to move（下肢を動かしたいという強い欲求）はあるが，それ以外のいずれか（またはすべて）を満たさない leg motor restlessness（LMR）は PD で有意に多かった．ドパミン作動薬により治療中 PD を含むわれわれの横断研究[1] においても RLS は健常群と比して有意差はなかったが（5.5% vs. 2.2%），LMR は PD で有意に多かった．
> 　LMR は RLS 同様に不眠をきたす原因となり，抑うつ症状との関連もみられることから，その対処は重要であるが，LMR が RLS の不全型なのか，別の病態をみているのかどうかはまだ明らかではない．

の減量，中止，変更などを考慮する．そのほかに **5** に示す多様な要因の関与を考慮する．夜間の運動・非運動症状により睡眠の断片化や睡眠の質が低下すると EDS をきたす．夜間の運動障害が原因の場合には就寝前のドパミン作動薬の増量を行い，夜間の精神症状に対して逆に減量を行う．また EDS の原因として食後低血圧の関与の有無も確認する．カフェインはアデノシン A_{1A}，A_{2A} 受容体を非選択的に拮抗し，覚醒を促すが，夜間頻尿や夜間の不眠症状が出現する場合があることに注意を要する．難治性 EDS に対してモダフィニル（モディオダール®）の有効性を示す報告があるが，本邦では PD に対して保険適用外である．

睡眠関連運動障害

　ICSD-2 の中で睡眠関連運動障害に分類されるものには，レストレスレッグス症候群（RLS），周期性四肢運動障害（periodic limb movement disorder：PLMD），睡眠関連こむらがえり，睡眠関連歯ぎしり（sleep related bruxism：SB），睡眠関連律動性運動障害（large muscle group を含む反復性で常同的な律動性の運動動作）がある[5]．ここでは RLS，周期性四肢運動と SB について概説する．

レストレスレッグス症候群（RLS）

■ RLS の概念

　RLS は，夜間または安静時に下肢の不快感を伴う異常運動により不眠の原因となる疾患であり，ICSD-2 では睡眠関連運動障害に分類される[5]．
　RLS の病態の 3 大要因として，遺伝的要因（家族歴を有する例があること，全ゲノム関連解析より），脳内の貯蔵鉄の欠乏・鉄の輸送障害，ドパミン神経系（A11 ドパミン神経系）の機能障害が推定されている．二次性 RLS として妊娠後期，末期腎不全（透析例），鉄欠乏性貧血，薬剤性（例：抗精神病薬，SSRI，三環系抗うつ薬，抗ヒスタミン薬，リチウム〈リーマス®など〉）などがある．
　RLS の有病率は欧米では 5～10％ と報告されているが，本邦では 4％ 以下である．性差は女性に多い．

6 国際 RLS 研究グループ(IRLSSG)によるレストレスレッグス症候群の診断基準

必須事項(4項目)*
1. urge to move the legs
   脚の異常感覚により脚を動かしたくてたまらない衝動感と不快感
2. worse at rest
   休んでいたり,じっとしているときに悪化
3. motor relief
   脚の運動により軽減ないし消失
4. worse or occur in evening or night
   夕方から夜に出現ないし悪化(日内変動)

* 上記4項目はIRLSの診断基準(2003年)とICSD-2(2005年)の診断基準と共通である.上記の4項目をすべて満たせば確定診断される.

支持項目(3項目)
1. 家族歴がある
2. ドパミン作動薬へ反応性がある
3. 周期性下肢(四肢)運動(PLMS)の合併がみられる

7 レストレスレッグス症候群の主な鑑別疾患と鑑別点

鑑別疾患	鑑別点
1. 睡眠関連こむら返り	・脚の疼痛を伴った強い筋収縮と筋硬直がみられる ・単発性,ストレッチで軽快
2. 末梢神経疾患,神経根症	・神経支配領域に一致した神経症候 ・urge to move はなく,運動による改善や日内変動はない
3. 骨関節炎(痛)	・骨関節に限局した疼痛 ・ドパミンアゴニストの効果はない
4. 姿勢による不快感	・姿勢の改善による軽快
5. 下肢血行障害	・間欠性跛行,皮膚色の変化
6. アカシジア	・概日変動がない ・中枢性ドパミン神経遮断薬の内服がある ・urge to move はなく,運動による改善はない
7. painful legs and moving toes	・脚の不快感と主に足趾の不随意運動から成る ・脚の不快感が必ずしも休息時や夜間に悪化しない ・運動による改善を伴わない

(宮本雅之ほか.最新精神医学 2011[19] より一部改変)

■ RLS の診断と鑑別診断

国際 RLS 研究グループ(IRLSSG)の診断基準(6)によると,①下肢の不快感を伴う下肢を動かしたいという強い欲求,②動作による症状の軽減ないし消失,③安静時に出現ないし悪化,④夕方から夜間にかけての症状発現ないし悪化,の4項目を満たすことが必須である[18]. また RLS 症状の進展により,下肢以外の部位にも症状が拡大する場合があることにも注意を払う必要がある.

RLS に擬似する疾患群として "RLS mimics" が報告されており,7に示す疾患群との鑑別は重要である[19].

■ PD に併存する RLS

PD に併存する RLS 症例では RLS の診断基準は満たさないが,urge to

8 睡眠関連歯ぎしりの診断基準

A. 患者が睡眠中の歯の摩擦音や歯の食いしばりを訴える，またはその自覚がある
B. 以下のうち，1つ以上が認められる
  i) 歯の異常な摩耗
  ii) 朝，起床時に，下顎の筋肉の不快感，疲労，疼痛や開口障害が認められる
  iii) 意図的に歯を食いしばると咀嚼筋が腫れる
C. 下顎筋の活動が，現在知られている他の睡眠障害，身体疾患や神経疾患，薬物使用，または物質使用障害では説明できない

（日本睡眠学会診断分類委員会〈訳〉．睡眠障害国際分類 第2版 診断とコードの手引．2010[5]より）

move のある leg motor restlessness や L-ドパの長期内服の副作用によるウェアリング・オフ（wearing off）やアカシジア（静坐不能），痛みなどとの鑑別を要する．PD と RLS はドパミン治療による反応性，ドパミン神経系の障害などは両疾患で共通するが，RLS はドパミン作動薬以外の薬の効果もみられること，RLS は PD の発症リスクとはならないことなどから両疾患の相違もみられる．PD に RLS 合併は報告者により 0〜49％とばらつきがみられる[20]．さらに，PD では RLS の存在自体を過小評価する可能性（ドパミン治療により RLS 症状が抑制されている場合）があることは銘記すべきである．

■ RLS の治療

RLS の治療は非薬物療法と薬物療法に分けられる[21]．RLS 症状を増悪させる可能性のある薬物の内服があれば変更または中止する．非薬物療法としては，RLS を増悪させる因子である，カフェイン，ニコチン，アルコールの就寝前の摂取を避け，入浴，下肢マッサージ，下肢の運動を就寝前に行うことが推奨される．血清鉄低下，または血清鉄が正常であっても血清フェリチン 50 ng/mL 未満の場合には経口鉄剤の投与を行う．薬物療法の第一選択はドパミンアゴニストであり，本邦で保険適用のある薬剤はプラミペキソールであり，0.125〜0.75 mg の少量で効果はみられる．また，新たに 24 時間安定した血中濃度を示す貼付剤であるロチゴチン（ニュープロ®）パッチが登場した．L-ドパ製剤は即効性があるが，半減期が短いために，長期使用により症状の増強（augmentation），早朝の反跳現象（early morning rebound）が問題となる．クロナゼパム 0.5 mg は軽症例または，プラミペキソールで効果が不十分な場合に追加投与も可能である．また痛みの強い症例にはガバペンチン エナカルビル（レグナイト®，保険適用），ガバペンチン（ガバペン®）の投与を考慮する．

睡眠時の周期性四肢運動と周期性四肢運動障害

睡眠時周期性四肢運動（PLMS）は，主に睡眠中の周期的な下肢の筋収縮であり，PSG の前脛骨筋の表面筋電図の記録にて約 0.5〜5 秒持続する筋収縮が約 20〜40 秒間隔（出現間隔は 5〜90 秒）で 4 回以上出現するものである．PLMS は 60 歳以上の成人の約 3 割までにみられ，自覚症状のない場合も多い．成人では PLM 指数≧15／時でかつ，EDS や倦怠感，中途覚醒を含む不眠を

きたす場合，周期性四肢運動障害（PLMD）と診断する[5]．PLMS の PD における影響として，PLM 指数≧15／時群の PD 患者は PLM 指数＜15／時群に比べ，疾患重症度の進行，不眠，生活の質の障害が報告されている[22]．治療は RLS と同様，少量ドパミンアゴニスト，クロナゼパムが効果的である．

ブラキシズム

ブラキシズムは，ICSD-2 によると睡眠関連歯ぎしり（sleep related bruxism：SB）として睡眠関連運動障害の一つに分類され，その診断基準が明記されている（ 8 ）[5]．口腔顔面筋群のジストニア（orofacial dystonia）やジスキネジア（oromandibular dyskinesia）などとともに口運動障害（oral motor disorders）の一つとして位置づけられる．SB は，主に睡眠中にみられる閉口筋（咀嚼筋）の相動性（phasic）あるいは持続性（tonic）な収縮によるクレンチング，グラインディング，タッピングに特徴づけられる常同性（stereotyped）の運動であり，通常は睡眠からの覚醒を伴う．SB のほとんどがノンレム睡眠期（stage 1, 2）にみられ，レム睡眠期にみられることは少ない．鑑別すべき病態や疾患には，顔面下顎ミオクローヌス，不随意運動（ジストニア，振戦，舞踏病，ジスキネジア），睡眠関連てんかん，呼吸障害，RBD，異常嚥下，夜驚症，錯乱性覚醒がある．

睡眠関連呼吸障害──パーキンソン病と睡眠時無呼吸症候群

PD では肥満がなくとも，疾患の進行による固縮，無動に伴う上気道筋の障害の影響により睡眠時無呼吸低呼吸が生じると考えられている．睡眠時無呼吸症候群の合併は PD で多いという報告があるが，臨床症状としての日中の過剰な眠気（EDS）とは相関せず，合併頻度も対照群と比較して高くないという報告もある．質問紙による自験例の検討では，PD において，いびき（週2 回以上をいびきありと定義）は健常群に比べ高頻度にみられ（14.0％ vs. 1.1％），疾患重症度や運動症状，生活の質の障害といびきとは関連したが，EDS との関連はみられなかった[23]．また，いびきの性状にも注意が必要であり，吸気性喘鳴様の高調性のいびきが聴取された場合，多系統萎縮症に合併することが多い喉頭運動異常や声帯外転麻痺との鑑別が必要である．治療は，重症の閉塞性睡眠時無呼吸症候群を併存する例では CPAP 療法の適応となる．

おわりに

睡眠異常症すなわち睡眠関連疾患の観点から PD および PD 関連疾患と関連が深い RBD，過眠症状，RLS，PLMS，ブラキシズム，睡眠時無呼吸を中心に概説した．

（鈴木圭輔，宮本雅之，平田幸一）

文献

1) Suzuki K, et al. Nocturnal disturbances and restlessness in Parkinson's disease：Using

the Japanese version of the Parkinson's disease sleep scale-2. *J Neurol Sci* 2012 ; 318 : 76-81.
2) 鈴木圭輔ほか. パーキンソン病の睡眠障害. *Clinical Neuroscience* 2013 ; 31 : 208-211.
3) Mahowald M, Schenck C. REM sleep parasomnias. In : Kryger MH, et al (editors). Principles and Practice of Sleep Medicine, 5th edition. Philadelphia : Saunders ; 2010, pp.1083-1097.
4) Miyamoto T, et al. The REM sleep behavior disorder screening questionnaire : Validation study of a Japanese version. *Sleep Med* 2009 ; 10 : 1151-1154.
5) American Academy of Sleep Medicine. The International Classification of Sleep Disorders : Diagnostic and Coding Manual, 2nd edition. Westchester : American Academy of Sleep Medicine ; 2005／日本睡眠学会診断分類委員会（訳）. 睡眠障害国際分類 第2版 診断とコードの手引. 東京：医学書院；2010.
6) De Cock VC, et al. Sleep disturbances in patients with parkinsonism. *Nat Clin Pract Neurol* 2008 ; 4 : 254-266.
7) Schenck CH, et al. Delayed emergence of a parkinsonian disorder in 38% of 29 older men initially diagnosed with idiopathic rapid eye movement sleep behaviour disorder. *Neurology* 1996 ; 46 : 388-393.
8) Schenck CH, et al. Delayed emergence of a parkinsonian disorder or dementia in 81% of older males initially diagnosed with idiopathic REM sleep behavior disorder (RBD) : 16year update on a previously reported series. *Sleep Med* 2013. Jan 21. pii : S1389-9457 (12) 00381-4.
9) Iranzo A, et al. Rapid-eye-movement sleep behaviour disorder as an early marker for a neurodegenerative disorder : A descriptive study. *Lancet Neurol* 2006 ; 5 : 572-577.
10) Postuma RB, et al. Quantifying the risk of neurodegenerative disease in idiopathic REM sleep behavior disorder. *Neurology* 2009 ; 72 : 1296-1300.
11) Postuma RB, et al. REM sleep behaviour disorder in Parkinson's disease is associated with specific motor features. *J Neurol Neurosurg Psychiatry* 2008 ; 79 : 1117-1121.
12) Postuma RB, et al. Manifestations of Parkinson disease differ in association with REM sleep behavior disorder. *Mov Disord* 2008 ; 23 : 1665-1672.
13) Sixel-Döring F, et al. Associated factors for REM sleep behavior disorder in Parkinson disease. *Neurology* 2011 ; 77 : 1048-1054.
14) Suzuki K, et al. Probable rapid eye movement sleep behavior disorder, nocturnal disturbances and quality of life in patients with Parkinson's disease : A case-controlled study using the rapid eye movement sleep behavior disorder screening questionnaire. *BMC Neurol* 2013 ; 13 : 18.
15) 宮本智之, 宮本雅之. レム睡眠行動異常症の診断と治療. 神経治療 2010 ; 27 : 187-194.
16) Thannickal TC, et al. Hypocretin (orexin) cell loss in Parkinson's disease. *Brain* 2007 ; 130 : 1586-1595.
17) Compta Y, et al. Cerebrospinal hypocretin, daytime sleepiness and sleep architecture in Parkinson's disease dementia. *Brain* 2009 ; 132 : 3308-3317.
18) Allen RP, et al. Restless legs syndrome : Diagnostic criteria, special considerations, and epidemiology. A report from the restless legs syndrome diagnosis and epidemiology workshop at the National Institutes of Health. *Sleep Med* 2003 ; 4 : 101-119.
19) 宮本雅之ほか. 睡眠関連運動障害. 最新精神医学 2011 ; 16 : 673-682.
20) Möller JC, et al. Restless Legs Syndrome (RLS) and Parkinson's disease (PD) -related disorders or different entities? *J Neurol Sci* 2010 ; 289 : 135-137.
21) 日本神経治療学会治療指針作成委員会（編）. 標準的神経治療— Restless legs 症候群. 神経治療 2012 ; 29 (1) : 73-109.
22) Covassin N, et al. Clinical correlates of periodic limb movements in sleep in Parkinson's disease. *J Neurol Sci* 2012 ; 316 : 131-136.
23) Suzuki K, et al. Snoring is associated with an impaired motor function, disease severity and the quality of life but not with excessive daytime sleepiness in patients with Parkinson's disease. *Intern Med* 2013 ; 52 : 863-869.
24) De Cock VC, et al. Restoration of normal motor control in Parkinson's disease during REM sleep. *Brain* 2007 ; 130 : 450-456.
25) De Cock VC, et al. The improvement of movement and speech during rapid eye movement sleep behaviour disorder in multiple system atrophy. *Brain* 2011 ; 134 : 856-862.
26) Gjerstad MD, et al. Increased risk of leg motor restlessness but not RLS in early Parkinson disease. *Neurology* 2011 ; 77 : 1941-1946.

III. 症候性の不随意運動と併存疾患
内科疾患と不随意運動

> **Point**
> - 甲状腺機能異常や，電解質および血糖異常などの代謝性障害はさまざまな不随意運動の原因となる．
> - 内科疾患に伴う不随意運動は急性あるいは亜急性に発症することが多い．
> - 不随意運動の原因を探るうえで薬剤への曝露歴の聴取も重要である．
> - 原因疾患の治療により，一過性で消失することが多い．

振戦

原因として**1**のような内科疾患が考えられる．

■代謝性疾患

甲状腺機能亢進症では，上肢に高頻度で微細な振幅の姿勢時振戦を認める[1]．振戦をきたす代謝性疾患の原因疾患では最も頻度が高く，まずはじめに除外することが重要である．低血糖や，腎不全あるいは肝不全でも振戦をきたすことがある．

■アルコール離脱振戦

早期の症状として全身性の振戦を認める．生理的振戦が増強した特徴を呈する．

■末梢神経障害

まれではあるが，認めることがある[2]．臨床的には本態性振戦に似る．

1 振戦の原因となる病態

生理的振戦の増強	・甲状腺機能亢進症 ・低血糖 ・褐色細胞腫 ・アルコール離脱 ・薬剤
病的振戦	・パーキンソン病 ・パーキンソン関連疾患 ・本態性振戦 ・ウィルソン病 ・末梢神経障害 ・小脳・脳幹病変（多発性硬化症，外傷，腫瘍，その他） ・ジストニア ・心因性 ・薬剤性

2 振戦の鑑別アルゴリズム

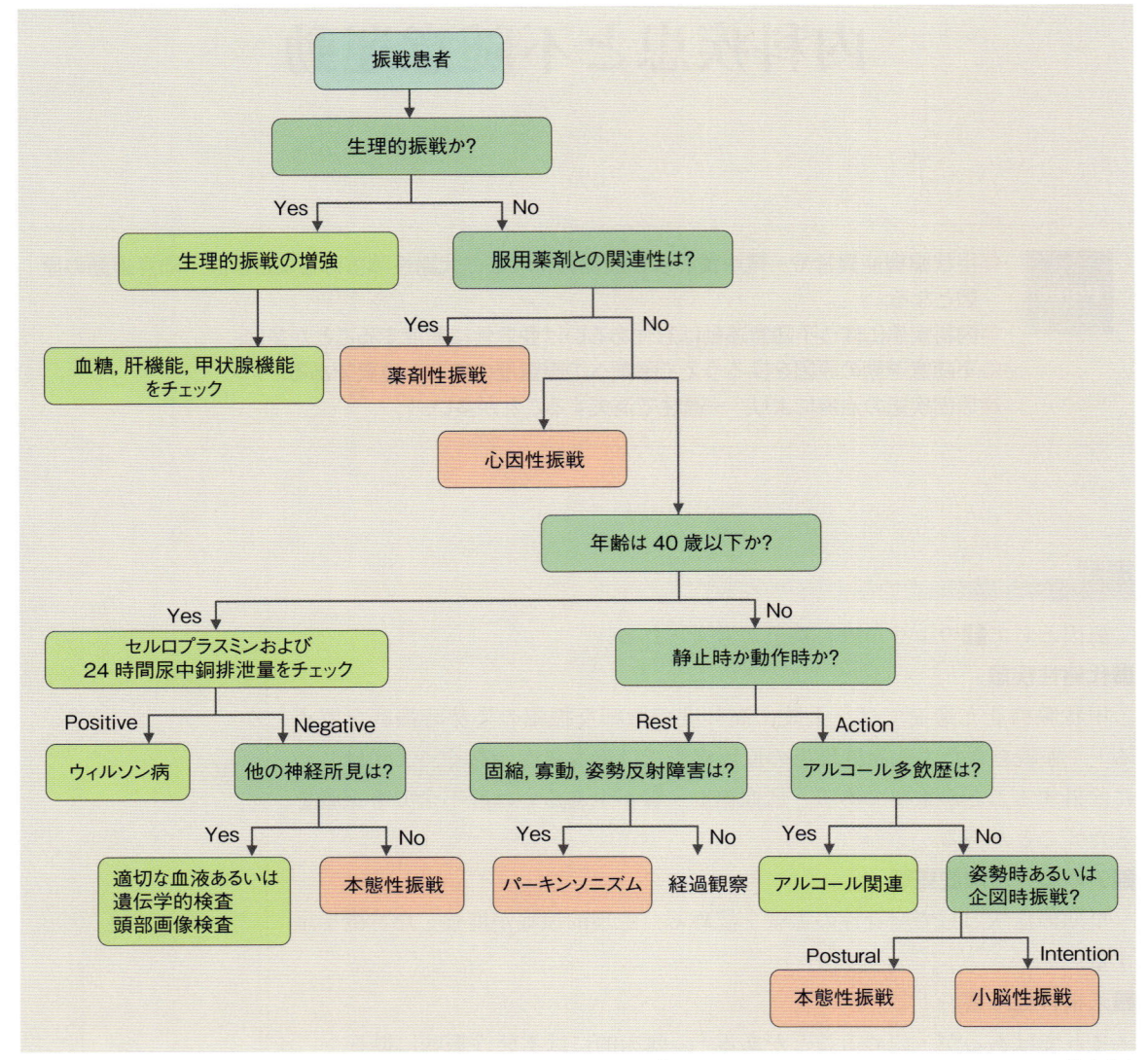

```
振戦患者
  │
生理的振戦か?
 ├─Yes→ 生理的振戦の増強 → 血糖,肝機能,甲状腺機能をチェック
 └─No→ 服用薬剤との関連性は?
        ├─Yes→ 薬剤性振戦
        └─No→ 心因性振戦
               │
              年齢は40歳以下か?
               ├─Yes→ セルロプラスミンおよび24時間尿中銅排泄量をチェック
               │       ├─Positive→ ウィルソン病
               │       └─Negative→ 他の神経所見は?
               │                   ├─Yes→ 適切な血液あるいは遺伝学的検査 頭部画像検査
               │                   └─No→ 本態性振戦
               └─No→ 静止時か動作時か?
                      ├─Rest→ 固縮,寡動,姿勢反射障害は?
                      │       ├─Yes→ パーキンソニズム
                      │       └─No→ 経過観察
                      └─Action→ アルコール多飲歴は?
                              ├─Yes→ アルコール関連
                              └─No→ 姿勢時あるいは企図時振戦?
                                     ├─Postural→ 本態性振戦
                                     └─Intention→ 小脳性振戦
```

(Crawford P, et al. *Am Fam Physician* 2011[5] より)

■**小脳性振戦**

姿勢時および動作時振戦を呈する．姿勢時振戦は遠位優位の10 Hz前後の速い振戦であり，動作時振戦は3〜5 Hzである．典型的には小脳病変を呈する多発性硬化症，脳卒中，あるいは脳幹腫瘍で認める．

■**ウィルソン病**

近位筋に優位の姿勢時および動作時振戦を呈する．肩に認めることが多く "wing-beating" と称される[3]．

■**ジストニア**

非常にまれである（一般人口の0.03％）[4]．50歳以下の若年者に起こることが多く，ジストニアを示す部位に動作時および静止時に認める．典型的なものは痙性斜頸でみられる．書痙などの動作特異性局所ジストニアでも動き

3 ジストニアあるいは舞踏運動の原因となる毒物

ジストニア	・マグネシウム ・シアン化物 ・一酸化炭素 ・メタノール ・銅（ウィルソン病） ・水銀（有機、無機） ・アルコール
舞踏運動	・銅（ウィルソン病） ・有機水銀

4 ジストニアあるいは舞踏運動の原因となる病原体

細菌	・A群溶連菌 ・マイコプラズマ ・レジオネラ ・梅毒 ・インフルエンザ桿菌 ・肺炎球菌 ・髄膜炎菌 ・結核
ウイルス	・水痘 ・単純ヘルペス ・エコー ・HIV
真菌	・トキソプラズマ ・クリプトコッカス

5 ジストニアあるいは舞踏運動の原因となる自己免疫疾患

- 全身性エリテマトーデス
- 原発性高リン脂質抗体症候群
- 結節性多発動脈炎
- ベーチェット病
- 中枢神経原発性血管炎
- チャーグ・シュトラウス症候群
- 橋本病
- 傍腫瘍性症候群

の最中に振戦を認めることがある．

振戦の鑑別のためのアルゴリズムを **2**[5]) に示す．

ジストニアと舞踏運動

　ジストニアの1/4とほぼすべての舞踏運動は神経変性疾患，遺伝性疾患あるいは後天性の全身性疾患に伴う，症候性すなわち二次性のものである．

■脳虚血

　全般性脳虚血（周産期障害，喘息発作や麻酔あるいは心停止後の低酸素）が原因となる．全般的な脳虚血であるが，臨床的には部分的あるいは片側のジストニアあるいは舞踏運動を呈する．

■毒物

　3 のような原因物質が考えられる．ミトコンドリア機能障害に起因する細胞内低酸素あるいは活性酸素の産生が原因と考えられている．

■感染症

　ウイルス，細菌および真菌による髄膜炎や脳炎はジストニアや舞踏運動の原因となる．不随意運動は急性期に起こるが一過性であることが多い．主に基底核の虚血に起因すると考えられている．原因となる病原体を **4** にあげる．細菌感染に伴うものとしてはA群溶連菌感染に伴うシデナム舞踏病が有名である．マイコプラズマ感染症では全身性の舞踏アテトーゼを呈することが報告されており[6)]，レジオネラ感染症でもまれに舞踏運動を合併することがある[7)]．

6 ジストニアあるいは舞踏運動の原因となる代謝異常

- 甲状腺機能亢進症
- 低カルシウム血症（副甲状腺機能低下症）
- 低血糖
- 高血糖
- 高ナトリウム血症
- 低ナトリウム血症
- 低マグネシウム血症
- 浸透圧性脱髄症候群（橋中心髄鞘崩壊症）
- 肝腎シャント

7 症候性ミオクローヌスの原因

代謝障害	感染症	中毒
・腎不全 ・肝不全 ・甲状腺機能障害 ・低血糖 ・高血糖 ・電解質異常（Na, Ca） ・アルカローシス ・高二酸化炭素血症 ・低酸素血症	・単純ヘルペス ・麻疹 ・HIV ・ウエストナイル ・JC ・ウイップル病 ・クロイツフェルト・ヤコブ病	・アルミニウム ・ビスマス ・水銀 ・一酸化炭素 ・トルエン ・重曹 ・コカイン

■ **自己免疫疾患**

自己抗体により引き起こされた血管炎に起因する基底核の虚血や細胞表面への自己抗体や免疫複合体の沈着に伴う神経障害，サイトカインによる影響などが機序として考えられている．原因となりうる疾患を 5 に示す．全身性エリテマトーデスでは 4% の患者に舞踏運動が出現するとされている[8]．全身性に出現することが多く，一過性である．ステロイドやハロペリドール（セレネース® など）が有効である．

■ **代謝異常**

甲状腺機能亢進症では舞踏アテトーゼやジストニアが認められ，若い女性に多いとされている．また非ケトン性高浸透圧高血糖状態では全身性の舞踏運動や片側バリズムが出現しうる．6 に舞踏運動およびジストニアの原因となるような代謝異常を示す．

ミオクローヌス

急性あるいは亜急性のミオクローヌスはしばしば全身疾患に伴ってみられる．原因となりうる疾患あるいは病態を 7 に示す．内服薬の確認とともに，甲状腺機能，電解質および pH 異常（アルカローシス）の精査は重要であるし，急性のミオクローヌスでは脳血管障害の可能性も考えなければならない．髄膜脳炎に伴うミオクローヌスは，ヘルペスウイルスに起因するものが一般的であるが，自己免疫性あるいは傍腫瘍性脳炎の鑑別が必要な場合もある．クロイツフェルト・ヤコブ病では 2 Hz 以下の周期的なミオクローヌスが特徴である．

バリズム

バリズムの原因は大部分が血管障害で視床下核が責任病巣であることが多い．また糖尿病の合併症である非ケトン性高血糖が chorea / ballism の原因になることがある．高血糖に関連した chorea / ballism の特徴は 50～80 代の女性に多く，体の片側に数時間の経過で急性に chorea / ballism を発症し，血糖は 400～1,000 mg / dL を呈することが多いとされる．多くの患者は血糖を下げることで数日以内に不随意運動は消失する[9,10]．画像では症状と反対

図8 非ケトン性高血糖による chorea / ballism の MRI T1 強調像

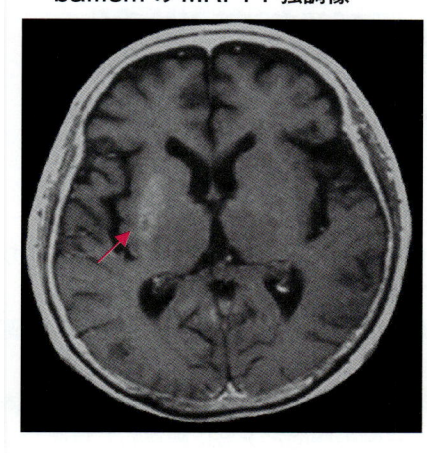

症状と反対側のレンズ核（→）に高信号を認める．

側のレンズ核にMRI T1 強調像で高信号病変を呈し（**図8**），治療後は消失するのが特徴である．

（三瀧真悟，山口修平）

文献

1) Kung AW. Neuromuscular complications of thyrotoxicosis. *Clin Endocrinol（Oxf）* 2007 ; 67 : 645-650.
2) Bain P. A combined clinical and neurophysiological approach to the study of patients with tremor. *J Neurol Neurosurg Psychiatry* 1993 ; 56 : 839-844.
3) Machado A, et al. Neurological manifestations in Wilson's disease : Report of 119 cases. *Mov Disord* 2006 ; 21 : 2192-2196.
4) Kelsberg G, et al. FPIN's clinical inquiries. Differential diagnosis of tremor. *Am Fam Physician* 2008 ; 77 : 1305-1306.
5) Crawford P, Zimmerman EE. Differentiation and diagnosis of tremor. *Am Fam Physician* 2011 ; 83（6）: 697-702.
6) Decaux G, et al. Central nervous system complications of Mycoplasma pneumoniae. *J Neurol Neurosurg Psychiatry* 1980 ; 43 : 883-887.
7) Bamford JM, Hakin RN. Chorea after legionnaire's disease. *Br Med J（Clin Res Ed）* 1982 ; 284 : 1232-1233.
8) Moore PM, Lisak RP. Systemic lupus erythematosus : Immunopathogenesis of neurologic dysfunction. *Springer Semin Immunopathol* 1995 ; 17 : 43-60.
9) Lin JJ, Chang MK. Hemiballism-hemichorea and non-ketotic hyperglycaemia. *J Neurol Neurosurg Psychiatry* 1994 ; 57 : 748-750.
10) Lai PH, et al. Chorea-ballismus with nonketotic hyperglycemia in primary diabetes mellitus. *AJNR Am J Neuroradiol* 1996 ; 17 : 1057-1064.

免疫性神経疾患と不随意運動

III. 症候性の不随意運動と併存疾患

Point

- 自己抗体による電位依存性カリウムチャネル（VGKC）の機能異常が，末梢神経の過剰興奮による筋痙攣を主徴とするアイザックス症候群を引き起こす．
- 自己抗体による脊髄前角細胞の GABA 抑制系の破綻が stiff-person 症候群の筋硬直の原因となる．
- 抗 NMDA 受容体脳炎は，特定の病期に多彩な不随意運動を呈し，抗 VGKC 複合体抗体関連辺縁系脳炎は，健忘や失見当識に先行して一側の顔面と上肢に限局した特異なジストニア様の不随意運動を呈する．

---

*1 NMDA
N-methyl-D-aspartate
（N-メチル-D-アスパラギン酸）

*2 VGKC
voltage-gated potassium channel（電位依存性カリウムチャネル）

Keywords

ミオキミア
不規則で持続時間が長い小さな不随意運動で，皮膚表面からさざ波が周囲に波紋状に伝わるような筋収縮．ミオキミア放電とは，不随意に反復的に発射する運動単位電位で臨床上ミオキミアを伴う．単一運動単位が一定の頻度（2～60 Hz）で2～10回放電し，この1群が0.1～10秒間で反復する．

　免疫性神経疾患では，多発性硬化症の有痛性強直性攣縮や CNS ループスの舞踏病様の運動異常症など，その疾患の多彩な症候の一つとして不随意運動がみられることがある．また橋本脳症においても約 1/3 の例で振戦，ミオクローヌス，舞踏病様運動，アテトーゼなどの不随意運動を伴うとされている．本稿では，不随意運動が主症状となっているアイザックス症候群（Isaacs syndrome），stiff-person 症候群（stiff-person syndrome：SPS）に焦点を当てて概説する．また自己免疫性脳炎の中で，経過中に特異な不随意運動を呈する抗 NMDA[*1]受容体脳炎と抗 VGKC[*2]複合体抗体関連辺縁系脳炎についてまとめた．これらは，神経情報伝達におけるリガンドの機能異常か，リガンド依存性または電位依存性イオンチャネルの機能異常により起こる．

末梢神経由来の不随意運動を呈する疾患――アイザックス症候群

概念

　アイザックス症候群は持続性の四肢・体幹の筋痙攣，ミオキミア（myokymia），ニューロミオトニア（neuromyotonia；神経性筋強直）を主徴とする疾患である．この症候は，末梢運動神経の過剰興奮性によるものであり，血液神経関門の脆弱な神経終末や神経根が責任病変部位である．抗 VGKC 複合体抗体により，VGKC の機能異常が起こり，末梢神経の過剰興奮が惹起される．

アイザックス症候群の不随意運動

　アイザックス症候群は，四肢・体幹にみられる筋痙攣，筋硬直，ニューロミオトニア（叩打性ミオトニア〈筋強直〉を認めない神経由来の筋弛緩遅延

抗VGKC抗体から抗VGKC複合体抗体へ

アイザックス症候群で，確認された自己抗体は当初，VGKCそのものを認識すると考えられ，「抗VGKC抗体」と称されていた．その後，同じ抗体が，モルヴァン症候群や非ヘルペス性辺縁系脳炎の一群にも検出されることが明らかになり，この抗体が関与する疾患のスペクトラムが広がった．同一の抗体が，末梢神経系のみならず，自律神経系や中枢神経系をも含む異なる疾患の原因となる機序については不明であったが，最近の研究でVGKCは種々の分子と複合体を形成しており，自己抗体が標的とする分子が疾患ごとに異なることが明らかになった．

「抗VGKC抗体」のスクリーニング測定は，脳のホモジネートをVGKCのリガンドである ^{125}I-αデンドロトキシン（^{125}I-α-DTX）で標識するRIA法（radioimmunoassay：放射性標識免疫定量法）で行われる．VGKCそのものに対する抗体を測定するアッセイ系としてデザインされていたが，実際は，VGKCは，LGI-1やCaspr-2などと複合体を形成しており，これらに対する自己抗体も検出可能で（**1**），現在では，このアッセイ系で検出される自己抗体を総称して抗VGKC複合体抗体と呼ぶ．このRIA法によるスクリーニングで陽性の場合，LGI-1やCaspr-2の遺伝子を導入したcell lineと被験者血清（IgG）を用いた免疫化学的手法cell-based assayで実際の標的抗原を決定する．

1 VGKC複合体

LGI-1，Caspr-2，およびContactin-2は，膜上でVGKCsと複合体を形成しており，これらのいずれの分子に対する自己抗体も，ラジオアイソトープで標識されたVGKCのアンタゴニストであるαデンドロトキシン（^{125}I-α-DTX）を用いたRIA法で共沈降し，抗VGKC複合体抗体として測定される．
LGI-1：leucine-rich glioma-inactivated protein-1，
CASPR-2：contactin-associated protein-2．

と，ミオキミア，線維束攣縮などの不随意運動を特徴とする．これらの運動症状は運動負荷，虚血，寒冷で増強し，睡眠でも消失しない．また遠位部の神経ブロックでも消失しないことが多く，神経終末が主な責任病変部位と考えられている．筋痙攣・筋硬直が高度となり，疼痛とともに，歩行や体動が困難となり日常生活に重大な支障を生じる．

筋痙攣，筋硬直が末梢神経起源であることの確認には筋電図検査が有用であり，随意筋収縮のないときにdoublet，triplet，multipletなどのミオキミア放電やfasciculation potential，neuromyotonic dischargesを認める．神経伝導検査ではM波やF波に引き続く反復放電がみられることがある．

アイザックス症候群は，抗VGKC複合体抗体研究の端緒となった疾患ではあるが，実際，陽性率は欧米例でも本邦例でも3割程度である．そのため診断確定に至らない多くの症例が存在しており，新たな疾患マーカーの開発が切望されている．

アイザックス症候群の不随意運動の機序

アイザックス症候群における自己抗体によるVGKCの機能障害のメカニズムは重症筋無力症でみられるような補体介在性のチャネル蛋白の破壊は認

Keywords

ニューロミオトニア

ミオトニア症候群と異なり，叩打ミオトニアを認めず，把握ミオトニアが認められる．ニューロミオトニア放電は，突発性に生じる運動単位発射で，運動神経軸索に起因し，数秒間にわたって高頻度（150〜300 Hz）の発射が認められる．典型的な例では反復する活動電位の振幅が漸減する．

Keywords

モルヴァン症候群

アイザックス症候群の典型的な症状に，大脳辺縁系の異常を示唆する空間的・時間的記銘力障害，幻覚，近時記憶障害，不眠，複雑な夜間行動障害や，不整脈，便秘，尿失禁などの多彩な自律神経症状を伴う．圧倒的に男性に多い．主にCaspr-2抗体が関連している．

> **Memo**
>
> アイザックス症候群の治療は，軽症例では，末梢神経のNaチャネルを抑制することで過剰興奮性を抑える抗てんかん薬などによる対症療法を行う．難治症例では，血漿交換による抗VGKC複合体抗体の除去が有効である．

> **Memo**
>
> SPSの分類
> ① progressive encephalomyelitis with rigidity and myoclonus (PERM)：脳幹症状，ミオクローヌスを伴い，急速な経過をたどり，多くが2～3か月で死亡する．
> ② classical stiff-man syndrome (SMS)：典型的症状を示す．
> ③ stiff-leg (limb) syndrome (SLS)：四肢，特に下肢に限局し，より慢性の経過をたどる．

められず，またブロッキング抗体として個々のチャネル蛋白の機能を損なうものでもない．二価の抗体と2個のチャネル蛋白との架橋（cross-linking）によりチャネルの内在化が起こり，細胞膜表面上のVGKCの総数を減じ，総和としてVGKCの機能を抑制する[1]．

脊髄由来の不随意運動を呈する疾患── stiff-person症候群（SPS）

概念

SPSは，筋硬直と発作性有痛性筋痙攣を主徴とする疾患である．脊髄において抑制性のGABA（γ-aminobutyric acid）ニューロンの機能障害により，前角細胞の活動性亢進状態が遷延しているために種々の症状が惹起される．SPSの臨床症状は多彩で，日内変動や日間変動を認める点もその特徴の一つである．亜急性の経過で増悪する例，数年にわたり安定している例，年単位で悪化する例，症状が変動する例などさまざまな症例があるが，一般的には進行性である．典型例では，初期には体幹筋や四肢近位筋の局所性の筋痙攣が発作性に出現し，その後全身に波及する．

SPSの不随意運動

筋硬直が，主に体幹筋や四肢近位筋に認められ，顔面や四肢遠位部に広がる．パーキンソン病でみられる筋固縮とは異なり，持続性にboard-like rigidityと称される石板状の筋緊張状態を呈する．非対称性に，そして協働筋と拮抗筋の両方に生じる．進行し腰部の前彎をきたし，歩行が障害されまったく動けない状態になる例もある．障害筋の分布は，背部，腹部，下肢，頭頸部の順に多い．咽頭喉頭筋の障害により嚥下障害や構語障害をきたす例もある．またSPSでは初期より体幹筋に間欠的な筋肉の不随意な収縮があり，これを痛みや疼き，こわばりとして自覚する（発作性有痛性筋痙攣）．四肢のすばやい随意運動，嚥下・咀嚼など筋肉の伸展・収縮，痛覚刺激，聴覚刺激，情動の変化（不安・苦痛・恐怖・怒り・驚愕など）で誘発される激痛である．反弓姿勢を生じ，一部の例ではミオクローヌスを呈する．その他の徴候としては，腱反射亢進を認めるが，通常，病的反射は認めない．長期に及ぶと疼痛による二次的変化として筋萎縮や筋力低下を呈する．

鑑別には電気生理学的検査が有用であり，針筋電図では運動単位電位（motor unit potential：MUP）そのものは正常であり，安静時にも持続的なMUPの活動がみられる．この点が上述した末梢神経終末起源のアイザックス症候群とは大きく異なる．この持続性筋放電は拮抗筋でも同時に観察されるのが特徴であり，弛緩の努力や拮抗筋の随意収縮では抑制されない[2]．

SPSの不随意運動の機序

発症機序としては，電気生理学的に脊髄前角のGABA作動性介在ニュー

ロンの障害とされている．薬理学的には，カテコラミン系やセロトニン系の神経興奮性の薬剤で症状の悪化が生じ，GABA作動性のアゴニストであるジアゼパム（セルシン®など）が症状を軽減させる．

関連する自己抗体として，抗グルタミン酸脱炭酸酵素（glutamic acid decarboxylase：GAD）抗体と抗amphiphysin抗体が重要である．抗GAD抗体はSPSで最初に報告された自己抗体で，約50～70％で陽性である．抗GAD抗体により，GABA合成が阻害され，脳幹および脊髄運動神経のGABA作動性抑制系経路に障害が起こり，筋硬直や筋痙攣などの症状が出現すると理解されている．一般的に，イオンチャネルなど細胞膜上にある分子に対する自己抗体は，直接病態に関与すると考えられている．一方，Hu，Yoなどの細胞内分子に対する自己抗体は，直接，分子にアクセスすることができないので，直接病態と関連せず，結果として生じる疾患マーカーにすぎないとされている．GADは細胞内に存在するが，GABAのエクソサイトーシス（細胞外排出作用）の際に一部が細胞表面に発現し，抗原提示されると考えられている．GADには2つのアイソフォーム（GAD65とGAD67）があるが，SPSではGAD65に対する抗体が検出される．SPSの約5％が傍腫瘍性で，抗amphiphysin抗体が陽性である．合併する腫瘍は乳癌，肺小細胞癌が多い．

大脳由来の不随意運動を呈する疾患――抗NMDA受容体脳炎と抗VGKC複合体抗体関連辺縁系脳炎

自己免疫性脳炎には，リガンド依存性イオンチャネルであるNMDA受容体，AMPA受容体[*3]，$GABA_B$受容体，グリシン（glycine）受容体と電位依存性イオンチャネルのVGKC複合体に対する自己抗体が関連するものがある．

頻度が相対的に高く，経過中に特徴的な不随意運動を呈する抗NMDA受容体脳炎と抗VGKC複合体抗体関連脳炎について取り上げる．それぞれの特徴は **2** [3,4)] にまとめた．

抗NMDA受容体脳炎の概念

以前より，わが国において，若年女性に好発する統合失調症様の著明な精神症状で発症し，健忘，てんかん発作，ジスキネジア頻発，自律神経障害，中枢性低換気を伴う非ヘルペス性辺縁系脳炎の存在が指摘され，「若年女性に好発する急性非ヘルペス性脳炎（acute juvenile female non-herpetic encephalitis：NJFNHE）」と称されていた[5)]．2007年，上記の特徴を有する女性例の多くが卵巣奇形腫を有し，血清および髄液中に，NMDA受容体の構成分子のNR1／NR2のヘテロマーに反応する抗体が認められることが明らかになった[6)]．

抗NMDA受容体脳炎の典型的な経過は，発熱，頭痛などの非特異的感冒症状を経て，無気力，焦燥感，抑うつなどの感情障害，短期記憶障害が出現

Keywords
GAD
グルタミン酸脱炭酸酵素（GAD）は抑制性運動神経の終末に存在し，神経細胞内でL-グルタミンからGABA合成に関与している．

Memo
SPSの筋硬直の治療は，GABA作動薬のジアゼパム静注やバクロフェン髄注が試される．また，GABA類似構造体（プレガバリン，ガバペンチン）やGABA伝達促進薬（レベチラセタム）の使用が考慮される．免疫療法としては，免疫グロブリン療法，パルス療法を含むステロイド治療の有効性が確立しているが，難治例も多い．

Keywords
amphiphysin
シナプス小胞関連蛋白質である．脱分極による神経伝達物質の分泌後に軸索終末（axon terminal）の細胞膜からシナプス小胞膜を回収するのに重要な役割を果たしている．

*3 AMPA受容体
α-amino-3-hydroxy-5-methyl-4-isoxazole-propionic acid（AMPA）receptors

2 抗NMDA受容体脳炎と抗VGKC複合体抗体関連辺縁系脳炎の比較

		細胞膜表面抗原に対する抗体	
onconeural antibody		抗NMDA受容体抗体	抗VGKC複合体抗体（LGI-1，Caspr-2など）
特徴	年齢（中央値）	2～76（19）	30～80（60）
	性（男：女）	1：4.5	1：1
	MRI	時に皮質・皮質下FLAIR高信号	側頭葉内側FLAIR高信号
	髄液	細胞・蛋白増加 94%（OCB）	細胞・蛋白増加 41%
	再発	20～25%	まれ（LGI-1），時に（Caspr-2）
	主たる腫瘍のタイプ	若年女性で卵巣奇形腫 94%	肺小細胞癌 21%（Caspr-2）
			胸腺腫 17%（Caspr-2）
			前立腺癌 17%（Caspr-2）
神経徴候	認知機能障害/精神症状	無気力・焦燥 統合失調症様（興奮，幻覚，妄想） 短期記憶障害などが100%	認知機能障害 71% 幻覚 10% 前頭葉症状 13% 抑うつまたは興奮 13%
	運動障害（不随意運動）	下記のいずれか 86% 　口舌ジスキネジア 55% 　舞踏様 47% 　姿勢異常・筋トーヌス亢進 47%	FBDS（LGI-1）頻度は記載なし パーキンソニズム 11% 振戦 7% 舞踏病 4%
	末梢神経障害		感覚性または運動性 14%
	自律神経系障害	自律神経不安定 69%	自律神経不安定 33%
その他の随伴症状		無反応状態 88%	低ナトリウム血症 36%（LGI-1）
		中枢性低換気 66%	不眠 26%（Caspr-2）
参考文献		Dalmau（2008）[3]	Tan（2008）[4]

両疾患ともに多彩な不随意運動を呈する．抗NMDA受容体脳炎では，前駆期・精神病期を経て，無反応期に発現する．抗VGKC複合体関連辺縁系脳炎では，辺縁系の症状に先行して不随意運動が起こることが多い．抗NMDA受容体脳炎は，報告当初，卵巣奇形腫の合併率はほぼ100%と考えられていたが，現在のコンセンサスでは奇形腫の合併は半数程度である．妊孕性のある女性に好発するが，小児や高齢者，男性でもまれに発症する．男性の腫瘍合併率は22%と低く，睾丸奇形腫や肺小細胞癌を合併していた．抗VGKC複合体抗体関連辺縁系脳炎は，男女を問わず壮年期に好発する．LGI-1抗体は，FBDSや低ナトリウム血症に，Caspr-2抗体は，筋痙攣，不眠，疼痛，腫瘍の合併に強く関連している．
FLAIR：fLuid-attenuated inversion recovery，FBDS：faciobrachial dystonic seizure，OCB：オリゴクローナルバンド．

する．その後，急速に統合失調症様症状（興奮，幻覚，妄想）が進行する．さらに無反応状態に至る．この頃，てんかん発作が出現する．脳波は，発作波は時に認められ，徐波化は常に認められる．中枢性低換気とともに特異な口舌ジスキネジアに加え，四肢のジストニアや舞踏病様の不随意運動が出現する．また頻脈・徐脈，発汗過多，唾液分泌亢進，著明な血圧変動や腸閉塞など自律神経症状も合併する．

抗NMDA受容体脳炎の特徴的な不随意運動

無反応期の中枢性低換気の出現する前後の時期に，口や手指ジスキネジア運動が目立ってくる．不随意運動は口舌顔面に目立ち，咀嚼運動，激しい眼瞼攣縮，開口開眼運動の持続反復として観察される．また激しい歯ぎしりも

みられる．異常運動は多彩であるが一連の運動パターンがあり，周期的，常同的，反復運動が特徴的である．音や光，触刺激により反応・増悪し，一連の運動パターンが別の運動パターンへ移行する場合もある．刺激により誘発されるオピストトーヌス（後弓反張様姿勢）類似の発作，口を開いてあくびを繰り返すような強制的開口運動，鳥がはばたくように両上肢を外転させ，手関節を屈曲させた奇異な異常運動も観察される．これらの不随意運動は一見てんかん発作のようにみられる場合があるが，脳波ではてんかんの焦点は認めない場合も多く，抗てんかん薬も無効であることから，てんかんとは鑑別可能である．不随意運動はしばしば治療抵抗性であり，プロポフォール（ディプリバン®など）やミダゾラム（ドルミカム®）が有効である．

抗NMDA受容体脳炎の不随意運動の機序

抗NMDA受容体脳炎の不随意運動は，経過は異なるが，症候学的にはL-ドパ誘導性ジスキネジア，遅発性ジスキネジア，薬剤による急性ジストニア反応に類似した点もある．しかし，本疾患は薬剤の影響ではなく，自己抗体が介在する免疫疾患であり，NMDA受容体の可逆的な機能障害により不随意運動を生ずると考えられる．

自己抗体の抗原認識にはヘテロマーの立体構造が必須であるが，抗原決定基はNR1に存在すると考えられている．抗NMDA受容体抗体の作用機序は，自己抗体によるチャネル（受容体）の内在化による数の減少と，クラスター形成を特異的かつ可逆的に抑制することによると考えられている．この受容体の機能抑制により，前頭前野皮質に連絡する視床皮質投射ニューロンをはじめとする運動回路制御逸脱状態が起こると考えられている．

抗VGKC複合体抗体関連辺縁系脳炎の概念

亜急性の経過で，健忘，見当識障害などの辺縁系症状を発症し，高率に抗利尿ホルモン分泌異常症候群（syndrome of inappropriate secretion of antidiuretic hormone：SIADH）による低ナトリウム血症を合併し，免疫療法によく反応する[7]．自己免疫性と傍腫瘍性の2群があるが，前者はLGI-1抗体に，後者はCaspr-2抗体に関連していると考えられている[8,9]．

抗VGKC複合体抗体関連辺縁系脳炎の不随意運動

健忘，失見当識，てんかん発作などの辺縁系の症状に先行して，同側の顔面と上肢に限局するジストニア様の不随意運動が特徴的である．faciobrachial dystonic seizures（FBDS）と称される[10]．FBDSが，単純部分発作なのか不随意運動なのかは結論が出ていない．発作時脳波でてんかん性異常を認めるのは，約1/4の例にすぎない．FBDSは情動高揚，音刺激で誘発される．また発作の持続は3秒以内と非常に短いが，頻度は平均1日50回に及ぶ．平均36日で辺縁系の症状（健忘・混迷）を呈し，FBDSを呈した例の約7割が全般性強直性間代性発作や内側側頭葉てんかんに移行する（**3**）．

Memo

抗NMDA受容体脳炎の全身管理には，中枢性低換気とてんかんや不随意運動に対する静脈麻酔薬の使用のために人工呼吸管理が必須となる．奇形腫があれば直ちに手術で取り除き，ステロイドパルス，免疫グロブリン大量療法，血漿交換を行う．予後は，期間に幅があるものの良好である．奇形腫切除例では数か月と短期間で回復に至る．奇形腫を検出できなかった症例や非切除例では，社会復帰まで数年を要する場合がある．

Key words

LGI-1（leucine rich glioma inactivated protein-1）

シナプス間隙における分泌蛋白で，てんかんの抑制因子である．ADAMs（a disintegrin and metalloproteinase domains）を介して，前膜のVGKCと後膜のAMPA受容体のカップリングを行い，シナプス伝達を精巧に制御している．

Key words

Caspr-2（contactin associated protein-2）

末梢神経有髄線維のjuxtaparanodeでContactin-2とVGKCの橋渡しをすることで，VGKCの神経軸索上での機能を制御している．この遺伝子異常で，てんかん発作と行動の不撓性など自閉症の中核症状が引き起こされる．

Memo

FBDSの治療では各種の抗てんかん薬が無効で，むしろ多剤併用による副作用により治療が難渋する．免疫グロブリン大量療法やステロイド療法などの免疫療法に反応し，VGKC複合体抗体価の減少とともに，頻度が少なくなり，やがて消失する．

3 辺縁系脳炎に至った FBDS 26 症例のまとめ

健忘に先行した FBDS		20（77%）
男女比		2：1
年齢（歳） 中央値（範囲）		64（36〜83）
FBDS の頻度／日 中央値（範囲）		50（6〜360）
FBDS から健忘・混迷までの期間（日） 中央値（範囲）		36（−150〜730）
てんかん発作 （FBDS 以外の）	総計	18（70%）
	全般性強直性間代性発作	13
	複雑部分発作	12
	単純部分発作	1
FBDS から側頭葉てんかんに移行した例		10（38%）
FBDS から側頭葉てんかんへの移行期間（日） 中央値（範囲）		12.5（−15〜455）
辺縁系脳炎関連症状	健忘	26（100%）
	混迷	23（88%）
	幻覚	9（35%）
	睡眠障害	7（31%）
	うつ症状	5（19%）
	自律神経症状	4（15%）
	疼痛	4（15%）
	小脳症状	2（8%）
	発作間欠期のジストニア	1（4%）
辺縁系脳炎の時期の検査所見	VGKC 複合体抗体価（pM） 中央値（範囲）	2,281（0〜8,800）
	LGI-1 抗体陽性	23（88%）
	低ナトリウム血症（<135 mmol）	23（88%）
	頭部 MRI 正常	12（46%）

FBDS：faciobrachial dystonic seizures.

（Irani SR, et al. *Ann Neurol* 2011 [10] より）

おわりに

　自己抗体により末梢神経，脊髄，大脳の情報伝達に関わるイオンチャネルの機能阻害や神経伝達物質の合成阻害が起こり，特異な不随意運動が起こる．急性〜亜急性の経過で，これらの不随意運動が観察された場合は，自己抗体の測定を行い，積極的に免疫治療を行う必要がある．

〈渡邊　修〉

文献

1) Arimura K, et al. Immune-mediated potassium channelopathies. In：Barber C, et al (editors). Functional Neuroscience：Evoked Potentials and Related Techniques. New York：Elsevier；2006, pp.269-275.
2) Espay AJ, Chen R. Rigidity and spasms from autoimmune encephalomyelopathies：

Stiff-person syndrome. *Muscle Nerve* 2006 ; 34 : 677-690.
3) Dalmau J, et al. Anti-NMDA receptor encephalitis : Case series and analysis of the effects of antibodies. *Lancet Neurol* 2008 ; 7 : 1091-1098.
4) Tan KM, et al. Clinical spectrum of voltage-gated potassium channel autoimmunity. *Neurology* 2008 ; 70 : 1883-1890.
5) 亀井聡. 若年女性に好発する急性非ヘルペス性脳炎（Acute juvenile female non-herpetic encephalitis : AJFNHE）. 神経研究の進歩 2004 ; 48 : 827-836.
6) Dalmau J, et al. Paraneoplastic anti-N-methyl-D-aspartate receptor encephalitis associated with ovarian teratoma. *Ann Neurol* 2007 ; 61 : 25-36.
7) Vincent A, et al. Potassium channel antibody-associated encephalopathy : A potentially immunotherapy-responsive form of limbic encephalitis. *Brain* 2004 ; 127 : 701-712.
8) Lai M, et al. Investigation of LGI1 as the antigen in limbic encephalitis previously attributed to potassium channels : A case series. *Lancet Neurol* 2010 ; 9 : 776-785.
9) Irani SR, et al. Antibodies to Kv1 potassium channel-complex proteins leucine-rich, glioma inactived 1 protein and contactin-associated protein-2 in limbic encephalitis, Morvan's syndrome and acquired neuromyotonia. *Brain* 2010 ; 133 : 2734-2748.
10) Irani SR, et al. Faciobrachial dystonic seizures precede Lgi1 antibody limbic encephalitis. *Ann Neurol* 2011 ; 69 : 892-900.

Further reading

- Vincent A, et al. Autoantibodies associated with diseases of the CNS : New developments and future challenges. *Lancet Neurol* 2011 ; 10（8）: 759-772.

- Lancaster E, et al. Encephalitis and antibodies to synaptic and neuronal cell surface proteins. *Neurology* 2011 ; 77 : 179-189.
  自己免疫性脳炎の2つの総説. 競合する2つのグループからのものを，対比しながら読むとコンセンサスを得られている点とディベート中の項目が理解できる

小児の不随意運動

Point

- 小児の運動異常（movement disorders）は不随意運動を特徴とし，錐体外路障害や大脳基底核疾患と呼ばれたものを包括する．
- 不随意運動を来す多くの疾患が小児期に発症するため，経過，治療，予後が成人とは異なり，小児では同一疾患でも症状が年齢によって大きく左右される．
- 運動異常は3つの大きなカテゴリー，①無動-固縮症候群（パーキンソニズム），②ジスキネジア（舞踏病，ミオクローヌス，チック，振戦，ジストニア），③失調，に分類され，小児では無動-固縮症候群の頻度が低い．
- 運動異常が分類されれば，出生歴を含めた病歴，発達歴，家族歴，薬物治療や毒物，外傷，感染，不随意運動の進行などについて精査を進める．
- 小児では一過性発達性運動異常と呼ぶべき良性の不随意運動がみられ，過剰検査・治療にならないように注意が必要である．

Memo

一過性発達性運動異常（transient developmental movement disorders）

- benign neonatal sleep myoclonus
- benign myoclonus of early infancy
- jitteriness
- shuddering
- paroxysmal tonic upgaze of infancy
- spasmus nutans
- head nodding
- benign paroxysmal torticollis
- benign idiopathic dystonia of infancy
- posturing during masturbation
- transient tic disorder

小児の舞踏病

　一般に舞踏病（chorea）では筋緊張は正常か低下しているが，小児では筋緊張が亢進した場合でもみられる．舞踏病は一次性（舞踏病が優位な症状であり，遺伝的な病因が推測される病態）および二次性に分けられ，小児舞踏病の大半は二次性である．

　シデナム舞踏病（Sydenham chorea）は小児に最もよくみられる後天性舞踏病である．急性リウマチ熱の患児の約20％にみられ，典型的にはA群β溶血性連鎖球菌の感染数週後に発症する．8～9歳が好発年齢で女児に多く，筋緊張低下と情緒不安がみられる．舞踏病の発症は潜行性であるが，突然に発症する場合もある．大半は全身性舞踏病を呈し，多くは非対称性である．舞踏病や筋緊張低下が高度の場合，患児は食事摂取や衣服の着替えや歩行が困難になり，発語もしばしば障害される．小児期の舞踏病の原因疾患を（**1**）にあげる．ハンチントン病を発症する小児は，舞踏病より固縮やジストニアを呈することが多い．

小児のアテトーゼ

　アテトーゼ（athetosis）は一般的に胎児期あるいは出産時に新線条体（尾状核，被殻）が障害したことによる脳性麻痺，核黄疸と関連し，固縮と合併してみられる．舞踏病と同様にアテトーゼは安静時に生じ，随意運動により悪化する．しかし，アテトーゼは舞踏病やジストニアなど他の不随意運動と

1 舞踏病の原因（小児）

1. 遺伝性	・歯状核赤核淡蒼球ルイ体萎縮症 ・神経有棘赤血球症 ・毛細血管拡張運動失調症 ・レット症候群 ・脊髄小脳失調症 ・発作性動揺性舞踏アテトーゼ
2. 代謝性	・甲状腺機能亢進症 ・ミトコンドリア脳筋症 ・ウィルソン病 ・レッシュ・ナイハン病 ・白質変性症
3. 傍感染性および 自己免疫性異常	・シデナム舞踏病 ・エリテマトーデス ・抗リン脂質抗体症候群 ・感染後またはワクチン接種後脳炎
4. 感染性	・猩紅熱 ・ウイルス性脳炎（ムンプス，麻疹，水痘）
5. 中毒性脳症	
6. 薬剤誘発性	

(Johnston MV. Nelson Textbook of Pediatrics, 18th ed, 2007[3] より一部改変)

2 振戦の原因（小児）

1. 良性	・生理的振戦
2. 構造性	・小脳奇形 ・脳血管障害 ・多発性硬化症 ・bobble-head doll syndrome
3. 遺伝性/ 変性	・家族性本態性振戦 ・ウィルソン病 ・ハンチントン病 ・若年性パーキンソン病 ・淡蒼球黒質変性症 ・レット症候群
4. 代謝性	
5. 薬剤性	バルプロ酸，フェニトイン，カルバマゼピン，ラモトリギン，ガバペンチン，コカイン，アンフェタミン，カフェイン，サイロキシン，気管支拡張剤，抗精神病薬，シクロスポリン，セロトニン再取り込み阻害薬
6. 心因性	

(Augustine EF, et al. Nelson Textbook of Pediatrics, 19th ed, 2011[4] より一部改変)

ともに出現し，運動麻痺を伴っている場合が多く，小児では個別の独立した症候として区別することが困難である．なお「舞踏アテトーゼ」という表現が脳性麻痺の一部に用いられる．

小児期の振戦

本態性振戦は成人では最も頻度の高い不随意運動とされているが，その50％は小児期に発症している．心因性振戦は，多様な外観，突然の発病と寛解，非進行性の経過などの点から，他の振戦とは区別される．振戦を認めた場合，電解質異常や甲状腺疾患といった一般的な代謝障害のスクリーニング，カフェイン摂取，振戦を誘発する薬物について調査をすることが必要である．また，ウィルソン病を鑑別診断にあげることは治療可能な疾患であるがゆえにきわめて重要である（**2**）．

代謝性障害

モノアミン系神経伝達物質の代謝障害は，乳幼児期にジストニア，筋緊張低下，眼球回転発作，または自律神経症状とともに発症する．このまれな疾患群には，瀬川病，チロシン水酸化酵素欠損症，および芳香族アミノ酸脱炭酸酵素欠損症がある．

ウィルソン病は，常染色体劣性遺伝性の銅輸送障害であり，肝硬変および中枢神経系，特に大脳基底核における変性を特徴とする．ウィルソン病の神経症状はまれに10歳以前に現れるが，最初の神経徴候は進行性のジストニ

Memo

小児自己免疫性精神神経症障害（PANDAS[*1]）の診断基準

① 3〜15歳に発症
② 急激な症状の出現
③ A群β溶血性連鎖球菌の感染に伴って発症
④ ミオクローヌス，多動や舞踏病などの神経学的異常の存在
⑤ チック症候群または強迫性障害の存在

*1 PANDAS pediatric autoimmune neuropsychiatric disorders associated with streptococcal infections

Keywords

レット症候群（Rett syndrome）

1歳頃まで発達は正常で，1歳以降に言語や運動の退行，後天的小頭症が明瞭になり，自閉的行動が共通する所見となる．失調性歩行や手の微細な振戦が認められ，患児の多くは断続的呼吸のため息呼吸を行う．2〜3歳頃に出現する手もみ様動作はレット症候群に特徴的であり，随意運動を妨げる．

アである．四肢の振戦は一側性であるが，やがて全身性となる．その他，ウィルソン病では，パーキンソニズム，構音障害，発声障害，舞踏病，アテトーゼなど，進行性の大脳基底核病変に関連した徴候がみられる．

パントテネイトキナーゼ関連神経変性症（ハラーフォルデン・シュパッツ病）は，常染色体劣性遺伝形質のまれな疾患である．症状は通常 6 歳以前に始まり，急速に進行するジストニア，固縮，舞踏病，アテトーゼを特徴とし，痙縮，伸展性足底反射，構音障害，および知能低下が青年期に明らかとなる．

小児のジストニア

ジストニアは小児の不随意運動の中ではチックの次に頻度が高く，しばしば姿勢の異常を伴い，随意運動によって誘発される．小児では遠位部，たとえば一側の足（striatal toe）や手から始まる．

遺伝性一次性ジストニア

一次性全身性ジストニアは，一次性捻転ジストニアまたは変形性筋ジストニアと呼ばれ，小児期に発症する一群の遺伝子異常により惹起される．捻転ジストニアに関して，多くの遺伝子座が同定されている（*DYT1*〜*DYT20*）．

瀬川病は常染色体優性遺伝形式をとるドパ反応性ジストニア（*DYD5a*）で，その責任遺伝子は，テトラヒドロビオプテリン合成の律速酵素であり，ドパミンやセロトニン合成の補助因子でもある GTP シクロヒドロラーゼ 1 をコードする．瀬川病の特徴的な所見は症状の日内変動であり，1 日の時間経過とともに悪化し，睡眠とともに一過性に軽快する．早期発症の患児では，下肢のジストニアのため独歩の遅れまたは異常歩行を呈する傾向があり，ジスキネジアを特徴とする脳性麻痺と混同されやすい．L-ドパの連日少量投与により症状は劇的に改善する．

薬剤誘発性ジストニア

多くの薬物がジストニアを惹起し，小児および成人において薬剤誘発性運動障害の原因となる．抗精神病薬（ハロペリドール）や制吐薬（メトクロプラミド，プロクロルペラジン）などのドパミン阻害薬は，非定型抗精神病薬（リスペリドン）と同様に，急性ジストニア反応または遅発性（晩発性）薬剤誘発性ジストニアを惹起する．急性ジストニア反応は，薬物曝露の初日に発現し，斜頸，頸部後屈，眼球回転発作，あるいは舌突出などの症状を呈する．喉頭攣縮など生命を脅かす症状が起こり得る．

抗精神病薬による悪性症候群では，重度の固縮が高熱，頻拍，発汗，せん妄，およびジストニアとともに発現する．典型的には抗精神病薬の開始または増量して数日後，またはドパミンアゴニストからの離脱調整中に発症する．てんかんや脳の構造異常を有する小児では，フェニトインやカルバマゼピンは常用量でジストニアを惹起することがある．

Memo

脳性麻痺

脳性麻痺ではほぼすべての不随意運動が観察されるが，ジストニアや舞踏病などが主体である．アテトーゼ型脳性麻痺は，仮死の満期産児によくみられ，未熟児が痙直型脳性麻痺を呈するのと対照的である．これらの症候は乳児期に進行するが，ジストニアの発症が数年遅れることもある．出生障害，核黄疸，脳卒中，脳炎，および外傷は，いずれも遅発性ジストニアの原因となる．なお，脳性麻痺の神経学的特徴は変化し，「脳性麻痺は非進行性脳症である」という考え方は適切でない．

Memo

乳児良性発作性斜頸（benign paroxysmal torticollis of infancy）

乳児良性発作性斜頸は，生後 1 か月のうちに始まる頸部ジストニアを反復するエピソードを特徴とする．斜頸は傾ける側を変えることがあり，また，睡眠中にも持続することがある．易刺激性，蒼白，嘔吐，めまい，失調，四肢のジストニアもみられる．家族歴に片頭痛を認める．発作は頻回であるが画像検査は正常であり，予後は良好で 3 歳までには消失する．

Memo

小児交代性片麻痺

原因遺伝子として *ATP1A3* が最近同定された小児交代性片麻痺は，身体の両側に現れる散発的な片麻痺を特徴とするが，数分から数日の範囲で持続する散発的なジストニアもみられる．いずれの症状も生後 6 か月頃に始まる．異常眼球運動は生後 1 週頃にみられる．

チック

　チックは小児の不随意運動では最も頻度が高く，一過性のチック，慢性チック，およびジル ド ラ トゥレット症候群（Gilles de la Tourette syndrome）の3つに分類される．一過性チック障害は，最も一般的な小児の不随意運動で男児に多く家族歴が認められる．まばたき，顔面の動きや咳払いなどがみられ，薬物治療の必要はない．慢性運動性チック障害は小児期に発症し，成人期を通して持続する．ジル ド ラ トゥレット症候群は，2～21歳に発症し終生続く．身体の異なる部分に複数の運動性チックを呈し，1年以上にわたり増悪と寛解を繰り返す．強迫神経症や注意欠陥多動性障害も頻繁にみられる．運動性チックは，顔面，眼瞼，頸部，および肩など数多く変動し，最終的には音声チックを伴う．音声チックには軽い咳払い，鼻すすり，汚言，反響言語などがある．運動性チックまたは音声チックが患児の社会性や学習を妨げる場合，薬物治療を考慮する．メチルフェニデートはチックを誘発することがあり，注意が必要である．

小児の運動失調

　ダンディ・ウォーカー症候群（Dandy-Walker syndrome），キアリ奇形，脳瘤など後頭蓋窩の先天異常は運動失調と密接に関係している．小脳虫部の無形成は，乳児期に全身性筋緊張低下および深部腱反射の低下を来たし，運動発達の遅れと体幹の失調が典型的症状である．
　失調の原因となる感染性疾患として，急性小脳性運動失調症，小脳膿瘍，急性迷路炎がある．急性小脳性運動失調症は主に1～3歳の小児にみられ，しばしば水痘，コクサッキーウイルスあるいはエコーウイルス感染から数週間後に発症し，ウイルスに対する自己免疫機序が想定されている．発症は突然であり，体幹失調のため立位または座位を保持することができず，発症時にしばしば嘔吐を伴う．水平性眼振が半数に認められ，会話が可能な小児では構音障害が目立つ．失調は数週間で改善に向かうが，数か月間ほど持続することもある．完全治癒の見込みは高いが，失調や協調運動障害に加え，行動および言語障害などの後遺症を少数に認める．
　中毒による運動失調の原因物質としては，アルコール，タリウムおよび抗痙攣薬，特にフェニトインがあげられる．
　脳腫瘍，特に小脳や前頭葉の腫瘍は末梢神経系の神経芽細胞腫と同様に，運動失調を呈することがある．前頭葉の脳腫瘍は，前頭葉と小脳を結ぶ連合線維を障害することにより，あるいは頭蓋内圧の亢進により運動失調を惹起する．神経芽細胞腫は，進行性の運動失調，ミオクローヌス反射および眼球クローヌス（非律動性，共同性の水平性および垂直性眼振）によって特徴づけられる傍腫瘍性脳症の発症に関連している．
　神経変性疾患は小児の運動失調の重要な原因である．毛細血管拡張運動失調症（ataxia-telangiectasia）は，常染色体劣性遺伝を示し運動失調を呈する

3 急性運動失調の原因（小児）

1. 脳腫瘍
2. 転換反応
3. 薬剤性
4. 脳炎（脳幹）
5. 感染後／免疫性：急性散在性脳脊髄炎，急性感染後小脳炎（水痘），ミラー・フィッシャー症候群，多発性硬化症，ミオクロニー脳症／神経芽細胞腫
6. 偽性失調（てんかん性）
7. 血管障害：小脳出血，川崎病

(Johnston MV. Nelson Textbook of Pediatrics, 18th ed, 2007[3] より一部改変)

4 慢性・進行性失調の原因（小児）

1. 先天奇形	頭蓋底圧迫，小脳無形成，小脳半球無形成，ダンディ・ウォーカー奇形，小脳虫部無形成，キアリ奇形
2. 脳腫瘍	小脳星状細胞腫，小脳血管芽腫，上衣腫，髄芽腫
3. 遺伝性／代謝性	毛細血管拡張運動失調症，フリードライヒ運動失調症，歯状核淡蒼球ルイ体萎縮症，ハートナップ病，ミトコンドリア脳筋症，若年性GM_2ガングリオシドーシス，メープルシロップ尿症，ピルビン酸脱水素酵素欠損症，ラムゼイ ハント症候群，副腎白質ジストロフィー

(Johnston MV. Nelson Textbook of Pediatrics, 18th ed, 2007[3] より一部改変)

変性疾患である．初期にはむしろ上肢の舞踏病が目立ち，運動失調は2歳頃に現れ，思春期までには歩行が不可能となる．水平注視の際にみられる眼球運動失行がしばしばみられる．

　フリードライヒ運動失調症（Friedreich ataxia）は常染色体劣性遺伝疾患であり，脊髄小脳路，脊髄の後索，錐体路，小脳および延髄に病変が及ぶ．運動失調の発症は毛細血管拡張運動失調症におけるよりも幾分遅い．運動失調は緩徐に進行し，上肢よりも下肢により強く症状が現れる．ロンベルク試験は陽性で，深部腱反射は消失し，足底反射は伸展性である．

　ラムゼイ ハント症候群（Ramsay Hunt syndrome）では関連するミオクローヌスてんかんがみられる．脊髄小脳失調症には優性遺伝形式をとる20以上の病型があり，そのうちのいくつかは小児期に発症する．優性遺伝形式をとるオリーブ橋小脳萎縮症（olivopontocerebellar atrophy）は10歳代または20歳代に運動失調，脳神経麻痺，感覚異常を呈するが，小児期においても急速に進行する運動失調，眼振，構語障害，痙攣を発症することがある．

　運動失調を呈する変性疾患にはさらにペリツェウス・メルツバッハー病（Pelizaeus-Merzbacher disease），神経細胞内セロイドリポフスチン症（neuronal ceroid lipofuscinosis）および遅発型GM_2ガングリオシドーシスがある（3，4）．

〈竹内義博〉

参考文献

1) Fernandez-Alvarez E, Aicardi J. Movement Disorders in Children. International Review of Child Neurology Series. London：Mac Keith Press；2001, pp.1-23.
2) Sanger TD, Mink JW. Movement disorders. In：Swaiman KF, et al (editors). Swaiman's Pediatric Neurology, 5th edition. Philadelphia：Elsevier Saunders；2012, pp.965-998.
3) Johnston MV. Movement disorders. In：Kliegman RM, et al (editors). Nelson Textbook of Pediatrics, 18th edition. Philadelphia：Saunders Elsevier；2007, pp.2488-2493.
4) Augustine EF, Mink JW. Movement disorders. In：Kliegman RM, et al (editors). Nelson Textbook of Pediatrics, 19th edition. Philadelphia：Saunders Elsevier；2011, pp.2053-2061.

III. 症候性の不随意運動と併存疾患
精神科疾患と不随意運動

Point
- 精神科領域で最も目にする頻度が高く，かつ対応に苦慮するのが，抗精神病薬の副作用で生じる錐体外路徴候（EPS）としての不随意運動である．
- さまざまな不随意運動は，抗精神病薬が D_2 受容体を遮断して抗精神病作用を発揮するときに，黒質線条体系のドパミンも遮断してしまうために生じると考えられている．
- 急性ジストニアは，抗精神病薬投与開始から数時間〜数日の間に生じやすい．EPS の中で最も出現が早く，有病率は 2〜5%．男性，若年，高力価の抗精神病薬が危険因子．
- 遅発性ジストニアは，ドパミン受容体遮断薬に関連するジストニアが慢性的に持続し，薬剤使用中または中止後 3 か月以内に症状が出現し，薬剤開始から数年〜10 年経過した後にも生じる．
- パーキンソニズムは薬剤投与後数日〜数週間で生じる．特にパーキンソン病および関連疾患との鑑別が問題となる．多くの場合，原因薬剤の中止により症状は可逆的に改善する．
- アカシジアは静坐不能症ともいわれ，急性・遅発性・離脱性などに分類される．眠気と関係なく生じ日中でも症状が増強する．出現頻度は EPS の中でも高く，罹患率は 20〜35%．
- 遅発性ジスキネジアの症状出現は一般的に抗精神病薬投与から 3 か月以上経過後であり，5 年，10 年後に症状が現れることもある．他の精神疾患より統合失調症で頻度が高い．

精神科領域で最も目にする頻度が高く，かつ対応に苦慮するのが，抗精神病薬の副作用で生じる錐体外路徴候（extrapyramidal sign：EPS）としての不随意運動である．本項ではその中で特に頻度が高く特徴的なもの（ジストニア，パーキンソニズム，アカシジア，遅発性ジスキネジア）について，症状，疫学，鑑別診断，治療などを概説する．薬剤性の不随意運動を考慮するにあたり，特発性の疾患，遺伝性変性疾患，代謝異常や毒物の使用による不随意運動が除外されていることが前提であるが，その詳細については不随意運動の各論など[*1]を参照いただきたい．また EPS は抗うつ薬や抗てんかん薬でもみられるが，ここでは主に抗精神病薬によるものを取り上げる．

抗精神病薬と錐体外路徴候

精神症状の中で陽性症状は中脳辺縁系のドパミンの過剰によって生じるといわれている．抗精神病薬は D_2 受容体を遮断することで，中脳辺縁系のドパミンを抑え抗精神病作用を発揮するが，ドパミンの過剰がない黒質線条体系のドパミンも同様に遮断してしまうためにさまざまな不随意運動が生じると考えられている．EPS の評価尺度としては DIEPSS（Drug-Induced Extrapyramidal Symptoms Scale：薬原性錐体外路症状評価尺度）がよく知ら

*1 本巻 II．「ジスキネジア」（p.107），「ジストニア」（p.111），III．「薬剤性不随意運動」（p.197），VII．「薬剤性パーキンソニズム」（p.416）などを参照

れており，①歩行（gait），②運動緩慢（bradykinesia），③流涎（sialorrhea），④筋強剛（muscle rigidity），⑤振戦（tremor），⑥アカシジア（静坐不能；akathisia），⑦ジストニア（dystonia），⑧ジスキネジア（dyskinesia）から構成される[1]．

非定型抗精神病薬と不随意運動

従来の定型抗精神病薬（ハロペリドール，クロルプロマジンなど）に比べて，非定型抗精神病薬（リスペリドン，オランザピン，クエチアピンなど）といわれる第二世代の抗精神病薬は，さまざまな受容体への結合・遮断作用の違いによって，EPSを生じにくいといわれている．

定型抗精神病薬（以下，定型薬）であるハロペリドールと非定型抗精神病薬（以下，非定型薬）を比較するさまざまな研究が行われ，対象とした不随意運動や研究方法によって結果は異なるが，ハロペリドールでは非定型薬に比べて4～10倍程度EPSを生じるという結果がみられていた．しかしその後，定型薬であるペルフェナジンを低用量で使用した群と非定型薬を比較した前向き研究[2]では，従来の研究に比べて統計学的有意差は出なかった．定型薬・非定型薬によらず，受容体への結合の特性を生かすべき至適投与量を用いることが，EPS発現の予防にとって重要と考えられている．

EPSとしての急性ジストニア

急性ジストニアは四肢，体幹，頭頸部に持続性，あるいは間欠性に筋攣縮が生じる状態である．特に眼球回転発作（oculogyric crisis），眼瞼攣縮（blepharospasm）など眼症状が最も多く，斜頸，頸部後屈などもみられる．舌を前に突き出すような舌突出発作による嚥下困難・構音障害や，重症例では後弓反張，顎関節脱臼，さらにジストニアによる横紋筋融解の報告もある．また喉頭ジストニアはまれであるが，喉頭狭窄から呼吸困難をきたし，気道確保など緊急の対応を要することもある．

出現時期は，抗精神病薬投与開始から，数時間～数日の間（経静脈投与の場合には数分）に生じやすく，EPSの中で最も出現が早い．症状は数秒から数時間持続するが，急性発症の場合は服薬の中止で24～48時間以内に解消する．急性ジストニアの症状は患者にとって痛みや強い不快感，恐怖感を伴うため，治療者との信頼関係や内服のアドヒアランスに関わる重大な問題である．

薬剤性を示唆する所見として，薬剤治療の開始・中止と症状出現の時系列が合致すること，家族性のジストニアの否定，症状出現部位が局所的で進行性でないこと，他の神経学的所見がないことがあげられる．急性ジストニアはパーキンソニズムやアカシジアに比べると有病率は低く，2～5％といわれている．男性（男女比＝2：1），若年者（30歳未満），高力価の抗精神病薬がリスクファクターといわれる一方[3]，45歳以上では急性ジストニアはまれである[4]．薬剤性急性ジストニアの病態生理についてはD_2受容体の関与

のほか，赤核σ受容体が重要な役割を担っていると考えられている．

■急性ジストニアの治療

　急性ジストニアは苦痛が強く，抗コリン薬投与で速やかに治療すべきである．ビペリデン（アキネトン®）の筋肉注射がよく用いられ，10〜20分で効果を発現する．投与経路は経口，筋肉内，経静脈などを症状に合わせて選択するが，経静脈投与は，通常，喉頭狭窄などの緊急時に限る．また，喉頭狭窄であれば気管切開などの救急処置を行う必要がある．ジアゼパム（セルシン®など）の経口・筋注・静注が使われることもある．

　原因となる抗精神病薬が中止された場合，24〜48時間は抗コリン薬を投与，また抗精神病薬を漸減する場合はその期間は継続した予防投与が必要である．ハイリスク群で抗コリン薬での副作用がみられなければ，その後も予防的内服の継続を考慮する．

EPSとしての遅発性ジストニア

　以前は遅発性ジストニアへの認識が薄く，遅発性ジスキネジアに含めて述べられていたが，現在はその疫学，臨床的特徴，治療，予後などの違いが明らかになってきた．Burkeらにより，遅発性ジストニアは，ドパミン受容体遮断薬に関連するジストニアが慢性的（1か月以上）に持続し，薬剤使用中もしくは投与中止後3か月以内に症状が出現し，さらに家族性・二次性ジストニアが否定されたものと定義づけられた[5,6]．

　症状としては痙性斜頸，体幹の側彎，捻転をきたす．若年者は下肢なども含むが，年齢が上がるにつれ手や体幹など上半身に集約され，高齢では頭頸部のみに限局して症状が出やすい[6]．ピサ症候群，メージュ症候群など特定の名前を付けられた症候群もある．重症例では日常生活に支障をきたすこともある．

　症状発生までの期間はさまざまで，薬剤開始から数年〜10年ほど経過した後にも生じる．若年者ほど短期間の曝露で症状が出やすく，薬剤投与から遅れて発症した場合ほど改善しにくい．薬剤性のジストニアは頸部後屈や右側に頸が反ること（特発性は左側優位）が多いといわれる[6]．

　急性発症と同様，若年男性に多く有病率は1〜4％である．遅発性ジストニアの平均罹患年齢36歳，遅発性ジスキネジアが61歳という報告もあり，ジストニアのほうが若年で発症する．非定型薬やスルピリド（ドグマチール®など）なども遅発性ジストニアを起こしうる．

■遅発性ジストニアの治療

　遅発性ジストニアの寛解率は10％であり，年齢，性別，薬剤の種類は関係なく，抗精神病薬を中止したか否かが関係する．10年以上内服した場合，1年未満に比べて5倍寛解が困難といわれている[3]．治療の基本は予防であり，気分障害や他の精神科疾患での抗精神病薬の不必要な投与を避けることが大切である．

> **Key words**
> **ピサ症候群**
> **（Pisa syndrome）**
> 体幹の側方反張を示す．イタリアのピサの斜塔のように体が傾くことから名づけられた．

> **Key words**
> **メージュ症候群**
> **（Meige syndrome）**
> 眼瞼攣縮＋口顎ジストニアで開眼不能になる．

EPS としてのパーキンソニズム

パーキンソニズムは無動，固縮，振戦，小刻み歩行，仮面様顔貌など，パーキンソン病と同様の症状を呈し，流涎，嚥下障害を認め，小声で姿勢も固定する．急性ジストニアよりも緊急性は低いが，治療が難しく，高齢者の維持療法において重要な障害になる．症状は薬剤投与後数日から数週間で生じ，50〜75％が1か月以内，90％が3か月以内に現れる[7]．通常，症状は可逆的だが，高齢者や持効性抗精神病薬投与による場合は数か月以上持続することがある．

精神科疾患としては，統合失調症の陰性症状，抗精神病薬などの離脱症状，うつ病の精神運動制止との鑑別，本態性振戦，血管性パーキンソニズム，他の薬剤性パーキンソニズムとの鑑別が必要となる．特に問題となるのはパーキンソン病および関連疾患との鑑別であろう．

薬剤性を示唆する所見としては，①発症後の進行が速い，②左右差が目立たない（両側性，対称的に頸・体幹・四肢が強剛し，歯車様となる），③ラビット症候群（rabbit syndrome；口唇の細かいふるえ），④突進現象が少ない，⑤ジスキネジア・アカシジアを伴う，⑥抗パーキンソン病薬の効果が少ない，などがある．反対にパーキンソン病を示唆する所見としては，左右非対称，緩徐進行，自律神経障害の存在があり，線条体部でのドパミントランスポーターの著明な低下がみられ，MIBG心筋シンチグラフィで集積低下がみられることも相違点である．

しかしながら，実際の臨床場面では鑑別が難しいケースもしばしば認め，オーバーラップしていると思われる症例も多い．パーキンソン病になる傾向にある患者が，薬剤性パーキンソニズムを生じやすい可能性も想定されている．

■パーキンソニズムの治療

原因薬剤の投与中止により症状は可逆的に改善し，多くの場合中止から2,3か月〜半年程度で症状が軽快するとされる．しかしながら抗精神病薬の中止が困難な場合も多く，抗精神病薬の減量，非定型抗精神病薬への変更，それでも改善しない場合は対症療法を考慮する．特に急激にパーキンソン症状が出現したときには抗コリン薬や抗ヒスタミン薬で対処する．ドパミンやドパミンアゴニストの投与は有効でないことが多く，ドパミンを投与しても薬剤によるブロックが続くため，症状は改善せず，逆に精神症状の悪化をもたらすという意見もある．長期的な抗コリン薬は必要ないことが多く，3か月ごとに評価し漸減を試みるが，抗コリン薬の中止で悪化するという報告もあり慎重に行う必要がある．

EPS としてのアカシジア

アカシジアは静坐不能症ともいわれ，強い不安・焦燥感や内的不穏を伴う「じっとしていられない，じっと座っていられない」状態を示す．絶えず足

を動かし組み替え，立ったり座ったりを繰り返し，足踏みをしたり歩き回る．また下肢にはむずむずした異常感覚を伴う．患者は手足や体全体を揺り動かしたい欲求に気づいており，駆り立てられるような強い衝動から，時に暴力や自殺に結びつくこともある．

アカシジアは，急性アカシジア，遅発性アカシジア，離脱性アカシジアなどに分類されるが，最も頻度が高いのは急性アカシジアであり，原因薬剤の投与開始後や抗コリン薬の中止後，数日～数週間で生じる．薬剤中止で改善するが，中止時に増悪を認めたり，その後も持続して遅発性に移行することもある．

■アカシジアの診断

アカシジアは患者の主観的な訴えが強く反映されるため，客観的な評価が難しいとされてきたが，Barnes による薬原性アカシジア評価尺度（Barnes Akathisia Scale：BAS）は，客観症状，主観症状，主観症状に対する苦痛の3項目に，6段階評価の総括評価1項目を加えた計4項目で構成され，アカシジアの発現から重症化の病像を理解するうえで参考になる[1]．

アカシジアが精神症状や不安発作と誤診され，適切な処置がなされないまま不安・焦燥が悪化する可能性が指摘されている．薬剤投与後に精神症状が悪化した場合，原疾患の増悪かアカシジアかの判別が，抗精神病薬の投与継続の判断で重要となる．アカシジアと区別が必要な病態として，統合失調症・気分障害に伴う不安・焦燥，多動性障害の過活動，薬物離脱症状などがある．

薬剤性を示唆する所見としては，薬物投与と発症時期や臨床経過の間に時間的な関連が認められること，症状が歩行や運動により軽減されることが特徴的である．アカシジアでは下肢などに異常感覚（むずむず感，じりじり感）を伴うことも多く，対処行動として診察室場面でも足踏みをしたり，そわそわと動かしたりすることも多い．一方，精神症状を示唆する所見としては抗精神病薬減量やアカシジアの治療薬への反応不良，「歩き回らずにはいられない」といった「運動亢進への傾向」が目立たないことがあげられる．

薬剤の投与時期が不明瞭な患者，多剤併用の患者，精神症状などのために意志の疎通が困難な場合には，精神症状とアカシジアとの鑑別は困難であり，アカシジアに対する治療を行い，反応をみて判断せざるを得ない場合もある．また，近年 SSRI の投与機会が増えていることから，抗うつ薬による activation syndrome も，アカシジアの一つの形態として念頭におく必要がある．

アカシジアと似た症状としてむずむず脚症候群（restless legs syndrome：RLS〈下肢静止不能症候群〉）がある．むずむず脚症候群では下肢の異常感覚が第一にあり，症状は夜間就床時の眠気が訪れる時期に発現するという特徴があるのに対し，アカシジアでは眠気と関係なく，日中でも座位や臥位などじっとしていると症状が増強し，運動への強い衝動がでてくる．実際上は，抗精神病薬投与中の患者では両者の鑑別が困難なこともしばしばある．

アカシジアはEPSの中でも出現頻度が高く，罹患率は20～35%とされる[8]．

Keywords

activation syndrome
特に選択的セロトニン再取り込み阻害薬（selective serotonin reuptake inhibitor：SSRI）による中枢神経刺激様症状全般を指す用語．不安，易刺激性，軽躁，焦燥，敵意，躁，パニック発作，衝動性，不眠，アカシジアなどがある．

リスクファクターとしては，加齢・女性・陰性症状の存在・認知機能障害・治療初期のEPS歴・パーキンソニズムの併発・気分障害などが知られている．鉄欠乏・糖尿病もアカシジアの促進因子とされる．抗精神病薬以外にも，抗うつ薬（三環系，四環系，SSRI，SNRI[*2]），制吐薬，降圧薬，抗悪性腫瘍薬などさまざまな薬剤が原因になりうる．

アカシジアの発症については他のEPSと同様にD_2受容体遮断作用が一因とはされるが，SSRIもアカシジアを誘発することからセロトニン神経系の関与が，β遮断薬が有効なことからノルアドレナリン神経系の関与が，ベンゾジアゼピン系薬の有用性からはGABA（γ-aminobutyric acid）系の関与が指摘されており，これらの神経伝達系の相互作用から大脳基底核回路の機能不全でアカシジアが発生すると考えられている．

■ **アカシジアの治療**

治療については予防が最善策だが，症状出現時は，可能であれば原因薬剤の減量・中止，もしくは低用量の非定型薬（クエチアピン〈セロクエル®〉，オランザピン〈ジプレキサ®など〉など）に切り替える．急性アカシジアが発症した場合，救急対応として中枢性抗コリン薬（ビペリデン〈アキネトン®〉，トリヘキシフェニジル〈アーテン®など〉）またはベンゾジアゼピン系薬（ジアゼパム，クロナゼパム〈リボトリール®〉）の投与が有効である．特にビペリデンには注射製剤があり，診断的治療として行われることもある．その後の処方としては以下の薬剤を試みる．

① 抗コリン薬：本邦では一般にアカシジアの治療に用いられ有効性について多数の報告がある．パーキンソン症状を伴う場合には有効だが，そうでない場合にはβ遮断薬のほうが有効といわれている．抗コリン作用による身体症状，せん妄，認知障害など精神症状発現のリスクがあり，安易に慢性的に用いるべきではなく，3か月以降は漸減，中止を試みることが推奨される．

② β遮断薬：欧米では近年第一選択であり，プロプラノロール（インデラル®など，30〜80 mg／日）が中枢移行性に優れ有効性が高い．使用開始，用量変更時には血圧と脈拍のモニターが必要である．

③ ベンゾジアゼピン系薬：ジアゼパム，クロナゼパムの有効性は確立している．アカシジアと精神運動興奮とを区別しにくい場合，極度の不安を伴う場合には特に有用である．慢性投与の副作用や依存の問題が発生するため長期連用は避ける．

④ セロトニン（5-HT_{2A}）受容体拮抗薬：ミルタザピン（リフレックス®など），ミアンセリン（テトラミド®），トラゾドン（レスリン®など），シプロヘプタジン（ペリアクチン®）など．ミルタザピンはプロプラノロールと同等に効果があるといわれている．

遅発性アカシジアの治療

また，遅発性アカシジアの治療については，急性発症に比較して難渋する．抗コリン薬は無効であり，抗コリン薬の中止で遅発性アカシジアが改善する

*2 SNRI
serotonin noradrenaline reuptake inhibitor（セロトニン・ノルアドレナリン再取り込み阻害薬）

場合もある．その他の治療は急性アカシジアに準じる．

EPS としての遅発性ジスキネジア

　遅発性ジスキネジアとは，さまざまな形態を示し，不随意で律動的でない過剰運動の総称である．口腔，顔面，舌の筋系に影響することが多いが，舞踏病様の手の動き，腰をくねらせる動作など，ミオクローヌス・ジストニア・アテトーゼなどの要素も含まれ，さまざまな動きが混合し次々と現れる．高齢者では口をもぐもぐさせたり，舌舐めずり，口をすぼめたり突き出す，歯を食いしばるなどの口唇ジスキネジア（oro-buccal-lingual dyskinesia）の形が多く，若年者では四肢・体幹のアテトーゼ様運動として現れることが多い．口顔面周囲の運動障害が重篤になると，発語・摂食・呼吸などに困難が生じることもある．症状は緊急の対応を要しないものの，不可逆的で社会生活上の損失が大きい．

　症状出現は一般的には抗精神病薬投与から3か月以上（多くは6か月以上）経過した後であり，5年，10年後に初めて症状が出ることもある．現行の抗精神病薬の治療でジスキネジア症状がマスクされ，薬の減量や変更，中断後に顕在化することも多い．初期はチック様の動きで始まり瞬目が増える．運動の評価尺度としては Abnormal Involuntary Movement Scale（AIMS）[9]などが使用されている．ジスキネジアはストレス下や情動の賦活で悪化し，リラックス，睡眠，意志によって抑えられるため，症状の評価は繰り返し行うことが必要である．

　精神疾患の症状としては，常同行動，強迫行為などとの鑑別，また薬物離脱性ジスキネジア，薬剤以外の自然経過（統合失調症や加齢）に伴うジスキネジアも考慮に入れるべきである．薬剤性を支持する所見としては，①歩行で動きが改善する，②アカシジアを伴う場合（アカシジアは薬剤性がほとんど）などがあげられる．

　ただし，ジスキネジアのすべてを薬剤の副作用とは断言できない．加齢に伴い特発性ジスキネジアを認めることは多く，60代で0.8％，70代で6.0％，80代で7.8％というデータがある[10]．また，統合失調症では未治療の場合でも不随意運動の記述が古くから認められており，Fenton のレビューでは，抗精神病薬未投薬の統合失調症患者の30歳以下で12％，31歳以上25％，60歳以上42％に特発性のジスキネジアを認めたと述べられている[11]．また，他の精神科疾患よりも統合失調症で頻度が高いことから，統合失調症の病態生理との関係や，脳のダメージとの関係も推測されている．

　リスクファクターとしては加齢の影響を強く受け，罹患率は年齢と比例して上昇する．若年者（平均29歳）を対象にした研究での累積罹患率は1年5％，4年19％，6年26％である[12]が，高齢者（平均65.5歳）では，1年26％，2年52％，3年60％という報告もある[13]．高齢では口腔，顔面，舌の筋が影響を受けやすく，薬剤投与から早期に出現し，不可逆的になりやすい．以上から黒質線条体の受容体への薬剤の影響と，加齢による黒質線条体

Keywords

AIMS
顔面・四肢・体幹および総合的な異常運動の重症度，能力喪失や患者の感じる苦痛を0〜4で評価（歯の問題は0〜1）する尺度．

の変性が関係しているとされる．

　性別については年齢と相互作用があり，51歳以上の高齢では女性が多く，若年者では性差はないことから，エストロゲンによるドパミン遮断からの保護作用についても指摘されている[14]．その他，気分障害の合併，抗精神病薬の使用期間・積算量（累計投与量）との関連が指摘されている．また糖尿病患者や治療初期のEPSの出現は遅発性ジスキネジアの予測因子とされ，リスク比が約2倍という報告もある[15]．

　遅発性ジスキネジアは，ほとんどが抗精神病薬使用後であるが，制吐薬などの消化器系薬や抗てんかん薬，抗うつ薬（三環系，四環系，SSRI），炭酸リチウム（リーマス®など）でも引き起こすことがある．Woodsらによる前向き研究では，遅発性ジスキネジアに対する非定型薬の相対危険度は定型薬に比べて2/3程度であり，統合失調症患者に限ればほぼ同等（定型1：非定型0.97）の結果となった．また，非定型薬の使用が浸透したにもかかわらず，遅発性ジスキネジアの有病率のデータは1980年台33％，2000年台32％と変わらなかった[16]．

　非定型薬の個々の薬剤では，クエチアピン，クロザピン（クロザリル®）は遅発性ジスキネジアを引き起こしにくく，特にクロザピンは症状を改善する効果も認められ，治療薬としての提案もされている．また近年，オランザピンの相対危険度が低いという結果も複数みられており[16]，今後さらなるデータの蓄積が待たれる．

　ジスキネジアの発生機序としてはD$_2$受容体の長期的な遮断による，シナプス後ドパミン受容体の感受性過剰，GABA神経系の機能障害，フリーラジカルによる神経毒性説などがある．個人差については，ドパミン受容体遺伝子の多型によるドパミン受容体の過敏性の違い，また，薬物代謝酵素（CYP）の遺伝多型により，ジスキネジアへの脆弱性が違うのではという研究もある．

■遅発性ジスキネジアの治療

　治療法としては，これまでは原因となる薬剤および抗コリン薬の減量・中止が推奨されてきた．しかし薬の中止でジスキネジアが完全に消失することはまれであり，コクラン・レビューでは，抗精神病薬，抗コリン薬いずれの減量・中止でもジスキネジアが改善するエビデンスはなく，精神症状の再燃を考慮すると支持されないという結果になっている[17]．また，休薬期間を設けることも，ジスキネジアの罹患を減らさないだけでなく，間欠的な投与がリスクを上げる．症状出現時は可能であれば他剤への変更を行い，さらに不随意運動自体への治療が考慮される．対症療法としてさまざまな治療法が試されているが，いずれも効果は限局的である．

　　　　　　　　　　　　　　（松岡祐加，近藤伸介，笠井清登）

文献

1) 稲田俊也, 野崎昭子. 薬原性錐体外路症状の適正な評価. 臨床精神薬理 2002；5（1）：31-38.

2) Miller DD, et al ; Clinical Antipsychotic Trials of Intervention Effectiveness (CATIE) Investigators. Extrapyramidal side-effects of antipsychotics in a randomized trial. *Br J Psychiatry* 2008 ; 193 (4) : 279-288.
3) Bhatt M, et al. Acute and tardive dystonia. In : Sethi KD (editor). Drug-Induced Movement Disorders. New York : Marcel Dekker INC ; 2004, pp.111-128.
4) van Harten PN, et al. Acute dystonia induced by drug treatment. *BMJ* 1999 ; 319 (7210) : 623-626.
5) Burke RE, et al. Tardive dystonia : Late-onset and persistent dystonia caused by antipsychotic drugs. *Neurology* 1982 ; 32 : 1335-1346.
6) Kiriakakis V, et al. The natural history of tardive dystonia : A long-term follow up study of 107 cases. *Brain* 1998 ; 121 : 2053-2066.
7) Tarsy D. Neuroleptic-induced extrapyramidal reactions : Classification, description, and diagnosis. *Clin Neuropharmacol* 1983 ; 6 (Suppl 1) : S9-S26.
8) Kane JM, et al. Akathisia : An updated review focusing on second-generation antipsychotics. *J Clin Psychiatry* 2009 ; 70 (5) : 627-643.
9) Guy W (editor). ECDEU Assessment Manual for Psychopharmacology. DHEW Publication No. (ADM) 76-338. Washington DC : US Department of Health, Education and Welfare ; 1976, pp.534-537.
10) Klawans HL , Barr A. Prevalence of spontaneous lingual-facial-buccal dyskinesias in the elderly. *Neurology* 1982 ; 32 : 558-559.
11) Fenton WS. Prevalence of spontaneous dyskinesia in schizophrenia. *J Clin Psychiatry* 2000 ; 61 (Suppl 4) : 10-14.
12) Kane JM. Tardive dyskinesia : Epidemiological and clinical presentation. In : Bloom FE, et al (editors). Psychopharmacology : The Fourth Generation of Progress. New York : Raven ; 1995, pp.1485-1495.
13) Jeste DV, et al. Risk of tardive dyskinesia in older patients. A prospective longitudial study of 266 outpatients. *Arch Gen Psychiatry* 1995 ; 52 : 756-765.
14) Yassa R, Jeste DV. Gender differences in tardive dyskinesia : A critical review of the literature. *Schizophr Bull* 1992 ; 18 : 701-715.
15) Woener MG, et al. Prospective study of tardive dyskinesia in elderly : Rates and risk factors. *Am J Psychiatry* 1998 ; 155 : 1521-1528.
16) Woods SW, et al. Incidence of tardive dyskinesia with atypical versus conventional antipsychotic medications : A prospective cohort study. *J Clin Psychiatry* 2010 ; 71 (4) : 463-474.
17) Soares-Weiser K, Rathbone J. Neuroleptic-reduction and / or cessation and neuroleptics as specific treatment for tardive dyskinesia. *Cochrane Database Syst Rev* 2006 ; 25 (1) : CD000459.

参考文献

- Sethi KD (editor). Drug-Induced Movement Disorders. New York : Marcel Dekker INC ; 2004.
- Caroff SN, et al. Movement disorders induced by antipsychotic drugs : Implications of the CATIE Schizophrenia trial. *Neurol Clin* 2011 ; 29 (1) : 127-148, viii.

… III. 症候性の不随意運動と併存疾患

解離性障害と不随意運動
（心因性運動障害）

> **Point**
> - 心因性運動障害の多くは不随意運動か発作性運動異常である．
> - 心因性とは，症状の成因として人生の出来事や苦境が重要な役割を演じていると診断者が考えていることを意味する．
> - 心因性と確定診断する客観的指標はなく，傍証の積み重ねによる除外診断が基本となる．
> - 一般に患者は心因性の診断に抵抗を示し，治療者と患者とが良好な関係にあってはじめて治療が可能となる．
> - 確立された治療法はなく，環境調整，精神療法，集団療法，家族療法，薬物療法など，あらゆる対応を試みる．

解離性障害の概念

　WHO が作成した国際疾病分類第10版（ICD-10，1992）の第5章「精神および行動の障害」[1] に，解離性（転換性）障害の項目がある．そこでは，解離とは「過去の記憶，同一性と直接的感覚の意識，そして身体運動のコントロールの間の正常な統合が一部ないしは完全に失われた状態」と定義されている．心理的ストレスや葛藤が原因で，記憶や意識などの精神機能が障害されるのが解離性障害であり，運動や知覚などの身体機能が障害されるのが転換性障害である．両者は併存することが多いため，ICD-10 では同一カテゴリーにまとめられている．一般に，心理的ストレスや心理的葛藤は本人に気づかれていないか，それを否認しているため，心因を特定できないことのほうが多い．

　一方，米国精神医学会が作成した精神疾患の分類と診断の手引き第5版（DSM-5，2013）[2] では，解離性障害（dissociation disorder）とは別カテゴリーの機能性神経学的障害（functional neurological disorder）に分類されている．従来は転換性障害（conversion disorder）と呼ばれていたが，その診断プロセスに必要な心因の存在を確認することが困難なために，病因論的・力動的意味を除外したと説明されている．

　転換性障害の「転換」とは，精神分析学を創始した Freud が最初に用いた言葉で，精神的な苦痛や欲求が無意識下に抑圧され，変形されて身体症状に置き換わる（転換）ことで自我を防衛するとされる．身体症状を形成することで心理的葛藤に直面することを避け，精神的苦痛から免れると解釈されている．

　かつてはヒステリーという診断名が用いられ，精神症状を示す解離型ヒステリーと身体症状を示す転換型ヒステリーと分類されてきた．しかし，ヒス

1 心因性不随意運動を示唆する手がかり

- 突然の発症
- 非恒常性（運動の性状が変化する）
- 非典型的症状（典型的な不随意運動にない動きや姿勢）
- 不随意運動と関係のない奇妙な動きを合併する
- 指示により振戦の周期が変わる（速い連続動作を指示すると振戦の周期も速くなる）
- 疲労感を訴える
- 自然に寛解する
- 注意散漫時に運動が止まる
- プラセボ，暗示，精神療法で運動が消失する
- 発作として発現する
- 固定した異常姿勢でジストニアが初発する

(Brown P, et al. *Mov Disord* 2001[3] より)

テリーという用語は「子宮の窒息」あるいは「子宮の遊走」といった誤った歴史的概念に由来し，否定的な価値判断を含み，女性への偏見につながりかねないため忌避され，今日では使用されなくなった．

心因性不随意運動（心因性運動障害）とは

　心因性運動障害の多くは不随意運動であり，不随意運動の10％は心因性といわれる[3]．精神医学的診断では解離性（転換性）障害のことが多く，うつ病などの他の精神障害を併発していることもある．解離性（転換性）障害の臨床類型は，運動障害（心因性失声や心因性発声障害など），発作あるいは痙攣（心因性非てんかん性発作など），知覚麻痺や感覚脱失（心因性聴覚喪失など），それらの混合した症状に分類している．神経学的に説明できない奇妙な運動障害を示し，治療に抵抗することが多いため，リハビリテーション医療の現場では問題患者として扱われることが少なくない．

　心因性と確定診断する客観的指標はなく，心因性の診断は傍証を積み重ねる除外診断が基本となる．問診が重要であるが，目撃者による症状陳述の信頼性は乏しい．医師が症状を観察するか，ビデオ映像を持参してもらうことが診断に有用である[4]．その際，心因性を示唆する手がかり（**1**）[3]と，典型的な不随意運動の特徴（**2**）を知っておく必要がある．

　不随意運動が人に見られていない状況下で消失したり，暗示や精神療法によって消失すれば，高い確率で心因性と考えられる．不随意運動が一定せず，変動しやすかったり，注意をそらすと典型例ではありえないほど症状が改善するなども，心因性を疑う根拠となる．不随意運動の他に，明らかな心因性神経徴候や精神症状があれば，心因性を示唆する根拠になる．心因性不随意運動は症状が無意識下で生じ，意図的に作られたものではない点が，虚偽性障害（factitious disorder）や詐病（malingering）とは異なる．それぞれの鑑別を**3**にまとめた[5]．

心因性非てんかん性発作とは

　突然発現し，突然消失するなど，症状が発作性に生じる異常運動は心因性

2 典型的な不随意運動の特徴

		特徴	発生機序
振戦		不随意的で律動的, 規則的な身体の一部のふるえ	ある筋群とその拮抗筋の交代性活動
	本態性振戦	一定の姿勢保持時や運動時に両手の細かい（周波数は4～12 Hz）ふるえがみられ, 時に両前腕, 頭部, 舌にも生じる	
	パーキンソン病の振戦	安静時に3～6 Hzのふるえがみられる. 片側の上肢に始まり, やがて両側に広がる	
	企図時振戦	動作に伴って生じる3～6 Hzのふるえで, 動作開始直後から始まり, 目的に向かうに従って増強し, その姿勢を保っている間は持続し, 動作が終わると消失する. 指鼻試験では鼻に到達するとふるえは止まる	
	口蓋振戦	軟口蓋の2～3 Hzのふるえで, 喉頭や横隔膜にも生じることがある. 中脳の障害で生じる	
ジストニア		筋の比較的長い持続的収縮で, 身体のねじれを伴う. ゆっくりとしたジストニア運動を反復し, 進行すると固定したジストニア姿勢につながる	筋活動の亢進と周辺抑制の低下による協同運動の障害
アテトーゼ		四肢遠位部に繰り返しみられる緩徐な筋緊張の変動により生じる回転性のよじるような無目的な動き. 各筋が勝手にゆっくりと動くので, 協調運動が困難で一定の姿勢が保てない	主動筋と拮抗筋の同期的収縮による協同運動の障害
舞踏運動（ヒョレア）		比較的速く, 間隔も大きさも不規則な, 顔面, 四肢, 体幹に及ぶ不随意運動で, 精神的緊張や随意運動で増強する. 奇妙なまねのできない無目的な動きで, 落ち着きのない状態と受け止められやすい. 薬剤によって生じるヒョレアをジスキネジアという	中枢性の抑制障害による運動過多
バリズム		上肢あるいは下肢を投げ出すような激しい大きな動きが絶え間なく繰り返される. 片側性のことが多く, 回旋性要素を伴う	視床への抑制障害による運動過多
ミオクローヌス		突然生じる瞬間的な運動で, 短い筋収縮によって生じる陽性ミオクローヌスと, 持続性筋収縮が突然消失する陰性ミオクローヌスとがある	筋放電の持続が70 msec以下と短く, 拮抗筋が同期している

を疑わせる根拠となる. てんかんの発作に似た症状を呈することから, かつては偽発作（pseudoseizure）などと呼ばれたこともあったが, 現在は心因性非てんかん性発作（psychogenic non-epileptic seizure：PNES）と呼ばれる[6]. その臨床症状は多彩で, 脱力と無動を主体とする発作性症状, 律動性運動などの微細運動症状, 複雑な行動を含む粗大運動症状, 暴力的にみえる激しい運動症状などさまざまである. PNESと真のてんかん発作の鑑別を 4 にまとめた.

PNESは症状が漸増漸減したり, 断続したりして, 持続時間が数分以上と長い. 発作時にはころげ回ったりする非同期的な運動症状や, うめき声, 泣き声, 感情のこもった発語などがみられる. 発作中にも周囲とのコミュニケーションがとれ, 周囲の介入により症状の強度が変化する. 発作中にも閉眼しており, 眼瞼振戦がみられ, 強制開眼に抵抗し, 瞳孔反応は正常である. PNESでも外傷, 咬舌, 失禁は起こりうる. 真のてんかん発作では舌の側方や頬粘膜を噛むが, PNESでは舌の前方や口唇を噛む. PNESの場合は失禁ではなく放尿である. 本人や家族が睡眠中に生じた発作と訴えると, 真のてんかん発作と受けとられやすいが, PNESでは睡眠からいったん覚醒し, その後に発作が生じるといった偽睡眠が前駆する.

3 解離性（転換性）障害，虚偽性障害，詐病の鑑別

	解離性（転換性）障害	虚偽性障害	詐病
主な症状	運動麻痺，可動制限，知覚麻痺，疼痛，嘔吐，めまい，過呼吸	劇的症状，腹痛，発熱，血尿	単純症状，可動制限，疼痛，発熱
心理機制	無意識，抑圧，逃避，転換，攻撃	意識された行為，虚言性性格，自虐性性格	意識された行為，逃避的，短絡的
疾病利得*	一次性＞二次性	一次性＞二次性	二次性
性差	女性＞男性	男性＞女性	不明
特徴	身体疾患やうつ病の合併	頻回手術症，医療関係者に多い	外傷後
治療	精神療法，行動療法	精神療法	環境整備
予後	良好（〜不良）	不良	さまざま

* 一次性疾病利得とは病気になることで得られる直接的な利益．二次的疾病利得とは病気を利用して何らかの利益を得ようとする動機で，病気を存続させる結果となる．

（櫻井浩治．臨床精神医学講座 6，身体表現性障害・心身症，1999[5]）より）

　PNESはすべての年齢層に生じ，高齢者では診断までの期間が長いことが指摘されている．小児期には性差はないが，思春期以降は女性に多くなり，男性のPNESはより重症であるといわれる．

心因性と誤診されることのある不随意運動

　一見すると心因性と誤られやすい不随意運動や発作症状がある．発作性運動誘発性舞踏アテトーゼ（paroxysmal kinesigenic choreoathetosis：PKC）は，運動開始時に一側あるいは両側の四肢や体幹に奇妙な動きを伴ったり，走っていて急に転倒したりするなどして，心因性運動障害と誤られやすい．また，抗精神病薬や制吐薬の副作用として生じる眼球上転発作や頸部捻転発作といった急性錐体外路症状が，心因性発作と誤まられることがある．

　前頭葉てんかんの補足運動野起始の発作は，意識清明下で左右で同期しない激しい動きや，奇妙にみえる両側性運動発作が生じるので心因性発作と誤られやすい．夜間前頭葉てんかんも，蹴ったり殴ったりする動き，ペダルこぎ運動，叫び声をあげるなど奇妙な運動症状を呈し，睡眠時随伴症（parasomnia）あるいは心因性発作と誤られやすい．恥骨の挙上運動（pelvic thrusting）や，骨盤の突出姿勢（後弓反張〈opisthotonus〉）は性的なニュアンスをもち，心因性発作の典型的な症状と考えられがちであるが，前頭葉てんかんの自動症としても生じうる．これらの前頭葉発作は，持続時間が短く，起始と終止が突然であり，まったく同じ症状を繰り返すことなどからPNESと鑑別できる．

電気生理学的診断

　本態性振戦とパーキンソン病に伴う振戦では，表面筋電図を記録すると主動筋と拮抗筋が相反して活動し，加速度荷重をかけると振幅が低下するが，

4 真のてんかん発作と心因性非てんかん性発作との鑑別

鑑別のポイント		てんかん発作	心因性非てんかん性発作
発作の経過	常同性	発作の経過は毎回同じ	発作のたびに経過が異なる
	睡眠中の発作	睡眠から生じる	偽睡眠が前駆する（いったん覚醒してから発作が生じる）
	発作中に症状の強度が変動する	ない	ある
	発作の持続時間	短い（2分以内）	長い（全身痙攣様発作が2分以上続く）
運動症状	軀幹を跳ね上げる	ない	ある
	左右四肢の非協調運動	ない	ある
	断続的な運動	ない	ある
	下腹部を突き出す動き	前頭葉てんかんではありうる	ある
	長い持続の全身性弛緩	ない	ある
感覚・自律神経症状	瞳孔反応が正常	ない	ある（発作中に対光反射・角膜反射が存在する，散瞳は起こりうる）
	発作前から発作時にかけて心拍増加	ある	ない
感情・言語表出	うめき声や泣く	ない	ある
	情動的な発語	ない	ある
	ささやく	ない	ある
表情・外傷	強直期に閉眼している	ない	ある
	強直期に口を固く閉じている	ない	ある
	舌の側面や口腔内粘膜を噛む	ある	ない（舌先や口唇を噛む）
発作後	いびきをかく	ある	ない
	鼻をこする	ある	ない
	頭痛がする	ある	ない
	発作時の記憶	ない	ある

（Devinsky O, et al. *Nat Rev Neurol* 2011[4] より）

　心因性振戦では主動筋と拮抗筋の相反性が崩れており，加速度荷重をかけると振幅は逆に増大する[7]．また，一側上肢の振戦例に，健側の手でタッピングをさせて患側の振戦とのコヒーレンスを計測すると，器質性振戦例では振戦がタッピングの影響を受けず，この所見が心因性でないことの診断根拠となる[8]．

　ミオクローヌスについては，皮質性，皮質下性，脊髄性など複数の起源があり，心因性にもミオクローヌス様運動が生じる．なかでも皮質性ミオクローヌスが最も多く，表面筋電図の筋放電の開始点をトリガーにして脳波を加算する筋放電トリガー加算平均法（jerk-locked averaging：JLA）[9]を行うと，ミオクローヌスに先行して棘波が確認できる．一方，心因性ミオクローヌスにJLA法を適用すると，頭頂正中部で最大振幅を示し運動開始の約1秒前

から始まり，緩徐に増大する陰性電位である運動準備電位が得られる．これは随意運動発現と同じ機序と推定でき，心因性の診断を支持する[10]．

治療

　心因性不随意運動あるいは心因性運動障害に有効な治療法は確立されていない．一般に患者は心因性の診断に抵抗を示すため，告知の際にはあらかじめ心理面が関係していると思うかどうかを患者に尋ねるとよい．心理面の関与を受け入れる準備ができていれば，診断を伝えたうえで心因の明確化を試みる．そうでない場合には心因性の診断を強要せず，症状の発現状況に関する日誌をつけさせるなどして，受け入れられる態勢になるまで待つ．断固受け入れない場合には虚偽性障害や詐病を疑う．

　心因性の告知後には，不随意運動や発作性症状が不適応行動であり，それに代わる適応行動を身につけるよう促す．予後は，心因性の告知を受け入れた途端に症状が消失する例から，あらゆる治療に抵抗する難治例までさまざまである．治療者と患者との良好な関係が治療の前提となり，精神療法，集団療法，家族療法，バイオフィードバック，薬物療法，環境整備など，あらゆる対応を試みる．一般に確定診断まで期間を要し，症状の持続期間が長い例ほど予後が悪い．小児期の不幸な成育史や虐待の既往のある例などは治療に難渋することが多い．入院治療を行う場合は短期間に設定し，疾病利得や退行を防ぐ枠組み設定が必要となる．保障が絡んでいる例や訴訟中の例の予後はさらに悪い．うつ病などの他の精神疾患を合併する例では，その治療を優先することになる．

（松浦雅人）

> **point**
> 心因性の診断は強要せず，受け入れられるまで待つ

文献

1) World Health Organization. The ICD-10 Classification of Mental and Behavioural Disorders : Clinical Descriptions and Diagnostic Guidelines. Geneva : WHO ; 1992 ／融道男ほか（監訳）．ICD-10 精神および行動の障害—臨床的記述と診断ガイドライン，新訂版．東京：医学書院；2005.
2) American Psychiatric Association. DSM-5. Somatic symptom Disorder http://www.dsm5.org/Pages/Default.aspx
3) Brown P, Thompson PD. Electrophysiological aids to the diagnosis of psychogenic jerks, spasms, and tremor. *Mov Disord* 2001；16: 595-599.
4) Devinsky O, et al. Differentiating between nonepileptic and epileptic seizures. *Nat Rev Neurol* 2011；7：210-220.
5) 櫻井浩治．転換性障害．吉松和哉ほか（編），臨床精神医学講座 6，身体表現性障害・心身症．東京：中山書店；1999, pp.159-174.
6) 松浦雅人ほか（編）．てんかん診療のクリニカルクエスチョン 194. 東京：診断と治療社；2009.
7) Deuschl G, et al. Diagnostic and pathophysiological aspects of psychogenic tremors. *Mov Disord* 1998；13：294-302.
8) McAuley JH, et al. Electrophysiological aids in distinguishing organic from psychogenic tremor. *Neurology* 1998；50：1882-1884.
9) Shibasaki H, Kuroiwa Y. Electroencephalographic correlates of myoclonus. *Electroencephalogr Clin Neurophysiol* 1975；39：455-463.
10) Terada K, et al. Presence of Bereitschaftspotential preceding psychogenic myoclonus：Clinical application of jerk-locked back averaging. *J Neurol Neurosurg Psychiatry* 1995；58：745-747.

突発性不随意運動

Point
- 突発性不随意運動は，自発性と刺激過敏性とに分類される．
- 脳波・筋電図ないし筋電図ポリグラフ施行が診断に有用である．
- 心因性随意運動と鑑別が必要な病態が多く，家族歴を含む入念な病歴聴取，臨床症状の詳細な観察，各種検査を用いて総合的に診断する．
- 一部の突発性不随意運動の病態には，大脳皮質のみならず基底核も関与する．

突発性不随意運動は，自発性不随意運動と刺激過敏性不随意運動に分類される．本項では，それらの代表的疾患・病態について既報告と一部自験例を用いて説明する．

自発性不随意運動

transient myoclonic state with asterixis（TMA 症候群）

■概念

transient myoclonic state with asterixis とは，1992 年に橋本らにより報告・提唱された病態で，日本語では「asterixis を伴う一過性ミオクローヌス状態（TMA 症候群）」と呼称される[1]．

■ TMA 症候群の臨床症状

慢性疾患（高血圧，慢性腎不全など）を有する高齢者に，頸部・上肢を中心に一過性のミオクローヌスが生じる．直接的な誘因としては感染・薬剤（シスプラチンなど）の使用があるが，特に誘因なく発症することもある．症状はたいてい 2〜3 日以内に軽快，消失する．

橋本らは自験例の 7 例から，TMA 症候群の病態の特徴として以下のようにまとめている（**1**）．ミオクローヌスは陽性および陰性（asterixis）ともみられるが自発性であり，刺激によっては誘発されない．ミオクローヌスの出現部位は，下肢にも認められることがあり，その場合は歩行困難・不能となりうる．

■電気生理学的検査所見

脳波では，てんかん性放電を認める例はこれまで明らかではない．橋本らの報告にみられる表面筋電図所見を示す（**2**）．筋放電の持続時間は短く，皮質性ミオクローヌスが示唆される．体性感覚誘発電位（somatosensory evoked potential：SEP）は，高振幅であることが多いが，巨大 SEP は明らか

Keywords

陽性ミオクローヌスと陰性ミオクローヌス

ミオクローヌスは性状から，不随意な筋収縮である陽性ミオクローヌスと，随意的筋放電の突発的で急激な短い不随意な中断（静止期〈silent period：SP〉）による陰性ミオクローヌスに分類される．陰性ミオクローヌスは asterixis とも呼ばれる．

Keywords

巨大 SEP

皮質性ミオクローヌスを呈する多くの症例などでは，正中神経刺激 SEP で N20 の振幅はほぼ正常範囲であるが，その後の成分が巨大化することがあり，巨大 SEP（giant SEP）と呼ばれる．具体的には，大脳皮質 3b 野から水平方向に向かって発生する N30／P30 成分と，主に 1 野から法線方向に向かって発生する P25 および N35 成分の振幅が，通常の数倍〜数十倍に大きくなる．一次体性感覚運動野の過興奮性を反映している[3,4]．

1 TMA 症候群の病態の特徴

1. 高齢者で何らかの基礎疾患をもった症例に出現する
2. 意識は基本的に清明である
3. 全般性あるいは多部位性の自発性ミオクローヌスを主に頸部・上肢優位に認め，運動で若干増強する（下肢や口輪筋に認めることもある）
4. 声は多少のふるえがみられる
5. ミオクローヌスは感覚刺激では誘発されない（刺激過敏性・反射性ミオクローヌスは明らかではない）
6. 陽性ミオクローヌスとともに asterixis（陰性ミオクローヌス）を認め，舌にも asterixis 様の不随意運動を認める
7. 陽性・陰性ミオクローヌス以外は明らかな神経学的異常は認めない
8. 脳波では非特異的な異常がみられるのみで，てんかん性放電は認めない
9. ミオクローヌスは急性発症で，数時間にわたって次第に増強する
10. ジアゼパムやクロナゼパム投与により症状の改善を認める
11. 症状は一過性で後遺症なく治癒するが，再発傾向がある

(Hashimoto S, et al. *J Neurol Sci* 1992[1] より)

2 TMA 患者での前腕伸展・手関節背屈時の表面筋電図

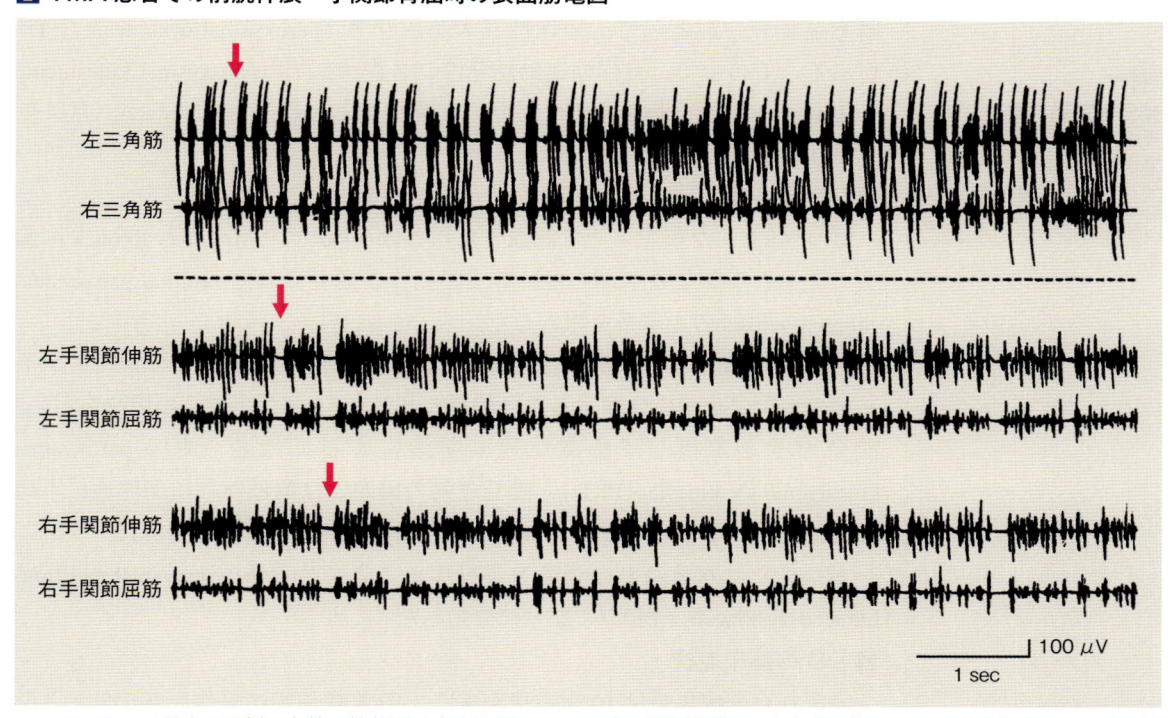

asterixis は→で示す．両側三角筋の筋放電は左右同期しているが，前腕筋群では左右非同期である．前腕筋群では，手関節伸筋・手関節屈筋は同側でそれぞれ同期している．筋放電の静止期（SP）には手関節伸筋・手関節屈筋は同側でそれぞれ同期しているが，左右は非同期である．筋収縮の持続は，短時間の陽性ミオクローヌスないし陰性ミオクローヌス（asterixis）により，中断されている．

(Hashimoto S, et al. *J Neurol Sci* 1992[1] より一部改変)

ではない．一方，SEP 振幅が，症状が軽快するにつれて低下することもあり[1,2]，その点でも，何らかの一次体性感覚運動野の過興奮性による皮質性ミオクローヌスが示唆される．筋放電トリガー加算平均法（jerk-locked back averaging：JLA）では筋放電に先行する棘波を認める症例もある．

■発生機序，病態生理

筋放電の持続時間，SEP 所見からは，TMA 症候群は一次体性感覚運動野

の過興奮性による，自発性の皮質性ミオクローヌスであると考えられる．

■TMA症候群の治療

ジアゼパム（セルシン®など）やクロナゼパム（リボトリール®など）などのベンゾジアゼピン系薬剤が著効を示す．他方，自然経過で無治療で改善することも多い．高齢者にみられる疾患であり，TMA症候群によるADL低下の程度と，治療による副作用の可能性を考慮し，投薬の有無を検討する．

今後さらに高齢化が進むにつれ，TMA症候群の頻度も増加すると考えられ，この良性の症候群の存在に留意する必要がある．

発作性ジスキネジア（PD）[*1]

> [*1] 本巻II.「アテトーゼ」の"発作性ジスキネジア"の項（p.98）参照

■概念

発作性に出現することを特徴とし，発作間欠期には神経症状を認めない不随意運動の一群として，発作性ジスキネジア（paroxysmal dyskinesia：PD）がある．その中で，発作性運動誘発性ジスキネジア（paroxysmal kinesigenic dyskinesia：PKD）が最も頻度が高い疾患である．孤発例もあるが，常染色体優性遺伝を示す家族性も多い．

> **Memo**
> **発作性運動誘発性ジスキネジア（PKD）**
> 発作性運動誘発性舞踏アテトーゼ（paroxysmal kinesigenic choreoathetosis：PKC）とも呼ばれる．

■PDの分類

PDが独立した疾患として認識されたのは1940年のMountとRebackの論文で[5]，その中でアルコールに酔って発作が誘発されるfamilial paroxysmal choreoathetosisの1家系を報告した．

1995年Demirkiranらは，発作時の不随意運動をジストニアや舞踏アテトーゼの範疇に正確に分類するのは困難として「ジスキネジア」の用語を用い，誘発因子を重視して急激な運動開始によって誘発されるparoxysmal kinesigenic dyskinesia（PKD），随意運動の開始とは関係なしに発作性に不随意運動を生じるparoxysmal nonkinesigenic dyskinesia（PNKD），歩行，ランニング，または水泳などの運動を継続することで生じるparoxysmal exertion-induced dyskinesia（PED），などに分類した[6]．

■PDの臨床症状

いずれも発症年齢は10歳前後が多く，10歳代前半に発作頻度が最大となり，以降加齢とともに発作頻度は減少する．FahnはPDの3型の不随意運動はいずれも片側または両側のジストニア姿勢，舞踏運動，アテトーゼ，バリズムのさまざまな組み合わせであるとしている[7]（**3**）．PKDでは発作によってはジストニアの相を欠くことや，逆に舞踏運動の相を欠くこともある．両下肢に及ぶ場合は立位保持不能となる．発作直前に前兆や異常知覚を感じることがあり，この段階で予備動作を行うことで発作を頓挫させる患者もいる．発作を通じて意識は清明である．

PKD，PNKD，PEDの詳細な特徴については**4**を参照されたい[7,8]．

PKDの中には症候性PKCもある．運動によって誘発される不随意運動を二次的にきたすさまざまな基礎疾患としては，多発性硬化症，頭部外傷，周産期低酸素脳症，脳梗塞，脳動静脈奇形，脳炎，副甲状腺機能低下症，甲状

3 PKD患者での発作時不随意運動

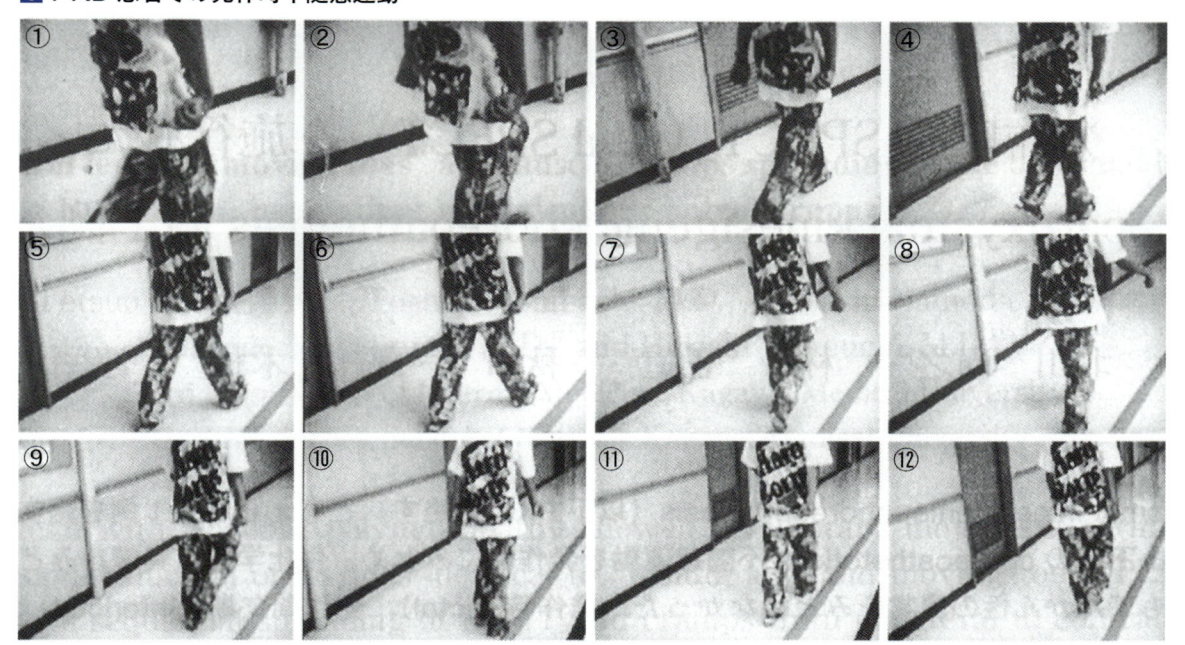

右上下肢にchoreoathetotic（舞踏アテトーゼ様）な不随意運動を認める．

（北川尚之ほか．臨床神経学 1998[9]より）

4 発作性ジスキネジア（PD）の分類と特徴

	PKD	PED	PNKD
性差（男：女）	4：1	2：3	2：1（孤発），1：1（遺伝性）
遺伝様式	常染色体優性	常染色体優性	常染色体優性
遺伝子座	16p11.2-q12.1（DYT10） 16q13-q22.1（DYT19）	1p35-p31.3（DYT18）	2q33-q35（DYT8） 1p（DYT9） 2q31（DYT20）
原因遺伝子	*PRRT2*遺伝子（DYT10）	*GLUT1*遺伝子	*MR-1*遺伝子（DYT8）
平均発症年齢	12歳	5歳	8歳
発作持続時間	1分未満	2分〜2時間	10分〜4時間
発作頻度	100/日〜1/月	1/日〜2/月	3/日〜2/年
誘発因子	突然の運動，驚愕，過呼吸	持続性運動（歩行，ランニングなど）	無
悪化因子	ストレス	ストレス	アルコール，ストレス，カフェイン，疲労
治療	著効（カルバマゼピン，フェニトイン）	有効（ケトン食） 効果不定（ガバペンチン，L-ドパ，トリヘキシフェニジル，アセタゾラミド）	効果不定（クロナゼパム，ハロペリドール，ガバペンチン，アセタゾラミド，L-ドパ）

腺機能亢進症，非ケトン性高血糖などである．臨床症状や治療効果，頭部画像検査，内分泌関連・膠原病関連の項目を含む血液検査で，特発性PKDと区別する．PKDの鑑別診断としては，家族性発作性運動失調症，補足運動野

5 PKD 患者での発作時 SPECT（**3**と同一症例）

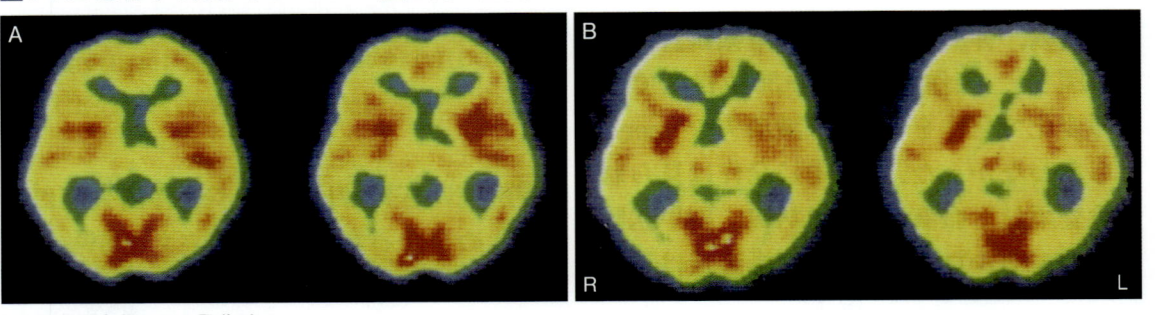

A：発作間欠期，B：発作時．
発作間欠期 SPECT では異常を認めず（A），発作時 SPECT では左大脳基底核部の取り込み低下を認める（B）．

（北川尚之ほか．臨床神経学 1998 [9]　より）

に発作発射を認める部分てんかんなどである．心因性発作と診断されることもしばしばある．この疾患を疑うこと，また家族歴聴取が診断に重要となる．

PED の鑑別疾患には瀬川病（DYT5）があるが，PED はジストニア出現が発作的で，明らかな日内変動・睡眠効果がないこと，L-ドパ（ドパストン®など）に対する反応が不定である点で異なる．

PNKD は診断に際しての発作の誘発が困難であることが多いが，300 mg のカフェイン負荷試験が有効な場合がある．

■検査所見

発作間欠期の神経所見，血液・髄液検査所見，頭部画像所見では異常を認めない．脳波ではてんかん性放電はみられず，発作時脳波変化も認めない．PKD の発作時脳血流 SPECT では，対側の基底核の血流低下を認めることもあるが（**5**）[9]，その他，対側尾状核の血流低下，両側尾状核の血流低下を認めることもある．他方，対側の基底核の血流上昇例も報告される[10]．発作型の違いにより基底核での血流変化が異なるためと考えられる．

■遺伝子座・原因遺伝子

家族性 PKD は主として第 16 染色体 16p11.2-q12.1 の *PRRT2* 遺伝子（DYT10）が原因と同定されている[26]．家族性 PKD と乳児けいれん・舞踏アテトーシス（infantile convulsion with paroxysmal choreoathetosis：ICCA）症候群とは遺伝子座の重なりがみられ，この 2 疾患は同一遺伝子が関与している可能性も推測されている[11]．

家族性 PNKD は主として第 2 染色体 2q33-q35 の *MR-1* 遺伝子（DYT8）が，家族性 PED は第 1 染色体 1p35-p31.3 の *GLUT1* 遺伝子（DYT18）が，それぞれ原因と同定されている．

■PD の治療

PKD ではカルバマゼピン（テグレトール®など）の有効率が最も高い．フェニトイン（アレビアチン®など）も用いられる．いずれも電位依存性ナトリウムチャネル阻害作用薬である．通常，てんかんの治療に用いるより少量で発作が抑制される．

ディベート

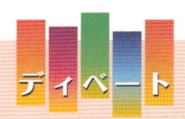

PKDはてんかんか？ 錐体外路疾患か？

　PKDの発症機序として，運動誘発性のてんかんとする考えと大脳基底核機能障害に基づく錐体外路疾患とする2通りの考えがある[9]．当初は反射性てんかんの一種として報告されており，抗てんかん薬が有効であること，発作の前兆を伴うことからてんかん性と考えられてきた．一方，非てんかん性疾患と考えられる点として，発作がジストニアや舞踏アテトーゼなどの不随意運動であること，脳波異常は発作時・発作間欠期とも一般に認めないこと，発作中の意識が清明であること，二次性全般化や発作後もうろう状態がないこと，てんかん治療で用いるより低用量の抗てんかん薬で発作が抑制されること，発作時SPECTで基底核の血流変化がみられることなどがあげられる．

　Berkovicは発作性運動異常症の一種である家族性発作性小脳失調症1・2型がすべてチャネル病であることから，PDもチャネル病である可能性を提唱している．その中で，イオンチャネルのサブユニットの発現が年齢依存性に変化し，同じ遺伝子の異常が乳児期には大脳皮質の過興奮性をもたらしててんかんを起こし，その後若年期には大脳基底核の機能障害をきたすであろうと考察している[12]．

　PEDの治療として，ケトン食が有効とされる．PNKDでは場合によりクロナゼパムなどが有効である．

limb shaking transient ischemic attack（limb shaking TIA）

■概念

　一過性脳虚血発作（transient ischemic attack：TIA）症状としての不随意運動を，1962年にFisherはlimb shaking TIAと提唱した[13]．これは頸動脈の閉塞性疾患で生じる不随意運動である．現在，広義には頸動脈病変に限らず脳血管疾患に伴う不随意運動とも定義される．

■limb shaking TIAの臨床症状

　症状である不随意運動は，片側の手，上肢，下肢に認められるが，顔面には出現しないことが多い．特に，片側の上肢での症状の出現頻度が高い．不随意運動とともに脱力感や片麻痺を認めることもある．不随意運動は，不規則な舞踏運動や規則的な3〜4 Hzの振戦様であったり，また粗大で律動的な片側バリズム例も報告され，症例によって多様である[14]．一方，一人の患者内でみられる不随意運動は常同である．症状の持続時間は数秒から1〜2分間である．特に誘発される体位があり，たとえば，ベッドから起き上がったときや椅子から立ち上がったとき，頸部を伸展させたときに生じやすく，患者自身から誘発される状況を聴取することが重要となる．症状出現を誘発させた体位を安静位に戻すと症状が消失する場合が多い．

　鑑別診断としては部分てんかんがあげられる．発作時脳波変化がないこと，抗てんかん薬が無効であることから鑑別できる．

■検査所見

　頸部内頸動脈の高度狭窄ないし閉塞例でみられることが多く，頸動脈エコ

ー，MRA（magnetic resonance angiography），3D-CTA（3D-CT angiography）を行う．脳血流 SPECT では血流低下領域は白質のみならず皮質にまで及ぶことが多い．

■ 発生機序，病態生理

体位変化による症状の誘発や発現から limb shaking TIA の発生機序としては血行力学的な関与が示唆される．不随意運動消失後の SPECT の検討から，皮質血流が回復した例[15]や梗塞の新たな出現により基底核の血流が低下した例[16]が報告されている．皮質の血流回復ないし新たな基底核の血流低下により不随意運動消失がみられる点から，頭蓋内皮質-基底核間での血流較差，すなわち基底核の過活動ないし皮質の活動低下のいずれかが生じて，limb shaking TIA が出現する可能性が示唆される．

■ limb shaking TIA の治療

頸動脈狭窄などの原疾患の治療を行う．血行力学的虚血であるため，抗血小板薬よりも外科的治療法が選択される．頸部内頸動脈狭窄例では外科的治療法が推奨され，内頸動脈内膜剥離術や内頸動脈ステント留置術を施行する．頸部内頸動脈閉塞やもやもや病症例ではバイパス術が有効である．

固有脊髄路性ミオクローヌス

■ 概念

脊髄性ミオクローヌスは脊髄髄節性ミオクローヌスと固有脊髄路性ミオクローヌスに分類されるが，固有脊髄路性ミオクローヌス（propriospinal myoclonus）は，脊髄のあるレベルからインパルスが発生し，同レベルの筋にミオクローヌスが発生した後，その吻側および尾側方向にミオクローヌスが伝播する病態である．

■ 固有脊髄路性ミオクローヌスの臨床症状

固有脊髄路性ミオクローヌスは特発性あるいは症候性に生じる．診断は臨床症状と筋電図ポリグラフからなされる（**6**，**7**）[17]．腹直筋を含む体幹部に最初にミオクローヌスが出現し，その後インパルスが吻側および尾側方向に固有脊髄路を伝播し，上下肢にミオクローヌスが記録される．左右差は約半数でみられる．ミオクローヌスは臥位で悪化することが多い．ミオクローヌスは自発性であり，うち約半数で刺激過敏性が認められる．入眠時に症状悪化が高率に認められる．ミオクローヌスの前駆症状として，異常感覚を訴える患者が多い．平均年齢は 42.1 歳で，やや男性に多い．家族歴の報告はない．ミオクローヌスとの関連を示唆する基礎疾患は 74％で報告されており，全身疾患，薬物中毒，頸髄病変，胸髄病変などがあげられる．ミオクローヌスの発生源は胸髄レベルと推測されるものが最も多い[18]．

■ 検査所見

筋電図ポリグラフは診断に必須である．ポリグラフでの筋放電の持続時間は 20 msec から 4 秒まで及ぶ．脊髄内伝導速度の平均 8.4 m／秒と非常に遅く，固有脊髄路を介したものと推定される．Roze らの報告では，MEP（motor

6 固有脊髄路性ミオクローヌスを有する患者の表面筋電図ポリグラフ（27回整流化筋電図加算波形）

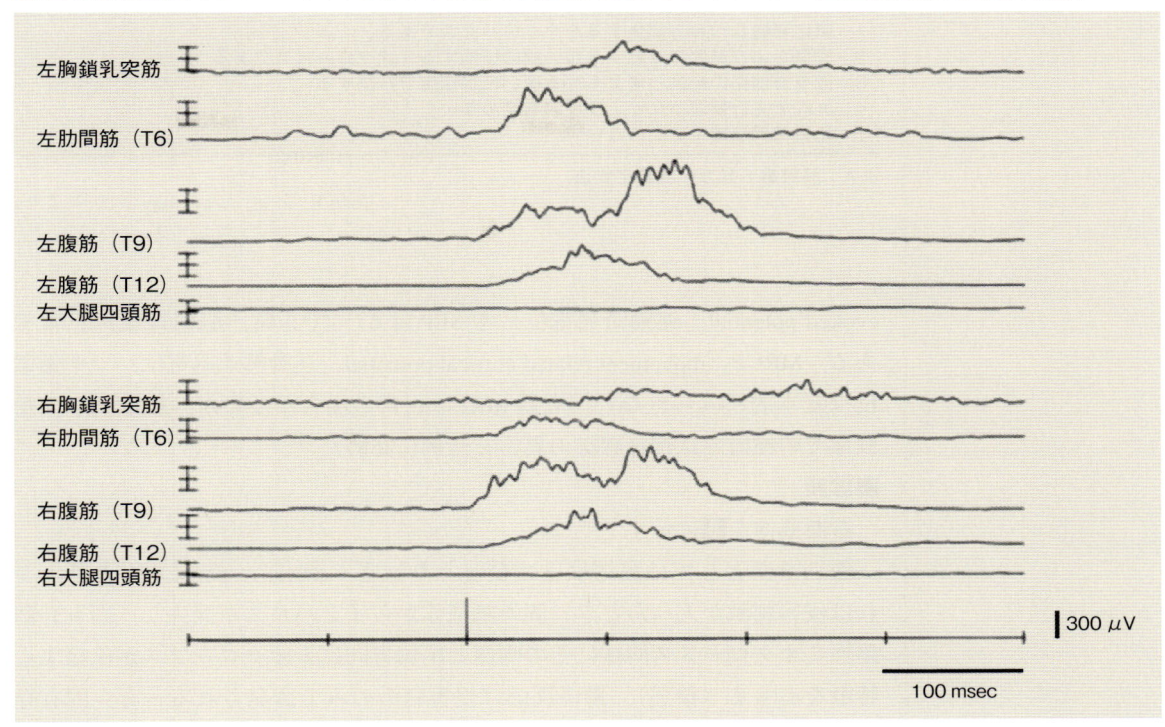

左胸鎖乳突筋
左肋間筋（T6）
左腹筋（T9）
左腹筋（T12）
左大腿四頭筋
右胸鎖乳突筋
右肋間筋（T6）
右腹筋（T9）
右腹筋（T12）
右大腿四頭筋

300 μV
100 msec

表面筋電図は，両側胸鎖乳突筋，肋間筋，上位および下位腹筋，大腿四頭筋から記録した．ミオクローヌスに伴う筋放電は上位腹筋に最初に出現し，吻側および尾側の脊髄レベルの筋に伝播している．大腿四頭筋の筋放電は認めない．

(Nishiyama K, et al. *Eur Neurol* 1994 [17] より)

7 脊髄内伝播時間と脊髄髄節間距離の関係（**6**と同一症例）

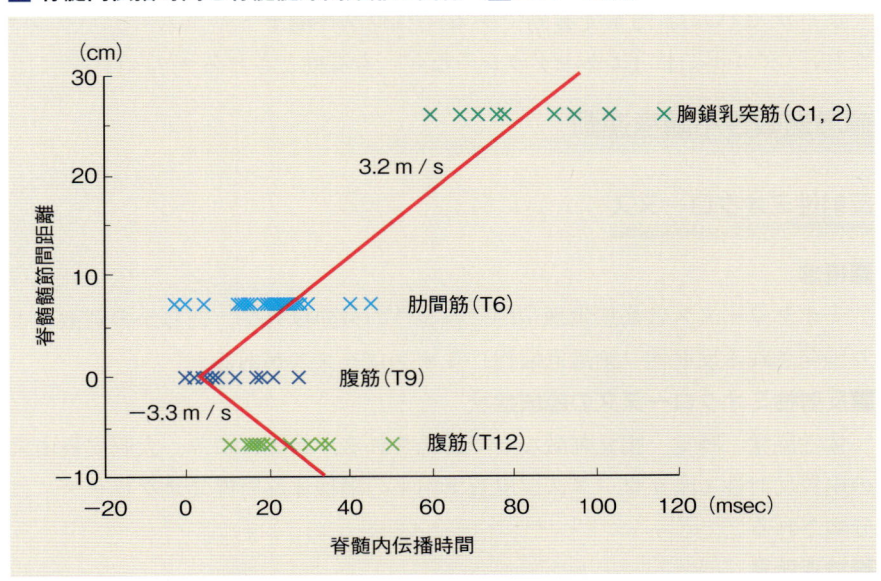

3.2 m/s
胸鎖乳突筋（C1, 2）
肋間筋（T6）
腹筋（T9）
−3.3 m/s
腹筋（T12）

各脊髄レベルの筋の筋放電出現の遅延と，脊髄髄節間距離の関係が図示されている．T9レベルの筋（上位腹筋）から起始したミオクローヌスが約3m/秒と遅い伝播速度で伝播することが線形回帰により示された．

(Nishiyama K, et al. *Eur Neurol* 1994 [17] より)

8 固有脊髄路性ミオクローヌスの診断基準

1. 常に脊髄レベルで発生するミオクローヌスである
2. 吻側および尾側の脊髄レベルの筋に伝播するミオクローヌスである
3. 固有脊髄路の経由と考えられる遅い伝播速度で伝播する
4. JLA で先行棘波はなく，C 反射も認めない
5. 運動準備脳電位を認めない

JLA：筋放電トリガー加算平均法.

(Roze E, et al. *Neurology* 2009 [18] より)

evoked potential：運動誘発電位）や SEP は 67％で正常，脳波は全例正常である．MRCP（movement related cortical potential：運動関連脳電位）で準備電位は基本的にみられない．脊髄 MRI は正常の場合が多いが，拡散テンソル画像での検討では神経線維の異常を全例に認めた [18]．

■診断

診断基準を 8 に示す [18,19]．

鑑別診断としては驚愕反応（びっくり反応；startle response）があり，これは侵害刺激が入ったときに脳幹網様体からインパルスが発生し，固有脊髄路性ミオクローヌス同様にその吻側と尾側方向にミオクローヌスが伝播する特徴を有する（後述）．驚愕反応は侵害刺激のみで誘発される一方，固有脊髄路性ミオクローヌスは自発的にも出現しうるため，その場合には鑑別が可能である．また心因性ミオクローヌスが鑑別になることも多く，総合的な診断が必要となる [20]．

■固有脊髄路性ミオクローヌスの治療

クロナゼパムは 75％で有効である．バルプロ酸ナトリウム（デパケン®など），ゾニサミド（エクセグラン®など）も有効とされる．

刺激過敏性不随意運動

反射性ミオクローヌス

■概念

ミオクローヌスは病態生理学的に自発性のもの以外に，何らかの刺激により誘発される反射性（刺激過敏性）ミオクローヌスがある．

■反射性ミオクローヌスの臨床症状

体性感覚，聴覚，視覚刺激などで誘発される．起源により，大脳皮質由来の皮質反射性ミオクローヌス，皮質下由来の網様体反射性ミオクローヌスに分類される．

■検査所見

刺激を加えた際のミオクローヌスを表面筋電図検査，脳波・筋電図ポリグラフで記録する．皮質反射性ミオクローヌスでは SEP では巨大 SEP がみられる（9-A）[21]．長ループ反射（C 反射）は軽度の筋収縮下で著しく増強し，安静時においても誘発される（9-B）．陰性ミオクローヌスのみみられる場

9 左足領域の一次体性感覚野に限局性皮質形成異常を有する症例

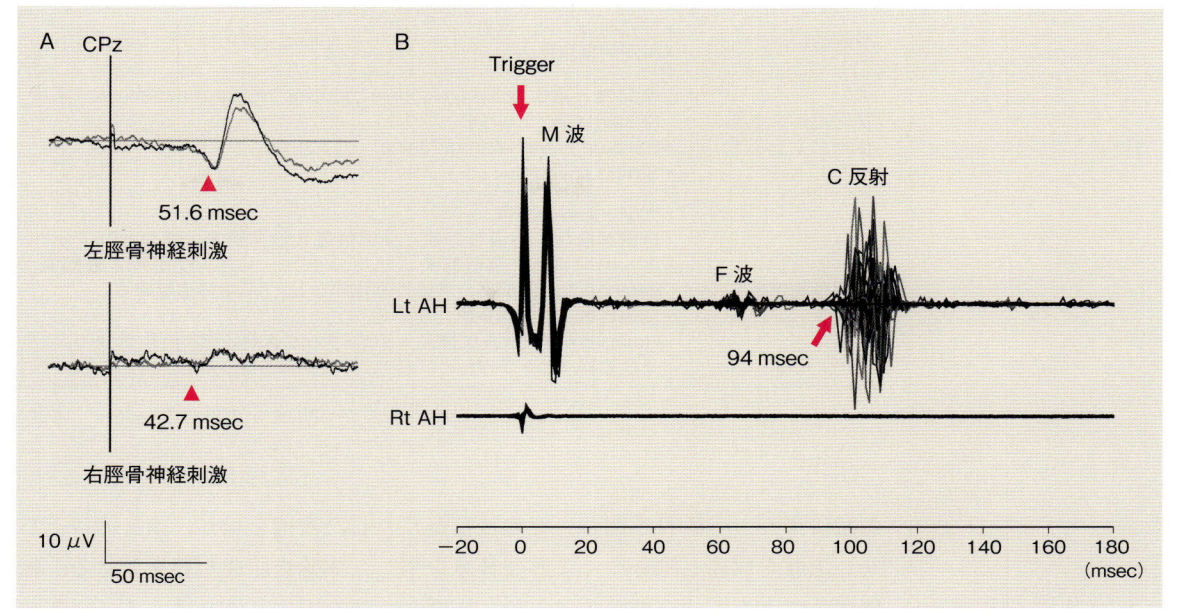

てんかん発作（自発性）および皮質反射性ミオクローヌスを左足に認めた．左脛骨神経刺激で巨大体性感覚誘発電位（A）とC反射（B）を認めた．

（中川寧子ほか．臨床神経学 2006[21]より）

合，筋放電の中断を trigger として silent period-locked averaging（SPLA）を行い，対側中心部に先行する棘波の有無を評価する．これらの所見は一次体性感覚運動野の過興奮性を反映している．

各検査方法の詳細は他項を参照されたい．

■発生機序

皮質反射性ミオクローヌスでは，一次体性感覚運動野の過興奮性により陽性ミオクローヌスが，過抑制性により陰性ミオクローヌスがみられる．

■反射性ミオクローヌスの治療

各種抗てんかん薬，特にベンゾジアゼピン系のクロナゼパムが有効である．ピラセタム（ミオカーム®）も有効である．

startle病／hyperekplexia（過剰驚愕反応〈exaggerated startle response〉）

■概念

驚愕反応（startle response：SR）は健常者でも認められる反応であるが，startle病はhyperekplexiaとも呼ばれ，SRの亢進を特徴とするまれな疾患で，家族例と孤発例が報告されている[22-24]．

■臨床症状

驚愕反応（SR）は，予期せぬ外界からの突発的に与えられた強い刺激により誘発される．聴覚刺激が最も強力であり，その他に視覚刺激，触覚刺激など多様な刺激でSRが誘発される．不安や不眠はSRの促進因子となる．

10 驚愕反応を引き起こす生理的・病的状態

生理的反応	・乳児期のモロー反射 ・生理的驚愕反応
驚愕反応を主要な症状とする疾患	・原発性・遺伝性 hyperekplexia（glycine receptor mutations, 家族性 startle 病, Kok 病） ・Jumping Frenchmen of Maine ・Startle epilepsy
症候性驚愕反応	・大脳・脳幹の障害 　低酸素脳症, 外傷性脳症, 亜急性硬化性全脳炎, クロイツフェルト・ヤコブ病, 脳幹脳炎（サルコイドーシス, ウイルス性脳炎, paraneoplastic 脳炎, 多発性硬化症など）, 脳幹の血管障害 ・変性疾患, 代謝性疾患, その他 　Hexosaminidase A 欠損症（テイ・サックス病）, ジルドラトゥレット症候群, ヒステリー

（湯浅龍彦. Clinical Neuroscience 2002 [25] より）

刺激により，一瞬目を閉じ，その後びっくりした表情を呈し，頭をのけぞらせ，上肢を屈曲し抱きつくような仕草を呈し，体幹を屈曲し膝を曲げる．転倒することもある．筋緊張は一般に亢進し，体を固くして身構える．一般に意識障害はほぼ呈さない．これら運動症状に加え，恐怖や不安などの情動反応や立毛筋反射，頻脈，呼吸促迫などの自律神経症状を伴う．全体としては多シナプス性の驚愕反応を形成する．その中枢は脳幹網様体にある．

■ 驚愕反応を主要な徴候とする病態

　SR は健常者でも広く認められる現象である．また発育期の乳児では生後 3 か月までは，SR と同様の生理的な反応としてモロー反射がみられる．テイ・サックス病では本来消失する時期になってもモロー反射が出現する．

　SR そのものを主要な徴候とする疾患も存在する．またさまざまな脳障害に伴い二次的に SR が出現することもある．驚愕反応を起こす生理的，病的状態を 10 に示す [25]．

■ 検査所見

　筋電図ポリグラフを施行し，侵害刺激を加える．脳幹網様体レベルから発生した筋放電が，その吻側と尾側方向に伝播していることを確認する．筋放電は通常 250〜300 msec 程度持続することが多いため，同じく脳幹由来で筋放電の持続が 30 msec 以内と短い脳幹網様体反射性ミオクローヌスと鑑別できる．伝播速度について具体的に言及した報告はないが，錐体路の中枢伝導時間より遅いことから，網様体脊髄路など錐体路よりも伝導の遅い経路を伝導していると推察される．

■ SR の治療

　SR による筋緊張亢進に対してはクロナゼパムが有用であるが，SR そのものは薬剤抵抗性である．遺伝性の場合，中年期以降に自然に症状が軽快することもある．

（小林勝哉，松本理器）

文献

1) Hashimoto S, et al. Transient myoclonic state with asterixis in elderly patients : A new syndrome? *J Neurol Sci* 1992 ; 109 : 132-139.
2) Hitomi T, et al. Transient myoclonic state with asterixis : Primary motor cortex hyperexcitability is correlated with myoclonus. *Intern Med* 2011 ; 50 : 2303-2309.
3) Ikeda A, et al. Peri-rolandic and fronto-parietal components of scalp-recorded giant SEPs in cortical myoclonus. *Electroencephalogr Clin Neurophysiol* 1995 ; 96 : 300-309.
4) Kobayashi K, et al. Decreased cortical excitability in Unverricht-Lundborg disease in the long-term follow-up : A consecutive SEP study. *Clin Neurophysiol* 2011 ; 122 : 1617-1621.
5) Mount LA, Reback S. Familial paroxysmal choreoathetosis preliminary report on a hitherto undescribed clinical syndrome. *Arch Neurol Psychiatry* 1940 ; 44 : 841-847.
6) Demirkiran M, Jankovic J. Paroxysmal dyskinesias : Clinical features and classification. *Ann Neurol* 1995 ; 38 : 571-579.
7) Fahn S. Paroxysmal dyskinesias. In : Rowland LP, et al (editors). Merritt's Neurology. 20th edition. Philadelphia : Lippincott Williams & Wilkins ; 2010, pp.775-777.
8) Bhatia KP. Paroxysmal diskinesias. *Mov Disord* 2011 ; 26 : 1157-1165.
9) 北川尚之ほか. 発作時脳SPECT（ictal SPECT）を施行したparoxysmal kinesigenic choreoathetosisの1例. 臨床神経学 1998 ; 38 : 767-770.
10) 林良一, 羽生憲直. Paroxysmal kinesigenic choreoathetosis（PKC）のSPECT. 神経内科 2000 ; 53（Suppl 2）: S278-S279.
11) Kato N, et al. Paroxysmal kinesigenic choreoathetosis : From first discovery in 1892 to genetic linkage with benign familial infantile convulsions. *Epilepsy Res* 2006 ; 70（Suppl 1）: S174-S184.
12) Berkovic SF. Paroxysmal movement disorders and epilepsy : Links across the channel. *Neurology* 2000 ; 55 : 169-170.
13) Fisher CM. Concerning recurrent transient cerebral ischemic attacks. *Can Med Assoc J* 1962 ; 86 : 1091-1099.
14) Ali S, et al. Limb-shaking transient ischemic attacks : Case report and review of literature. *BMC Neurol* 2006 ; 6 : 5.
15) Klempen NL, et al. Shaking limb transient ischemic attacks : Unusual presentation of carotid artery occlusive disease : Report of two cases. *Neurosurgery* 2002 ; 51 : 483-487.
16) 藪内伴成ほか. Limb shakingを生じたTIAの1例—SPECTによる考察. 神経外科速報 2006 ; 16 : 353-359.
17) Nishiyama K, et al. Axial myoclonus mediated by the propriospinal tract : A case report. *Eur Neurol* 1994 ; 34 : 48-50.
18) Roze E, et al. Propriospinal myoclonus revisited : Clinical, neurophysiologic, and neuroradiologic findings. *Neurology* 2009 ; 72 : 1301-1309.
19) Brown P, et al. Axial myoclonus of propriospinal origin. *Brain* 1991 ; 114 : 197-214.
20) van der Salm SM, et al. Axial jerks : A clinical spectrum ranging from propriospinal to psychogenic myoclonus. *J Neurol* 2010 ; 257 : 1349-1355.
21) 中川寧子ほか. 一次体性感覚野の皮質異形成にともない難治部分発作と皮質反射性ミオクローヌスを示した1例. 臨床神経学 2006 ; 46 : 335-338.
22) Brown P, et al. The hyperekplexias and their relationship to the normal startle reflex. *Brain* 1991 ; 114 : 1903-1928.
23) Brown P. The startle syndrome. *Mov Disord* 2002 ; 17（Suppl 2）: S79-S82.
24) Bakker MJ, et al. Startle syndromes. *Lancet Neurol* 2006 ; 5 : 513-524.
25) 湯浅龍彦. 驚愕反応. *Clinical Neuroscience* 2002 ; 20 : 1305-1307.
26) Chen WJ, et al. Exome sequencing identifies truncating mutations in PRRT2 that cause paroxysmal kinesigenic dyskinesia. *Nat Genet* 2011 ; 43 : 1252-1255.

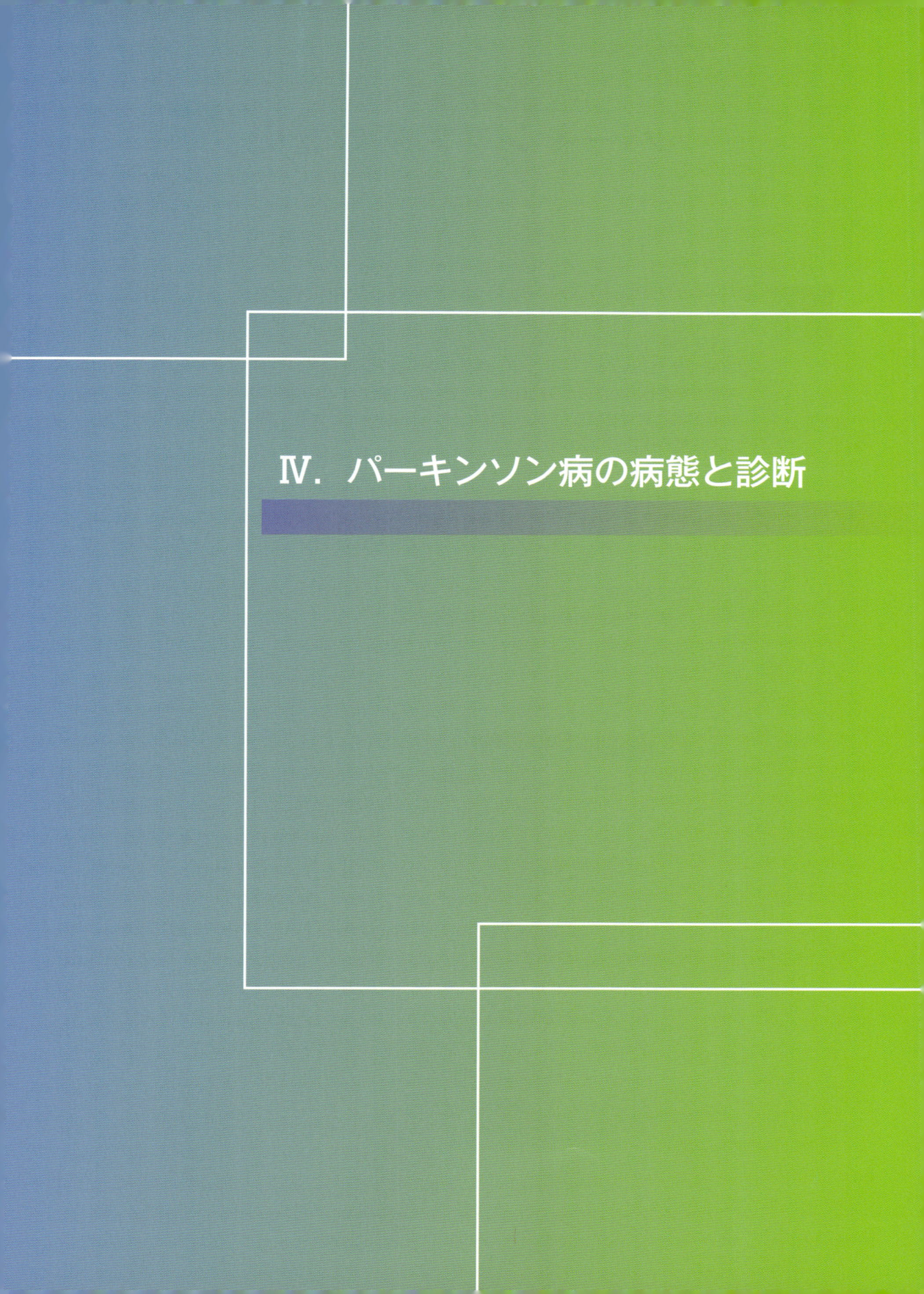

IV. パーキンソン病の病態と診断

パーキンソン病の歴史

IV. パーキンソン病の病態と診断

Point

- パーキンソン病は，James Parkinson が報告した，症状の非対称性，振戦，動作緩慢，姿勢反射の障害が明確に記載された 6 症例が最初であった．Charcot は，そのような症候を示すものを「パーキンソン病」と命名した．
- 病理では，Lewy がパーキンソン病に特有の封入体を発見し，後に，責任病巣が黒質にあることを突き止めたのが Trétiakoff であった．さらに，黒質線条体のドパミンの低下という生化学的な異常を明らかにしたのが，Hornykiewicz と佐野であり，この発見が近年の L-ドパ治療の成功につながった．
- 治療として，古くは Ayurveda でパーキンソン病らしい患者へ Mucuna pruriens を用いていた記録がある．近代の薬物治療では Charcot の弟子である Ordenstein がアトロピンを主成分とするベラドンナアルカロイドを用いて初めて治療をしたのを皮切りに，抗ヒスタミン薬，抗コリン薬，アマンタジンなどの有効性が認められ，近年では L-ドパの配合剤やドパミンアゴニストが主流となっている．
- L-ドパ配合剤が導入されてからウェアリング・オフとジスキネジアが問題視されている．パーキンソン病の根本的治療の開発が真に望まれる．

James Parkinson

　James Parkinson は 1755 年 4 月 11 日ロンドンに生まれ，1824 年 12 月 21 日に没した外科医である．ホクストン・スクエア（Hoxton Square）で開業していた．彼は医学のほか，地質学，古生物学，政治学にも関心があり，それらの著書も少なくない．ハンマーとのみをもって古生物の化石の収集に出かけるのが楽しみの一つであったという．彼の著書の中で最も有名なのは，1817 年に発行された "An Essay on Shaking Palsy" である（**1**）[1] これはわずか 66 ページのオクタボ版の小冊子で，ロンドンの Sherwood, Neely, and Jones 社から出版された．この中に 6 例の本症の患者の症状が克明に記載されている．それを要約すると，いつとはなしに一側の手または腕のふるえを感じ，やがて何となく力が入らない感じになり，歩行時にも前かがみになってくる．ふるえは対側または下肢にも生じるようになり，小刻みに歩き，小走りになることもある．姿勢は前かがみとなり，転倒することもある．と，今日われわれがみる症状の非対称性，振戦，動作緩慢，姿勢反射の障害が明確に記載されている．認知症は起きないと記載されているが，これは当時は治療法もなく早く患者が死亡したためと考えられる．彼の本は世界に 7 冊しか残っていない超希少本とされている．筆者はシカゴに留学したばかりのとき，シカ

1 James Parkinson による "An Essay on the Shaking Palsy" の扉頁

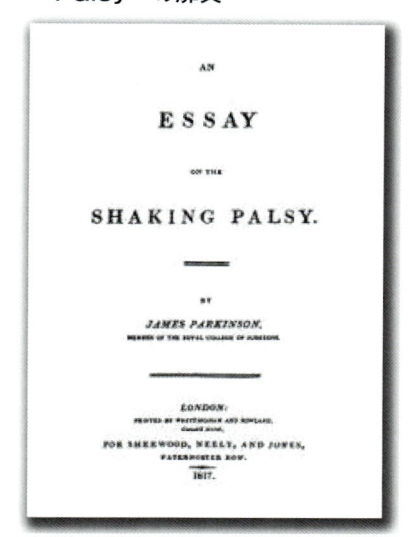

2 Jean Martin Charcot の火曜講義の風景

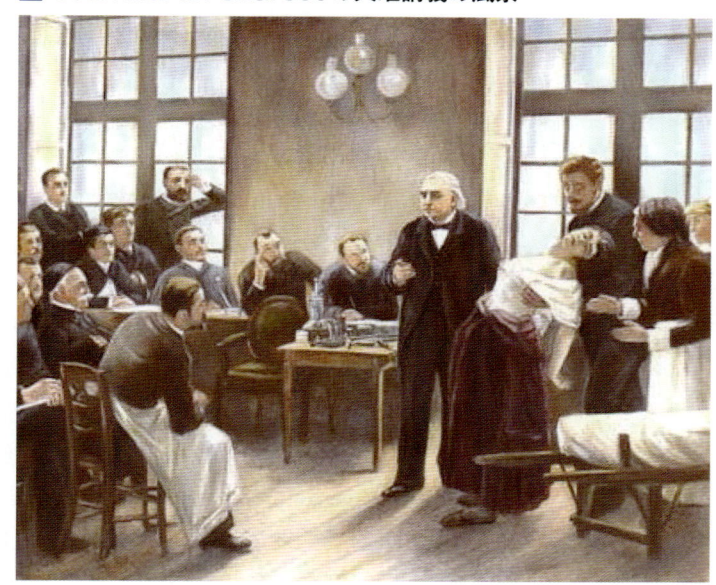

(Gourdon de Genouillac H. Paris à travers les siècles. Paris, 1882 より)

ゴの Sydney Kuh 医師がもっている原本の一つを拝見したことがあるが，そのときはまだ James Parkinson の原著がどのくらい貴重なものであるかもわからずに見たので勿体ないことをしたと感じている．彼の著書はほとんど復刻版で読むしか機会がないので，全文が再掲されている文献をいくつかあげておくが[2-4]，なかでも参考になるのは豊倉らの『パーキンソン病の原著と全訳』である．ここには Parkinson の原著とその全訳のみならず，Parkinson の生い立ち，専門，考え方，生活態度，その時代の背景などが克明に解説されており，Parkinson の理解にきわめて有用である．

Jean Martin Charcot

　James Parkinson の著書は約半世紀の間，専門家の間でも顧みられることなく過ぎ，これを世に顕したのはフランスのサルペトリエール病院の神経学の主任であった Jean Martin Charcot である．彼は Parkinson の記載した疾患に興味をもったが，フランスには Parkinson の原著は一冊もなかったので，イギリスのマンチェスター（Manchester）の医学図書館から借りて読んだ．彼は毎週火曜日に神経学の講義を行っていたが，Marie, Babinski, de la Tourrette, Freud らがその講義に出席していた画が残っている（**2**），1888 年 6 月 12 日の講義で，James Parkinson の観察を絶賛し，またこの疾患には麻痺はないので（Parkinson は振戦麻痺と呼んでいる），これからはこの疾患をパーキンソン病と呼ぼうと提唱している．ちなみに Charcot は Parkinson が記載しなかった固縮を記載している．彼の教室ではこれより前からこの疾患はパーキンソン病と呼ばれていたようで，Ordenstein が使用していたとの記載がみられる．Ordenstein は Charcot の弟子で，パーキンソン病の治療にベ

ラドンナアルカロイドを使用し[5]，初めて本症に治療らしい治療を見つけた神経内科医である．彼は，その頃まだ区別のはっきりしていなかったパーキンソン病の振戦と多発性硬化症のふるえの違いをはっきりと述べている[6]．

Fritz Heinrich Lewy と Konstantin Trétiakoff

次にパーキンソン病の病理学的特徴で，今日レヴィ小体と呼ばれている封入体を発見したのは，ドイツの Fritz Heinrich Lewy である．1885年ベルリンで生まれ，1934年アメリカに亡命した．封入体を記載したのはドイツ在住の間で，1912年の本に素晴らしいスケッチを残している[7]．ただし彼が観察したのはパーキンソン病で死亡した患者の substantia innominata（無名質）で，この時期にはパーキンソン病の責任病巣はまだ判明していない．

パーキンソン病の責任病巣が黒質の変性であることを初めて明らかにしたのは，Konstantin Trétiakoff[8] である．彼は1892年12月26日ロシアのウズベキスタンで生まれた神経病理学者で，1913年パリに留学し，1919年パリ大学への学位論文としてパーキンソン病の黒質病変を提出した．彼は54例の脳を検索したが，そのうちパーキンソン病は9例で，いずれも黒質の神経細胞が著明に減少しており，また Lewy の記載した封入体が観察された．3例の脳炎後パーキンソニズムの症例も含まれ，黒質の神経細胞には著明な脱落があった．この論文も学位論文であったためにきわめて入手困難で，2008年イギリスの Lees ら[9] が英文で紹介し，Trétiakoff がどのような観察をしていたのかがわかるようになった．

Oleh Hornykiewicz と佐野 勇

パーキンソン病の責任病巣が黒質であることは1919年に判明したが，どのような生化学的な異常があるかは1960年までわからなかった．この年オーストリアの Ehringer と Hornykiewicz[10] は，2例のパーキンソン病患者剖検脳線条体のドパミンを分析して，対照に比べて著明に減少していることを報告した．また，脳炎後パーキンソニズムの症例でもドパミンは低下していた．当時ドパミンの定量には鋭敏な蛍光分析法が有用であることが発表され，それを応用して分析した．これと同じ年に大阪大学の精神科教授であった佐野 勇[11] は，1例ではあるが，パーキンソン病で死亡した患者の脳を分析して，線条体のドパミンが著明に低下していることを報告している．しかし，この論文は「神経研究の進歩」に投稿された日本語の論文であったため，世界の人々の知るところとはならなかった．これら論文の発表年月をみると，佐野のほうが早いことがわかる．佐野の論文は後日英文に訳され[12]，世界の専門家の知るところとなったが，われわれにとっては残念なことであった．佐野らはその前年にカテコラミンの脳内分布についても詳細な報告をしている．

これらの論文は，ドパミンが黒質線条体路の神経伝達物質であることがまだ確定していない時期の論文で，黒質線条体路がドパミンを高濃度に含むこ

とが確立したのは1964年のことである．これらの論文は，黒質線条体路がドパミンを神経伝達物質としていることにサポートを与えるもので，ヒトの疾患における研究が神経化学の発展にも寄与した実例である．

パーキンソン病治療の歴史

Ayurveda と Mucuna pruriens

　Ayurveda（アーユルヴェーダ）とは，5,000年の歴史をもつインドの伝承医学である．現在でもこの伝統的医術を施行している人々は世界に広まっており，多数の生薬を含んだオイルマッサージなどが行われている．Ayurとは古代のヒンディー語で生命の意味であり，vedaとは科学の意味である．この医学では今から5,000年近くも前に，現在のパーキンソン病患者らしい人にMucuna pruriensのエキスが使われていたらしい．AyurvedaにはKampvataという語が出てくるが，これが現在でいうパーキンソン病患者のことらしい．ふるえのあることが記載されている．さらにAtamaguptaという語が出てくるが，これがMucuna pruriensのことである．Mucuna pruriensとは日本語でいう八升豆のことで生育がとても速い．インドでは少し前までこれが自然に生育していて，その穂が皮膚に触れると痒くなるので，このような名前がついている．若い頃インドで過ごし，今はロンドンで立派な神経内科医になっている筆者の友人の一人は当時，友だちの背中にこのMucuna pruriensの穂を入れるいたずらをしたことがあるそうである．このMucuna pruriensは大豆科の植物で，収穫期になると大豆のような豆をつける．この豆にはドパが豊富に含まれている．もちろんその昔にはドパが含まれていることなどはわからずに使用されていたが，近年これがパーキンソン病の治療薬としてインターネットなどで販売されている．しかし，いろいろな不純物があると思われるので，治療には使用しないほうがよいと筆者は考えている．ことに，カルビドパ（carbidopa）やベンセラジド（benserazide）の合剤と一緒に使用することは危険でさえある．

初期の治療

　パーキンソン病の治療については，Charcotの研究室ですでにベラドンナアルカロイドが使用されていたことを述べたが，ベラドンナアルカロイドの主成分はアトロピンである．アトロピンの使用で確かに改善はみられるのであるが，副作用も多く，その後抗ヒスタミン薬が使用された[13]．これも抗ヒスタミン薬に抗コリン作用があるためと考えられる．トリヘキシフェニジルが治療に導入されたのは1949年である[14]．これは合成の抗コリン薬で，それまでのアトロピンや抗ヒスタミン薬に比べると良い効果があった．コリン作動性のニューロンは線条体の介在ニューロンを形成し，ドパミンが低下すると相対的に優位になる．それで抗コリン薬がパーキンソニズムに効くと考えられるが，その後，認知症の症状発現にアセチルコリンの低下が

Memo
カルビドパ，ベンセラジドは末梢性のドパ脱炭酸酵素阻害剤であるので，これらを併用してL-ドパを投与するとL-ドパを単独に使用した場合に比し，約1/5のL-ドパで同様の効果がある．したがってカルビドパ，ベンセラジドなどと八升豆を併用するとL-ドパの量が異常に高くなり，幻覚や興奮などの副作用を起こすことがある．

あること，主にマイネルト基底核から広く大脳皮質に投射するニューロンがアセチルコリン性であることがわかった．このような変化を背景にトリヘキシフェニジル 6 mg 以上を 2 年以上使用するとアルツハイマー性変化が強くなるという論文が発表され[15]，パーキンソン病では抗コリン薬はあまり使用されなくなった．筆者はこれをとても残念なことに思う．トリヘキシフェニジルの半減期は約 6 時間で，朝 2 mg 服用すれば，夕方までは効いていると考えられる．事実，多くの患者が，朝 2 mg のトリヘキシフェニジルの追加で良くなっており，その中止はなかなか難しいことが多い．患者を中心に考えれば，注意深く使用する方法を残しておいたほうがよいと思う．ただし，時に 2 mg でも記憶力が低下したといわれる患者がいるので，注意を要する．アマンタジンに抗パーキンソン病作用があるのがわかったのは 1969 年[16]であるが，効果は弱く，効く人と効かない人の差がはっきりしている．近年，その大量（300〜400 mg／日）投与がジスキネジアに有効であることが知られている．

近年の治療

近年の L-ドパ治療の成功は佐野，Hornykiewicz の本症におけるドパミン低下の発見に負うところが大きい．最初は DL 体が注射用製剤として入手可能であったのみで，佐野もこれをパーキンソン病患者に注射しているが，副作用であまり効果は認められなかった．ヒトに L-ドパを使用したのはおそらく Degkwitz ら[17]が最初と思われるが，彼らはパーキンソン病に使用したのではなく，精神疾患を有し，レセルピン，クロルプロマジン，イプロニアジド*1，ビタミン B_6 などを服用中の患者に L-ドパ 50〜150 mg を注射して血圧の変化をみたのである．パーキンソン病への応用は Birkmayer ら[18]が行っているが，注射できわめて良くなることが認められている．しかし，今日みる経口での長期的効果は L-ドパの大量療法を試みた Cotzias ら[19]の功績である．彼らはさらに末梢性ドパ脱炭酸酵素阻害薬の併用を試している[20]．最初に用いたのは α-メチルドパ（アルドメット®など）であるが，これは一部脳に入り α-メチルドパミンになるとドパミンの偽伝達物質となる可能性があり，その後血液脳関門を通らないカルビドパ，ベンセラジドが開発された．ベンセラジドは分子量がカルビドパの約 2 倍であるが，体内で 2 つに切れてその一方に末梢性ドパ脱炭酸酵素阻害作用があるので，現在の薬物は L-ドパ 10 に対し 4 の割合で配合されているが，実際の効果は L-ドパ 10 に対して 2 の割合になる．カルビドパを配合したものは本邦では L-ドパ 10 に対しカルビドパ 1（ネオドパストン®など）で，少量ではベンセラジドを配合したものよりやや弱いが，普通量を使用すれば同じである．

おわりに

以上本症の報告から L-ドパ配合剤による治療の成功までを振り返ってみたが，現在問題になっているウェアリング・オフ（wearing off）とジスキネ

*1 国内未承認薬．

ジアは配合剤が導入されてから顕著となった．パーキンソン病の根本的治療の開発が真に望まれる時代である．

(水野美邦)

文献

1) Parkinson J. An Essay on the Shaking Palsy. London：Sherwood, Neely, and Jones；1817, pp.1-66.
2) Ostheimer AJ. An essay on shaking palsy, by James Parkinson, M.D., member of the Royal College of Surgeons. *Arch Neurol Psychiatry* 1922；7：681-710.
3) Critchley M (editor). James Parkinson, 1755-1824：A Bicentenary Volume of Papers Dealing with Parkinson's Disease, Incorporating the Original "Essay on the Shaking Palsy". London：MacMillan；1955, pp.1-268.
4) 豊倉康夫ほか．パーキンソン病の原著と全訳．東京：三共；1974, pp.1-159.
5) Ordenstain L. Sur la paralysie agitante et la sclérose en plaques généralisée. Thesis. Paris：Delahaye；1867.
6) Lehmann HC, et al. Leopold Ordenstein：On paralysis agitans and multiple sclerosis. *Mult Scler* 2007；13：1195-1199.
7) Lewy FH. Paralysis agitans. Part I：Pathologische Anatomie. In：Lewandowsky M (editor). Handbuch der Neurologie, Vol. III, spez. Neurol. II. Berlin：Springer；1912, pp.920-933.
8) Trétiakoff C. Contribution à l'étude de l'anatomie pathologique du locus niger de Soemmering avec quelques déductions relatives à la pathogénie des troubles du tonus musculaire et de la maladie de Parkinson. Thesis. Paris：University of Paris；1919.
9) Lees AJ, et al. The black stuff and Konstantin Nikolaevich Tretiakoff. *Mov Disord* 2008；23：777-783.
10) Ehringer H, Hornykiewicz O. Verteilung von Noradrenalin und Dopamin (3-Hydroxytyramin) im Gehirn des Menschen und ihr Verhalten bei Erkrankungen des Extrapyramidalen systems. *Klin Wochenschr* 1960；38：1236-1239.
11) 佐野勇．錐体外路系の生化学．神経研究の進歩 1960；5：42-48.
12) Sano H. Biochemistry of the extrapyramidal system. *Parkinsonism Relat Disord* 2000；6：3-6.
13) Ryan GM, Wood JS. Benadryl in the treatment of Parkinsonism. Results in forty cases. *Lancet* 1949；1：258.
14) Doshay LJ, Constable K. Artane® therapy for Parkinsonism：A preliminary study of results in one hundred and seventeen cases. *JAMA* 1949；140：1317-1322.
15) Perry EK, et al. Increased Alzheimer pathology in Parkinson's disease related to antimuscarinic drugs. *Ann Neurol* 2003；54：235-238.
16) Schwab RS, et al. Amantadine in the treatment of Parkinson's disease. *JAMA* 1969；208：1168-1170.
17) Degkwitz R, et al. Über die Wirkungen des L-DOPA beim Menschen und deren Beeinflussung durch Reserpine, Chlorpromazin, Iproniazid und Vitamin B_6. *Klin Wochenschr* 1960；38：120-123.
18) Birkmayer W, Hornykiewicz O. Der L-3,4-Dioxyphenylalanin (=DOPA) -Effekt bei der Parkinson-Akinese. *Wien Klin Wochenschr* 1961；73：787-788.
19) Cotzias GC, et al. Aromatic amino acids and modification of parkinsonism. *N Engl J Med* 1967；276：374-379.
20) Cotzias GC, et al. Modification of parkinsonism--Chronic treatment with L-dopa. *N Engl J Med* 1969；280：337-345.

IV. パーキンソン病の病態と診断

パーキンソン病とレビー小体型認知症

Point
- レビー小体型認知症（DLB）は，パーキンソン病（PD）や認知症を伴うパーキンソン病（PDD）とともに，レビー小体病と総称される．
- DLB は PD の延長線上にあり，脳幹・間脳のみならず，病変が大脳皮質にまで及んでいる．
- DLB はアルツハイマー型認知症に次いで 2 番目に多い認知症である．
- DLB は早期には認知症より BPSD が目立つため誤診されやすく，早期の正しい診断・治療が重要である．
- DLB の薬物治療には，薬剤選択が難しく，特に専門的知識を要するので注意が必要である．

*1
「日本神経学会用語委員会（編），神経学用語集改訂第 3 版〈2008 年刊〉では，レヴィ小体型認知症（dementia with Lewy body）とされている．

*2 CDLB
Consortium of Dementia with Lewy Bodies

DLB・PD を含むレビー小体病の概念（**1**）

　レビー小体型認知症（dementia with Lewy bodies：DLB）[*1]は比較的新しい疾患概念であり，1995 年にイギリスで開催された第 1 回 DLB 国際ワークショップで提唱され，その臨床・病理診断基準（CDLB[*2]ガイドライン）が 1996 年に発表[1]されて以来，臨床医の間でよく知られるようになった．しかし，DLB は，もともと筆者らの 1976 年以降の一連の研究報告[2-7]により国際的に知られるようになり，筆者らにより 1980 年に提唱された「レビー小体病（Lewy body disease）」[5]や 1984 年に提唱された「び漫性レビー小体病（diffuse Lewy body disease：DLBD）[6]」を基礎としている．DLBD は「レビー小体病」の一型であり，パーキンソン病（Parkinson disease：PD）の延長線上にあると考えられたが，1995 年に DLB と命名された[1]．DLB は，1996 年の CDLB ガイドラインの提唱[1]以来，臨床診断が可能になり，欧米でもわが国でもアルツハイマー型認知症（dementia of Alzheimer type：ATD）に次いで 2 番目に多いという報告が増え，現在では ATD，血管性認知症とともに三大認知症と呼ばれている．さらに，2005 年には CDLB ガイドライン改訂版が発表され[8]，筆者らが提唱したレビー小体病の概念が国際的に認められるようになり[8,9]，PD，認知症を伴うパーキンソン病（Parkinson's disease dementia：PDD），DLB をまとめて「レビー小体病」と総称されるようになった．

レビー小体病としてのレビー小体型認知症（**2**）

　筆者らは 1980 年に「レビー小体病」[5]を提唱し，それを脳幹型（brain stem type），移行型（transitional type），び漫型（diffuse type）に分類し，1998 年に大脳型（cerebral type）を加えた．

1 レビー小体型認知症（DLB）の歴史

年	発表者・組織	報告
1817	Parkinson	"shaking palsy" の臨床像を記載，認知障害はないと記載
1886	Charcot	PD と命名，認知障害が起こることを指摘
1912	Lewy	PD 脳でレビー小体を発見
1919	Trétiakoff	レビー小体と命名，PD で黒質病変の重要性を指摘
1950	Greenfield ら	PD では脳幹の諸核にレビー小体が必発すると指摘，以後，レビー小体は大脳には少数しか出現しないというのが通説であった
1976	Kosaka ら [2]	認知症とパーキンソン症状を主症状とし，レビー小体が大脳皮質や扁桃核にも多数出現する症例を報告
1978	Kosaka ら [3]	大脳皮質のレビー小体についての詳細な報告
1979	Kosaka ら [4]	ドイツ人2症例の報告（ヨーロッパで初の報告）
1980	小阪ら [5]	レビー小体病（Lewy body disease）を提唱
1984	Kosaka ら [6]	び漫性レビー小体病（DLBD）を提唱
1985 以降		欧米でも相次いで DLBD 症例が報告
1990	Kosaka [7]	日本の DLBD 報告例のレビュー．DLBD を common form（ATD 病変あり）と pure form（ATD 病変なし）に分類
1995	第1回 DLB 国際ワークショップ	イギリスで開催（Perry, McKeith ら），dementia with Lewy bodies（DLB）と命名
1996	McKeith ら [1]	DLB 診断ガイドラインの発表
1997	Polymeropoulos [10]	家族性 PD 家系でαシヌクレイン遺伝子変異報告
1997	Spillantini ら [11]	αシヌクレイン抗体でレビー小体が選択的に染色されると報告
1998	第2回 DLB 国際ワークショップ	アムステルダムで開催（Perry ら）
2003	Singleton ら	αシヌクレイン遺伝子の triplication を報告
2003	第3回 DLB 国際ワークショップ	イギリスで開催（McKeith ら）
2004	Farrer ら	αシヌクレイン遺伝子の multiplication を報告
2006	第4回 DLB 国際ワークショップ	横浜で開催（小阪）
2007 以降	小阪	毎年 DLB 研究会を開催

PD：パーキンソン病，DLBD：び漫性レビー小体病，ATD：アルツハイマー型認知症，DLB：レビー小体型認知症.

2 レビー小体病の分類（小阪）

- 脳幹型：PD に相当
- 移行型（辺縁型）
- び漫型（新皮質型）：DLBD（DLB）に相当
- 大脳型

　筆者ら[7]は 1990 年に DLBD を，アルツハイマー病変を伴う通常型（common form）とそれを伴わない純粋型（pure form）に分類した．この考え方は 2005 年の CDLB ガイドライン改訂版[8]でも取り入れられ，DLB を診断する際にはレビー病理とともにアルツハイマー病理をも考慮するべきことが指摘された．さらに，この改訂版で筆者らが 1980 年以来主張してきたレビー小体病概念が認められ，PD，PDD，DLB を Lewy body disease と総称すると記

ディベート

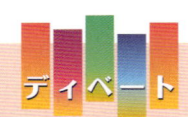

PDDとDLBは同じか？

　PDでは認知症を伴うことが少なくない．臨床的には，PDにおける認知症の頻度は，最近では高齢患者が増えたことから70〜80%といわれる．PDDとDLBとの関係は近年の大きなトピックであった．筆者の経験したレビー小体病の剖検例79例のうち，PDDが23例あり，平均発病年齢は59.7歳で，パーキンソン症状発現から認知症発症までの期間は平均6.3年で，1年未満が2例あった．CDLBガイドラインのone-year ruleに従えば，この2例はDLBと診断されるが，病理学的には，one-year ruleに関係なく，PDDのすべてがDLBと診断でき，PDDはDLBと同じであるといえる．最近では臨床的にも病理学的にもPDDとDLBは同じであるという報告が多い．

載され，これは2007年のDLB／PDD working groupの報告[9]でも取り入れられた．

　1996年のCDLBガイドライン[1]では，筆者らのレビー小体病分類に基づいて，DLBは新皮質型（neocortical type），辺縁型（limbic type〈移行型 transitional type〉），脳幹型（brain stem type）の3型に分類され，1998年の第2回国際ワークショップでは，筆者らの大脳型を加え4型に分類されたが，2005年のCDLBガイドライン改訂版[8]では大脳型が省かれて，DLBがdiffuse neocortical type, limbic or transitional type, brain stem typeに分類された．

DLBの臨床症状と臨床診断

　DLBは，一般に初老期・老年期に発病し，進行性認知症を示す．しかし，初期には認知症は目立たず，しばしば具体性を帯びた人や小動物の幻視や錯視がみられる．人物錯誤，重複記憶錯誤，実体的意識性，カプグラ症候群やナータリング症候群などの視覚性認知障害がみられることも少なくない．また，幻視の他に幻聴や体感幻覚がみられることもあり，幻覚に基づいた被害・罪業・嫉妬妄想を示すことも少なくない．うつ状態が初発症状として出現し，うつ病と診断されることも少なくない．レム期睡眠行動異常症が先行することも多い．また，起立性低血圧や便秘・頻尿・発汗過多などの自律神経症状もよくみられる．しばしば認知機能に変動が認められ，日により時により頭がはっきりしているときとボーっとしているときがあることが多い．そのうち筋固縮や寡動などのパーキンソン症状が加わるが，それが目立たない症例もある．他方，パーキンソン症状が先行し，PDと診断され，その経過中に認知症が加わること（PDD）もある．

　ATD病変を伴わない純粋型DLBでは，40歳前後の若年に発病することも，初老期以降に発病することもある．若年発病例はパーキンソン症状で初発するのが普通で，PDと診断され後に認知症を伴う．老年期発病例では，通常型と同様に，進行性認知症が主体であることが多く，パーキンソン症状を伴うことが多いが，パーキンソン症状が先行することもある．

3 レビー小体型認知症（DLB）の臨床診断基準（改定版）

1. 中心特徴：正常な社会的または職業的機能に障害をきたす程度の進行性認知機能障害の存在．しかし，初期には記憶障害が目立たないことも多い．また，注意や前頭皮質機能や視空間機能の障害が特に目立つこともある．
2. コア特徴：（probable DLB には 2 つが，possible DLB には 1 つが必要）
    (a) 注意や明晰さの著明な変化を伴う認知機能の変動
    (b) 構築され，具体的な内容の繰り返される幻視体験
    (c) 特発性のパーキンソニズム
3. 示唆的特徴：（コア特徴が 1 つ以上あり，示唆的特徴が 1 つ以上あれば probable DLB と診断，コア特徴がなくて示唆的特徴があれば possible DLB と診断）
    (a) レム期睡眠行動異常症
    (b) 重篤な抗精神病薬への過敏性
    (c) PET や SPECT での基底核におけるドパミントランスポーター取り込み低下
4. 支持的特徴
    (a) 繰り返す転倒と失神
    (b) 一過性の説明のつかない意識消失
    (c) 重篤な自律神経不全（起立性低血圧，尿失禁など）
    (d) 他の幻覚
    (e) 系統的な妄想
    (f) 抑うつ
    (g) CT / MRI での側頭葉内側の比較的保持
    (h) SPECT / PET での後頭葉血流低下と全般的血流低下
    (i) MIBG 心筋シンチグラフィーにおける MIBG 取り込み障害
    (j) EEG における徐波化と側頭葉の一過性鋭波
5. 可能性の少ないもの
    (a) 局所性神経徴候や画像で裏づけられる脳血管障害の存在
    (b) 臨床像を説明しうる身体疾患や他の脳病変の存在
    (c) 重篤な認知症の時期にパーキンソニズムが初めて出現した場合
6. DLB は，認知症がパーキンソン症状の前かそれと同時に出現したときに診断されるべきであり，PDD という用語は，PD の経過中に起こった認知症を記載するのに使用されるべきである．（中略）DLB や PDD を含めてレビー小体病といった総称を使用してもよい．

PDD：認知症を伴うパーキンソン病．

（McKeith IG, et al. *Neurology* 2005 [8] より）

現在では 2005 年の CDLB ガイドライン改訂版[8]が利用される（3）．ただ，DLB の典型例ではこの診断基準を適応できるが，実際には DLB の臨床診断は容易ではない．画像所見も参考になり，MIBG 心筋シンチグラフィーや SPECT（後頭葉の血流低下）や，最近わが国でも利用されるようになった DaT scan が参考になるが，なによりも重要なのは臨床症状をきちんととることであり，画像はあくまでも補助診断であることに留意するべきである．

DLB の薬物治療

現時点では公的に利用できる薬剤はないが，実際には種々の薬剤が使用されている．

アルツハイマー型認知症（ATD）の治療薬であるコリンエステラーゼ阻害薬は DLB でより効果的である．それは脳内のコリンアセチルトランスフェラーゼが ATD より DLB でもっと低下していることからも支持される．わが国ではドネペジル（アリセプト®など）の臨床治験結果が報告され，リバスチグミン（イクセロン®，リバスタッチ®）もヨーロッパで臨床治験が行われ，これらが DLB に効果があることが報告されている．ガランタミン（レミニ

ール®）や NMDA（*N*-methyl-D-aspartate）受容体拮抗薬のメマンチン（メマリー®）の効果も報告されている．しかも，これらの薬剤は認知症だけでなく，BPSD（behavioral and psychological symptoms of dementia：認知症の行動・心理症状）にも効果があることが知られている．したがって，DLB 治療薬としてこれらの薬剤が第一選択薬である．ただし，十分な説明と同意のもとに使用しなければならない．

　BPSD に対しては副作用の少ない抑肝散もよく使用されており，抗精神病薬に対する過敏性が DLB ではしばしばみられるので，非定型抗精神病薬などの向精神薬は慎重に使用されなければならない．

DLB の病理

　DLB の病理像は中枢神経系（特に，大脳皮質，扁桃体，嗅球，マイネルト基底核，黒質，青斑核，縫線核，迷走神経背側核，など）における多数のレビー小体およびレビー関連神経突起（Lewy neurite）の出現とそれに基づく神経細胞脱落によって特徴づけられる．レビー小体は脊髄の中間外側核や交感神経節，さらに食道などの消化管壁の神経叢や心臓交感神経終末などの自律神経系にも出現することからレビー小体病は全身病と考えられている．ごく最近では，レビー小体は細胞間伝搬されることが報告され，話題になっている．

（小阪憲司）

文献

1) McKeith IG, et al. Consensus guidelines for the clinical and pathologic diagnosis of dementia with Lewy bodies（DLB）：Report of the consortium on DLB international workshop. *Neurology* 1996；47：1113-1124.
2) Kosaka K, et al. Presenile dementia with Alzheimer-, Pick- and Lewy-body changes. *Acta Neuropathol* 1976；36：221-233.
3) Kosaka K. Lewy bodies in cerebral cortex, report of three cases. *Acta Neuropathol* 1978；42：127-134.
4) Kosaka K, Mehraein P. Dementia-Parkinsonism syndrome with numerous Lewy bodies and senile plaques in cerebral cortex. *Arch Psychiatr Nervenkr* 1979；226：241-250.
5) 小阪憲司ほか．"Lewy 小体病"の臨床神経病理学的研究．精神経誌 1980；82：292-311.
6) Kosaka K, et al. Diffuse type of Lewy body disease：Progressive dementia with abundant cortical Lewy bodies and senile changes of varying degree--A new disease? *Clin Neuropathol* 1984；3：185-192.
7) Kosaka K. Diffuse Lewy body disease in Japan. *J Neurol* 1990；237：197-204.
8) McKeith IG, et al. Diagnosis and management of dementia with Lewy bodies：Third report of the DLB Consortium. *Neurology* 2005；65：1863-1872.
9) Lippa CF, et al. DLB and PDD boundary issues：Diagnosis, treatment, molecular pathology, and biomarkers. *Neurology* 2007；68：812-819.
10) Polymeropoulos MH, et al. Mutation in the α-synuclein gene identified in families with Parkinson's disease. *Science* 1997；276：2045-2047.
11) Spillantini MG, et al. α-Synuclein in Lewy bodies. *Nature* 1997；388：839-840.

IV. パーキンソン病の病態と診断
パーキンソン病の臨床疫学

> **Point**
> - わが国のパーキンソン病（PD）の総患者数は近年増加傾向にあり，有病率は人口10万人あたり約150人，罹患率は10万人あたり10～15人である．パーキンソン病は慢性疾患であるため，有病率での調査が適している．
> - 発病年齢は50～65歳に多くみられる．
> - PDの性比はわが国では女性に多い傾向であるが，欧米では男性に多い．
> - PDの発症に人種差はほとんど認められない．
> - PDの危険因子として加齢，遺伝，農薬への曝露の関与が考えられる．
> - PDの保護因子として喫煙，カフェイン，非ステロイド抗炎症薬の関与があるとの報告がみられる．

　パーキンソン病（Parkinson disease：PD）の系統立った疫学研究の歴史は1958年のKurlandの報告[1]に始まり，その後，多くの疫学研究がさまざまな角度から行われている．疫学研究は，単にPDの有病率や罹患率を調査するだけではない．臨床疫学的見地に立って，その病因を探索し，運動症状のみならず認知機能障害や精神症状，自律神経症状，嗅覚障害といった非運動障害の実態や，抗パーキンソン病薬の有害事象などを把握検討し，それらの情報から臨床研究の糸口を見出すことが重要である．

　特にPDは，アルツハイマー病に次いで2番目に多い神経変性疾患である．わが国では近年，急速な高齢社会の到来とともに，その患者数は年々増加する傾向にあったが，厚生労働省大臣官房統計情報部の概況報告では，最近10年の総患者数はほぼ横ばいである．最新の調査結果である2011（平成23）年度の総患者数は14万1,000人であった（**1**）．しかし，今後もさらに患者数は増加することが予想され，その動向が注目される．

PDの有病率

　PDの有病率（prevalence）は，わが国では人口10万人あたり100～150と推定されている．一方，欧米では10万人あたり150～300との報告があり，日本と比較して多いが，わが国でも高齢化に伴い有病率は増えている．これまでわが国で行われたいくつかの疫学調査の中で，鳥取大学のグループによって継続的に行われている米子市での調査では，人口10万人あたりの粗有病率は1980年80.6，1992年117.9，2004年177.4[2]と，およそ20年で2倍以上に増加している．しかし，これらを2004年の全人口に年齢補正した訂正有病率では147.5，148.2，164.5とごくわずかしか増加しておらず，訂正

Keywords
粗有病率
実患者数を人口10万人あたりで表した値．

Keywords
訂正有病率
複数年のうちある年の全人口を標準人口とし，年齢構成をマッチさせて算出したときの人口10万人あたりの有病率．

1 パーキンソン病総患者数の推移

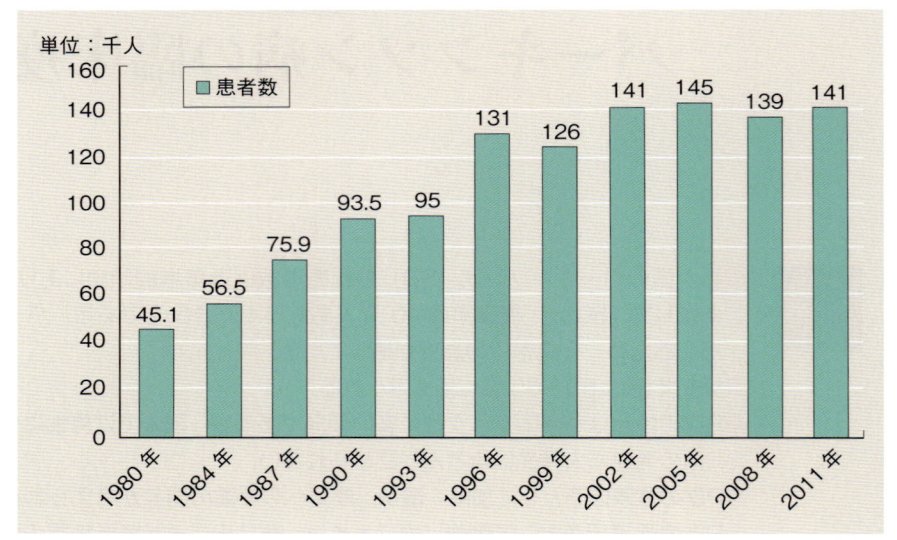

単位：千人

年	患者数
1980年	45.1
1984年	56.5
1987年	75.9
1990年	93.5
1993年	95
1996年	131
1999年	126
2002年	141
2005年	145
2008年	139
2011年	141

（厚生労働省大臣官房統計情報部　患者調査の概況〈2012年度版〉などより作成）

有病率は経年的にほぼ変化がないという意見もある．その他，2000年では北海道岩見沢市 104.6[3]，山形県 77.4[4]，鹿児島県鹿屋市 124.2[5]，2001年では京都府 156.9[6] といった報告もある．

近年のPDの粗有病率の上昇の要因として，①高齢化に伴う患者数の増加，②診断率の向上，③治療の進歩に伴う患者の寿命の延長，が考えられる．

PDの罹患率

PDの罹患率（incidence）は，わが国では人口10万人あたり10～15と推定されている．一方，欧米では 4.9～46.6 とさまざまな報告があり，わが国よりも罹患率が高いことが散見される．しかしながら，訂正罹患率を算出すると 11.0～13.9 になるとの報告があり[7]，わが国のそれとほぼ変わらない．罹患率も高齢化に伴い増加傾向である．

PDの発病年齢

PDの発病年齢は40歳以前ではまれであるが，50歳以降ではほぼ指数関数的に症例数は増加する．そのため，50～65歳に発病することが多いが，高齢になるほど罹患率が増加する．PDでは正常な加齢とは違った明らかに病的な加齢が影響すると考えられる．40歳以下で発病するものは若年性パーキンソニズムと呼ばれ，この中には遺伝子異常が明らかにされた症例も含まれる．

PDの性比

わが国では女性に多い傾向がみられ，男女比は 1：1.8 程度ともいわれている．過去になされた男女比の疫学調査では，米子市 1：2.39[2]，北海道岩

Key words
訂正罹患率
複数年のうちある年の全人口を標準人口として算出したときの人口10万人あたりの罹患率．

> ### 有病率（prevalence）と罹患率（incidence）の違い
>
> 　有病率は，特定時点における疾患を有する患者数であり，単位人口10万人あたりで表されることが多く，ある一時点での疾病の頻度を表す指標である．有病率は，その疾患の罹患率（incidence）に比例して増加し，さらに，診断されてからの生存期間，すなわち，病気の期間（disease duration）にも依存する．つまり，有病期間が長く，致命率が低い慢性疾患の調査に適している．たとえば，急性疾患で有病率が高い場合は，その疾患の発病頻度が高いということを意味する．また，罹患致死率が高い疾患に関しては，有病率は小さくなる．
>
> 　　有病率＝ある特定時点の患者数÷観察対象の人口
>
> 　罹患率は，特定期間中の疾患の新規発生患者数であり，罹患の危険性にさらされる人口に対する割合で表される．つまり，観察集団内の各個人が単位観察期間内に疾患に罹患する危険性の大きさを示す指標である．単位人口10万人あたりの1年間の罹患患者数で表されることが多いが，疾患の規模によっては1,000人あたりのこともある．罹患の危険にさらされる人口とは追跡期間中に疾患に罹患する可能性のある人に限られる．たとえば，子宮癌の罹患率では男性は観察対象人口に含まれないので除外される．また，新規に発生した疾患であるという前提であるため，すでに罹患している患者は対象外となり，観察開始時期が異なってもよい．つまり，罹患率は，罹病期間に依存しないことから，急性疾患のように有病期間の短い疾患の調査に適している．
>
> 　　罹患率＝特定期間中の新規発生患者数÷調査対象人数・期間（人・年，人・日など）

見沢市1：1.2[3]，山形県1：1.59[4]であり，類似した結果が得られている．一方，海外での7つの調査のメタ解析では男性は女性のおよそ1.5倍以上になるとの報告[8]もあり，わが国の性比と逆転している．

PDの人種差

かつては白色人種に多く，黒色人種に少ないという意見もあったが，現在では人種差はほとんど認められず，それぞれの集団の年齢構成や経済状況，医療水準などによる見かけ上の差であると考えられている．ホノルルの日系人を対象としたPDの罹患率調査では，過去に行われた欧米白人の罹患率に類似している一方，東洋の中国人の罹患率より5〜10倍高かったという結果がある[9]．このことから，PDの危険度は人種や遺伝的因子に依存するのではなく，環境因子に依存することが示唆された．

PDの危険因子

加齢

ほぼすべての研究で高齢になるほど有病率は高くなり，罹患率も50代後半から70代が最も高いとされる．加齢は家族歴とともにPD発症の最も強い危険因子と考えられており，脳内のレヴィ小体は加齢とともに出現率が高くなり，黒質の神経細胞も加齢とともに減少することが示されている．

遺伝

PDの多くは孤発性だが，約5％に家族性が存在する．家族性PDの原因遺伝子としてα-synclein, parkin, DJ-1, PINK1, LRRK2などが同定されてき

ディベート

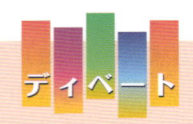

パーキンソン病は男性が多い？　それとも女性が多い？

　PDに性差がある原因として，性ホルモンに関連するという説や，性染色体上の感受性遺伝子に関与しているという説がある．一方で，環境的な側面からは，何らかの危険因子への曝露のされやすさが文化的に男女間で差異を生じるという説もある．

　性ホルモン関連説については，PDに対する神経保護作用がエストロゲンにあるのではないかと考えられており[13]，MPTP（1-methyl-4-phenyl-1,2,3,6-tetrahydropyridine）モデル動物を使った実験では，黒質神経細胞の変性をエストロゲンが抑制するという結果が示されている[14,15]．つまり，エストロゲンの働きにより，女性のほうが線条体のドパミン濃度を高めることができ，進行の抑制につながると考えられている．外因性のエストロゲンによるPD患者を対象とした二重盲検試験では，有意な進行抑制や治療効果は示されなかったという報告[16]と，有意差は出なかったものの運動症状の改善に有効性があるかもしれないという報告[17]がある．

　一方，Finnish studyにより，男女間の相対危険度が1971年に0.9だったのが，1992年に1.9となり，劇的な増加が認められることから生活習慣などの変遷による環境的側面が影響している可能性が示唆された[18]．

　以上から，性ホルモン関連説の立場に立てば，PDは男性のほうが多いという諸外国の報告が裏づけられるかもしれないが，逆にわが国の女性が多いという結果に矛盾する．また，それぞれの国の生活習慣や社会情勢など環境因子が何らかの影響を及ぼしている可能性があり，さらには調査対象母集団の高齢人口の男女比の影響も加味する必要があるともいえる．その他の説についても明確な根拠に乏しく，性差についてはさまざまな議論がなされているが，いまだ結論は出ていない．

Key words

遺伝子多型
同じ遺伝子の塩基配列にいくつかの型があり，型の違いが病気と関係しない場合や，関係していても癌遺伝子のように強くない場合で，人口の1％以上の頻度で存在する遺伝子の変異のこと．

Key words

疾患感受性遺伝子
疾患の発症に関する遺伝子探索の過程で見つかる，ある疾患にかかるリスクを高める可能性をもつ遺伝子．

Key words

ゲノムワイド関連解析
多数の遺伝子の一塩基多型を比較することで感受性の高い遺伝子を選び出す解析．

ている．家族歴がはっきりせず孤発性に見える症例においても，家族歴や出身地，そこでのコミュニティの状況などを詳細に調査することで家族内発症が明らかとなることもある．

　一方，孤発性PDは，多くの遺伝子と環境因子が原因となる多因子疾患だと考えられている．つまり，遺伝子多型と疾患感受性遺伝子の関与が注目されている．PD患者と非患者のゲノムワイド関連解析によってPD発症にかかわる新たな疾患感受性遺伝子 *PARK16*，*BST1* が同定された．また，常染色体優性遺伝性PDの原因遺伝子 *SNCA*，*LRRK2* の孤発性PDへの関与も証明された[10]．一方，ゴーシェ病の原因遺伝子 *GBA* 変異も，頻度は低いが発症への関与が判明した．

農薬（除草剤，殺虫剤）への曝露

　農薬がミトコンドリア機能障害や黒質ドパミン細胞障害を誘発する可能性があるといわれており，環境因子の中で最も重要視されている．特に，除草剤として使われるパラコート，殺虫剤として使われるロテノンや有機リン化合物などがPD発症に強い関連があると報告されている[11]．

居住場所

　都市部に比べて農村部に多いとする報告と，差がないという報告がある．ただし，農村部では農薬への曝露が大きく関与していると考えられている．

金属への曝露

　マンガン中毒がパーキンソニズムの原因の一つであることは周知である．また，鉛曝露とPDの関連を指摘した報告も多い．その他，銅や鉄などの報告も散見される．これら金属イオンは脳内フリーラジカルの産生を増加させると考えられている．

食事

　牛乳やチーズなどの乳製品の摂取量が増えるとPD発症危険度が増大するという報告がある．動物脂肪，飽和脂肪酸の摂取が特に危険因子で注目されている．

頭部外傷，その他の合併症

　頭部外傷は危険因子とする報告がある一方，否定的なものが多い．

PDの保護因子

喫煙

　喫煙がPDに対して保護因子となるという報告は，メタ解析を含めて多数ある．過去に喫煙経験のある群よりも継続した喫煙群のほうがPDの発症リスクは低く，非喫煙群はその発症リスクが最も高いと指摘されている．その理由として，ニコチンによる脳内のドパミン遊離作用が影響していると考えられる．

コーヒー（カフェイン）

　カフェインが保護因子となりうるという報告もある．カフェインは脳内のアデノシンA_{2A}受容体の阻害薬として保護的に作用すると推測されている．紅茶や日本茶などのカフェインを含むお茶類にも保護効果があるという報告もある．

食事

　ビタミンB_2，ビタミンB_6，ビタミンC，ビタミンE，ナイアシンなど抗酸化作用をもったビタミン類に保護作用があると報告されている．不飽和脂肪酸が保護因子という結果も報告されている．

非ステロイド抗炎症薬（NSAIDs）

　消炎鎮痛薬の常用が保護因子となりうるという報告がある．なかでも，イブプロフェンが効果的だという報告が多い．

> **Key words**
>
> **ラジカルスカベンジャー**
> 生体内で諸種の物質と反応して生体に好ましくない影響を与える遊離基と反応して安定な化合物に変化させ，遊離基による被害を防ぐ物質．
>
> **Key words**
>
> **コホート研究**
> 特定の要因に曝露した集団と曝露していない集団を一定期間追跡し，疾病の発生率を比較して，要因と疾病発生の関連を調べる観察的研究．

尿酸

尿酸はラジカルスカベンジャーおよび酸化ストレス保護剤として知られている．そのため，黒質でのドパミン誘導性酸化ストレスを軽減させる可能性がある．アメリカでの1万8,000人以上の男性を対象としたコホート研究では血清尿酸値が高いほどPDの発症リスクが低くなることが示された[12]．

PDの臨床疫学研究の将来

PDは厚生労働省の特定疾患治療研究事業調査対象疾患の一つであり，重点疾患として位置づけられている．ただし，医療費公費負担の対象がHoehn & Yahr重症度分類III度以上，日常生活機能障害度2度以上であり，その他の軽症例については事実上登録対象外となっている点，および個人票を記載するのが必ずしも神経内科医ではなく一般内科医である可能性がある点を考慮すると，いくらかのバイアスや診断精度の観点から，PD全体の疫学的解析を行うには不十分であることは否めない．そのため，わが国におけるPDの臨床疫学調査の充実を図るうえでは，学会などの枠組みが中心となり，全国レベル，場合によっては国際共同研究レベルで，大学や病院間で疫学情報を網羅的に収集，蓄積し，データベースを構築できれば，遺伝子を含めた病因，症候，薬剤などの治療効果および有害事象など多岐にわたる情報を一元的に評価できる可能性はある．便秘や嗅覚障害などPD発症に前駆する症状についても注目を浴びている．これらの発症前駆症状について一般の健康診断レベルなどで臨床情報を集積し，データベース化および臨床疫学的解析することで，PDの発症前診断を行うことができれば，予防医学の観点からもその有用性は大きいと考えられる．

このように臨床データベースを基盤にして，PDの予防的治療が可能となり，PD診療のevidence based medicine（EBM）の確立を図り，疾患感受性遺伝子や創薬のターゲットとなる分子の発見に役立つことも期待される．

（横江　勝，望月秀樹）

文献

1) Kurland LT. Epidemiology : Incidence, geographic distribution and genetic considerations. In : Fields WS (editor). Pathogenesis and Treatment of Parkinsonism. Springfield : Charles C Thomas ; 1958, pp.5-43.
2) Yamawaki M, et al. Changes in prevalence and incidence of Parkinson's disease in Japan during a quarter of a century. *Neuroepidemiology* 2009 ; 32 : 263-269.
3) 伊藤和則ほか．北海道（岩見沢市）におけるParkinson病の疫学調査．神経内科 2002 ; 57 : 492-497.
4) 木村英紀ほか．山形県におけるParkinson病の疫学調査．神経内科 2002 ; 57 : 485-491.
5) 中川正法ほか．鹿児島県におけるParkinson病の疫学調査—1980年調査との比較検討．神経内科 2002 ; 57 : 471-474.
6) 山崎俊三ほか．京都府におけるParkinson病の疫学調査—1978年調査と2001年調査の比較．神経内科 2002 ; 57 : 478-484.
7) Van Den Eeden SK, et al. Incidence of Parkinson's disease : Variation by age, gender, and race / ethnicity. *Am J Epidemiol* 2003 ; 157 : 1015-1022.
8) Wooten GF, et al. Are men at greater risk for Parkinson's disease than women? *J*

Neurol Neurosurg Psychiatry 2004 ; 75 : 637-639.
9) Morens MD, et al. Epidemiologic observations on Parkinson's disease : Incidence and mortality in a prospective study of middle-aged men. *Neurology* 1996 ; 46 : 1044-1050.
10) 戸田達史, 佐竹渉. ゲノムワイド関連解析によるパーキンソン病リスク遺伝子の同定. 医学のあゆみ 2010 ; 233 : 640-642.
11) Kamel F. Epidemiology. Paths from pesticides to Parkinson's. *Science* 2013 ; 341 : 722-723.
12) Weisskopf MG, et al. Plasma urate and risk of Parkinson's disease. *Am J Epidemiol* 2007 ; 166 : 561-567.
13) Al Sweidi S, et al. Oestrogen receptors and signalling pathways : Implications for neuroprotective effects of sex steroids in Parkinson's disease. *J Neuroendocrinol* 2012 ; 24 : 48-61.
14) Dluzen D. Estrogen decreases corpus striatal neurotoxicity in response to 6-hydroxydopamine. *Brain Res* 1997 ; 767 : 340-344.
15) Bourque M, et al. Signaling pathways mediating the neuroprotective effects of sex steroids and SERMs in Parkinson's disease. *Front Neuroendocrinol* 2012 ; 33 : 169-178.
16) Strijks E, et al. Effects of female sex steroids on Parkinson's disease in postmenopausal women. *Clin Neuropharmacol* 1999 ; 22 : 93-97.
17) Parkinson Study Group POETRY Investigators. A randomized pilot trial of estrogen replacement therapy in post-menopausal women with Parkinson's disease. *Parkinsonism Relat Disord* 2011 ; 17 : 757-760.
18) Kuopio AM, et al. Environmental risk factors in Parkinson's disease. *Mov Disord* 1999 ; 14 : 928-939.

パーキンソン病の神経病理

Point
- パーキンソン病（PD）はレヴィ小体の出現を特徴とする全身病である．
- レヴィ小体は神経細胞変性のマーカーとみなしうる構造物であり，その主要構成成分はαシヌクレインである．
- 黒質はPDにおいて最も強く障害されるが，PD病変は脳幹や間脳のみならず，嗅球，大脳皮質，脊髄，末梢自律神経系にも及んでいる．
- PDではαシヌクレインの蓄積は迷走神経背側核と嗅球に最初に起こり，その後，脳幹では延髄から中脳へと上行し，大脳では側頭葉内側部から新皮質へと広がる．

PDにおける脳の形態変化

パーキンソン病（Parkinson disease：PD）は，肉眼的に黒質および青斑核の色素脱失を特徴とする．これは両核に認められるメラニン含有神経細胞が高度に脱落するためであり，神経細胞脱落は迷走神経背側核，マイネルト核などにも及ぶ．さらに，組織学的に残存神経細胞にレヴィ小体[*1]（Lewy body）が認められる．レヴィ小体は黒質，青斑核，迷走神経背側核に必発し，中枢神経系および末梢自律神経系（交感神経節や内臓神経叢）に広範に分布している．認知症を伴うPD（PD with dementia：PDD）やレヴィ小体型認知症（dementia with Lewy bodies：DLB）では大脳皮質や扁桃核にも多数のレヴィ小体が認められることがある．

レヴィ小体の光顕像を示す（**1**）．脳幹や間脳に出現するレヴィ小体を脳幹型，大脳皮質や扁桃核に出現するものを皮質型という．脳幹型は神経細胞の胞体内に認められる円形，好酸性のコア（芯）と周囲の明瞭なハローから成る封入体である．皮質型は脳幹型に比べると，不正円形で小さく，ハローも脳幹型ほどはっきりしない．レヴィ小体の形成は神経突起にも認められ，神経突起内レヴィ小体という．さらにPDの黒質および青斑核では，胞体内にコアもハローも有さず，全体が淡いピンク色ないし白色を呈する領域が認められ，pale bodyと呼ばれている．これはレヴィ小体の前段階と考えられる構造物であり，その辺縁部にレヴィ小体の形成が認められる[1]．

レヴィ小体およびpale bodyの主要構成成分はリン酸化されたαシヌクレインである．リン酸化αシヌクレインに対する抗体を用いると，レヴィ小体やpale bodyに加え，より微細な神経突起由来の異常構造物が観察される（**2**）[2]．現在では神経突起内におけるαシヌクレインの異常蓄積を総称しLewy neuriteと呼んでいる．なお，これまでに免疫組織化学を用いた研究な

[*1] 日本語ではレビー小体と表記されることもあるが，本稿では『神経学用語集改訂第3版』に従いレヴィ小体と記載する．

Keywords

αシヌクレイン
αシヌクレインは，シビレエイのシナプス小胞に対する抗体を用い，シビレエイとラット脳cDNAライブラリーからクローニングされ，前シナプスと核に存在する蛋白という意味からsynucleinと命名された．140個のアミノ酸から成り，分子量は約19 kDa．正常脳では前シナプスに局在する可溶性蛋白であり，シナプスの可塑性や学習に関与していると推測されている．

1 レヴィ小体と pale body（ヘマトキシリン・エオジン染色）

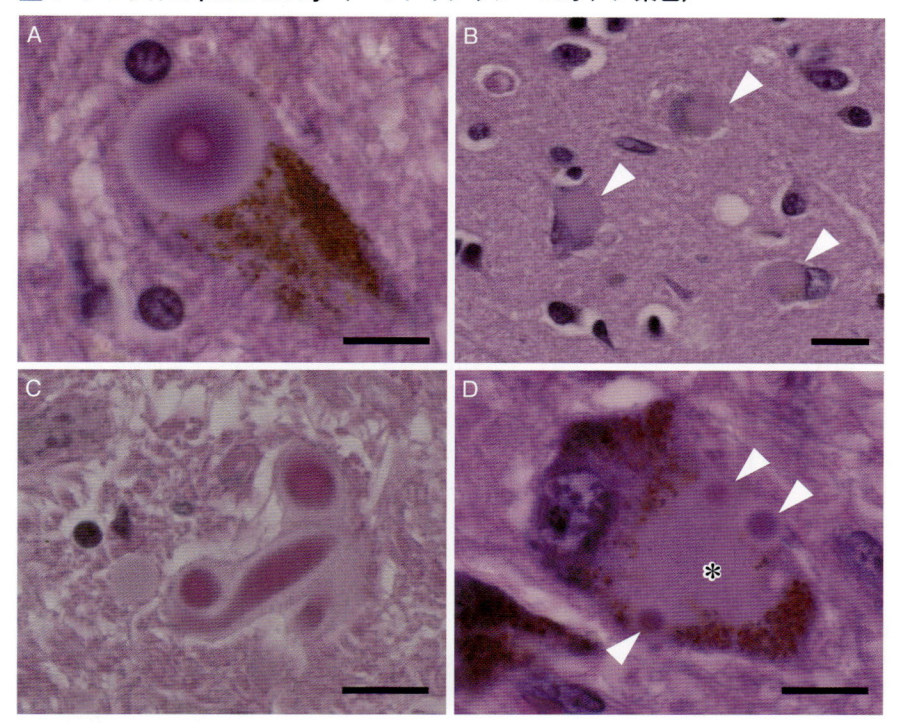

A：脳幹型レヴィ小体（黒質）．
B：皮質型レヴィ小体（▷）（側頭葉皮質）．
C：神経突起内レヴィ小体（迷走神経背側核）．
D：pale body（＊）とレヴィ小体（▷）（黒質）．
Bar：10 μm．

（Wakabayashi K, et al. *Mol Neurobiol* 2013[1] より）

などにより，レヴィ小体には90種以上にのぼる物質の存在が報告されている[1]．

黒質の病理

　正常の黒質は部位によってメラニン量が異なる．黒質は内側から外側にかけて黒質傍核，内側部，腹外側部，背側部の4つに分けられるが，内側部と背側部の神経細胞はメラニンを多く含み，腹外側部はメラニンが少なく，黒質傍核はその中間である．

　興味深いことに，PDの黒質では神経細胞脱落は腹外側部に始まり，次いで黒質傍核に及び，その後，内側部から背側部へと広がっていく[7]．つまり，PDの黒質ではメラニンの少ない神経細胞ほど脱落しやすく，常染色体劣性遺伝形式を呈する若年性パーキンソニズム（PARK2）でも腹外側部に限局する神経細胞脱落とグリオーシスが認められる[8]．

　ヒト黒質ではメラニンの存在はドパミンニューロンであることを意味し，免疫組織化学的にはカテコラミン生合成の律速酵素であるチロシン水酸化酵素（tyrosine hydroxylase：TH）がマーカーとして用いられる．正常の黒質ではメラニン含有細胞のほとんどはTH陽性であるが，PDの黒質では22％の神経細胞が，青斑核でも12％がTH陰性を示す[9]．黒質のTH陰性メラニン

Key words

Lewy neurite
神経細胞の突起には軸索と樹状突起の2種類があるが，それらを総称してneuriteという表現を用いている．したがって，Lewy neuriteとは軸索または樹状突起に異常なαシヌクレイン（リン酸化αシヌクレイン）が蓄積した構造物である．その形態学的特徴から，Lewy dot, Lewy thread, Lewy axon に分類されている（2）[2]．

レヴィ小体病の概念

小阪らは中枢神経系に多数のレヴィ小体を認めた20剖検例の所見をもとに「Lewy小体病」の名称を提唱するとともに，レヴィ小体の広がりによって，脳幹型，移行型，び漫型の3型に分類した[3]．このび漫型がび漫性レヴィ小体病（diffuse Lewy body disease：DLBD）に相当し，脳幹型はPDに，移行型はPDDにほぼ対応する．さらに，小阪はDLBDを通常型（多数の老年斑と種々の程度の神経原線維変化を伴う）と純粋型（アルツハイマー病変を欠く）に分類した．つまり，DLBDの定義は病理組織学的所見に基づくものであり，臨床的には認知症や精神症状を初発かつ主症状とする例が多い．しかし，DLBDにはパーキンソニズムで発症する例も含まれ，通常型では14.3％，純粋型では77.8％がパーキンソニズムを初発症状とする[4]．

一方，レヴィ小体型認知症（dementia with Lewy bodies：DLB）は「レヴィ小体の出現を中核病変とする認知症」であり，臨床症状と病理所見によって定義される．DLBはレヴィ小体の分布によって，脳幹型，辺縁型（移行型），新皮質型に分類される[5]．つまり，DLBの新皮質型がDLBDにほぼ相当するのであり，DLBとDLBDは同義ではない．なお，現在ではPD，DLBに加え，純粋自律神経不全症（pure autonomic failure）（レヴィ小体が末梢自律神経系を主体に出現）を含め，レヴィ小体病と呼んでいる．

レヴィ小体病では神経細胞の胞体と突起にαシヌクレインが蓄積するが，多系統萎縮症に出現するオリゴデンドログリア（乏突起膠細胞）内の封入体もαシヌクレイン陽性である[6]．このことからレヴィ小体病と多系統萎縮症を合わせ，シヌクレイノパチーと称する．

図2 αシヌクレイン陽性構造物（リン酸化αシヌクレイン免疫染色）

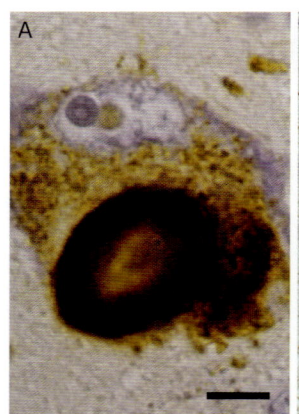

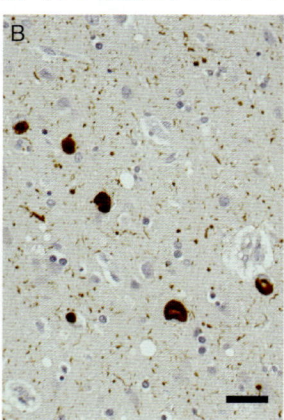

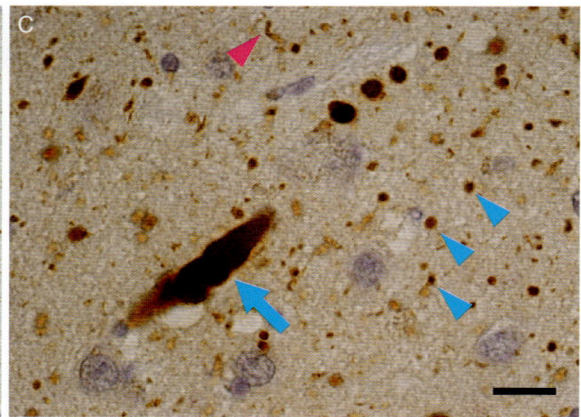

A：脳幹型レヴィ小体（黒質）．
B：皮質型レヴィ小体（側頭葉皮質）．
C：Lewy dot（▶），Lewy thread（▶）およびLewy axon（→）（側頭葉皮質）．
Bar：10 μm．

（Wakabayashi K, et al. *Mol Neurobiol* 2013[1] より）

含有細胞はPDの早期には腹外側部にほぼ限局し，病期の進行とともに黒質全体に広がっていく．つまり，メラニンの少ない神経細胞ほどTH陰性となりやすい．

PDの黒質ではレヴィ小体は腹外側部に最初に出現し，次いで黒質傍核に及び，その後，内側部から背側部へと広がっていく[7,9]．つまり，黒質ではメラニンの少ない神経細胞ほどレヴィ小体が形成されやすい．なお，ヘマトキシリン・エオジン染色では黒質の残存神経細胞のうちレヴィ小体を有する細胞はわずか数％にすぎないが，リン酸化αシヌクレイン抗体を用いると，黒質では10％の神経細胞が，青斑核では55％の細胞がαシヌクレインの異

常蓄積を呈する[9]．さらに黒質ではαシヌクレインの異常蓄積を認める神経細胞の82%が，青斑核でも39%がTH陰性であり，TH陰性化とレヴィ小体の形成は関連している[9]．

PDにおける病変の進展様式

1950年代に黒質における神経細胞脱落とレヴィ小体の出現がPDの責任病変であることが確立して以来，PDの病変は黒質に始まると考えられていた．しかし，2003年にBraakらは，PDではαシヌクレインの蓄積は迷走神経背側核と嗅球に最初に起こり，その後，脳幹では延髄から中脳へと上行し，大脳では側頭葉の前内側部から側頭葉外側皮質，島回，帯状回，前頭前野へと広がっていくことを明らかにし，PD病変を6段階に分類した[10]．Stage 1ではαシヌクレインの蓄積は迷走神経背側核と嗅球に限局し，Stage 2では青斑核，Stage 3では黒質に及び，Stage 4では中間皮質，Stage 5では高次感覚連合野，Stage 6では一次感覚連合野が侵される．これが「Braak仮説」である．さらに，線条体でもStage 3からαシヌクレインの蓄積が起こり始める[11]．その後の検証により，PDでは80〜90%の症例がBraak仮説に合致する病変進展様式を呈する．しかし，レヴィ小体病全体でみると，Braak仮説の合致率は50〜60%に低下する．その理由は扁桃核あるいは大脳皮質優位のレヴィ小体病変を呈する例が増えるからである．

末梢自律神経系の病理

PDの末梢自律神経系にレヴィ小体が出現することはαシヌクレインの同定以前に知られていたが，Braak仮説の登場によって脳以外の部位，つまり，脊髄や末梢神経系が再び注目されるようになった．その結果，PDのみならずincidental Lewy body diseaseにおいても，脳幹に加え，脊髄，交感神経節，唾液腺，消化管神経叢，心臓，副腎，皮膚にαシヌクレインの蓄積を認めることが明らかにされた[12]．つまり，運動障害の発現時には脳幹のみならず，脊髄や末梢自律神経系にもαシヌクレインの蓄積が生じている．PDでは全例で副腎にレヴィ小体が認められ，副腎は末梢自律神経系を代表する臓器であると位置づけられる[13]．また，わずか1例ではあるが，中枢神経系にまったくレヴィ小体がないにもかかわらず，副腎髄質にαシヌクレイン陽性構造物が認められている[13]．さらに，星状神経節と心臓交感神経に限局してレヴィ小体が認められた1剖検例が報告されている[14]．PDではαシヌクレインの蓄積は末梢自律神経系を含め多中心性（multicentric）に始まるのかもしれない．

シナプスの変化

最近，PDおよびDLBでは蛋白分解酵素の一つであるプロテイナーゼK（proteinase K：PK）に耐性を示すαシヌクレインが前シナプスに蓄積していることが報告された[15]．PDおよびDLBにおいてレヴィ小体やLewy neurite

Key words

Incidental Lewy body disease

生前，パーキンソニズム，認知症，自律神経症状などを認めず，剖検によりレヴィ小体の出現を認めた例と定義される．60歳以上の約10〜20%に認められ，発症前のレヴィ小体病を含む集団と考えられる．

ディベート

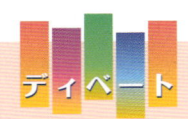

レヴィ小体は悪玉か？ 善玉か？[16]

　レヴィ小体がPDの病態解明の鍵を握る構造物であるとされるのは，それが細胞障害性に作用し，細胞死を導くと考えられているからである．それを支持する所見として以下のことがあげられる．①レヴィ小体の好発部位である黒質や青斑核では神経細胞脱落が認められる．②黒質や青斑核では細胞脱落が高度になるとレヴィ小体自身の数も減少するので，レヴィ小体含有神経細胞は細胞死をきたすと考えられる．③軸索内に形成されるレヴィ小体は軸索輸送を障害する．④皮質型レヴィ小体の数と認知症の程度には相関がある．これらの理由からレヴィ小体は神経細胞を死へと導く「悪玉」とみなされてきた．しかし，レヴィ小体が細胞変性の存在を示唆する構造物であるとしても，それは必ずしも封入体そのものが細胞死を導くことを意味しない．むしろ最近では，αシヌクレインの中間形成物（プロトフィブリルやオリゴマー）が細胞障害性に作用し，レヴィ小体などの線維性構造物はこれらを無毒化するために生じた産物であるとの仮説が提示されている．

　レヴィ小体の形成過程を2段階に分けて考えることが可能である．第1段階は可溶性のαシヌクレインが凝集しプロトフィブリルやオリゴマーを形成する段階であり，第2段階はフィラメントを形成し封入体が大きくなっていく段階である．ユビキチンリガーゼであるSIAHはレヴィ小体の構成成分の一つであり，SIAHによってαシヌクレインがモノユビキチン化されると，αシヌクレインの凝集が促進される．この凝集αシヌクレインは電顕的に無構造な物質で線維を形成せず，細胞毒性を示す．一方，ショウジョウバエのPDモデルでは封入体形成が促進されるとαシヌクレインの毒性が減弱する．殺虫剤・農薬としての効果をもつロテノン投与によるラット黒質の神経細胞死においても封入体形成が促進されると細胞死が抑制される．さらに，αシヌクレインとsynphilin-1の共発現により形成されるアグリゾーム様封入体は細胞保護に作用する．実際，レヴィ小体にはアグリゾーム形成に関連した蛋白が認められる．これらの知見から細胞障害性に作用しているのはレヴィ小体形成の第1段階であり，線維性構造物であるレヴィ小体やpale bodyを形成する第2段階は，細胞毒性を有するαシヌクレインを細胞内に封じ込め，無毒化する過程であると考えることが可能である．

として蓄積しているαシヌクレインはリン酸化され，PK耐性である．さらに，海馬，側頭葉皮質，黒質，脳幹被蓋では前シナプスにもPK耐性αシヌクレインの蓄積が認められ，それらはPDの病期の進行とともに高度となる．しかし，前シナプスのPK耐性αシヌクレインはリン酸化されていない．同様の性状を示すαシヌクレインは，家族性の点突然変異（A53T）を導入したαシヌクレイントランスジェニックマウス脳にも広範に認められる．つまり，PDおよびDLBではPK耐性（不溶性）のαシヌクレインが前シナプスに広範に蓄積していることから，αシヌクレインの生理的機能を阻害し，症状の発現に寄与している可能性がある．

（若林孝一）

文献

1) Wakabayashi K, et al. The Lewy body in Parkinson's disease and related neurodegenerative disorders. *Mol Neurobiol* 2013；47：495-508.
2) Saito Y, et al. Accumulation of phosphorylated α-synuclein in aging human brain. *J Neuropathol Exp Neurol* 2003；62：644-654.
3) 小阪憲司ほか．"Lewy小体病"の臨床神経病理学的研究．精神経誌 1980；82：292-311.
4) Kosaka K, Iseki E. Clinicopathological studies on diffuse Lewy body disease. *Neuropathology* 2000；20：1-7.

5) McKeith IG, et al. Diagnosis and managements of dementia with Lewy bodies : Third report of the DLB Consortium. *Neurology* 2005 ; 65 : 1863-1872.
6) Wakabayashi K, et al. α-Synuclein immunoreactivity in glial cytoplasmic inclusions in multiple system atrophy. *Neurosci Lett* 1998 ; 249 : 180-182.
7) Wakabayashi K, et al. Progression patterns of neuronal loss and Lewy body pathology in the substantia nigra in Parkinson's disease. *Parkinsonism Relat Disord* 2006 ; 12(Suppl 2) : S92-S98.
8) Takahashi H, et al. Familial juvenile parkinsonism : Clinical and pathologic study in a family. *Neurology* 1994 ; 44 : 437-441.
9) Mori F, et al. Relationship among α-synuclein accumulation, dopamine synthesis, and neurodegeneration in Parkinson disease substantia nigra. *J Neuropathol Exp Neurol* 2006 ; 65 : 808-815.
10) Braak H, et al. Staging of brain pathology related to sporadic Parkinson's disease. *Neurobiol Aging* 2003 ; 24 : 197-211.
11) Mori F, et al. α-Synuclein pathology in the neostriatum in Parkinson's disease. *Acta Neuropathol* 2008 ; 115 : 453-459.
12) Wakabayashi K, et al. Involvement of the peripheral nervous system in synucleinopathies, tauopathies and other neurodegenerative proteinopathies of the brain. *Acta Neuropathol* 2010 ; 120 : 1-12.
13) Fumimura Y, et al. Analysis of the adrenal gland is useful for evaluating pathology of the peripheral autonomic nervous system in Lewy body disease. *J Neuropathol Exp Neurol* 2007 ; 66 : 354-362.
14) Miki Y, et al. Incidental Lewy body disease restricted to the heart and stellate ganglia. *Mov Disord* 2009 ; 24 : 2299-2301.
15) Tanji K, et al. Proteinase K-resistant α-synuclein is deposited in presynapses in human Lewy body disease and A53T α-synuclein transgenic mice. *Acta Neuropathol* 2010 ; 120 : 145-154.
16) 若林孝一. パーキンソン病の病理：レビー小体は悪玉か善玉か？ 臨床神経学 2008 ; 48 : 981-983.

パーキンソン病の病態機序

> **Point**
> - αシヌクレインの凝集が本疾患発症の鍵となり，パーキンソン病原因遺伝子の中にはその凝集性を高めるものも含まれる．
> - 神経回路を介した凝集性αシヌクレインの伝搬が病態の進展に関与するという仮説が注目されている．
> - 黒質ドパミン神経変性にはミトコンドリア障害が寄与する，という遺伝学的エビデンスがある．

パーキンソン病の病因

中脳黒質緻密部のドパミン作動性神経の変性・細胞死が，運動症状の原因となる．中脳黒質以外では，青斑核ノルアドレナリン作動性神経，自律神経，嗅覚・高次脳機能に関わる神経系の変性も伴い，非運動症状を含む全身性の神経変性疾患であることが認識されつつある．90～95%が孤発性であり，神経変性の原因として以下に述べる要因が考えられている．

異常蛋白質の蓄積

病変部位の残存神経細胞にレヴィ小体と呼ばれる特徴的な蛋白質封入体が認められる．レヴィ小体の成分には，ユビキチン，リン酸化αシヌクレインなどの蛋白質が含まれていることから，蛋白質分解経路の異常が病態機序に関わると指摘されている．

αシヌクレインの凝集

α-synuclein はパーキンソン病原因遺伝子の一つである（**1**）．その遺伝子産物αシヌクレインは前シナプスに豊富に存在する膜親和性の蛋白質であり，神経分泌の膜融合を調節する蛋白質複合体 SNARE [*1] の機能調節に関与すると考えられている．疾患型変異体αシヌクレインは凝集性が高くなり，神経毒となる．さらに，αシヌクレイン自体がレヴィ小体の構成成分であることから，αシヌクレインの凝集体はパーキンソン病の神経変性メカニズムを考えるうえで鍵となる蛋白質である．

PARK4 として報告された遺伝子座の責任遺伝子は，*α-synuclein* の三重重複（triplication）であることが明らかとなった[1]．この観察は，*α-synuclein* の発現量の亢進が発症リスクを高めることを意味している．つまり細胞内の

Key words

ユビキチン
蛋白質の分解シグナル，エンドサイトーシス，プロテインキナーゼの活性化などに関与する多機能な蛋白質．ユビキチンリガーゼにより蛋白質に共有結合で付加されること（ユビキチン化）により，蛋白質の機能を制御する．

[*1] SNARE
soluble N-ethylmaleimide sensitive fusion protein attachment protein receptor

1 遺伝性パーキンソン病原因遺伝子

遺伝子座	染色体位置	遺伝形式	遺伝子	遺伝子の機能など
PARK1/4	4q21.3-q22	AD	α-synuclein	神経分泌に関与．レヴィ小体の構成成分
PARK2	6q25.2-q27	AR	Parkin	ユビキチンリガーゼ．ミトコンドリアの機能維持に関与する
PARK3	2p13	AD		
PARK5	4p14	AD?	UCH-L1	ユビキチンのターンオーバーに関与
PARK6	1p35-p36	AR	PINK1	ミトコンドリア局在プロテインキナーゼ．ミトコンドリアの機能維持に関与する
PARK7	1p36	AR	DJ-1	抗酸化ストレス機能をもつ
PARK8	12q11.2-q13.1	AD	LRRK2	GTPase 活性をもつプロテインキナーゼ
PARK9	1p36	AR	ATP13A2	リソソームの機能維持．Kufor-Rakeb 症候群としても知られる
PARK10	1p32	S		
PARK11	2q36-37	S	GIGYF2	IGF シグナル伝達に関与
PARK12	Xq21-q25	S		
PARK13	2p13.1	S	HtrA2	ミトコンドリア局在セリンプロテアーゼ．ミトコンドリアの機能維持に関与
PARK14	22q13.1	AR	PLA2G6	リン脂質の代謝．乳児神経軸索ジストロフィー（infantile neuroaxonal dystrophy：INAD），neurodegeneration with brain iron accumulation（NBIA）の原因遺伝子でもある
PARK15	22q12.3	AR	FBOX7	ユビキチンリガーゼ．Parkinson-pyramidal 症候群とも呼ばれる
PARK16	1q32	S		
PARK17	16q11.2	AD	VPS35	エンドソームからゴルジ体への膜輸送に関与する
PARK18	3q27.1	AD	EIF4G1	蛋白質の翻訳に関与

AD：優性遺伝，AR：劣性遺伝，S：感受性遺伝子．空欄は未同定・未解明を示す．

αシヌクレイン濃度の上昇が凝集性を高める要因になると考えられる（**2**）．

■αシヌクレインの凝集性に関与する因子

　α-synuclein と *LRRK2* は，ともにゲノムワイド関連解析により孤発性パーキンソン病のリスク遺伝子であることが明らかとなっている．*LRRK2* は晩発性遺伝性パーキンソン病の原因遺伝子であり，遺伝子産物は一分子内に GTPase ドメインとプロテインキナーゼドメインをもつ．優性遺伝をする多くのミスセンス変異が見つかっているが，これらはキナーゼ活性に影響を与えると報告されている[2]．LRRK2 はエンドソームに局在し，細胞内小胞輸送の制御に関与していると考えられている．LRRK2 がαシヌクレインを直接リン酸化する可能性は低いと考えられるが，小胞輸送の膜動態に影響を与えることによりαシヌクレインの凝集性を高めるという病理メカニズムが想定されている[3]．

　ゲノムワイド関連解析により，*GBA1* 遺伝子のヘテロ接合体変異はパーキンソン病やレヴィ小体型認知症のリスクを高めることが明らかとなった．*GBA1* はリソソームに局在するβ-グルコセレブロシダーゼ（β-glucocerebrosidase）をコードする．この遺伝子の活性低下あるいは機能獲得変異

2 αシヌクレインの凝集に関与することが想定されるパーキンソン病原因遺伝子

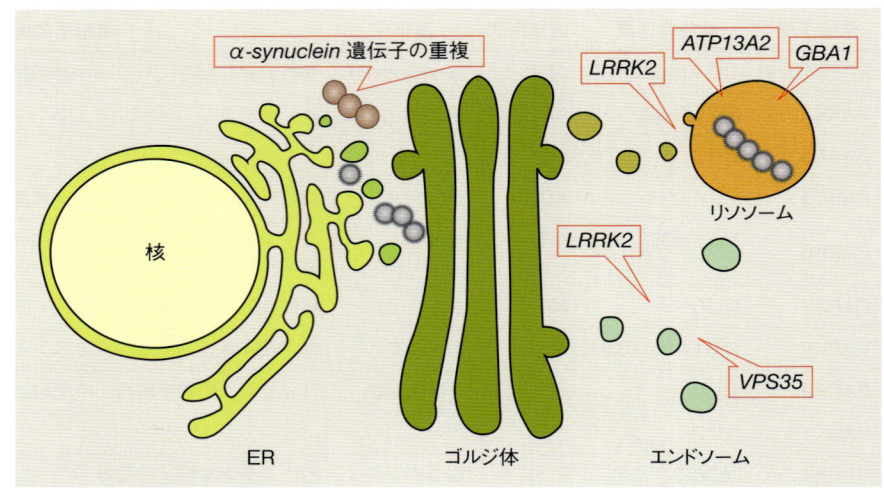

αシヌクレインは異常蓄積しないようにリソソームで恒常的に分解される．ATP13A2，GBA1はリソソームの機能を制御し，LRRK2はエンドソーム-リソソーム経路，VPS35はエンドソーム-ゴルジ体の輸送経路を制御する．これらの調節異常は，αシヌクレインのリソソームでの分解を阻害すると考えられる．一方，リソソームの活性低下やαシヌクレインの発現上昇，病的αシヌクレインの形成は，αシヌクレインの凝集を導く．この凝集αシヌクレインは小胞体（ER）-ゴルジ-リソソームなどの膜系に障害を与え，神経変性を導くと考えられる．

Column

αシヌクレインのプリオン様伝搬

胎児黒質組織の移植を受けたパーキンソン病患者のドナー由来神経細胞にαシヌクレイン陽性のレヴィ小体様封入体が認められたという報告がされた[10]．これを受け，蛋白質の構造変化を伴った病因性のαシヌクレインがプリオンのように脳内を伝搬していくという仮説が提唱された（3）．この仮説は，病因性αシヌクレインの脳内への導入により実験的に実証され[11]，ホットトピックスとなっている．神経間の伝搬がどのように起こるのか，ヒトではこの現象がどの程度関与するのかを解明することが，今後重要な課題となる．

3 シヌクレインのシード・凝集・神経回路網伝搬仮説

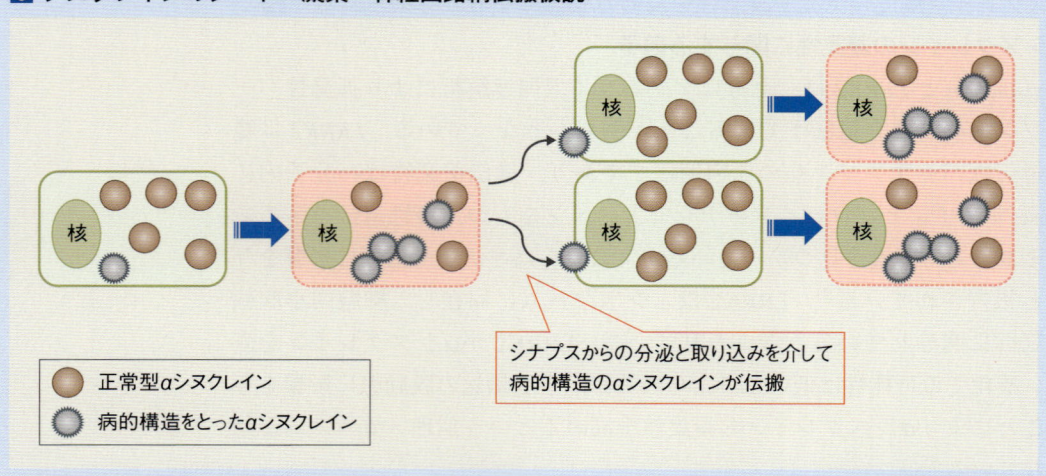

凝集性の高い異常構造（病的構造）をとったαシヌクレインが，正常型のαシヌクレインを病的構造に変換し，神経細胞に毒性を与える．病的構造のαシヌクレインは，シナプスを介した分泌取り込みなどにより，近傍の神経細胞へと伝搬する．シードとなる病的構造のαシヌクレインが形成される原因は，α-synuclein遺伝子のミスセンス変異，リン酸化，α-synuclein遺伝子の発現を高める内的要因，ウイルスなどの外的凝集因子などが考えられる．

（長谷川成人．臨床神経学 2011[17] より改変）

ディベート

蛋白癌仮説

　患者剖検脳の神経病理学解析から，αシヌクレインの異常蓄積が嗅球，延髄から始まり，徐々に上行して中脳に及び，最終的には大脳皮質に至るとの仮説が提唱された（Braak 仮説）（**4**）[12]．さらに，ウイルスなどの外的凝集因子が，鼻粘膜から嗅球へ，口蓋扁桃・消化管から延髄へ侵入するという dual hit 仮説も提唱されている[13]．Braak 仮説はαシヌクレインのプリオン様伝搬仮説と融合し，「蛋白癌仮説」という概念を形成しつつある．しかし，主に神経回路を伝搬することを想定している両仮説では，多系統萎縮症においてみられるオリゴデンドロサイト（乏突起膠細胞）内のαシヌクレインの異常蓄積をうまく説明することは難しい．

4 Braak 仮説

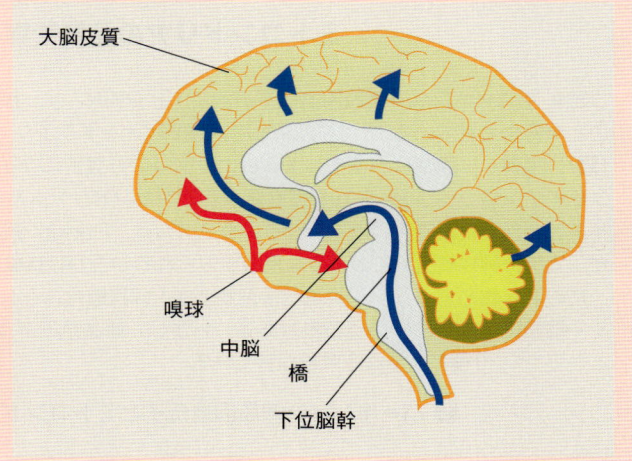

αシヌクレインの凝集沈着を指標にパーキンソン病の病変の進展を説明する仮説．病変は嗅球と下位脳幹の延髄から始まり，脳幹の病変は脳幹を上行し，大脳皮質に広がるとする．本仮説で提唱された病変分布は，運動症候，非運動症候が出現するステージをうまく説明できる．

によりαシヌクレインの凝集リスクが高まる[4]（**2**）．

　Kufor-Rakeb 症候群としても知られる *PARK9* の原因遺伝子は *ATP13A2* である．遺伝子産物 ATP13A2 はリソソーム膜上に局在する ATPase であり，その機能喪失でリソソーム機能が低下する[5]．リソソーム活性低下は，αシヌクレインの分解抑制とその蓄積を導くことが示唆されている[6]．

■オートファジー-リソソーム経路の不全

　蛋白質の分解経路には，主にユビキチン-プロテアソーム経路とオートファジー-リソソーム経路がある．パーキンソン病原因遺伝子産物 Parkin と FBXO7 はユビキチン-プロテアソーム経路のユビキチンリガーゼであることから，本来分解されるべき蛋白質の蓄積が神経変性を起こすという病理メカニズムが考えられる．

　前述の *LRRK2* の変異はエンドソーム-リソソームの膜動態に影響を与え，*ATP13A2* の変異はリソソームの活性低下を導く．これら遺伝子の変異は，オートファジー活性に影響を与える可能性が考えられている（**2**）[7]．

Keywords

Kufor-Rakeb 症候群
若年発症でパーキンソニズムを主徴とし，さらに不随意運動，眼球運動の異常，認知症も認める．発症後期にはび漫性脳萎縮を呈することから，広範囲の神経変性が示唆される．錐体外路症状にはL-ドパが効く．

Column

神経変性と異常蛋白質の蓄積

　パーキンソン病でみられるαシヌクレイン以外にも，アルツハイマー病，筋萎縮性側索硬化症（amyotrophic lateral sclerosis：ALS），前頭側頭葉変性症（frontotemporal lobar degeneration：FTLD）をはじめとする神経変性疾患ではリン酸化Tau，TDP-43，Aβなどが神経細胞内外に蓄積する．試験管内で，構造変化したこれら蛋白質は核（シード）となり，正常な構造の同種の蛋白質を構造変化させ凝集体を形成する．これは感染型の病因性プリオンが正常プリオンを病因性プリオンへと構造変化させ伝搬し，神経細胞死を誘導するプリオン仮説と類似している．これらは「蛋白癌」という新しい概念で扱われつつある．

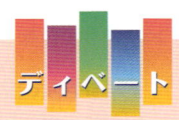

ディベート

ミトコンドリアの品質管理とパーキンソン病

　若年性パーキンソン病原因遺伝子 *Parkin* と *PINK1* が，損傷したミトコンドリアの選択的な除去に関与することが報告されている[14]．この除去の過程ではオートファジー機構が利用され，特にマイトファジーと呼ばれる（5）．損傷し，膜電位が低下したミトコンドリア外膜上に存在するプロテインキナーゼPINK1が活性化すると，ユビキチンリガーゼParkinが細胞質からミトコンドリアへと移行する．このParkinの移行がきっかけとなりマイトファジーが起こる．以上の分子メカニズムは，Parkinを過剰に発現させた培養細胞で詳細に解析されているが，実際に神経細胞でこのような現象がみられるか否かは議論されている．

　別の若年性パーキンソン病遺伝子産物DJ-1は抗酸化ストレス活性をもつ（5）[15]．DJ-1が上述のマイトファジー経路に関与するという報告もある．しかし，齧歯類モデルでの遺伝学的研究からはサポートされていないことから[16]，今後のさらなる解析が待たれる．

5 パーキンソン病原因遺伝子とミトコンドリアの障害仮説

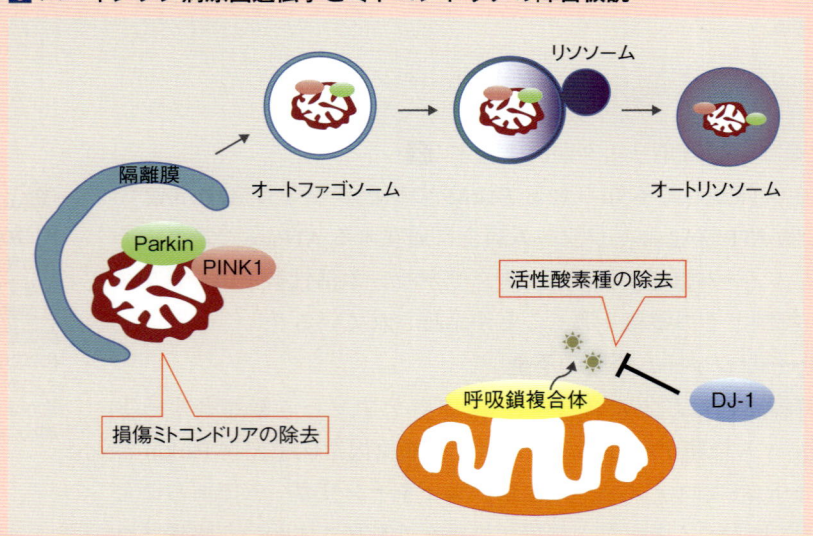

若年性劣性パーキンソン病原因遺伝子 *PINK1*, *Parkin*, *DJ-1* は，いずれもミトコンドリアの機能維持に関与していると考えられている（詳細は本文を参照）．細胞質に出現する隔離膜は，PINK1-Parkinで認識された損傷ミトコンドリアを隔離し，オートファゴソームと呼ばれる小胞を形成する．オートファゴソームは蛋白質分解酵素を有するリソソームと融合し，ミトコンドリアを分解する．

酸化ストレス

　神経変性の病因として慢性的な酸化ストレスが関与することが指摘されている．黒質ドパミン作動性神経の変性を考えるうえで，ドパミン自身が酸化ストレス源となること，黒質緻密部の神経の代謝活性が高くミトコンドリアからの活性酸素種の発生量が大きいこと，有毒なヒドロキシラジカルの産生要因となりうる鉄の黒質への異常蓄積など，が原因としてあげられている．

ミトコンドリア

　パーキンソン病の剖検脳ではミトコンドリア呼吸鎖の活性低下，ミトコンドリアゲノムの高頻度な欠失が観察されている[8,9]．ミトコンドリアの活性低下やミトコンドリアゲノムの損傷の原因として上述の酸化ストレスが指摘されている．一方，ミトコンドリアの活性低下自身が，活性酸素種の漏洩を生じさせる原因となる可能性も考えられている．

毒物・環境因子

　MPTP（1-methyl-4-phenyl-1,2,3,6-tetrahydropyridine）やロテノンは，ドパミン作動性神経のミトコンドリア機能を障害し，パーキンソン病様の病態をヒトおよび実験動物で再現する．これらの神経毒と類似した活性をもつ環境毒物・農薬などがパーキンソン病発症の環境要因となる可能性も考えられている．

（今居　譲）

Keywords

マイトファジー

オートファジー（自食作用）によるミトコンドリアの分解現象．赤血球の成熟時や受精時の精子ミトコンドリアの除去など生理的な現象でみられる．PINK1, Parkinが関与するマイトファジーは，活性酸素種などで損傷を受けたミトコンドリアを選択的に除去する品質管理機構としての役割があると考えられている．

文献

1) Singleton AB, et al. Alpha-Synuclein locus triplication causes Parkinson's disease. *Science* 2003；302：841.
2) Jaleel M, et al. LRRK2 phosphorylates moesin at threonine-558：Characterization of how Parkinson's disease mutants affect kinase activity. *Biochem J* 2007；405：307-317.
3) Lin X, et al. Leucine-rich repeat kinase 2 regulates the progression of neuropathology induced by Parkinson's-disease-related mutant alpha-synuclein. *Neuron* 2009；64：807-827.
4) Mazzulli JR, et al. Gaucher disease glucocerebrosidase and alpha-synuclein form a bidirectional pathogenic loop in synucleinopathies. *Cell* 2011；146：37-52.
5) Dehay B, et al. Loss of P-type ATPase ATP13A2／PARK9 function induces general lysosomal deficiency and leads to Parkinson disease neurodegeneration. *Proc Natl Acad Sci U S A* 2012；109：9611-9616.
6) Schultheis PJ, et al. Atp13a2-deficient mice exhibit neuronal ceroid lipofuscinosis, limited alpha-synuclein accumulation and age-dependent sensorimotor deficits. *Hum Mol Genet* 2013；22：2067-2082.
7) Alegre-Abarrategui J, et al. LRRK2 regulates autophagic activity and localizes to specific membrane microdomains in a novel human genomic reporter cellular model. *Hum Mol Genet* 2009；18：4022-4034.
8) Kraytsberg Y, et al. Mitochondrial DNA deletions are abundant and cause functional impairment in aged human substantia nigra neurons. *Nat Genet* 2006；38：518-520.
9) Bender A, et al. High levels of mitochondrial DNA deletions in substantia nigra neurons in aging and Parkinson disease. *Nat Genet* 2006；38：515-517.
10) Li JY, et al. Lewy bodies in grafted neurons in subjects with Parkinson's disease suggest host-to-graft disease propagation. *Nat Med* 2008；14：501-503.

11) Luk KC, et al. Pathological alpha-synuclein transmission initiates Parkinson-like neurodegeneration in nontransgenic mice. *Science* 2012 ; 338 : 949-953.
12) Braak H, et al. Staging of brain pathology related to sporadic Parkinson's disease. *Neurobiol Aging* 2003 ; 24 : 197-211.
13) Hawkes CH, et al. Parkinson's disease : A dual-hit hypothesis. *Neuropathol Appl Neurobiol* 2007 ; 33 : 599-614.
14) Imai Y, Lu B. Mitochondrial dynamics and mitophagy in Parkinson's disease : Disordered cellular power plant becomes a big deal in a major movement disorder. *Curr Opin Neurobiol* 2011 ; 21 : 935-941.
15) Taira T, et al. DJ-1 has a role in antioxidative stress to prevent cell death. *EMBO Rep* 2004 ; 5 : 213-218.
16) Kitada T, et al. Absence of nigral degeneration in aged parkin / DJ-1 / PINK1 triple knockout mice. *J Neurochem* 2009 ; 111 : 696-702.
17) 長谷川成人. 神経変性疾患における蛋白癌仮説. 臨床神経学 2011 ; 51 : 1101-1104.

Further reading

- 長谷川成人. 神経変性疾患における蛋白癌仮説. 臨床神経 2011 ; 51 : 1101-1104.
  変性疾患関連蛋白質のシード・凝集・神経回路網伝搬仮説を詳しく学びたい人にお勧め

IV. パーキンソン病の病態と診断
パーキンソン病の臨床症候

> **Point**
> - パーキンソン病（PD）の臨床症候は，運動症候と非運動症候（自律神経症候，精神症候，感覚症候）に大別されるが，振戦，固縮，無動・動作緩慢，姿勢反射障害はPDの中核をなす病態であり，4大症候と称されている．
> - PDの臨床症候の特徴は，全症候が一度に現れるのではなく，いつとはなしに徐々に出現して，その後の進行速度も緩徐で月または年単位で増悪することである．振戦で初発する患者が多く，左右差が明らかな4～6c/sの静止時振戦はPDに特異的な症候であるが，全経過を通じて振戦が出現しないPDも20％程度存在するので静止時振戦がなくてもPDは否定できない．
> - 発症後数年すると，表情は乏しく，姿勢は前屈みで，歩幅は狭く小股歩行となり，姿勢反射障害（バランスが悪くなり転倒しやすい）などPDの典型的病像を呈するようになる．
> - 非運動症候には，自律神経症候（便秘，排尿障害，性機能異常，起立性低血圧，発汗異常など），精神症候（無気力，抑うつ・不安，睡眠障害，幻覚・妄想，認知機能低下など），感覚症候（嗅覚低下，痛み・しびれ感など）がある．
> - 非運動症候はPDに必ずしも特異的ではないが，詳細な問診を行うことにより，嗅覚低下や睡眠障害はPDと診断される数年～十数年前から出現していることがあり前駆症状とみなされる．しかし，発症時に顕著な認知機能低下や自律神経症候が存在するPDはきわめてまれであり，パーキンソン症候群との鑑別が必要である．

　パーキンソン病（Parkinson disease：PD）は高齢者に好発する神経変性疾患で，患者数は本邦で約12万人といわれ，神経変性疾患としてはアルツハイマー病に次いで高い有病率を示す．

　1817年に英国の医師James Parkinson（1755～1824）は，この疾患は緩徐に進行する運動障害を特徴とすることをはじめて記載し，振戦麻痺（shaking palsy；paralysis agitans）と名づけた[1]．この報告はParkinsonの存命中には，ほとんど注目されなかったが，没後約70年を経て，パリ大学神経学教授J.M.Charcot[2]によって高く評価され，以後，パーキンソン病（PD）と呼ばれるようになった[3,4]．

　本症は，中脳黒質緻密部においてドパミン神経細胞死が生じて，軸索が投射する大脳基底核（線条体）ではドパミンの欠乏状態となり，パーキンソニズムと呼ばれる運動症候を生ずる（**1**）[5,6]．そのほかに自律神経症候（便秘，排尿障害，性機能異常，発汗異常，立ち眩み・起立性低血圧など），精神症候（無気力，抑うつ・不安，睡眠障害，もの忘れ，幻覚・妄想）などの非運動症候が出現する．かつては運動症候がPD本来の病態であり，非運動症候は随伴症候とみなされていたが，脳科学や遺伝学の発展により，最近では非

1 Gowers（1886〜1888）によるパーキンソン病患者の像

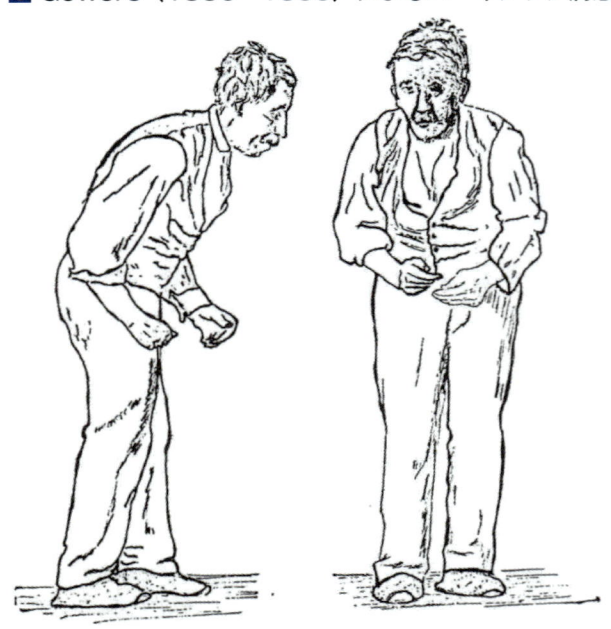

「頭部は前傾し，顔の表情は不安げに固まったまま，どのような情動による変化もない．両腕はすべての関節でわずかに屈曲し，筋強剛により…」と記載されている

(Goetz CG. *Mov Disord* 1986[5] より)

運動症候は随伴症状ではなく疾患本来の病態であるとみなす考え方が主流となりつつある．

本稿では，PDの臨床症候に関して，運動症候，非運動症候，前駆症候について概説する．

PDの臨床症候

PDの臨床症候には症状と神経徴候が含まれており，運動系の障害を「運動症候」，それ以外を「非運動症候」として記載する．

運動症候は，振戦，固縮，無動・動作緩慢，姿勢反射障害が中核をなしており，4大症候と称されている[7,8]（**2**）．

2 PDの臨床症候とその頻度

固縮	95.7%
振戦	92.3%
寡動	87.4%
歩行障害	78.9%
便秘	49.3%
言語障害	47.8%
すくみ足	27.7%
知能低下	9.5%
起立性低血圧	9.4%
膀胱障害	8.9%
抑うつ	8.5%

（豊倉康夫ほか．異常運動疾患アンケート調査集計結果．1979[8] より）

PDの運動症候

■振戦（静止時振戦〈resting tremor〉）

最初に本症を記載したParkinson[1]は，「静止時のふるえ」が特徴的な症候であることから，この疾患を振戦麻痺（shaking palsy；paralysis agitans）と命名した．この振戦は4〜6 c/sの規則的なふるえで，筋が静止状態にあるときに出現する静止時振戦（**3**-A）[8]である．振戦は四肢の遠位部基節関節を中心とした主動筋と拮抗筋の交代性筋収縮による律動性不随意運動である．短時間であれば随意的な抑制が可能である．筋が完全な弛緩状態になる熟睡時や昏睡時では振戦は消失する．上肢の振戦は歩行時や座位の際に明瞭となることが多い．約60％の患者でPDは振戦で始まり（**4**）[8-10]，初発時の振戦の部位は一側上肢に最も多いが，やがて同側下肢から対側上肢または下

3 振戦

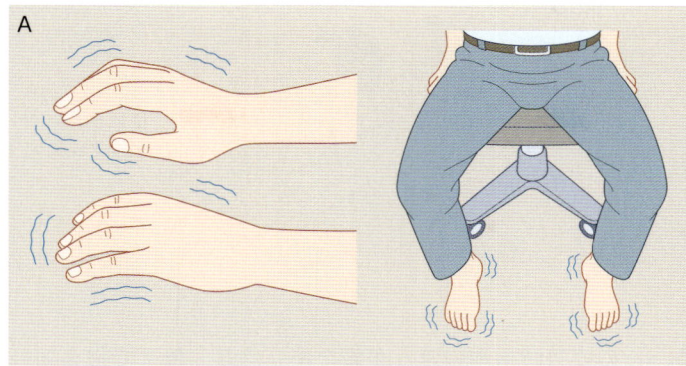

A：左は手指の静止時振戦，右は下肢の静止時振戦．
B：振戦の進み方が左手から左足，次いで右手，右足と，N字型に出現．

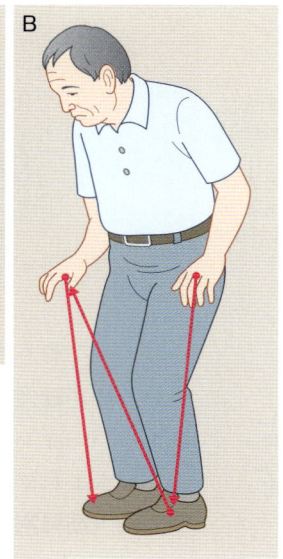

4 PDの初発症状

	パーキンソン病	
	Hoehn & Yahr[6]（183例）	柳澤[7]（287例）
振戦	70%	58.2%
歩行障害	11	24.0
動作緩慢	10	20.9
身体の硬さ	10	10.1
構音障害	4	2.8
その他		3.5

（Hoehn MH, et al. *Neurology* 1967[6]；柳澤信夫．日内会誌 1988[7] より）

肢へN字型または逆N字型に拡がり（3-B)[8]，進行すると頸部，口唇，舌など体幹部にも出現する．左右差のあるのが特徴で，最初は片側から始まり両側になっても，初発の側の振戦が強いことが多い．PDの特徴的な振戦は筋を安静にしたときの静止時振戦であるが，対側の肢を動かしたり，暗算をするなどのストレスをかけると姿勢時振戦の要素が加わるが，目標に近づくと振戦の大きさが増すという小脳性振戦の要素はない．

静止時振戦は4大症候の中ではPDに最も特異性が高い目立つ症候であるが，Charcot[2]の指摘したように，必ずしも全患者で振戦を認めるわけではない．全経過を通じてまったく振戦を認めなかった患者が存在したとの報告もあり，振戦がないからといってPDを否定できない．50歳未満の若年発症の患者では，静止時振戦を認めないことはめずらしいことではない．PDで手指の拇指と示指にみられる振戦は，丸薬を丸める動作に似ていることから丸薬丸め運動（pill-rolling movement）と呼ばれ，本症の特徴ともされている．手指の振戦は，歩行時腕振りの欠如と同時にみられることが多く，下肢では椅子に腰かけてもらうと観察しやすい．この静止時振戦の他に，PD患者では動作時にある姿勢をとった際に出現する5〜8 c/sの姿勢時振戦がよ

5 PDの固縮（A）と錐体路障害時の痙縮（B）

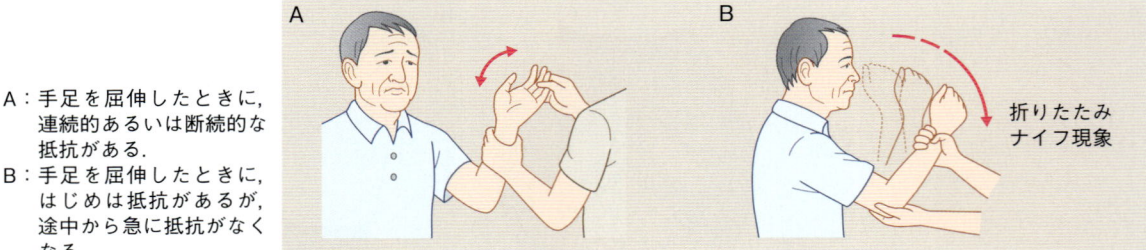

A：手足を屈伸したときに，連続的あるいは断続的な抵抗がある．
B：手足を屈伸したときに，はじめは抵抗があるが，途中から急に抵抗がなくなる．

折りたたみナイフ現象

*1 MPTP
1-methyl-4-phenyl-1,2,3,6-tetrahydropyridine
（1-メチル-4-フェニル-1,2,3,6-テトラヒドロピリジン）

くみられ，むしろ，この姿勢時振戦のほうが箸を使ったり，包丁で物を刻むといった巧緻性を要する作業時には支障となる．若年発症の患者やMPTP[*1]によるパーキンソニズムでは，特に発病早期には姿勢時振戦のみが観察されることもまれではない．

■固縮（筋強剛〈muscle rigidity〉）

PDの4大症候の一つである固縮（筋強剛）は，Parkinsonの原著[1]には記載されていないが，後年，Charcot[2]によって報告された．固縮は他覚的にとらえることができる神経徴候であり，安静にした状態で四肢を他動的に伸展・屈曲させたときに検者が感じる硬い抵抗が固縮である．

通常，手関節，肘関節または頸部を他動的に動かして判定する．上肢の固縮を調べるときは，力をできるだけ抜くよう指示し，被検者の手首を回転させたり，上肢関節の屈伸運動を受動的に行い，そのときの筋肉の抵抗を調べる（5）[8]．このとき，反対側の上肢で随意運動を行ってもらうと，わずかな固縮も検出可能となる．頸部の固縮をみる際は，仰臥位にして枕をはずし，頭の力を抜いてもらい，検者の両手で頭を持ち上げ，前後屈，左右に回転させると全方向で抵抗を認める．持ち上げた手を急に放すと，健常者ではストンと頭が落下するが，固縮があるとゆっくりと落下する（頭部落下テスト〈head dropping test〉）（6）[8]．

PDの固縮は，可塑性強剛（plastic rigidity）であり，他動運動を行ったときの筋の抵抗は終始一様で，被動筋は運動を中止しても，そのままの位置を保持する傾向にある．ちょうど，鉛の管を曲げたときのような持続性の抵抗が感じられる（鉛管様強剛）．短い抵抗の中断が他動運動中に生じると歯車様強剛（cogwheel rigidity）となる．

■無動・動作緩慢（akinesia, bradykinesia）

PDの多くの運動障害の本態は無動・動作緩慢であり，これらは歩行，椅子からの立ち上がり，ベッドでの寝返り，着衣など，日常生活のさまざまな局面での動作を障害する．微細な運動のコントロールも障害され，これらは手指の巧緻運動や書体が徐々に小さくなる（小字症〈micrographia〉）としてみられる．低音の静かな話し方（発声不全〈hypophonia〉）と流涎は（球症状としての）無動による問題症状とも解釈される．

「卵をかき混ぜにくい」，「ピアノをうまく引けなくなった」などの片側上

6 頭部落下テスト（head dropping test）

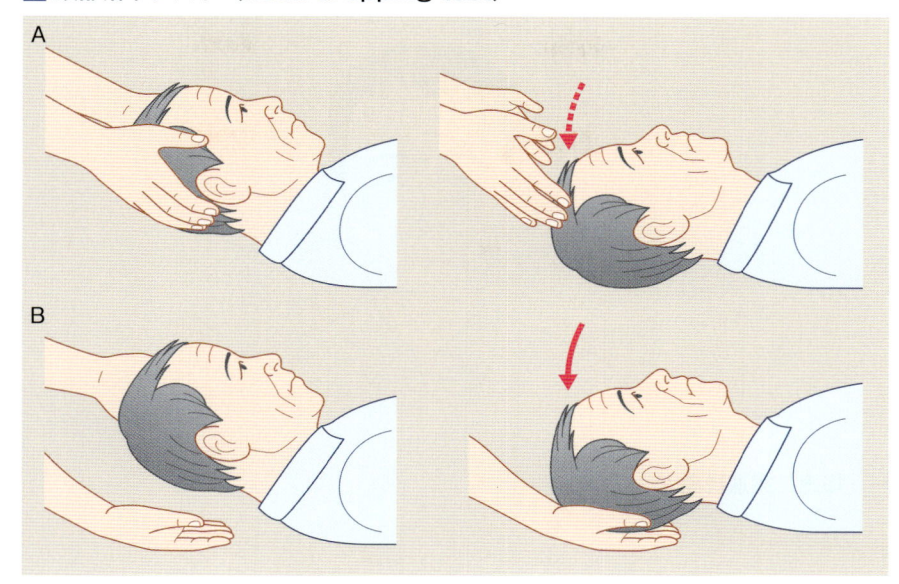

A
B

A：PD患者，B：健常者．
説明は本文にあり

7 協調運動障害（巧緻運動障害）

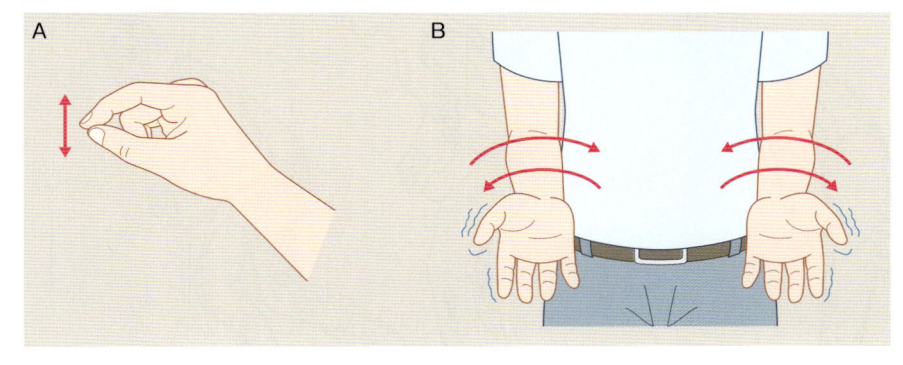

A
B

A：母指と示指のタッピング動作，B：手首の回内回外運動．

肢の協調運動障害（巧緻運動障害）で初発し（**7**）[8]，数か月〜数年の単位で徐々に全身の動作が緩慢になり，やがて寝返りや起き上がり動作も困難になる．さらに声は小さく，表情は乏しく仮面様顔貌（**8**）[8]を呈する．PDでは，錐体路障害はないので純粋な運動麻痺はないが，運動の開始までの時間が延長している（すくみ現象）．しかし，いったん運動が開始されると運動速度の調節が困難となり，早口，加速歩行・突進現象（**9**）[8]などを生ずる．

■姿勢反射障害（impairment of postural reflexes）

　発症初期では高齢発症の患者を除けば，姿勢反射の障害が出現することはほどんどない．立位時や方向転換時にバランスを崩して転倒しやすいかどうかを観察する．視診でわかりにくいときは，患者を立位にして背部に立ち，両肩を持って軽く後ろに引く（プルテスト：**10**）[8]．姿勢反射障害があると姿勢を立て直せずに，後部にトッ，トッ，トッと突進するか倒れてしまう（後方突進〈retropulsion〉）．非高齢患者で早期に姿勢反射障害が出現していると

8 仮面様顔貌

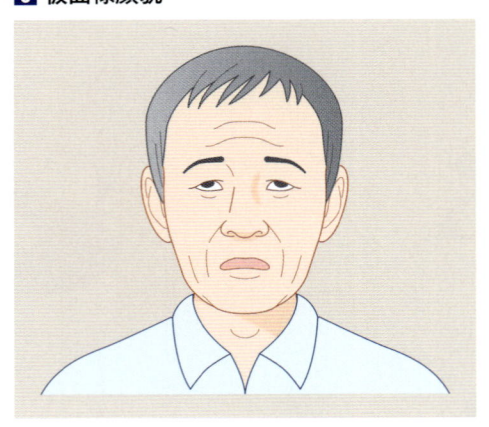

9 PD患者の運動時の姿勢——加速,突進現象

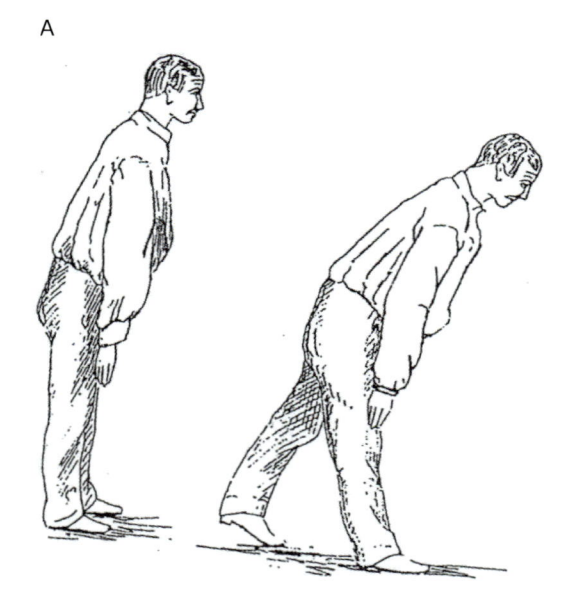

A：PDに特徴的な前屈,前傾姿勢のスケッチ．
B：PDに特徴的な突進現象のスケッチ．

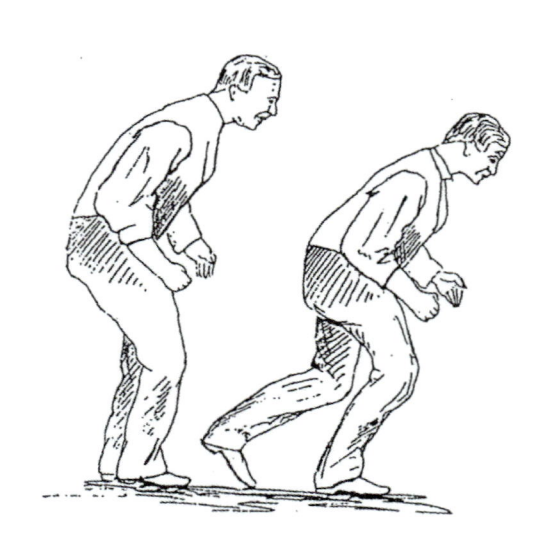

(Goetz CG. *Mov Disord* 1986[5]より)

きは，PDよりむしろ線条体黒質変性症や進行性核上性麻痺などを考慮する．

■**姿勢異常（腰曲がり，ピサ症候群，首下がり）**[11]

PDで時にみられる姿勢異常に腰曲がり（camptocormia），ピサ症候群（Pisa syndrome），首下がり（dropped head syndrome, ante-collis）がある．横臥位になるとこれらの姿勢異常は消失するので，体幹筋に現れるジストニアの一種と考えられている．

腰曲がりは胸椎下部ないし腰椎上部で体幹が前屈する現象である．座位，立位，歩行の順に姿勢異常が強く現れる．傍脊柱筋などの体幹筋の廃用性萎縮や筋炎様の所見があるとの報告があるが，持続性異常姿位による二次的変化とする考えもある．姿勢異常は時にドパミンアゴニストの使用が誘因にな

10 プルテスト

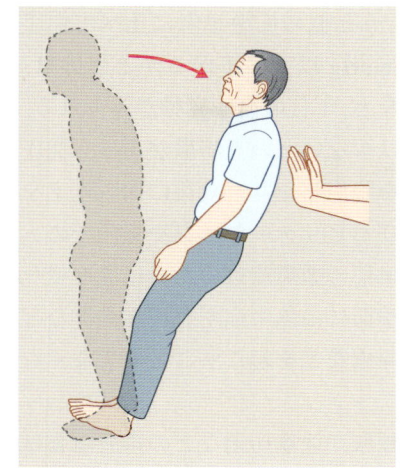

11 線条体手（striatal hand）

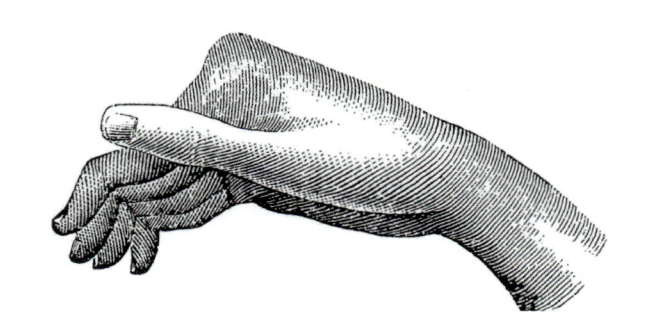

Charcot によると，関節リウマチ患者の変形した手（the deformity caused by "chronic articular rheumatism"）に似ているとされる．遠位指節間関節で屈曲，近位指節間関節で過伸展，中手近位指節関節で屈曲を示す．

（Goetz CG. *Mov Disord* 1986[5]より）

説明は本文にあり

ることがあり，増量中に現れた場合は一時減量，あるいは中止して，改善がみられるかどうかを検討する．

　ピサ症候群は，体幹が左または右に傾く現象である．立位・歩行時より座位で傾きが悪化することがあり，このような患者は診察室でも椅子に座らず立位を好む傾向がある．PD は中脳黒質緻密部のドパミン神経細胞の細胞死によって線条体で神経伝達物質が欠乏することで発症するが，この病変に左右差があることが PD の特徴であり，左右差が顕著な患者でピサ症状が出やすく，初発の側に曲がることが多い．ピサ症候群も薬物治療に抵抗性であり，ドパミンアゴニストの開始または増量で始まった場合はドパミンアゴニストを中止する．両側視床下核深部脳刺激療法（bilateral subthalamic nucleus deep brain stimulation：STN-DBS）中の患者では左右の刺激の強さの程度を変えて，曲がった側の刺激を強くすると改善することがある．

　首下がりは，頸が前屈し，高度の場合は顎が前胸部にくっついてしまう現象である．首下がりについては，薬物治療にも，手術治療にも抵抗性があり，そのような場合は頸部カラーで対応する場合もある．

　その他の姿勢異常としては，進行した患者に時にみられる線条体手（striatal hand）11 がある．遠位指節間関節で屈曲，近位指節間関節で過伸展，中手近位指節関節で屈曲を示す．

PD の非運動症候

■自律神経症候

　PD の自律神経症候には，心血管系，膀胱直腸系，性機能系，体温調節機能系などの障害が含まれる．

　心血管系には，起立性低血圧による失神・立ち眩み感が含まれ，これは心臓に分布する迷走神経節前線維の起始核である延髄の迷走神経背側運動核，

疑核などに障害があるためとされている．PD 患者では心筋の交感神経系に障害が生じており，24 時間の血圧測定を行うと他の疾患患者に比べて血圧の変動が大きく，日中の収縮期血圧が 80 mmHg 以下に下がるかと思えば，睡眠時の血圧は 180 mmHg 以上に上昇するなど，1 日の血圧変動がみられる．それにもかかわらず自覚症状を訴える患者は少ないという特徴がある．血圧の低下は日中が多く，ドパミンアゴニストを服用したり，食後に血圧低下をきたすことがある．特に進行期の患者ではリハビリテーションや施設での入浴が血圧の低下のために困難となる．四肢末梢の循環障害のために温度変化への適応が不十分となり，夏季の蒸し暑い季節には熱中症や悪性症候群などを起こしやすくなる．逆に寒い季節には，凍瘡などを起こすことも少なくない．

　膀胱直腸系の障害では過活動膀胱による頻尿，尿意切迫などの排尿障害は Hoehn & Yahr 重症度分類 Stage III 以上の中等度障害患者で過半数にみられる．頑固な便秘は，50 歳以下の PD では少ないが，高齢 PD には頻度が高く，PD の発症以前から出現していることが多い．抗コリン薬などの使用や運動症状の悪化があると，より便秘もひどくなり，時に腸閉塞を生じることもあるので，注意が肝要である．また発汗過多や発汗減少，勃起障害，抗パーキンソン病薬による性欲亢進などは，比較的若い男性患者で多く，QOL を大きく障害する症状となり，対応に苦慮することが少なくない．

■睡眠障害

　PD では入眠困難タイプ，熟眠障害・早期覚醒タイプがともに認められる．さらに抑うつ・不安感，下肢静止不能（むずむず脚）症候群や夜間頻尿，寝返り困難などが合併する場合は睡眠コントロールが難しくなり，睡眠薬の投与のみでは不十分で，それぞれに対症的治療を行う必要がある．特に高齢 PD の場合は睡眠薬の持ち越し効果が日中の眠気，注意力・集中力低下をきたすことがあるので注意を要する．ふらつきによる転倒などを生じることがあり，注意深く観察する必要がある．

　PD ではレム期睡眠行動異常症（rapid eye movement sleep behavior disorder：RBD）が高頻度に認められ，発症以前から出現することもある．RBD はレム睡眠時に悪夢に伴って大声を出したり，バタバタと四肢を動かしたりする異常行動が現れる．

■精神症候

　抑うつは頻度の高い精神症候であり，PD の発症以前に出現することもある．その特徴は，意欲の低下，不安感が目立つ．発現機序は不明であるが，ドパミン欠乏に加えてセロトニンやノルアドレナリン系など他の神経伝達物質の異常が想定されている．内因性のうつ病とは異なり，自殺企図は少ない．

　アパシー（感情鈍麻，無感情），アンヘドニア（不感症：喜びを感じない），パニック障害，易疲労感，倦怠感なども認められ，運動症候による障害を超えた QOL の低下をきたすことが知られている．PD の幻覚では，視覚認知障害に基づくものが多い．典型的な幻視は人物や小動物が家の中に入ってく

る，小さな子どもが部屋にいてじっとこちらを見ている，虫が床を這ったりしている，などと表現される．幻視は夜間目覚めたときなどに薄暗い場所で現れるが，電気をつけたとたんに消失することが多い．明らかな意識障害を伴わない点でせん妄とは異なる．幻視に加えて幻聴が時に出現することがある．

■認知機能障害

　PDの発症前または同時期に出現するときはレヴィ小体型認知症（dementia with lewy body：DLB），PDの長期経過中に合併するときはParkinson disease with dementia（PDD）というように，認知症の出現時期によって臨床診断が区別されている．しかし両者は臨床病理学的に一つのスペクトラムに含まれる疾患群とされ，レヴィ小体病という概念で総称される．

　認知機能低下の初期には，bradyphrenia（精神緩慢），思考の緩慢さ，計画立案の貧困さ，単語想起の困難さなど皮質下性認知症を呈するが，次第に注意力障害，遂行障害，視空間認知障害，記憶障害などの皮質性障害を呈する．アルツハイマー病と異なり，失語，失行，失認は通常みられない．高齢発症PDでは，幻覚や認知機能障害が早期から出現しやすいとされている．

■感覚症候（嗅覚低下，味覚低下，痛み・しびれなど）[11]

　最近ではPDにおける嗅覚低下，味覚低下，痛み・しびれなどがみられることは広く認識されている．しかし発症機序については十分にはわかっていない．嗅覚低下の有無は，問診で特徴的な匂い（香水，タバコ，カレー，ニンニクなど）がわかるかどうかを質問することである程度見当がつくが，半定量的検査としてはUPSIT[*2]やOSIT[*3]があるので，検査する場合は，副鼻腔炎などの疾患がないことを確認したうえで実施するとよい．

　嗅覚低下に伴って，味覚も低下することがある．また，嗅覚は正常なのに味覚が低下している場合もある．まれに何を食べても苦いと訴えたり，食欲低下をきたすような患者もあり，対応に苦慮する．

　早期例では一側の肩，上腕，下肢に痛みを生じて整形外科医を受診中に振戦が出現してPDと診断されたり，長期治療中にL-ドパの薬効が切れて激しい痛みをきたし，次に服用したL-ドパが効いてくると痛みが嘘のように消失する患者に遭遇することはまれではない．しかし，痛みは訴えが強い割には振戦や歩行障害などの運動症候の陰でなおざりにされていたように思われる．

　痛みは自覚症状であり，定量化は困難であるが，1979年に国際疼痛学会が痛みを定義し，PDの痛みについてもいくつかの研究がなされるようになった．

　過半数の進行期患者ではL-ドパの効果が切れたときに体のあちこちに痛みを訴える．痛む場所は患者ごとに異なるが，腰部，下肢の痛みの頻度が高い．痛みの性状はさまざまであるが，痛みが激しい場合は，日常生活に支障をきたすことも少なくない．PDの痛みの頻度に関する報告はさまざまあるが，100例以上を対象とした疫学研究では60〜70％の患者に痛みの自覚が報

*2　UPSIT
University Pennsylvania Smell Identification Test

*3　OSIT
Odor Stick Identification Test

12 厚生省（現・厚生労働省）特定疾患・神経変性疾患調査研究班によるパーキンソン病の診断基準

(1) 自覚症状
　A：安静時のふるえ（四肢または顎に目立つ）
　B：動作がのろく拙劣
　C：歩行がのろく拙劣
(2) 神経所見
　A：毎秒4〜6回の安静時振戦
　B：無動・寡動：
　　a：仮面様顔貌
　　b：低く単調な話し方
　　c：動作の緩徐・拙劣
　　d：臥位からの立ち上がり動作など姿勢変換の拙劣
　C：歯車現象を伴う筋強剛
　D：姿勢・歩行障害：
　　a：前傾姿勢
　　b：歩行時に手の振りが欠如
　　c：突進現象
　　d：小刻み歩行
　　e：立ち直り反射障害
(3) 臨床検査所見
　A：一般検査に特異的な異常はない
　B：脳画像（CT, MRI）に明らかな異常はない
(4) 鑑別診断
　A：脳血管障害性のもの
　B：薬物性のもの
　C：その他の脳変性疾患

・診断の判定：次の1〜5のすべてを満たすものを、パーキンソン病と診断する
　1. 経過は進行性である.
　2. 自覚症状で、上記のいずれか1つ以上がみられる.
　3. 神経所見で、上記のいずれか1つ以上がみられる.
　4. 抗パーキンソン病薬による治療で、自覚症状、神経所見に明らかな改善がみられる.
　5. 鑑別診断で上記のいずれでもない.
・参考事項：診断上次の事項が参考となる
　1. パーキンソン病では神経症状に左右差を認めることが多い.
　2. 深部反射の著しい亢進、バビンスキー徴候陽性、初期からの高度の痴呆、急激な発症はパーキンソン病らしくない所見である.
　3. 脳画像所見で、著明な脳室拡大、著明な大脳萎縮、著明な脳幹萎縮、広範な白質病変などはパーキンソン病に否定的な所見である.

（柳澤信夫ほか, パーキンソン病の診断基準, 1996[12]より）

告されている。日本のPDの痛みの頻度を調べた502例を対象とした自検例では77.5％の患者が痛みを自覚していた。痛みのある部位は、腰部が63.2％でいちばん多く、他の報告と類似していた。PDの痛みはほとんどが疼痛であり、原因によって対策も異なる。ドパミン欠乏に起因する痛みに対しては、運動合併症に対する治療と同様に持続的ドパミン刺激療法を行う。薬物療法のみでは困難な場合は、定位的深部脳刺激を行うことも選択肢となる。

PDの前駆症候

PDの運動症候が出現する発症前期間（prodromal phase）にみられる前駆症候（prodome）については、便秘、嗅覚障害、レム期睡眠行動異常症（RBD）などの非運動症候があり、最近注目されるようになった。

最近、スティックを用いた簡易嗅覚検査が普及し、PDにおける嗅覚障害に関する報告が増えている。また病理学的な研究では、嗅球におけるα-シ

13 重症度分類—— Hoehn & Yahr の重症度分類と厚生労働省特定疾患・異常運動疾患調査研究班による生活機能障害度

Hoehn & Yahr の重症度分類		生活機能障害度 (厚生労働省異常運動疾患調査研究班)	
評価	判定基準	評価	判定基準
Stage I	症状は一側性で，機能的障害はないか，あっても軽微	I度	日常生活，通院にほとんど介助を要さない
Stage II	両側性の障害があるが，姿勢保持の障害はない．日常生活，職業には多少の障害はあるが行いうる		
Stage III	姿勢保持障害がみられる．活動はある程度制限されるが，職業によっては仕事が可能である．機能障害は軽度ないしは中等度だが，1人での生活が可能である	II度	日常生活，通院に介助を要する
Stage IV	重篤な機能障害を呈し，自力のみによる生活は困難となるが，まだ支えられずに立つこと，歩くことはどうにか可能である		
Stage V	立つことも不可能で，介助なしではベッドまたは車椅子につきっきりの生活を強いられる	III度	日常生活に全面的な介助を要し，歩行，起立不能

〔注〕厚生労働省特定疾患対策の治療対象疾患として認定されるのは，Hoehn & YahrのIII度，生活機能障害度II度以上である．
(水野美邦ほか〈監修〉．パーキンソン病治療　ハンディマニュアル，第2版，2008[11]より)

ヌクレインの沈着が PD の病理学変化の最初期からみられる可能性が指摘されている．

PD の診断と重症度分類

早期診断

　PD では早期診断が重要である．PD は臨床症候がゆっくりと進行するため，患者自身が気づかないこともある．また，同じような症候を示す病気が他にも存在するため，症候を訴えて来院しても見逃されたり，他の病気と誤診されることも多い．実際，そのようにして何年も放置されていたという患者が少なくない．できるだけ早期に正しく診断して，それに基づく適切な指導を行うことが重要である．現在のところ，完治させることはできないが，有効な症状改善薬が多数市販されており，普通の人と同じように社会生活を送ることが可能である．

診断手順

　PD の診断は，問診→診察→検査→治療的診断の順に行う．問診では年齢や臨床症候，経過，他の病気の有無，服用している薬などについて患者や家族から聴取する．PD の初期には，手足がふるえる，動作が遅くなる，歩き方がおかしい，姿勢が前かがみになるなどの変化が現れるが，問診では，患者自身や周囲の人が日常生活の中で気づいたちょっとした変化にも注意する必要がある．

　診察では，それらの臨床症候を確認し，その程度を診る．これによって

14 UPDRS 日本語版

Part I. 精神機能，行動および気分	評価	
1. 知的機能障害	0 1 2 3 4	
2. 思考障害（認知症または薬物の副作用による）	0 1 2 3 4	
3. 抑うつ状態	0 1 2 3 4	
4. 意欲，自発性	0 1 2 3 4	

Part II. 日常動作	評価	
症状の日内変動がない場合は，「On 時」のカラムに記入する→	On 時	Off 時
5. 会話	0 1 2 3 4	0 1 2 3 4
6. 流涎	0 1 2 3 4	0 1 2 3 4
7. 嚥下	0 1 2 3 4	0 1 2 3 4
8. 書字	0 1 2 3 4	0 1 2 3 4
9. 食事と食器の扱い	0 1 2 3 4	0 1 2 3 4
10. 着衣	0 1 2 3 4	0 1 2 3 4
11. 入浴・トイレ	0 1 2 3 4	0 1 2 3 4
12. 寝返りおよびふとん直し	0 1 2 3 4	0 1 2 3 4
13. 転倒（すくみによらない）	0 1 2 3 4	0 1 2 3 4
14. 歩行中のすくみ	0 1 2 3 4	0 1 2 3 4
15. 歩行	0 1 2 3 4	0 1 2 3 4
16. ふるえ	0 1 2 3 4	0 1 2 3 4
17. パーキンソニズムに関連した感覚症状	0 1 2 3 4	0 1 2 3 4

Part III. 運動能力検査（通常は On 時の評価のみを行う）		評価	
		On 時	Off 時
18. 言語		0 1 2 3 4	0 1 2 3 4
19. 顔の表情		0 1 2 3 4	0 1 2 3 4
20. 静止時振戦	顔面	0 1 2 3 4	0 1 2 3 4
	左手	0 1 2 3 4	0 1 2 3 4
	右手	0 1 2 3 4	0 1 2 3 4
	左足	0 1 2 3 4	0 1 2 3 4
	右足	0 1 2 3 4	0 1 2 3 4
21. 手の動作時振戦または姿勢時振戦	左	0 1 2 3 4	0 1 2 3 4
	右	0 1 2 3 4	0 1 2 3 4
22. 固縮（安静座位で検査．歯車現象の有無は無視）	頸部	0 1 2 3 4	0 1 2 3 4
	左上肢	0 1 2 3 4	0 1 2 3 4
	右上肢	0 1 2 3 4	0 1 2 3 4
	左下肢	0 1 2 3 4	0 1 2 3 4
	右下肢	0 1 2 3 4	0 1 2 3 4
23. 指タップ（母指と示指をできるだけ大きな振幅で素早くタッピングを行う）	左	0 1 2 3 4	0 1 2 3 4
	右	0 1 2 3 4	0 1 2 3 4

（次頁に続く）

14（続き）

24. 手の運動（できるだけ大きくかつ素早く手の開閉運動を繰り返す．片手ずつ行う）	左	0 1 2 3 4	0 1 2 3 4
	右	0 1 2 3 4	0 1 2 3 4
25. 手の回内回外運動（空中にてできるだけ速く両側同時に行う）	左	0 1 2 3 4	0 1 2 3 4
	右	0 1 2 3 4	0 1 2 3 4
26. 下肢の敏捷性（下肢全体を上げて踵で床をタップする．踵は 7.5 cm 以上上げる）	左	0 1 2 3 4	0 1 2 3 4
	右	0 1 2 3 4	0 1 2 3 4
27. 椅子からの立ち上がり（診察用の椅子から腕を組んだまま立ち上がる）		0 1 2 3 4	0 1 2 3 4
28. 姿勢		0 1 2 3 4	0 1 2 3 4
29. 歩行		0 1 2 3 4	0 1 2 3 4
30. 姿勢の安定性（後方突進現象）		0 1 2 3 4	0 1 2 3 4
31. 動作緩慢と運動減少		0 1 2 3 4	0 1 2 3 4
Part IV．治療の合併症		評価	
A．ジスキネジア			
32. ジスキネジアの出現時間（起きている時間の何％でジスキネジアが起きているかを病歴から聴取する）		0 1 2 3 4	
33. ジスキネジアに起因する障害（病歴ならびに診察室での所見を総合的に判断）		0 1 2 3 4	
34. 痛みを伴うジスキネジア：（どのぐらい痛むか）		0 1 2 3 4	
35. 早朝のジストニア：（病歴より）		0 1	
B．症状の日内変動			
36. 服用時間から予想できるオフ期間の有無		0 1	
37. 服用時間から予想できないオフ期間の有無		0 1	
38. 数秒間で突然起きるオフ期間の有無		0 1	
39. 起きている時間の何％がオフ期間か		0 1 2 3 4	
C．その他の合併症状			
40. 食欲低下，吐き気，嘔吐の有無		0 1	
41. 不眠，睡眠などの睡眠障害の有無		0 1	
42. 起立性低血圧による立ち眩み・失神の有無		0 1	

0 は正常，4 は最大の障害．

（折笠秀樹ほか．神経治療 2000 [14] より）

PD が疑われると，神経内科の専門医による診断が必要になる．

専門医による診断では，PD とよく似た臨床症候を示す他の疾患との鑑別を行う．そのため，診察に加えて，脳 CT，脳 MRI，血液，尿などの検査を行う．PD ではこれらの検査に異常は認めない．最近，心筋の MIBG 心筋シンチグラフィーという方法により，PD とその他のパーキンソニズムを示す疾患の鑑別が可能になっている．確定診断を下せない場合には，治療的診断を行う．L-ドパまたはドパミンアゴニストを投与し，顕著な症状の改善が認められれば，臨床的に確定診断を下すことができる．

診断基準

　PDの主な診断基準には，厚生省（現：厚生労働省）特定疾患・神経変性疾患調査研究班（1955年度研究報告書；⑫）[12]，Calneの診断基準，UK brain bankの診断基準などがある[13]．

重症度分類

　Hoehn & Yahrの重症度分類（⑬）や厚労省生活機能障害度（⑬）が用いられている．PDの重症度を示す指標として，UPDRS（Unified Parkinson Disease Rating Scale；⑭）が用いられている．UPDRSは，PDの各種症状の重症度を数値化して示すもので，現在，全世界的にPDの評価項目として活用されている．4つのパート計42項目から成っており，それぞれの項目は主に0，1，2，3，4の5段階で評価する[14]．

（久野貞子）

文献

1) Parkinson J. An Essay on the Shaking Palsy. London：Whittingham and Rowland for Sherwood, Neely and Jones；1817.
2) Charcot JM, Vulpian A. Revue clinique de la paralysie agitante. *Gaz Hebdom Méd Chirur* 1861；8：765-767, 817-821, 1862；9：54-59.
3) 豊倉康夫ほか．パーキンソン病の原著と全訳．東京：三共；1974.
4) 久野貞子．パーキンソン病の疾患概念と分類．日本臨牀 2009；67（4）：12-17.
5) Goetz CG. Charcot on Parkinson's disease. *Mov Disord* 1986；1：27-32.
6) Hoehn MH, Yahr MD. Parkinsonism：Onset, progression and mortality. *Neurology* 1967；17：427-442.
7) 柳澤信夫．パーキンソン病の長期治療．日内会誌 1988；77：1378-1382.
8) 豊倉康夫ほか．異常運動疾患アンケート調査集計結果，厚生省特定疾患異常運動疾患調査研究班．1979.
9) 水野美邦．パーキンソン病の診かた，治療の進めかた．東京：中外医学社；2012.
10) Gowers WR. A Manual of Diseases of the Nervous System. London：Churchill；1886.
11) 水野美邦，久野貞子（監修）．パーキンソン病治療 ハンディマニュアル，第2版．東京：日本ベーリンガーインゲルハイム；2008.
12) 柳澤信夫ほか．パーキンソン病の診断基準，厚生省特定疾患・神経変性疾患調査研究班 1995年度研究報告書；1996.
13) Gibb WRG, Lees AJ. The relevance of the lewy body to the pathogenesis of idiopathic Parkinson's disease. *J Neuro Neurosurg Psychiatr* 1988；51：745-752.
14) 折笠秀樹ほか．Parkinson病の重症度を測る日本語版 unified Parkinson's disease rating scale（UPDRS）の信頼性評価．神経治療 2000；17：577-591.

IV. パーキンソン病の病態と診断
パーキンソン病の画像検査

Point
- パーキンソン病（PD）は，中脳黒質ドパミン神経の変性による線条体ドパミン欠乏による運動症状を主体とする変性疾患である．これを反映する画像検査として，線条体におけるドパミントランスポーター（DAT）の減少をとらえる画像検査がある．しかし，これは多系統萎縮症（MSA-P）や進行性核上性麻痺（PSP）など症候性パーキンソニズムにおいても異常所見がみられる点に注意が必要である．
- 経頭蓋超音波検査では中脳黒質の変性を直接，画像化できる可能性がある．しかし，画像所見と病期の関連が乏しいとする指摘がある．
- 脳血流シンチグラムでは，進行とともに大脳皮質の血流低下がみられる．
- 認知症を伴うパーキンソン病やレヴィ小体型認知症では，脳アミロイド沈着の画像検査でβアミロイドの沈着がみられる．
- パーキンソン病では，中枢神経のみならず末梢神経である交感神経節後線維にも脱落がみられ，MIBG心筋シンチグラムでは心臓交感神経節後線維の脱落が初期からみられる場合がある．ただし，併用薬剤や自律神経ニューロパチーの併存によっても異常がみられることに留意する．

中脳黒質ドパミン神経変性の画像検査

　パーキンソン病は，CTやMRIなどの客観的補助検査で異常のみられない疾患の代表とされてきたが，近年の画像技術の進歩とともに，重要な知見が得られつつある．

　病理学的にみるとパーキンソン病は，中脳黒質緻密部におけるドパミン神経の変性脱落とレヴィ小体の出現により特徴づけられる．前者に対応する画像検査としては，線条体ドパミントランスポーター（dopamine transporter：DAT）の画像化，超音波による中脳黒質の変化があげられる．

線条体ドパミントランスポーター（DAT）とドパミン受容体の画像検査

　中脳黒質緻密部のドパミン神経は主として線条体に投射しており，パーキンソン病では，線条体におけるドパミン神経終末は減少しており，病期が進むと顕著となる．

　ドパミン神経終末は，ドパミントランスポーター（DAT）に結合能をもつリガンドによる画像化が可能で，これをSPECT用に改変した ^{123}I-β-carbomethoxy-3-β-(4-iodophenyl) tropane（β-CIT）により線条体のDATを画像化するとパーキンソン病で低下がみられることが示された．β-CITの

撮像には時間がかかり，セロトニントランスポーターに対する結合能もあることから，これを改変した ^{123}I-2β-carbomethoxy-3β-（4-iodophenyl）-N-（3- fluoropropyl）nortropane（FP-CIT）[1]や N-（3-iodopropen-2-yl）-2β-carbomethoxy-3β-（4-chlorophenyl）tropane（IPT）が用いられるようになった[2]．

パーキンソン病では，DATが線条体の尾側から低下し[3]，症候の程度の左右差を反映した所見が得られることから，中脳黒質ドパミン神経の変性をよく反映していると考えられる[4]．

線条体におけるDATの低下は，パーキンソン病に特異的ではなく，進行性核上性麻痺（progressive supranuclear palsy：PSP）および多系統萎縮症（multiple system atrophy〈MSA〉with predominant parkinsonism：MSA-P）でも低下がみられるが，PDでの低下が被殻尾側で顕著であるのに対して，PSPでは尾状核・被殻で均等に低下していることが特徴である[5]．一方，大脳皮質基底核変性症（corticobasal degeneration：CBD）ではDATは正常であるとする報告[6]や一部に低下がみられるとする報告がある[7]．したがって，DATの画像検査での異常からのみでPD，PSPおよびMSA-Pの鑑別をすることは困難である．一方，PDでは早期からDATの低下がみられることを考慮すると，DATの低下がみられない場合は，本態性振戦やドパ反応性ジストニー（これらの疾患ではDATの低下はみられない）や薬剤性パーキンソニズム，心因性パーキンソニズムの可能性を示す客観的な指標となることが重要な点であろう．

ラクロプライドを用いたドパミン受容体のイメージングでは，未治療のパーキンソン病患者の線条体ドパミンD_2受容体密度が増大しており，これはドパミン神経終末の脱落に対して，代償的にシナプス後膜の受容体を増大させていることを示していると解釈される[8]．運動症状の日内変動のある患者では，L-ドパの投与により線条体のラクロプライドが内因性ドパミンに置換されるため，治療中にはラクロプライドの集積は正常よりも低下している[9]．

頭蓋超音波検査による黒質の変化

経頭蓋超音波により中脳を描出すると，パーキンソン病患者では中脳黒質緻密部のエコー信号が高値となる[10]．これは，中脳黒質のドパミン神経の変性とともにグリオーシスや鉄沈着を反映していると考えられている．この画像検査は，併用している薬剤の影響を受けず，同一被検者での検査の再現性が高いといった利点がある．しかし，描出が困難である場合もあり，特に欧米人に比して日本人では描出しにくく，日本人ではおよそ半数は描出が困難である[11]．中脳黒質のエコー信号の増大は健常者でもみられる場合があり，パーキンソン病患者の罹病期間との相関が乏しい[12]．また，統計的には，必ずしも錐体外路症候の優位側と対側でエコー信号が増大しているとはいえず，前述のDATの低下の程度とも関連がみられないことから，エコー信号の増大がドパミン神経変性の直接の指標とはなっていないとの指摘がある[13]．

1 経頭蓋超音波における中脳黒質のエコー輝度増大所見

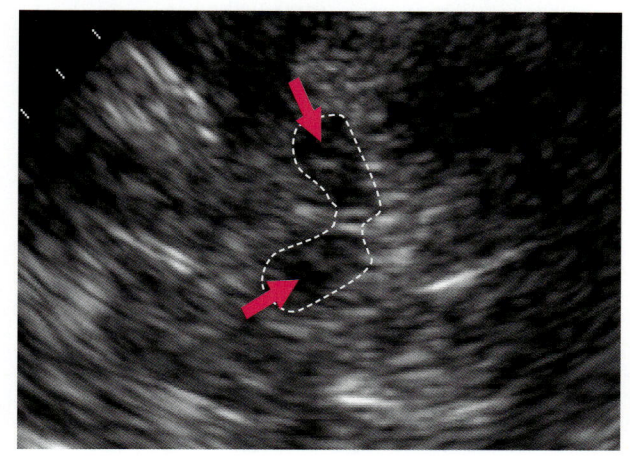

73歳男性．罹病期間3年のパーキンソン病患者．点線で囲まれたバタフライ型の部分が中脳断面図に相当する．黒質の一部にエコー輝度が増大した部分（→）が観察される．

1は自験例の経頭蓋超音波による中脳の断面図である．中脳黒質に相当する部分にエコー輝度が増大した部分がみられる．

脳血流シンチグラフィーでの変化

脳血流シンチグラフィーではヨードアンフェタミンまたは^{99m}Tc-ethyl cysteinate dimer（ECD）を用いることにより，脳の血流分布を定性的に評価できる．パーキンソン病では病期の進行，あるいは高次脳機能の低下とともに大脳皮質の血流分布が低下する．認知症を伴うパーキンソン病では，認知症を伴わないものに比べ，前頭葉[14,15]，頭頂葉[14,15]，後頭葉[14]での血流が低下すること，視覚認知の低下のあるものでは，後頭葉の血流低下[16]が示されている．罹病期間が長くなるにつれて血流低下部位が広がる傾向がある．

脳アミロイドイメージングでのアミロイド沈着

パーキンソン病では，大脳皮質にβアミロイドが沈着することが病理的にも示されている．特に，経過中に認知症を生じたものではレヴィ小体型認知症と同程度に沈着しており，このβアミロイドは脳実質のみならず，血管にも沈着している．脳内のアミロイド沈着の指標となるPIB[*1]を用いたPETでは，認知症のないパーキンソン病ではアミロイドの沈着は健常者と変わりないが，認知症を伴っているものでは沈着が示されており，レヴィ小体型認知症と同様である[17,18]．したがって，パーキンソン病では，初期にはアミロイド沈着はみられないが，経過中に認知症を呈する段階では，アミロイドが沈着しているといえる．

*1　PIB
Pittsburgh Compound-B
（ピッツバーグ化合物B）

その他の画像所見

パーキンソン病では脳内のアセチルコリン作動神経が変性すること，また，この変性がパーキンソン病の経過中に生じる認知機能低下に重要であると考

2 MIBG心筋シンチグラムにおけるパーキンソン病診断の精度

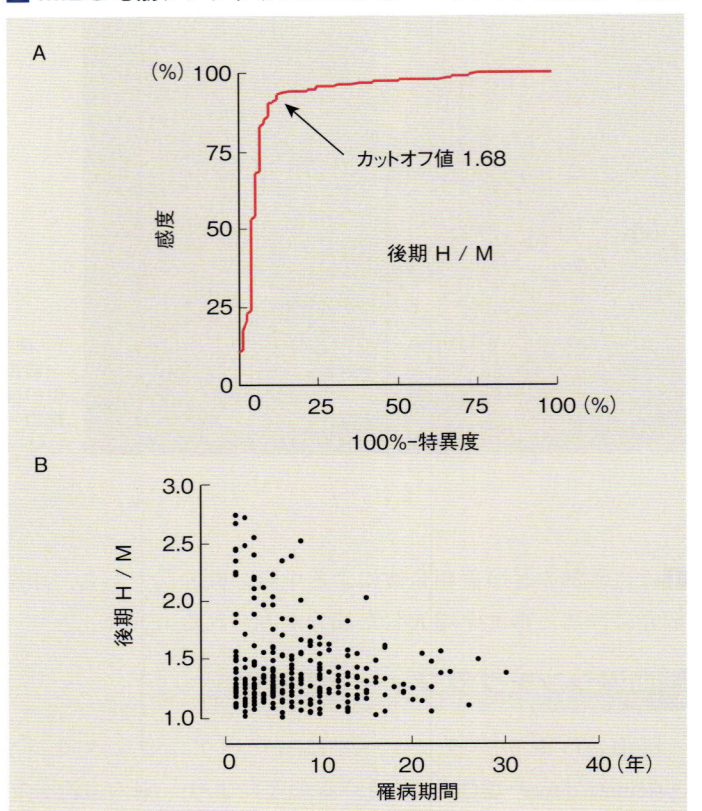

A：パーキンソン病，症候性パーキンソニズムなど403例をUK Brain Bank診断基準のもとに診断した．これらの症例について後期H/M比の低下を診断基準とした場合に感度，特異度をカットオフ値ごとに求めROC曲線を作成した．最も有用なカットオフ値は1.68と判断され，その場合の感度，特異度はそれぞれ，84.3％，89.5％であった．

B：罹病期間と後期H/M比の関係を示した．罹病期間とともにH/M比は低下するが，分布は直線的にはならず，罹病期間が短い場合にはH/M比が保たれるものも少なくない．罹病期間とともにH/M比が保たれているものの割合は減少する．

(Sawada H, et al. Eur J Neurol 2009 [20] より改変)

えられている．脳内のムスカリン性アセチルコリン受容体をイメージングした研究からは，レヴィ小体型認知症や認知症を伴うパーキンソン病では，後頭葉でアセチルコリン受容体の増大が示されている[19]．

交感神経節後線維の画像検査（MIBG心筋シンチグラフィー）

パーキンソン病では，早期から，脳内ドパミン神経，セロトニン神経，ノルアドレナリン神経が変性するが，これに加えて，末梢神経である交感神経節後線維も変性することが示されており，心外膜に分布する交感神経終末での脱落が顕著である．MIBG[*2]心筋シンチグラフィーを用いると，この心臓交感神経の脱落を画像化することができ，パーキンソン病では，比較的初期から心臓交感神経の脱落がみられる．しかし，錐体外路症候発現後，5年程度は脱落がみられないものもあることから，多くの患者では，黒質ドパミン神経の変性に先行して心臓交感神経の変性が生じるものの，黒質ドパミン神経の変性が先行して生じるものも少なくないと思われる．診断上，参考になる場合があり，筆者らの検討では，感度，特異度はそれぞれ，84.3％，89.5％，発症から3年以内の症例に限っても，73.3％，87.5％と有用である[20]．罹病期間と後期像における心・縦隔比（late heart/mediastinum〈H/M〉ratio：後期H/M比）との関係を 2 に示した．発症から3年程度では，MIBG

*2 MIBG
[123]I-meta-iodobenzyl-guanizine（メタヨードベンジルグアニジン）

H/Mの低下がみられない症例も少なくなく，パーキンソン病の診断は，あくまでも病歴，神経学的所見，L-ドパへの反応性によってなされるべきである．

（澤田秀幸，林 隆太郎）

文献

1) Seibyl JP, et al. Iodine-123-beta-CIT and iodine-123-FPCIT SPECT measurement of dopamine transporters in healthy subjects and Parkinson's patients. *J Nucl Med* 1998；39：1500-1508.
2) Tatsch K, et al. Relationship between clinical features of Parkinson's disease and presynaptic dopamine transporter binding assessed with [123I]IPT and single-photon emission tomography. *Eur J Nucl Med* 1997；24：415-421.
3) Guttman M, et al. [11C]RTI-32 PET studies of the dopamine transporter in early dopa-naive Parkinson's disease：Implications for the symptomatic threshold. *Neurology* 1997；48：1578-1583.
4) Schwarz J, et al. Striatal dopamine transporter binding assessed by [I-123]IPT and single photon emission computed tomography in patients with early Parkinson's disease：Implications for a preclinical diagnosis. *Arch Neurol* 2000；57：205-208.
5) Ilgin N, et al. PET imaging of the dopamine transporter in progressive supranuclear palsy and Parkinson's disease. *Neurology* 1999；52：1221-1226.
6) Kaasinen V, et al. Normal dopamine transporter SPECT in neuropathologically confirmed corticobasal degeneration. *J Neurol* 2013；260：1410-1411.
7) Cilia R, et al. Dopamine Transporter SPECT Imaging in Corticobasal Syndrome. *PloS one* 2011；6：e18301.
8) Antonini A, et al. [11C]raclopride and positron emission tomography in previously untreated patients with Parkinson's disease：Influence of L-dopa and lisuride therapy on striatal dopamine D2-receptors. *Neurology* 1994；44：1325-1329.
9) Brooks DJ, et al. Striatal D2 receptor status in patients with Parkinson's disease, striatonigral degeneration, and progressive supranuclear palsy, measured with 11C-raclopride and positron emission tomography. *Ann Neurol* 1992；31：184-192.
10) Becker G, et al. Degeneration of substantia nigra in chronic Parkinson's disease visualized by transcranial color-coded real-time sonography. *Neurology* 1995；45：182-184.
11) Kajimoto Y, et al. Transcranial sonography of the substantia nigra and MIBG myocardial scintigraphy：Complementary role in the diagnosis of Parkinson's disease. *Parkinsonism Relat Disord* 2009；15：270-272.
12) Berg D, et al. Five-year follow-up study of hyperechogenicity of the substantia nigra in Parkinson's disease. *Mov Disord* 2005；20：383-385.
13) Spiegel J, et al. Transcranial sonography and [123I]FP-CIT SPECT disclose complementary aspects of Parkinson's disease. *Brain* 2006；129：1188-1193.
14) Spampinato U, et al.（99mTc）-HM-PAO SPECT and cognitive impairment in Parkinson's disease：A comparison with dementia of the Alzheimer type. *J Neurol Neurosurg Psychiatry* 1991；54：787-792.
15) Sawada H, et al. SPECT findings in Parkinson's disease associated with dementia. *J Neurol Neurosurg Psychiatry* 1992；55：960-963.
16) Abe Y, et al. Occipital hypoperfusion in Parkinson's disease without dementia：Correlation to impaired cortical visual processing. *J Neurol Neurosurg Psychiatry* 2003；74：419-422.
17) Edison P, et al. Amyloid load in Parkinson's disease dementia and Lewy body dementia measured with [11C]PIB positron emission tomography. *J Neurol Neurosurg Psychiatry* 2008；79：1331-1338.
18) Brooks DJ. Imaging amyloid in Parkinson's disease dementia and dementia with Lewy bodies with positron emission tomography. *Mov Disord* 2009；24（Suppl 2）：S742-S747.
19) Colloby SJ, et al. In vivo SPECT imaging of muscarinic acetylcholine receptors using (R,R) 123I-QNB in dementia with Lewy bodies and Parkinson's disease dementia. *NeuroImage* 2006；33：423-429.
20) Sawada H, et al. Diagnostic accuracy of cardiac metaiodobenzylguanidine scintigraphy in Parkinson disease. *Eur J Neurol* 2009；16：174-182.

IV. パーキンソン病の病態と診断
パーキンソン病のバイオマーカー

Point
- パーキンソン病のバイオマーカーはその早期診断にとって重要である．候補分子の解析研究においてはαシヌクレイン関連蛋白およびDJ-1が最も注目されている分子であり，有用なバイオマーカーに発展する可能性がある．
- これまでに報告されたバイオマーカー分子は単独で臨床診断が可能であるというレベルには達していない．bead-based flow cytometric assayを用いた多項目同時測定による診断精度向上が期待されている．
- 複数の報告において結果の再現性が確認された候補分子は少ない．サンプル処理・測定方法・解析方法の標準化，大規模な疾患群／対照群コホートおよび病理学的に確定診断されたブレインバンク登録症例の生前サンプルを対象にした多施設共同研究，などを進めていくことが今後の研究では求められる．

パーキンソン病における診断バイオマーカーの意義

　孤発性パーキンソン病（Parkinson disease：PD）におけるαシヌクレイン（α-syn）の異常蓄積は運動障害の出現以前に始まっており，このような発症前段階の変化をとらえられるバイオマーカー開発は，PDの発症前診断と早期治療介入を実現するうえで不可欠である．これまでは特定の疾患関連分子あるいは標的組織の関連分子がバイオマーカーとして有用であるか検討する手法（候補分子の解析）が主流であったが，近年では別の戦略として，髄液蛋白のプロテオーム解析などをバイオマーカーの探索に応用することも可能になりつつある（網羅的解析）．

　本稿では，PDに関連する髄液・血液中のバイオマーカー研究のうち，主に「候補分子の解析」研究について概説し，「網羅的解析」に関してはColumn[*1]において簡単に最近の知見を紹介する．

*1 Column「オーミクス（Omics）的アプローチの長所と短所」（p.317）参照

候補分子の検討（targeted analysis）　**1**

　神経変性疾患におけるバイオマーカーは，主に髄液または血液を対象としている．髄液は，中枢神経系に接しており脳の細胞外液と化学的組成が近似していることから，バイオマーカーを探索するには合理的な対象であるが，腰椎穿刺を必要とするので縦断的研究にはやや不向きである．血液は非侵襲的に採取できるという利点はあるが，候補分子の由来が中枢神経系に限定されないという欠点がある．現在までに報告された主な候補分子について以下にまとめる．

α-syn

PDのバイオマーカーとして最も期待されている候補蛋白である．α-synはPDの特徴的な病理変化であるレヴィ小体の主成分で，その過剰産生が臨床的重症度と相関することが明らかになっている．α-syn蓄積病理は運動症状発現以前にすでに下部脳幹に存在し，それがシナプスを介して中枢神経系内を進展していくことが示されており，このような神経毒性の「伝播」機序の責任分子として細胞外α-syn，特にその可溶性オリゴマーが重要視されている．

■髄液α-syn

筆者らは，PD患者では対照群と比較して髄液α-syn濃度が低下することを示した[1]．その後，より大規模な検討でも，対照患者／アルツハイマー病（Alzheimer disease：AD）群と比較したPD／DLB（dementia with Lewy body：レヴィ小体型認知症）患者群で髄液α-synが低値であることが示されたが，PD群と健常対照群で差がないとする結果も報告されている．このような報告間の不一致は赤血球中に大量に含まれるα-synが混入することが主な原因と考えられている[2]．

一方で，各報告のELISA系で使用している抗α-syn抗体が報告ごとに異なるため，それぞれのELISAがα-synオリゴマーをどの程度検出するかが異なっていたことも問題である．髄液中α-synは単量体および可溶性オリゴマーとして存在していると考えられるが，上述のように可溶性α-synオリゴマーがPD患者脳における神経細胞毒性にとって重要であるならば，それこそがより特異的なバイオマーカーとなるはずである．筆者らもこのような発想のもとに，α-synオリゴマー特異的ELISAを用いて患者の髄液中α-synオリゴマー濃度を検討し，対照群と比較してPD群で有意に増加していたこと，total α-syn（単量体が主体）を測定した場合よりも両群の重複が小さいこと，さらに髄液中のα-synオリゴマーとtotal α-synの比をとることでPD群と対照群を高い弁別能力で鑑別できたことを報告した[3]．本報告は少数例のプレリミナリーな報告であり，大規模研究による検証が必要であるが，髄液α-synオリゴマーのPDバイオマーカーとしての有用性を示している．

■血液α-syn

血漿α-synについては，健常対照群との比較で，PD群で増加するという報告と減少するという報告があり，結果は一定ではない．この不一致の原因は上述同様，サンプルの溶血による赤血球由来α-synの混入によると考えられている．血漿中α-synオリゴマーについては，対照群と比較してPD群で増加していたという報告があるが，血液中のα-synオリゴマーは脳よりも赤血球に由来する割合が大きく，中枢神経系におけるα-syn代謝を正確に反映しない可能性がある．赤血球由来のα-syn混入を回避する別の方法としてリン酸化α-synに注目する方法があり，PDにおける血漿中リン酸化α-synの増加が単一施設からではあるが報告されている．

1 これまでに報告されたパーキンソン病（PD）に対する髄液・血液バイオマーカー

バイオマーカー	試料	結果（数字は症例数）
α-synuclein	CSF CSF CSF CSF plasma plasma	33PD ↓（vs. 38DC） 51PD ↓（vs. 62AD） 15PD / 15DLB：nd.（vs. 55NC） 80PD ↓（vs. 91NC：血液混入を除く）：感度・特異度＝ 93・39% 105PD ↑（vs. 51NC） 27PD ↓（vs. 11NC）
リン酸化α-synuclein	plasma	32PD ↑（vs. 30NC）
抗α-synuclein 抗体	serum serum	39PD ↑（vs. 23NC） 62PD ↓（vs. 46AD & 42NC）
α-syn オリゴマー	CSF plasma	32PD ↑（vs. 28DC）：感度・特異度＝ 90.6・89.3% 34PD ↑（vs. 27DC）：感度・特異度＝ 53・85%
DJ-1	CSF CSF plasma serum	40PD ↑（vs. 38DC：ウェスタンブロット法による検討） 80PD ↓（vs. 91NC）：感度・特異度＝ 90・70% 104PD ↑（vs. 80NC） 95PD: nd.（vs. 24NC）
酸化型 DJ-1	RBC	8 未治療 PD ↑（vs. 7 治療中 PD / 18NC）
Aβ42	CSF CSF CSF CSF	48PD：nd.（vs. 32NC） 15PD：nd., 11DLB ↓（vs. 19NC） 23PD：nd., 73PDD ↓（vs. 41DC） 20PD / PDD ↓（vs. 15DC）
酸化型 Aβ1-40	CSF CSF	21DLB ↑（vs. 21PDD） 32DLB ↑（vs. 71DC）：感度・特異度＝ 88・83%
total tau	CSF CSF	23PD：nd.（vs. 41DC） 20PD：nd., 19DLB ↑（vs. 20DC）
phosphorylated tau H-FABP	CSF serum serum	20PD & 19DLB：nd.（vs. 20DC） 25PDD ↑, 33DLB ↑（vs. 45PD & 51DC）：感度・特異度＝ 84・82%（PD vs. DLB），＝ 69・80%（PD vs. PDD） 63PD ↑, 17DLB ↑（vs. 23AD）
HVA	CSF CSF CSF CSF	35PD ↓（vs. 34NC） 43PD (no levodopa) ↓（vs. 26NC） 24DLB ↓（vs. 58AD）：剖検で確認された症例 65PD ↓ & 14DLB ↓（vs. 53AD & 34NC）：感度・特異度＝ 78.6・79.2%（DLB vs. AD）
MHPG / total tau 比	CSF	30MSA ↓（vs. 35PD）
NF-L	CSF CSF	36MSA ↑, 14PSP ↑（vs. 35PD） 19MSA-p ↑（vs. 31PD）：感度・特異度＝ 83・90%
リン酸化 NF-H	CSF	18DLB ↑（vs. 26NC）：FTLD, AD でも ↑
ライソゾーム酵素活性	CSF	12PD で α-マンノシダーゼ，β-マンノシダーゼ，β-グルコセレブロシダーゼの活性が低下（vs. 20NC）
トランスサイレチン	CSF	131LBD（PDND / PDD / DLB）↑（vs. 72NC）
尿酸	serum	441PD ↓（vs. 296NC）

DC：disease control，DLB：レヴィ小体型認知症，AD：アルツハイマー病，nd.：有意差なし，NC：正常対照，PDD：認知症を伴うパーキンソン病，PDND：認知症を伴わないパーキンソン病，H-FABP：心臓由来脂肪酸結合蛋白，HVA：ホモバニリン酸，MHPG：3-メトキシ-4-ハイドロキシフェニルエチレングリコール，MSA：多系統萎縮症，NF-L：ニューロフィラメントの軽鎖，PSP：進行性核上性麻痺，MSA-p：パーキンソン症状優位型多系統萎縮症，NF-H：ニューロフィラメントの重鎖，FTLD：前頭側頭葉変性症．

（徳田隆彦ほか．Clinical Neuroscience 2010 [7]）に文献 [9-14] を加えて作成）

DJ-1

DJ-1 は，家族性 PD 原因遺伝子 *Park7* がコードする酸化ストレス関連蛋白である．DJ-1 も髄液および血漿中に存在することが確認されている．

■髄液 DJ-1

髄液 DJ-1 はウェスタンブロット法による検討では，PD 患者群において対照群よりも増加していると報告されていたが[4]，多数例の検討では，PD 患者群（108 例）では健常対照群（98 例）および AD 群（50 例）と比較して髄液 DJ-1 が有意に低下していた[2]．

■血液 DJ-1

PD 群では，健常対照群との比較で，血漿中の DJ-1 が増加していた報告と，血清中の DJ-1 は正常と有意差がなかった報告とがある．DJ-1 も α-syn と同様，赤血球にも由来するので血中濃度は脳病理を正確に反映していないと考えられる．

髄液中の Aβ 蛋白，タウ蛋白（総タウ蛋白〈t-tau〉，リン酸化タウ蛋白〈p-tau〉）

Aβ 蛋白およびタウ蛋白はそれぞれアルツハイマー病（AD）脳の病的構造物である老年斑アミロイドおよび神経原線維変化の主成分であり，髄液中の Aβ，特に 42 個のアミノ酸から成る Aβ42，t-tau および p-tau の AD 診断における有用性はほぼ確立している．PD においても，髄液 Aβ およびタウの濃度が検討されており，特に認知症を有する PD（PDD〈PD with dementia：認知症を伴う PD〉）および DLB と AD との鑑別における有用性が期待されている．

髄液 Aβ42 については，PD では正常範囲で，DLB および認知症を伴う PD では健常対照群よりも有意に低下するという報告が多い．髄液タウ蛋白に関しては，t-tau および p-tau は PD 患者では対照群と有意差はなく，DLB 群では対照群と比較して t-tau は高値になるが p-tau は有意差がないと報告されている．t-tau および p-tau は，AD と DLB の鑑別において，群間の検討では 70〜80％ の感度によって鑑別できるが，測定値のばらつきが大きく単独で診断することは難しい[5]．

多項目解析

上述のバイオマーカー候補はいずれも患者対照間の比較においてかなりのオーバーラップがあり，現時点では単独で診断に直結する理想的バイオマーカーは開発されていない．こうした問題を克服するため，近年では複数のバイオマーカーを同時に測定し診断精度を高める試みが行われている．実際，bead-based flow cytometric assay を用いた髄液中 α-syn，DJ-1，t-tau，p-tau，Aβ1-42 などを含む複数項目測定が感度・特異度の向上に寄与することがすでに報告されている[6]．bead-based flow cytometric assay は従来の ELISA 法と遜色ない検出感度を有し，かつ少ないサンプル量で多項目同時測定が可能であ

2 Magnetic beads / MALDI-TOF-MS システムによる PD と MSA の弁別

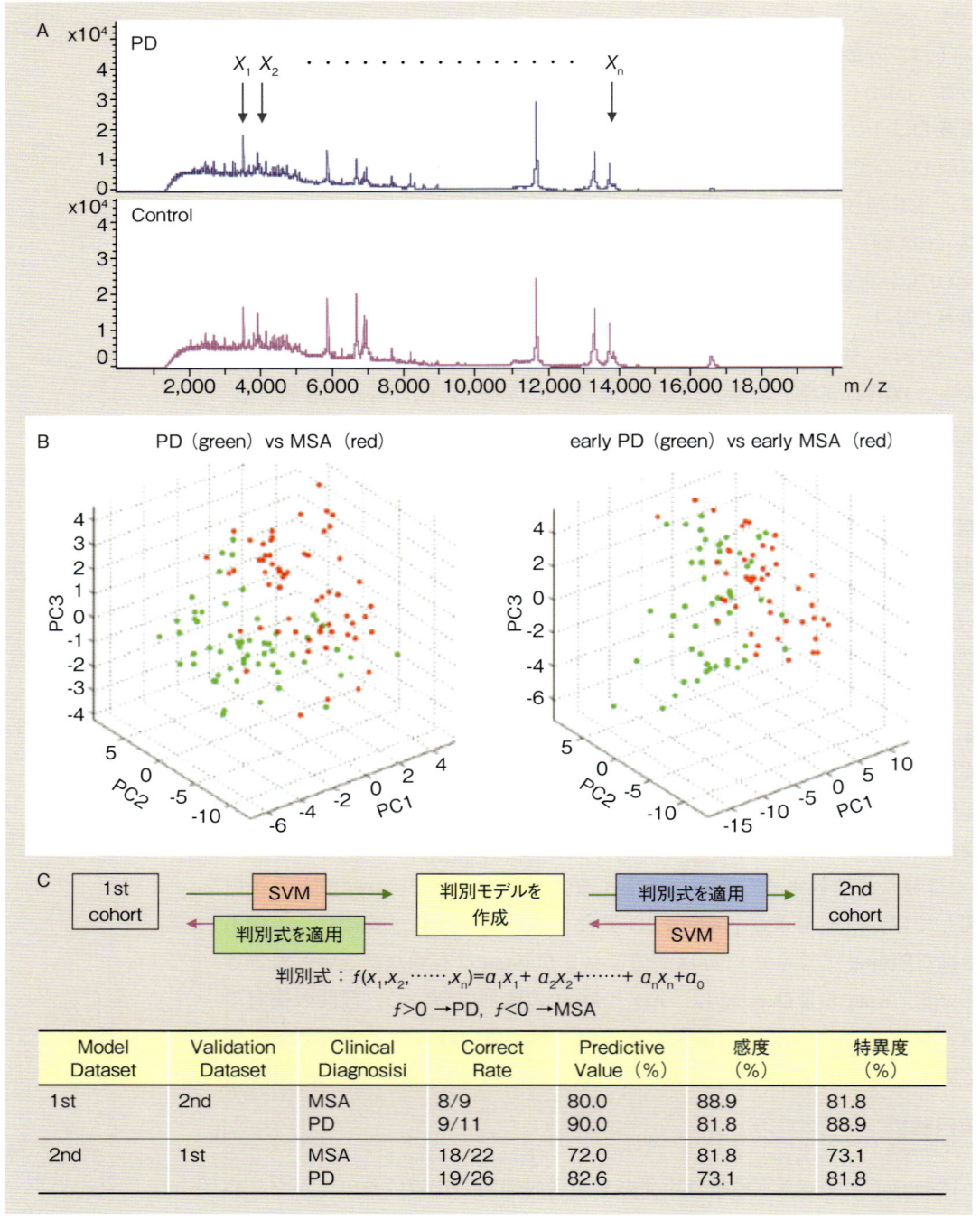

判別式：$f(x_1, x_2, \cdots, x_n) = a_1 x_1 + a_2 x_2 + \cdots + a_n x_n + a_0$

$f > 0 \rightarrow$ PD, $f < 0 \rightarrow$ MSA

Model Dataset	Validation Dataset	Clinical Diagnosisi	Correct Rate	Predictive Value (%)	感度 (%)	特異度 (%)
1st	2nd	MSA	8/9	80.0	88.9	81.8
		PD	9/11	90.0	81.8	88.9
2nd	1st	MSA	18/22	72.0	81.8	73.1
		PD	19/26	82.6	73.1	81.8

A：有機官能基でコートした磁性ビーズによって髄液から抽出された分子の MALDI-TOF-MS による質量分析スペクトル (mass spectrum). 解析対象となるピークは ClinProTools がソフト的に選別する（$x_1, x_2, \cdots x_n$）.

B：主成分分析法を用いて弁別に最も寄与する上位3項目の主成分値（PC1-3）をプロットした. PD と MSA では比較的良い分離が示され，この傾向は早期 PD および早期 MSA（B 右図）の間にも認められた.

C：PD と MSA の弁別を行うため，パターン認識手法の一つである Support Vector Machine（SVM）アルゴリズムによって判別モデルを作成し，その検証を行った. まず 1st cohort のデータセットから判別モデルを作成し 2nd cohort における判別モデルの弁別能を検証し，次に 2nd cohort から得られた SVM による判別モデルを 2nd cohort に適用し弁別能を検証した. いずれの場合においても SVM によって作成された判別モデルは高い弁別能を示すことが確認された.

オーミクス（Omics）的アプローチの長所と短所

近年，生体試料中の転写産物，蛋白分子，代謝産物の網羅的解析が可能になりつつある．こうした解析手法はそれぞれ transcriptomics, proteomics, metabolomics と呼ばれ，こうした技術を用いたバイオマーカー探索はオーミクス（Omics）的アプローチと総称されている．

transcriptomics：RNA 発現は病態の上流部分に相当しているため，transcriptomics からは，病態に直接関与する遺伝子の発見が期待される．実際に Scherzer らは血液を対象にした解析から，α-syn folding のシャペロン分子である HSP70 の補因子（cofactor）である ST13 を含む 22 種類の遺伝子発現量の変化を報告している．一方で，バイオマーカーとして利用するうえではマイクロアレイ解析は再現性・定量性に乏しい点に問題を有している．

proteomics：バイオマーカー探索における proteomics は，トリプシン消化産物を高速液層クロマトグラフィーで分離し質量分析装置を用いて解析する shotgun proteomics が主流である．Zhang らは本方法を用いて AD と PD との鑑別上で重要な髄液中の 8 種類の蛋白分子を shotgun proteomics によって同定したうえで，各分子の定量による検証に成功している[8]．

一方で，こうした新規バイオマーカーは個別の弁別能は高くないため，実際臨床に有用であるとは言い難い．筆者らは簡便かつ迅速に神経変性疾患を弁別する方法として Magnetic beads / MALDI-TOF-MS システム（ClinProt™，Bruker Daltonics 社製）を提唱している．このシステムでは有機官能基（C8）でコートした磁性ビーズ（magnetic beads）を用いて髄液中の疎水性ペプチド分子を無作為に抽出し，MALDI-TOF-MS を用いてペプチドプロファイルを同定する方法を採用している．本方法による解析によって，早期 PD と多系統萎縮症（MSA）を明瞭に弁別することができた（**2**）．本法は個別のピーク同定は行っていないため，「何が疾患の弁別に寄与しているのか？」は不明であるが，自動化した検査装置によって 2～3 時間で結果を得ることができる点が長所である．

metabolomics：Bogdanov らは血漿中のチロシン・トリプトファン・プリン代謝経路，抗酸化物質，ビタミンなどを含む 712 種類の metabolomic profile を解析し，PD と対照者を弁別可能であることを示した．さらに，本研究において metabolomic profile によって特発性 PD と *LRRK2* 変異 PD との間の弁別が可能であっただけでなく *LRRK2* 変異 PD と *LRRK2* 変異未発症者の間の弁別も可能であったことは興味深い．metabolomics 解析は proteomics 解析と同様に検査の迅速性に長所を有しているが，代謝産物が薬物や環境の影響を受けやすいため検体採取方法，試料の保存条件に留意し，検体採取前の食事や薬物の影響を極力排除する必要がある．

る点に優位性をもっており，今後のバイオマーカー研究領域では標準的手法となる可能性が高い．

以上に記載した報告およびその他の候補分子に関する主だった報告については，**1**にその要旨をまとめた[7]．

バイオマーカー測定の標準化

疾患バイオマーカー研究は，報告ごとの再現性が乏しいことが大きな問題である．このような問題を研究分野全体として解決していくためには，サンプル処理・測定方法・解析方法の標準化，大規模な疾患群／対照群コホートおよび病理学的に確定診断されたブレインバンク登録症例の生前サンプルを対象にした多施設共同研究，などを進めていくことが今後の研究では求められるであろう．

（笠井高士，徳田隆彦）

文献

1) Tokuda T, et al. Decreased alpha-synuclein in cerebrospinal fluid of aged individuals and subjects with Parkinson's disease. *Biochem Biophys Res Commun* 2006 ; 349 : 162-166.
2) Hong Z, et al. DJ-1 and alpha-synuclein in human cerebrospinal fluid as biomarkers of Parkinson's disease. *Brain* 2010 ; 133 : 713-726.
3) Tokuda T, et al. Detection of elevated levels of alpha-synuclein oligomers in CSF from patients with Parkinson disease. *Neurology* 2010 ; 75 : 1766-1772.
4) Waragai M, et al. Increased level of DJ-1 in the cerebrospinal fluids of sporadic Parkinson's disease. *Biochem Biophys Res Commun* 2006 ; 345 : 967-972.
5) Parnetti L, et al. Cerebrospinal fluid biomarkers in Parkinson's disease with dementia and dementia with Lewy bodies. *Biol Psychiatry* 2008 ; 64 : 850-855.
6) Hall S, et al. Accuracy of a panel of 5 cerebrospinal fluid biomarkers in the differential diagnosis of patients with dementia and / or parkinsonian disorders. *Arch Neurol* 2012 ; 69 : 1445-1452.
7) 徳田隆彦, 戸田達史. パーキンソン病. *Clinical Neuroscience* 2010 ; 28 : 1405-1409.
8) Zhang J, et al. CSF multianalyte profile distinguishes Alzheimer and Parkinson diseases. *Am J Clin Pathol* 2008 ; 129 : 526-529.
9) Mollenhauer B, et al. Alpha-Synuclein and tau concentrations in cerebrospinal fluid of patients presenting with parkinsonism : A cohort study. *Lancet Neurol* 2011 ; 10 : 230-240.
10) Foulds PG, et al. Phosphorylated alpha-synuclein can be detected in blood plasma and is potentially a useful biomarker for Parkinson's disease. *FASEB J* 2011 ; 25 : 4127-4137.
11) Maetzler W, et al. Serum and cerebrospinal fluid levels of transthyretin in Lewy body disorders with and without dementia. *PLoS One* 2012 ; 7 : e48042.
12) Yanamandra K, et al. Alpha-synuclein reactive antibodies as diagnostic biomarkers in blood sera of Parkinson's disease patients. *PLoS One* 2011 ; 6 : e18513.
13) Besong-Agbo D, et al. Naturally occurring alpha-synuclein autoantibody levels are lower in patients with Parkinson disease. *Neurology* 2013 ; 80 : 169-175.
14) Sun CC, et al. Association of serum uric acid levels with the progression of Parkinson's disease in Chinese patients. *Chin Med J (Engl)* 2012 ; 125 : 583-587.

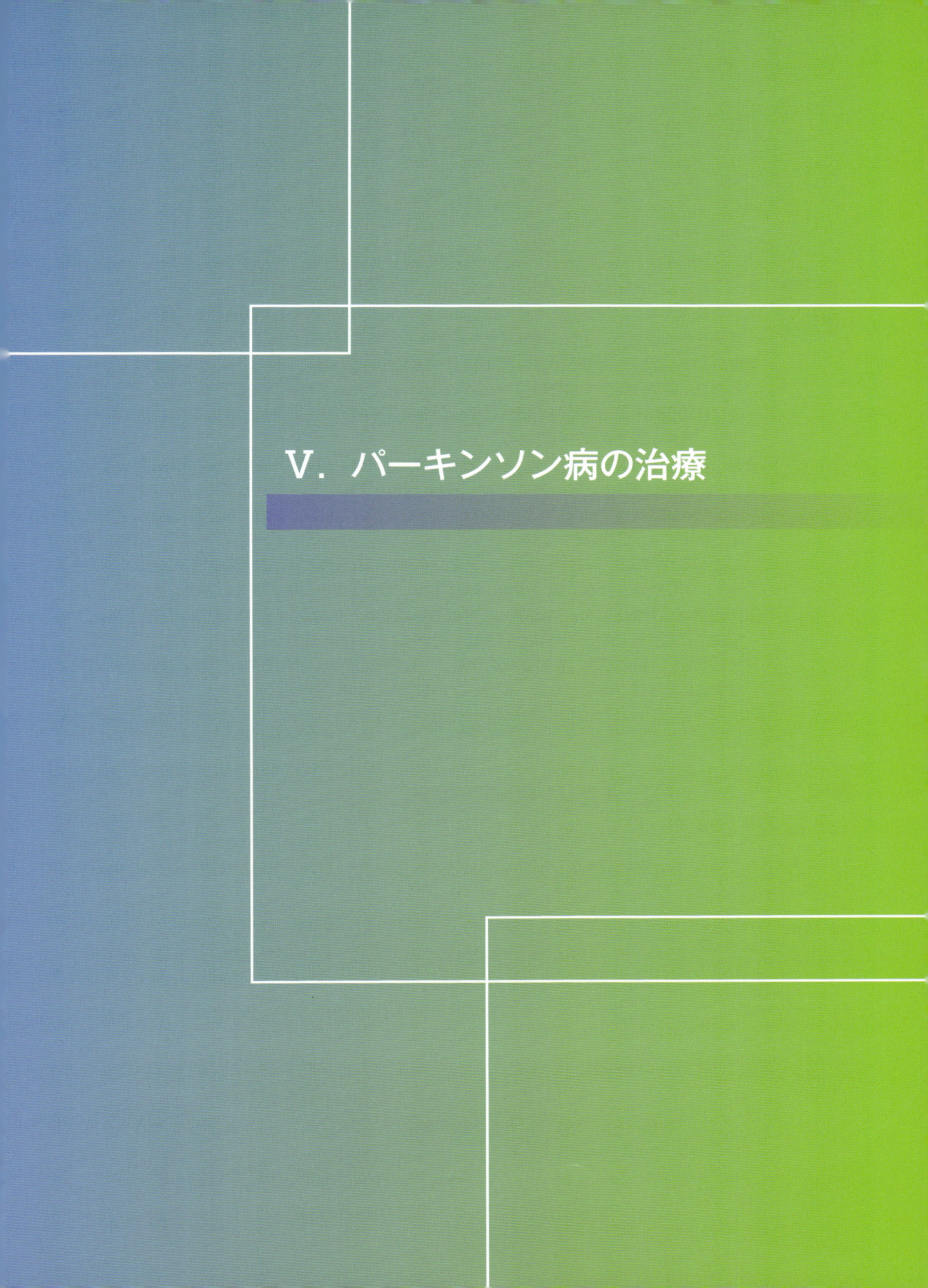

V. パーキンソン病の治療

V. パーキンソン病の治療
パーキンソン病治療薬の臨床薬理

Point

- パーキンソン病治療薬には自発運動を増加させる薬物が応用されている．現在，用いられている治療薬はドパミン，アセチルコリン，アデノシン，グルタミン酸受容体に作用して自発運動を増加させる．今後は神経変性を抑制する治療薬の研究が期待される．
- 薬物動態は吸収，分布，代謝，排泄により決定される．動態の最も不安定な薬物はL-ドパであり，胃から腸への移動時間や食事の内容により効果や時間が変動する．ウェアリング・オフは線条体ドパミン神経の減少によりシナプスでのドパミン保持が減少することにより起こり，治療上の大きな課題である．
- 最も多い相互作用は治療薬同士による相加作用である．効果は強いが作用時間の短いL-ドパと，持続の長いドパミンアゴニストを組み合わせて用いている．代謝阻害による相互作用はL-ドパに対してカルビドパ，ベンセラジド，エンタカポン，脳内におけるドパミンに対してセレギリンが応用されている．いずれも代謝の速いL-ドパとドパミンの作用を強める．腎での相互作用はプラミペキソールとアマンタジンでみられる．ともにカチオントランスポーターにより排泄されるため，併用により互いに30％程度の血中濃度の上昇がみられる．
- 副作用への対応として，治療開始時では消化器症状への対応が重要である．中等度以上の症例では起立性低血圧と精神症状が重要である．L-ドパに比較してドパミンアゴニストで起こりやすい．特に幻視，妄想は頻度が高い．治療薬の減量により軽減するが，運動症状は悪化するため調整が必要となる．原則として専門医に依頼するとよい．

Memo

パーキンソン病ではドパミン神経が変性することから，L-ドパやドパミンアゴニストが開発されてきた．また，グルタミン酸，アセチルコリン受容体拮抗薬も開発され，セロトニン，アデノシン神経に対する作用薬，ドパミン産生細胞の移植，遺伝子治療も試みられている．一方，抗アポトーシス薬，抗酸化薬，神経栄養因子などが予防薬として試みられた．さらに異常蓄積蛋白質の凝集抑制薬，合成阻害薬，抗体薬などが次の治療薬として検討されている．

パーキンソン病研究の歴史

　パーキンソン病研究の歴史は，1817年のJames Parkinsonの"shaking palsy（振戦麻痺）"としての記載に始まっている[1]．振戦が特徴であることから，それまではてんかんの一つと考えられていたらしい．Parkinsonは，記銘力や意識は保たれることから大脳ではなく脳幹部の病変を予想している．1868年パリのCharcotが連続講義で取り上げ，筋固縮を追加し，麻痺（palsy）ではなく動作緩慢と運動の遅れであることを指摘し，パーキンソン病と呼ぶことを提唱した．その後黒質の封入体が1913年にLewyにより指摘されている[2,3]．

　1960年にドパミンの欠乏が発見され，同時にドパミンの前駆物質であるL-ドパの投与により症状の改善することが明らかにされた[4,5]．それまではドパミンはアドレナリンの前駆物質であり神経伝達物質としては認識されていなかったが，レセルピンの投与で動物に無動（カタレプシー）が起こること，線条体のドパミンが減少しL-ドパの補充で動物の無動が改善することから，実験的にはドパミンと運動の関係は認識されていた[6]．また，抗コリ

1 抗パーキンソン病作用（自発運動量）と受容体

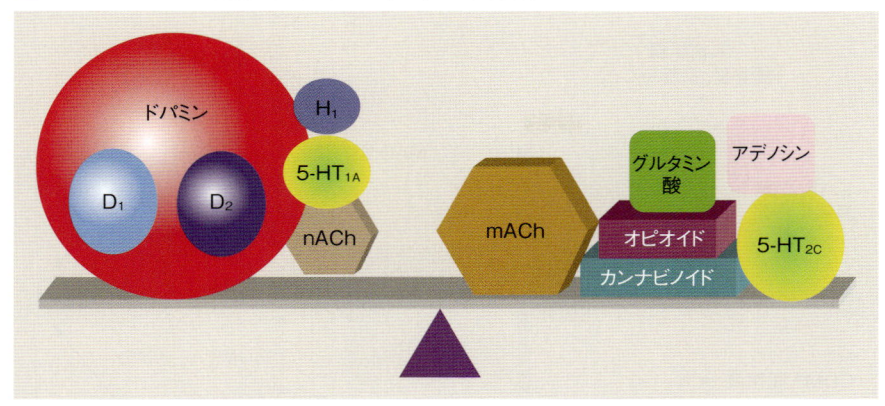

ドパミン神経は自発運動を増加させる．その他の神経は主に抑制的に作用している．
H_1：ヒスタミン受容体，5-HT_{1A}, 5-HT_{2C}：セロトニン受容体，nACh：ニコチン性アセチルコリン，mACh：ムスカリン性アセチルコリン．

ン薬の効果は植物アルカロイドのベラドンナなどにより経験的に知られ，動物の行動実験から抗コリン薬の効果が明らかにされており，自発運動量を増加させる薬物が抗パーキンソン病薬として開発されてきた（1）．

これまでにドパミン神経系，コリン神経系への作用薬がパーキンソン病の治療として開発され，またグルタミン酸受容体，ノルアドレナリン，セロトニン受容体，アデノシン受容体に対する作用薬や，ドパミン産生細胞の移植，遺伝子治療も試みられている．一方，パーキンソン病の黒質ではドパミン神経細胞が減少していくが，アポトーシスにより細胞死の起こることから，抗アポトーシス薬，抗酸化薬，神経栄養因子などがパーキンソン病の神経変性の予防あるいは防止薬として試みられてきた．また，αシヌクレインなどの蛋白質が異常蓄積することから蛋白質の凝集抑制薬，合成阻害薬，抗体薬などが次の治療薬開発のターゲットとして検討されている．パーキンソン病は運動症状が主体となるが，起立性低血圧や便秘などの自律神経症状，うつ，認知症，幻覚などの精神症状，痛みやしびれ感などの感覚症状がQOLを低下させることから，これらの非運動症状（non-motor symptom）に対する治療は日常診療上重要であり，現在の治療薬開発の目標となっている．

L-ドパによるドパミンの補充と代謝酵素阻害薬（2）

ドパミンを補充するL-ドパは最も有効で重要な治療薬であるが，その位置づけは時代により異なっている．1960年代にパーキンソン病におけるドパミンの減少とL-ドパの劇的な効果が発見されたときにはパーキンソン病は解決したと考えられた．しかし，病気の進行は止まらないこと，L-ドパの使用を開始して数年でウェアリング・オフ（wearing-off）とジスキネジアの起こることから，1980年代ではL-ドパの使用を遅らせることにより長期のパーキンソン病の予後を改善させうる可能性が検討され[7]，また，ドパミンアゴニストは長期L-ドパ療法の問題（ウェアリング・オフ）に対する効

2 L-ドパの代謝と作用薬

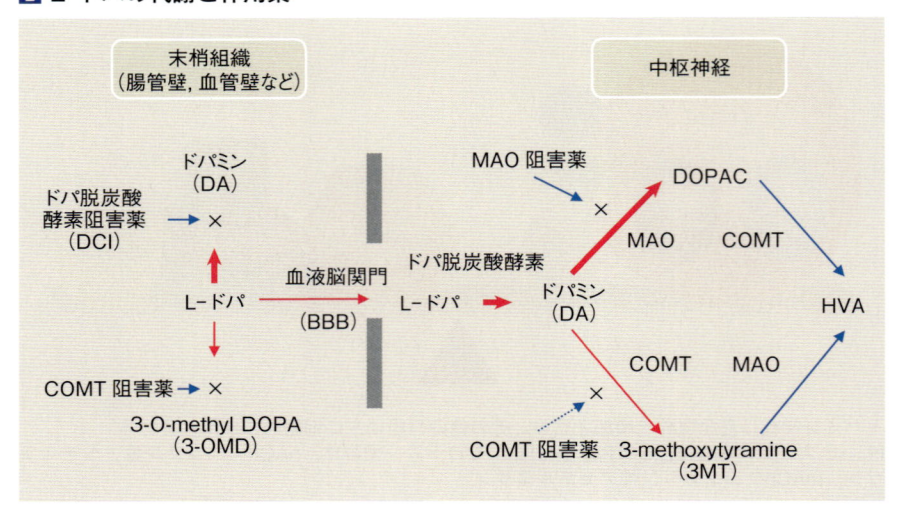

MAO：モノアミン酸化酵素，DOPAC：3,4-ジドロキシフェニル酢酸，HVA：ホモバニリン酸，COMT：カテコール-O-メチル転移酵素．

果が見出され臨床開発されている[8,9]．

これに対して，ジスキネジア，ウェアリング・オフの強い進行例に対してPEG（percutaneous endoscopic gastrostomy：経皮内視鏡的胃瘻造設術）を用いてゲル化したL-ドパ・カルビドパ配合剤を腸管内へ持続投与する治療法が開発されている[10]．L-ドパの血中濃度が安定し，運動合併症の減少が期待できる．L-ドパにエチル基をつけたethyl ester（etilevodopa）は水溶性で吸収の良くなることが予想される．このことからL-ドパに代わるものとして海外で開発が進んでいる．速く確実な吸収が期待できることから，delayed onやno onの起こる例に対して効果が期待されている[11]．

ドパミンアゴニスト

ドパミンアゴニストの新しい動向は，徐放剤の開発，即効性の皮下投与薬，経皮薬の開発である．麦角アルカロイドは大麦などの穂に付くカビの成分であるが，生体内で種々の受容体に作用し生体反応を起こす．これを利用して治療薬として開発されてきた．ブロモクリプチン（パーロデル®など），ペルゴリド（ペルマックス®など），カベルゴリン（カバサール®），次いでドパミンの構造をモデルとしてタリペキソール（ドミン®），プラミペキソール（ビ・シフロール®など），ロピニロール（レキップ®など），ロチゴチン（ニュープロ®パッチ）などの非麦角アルカロイドが開発された．いずれもL-ドパに比較して作用時間が長く，ウェアリング・オフなどの問題点を補う．プラミペキソールとロピニロールの半減期は7時間，5時間で1日3回の投与が必要である．これに対してともに徐放剤が開発され，1日1回投与で用いられている．麦角アルカロイド剤では心臓弁膜症の起こることがあり，現在，非麦角アルカロイド剤が第一選択薬となっている．しかし，非麦角アル

3 ドパミンアゴニストの処方選択の原則

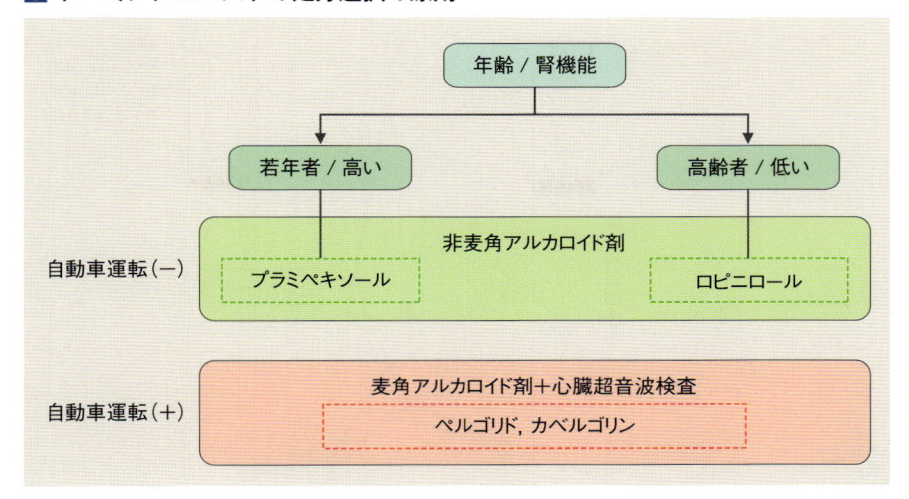

```
                    年齢 / 腎機能
                   ┌──────┴──────┐
              若年者 / 高い       高齢者 / 低い
                   │                  │
              ┌────┴──── 非麦角アルカロイド剤 ────┴────┐
自動車運転（−）│    プラミペキソール           ロピニロール   │
              └──────────────────────────────────────────┘

              ┌──────── 麦角アルカロイド剤＋心臓超音波検査 ────────┐
自動車運転（＋）│              ペルゴリド, カベルゴリン              │
              └────────────────────────────────────────────────┘
```

カロイドでは突発性睡眠の起こることがあり，自動車の運転者には投与を避ける必要がある．このために，自動車運転の継続が必要なときには非麦角アルカロイド剤を考慮する（**3**）．

アポモルヒネは1950年代にパーキンソン病で検討されているが[12]，経口投与では吸収されないためパーキンソン病には応用されなかった．しかし，皮下投与では即効性がありoff時のレスキュー薬として臨床開発され，1993年から臨床応用されている*1．L-ドパの効果が高く，ウェアリング・オフの強い症例で，社会活動などで外出の多い症例では特に推奨できる．海外では持続投与でも応用されている[13]．

またロチゴチンがパーキンソン病治療薬では，はじめての経皮薬として開発された．血中濃度の一定化による夜間や早朝の症状の改善や，周術期や経口摂取の困難なときの治療薬として期待される．経皮薬では1枚あたりの含有量よりも貼付する面積が吸収に影響するために，投与量は枚数により調節する[14]（**4**）．

このほかモノアミン酸化酵素（monoamine oxidases：MAO）阻害作用，ドパミン取り込み阻害作用を示すsafinamideが開発中である．

グルタミン酸受容体作用薬

アマンタジン（シンメトレル®など）はNMDA（*N*-methyl-D-aspartate）受容体の拮抗薬であり，パーキンソン病症状の改善とともに，ジスキネジアが改善される．日本，欧米とも中等度以上の症例では約30％の症例で用いられている．パーキンソン病症状を改善するが，ジスキネジアに対しても長期の抑制作用がみられる[15]．これに対してAMPA*2 受容体拮抗薬の抗パーキンソン病作用が実験的に確認されている．ヨーロッパで行われた比較対照試験ではパーキンソン病の無動，振戦などに対する効果は確認されていないが，安全性は確認されている[16]．メマンチン（メマリー®）はアルツハイマー病

*1 日本では，アポカイン®が2012年5月薬価収載．

*2 AMPA α-amino-3-hydroxy-5-methyl-4-isoxazolepropionic acid

4 貼付薬の用量・面積と効果

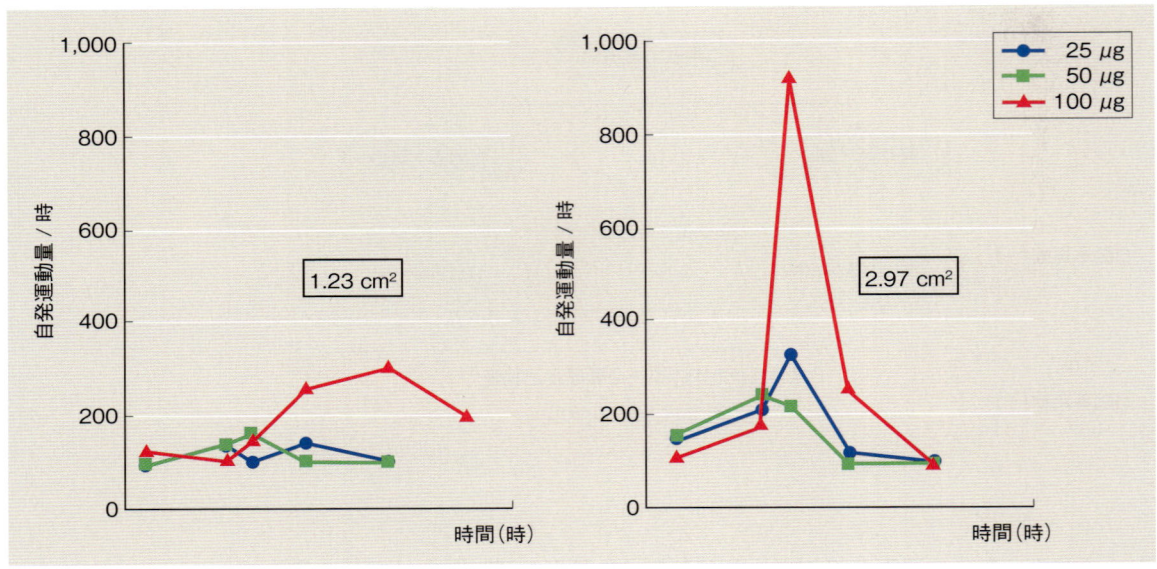

パーキンソン病モデル動物における効果（自発運動量）と，貼付薬の面積と用量を示す．用量とともに貼付薬の面積が作用に関与する．

の治療薬として用いられているが，NMDA受容体拮抗薬であり，抗パーキンソン病作用がみられ，海外ではパーキンソン病治療薬として用いられている．アマンタジンと異なり，他のNMDA受容体拮抗薬と同様に傾眠がみられる．パーキンソン病でも中等度以上の進行症例で認知症を伴う例では検討してもよい治療薬である．

アデノシン受容体作用薬

アデノシンは線条体のGABA神経細胞上に存在し，運動の調節や睡眠などにも関与することが確認され，アデノシンA_{2A}受容体拮抗薬のパーキンソン病治療への臨床応用が検討されてウェアリング・オフ症状に対する効果が確認され，イストラデフィリン（ノウリアスト®）が日本で最初に承認された[17]．これまでの治療薬と作用機序が異なるため，今後は非運動症状などへの効果が期待される．

遺伝子治療[*3]

遺伝子治療ではドパ脱炭酸酵素の遺伝子を線条体に導入することによりL-ドパの効果が高まることが動物での検討で確認され，日本においてヒトでの検討が開始されている[18]．また，視床下核へのグルタミン酸合成酵素の遺伝子導入も検討された．神経栄養因子（glial cell-derived neurotrophic factor：GDNF）を産生する遺伝子治療では，パーキンソン病症例における比較対照試験では効果が確認されなかった．なお，GDNFを直接線条体や脳室内へ投与する臨床研究でも比較対照試験では効果が確認されていない．

*3 本巻V.「パーキンソン病の遺伝子治療・細胞移植」（p.384-391）も参照

神経変性予防薬，神経保護薬，神経再生薬

これらの治療薬は挑戦的な分野であるが，いくつか臨床試験が実施されている．抗アポトーシス薬として TCH 346 が，未治療のパーキンソン病症例において臨床試験が行われた．有意な効果はみられなかったが，この分野における今後の研究に期待したい．神経栄養因子 GDNF やその遺伝子の被殻への投与による対照試験も検討されたが，有意な効果はみられなかった．神経細胞保護・再生作用を期待して肝細胞増殖因子（hepatocyte growth factor：HGF）を利用した遺伝子治療も検討され，抗アポトーシス薬として開発中の抗体薬の piclozotan も研究中である（2013 年 10 月現在）．このほか，iPS 細胞による研究がモデル動物で検討中である．

治療薬開発の今後の目標

アルツハイマー病ではアミロイド（Aβ蛋白）が蓄積し細胞障害を起こすことから，この蛋白に対する抗体やワクチンが研究開発されている[19]．また，この蛋白の生成の抑制や分解を促進する薬物も次の目標となっている．パーキンソン病ではαシヌクレインの異常蓄積が細胞障害を起こしている可能性が指摘され，また，parkin，pink1 ではミトコンドリアの機能不全，分解抑制による蓄積の起こる可能性が指摘されており，パーキンソン病においても蛋白質の合成や凝集の抑制，分解・排泄の促進が次の治療目標としてあげられる．

おわりに

パーキンソン病の新しい治療薬の話題を中心に概説した．パーキンソン病は神経変性疾患で最も治療薬の開発が進んでいる分野であり，神経変性の機序に基づく治療薬の開発も目標となりつつある．今後の病態の解明とともに治療薬の開発を期待したい．

（野元正弘）

文献

1) Parkinson J. An Essay on the Shaking Palsy. London：Whittingham and Rowland for Sherwood, Neely and Jones；1817.
2) Pearce JM. Aspects of the history of Parkinson's disease. *J Neurol Neurosurg Psychiatry* 1989；(special suppl)：6-10.
3) Foix C, Nicolesco J. Anatomie Cérébrale：Les Noyaux Gris Centraux et La Région Mésencéphalo-Sous-Optique, Suivi d'un Appendice sur L'Anatomie Pathologique de la Maladie de Parkinson. Paris：Masson；1925.
4) 佐野勇．錐体外路系の生化学．神経研究の進歩 1960；5：42-48.
5) Ehringer H, Hornykiewicz O. Verteilung von Noradrenalin und Dopamin (3-Hydroxytyramin) im Gehirn des Menschen und ihr Verhalten bei Erkrankungen des Extrapyramidalen Systems. *Klin Wochenschr* 1960；38：1236-1239.
6) Carlsson A, et al. 3,4-Dihydroxyphenylalanine and 5-hydroxytryptophan as reserpine antagonists. *Nature* 1957；180：1200.
7) Lesser RP, et al. Analysis of the clinical problems in parkinsonism and the complications of long-term levodopa therapy. *Neurology* 1979；29：1253-1260.

8) Gerlach J. Effect of CB 154 (2-bromo-alpha-ergocryptine) on paralysis agitans compared with Madopar in a double-blind, cross-over trial. *Acta Neurol Scand* 1976 ; 53 : 189-200.
9) Calne DB, et al. Bromocriptine in Parkinsonism. *Br Med J* 1974 ; 4 : 442-444.
10) Nilsson D, et al. Duodenal levodopa infusion in Parkinson's disease--Long-term experience. *Acta Neurol Scand* 2001 ; 104 : 343-348.
11) Djaldetti R, et al. Pharmacokinetics of etilevodopa compared to levodopa in patients with Parkinson's disease : An open-label, randomized, crossover study. *Clin Neuropharmacol* 2003 ; 26 : 322-326.
12) Schwab RS, et al. Apomorphine in Parkinson's disease. *Trans Am Neurol Assoc* 1951 ; 56 : 251-253.
13) 西川典子ほか. Parkinson病の運動合併症状に対するapomorphineの治療効果. 神経治療学 2007 ; 24 : 503-508.
14) Löschmann PA, et al. Stereoselective reversal of MPTP-induced parkinsonism in the marmoset after dermal application of N-0437. *Eur J Pharmacol* 1989 ; 166 : 373-380.
15) Wolf E, et al. Long-term antidyskinetic efficacy of amantadine in Parkinson's disease. *Mov Disord* 2010 ; 25 : 1357-1363.
16) Eggert K, et al. Safety and efficacy of perampanel in advanced Parkinson's disease : A randomized, placebo-controlled study. *Mov Disord* 2010 ; 25 : 896-905.
17) Mizuno Y, et al. Clinical efficacy of istradefylline (KW-6002) in Parkinson's disease : A randomized, controlled study. *Mov Disord* 2010 ; 25 : 1437-1443.
18) Muramatsu SI, et al. A phase I study of aromatic L-amino acid decarboxylase gene therapy for Parkinson's disease. *Mol Ther* 2010 ; 18 : 1731-1735.
19) Grundman M, et al. 2012 : A watershed year for Alzheimer's disease research. *J Nutr Health Aging* 2013 ; 17 : 51-53.

V. パーキンソン病の治療
パーキンソン病の初期治療

> **Point**
> - 運動合併症の予防効果が実証されているのはドパミンアゴニストの早期使用のみである.
> - ドパミン補充療法の開始時期を遅らせることによるメリットは証明されていない. 一方で, 治療が遅れることにより運動機能障害が不可逆的に進行する可能性が示唆されている.
> - 初期治療は基本的にドパミンアゴニストかLードパで開始し, 薬効不十分なら両者を組み合わせる.
> - いずれの薬剤も臨床試験結果から薬効が期待できる投与量まで十分に増量する必要がある.

パーキンソン病と黒質神経細胞

　線条体のドパミン量が健常者に比しおよそ10～20％以下まで減少すると, パーキンソン病の運動症状が生じるといわれている[1,2]. このとき黒質緻密部におけるドパミン神経細胞数はおよそ半分になっている[3]. 成人における黒質ドパミン神経細胞はおよそ45万個存在するとされている[4]が, 年齢に比例してその数が減少していく[3]. 一方でパーキンソン病による黒質細胞の変性脱落は指数関数的であるとされている（**1**）[3,5]. 剖検脳や機能画像による検討からパーキンソン病発症のおよそ5年前に黒質変性はスタートすると考えられている[3,5].

　早期パーキンソン病は症状の程度も軽く, どのような薬剤に対しても一定の反応が期待できるため, 進行期よりも治療が容易であると考えがちであるが, 以上のことから早期こそ神経変性の最も激しい時期であり, それに伴う神経回路網のダイナミックな変化が生じている. 早期の治療法選択は, その後の長期的な予後を大きく左右する可能性のある重要なステップであると考えられる.

運動合併症とその予防

　運動合併症はどのドパミン補充療法にも併発し得るものであるが, 特にLードパに伴って発生することが多い. Lードパ開始から1年後の時点で600 mg（1日3分服）群ではウェアリング・オフ（wearing-off）が約3割, ジスキネジアも2割弱に生じたとの報告[6]もある. 運動合併症により患者QOL（quality of life）は著しく損なわれる.

　中枢神経系のドパミン濃度は比較的均一に保たれており, 血中のLードパ濃度変動の影響を通常は受けない[7]（**2**）. しかし間欠的投与が繰り返され

> **point**
> 早期の治療法選択はその後の長期的な予後を大きく左右する重要なステップ

> **Key words**
> **運動合併症**
> 長期の薬物治療継続時に問題となる運動症状を総称する名称. 有効時間が短くなり薬効が途切れてしまうウェアリング・オフ現象と薬効発現時に副作用として生じる不随意運動（peak-dose dyskinesia）がその代表例.

1 正常加齢（A）とパーキンソン病（B）における黒質細胞減少の概念図

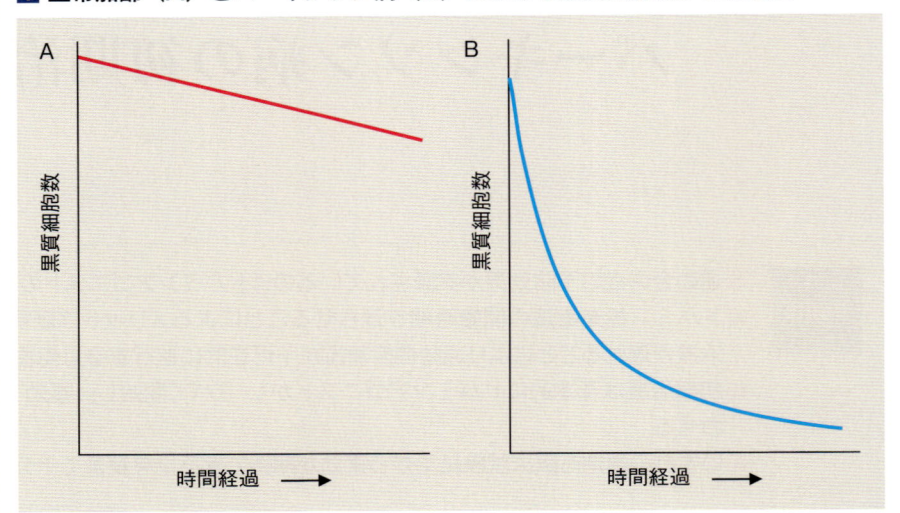

正常加齢ではほぼ年齢に比例して減少することが知られているが，パーキンソン病発症後は黒質細胞が指数関数的に減少する．

(Fearnley JM, et al. *Brain* 1991[3] を参考に作成)

2 パーキンソン病の進行と運動合併症出現機序

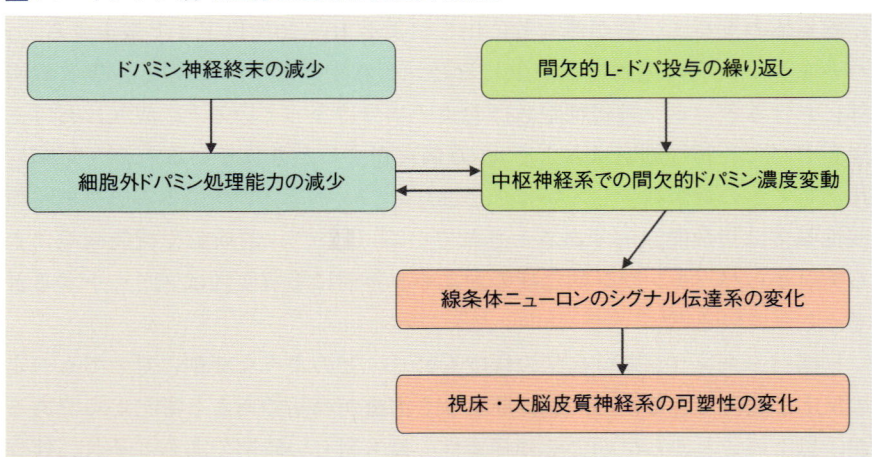

L-ドパの間欠的投与を繰り返すと，次第に血中L-ドパ濃度の変動が，中枢ドパミン濃度の変動に反映されるようになる．これには神経変性の進行によるドパミン神経終末の減少が関与している．こうした中枢でのドパミン濃度の非生理的な変動が繰り返される結果，ドパミン受容体以降のシグナル伝達系が変化，さらに神経回路網の可塑性が変わり過敏性が生じる．

(Cenci MA. *Trends Neurosci* 2007[7] より)

Key words

CDS（continuous dopaminergic stimulation）とCDD（continuous drug delivery）

中枢神経系でのドパミン濃度をできるだけ一定にするように工夫することで運動合併症の予防および治療をしていこうという治療戦略をCDSという．さらに薬剤の体内動態を製剤技術によって長期・安定化し，持続刺激を実現するのがCDDである．

るとやがてL-ドパの血中濃度の変動がそのまま中枢のドパミン濃度の変動に影響を与えるようになってしまう[8]．この背景として神経変性の進行による細胞外ドパミン処理能力の低下がある．こうして中枢ドパミン濃度の変動が繰り返されると，その刺激を受けるドパミン受容体以降のシグナル伝達系にも変化が生じ，さらにその後の神経回路網の可塑性まで影響を与える（**2**）．こうして少量のドパミン濃度の変動がさらに大きな運動制御系の変動をもたらすようになり，運動合併症が増悪すると推定される．すなわち運動合併症

> **初期治療開始時の注意** `Column`
>
> 　現在の医学では残念ながら治療法のない神経難病がまだ多く存在する中で，パーキンソン病についてはドパミン補充療法を中心に治療法の選択肢があり，比較的恵まれているといえるだろう．日常的に難治性の神経難病患者に多く接している神経内科医にとっては特にそうした印象が強く，診断時にもそうした意識からしばしば安易にパーキンソン病の診断名を告知しがちである．しかし，非医療従事者にとってパーキンソン病という病名は難治性の不治の病としての印象が強く，時に人生に対する死刑宣告のごとく受け取られる場合もあるので十分に注意すべきである．
>
> 　診断に際しては初回から断言することはせず，その可能性が高いといった説明からスタートし，治療を進める中で複数回に分けて説明を進めたほうがスムースに進むことが多い．パーキンソン病の可能性が高いが他疾患の可能性は否定できないこと，そしてもしパーキンソン病であれば，治療法はいろいろとあり確実に改善していけることを丁寧に説明することが肝要である．
>
> 　パーキンソン病の治療は長期にわたり，患者の治療継続への意欲と医療者側への信頼感を得ることがより良い治療を進めていくうえで必要不可欠である．診断初期はこの長期にわたるマラソンにあって，良いスタートを切るための重要な時期である．患者側に自覚をもたせるとともに，楽天的な気持ちで前向きに疾患と向き合える環境を作り出すことは長期の経過の中で非常に大切であり，それなくして薬物治療と並行して進めていくべきリハビリテーションなどの実施は困難である．

の原因は，薬剤投与によって生じた非生理的な中枢ドパミン濃度の間欠的変動であり，L-ドパで特に発生率が高いのは，その短い半減期（約1時間前後）に起因すると考えられている．

　ドパミンアゴニストの血中半減期はいずれも数時間〜数十時間程度であり，L-ドパに比べて遥かに長い．これまで報告されてきたドパミンアゴニスト治療開始群とL-ドパ単独使用群を比較した大規模臨床試験の結果はいずれもドパミンアゴニスト群で有意に低い運動合併症発現を示している[9,10]．一方で，モノアミン酸化酵素B（monoamine oxidase B：MAOB）阻害薬やカテコール-O-メチル基転移酵素（catechol-O-methyltransferase：COMT）阻害薬などL-ドパやドパミン代謝を修飾する薬剤の早期併用については，ウェアリング・オフの発現抑制効果は期待できるものの，ジスキネジアの予防効果は証明されておらず，投与条件によってはむしろ誘発しやすくする可能性も示唆されている[11]．

いつから治療を開始するか？

　パーキンソン病の治療開始時期については，運動障害の程度が日常生活に支障を来してから開始すればよいというのがこれまでのコンセンサスであった．しかしながら最近のいくつかのdelayed-startデザイン（**3**）による臨床試験の結果は，このルールを再考する必要性を暗示している[12]．たとえば，MAOB阻害薬のrasagiline（2013年現在国内未承認）[13]では，1 mg投与群とプラセボ投与群の双方に6か月後に1 mgの実薬を投与したところ，その後少なくとも数年にわたって，半年早くrasagilineを投与した群のほうが運動症状の程度が常により軽いという結果が示された[14]．これはrasagilineの早期導入で線条体にドパミン補充がなされたことによって，神経回路網が維持・活性化されたことによるのではないかと解釈されている．

3 delayed-start デザインによる臨床試験

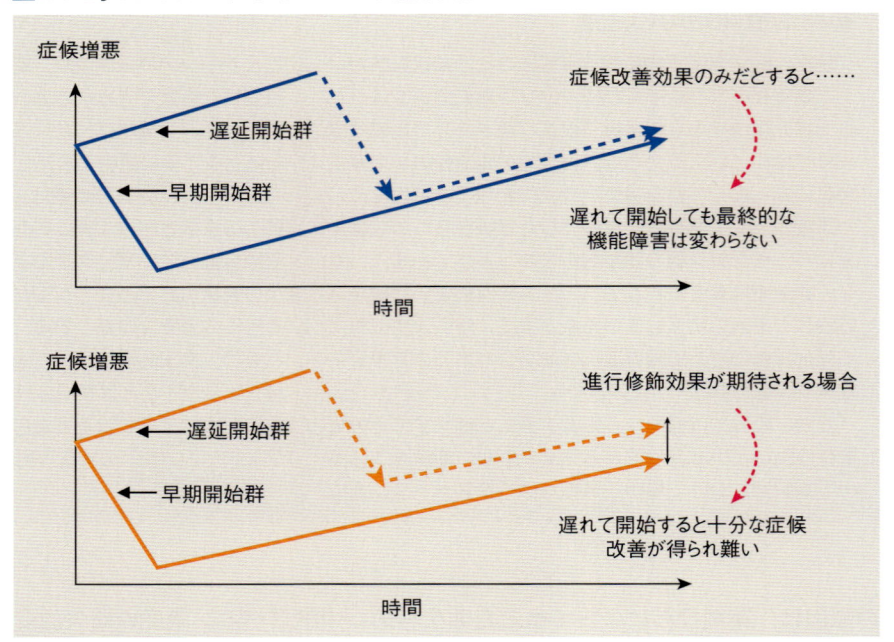

早期に治療開始した群と遅延して開始した群を比較することで，疾患進行への影響をみようとする臨床試験計画が実施されている．薬効が症候改善効果のみならば，早く導入しても遅く導入しても後には同様の症候改善が得られるはずである．しかし，もしも疾患進行を修飾する効果があるならば早期に導入したほうが，その後も良い状態に保たれることが予想される．

このように枯渇している神経伝達物質を早期から補うことの重要性が示唆されるに及んで，早期の治療導入の重要性を主張する意見が強くなってきている[12]．しかし，治療導入に伴うマイナス面（副作用やコストなど）を考慮して，トータルでどのぐらいの時期にどの程度の治療を開始すべきかについてはいまだコンセンサスは得られていない．

どの薬剤で治療を開始するか？

> **point**
> 治療は L-ドパかドパミンアゴニストのいずれかで開始する

10年以上の中・長期にわたって臨床試験結果が得られ，その効能が確立しているのは L-ドパとドパミンアゴニストであり，このいずれかで開始するのが原則である．どちらを先に用いるかは患者の年齢，認知症の有無，そして運動障害の程度と生活の維持に要求される運動機能の程度による．ドパミンアゴニストは，その早期導入により運動合併症の発現を抑制し得るが，その運動障害改善効果は L-ドパに劣る．また10年を超えた長期試験からは両者に差異がなくなってしまうことも示唆されている．麦角系ドパミンアゴニストについては，まれではあるが重篤な心臓弁膜症の合併が報告されたことを受けて，現在ドパミンアゴニストの第一選択は非麦角系の薬剤である．しかし，眠気などの副作用のため非麦角系が使用できない場合，第二選択の麦角系が選択される．

抗コリン薬やアマンタジン塩酸塩については開発の時期が古いこともあ

神経保護療法 (Column)

究極のパーキンソン病治療は神経細胞の変性脱落の抑制・阻止であり，それを実現する神経保護薬の開発がさかんに研究されている．脳機能画像検査を用いた結果から，複数のドパミンアゴニストについて神経保護効果の可能性が示唆されたが，ドパミンやドパミントランスポーターなど，これらの機能画像研究で黒質障害の指標として用いられたマーカーが，L-ドパの投与そのものでも変動することがわかり，これらの機能画像の検討結果がそのまま黒質障害の程度を反映するものではないことがコンセンサスとなっている．

現在，パーキンソン病の進行を抑制できる神経保護療法について確立されたものは存在しない．黒質神経細胞の変性脱落は初期ほど進行増悪が速く，むしろ発症早期ほど神経保護効果は期待できる．つまり運動症状の発症以前に診断を確立し，黒質細胞の変性脱落を阻止することがより重要になると予想される．こうした神経保護薬の開発には，通常の症候改善を目指した臨床開発に比較し，より多くの試験参加人数とより長い試験期間が必要であると予想され，莫大な開発資金を要すると推定されている．こうした見地から神経保護療法の研究とともに，運動症状の発症前に診断することを目指した研究や，進行の程度を客観的に定量できるサロゲートマーカーの研究がさかんに行われている．これらの研究が近い将来に結実し，症状発現以前に治療開始し発症を予防できる時代が到来することが期待されている．

り，早期治療導入について十分なエビデンスがあるとはいえないが，経験的には治療反応性が良好な症例も存在するため，選択肢となる可能性はある．しかし，いずれもドパミンアゴニストやL-ドパよりも薬効が劣るため，効果不十分と判断したら早期に次の治療薬について検討する必要がある．

薬剤使用量をどうするか？

原則として問題となっている運動障害が改善するまで，十分に治療薬の増量を図るべきである．運動合併症の発生など，薬剤使用に伴う中長期的な副作用などの問題発生を過度に恐れるあまり，ドパミン補充療法によって改善し得る運動障害を十分に改善しないまま放置することは，結果として不可逆的な神経機能障害に繋がる恐れがあるので注意すべきであり，改善し得る運動機能が障害されたままになっていないか，常に注意する必要がある．L-ドパ／DCI（decarboxylase inhibitor：脱炭酸酵素阻害薬）の場合，150 mg／日ではおよそ半年，300 mg／日でもおよそ9か月で運動機能障害が治療開始前に戻り，1年以上の効果を期待するのであれば，それ以上の投与が必要である[6]．ドパミンアゴニストの必要量は薬剤ごとに異なるが，わが国の二重盲検試験結果から有効性が確認された平均投与量までは増量するようにするのが一つの目安となる．具体的には，現在第一選択である非麦角系ドパミンアゴニストの場合，プラミペキソール（ビ・シフロール®など）で約3 mg／日，ロピニロール（レキップ®など）で約7 mg／日程度までは増量の必要がある．

> **point**
> 原則として運動症状が改善するまで十分に治療薬を増量する

初期治療のアルゴリズム（4）

治療開始にあたっては将来的な運動合併症の出現リスクと現状での運動機能改善を十分に図ることの両方について検討する必要がある．治療法の検討にあたっては運動障害の重症度の他に，年齢や生活環境など患者背景につい

4 早期パーキンソン病患者における治療アルゴリズム

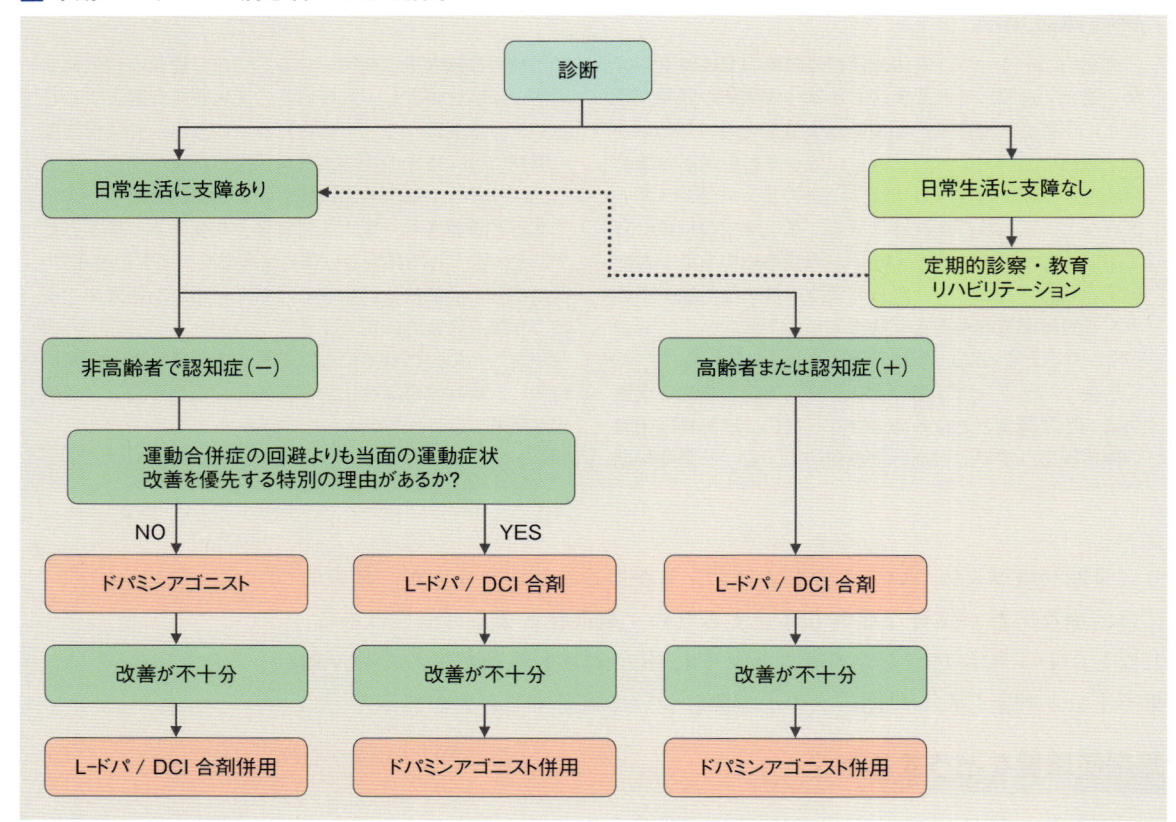

```
                    診断
              ┌──────┴──────┐
      日常生活に支障あり        日常生活に支障なし
                              │
                       定期的診察・教育
                       リハビリテーション
      ┌──────┴──────┐
  非高齢者で認知症（−）      高齢者または認知症（＋）
      │
  運動合併症の回避よりも当面の運動症状
  改善を優先する特別の理由があるか？
    NO ↓        YES ↓              ↓
  ドパミンアゴニスト  L-ドパ/DCI合剤   L-ドパ/DCI合剤
    ↓            ↓              ↓
  改善が不十分    改善が不十分      改善が不十分
    ↓            ↓              ↓
  L-ドパ/DCI合剤併用  ドパミンアゴニスト併用  ドパミンアゴニスト併用
```

2002年のアルゴリズムとの修正点は大きく2点ある．ドパミン補充療法の導入を遅らせることのないように注意を喚起している点，そして早急の症候改善が必要な場合，非高齢者で認知症のない症例についてもL-ドパからの治療選択肢を示している点，である．

（日本神経学会〈監修〉．パーキンソン病治療ガイドライン2011[15]を参考に作成）

ても考慮することが重要である．たとえば，おおむね70歳から75歳以上の高齢者にあっては運動機能改善を最優先してL-ドパから治療開始する．こうしたグループでは特に，潜在的に最も有効なL-ドパの導入を遅らせるべきではない．認知症のある症例ではドパミンアゴニストの副作用である精神症状がしばしば問題となるため，やはりL-ドパを優先する．非高齢者で認知症も合併していない場合は，原則としてドパミンアゴニストから開始する．一方で，現在使用可能なドパミンアゴニストはいずれもL-ドパの治療効果には及ばない．また消化器系副作用などの予防のために，どうしても少量から開始して漸増していかざるをえないために良い治療効果を得るまでに時間を要することが多い．このため治療開始時の運動障害が強く，早急に改善を図らないと就労や日常生活において問題がある場合は，非高齢者で認知症がなくてもL-ドパの早期導入を検討する必要がある．ドパミンアゴニストとL-ドパのいずれで開始しても効果が不十分なら両者の併用に移行したほうが，単剤のままでそれぞれの限界用量まで増量するよりも良い状態を長く維持できる可能性が高い．

ディベート

L-ドパの神経毒性

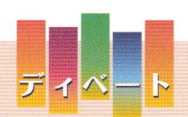

　L-ドパはアミノ酸の一種であり，生体内では必須アミノ酸の一つであるチロシンに水酸基が1つ付くことで生成される．L-ドパからカルボキシル基がはずれることでアミンの一種であるドパミンが生成されるが，L-ドパもそこから生成されるドパミンも in vitro では容易に酸化され，キノン体を生じることが知られている．キノン体は強力な細胞毒性を示すため，L-ドパの投与により症候改善が期待できる一方で，神経細胞の変性脱落はかえって促進されるのではないかとの考え（L-ドパ毒性説）が提唱された．しかし，動物へ大量のL-ドパ投与を行った実験からは毒性は証明されなかったこともあり，in vivo での神経毒性については議論が分かれていた．

　こうした議論に答えるべく米国コロンビア大学のFahn教授らにより企画・実施されたのがELLDOPA study[6]である．これは，早期症例をプラセボ群，L-ドパ/DCI投与150 mg/日群，同300 mg/日群，同600 mg/日群に分け，それぞれ約1年間，治療を継続しつつ経過観察がされた．1年後，2週間の治療薬wash-out期間を経て評価した結果，600 mg投与群はwash-outの後でもむしろプラセボ群よりも運動障害の程度が有意に軽度だった．すなわち，L-ドパが神経毒性を発揮して黒質障害が進むどころか，むしろL-ドパには進行抑制効果があると解釈できる結果が示された[6]．しかしながら現在のところこの結果について，L-ドパの黒質神経保護効果を示すものとする解釈はされていない．早期に十分量のL-ドパを投与することにより，枯渇していた線条体のドパミンが適切に補充され，それ以降の神経回路網が維持・活性化された効果が大きいと解釈されている．一方でドパミントランスポーターを過剰発現させた遺伝子改変モデル動物にL-ドパを投与したところ，神経細胞死が惹起されることが発表された[16]．しかしながら，この際に投与されたL-ドパの量は通常の臨床的な最大投与量のさらに10倍以上である．逆にいえば生理的な条件下で常用量を使用する限りは，L-ドパの神経毒性はほぼ否定的と考えられる．すなわち，大規模臨床試験の結果も動物実験の結果からも通常用量でのL-ドパ神経毒性はいっさい示されていない．

ガイドライン2011公開後の進展

　「パーキンソン病治療ガイドライン2011」公開後，プラミペキソールとロピニロールともに1日1回の内服で十分な持続効果が得られる徐放錠（ミラペックス®，レキップCR®）が本邦でも利用可能となった．これにより服薬コンプライアンスの向上とともに，特に夜間から早朝の症状改善が期待できる．貼付剤の非麦角系ドパミンアゴニストであるロチゴチン（ニュープロ®パッチ）は緩徐に経皮吸収させることにより徐放錠と同様の効果が期待できる．欧米では軽症例での第一選択薬の一つにMAOB阻害薬があげられているが，本邦で使用可能なMAOB阻害薬であるセレギリン（エフピー®など）に単独使用の適応がなかった．しかし2011年からセレギリンの単独使用が保険診療上認められるようになり，早期治療法の選択肢の一つとなった．

（武田　篤）

文献

1) Bernheimer H, et al. Brain dopamine and the syndromes of Parkinson and Huntington. Clinical, morphological and neurochemical correlations. *J Neurol Sci* 1973；20：415-455.
2) Marsden CD. Parkinson's disease. *Lancet* 1990；335：948-952.

3) Fearnley JM, Lees AJ. Ageing and Parkinson's disease : Substantia nigra regional selectivity. *Brain* 1991 ; 114 : 2283-2301.
4) German DC, et al. Three-dimensional computer reconstruction of midbrain dopaminergic neuronal populations : From mouse to man. *J Neural Transm* 1983 ; 57 : 243-254.
5) Hilker R, et al. Nonlinear progression of Parkinson disease as determined by serial positron emission tomographic imaging of striatal fluorodopa F 18 activity. *Arch Neurol* 2005 ; 62 : 378-382.
6) Fahn S, et al ; Parkinson Study Group. Levodopa and the progression of Parkinson's disease. *N Engl J Med* 2004 ; 351 : 2498-2508.
7) Cenci MA. Dopamine dysregulation of movement control in L-DOPA-induced dyskinesia. *Trends Neurosci* 2007 ; 30 : 236-243.
8) de la Fuente-Fernández R, et al. Levodopa-induced changes in synaptic dopamine levels increase with progression of Parkinson's disease : Implications for dyskinesias. *Brain* 2004 ; 127 : 2747-2754.
9) Goetz CG, et al. Evidence-based medical review update : Pharmacological and surgical treatments of Parkinson's disease : 2001 to 2004. *Mov Disord* 2005 ; 20 : 523-539.
10) Oertel WH, et al. Pergolide versus levodopa monotherapy in early Parkinson's disease patients : The PELMOPET study. *Mov Disord* 2006 ; 21 : 343-353.
11) Stocchi F, et al. Initiating levodopa / carbidopa therapy with and without entacapone in early Parkinson disease : The STRIDE-PD study. *Ann Neurol* 2010 ; 68 : 18-27.
12) Schapira AH, Obeso J. Timing of treatment initiation in Parkinson's disease : A need for reappraisal? *Ann Neurol* 2006 ; 59 : 559-562.
13) Parkinson Study Group. A controlled trial of rasagiline in early Parkinson disease : The TEMPO Study. *Arch Neurol* 2002 ; 59 : 1937-1943.
14) Parkinson Study Group. A controlled, randomized, delayed-start study of rasagiline in early Parkinson disease. *Arch Neurol* 2004 ; 61 : 561-566.
15) 日本神経学会(監修).「パーキンソン病治療ガイドライン」作成委員会(編).パーキンソン病治療ガイドライン 2011.東京:医学書院;2011.
16) Chen L, et al. Unregulated cytosolic dopamine causes neurodegeneration associated with oxidative stress in mice. *J Neurosci* 2008 ; 28 : 425-433.

Further reading

- 日本神経学会(監修).「パーキンソン病治療ガイドライン」作成委員会(編).パーキンソン病治療ガイドライン 2011.東京:医学書院;2011.
- 武田篤(編).ガイドラインサポートハンドブック パーキンソン病.大阪:医薬ジャーナル;2011.
  初学者が通読してパーキンソン病治療ガイドラインを理解できるように作成された解説本

V. パーキンソン病の治療

パーキンソン病治療薬の維持量の決定

Point
- 治療によって患者が将来に希望をもてるような情報を繰り返し伝える．
- PD治療方針のあらまし，治療合併症や副作用，外部情報に対する患者の理解の修正，について患者によく説明する．
- 症状の変化・副作用について聞き出し，評価尺度による評価と日記記載を患者指導する．
- 用量調節は，目標とした症状の改善と副作用により判断する．運動4徴候の中では特に無動に関連した症状を目安とする．
- ウェアリング・オフ現象とジスキネジアに対しては，持続的なドパミン受容体刺激を，有効閾値以上かつジスキネジア発現閾値未満に収める工夫をする．
- 患者の希望，病状の理解をもとに薬剤を変更・追加修正していくという試行錯誤の繰り返しが維持量を決めるプロセスとなる．

　本稿のテーマである「パーキンソン病治療薬の維持量の決め方」は，パーキンソン病（Parkinson disease：PD）にはテーラーメイドの治療が必要であるといわれるように，エビデンスに基づきにくい問題であり，患者ごとに適切な判断が要求される．真の意味で「患者の嗜好」，「客観性の高い研究成果」，「担当医の専門性」のバランスのとれた判断が求められる．

　なお，本稿ではパーキンソン病，L-DOPA／DCI[*1]，ドパミンアゴニストをそれぞれPD，L-DOPA，DAと表記することとする．

[*1] L-DOPA／DCI
L-DOPA／decarboxylase inhibitor（L-ドパ・末梢性ドパ脱炭酸酵素阻害薬）

病気の理解と受容を高める努力

　患者からしばしば「前医に不治の病でいずれ寝たきりになる」といわれたと聞かされる．PDにはまだ根治的な治療法がなく，長期経過の後には寝たきりなるかもしれない病気ではある．しかし，治療によって，ほとんど天寿を全うできるといわれる現在[1]，病初期の患者に不安感を煽るような説明をすることは適切ではない．

　診断に際し，少なくとも **1** にあげるような情報は繰り返し伝える．患者が自分の近未来に明るい見通しをもてることが，患者の生活の質を高める[2]．

治療開始に際して

■治療方針のあらましを理解してもらう

　治療する場合，現症の寛解が第一の目標になるが，同時に長期的治療の展望に沿ったものでなければならない．したがって患者にも，治療薬の長所・欠点・副作用や治療方針を理解し，これから担当医とともに共同作業を行っ

1 診断時にPD患者に伝えるべき情報

①PD患者の経過は個人差が大きい
②対症的治療法は確立されていて通常の社会生活が可能
③PD患者は適切な治療を受ければ天寿を全うできる
④適切な治療のもと活動的に生活し身体機能低下を防ぐべき
⑤PD患者の死因はPDではなく合併症によることが多い

2 治療に対する考え方の近年の傾向

① 治療開始時期は遅きに失しないほうがよい
② 持続的なドパミン受容体刺激が運動合併症防止のためによい
③ L-DOPA 使用は悪いという古典的な考えは改められつつある

3 副作用としての幻覚・妄想に対する説明

① 幻覚・妄想は治療初期に発現することはきわめてまれ
② 薬だけが原因ではなく，脳にも副作用発現の準備状態が必要
③ 高齢者で認知症を伴った場合に発現しやすい
④ 進行期に発現することがあるが，必発ではない

4 上部消化管症状に関する説明と対策

① ドパミン作動性薬剤は治療初期に吐き気，食欲低下が出やすい（約30〜40％）
② 消化器病を生じるのではなく，薬自体に吐き気を催す作用がある
③ 治療初期に生じやすい症状で，いずれ耐性ができ必ず消失する
④ 対策としてパーキンソニズムの有効量以下（少量）から始める
⑤ 予防的に制吐薬を併用する場合もある

*2 UPDRS
Unified Parkinson's Disease Rating Scale

*3 MDS
Movement Disorder Society

ていくという心の準備が必要で，医師はその手助けをする必要がある．
　その際，近年の治療に関する考え方の傾向（**2**）についても伝える．

■治療合併症や副作用をよく説明する

　患者が危惧する副作用のなかで多いのは，幻覚・妄想など精神症状である．次いで多いのがジスキネジアで，われわれが治療導入期に最も気を遣う上部消化管症状に関する質問はほとんどない．まれに眠気の誘発や便秘に関する質問，DA による心臓弁膜症や眠気に関する質問などがある．大事なことは，心臓弁膜症は注意していれば防げるものであり，突発的睡眠のように前触れなく生じ事故につながるもの以外は，発生しても薬剤の再調節で解決できるという点である．

　幻覚・妄想など精神症状[3]の発現を危惧する患者には，**3**にあげた内容を説明したうえで，現時点で，身体機能を社会生活に適応できるようにすることがはるかに大事であることを理解してもらう．

　ジスキネジアは，ドパミン作動性薬剤の効果と同一延長線上にある症状ともいえ，薬剤（特に L-DOPA）の用法・用量との関連が重要で，対策を立てることが可能な症状であることを伝える．

■外部情報の誤った理解の修正

　治療開始後まもなく，患者は薬局の副作用の説明パンフレットを心配顔で持参することがある．それら多くの説明が，効果については通り一遍で，副作用に関しては，発現頻度や重要性に関係なく羅列的に記載されていることが患者を不安にさせる原因と思われる．

　DA は上部消化管症状（悪心・嘔吐，食欲低下）が現れるために導入しにくい薬剤と考えられがちであるが，必ずしもそうではない．主治医が，目の前の患者にどれほど真剣に DA 治療が必要と考えているかによって，制吐薬の併用や用量などにおける対策の立て方も違ってくる．前もって患者には**4**に示すような説明を行い，対策を講じる．患者は上部消化管症状の発現理由や見通しが理解できると，はるかに冷静に対応できるようになる．

症状の変化・副作用の申告と記載

　抗 PD 薬の維持量の決定とは，ある薬を処方し，その具合・不具合を臨床徴候と患者の自覚症状で判断し，試行錯誤しながら薬の用量と組み合わせを修正していく作業である．担当医と患者の間の良好な意見交換なくしては成り立たない．したがって担当医は，個々の患者の病状や治療状況に応じて，不具合の原因となっていた症状の変化や新たな副作用の発生がないか，聞き出す努力が必要である．

　そのためには，治療目標と決めた症状に関する評価尺度を用いた他覚的評価以外に，患者の日常生活活動の評価尺度を用いた自己評価，また日内変動を把握するための服薬時間・症状変動・ジスキネジアを記録する日記などの導入と記入のための教育が必要になる．その際，担当医1人がわかる評価尺度よりは，UPDRS[*2]や MDS[*3]-UPDRS のような普遍性のある評価尺度を

用いたほうがよい．その全項目を毎回評価する必要はなく，治療のターゲットと決めた症状・徴候（複数）については必ず記載し，前の症状がわかるようにする．また初診の段階で，MMSE[*4]などの簡単な認知症検査を行っておくと，薬剤性精神症状のリスク予知の参考になる．

[*4] MMSE
Mini-Mental Scale Examination

維持量の決め方

薬剤選択とアルゴリズム

未治療の患者を治療する場合，年齢，重症度，認知症の有無，社会的要求，を参考に治療導入薬を決める[4]．わが国では，患者のパーキンソニズムの重症度が高ければ，難治性疾患治療研究協力費として医療補助が受けられるが，病初期・軽症患者の場合には対象外となる．患者が治療を受けることで生じる経済的負担にも配慮して説明する必要がある．

どの薬剤を使用するに際しても担当医は，患者の病状と薬剤効果に関する見解を伝え，薬剤の使用（ないし追加）について説明する．

用量の調節

薬剤の用量調節は，増量（減量）による目標に設定した症状の改善と副作用を指標にしながら，用量滴定して行う．高度の精神症状を急いで抑制しなければならないような緊急の場合を除いて，薬剤変更は一度に1剤変更を原則とする．

point
緊急の場合を除き，薬剤変更は1回につき1剤が原則

どの症状を目安に用量調節するか

未治療例の場合や既治療例でも薬用量不十分と判断される場合には，運動4徴候（静止時振戦，固縮，無動，姿勢反射障害）の中で特に無動に関連した徴候・症状を目安に用量調節する．

すくみ足や姿勢反射障害は病気の初期や中期の患者でも薬用量不足の場合にみられることがあるが，そのような場合はドパミン作動性治療を高めることで改善可能であり，転倒防止の観点からも改善目標にすべきである．

また就労年齢の患者では，現職の維持や社会活動ができる身体機能レベルが目標になる．

進行期患者の場合も無動以外に確実に固縮や振戦が確認でき，薬用量不足と判断できる場合には，それらを指標にして薬の増量を行う．その際，認知症の合併例やうつ傾向のある患者では幻覚・妄想などの精神症状が発現しやすい[5]ので考慮する．進行例で，すでに高用量の薬剤が使用されており，無動があっても固縮がなくむしろ低緊張であるような場合には，薬剤増量による効果の期待は少ないので慎重に判断する．

進行期の患者では，すくみ足や姿勢反射障害による易転倒性がみられることが多い．すくみ足，易転倒性がウェアリング・オフ現象のオフ期に出現する場合には，ウェアリング・オフ現象の改善がその対策になる．固縮や振戦

point
運動4徴候のうち，まずは無動を目安に用量調節する

のないオン期に出現するすくみ足，易転倒性にはあまり薬剤調整による効果の期待はもてない．このような場合，すくみ足に対して，ドロキシドパ（ドプス®など，200〜900 mg／日）またはアマンタジン（シンメトレル®など，150〜300 mg／日）の追加併用を行ってみる[6]．ドロキシドパの効果は必ずしも用量依存的ではないし，状況によって症状発現も異なるので家族の観察も含めた判断が必要である．すくみ足，易転倒性の症状変化はすくみ足の質問票[7]のような尺度を用いて判定するとよい．これらの薬剤の有効率は決して高くないので，効果，副作用の有無を確認しながら，増量し，効果がなければ中止する．

振戦について

　静止時振戦は動作によって抑制されるので，あまり治療対象とは考えないことが多い．しかし，職業上の理由などで患者が振戦抑制を望む場合には真剣に改善を目指した薬物介入を行わなければならない．

　振戦が，ウェアリング・オフ現象のオフ期に出現する場合は，その治療に準じる．

　無動や固縮がごく軽く，振戦のみが目立つ患者（振戦型PD）の場合，振戦の完全な抑止はしばしば難しい．無動や固縮に対すると同様にL-DOPAまたは（および）DAを用いて，L-DOPAであれば600〜700 mg／日程度，DAであれば，その最大常用量までは増量して効果を確認する．増量途中で振戦が満足できるほどに制御された場合はその用量を維持する．DAのうちプラミペキソール（ビ・シフロール®など）には振戦に対する有効性を示した大規模試験の報告[8]があるが，他のDAでも小規模ながら類似の報告[9]はある．

　抗コリン薬も振戦に対して用いられるが，抗コリン薬の効果がL-DOPAより優れているというわけではない．L-DOPAまたは（および）DA治療でなお残った振戦に追加併用してみる場合や，L-DOPA使用開始時期を遅くするという考えで使用する[10]ことが考えられるが，その場合，抗コリン薬による認知機能低下に留意する必要がある．筆者は，50歳以上の患者や認知症発現のリスクと考えられる高度嗅覚障害のある患者には適用を避けるようにしている[11]．

　振戦型PDの場合，薬を多剤併用で各常用量の最大まで増量しても，抑止できない場合がある．そのような場合には，無効のまま長期間は維持しない．また仮に振戦が目標通り薬剤で抑制されたとしても，症状がほとんど振戦のみの患者に高用量のL-DOPA（後述のMAOB-I, COMT-Iを含む）または（および）DAを維持量とするにはためらいがある．年齢が若い患者（おおよそ70歳未満）の場合には効果を確認した時点で，他の治療法（視床腹中間核破壊術ないし刺激術）[12]もあることを患者に告げ，患者に今後の希望を聞く．

　その他，ゾニサミド（トレリーフ®）はPD用量（50 mg／日）でも比較的振戦に有効といわれているので，ゾニサミドの併用も選択肢となる．筆者

5 ドパミンアゴニストの L-DOPA／DCI 換算用量*

薬剤名	血中半減期 (時間)	L-DOPA／DCI 換算力価
L-DOPA／DCI	<1.5	100 mg
ブロモクリプチン	2.9	10 mg
ペルゴリド	15〜42	1 mg
カベルゴリン	43	2 mg
ロピニロール	5	9 mg
プラミペキソール	7.7	2 mg
ロチゴチン	−	18 mg（貼付量）

*筆者試算.

らもゾニサミドの PD 用量よりも高い用量（100〜200 mg／日）で L-DOPA 抵抗性の振戦に効果を認めている[13]．

薬剤の使い方

■ DA の場合

DA で単独治療を開始し，効果が確認できない場合，どこまで増量するか判断に迷うことがある．

DA に限らず薬剤感受性には個人差があって，用量依存的に効果が得られないことがある（効果の ceiling）．むやみに増量すると副作用発現の危険が増すことになる．しかし，担当医が DA を用いて単独治療を行おうと考えている場合には，副作用がない限り少なくともその薬剤の臨床試験の平均用量までは増量し，効果の有無を検討すべきである．わが国の臨床試験では，多くの DA は，その平均用量で中等度改善以上の患者累積頻度が 50〜60％であり，低用量で目的の効果を上げるのは難しいと思われるからである．

■ L-DOPA の場合

L-DOPA は血中半減期が短いという欠点はあるが，有効率・安全性の面から最も信頼できる薬剤である．あらゆる病期の患者に単独治療で効果を得ることができるが，振戦に対する効果は無動・固縮に対する効果よりやや劣る．

年齢の若い患者でも，症状が重い場合や社会的要求が大きい場合には L-DOPA を用いた維持治療を行ってよいが，可能であれば 300 mg／日程度で維持し，後は DA を追加し，用量滴定することで症状をコントロールすることが長期治療の展望に立って望ましい．DA の用量滴定は臨床症状を目安に行うが，その際 L-DOPA 換算用量が参考になる（**5**）．

進行期の PD 患者では，ドパミン神経終末でのドパミン保持能が低下しているので，L-DOPA で安定した効果を得ようとすると，L-DOPA の安全有効量を頻回（たとえば 2 時間ごと）に服用するしかなくなる．L-DOPA の体内利用率は必ずしも一定ではないので，血中 L-DOPA 濃度の谷間を生じることなく，常に一定の有効濃度を保つのは難しい．このような L-DOPA の欠

*5 MAOB-I
monoamine oxidase B-inhibitor

*6 COMT-I
catechol-*O*-methyl-transferase-inhibitor

点を補う薬剤として，モノアミン酸化酵素B阻害薬（MAOB-I*5）やカテコール-*O*-メチル基転移酵素阻害薬（COMT-I*6）が併用される．MAOB-Iはドパミン作用の増強，COMT-IはL-DOPA作用の延長を図る薬剤であり，MAOB-I併用の場合はL-DOPA用量を約30％増した効果，COMT-I併用の場合はL-DOPAを約13％増した効果[14]と考えられ，いずれもジスキネジアや幻覚・妄想を発現ないし増悪させるリスクを高めることになる．

高齢者で認知症の合併した患者，過去に精神症状の既往がある患者で治療レベルを高めたい場合，「パーキンソン病治療ガイドライン2011」の幻覚・妄想の治療[15]の応用として，先に抗認知症薬を維持量投与したうえでL-DOPAの増量を行うことも考えられる．

■DAとL-DOPAの併用時の考え方

DAとL-DOPA（および補助薬）の関係は，運動症状改善に関しては，一種の足し算と考えてよい．イメージとしてはL-DOPA血中濃度の谷間の時間帯で生じるオフ期のドパミン受容体刺激の底上げをDAで図り症状悪化を防ぐということになる．すでに投与されているL-DOPAの効果の下にDAによる底上げを図ると，安全治療域がすでに狭くなっている患者では，L-DOPAによる本来のオン期にドパミン受容体過剰刺激による副作用（ジスキネジアや精神症状）が生じる可能性がある．DAとL-DOPA（あるいはMAOB-I，COMT-I併用）の併用の場合，特に運動合併症対策として併用する場合には，ある程度十分量のDAに安全治療域を超えない程度のL-DOPA用量に減量して用いる方法が推奨される．ただし，精神症状の副作用頻度はL-DOPAよりDAのほうが高いので，精神症状が出やすい患者の場合にはこの方法は適していない．

> **point**
> ドパミンアゴニストとL-DOPA/DCIの関係は，運動症状対策としては，一種の足し算

ウェアリング・オフ現象は主としてドパミン神経終末のドパミン保持能の低下とL-DOPA血中濃度半減期の短さに由来し，ジスキネジアはドパミン保持能低下による非持続的なドパミン受容体刺激が原因となって線条体内神経の興奮性に変化を及ぼした結果であるいわれている．

したがって，両合併症に対する対策は基本的には共通したものになる．すなわち，持続的なドパミン受容体刺激を，有効閾値以上，ジスキネジア発現閾値未満に収める工夫をすることが対策になる．その際，すでに安全治療域が狭くなっている患者では，薬剤で誘発される精神症状に注意が必要になる．精神症状の発現がない範囲でDAとL-DOPA（およびMAOB-IとCOMT-I）を調節する．

ジスキネジアの発現・増悪に関しては，アマンタジン（150～300 mg/日）の併用[16]も選択肢としてあるが，まず原則としてDAとL-DOPA（および補助薬）で安全治療域に収める努力をする．

■非ドパミン作動性薬剤

また非ドパミン作動性薬剤であるゾニサミド[17]，イストラデフィリン（ノウリアスト®）[18]の追加併用はドパミン作用増強による副作用の危険性が低く，ドパミン作動性治療に対する安全治療域が狭い状況の患者の運動合併症

> **Memo**
> イストラデフィリン（ノウリアスト®）
> 2013年5月30日に承認された新薬．アデノシンA$_{2A}$受容体の拮抗薬．線条体・淡蒼球外節路ニューロンからのGABA遊離を抑制する．ウェアリング・オフ現象のオフ時間の短縮が期待できる．

対策として有用と考えられる．

おわりに

抗PD薬の維持量の決め方について述べたが，ほとんどがその準備と基本的な考え方について述べるにとどまった．

患者一人一人で不具合の内容や薬剤反応性が異なることと，基本的には，患者の希望を聞き，患者の病状の理解をもとに，担当医の考えに従って，薬剤を変更ないし追加し，その結果をみてまた修正するという試行錯誤の繰り返しが維持量を決めるプロセスであることがその理由である．

患者の病状を担当医が正しくとらえることができるか，担当医が薬剤の長所や欠点をよく承知しているか，一度決定した治療方針をある程度維持できるか，逆にうまくいかない場合には柔軟に考えを改めることができるか，患者の協力が得られるか，が維持量決定の重要なポイントと考えられる．

（近藤智善）

文献

1) Poewe WH, Wenning GK. The natural history of Parkinson's disease. *Ann Neurol* 1998；44（3 Suppl 1）：S1-9.
2) Global Parkinson's Disease Survey Steering Committee. Factors impacting on quality of life in Parkinson's disease：Results from an international survey. *Mov Disord* 2002；17（1）：60-67.
3) Diederich NJ, et al. Hallucinations in Parkinson disease. *Nat Rev Neurol* 2009；5（6）：331-342.
4) 日本神経学会（監修），「パーキンソン病治療ガイドライン」作成委員会（編）．パーキンソン病治療ガイドライン2011．東京：医学書院；2011, pp.73-78.
5) Mack J, et al. Prevalence of psychotic symptoms in a community-based Parkinson disease sample. *Am J Geriatr Psychiatry* 2012；20（2）：123-132.
6) 日本神経学会（監修），前掲書，pp.114-117.
7) Giladi N, et al. Validation of the freezing of gait questionnaire in patients with Parkinson's disease. *Mov Disord* 2009；24（5）：655-661.
8) Pogarell O, et al. Pramipexole in patients with Parkinson's disease and marked drug resistant tremor：A randomised, double blind, placebo controlled multicentre study. *J Neurol Neurosurg Psychiatry* 2002；72（6）：713-720.
9) Navan P, et al. Randomized, double-blind, 3-month parallel study of the effects of pramipexole, pergolide, and placebo on Parkinsonian tremor. *Mov Disord* 2003；18（11）：1324-1331.
10) 日本神経学会（監修），前掲書，pp.101-105.
11) Baba T, et al. Severe olfactory dysfunction is a prodromal symptom of dementia associated with Parkinson's disease：a 3 year longitudinal study. *Brain* 2012；135（Pt 1）：161-169.
12) 日本神経学会（監修），前掲書，pp.45-50.
13) 中西一郎ほか．パーキンソン病の治療抵抗性振戦に対するzonisamideの効果．脳と神経 2003；55（8）：685-689.
14) 藤本健一ほか．大規模患者調査で明らかになった日本におけるParkinson病薬物治療の実態—Parkinson病患者の服薬状況および疾患・治療に対する意識調査．*BRAIN and NERVE* 2011；63（3）：255-265.
15) 日本神経学会（監修），前掲書，pp.163-166.
16) 日本神経学会（監修），前掲書，pp.118-122.
17) 日本神経学会（監修），前掲書，pp.43-44.
18) 近藤智善．非ドパミン系Parkinson病治療薬—アデノシンA_{2A}受容体拮抗薬・イストラデフィリン．神経内科 2013；78（5）：601-608.

V. パーキンソン病の治療

パーキンソン病の進行期治療

薬物治療

Point
- パーキンソン病も進行期に入ると薬剤の効果減退に加えて，各種運動合併症が出現し，また非運動症状の出現頻度も増す．そのため，これらに対する治療もしながら運動症状に対する治療を継続する．
- 運動合併症にはウェアリング・オフ, on-off, no on, delayed on, ジストニア，ジスキネジア，すくみ足などがある．
- 非運動症状としては，認知障害，精神症状（幻覚・妄想），自律神経障害，睡眠障害，痛み，疲労などがあるが，これらの治療については別項で扱う．

　パーキンソン病（Parkinson disease：PD）も進行期に入ると，本来のパーキンソン症状とは別に，さまざまな運動合併症（motor complication：MC）が出てくる．これらはL-ドパで治療を受けている患者で出現しやすく，その出現頻度もL-ドパの投与量に関連していることから，L-ドパ治療による副作用とも考えられる．主なものとしては，ウェアリング・オフ（wearing off），on-off，no on，delayed onなどの運動症状の日内変動（motor fluctuation：MF），off-periodジストニア，ジスキネジア，すくみ足などがあげられる．また，進行期になると幻覚・妄想などの精神症状も目立つようになり，認知症の合併も多くなる．さらに，自律神経障害，睡眠障害，痛み，疲労などの非運動症状も多くの患者でみられるようになる．

　これらの症状，特に運動合併症に対しては投与薬剤を工夫して治療することになるが，場合によっては深部脳刺激（deep brain stimulation：DBS）など外科的治療も必要となる．これら進行期の薬物治療については，「パーキンソン病治療ガイドライン2011」にもその概要が記されているので，本稿と合わせて参照されたい[1]．

進行期のパーキンソン病治療

　パーキンソン病の運動症状は黒質の変性，線条体のドパミンの欠乏により起こるとされているが，この変化は不可逆的なものであり，病気自身は経年的に進行増悪する．病初期はドパミンの補充により運動症状は改善するが，次第に薬剤の効果は減退してくるため，それまで投与していた薬剤の投与量は増量せざるをえない．特にそれまでのL-ドパの使用はさまざまな運動合併症を引き起こす結果となり，進行期の治療は本来のパーキンソン症状の改善に加え，この運動合併症をいかにコントロールして患者のADLを維持で

きるかが大きなポイントになる．

　また，非運動症状は病初期からみられるが，病気の進行に伴い，その出現頻度が高くなるのも事実である．運動合併症も非運動症状も患者のQOLに影響を及ぼす大きな因子であるため，進行期のパーキンソン病治療はこれらの問題症状に十分配慮しながら，本来の運動症状の治療を継続することになる．本稿では，主に進行期にみられる運動合併症に対する薬物療法を中心に解説する．

運動合併症とは

　L-ドパはパーキンソン病の病初期には運動症状の改善効果を示すが，この治療を継続していると薬の効果が不安定になり，症状の日内変動（ウェアリング・オフ，on-offなど）や不随意運動（ジスキネジア）が生じるようになる．これはパーキンソン病の進行に伴いドパミン神経の変性が進む結果，ドパミンの産生能が低下し，ドパミン神経終末でのドパミン貯蔵能が低下するためと考えられている[2]．L-ドパの血中半減期は90分未満であり，L-ドパを服用しても血中でピークに達した後，速やかに消失する．実際に運動症状の日内変動がある患者では，運動症状の程度と血中L-ドパの濃度が密接に相関しており，症状の日内変動がある場合の治療としては，血中のL-ドパ濃度を一定に保ち，ドパミン受容体を持続的に刺激することが重要になる．

　「ウェアリング・オフ」は抗パーキンソン病薬の効果持続時間が短縮し，薬物濃度の変動に伴って症状が変動する現象であり，L-ドパ製剤を1日3〜4回服用しても，次の薬剤を服用する前に効果の消退を自覚する場合は疑わしい．これらの症状変動は見逃されていることも多いので，症状ダイアリーなどのツールを使用して，服薬とのタイミングを判定することが重要である．

　「on-off」は薬剤の効果時間とは無関係に，スイッチを入れたり切ったりするように急激に症状が変動する現象で，ウェアリング・オフとは異なり，予測不可能である．この発症機序としては，ドパミン神経終末の保持能低下（節前の異常）に加えて，ドパミン受容体感受性の動揺が要因とされている．

　「no on」はL-ドパを服用しても効果発現がみられないもの，「delayed on」は効果発現に時間を要する現象であり，いずれもL-ドパの吸収障害によるとされている．L-ドパはアミノ酸であるため，食事由来の他のアミノ酸濃度によって消化管からの吸収が影響され，また十二指腸が主な吸収部位であるため，胃酸や胃の排出時間が影響する．

　「off時のジストニア」（off-period dystonia）は，抗パーキンソン病薬の効果が低下したときにみられる．したがって，起床時に生じることが多いが（早朝ジストニア），日中のoff時に出現することもある．下腿と足の筋に強い持続性の筋収縮が起こり，足関節は固定して動かせず，足趾の底屈を呈することが多い．また痛みを伴うことが少なくない．

　「ジスキネジア」は線条体のドパミン受容体以後の神経回路の活動異常と考えられている．線条体内のドパミン受容体細胞である中型 spiny neuron で

> **Column**
>
> ## continuous dopaminergic stimulation（CDS）
>
> 　パーキンソン病の治療中に出現する運動症状の日内変動（MF）やジスキネジアなどの運動合併症（MC）は患者のQOLに影響する重大な問題であり，これはドパミンアゴニストに比べてL-ドパの使用で起こりやすいことは本文で述べた．通常，ドパミンの放出にはtonicな一定量の放出と運動などに応じて放出されるphasicな放出がある．パーキンソン病（PD）では線条体におけるドパミン受容体へのtonicな刺激が障害されている．半減期が短く作用時間が短いL-ドパの投与は周期的で波状の刺激になるため，この刺激が大脳基底核の出力に影響してMFやジスキネジアを引き起こすとされている．
>
> 　MFやMCの出現に対する治療戦略としてcontinuous dopaminergic stimulation（CDS：持続的ドパミン刺激）の概念が注目されているが，CDSを実現するためには持続的薬物送達（continuous drug delivery：CDD）の技術が必要になる．最近開発されたドパミンアゴニストの徐放剤や貼付剤はCDDを採用した製剤技術であり，作用時間が長いことに加えてトラフが回避されるため脳内の刺激が持続的となり（CDS），MFやMCの予防や治療に役立つ可能性がある．
>
> 　しかし，L-ドパとドパミンアゴニストによるMFやMCの出現の違いはCDSの概念のみでは説明できず，それらの薬剤の薬理学的特性も関係することが知られている[16]．たとえば，血中半減期の短いドパミンアゴニストであるアポモルヒネ（アポカイン®）は間欠投与でもジスキネジアが出にくく[17]，L-ドパの徐放錠にはジスキネジアの抑制効果がない[18]．また，L-ドパは使用量が少なく短い期間の使用であっても，黒質の変性が高度で線条体のドパミンの欠乏が高度であるとジスキネジアは出現する．これらの結果から，ドパミンアゴニストは作用時間の長短とは異なる別の作用機序でジスキネジアを抑制していることも示唆される．
>
> 　実際にCDSは臨床的にも動物実験のレベルでも証明されたものではなく，ドパミンアゴニストによる治療効果について後から導入された考え方であり，CDSの考え方がMFやジスキネジアの予防や治療法として確立されたものではない[12]．

は，病気が進行すると細胞内の二次メッセンジャーを介した興奮性アミノ酸（グルタミン酸）受容体の感受性が制御できなくなり，大脳皮質からのグルタミン酸興奮性伝達が増強するため発現するとされている[3]．

　「L-ドパ誘発性ジスキネジア」にはpeak-dose（血中濃度最高時）ジスキネジアとdiphasic（二相性）ジスキネジアとがある．いずれも進行期で症状の変動が明らかとなる時期に出現する．peak-doseジスキネジアはon時に現れ，L-ドパ血中濃度の高い時期に一致する．顔面，舌，頸部，四肢，体幹に舞踏運動として現れる．粗大に上下肢を動かすバリズムやジストニア様の異常姿勢が目立つこともある．diphasicジスキネジアはL-ドパの血中濃度の上昇期と下降期に二相性に出現し，on時の間には消失する．下肢優位に出現し，反復性のバリズム様の動きやジストニアが目立つことが多い．脱神経したドパミン受容体に対する波状のドパミン刺激が発現機序と考えられている．

　パーキンソン病のすくみ足は運動症状の中では無動に分類されるが，動作ののろさや自発動作頻度の減少とは異なり，歩き始めの一歩が出ない，目標場所への到達間際や狭い通路で歩が進められない，その場で回旋し方向転換するとき歩が進められない，などの現象である．病期の進んだ患者でしばしばみられる[4]．すくみ足は薬用量が低くoff時に出現する場合と，on時に出現しドパミン補充療法が無効なものとがある．いずれも転倒の危険があり，患者のQOLを低下させる症状であるので適切な治療が必要である．

1 L-ドパおよび各種ドパミンアゴニストの特徴

薬剤名	受容体親和性	血中半減期	L-ドパ/DCI換算力価	L-ドパ併用時の平均用量（日本の臨床試験結果）
L-ドパ/DCI	D_1, D_2	<1.5	100 mg	—
ブロモクリプチン	D_2（D_1部分阻害）	2.9	10 mg	12〜17 mg
ペルゴリド	D_1, D_2	15〜42	1 mg	0.94 mg
カベルゴリン	(D_1), D_2	43	2 mg	2.9 mg
プラミペキソール	D_2	7.7	2 mg	3.24 mg
プラミペキソール徐放錠		8.4		3.36 mg
ロピニロール	D_2	4.34	5 mg	7.12 mg
ロピニロール徐放錠		5.07		9.21 mg
ロチゴチン	D_1〜D_5	5.33	9 mg	29 mg

DIC：末梢性ドパ脱炭酸酵素阻害薬（カルビドパ，ベンセラジド）．

薬物治療の実際――運動合併症に対する対策

ウェアリング・オフへの対策

　ウェアリング・オフに対しては，off時間の短縮もしくはoff時の症状改善の2つが目的になる．ただ治療を開始する前に，L-ドパの投与量と服用回数が十分であるかは確認しておく必要がある．そのうえで，ドパミンアゴニストが開始されていない場合は開始する．ドパミンアゴニストがすでに投与されている場合は増量する．ドパミンアゴニストはL-ドパと比べて血中半減期がはるかに長いので，底上げ効果としてonおよびoffの改善に役立つ．各ドパミンアゴニストの市販後調査で有意な改善を得た平均用量を1に示したが，実際の臨床現場で使用されている各薬剤の用量はそれより低く，薬剤の特性を活かしきった用量投与でないのが現状である．ドパミンアゴニストの底上げ効果を期待して投与開始・増量する場合は，L-ドパとの併用は相加的になるので，必要用量を投与することを心がける必要がある．ロピニロール（レキップ®）も10.5 mg以上の投与群とそれ以下の用量投与群で臨床症状の改善を比較すると，後者で改善度がより高いことが示されている[5]．

　最近使用可能になったドパミンアゴニストの徐放剤や貼付剤もoff時間の短縮に有効である．プラミペキソールの徐放錠（ミラペックス®LA）は速放錠とほぼ同等のADL，運動機能の改善効果（UPDRS II＋III），およびoff時間の短縮効果があり，速放錠から徐放錠への切り替えも安全に行うことができる[6,7]．

　ロピニロールの徐放錠（レキップCR®）とプラセボ錠の効果を比較した試験では，off時間の短縮ばかりでなく，on時間の延長，UPDRS[*1] II＋IIIの改善，うつや睡眠のスコアの改善がみられ[8]，速放錠と比べてoff時間が20％以上短縮する患者の割合も有意に高い[9]．

*1 UPDRS
Unified Parkinson's Disease Rating Scale

2 ドパミンアゴニストの予防・治療のエビデンス

ドパミンアゴニスト		臨床的進行の予防/遅延	単剤による対症療法	L-ドパとの併用	運動合併症の予防/遅延	運動合併症の治療
プラミペキソール	有効性	不十分なエビデンス	有効	有効	有効（F, D）	有効（F） 不十分なエビデンス（D）
	安全性臨床的意義	特殊モニタリングなしの許容リスク				
		調査研究中	臨床的に有用	臨床的に有用	臨床的に有用（F, D）	臨床的に有用（F）
プラミペキソール徐放剤	有効性	不十分なエビデンス	有効	不十分なエビデンス	不十分なエビデンス（F, D）	不十分なエビデンス（F, D）
	安全性臨床的意義	特殊モニタリングなしの許容リスク				
		調査研究中	臨床的に有用	調査研究中	調査研究中（F, D）	調査研究中（F, D）
ロピニロール	有効性	不十分なエビデンス	有効	有効	不十分なエビデンス（F） 有効（D）	有効（F） 不十分なエビデンス（D）
	安全性臨床的意義	特殊モニタリングなしの許容リスク				
		調査研究中	臨床的に有用	臨床的に有用	調査研究中（F） 臨床的に有用（D）	臨床的に有用（F） 調査研究中（D）
ロピニロール徐放剤	有効性	不十分なエビデンス	ほぼ有効	有効	不十分なエビデンス（F） 有効（D）	有効（F） 不十分なエビデンス（D）
	安全性臨床的意義	特殊モニタリングなしの許容リスク				
		調査研究中	おそらく有用	臨床的に有用	調査研究中（F） 臨床的に有用（D）	臨床的に有用（F） 調査研究中（D）
ロチゴチン	有効性	不十分なエビデンス	有効	有効	不十分なエビデンス（F, D）	有効（F） 不十分なエビデンス（D）
	安全性臨床的意義	特殊モニタリングなしの許容リスク				
		調査研究中	臨床的に有用	臨床的に有用	調査研究中（F, D）	臨床的に有用（F） 調査研究中（D）

F は motor fluctuation, D は dyskinesia の略.

（Fox SH, et al. *Mov disord* 2011 [12] より）

　一方，貼付剤であるロチゴチン（ニュープロ®パッチ）はL-ドパを併用した進行期のパーキンソン病患者において，プラセボと比べてoff時間を1.58時間短縮し，この効果はプラミペキソールの等価用量投与群とほぼ同等の効果であることが報告されている[10]．また，ジスキネジアを伴わないon時間を，プラセボ群と比べて2倍以上に延長することが示されている[11]．

　しかし，ドパミンアゴニストの徐放剤や貼付剤のジスキネジアに対する治療効果については，まだ十分な検討がなされていない（**2**）[12]．

　エンタカポン（COMT阻害薬，コムタン®）は末梢血中のL-ドパの分解を抑制してL-ドパ血中濃度の半減期を延長する作用があるため，L-ドパの内服のタイミングに合わせて一緒に内服する．エンタカポン100 mgの同時

3 ウェアリング・オフの治療

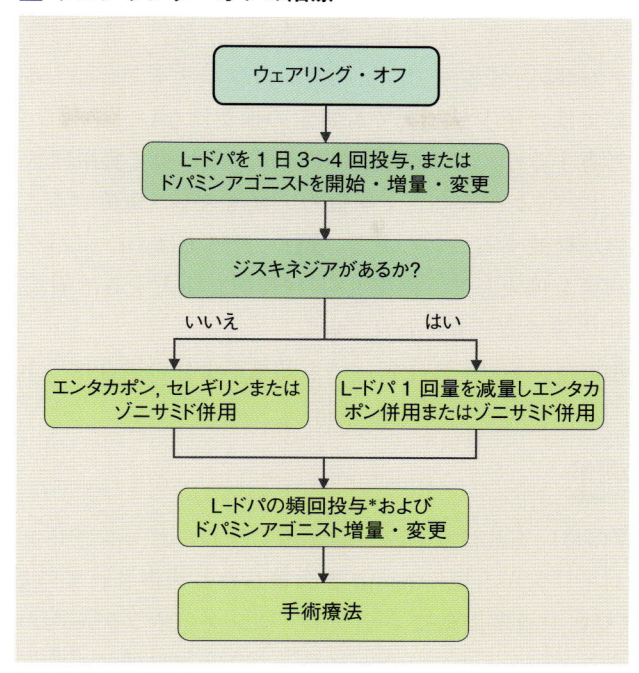

```
ウェアリング・オフ
    ↓
L-ドパを1日3～4回投与，または
ドパミンアゴニストを開始・増量・変更
    ↓
ジスキネジアがあるか？
  ├─いいえ→ エンタカポン，セレギリンまたは
  │         ゾニサミド併用
  └─はい → L-ドパ1回量を減量しエンタカ
            ポン併用またはゾニサミド併用
    ↓
L-ドパの頻回投与*および
ドパミンアゴニスト増量・変更
    ↓
手術療法
```

* 1日5～8回程度.
(日本神経学会〈監修〉．パーキンソン病治療ガイドライン2011[1]より，注の一部を省略)

　併用により，L-ドパの血中濃度半減期は約33％延長し，on時間も1日約1.4時間延長する．効果のみられないときは，エンタカポン1回200 mgの服用とする．服用回数が多くなると，L-ドパのトラフ値の上昇に伴ってL-ドパのピーク濃度が高くなり，特に1日の後半にジスキネジアが悪化する場合があるので，この場合はL-ドパを減量する．

　セレギリン（MAO-B阻害薬，エフピー®）はMAO-B蛋白に結合して，不可逆的に酵素活性を阻害する．off時間の短縮効果はないが，off時の症状改善が報告されている．2.5 mgから開始し，症状をみながら10 mgまで増量する．

　ゾニサミド（トレリーフ®）については25 mgではoff時間の短縮効果はないが，off時の症状改善を認める（2013年8月より50 mgの使用も認可されており，50 mgはウェアリング・オフの改善に用いられる）．L-ドパに追加投与しても，ジスキネジアの増悪は通常認められない．

　L-ドパの少量頻回投与もウェアリング・オフ改善のために行われる．しかし，L-ドパの血中濃度を維持するためには日中活動時でも2～3時間間隔で投与することになり，実際には服用困難なことが多い．またL-ドパ療法が煩雑になるうえに，投与量が増加した場合は1～数年後に，より高度なウェアリング・オフとなる場合もある．したがって，少量頻回投与では，幻覚・妄想・ジスキネジアなどの副作用に注意しながら，1回服用量を設定する必要がある．

実際の臨床では，すでにL-ドパにドパミンアゴニストが十分量併用されていてウェアリング・オフが出現している場合が多い．このときは前述したようにエンタカポン，セレギリン，あるいはゾニサミドを加えるが，その使用順序についてはガイドラインでも特定の推奨はない．必要ならL-ドパの頻回投与も考慮するが，この場合，off時間に合わせて服用回数，用量を決める．また，ドパミンアゴニストを他のアゴニストへ変更することでウェアリング・オフが軽減することもある（**3**）．海外では，L-ドパを胃瘻から空腸内にチューブを挿入して，直接L-ドパ製剤を注入する治療法（Duodopa, 2013年現在国内未承認）も行われている．

これらの薬物コントロールを行っても効果不十分の場合は，手術療法を考慮する．

on-offへの対策

on-off改善の良い方法はないが，わが国で行われたセレギリンの二重盲検試験ではセレギリンが有意にon-offを改善したと報告されている[13]．また，急激なL-ドパ血中濃度変動によりウェアリング・オフがあたかもon-offのように見えることがあるので，ウェアリング・オフに準じて治療をしてみる価値はある．1日のなかでon-offの出現しやすい時間があれば，それに合わせてL-ドパの服用時間を調節する．

no on, delayed onへの対策

いずれもL-ドパの吸収障害によると考えられているので，L-ドパの空腹時服用，あるいは水に溶かして（懸濁液）服用することにより吸収速度が上昇し，ピーク濃度も高くなるので試してみる．消化管運動を促進するドンペリドン（ナウゼリン®など），モサプリド（ガスモチン®など）を併用するとよい場合がある．

off時のジストニアへの対策

off時（off-period）ジストニアの薬物治療の原則はウェアリング・オフへの対策に準じて，off時間を短縮させon時間を長くすることである．ドパミンアゴニストを追加または増量，あるいはL-ドパを増量し，投与回数を4〜8回に増やす必要がある．エンタカポン，セレギリン，ゾニサミドを追加するのもよい．早朝のoff-periodジストニアに対しては，睡眠前にドパミンアゴニストを服用する．または，起床時間に合わせて早朝にL-ドパを服用してもよい．なお，on-periodジストニアの治療はpeak-doseジスキネジアに準じる（**4**）．

薬物治療でoff-periodジストニアが十分改善しない場合に手術療法を検討する．

4 off-period ジストニア（早朝ジストニア）の治療

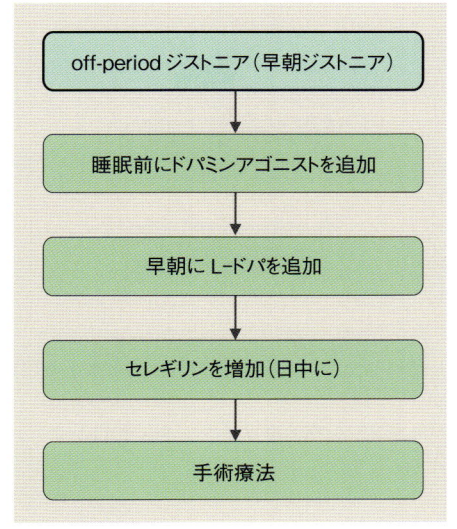

```
off-period ジストニア（早朝ジストニア）
        ↓
睡眠前にドパミンアゴニストを追加
        ↓
早朝に L-ドパを追加
        ↓
セレギリンを増加（日中に）
        ↓
手術療法
```

（日本神経学会〈監修〉．パーキンソン病治療ガイドライン 2011[1] より）

5 生活に支障となる peak-dose ジスキネジアの治療

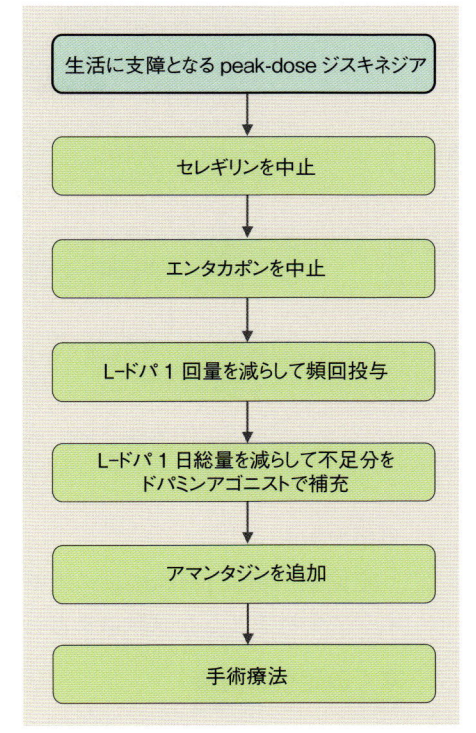

```
生活に支障となる peak-dose ジスキネジア
        ↓
セレギリンを中止
        ↓
エンタカポンを中止
        ↓
L-ドパ 1 回量を減らして頻回投与
        ↓
L-ドパ 1 日総量を減らして不足分を
ドパミンアゴニストで補充
        ↓
アマンタジンを追加
        ↓
手術療法
```

（日本神経学会〈監修〉．パーキンソン病治療ガイドライン 2011[1] より）

ジスキネジアへの対策

　血中濃度最高時（peak-dose）ジスキネジアは軽症の場合には，日常生活レベルを低下させないので治療は不要である．ADL に支障がある場合は，まず，併用しているジスキネジア誘発作用の強い薬剤の減量，中止を行う（セレギリン，エンタカポンなど）．そのうえで L-ドパの少量頻回投与に変更する．具体的には，1 回量を 50～80％に減らして服用回数を 4～8 回／日に増やす．ドパミンアゴニストの補充，置き換えも有効なことがあるが，これについてはまだ十分なエビデンスはない．以上を試みても改善しない場合，あるいは薬剤の減量が難しい場合はアマンタジン（シンメトレル®など）投与を検討する[14]（5）．アマンタジンはグルタミン酸 NMDA（N-methyl-D-aspartate）受容体に対する拮抗作用があり，ジスキネジアを抑制する．本邦では上限は 300 mg／日であるが，幻覚を引き起こす可能性があり，また腎排泄性であるために，高齢者や腎機能低下のある患者では注意して使用する．
　一方，diphasic ジスキネジアの治療は難しく，確立された治療法や治療手順はない．on 時と off 時の中間期を減らすために L-ドパの量を減らさず，頻回投与を行い，L-ドパの血中濃度が一定になるように内服のタイミングを調整する．また，L-ドパ血中濃度が比較的低いときに起こるので，エンタカポンやドパミンアゴニストが有効なこともある．アマンタジンの効果は

6 すくみ足の治療

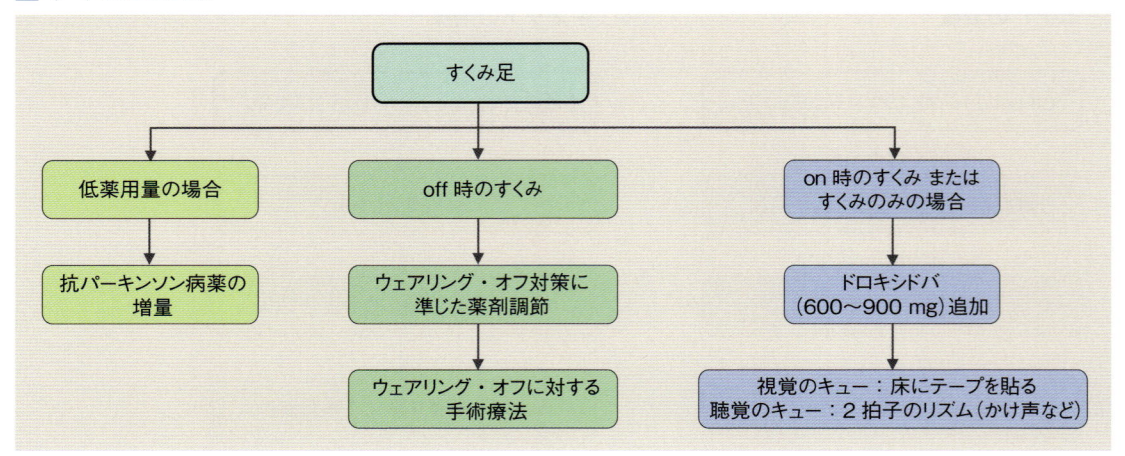

```
                    すくみ足
        ┌──────────────┼──────────────┐
   低薬用量の場合      off 時のすくみ      on 時のすくみ または
        │              │              すくみのみの場合
   抗パーキンソン病薬の  ウェアリング・オフ対策に    ドロキシドパ
      増量           準じた薬剤調節      (600〜900 mg) 追加
                      │              │
                  ウェアリング・オフに対する    視覚のキュー：床にテープを貼る
                     手術療法          聴覚のキュー：2 拍子のリズム（かけ声など）
```

（日本神経学会〈監修〉．パーキンソン病治療ガイドライン 2011[1] より）

不定である．

定位脳手術は peak-dose ジスキネジアには有効であるが，diphasic ジスキネジアを対象とした試験はまだ行われていない．

すくみ足への対策

パーキンソン病の治療薬用量不足で off 時に生じるすくみ足に対しては，抗パーキンソン病薬の用量調節を行って off 時間を短縮させることがいちばんの対策である．それに対して，ドパミン補充療法に抵抗性のすくみ足に対する治療は難しい．ランダム化比較試験において有効性が確認されている薬剤はドロキシドパ（ドプス®）のみである[15]．問診で off 時に出現したものでないかをもう一度確認してみることも重要である．アマンタジンのすくみ足に対する効果については有効，無効の両意見がある．すくみ足症例で下腿後面筋へのボツリヌス毒素注射をする試みもあるが，その有効性は確認されていない（6）．

on 時に出現するすくみ足に対しては，聴覚または視覚によるキューが有効なことがある．また，両側視床下核深部脳刺激（STN-DBS），両側淡蒼球内節深部脳刺激（GPi-DBS）の有用性が示されており，特に off 状態ですくみ足が出ている場合は考慮する．

おわりに

パーキンソン病の進行期にみられる運動合併症とその対策について述べた．対策を立てるポイントは，問診によりその病状をよく把握すること，病態の基本を理解して適切な方法を考えること，薬剤使用の場合は至適用量まで増量することが重要かと思われる．

（吉井文均）

文献

1) 日本神経学会（監修）.「パーキンソン病治療ガイドライン」作成委員会（編）. パーキンソン病治療ガイドライン 2011. 東京：医学書院；2011.
2) Nutt JG. Pharmacokinetics and pharmacodynamics of levodopa. *Mov Disord* 2008；23（Suppl 3）：S580-S584.
3) Picconi B, et al. Inhibition of phosphodiesterases rescues striatal long-term depression and reduces levodopa-induced dyskinesia. *Brain* 2011；134：375-387.
4) Giladi N, et al. Freezing of gait in PD：Prospective assessment in the DATATOP cohort. *Neurology* 2001；56：1712-1721.
5) Yoshii F, Motoyama H. Efficacy and safety of long-term and high-dose treatment with ropinirole（ROP）in Japanese patients with Parkinson's disease：LEAD-PD study. *Therapeutic Research* 2011；32：1033-1046.
6) Schapira AH, et al. Extended-release pramipexole in advanced Parkinson disease：A randomized controlled trial. *Neurology* 2011；77：767-774.
7) Mizuno Y, et al. Efficacy and safety of extended- versus immediate-release pramipexole in Japanese patients with advanced and（L）-dopa-undertreated Parkinson disease：A double-blind, randomized trial. *Clin Neuropharmacol* 2012；35：174-181.
8) Pahwa R, et al. Ropinirole 24-hour prolonged release：Randomized, controlled study in advanced Parkinson disease. *Neurology* 2007；68：1108-1115.
9) Stocchi F, et al. PREPARED：Comparison of prolonged and immediate release ropinirole in advanced Parkinson's disease. *Mov Disord* 2011；26：1259-1265.
10) Poewe WH, et al. Efficacy of pramipexole and transdermal rotigotine in advanced Parkinson's disease：A double-blind, double-dummy, randomised controlled trial. *Lancet Neurol* 2007；6：513-520.
11) LeWitt PA, et al. Advanced Parkinson disease treated with rotigotine transdermal system：PREFER Study. *Neurology* 2007；68：1262-1267.
12) Fox SH, et al. The movement disorder society evidence-based medicine review update：Treatments for the motor symptoms of Parkinson's disease. *Mov Disord* 2011；26（Suppl 3）：S2-S41.
13) 近藤智善ほか. FPF1100（塩酸セレギリン）のパーキンソン病患者に対する臨床的有用性—プラセボを対照とした二重盲検群間比較試験. 医学のあゆみ 1996；177：157-231.
14) da Silva-Júnior FP, et al. Amantadine reduces the duration of levodopa-induced dyskinesia：A randomized, double-blind, placebo-controlled study. *Parkinsonism Relat Disord* 2005；11：449-452.
15) 楢林博太郎ほか. パーキンソン病における L-DOPS の治療効果 レボドーパ基礎治療例におけるプラセボを対照薬とした二重盲検比較法による検討. 臨床評価 1987；15：423-457.
16) Gershanik O, Jenner P. Moving from continuous dopaminergic stimulation to continuous drug delivery in the treatment of Parkinson's disease. *Eur J Neurol* 2012；19：1502-1508.
17) Maratos EC, et al. Both short- and long-acting D-1／D-2 dopamine agonists induce less dyskinesia than L-DOPA in the MPTP-lesioned common marmoset（Callithrix jacchus）. *Exp Neurol* 2003；179：90-102.
18) Koller WC, et al. Immediate-release and controlled-release carbidopa／levodopa in PD：A 5-year randomized multicenter study. Carbidopa／Levodopa Study Group. *Neurology* 1999；53：1012-1019.

V. パーキンソン病の治療

パーキンソン病の進行期治療
手術治療

> **Point**
> - パーキンソン病の外科治療としては，定位脳手術，移植治療，遺伝子治療がある．
> - 定位脳手術の標的神経核は複数あり，治療対象の症状によって選択される．
> - 1990年以後，視床下核刺激術（STN-DBS）が定位脳手術の主流となった．STN-DBS はL-ドパ投与量の減少を可能にする．
> - 淡蒼球内節刺激術（GPi-DBS）と STN-DBS は，短期的・長期的効果，患者の症状・障害，薬剤を減らす必要性，社会性などを考慮して選択する．
> - 運動症状に対して，GPi-DBS，STN-DBS，視床中間腹側核刺激術（Vim-DBS）などを治療の目的に合わせて選択する．

　パーキンソン病（Parkinson disease：PD）の症状を改善するための手術治療は機能脳神経外科（functional neurosurgery）に分類される治療であり，神経組織自体に手術的操作を加えて，その機能を変化させることにより，目的とする臨床効果を引き出すという治療である．

　パーキンソン病治療の手術法である定位脳手術（stereoencephalotomy）は，Spiegel と Wycis（1947）による定位脳手術装置の開発によって基礎が作られた．定位脳手術装置を用いることで三次元構造物である脳深部構造への正確なアプローチが可能になり，さらに，画像検査の進歩，神経生理学・解剖学による基礎研究の進歩が正確な手術施行に役立っている．

　脳深部構造に対する治療も，アルコール注入，oil-procaine-wax，leukotome，cryoprobe 法から，現在行われている高周波（radiofrequency）による温熱凝固やガンマナイフによる破壊，高頻度刺激へと変化してきた．

手術治療の種類

　パーキンソン病治療に用いられている手術方法，あるいはすでに臨床試験が行われた方法を記述する．

①定位脳手術
　破壊治療：高周波やガンマナイフによる破壊術
　高頻度刺激治療：脳深部刺激術（deep brain stimulation：DBS）
②移植治療[*1]：胎児黒質を被殻に移植する[1]
③遺伝子治療[*1]：ドパミン合成に必要な酵素遺伝子である芳香族アミノ酸脱炭酸酵素（aromatic amino acid decarboxylase：AADC）を導入したウイルスベクターを，両側被殻に投与して脳内でドパミン産生を行う[2]，神経栄養因子（neurturin）遺伝子を被殻に発現させる，抑制性神経伝達

[*1] 移植治療，遺伝子治療については本巻 V.「パーキンソン病の遺伝子治療・細胞移植」（p.384-391）参照

1 定位脳手術の標的神経核

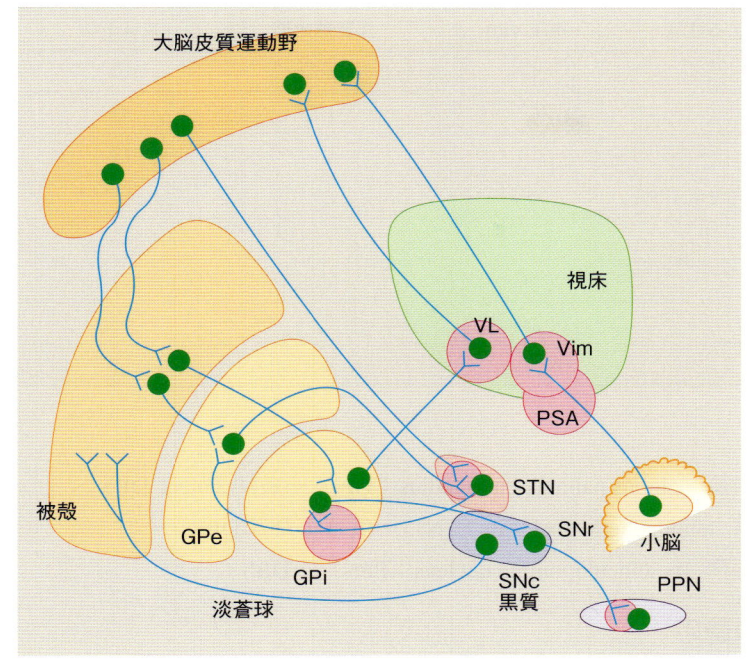

大脳皮質運動野/視床/被殻/GPe/GPi/淡蒼球/SNc 黒質/SNr/STN/PSA/VL/Vim/PPN/小脳

GPe：淡蒼球外節，GPi：淡蒼球内節，PPN：脚橋被蓋核，SNc：黒質緻密部，SNr：黒質網様部，STN：視床下核，VL：視床外側腹側核．赤い丸（○）は DBS としてのターゲットを示す．

物質（GABA）の合成に必要なグルタミン酸脱炭酸酵素遺伝子を視床下核に導入して神経活動の調整を行うなど．

②，③は実際に臨床応用が行われているが一般的に普及した治療法ではなく，本稿では通常の治療法として行われている①定位脳手術について，特にDBS を中心に記述する．

定位脳手術の標的神経核と症状

1 に提示したように定位脳手術のターゲット（標的神経核）は複数あり，治療対象となる症状に対応して選択される．

各神経核と治療方法

各神経核と対象症状を表（**2**）にまとめた．

破壊または刺激の選択は手術側が一側か両側か，DBS の機器を挿入することによる不都合の有無などを考慮して決められる．振戦のみを軽減することが目的であれば，視床 Vim 核凝固術が行われることもある．

- 視床中間腹側核（nucleus ventralis intermedius thalami：Vim）…破壊またはDBS
- posterior subthalamic area（PSA）（caudal zona incerta を含む）…振戦，特に四肢近位部に強い振戦は視床 Vim 核破壊で止まりにくいため，Vim 核へ小脳系入力が入る subthalamic area の DBS が行われる．その部位の破壊では小脳症状を惹起するため，破壊を行わず，通常は刺激治療を行う．

2 神経核と対象症状

治療対象とする症状	視床 Vim	淡蒼球内節	視床下核
振戦	◎	○-◎	◎
筋固縮	○	○-◎	◎
無動・寡動	○	○	◎
薬剤誘発性ジスキネジア	×	◎	△-○***
日内変動	×	○*/◎**	◎
歩行障害	×	△	○
すくみ足歩行	×	○	○-◎
姿勢保持障害	×	×	○

◎ 著効, ○ 有効, △ やや効果あり, × 効果なし.
* 短期的効果, ** 長期的効果, *** 薬剤減量による.
Vim：中間腹側核.

- 淡蒼球内節（globus pallidus intermedius：GPi）…破壊または DBS
- 視床下核（subthalamic nucleus：STN）…破壊または DBS
- 脚橋被蓋核（pedunculopontine nucleus：PPN）…DBS

手術治療の適応

定位脳手術には刺激術と破壊術があるが，適応基準は両者に共通する．

適応基準のまず第一に，L-ドパが有効なパーキンソン病であることが必須である．しかし，振戦に対する適応はその範疇にあてはまらない．DBSによる治療を行う際に適応決定に影響を与えると考えられる要因を以下にあげる[3]．

■症状の重症度，年齢，罹病期間，合併症の有無

後方視的に分析した手術治療効果の予測因子として，症状の重症度，年齢，罹病期間などを検討すると，より若くて罹病期間が短く，歩行障害や姿勢保持などの障害が軽い患者群で臨床効果が有意に高かった[4]．パーキンソン病に関連しない合併症が臨床効果に及ぼす影響についての系統的分析の報告はない．

■MRI 画像の変化

著しい脳萎縮がある，虚血性病変が多数あるなどの場合は術後の経過や症状改善に影響を及ぼすが，これらについて系統的分析の報告はない．

■認知機能・精神症状

DBS を施行する際には機器の取り扱いなどを理解する必要があるため，著しい認知機能低下の合併は望ましくない．精神症状については非薬剤性の症状合併は適応からはずすが，薬剤誘発性であることが確認されれば，適応となる．

■パーキンソン症状

運動症状の日内変動（motor fluctuation）や難治性振戦は適応であるが，体軸症状である姿勢異常，歩行障害，すくみ足歩行，転倒，嚥下障害，発語障害などを手術治療の目的とすることは難しい．

運動症状に対する手術治療

定位脳手術の歴史は長い．L-ドパがパーキンソン病治療に導入される前から振戦に対する治療として視床 Vim をターゲットとする視床 Vim 破壊術（thalamotomy）が行われていた．その後，定位脳手術の流れを変えたのは L-ドパ継続治療による motor fluctuation など新たなパーキンソン症状の出現であった．

淡蒼球後腹側部の破壊がパーキンソン病の主症状である振戦，筋固縮，無動を改善するのみならず，motor fluctuation に対しても有効であることが Leksell らによって確かめられた[6]．

1980 年代末から 1990 年代にかけて多くの後腹側淡蒼球手術（posteroventral pallidotomy：PVP）が行われ，ジスキネジアの改善・軽減に非常に有効であった．しかし，motor fluctuation 軽減効果の持続が短く，視野障害や両側破壊による発語・嚥下障害などを合併した[7]．1990 年代に入り motor fluctuation に対する視床下核刺激術（STN-DBS）の劇的な効果が Limousin ら[8]によって発表されて以来，STN-DBS が定位脳手術の主流になった．しかし STN-DBS による認知機能の低下などが懸念され，一方では GPi-DBS の長期的効果が見直されつつあり，今後も定位脳手術のターゲットや治療方法が進歩・変遷する可能性がある．

視床下核刺激術（STN-DBS）によるパーキンソン症状の改善

STN は図（**1**）に示すように大脳基底核の要になる神経核であり，また大脳皮質からの直接的な入力（hyperdirect pathway）を受けている．パーキンソン病においてこの核の重要性が認識されたのは，パーキンソン病モデルサルに対する神経生理学的基礎研究に端を発する．

STN-DBS は L-ドパの服用に依存しないでパーキンソン症状を改善する．特にオフ時症状を改善し，motor fluctuation を軽減する．STN-DBS による改善効果の予測として，手術時年齢がより若く，L-ドパによる治療効果が高い例，オン時のパーキンソン症状が軽く，UPDRS[*2]運動スコアで歩行障害や姿勢保持障害のサブスコア値が低い例において改善効果が優れている[4]．抗パーキンソン病薬量（レボドパ換算 1 日量〈levodopa equivalent daily dosage：LEDD〉）は術前に比して 60〜70％までに減量が可能で，減量に伴ってジスキネジアの出現が減る．

STN-DBS 導入後約 20 年が経過し，両側 STN-DBS の長期経過が報告されはじめた[9-11]．

STN-DBS をパーキンソン病治療に初めて導入した仏・グルノーブル大学チームは，両側 STN-DBS による治療を 5 年間継続した 49 例（手術時罹病期間 14.6 年，平均年齢 55 歳）の症状推移を分析した．手術 1 年後には劇的ともいえるほどパーキンソン症状のほとんどが改善したが，5 年後には術前あるいは手術 1 年後と比べて悪化する症状が現れた．薬効オフ＋DBS オン

＊2 UPDRS
Unified Parkinson's Disease Rating Scale

時にはUPDRS運動スコアは5年後にも術前より有意な改善を持続するが，手術1年後よりは悪化した．1年後に比べて悪化するスコアは無動・姿勢保持・歩行で，発語は1年後よりも悪化し，術前と同じ状態に戻った．振戦・筋固縮は改善を持続し，手術1年後と同等の効果を維持した．

　薬効オン＋DBSオン時には術前と比べると，全運動スコア・無動・会話・姿勢保持・歩行は術前よりも，また手術1年後よりも悪化した．ADL（activities of daily living）スコアは薬効オン＋DBSオン時に術前の薬効オンよりも悪化，特にすくみ足歩行が悪化した．手術8年後[10]，手術9年後[11]までの長期経過の分析もKrackらの報告と同様な結果を示した．

　Krackらの分析では，DBS治療開始5年後にUPDRS運動スコアは薬効オフ＋DBSオンでは術後1年と比較してやや劣るが，5年後でも有意な改善を保った．しかし，L-ドパによる薬効とDBSの両者が加わったときの症状は，術前のL-ドパ治療のみの薬効オン時よりも悪化していることを示していた．その結果に対していくつかの問題点が指摘される．①パーキンソン病の進行による症状の悪化をDBS治療が止められない，あるいは，②手術時平均年齢55歳，罹病期間14.6年の患者群が5年の経過で，パーキンソン病の進行に加えて，高齢化による加齢性変化，二次的変化が加わることで症状が悪化する可能性，あるいは，③術前の薬効オン時（L-ドパのみ）の症状に比して薬効オン＋DBSオン時において症状が悪化することが考えられる．前二者の可能性はパーキンソン病の経過を考えると納得しうるようにも思える．しかし5年の経過で術後のL-ドパ治療の効果が変化しているか否かについてはまだ十分な検討が行われていないものの，可能性としてはありうると思われる．パーキンソン症状の治療はSTN-DBSにとって代わられたかと考える風潮もあったが，L-ドパの役割，ドパミン補充が手術治療においても見直されつつある．

STN-DBSとL-ドパの治療効果

　STN-DBS治療では，L-ドパ量を減量できることがSTN-DBSの特徴的な点，あるいは利点として考えられてきたが，STN-DBSの長期効果はSTN-DBSとL-ドパ治療の関連に注目すべき結果を示している．

　Krackらの報告[9]では，STN-DBSの術前後のLEDDは術前1,409 mg，1年後584 mg，3年後526 mg，5年後518 mg，さらに5年後にL-ドパを服用していない患者が22％あり，術前に比べて有意に減量されている．長期経過で起きる薬効オン＋DBSオン時の症状悪化はL-ドパ量が減ったことの結果を示唆している可能性がある．

　パーキンソン病の薬物治療においてもL-ドパ治療が見直されている．そのきっかけとなったFahnらによるELLDOPA[*3] study[15]（2005）の発表はまだ記憶に新しい．ELLDOPA studyは，パーキンソン病治療は早期から開始すべきことと，高用量L-ドパの投与が投与量が少ない患者群よりも長期にわたる症状改善効果があることを示した．L-ドパ治療による症状改善効果

*3 ELLDOPA Earlier vs. Later Levodopa

には，long-duration response（LDR）と short-duration response（SDR）がある[12]．LDRはL-ドパ投与中止後も数時間あるいは数日間も持続する効果であり，単発的な投与による症状の改善（SDR）に加えて慢性的なL-ドパ投与によってパーキンソン症状の持続的な改善（LDR）が得られる．

　Moroら[13]はSTN-DBSを受けた患者におけるL-ドパに対する反応に注目して，術3か月後と3年後でL-dopa challenge test（SDRに該当する）を行い，L-ドパ量が減った，あるいは中止したPD患者のL-ドパに対する反応を検討した．高用量L-ドパの経口投与を行って運動症状の評価を行ったにもかかわらず，3か月後でも3年後でも術前薬効オン時よりも薬効オン+DBSオン時のUPDRSが悪化していた．STN-DBSにおけるL-ドパ効果を確かめるために5年間の前向き研究が行われた[14]．STN-DBS開始後に刺激強度を徐々に上げつつ，症状の評価時には術前と同じ症状を持続するために，DBS刺激強度を上げながら，さらにL-ドパ投与量を徐々に変えた．5年後に振戦，筋固縮，歩行，四肢動作緩慢，体軸症状などが術前に比べて改善し，全運動スコアは術前よりも54.2％改善，LEDDは61.9％減少し，DBS強度は術3か月後に比べて有意に増加した．L-ドパ投与量を減らしてもなおかつ，DBSで同等，あるいはそれ以上の治療効果を維持するためにはDBS刺激強度をかなり上げる必要があることを示している．しかし当然のこととして，L-ドパ量は減ったが，刺激を上げることによって軽躁状態や性欲過多（hypersexuality）などの副作用が出現した．

　時折，STN-DBS治療を受けた患者から術前にはL-ドパを服用すると「薬が効いてきた」という感覚があったが，術後にはっきりしない，あるいはL-ドパを服用しても効果があまりないので服用しないという訴えを聞かされる．STN-DBSがドパミン代謝に関与している可能性も否定はできない．またDBS治療のみでパーキンソン症状のすべてを改善できないことを再認識することも重要であろう．

淡蒼球内節刺激術（Gpi-DBS）の短期的および長期的な効果

　最近まで，motor fluctuationに対する手術治療例の大半はSTN-DBSによる治療であった．一方，GPi-DBSによる治療例の報告では，短期的な効果はSTN-DBSがGPi-DBSより優れているが，GPi-DBSではSTN-DBSに比べて副作用が少ないという見方が多かった．GPi-DBS例ではDBS治療開始1年後ぐらいから徐々にmotor fluctuationに対する改善が減弱し，GPi-DBS術後1年ぐらいで，STN-DBSによる再手術を行った例もあった[16]．

　Odekerkenら[17]は，多施設共同試験でパーキンソン病患者128人を無作為にSTN-DBSとGPi-DBSの2群に分けて，1年後に両者の臨床経過を比較した．日常生活の機能的側面，認知機能，気分，行動面の変化などの評価，およびUPDRSを用いた．日常生活や認知・精神の側面では両者間で差がなかったが，一方でUPDRS運動スコアは薬効オフでSTN-DBSとGPi-DBSの改善率は54.3％と26％，薬効オンで20％と0％で，STN-DBSによる運動症

状の改善が有意に GPi-DBS の効果を上回った．UPDRS 運動スコアのうちで，姿勢や歩行の項目だけを取り上げても STN-DBS による改善が有意であった．LEDD の減量は STN-DBS で 43.5％，GPi-DBS で 15.6％で，抗パーキンソン病薬の減量も STN-DBS が有意であった．結論として，DBS 治療開始後 1 年ぐらいでは GPi-DBS よりも STN-DBS の運動症状改善効果が有意に高いことが改めて確かめられた．

しかし両群の長期成績の報告が相次いで公表され，GPi-DBS による症状改善効果が STN-DBS とほぼ同じ程度で遜色がない，副作用出現もほぼ差がない[18,19]と，これまでとは異なる結果が報告され始めた．

術後 5～6 年後の両群を UPDRS を用いて，薬効なし，DBS をランダムにオン・オフにして二重盲検クロスオーバーによる前向き試験で評価をした．DBS オフと比べて，DBS オン時では STN-DBS は 45.5％，GPi-DBS は 20.0％と両者とも刺激オンで有意な運動症状の改善が得られた．多施設共同で行われた DBS 開始 4 年後の両群比較でも，術前と比べて 4 年後の運動スコアは薬効オフ＋DBS オンで STN-DBS／GPi-DBS：50％，39％，ADL スコアは 55％，28.4％と両群ともに有意な改善が持続した．一方，薬効オン＋DBS オンにおける運動症状は 11％，4.8％，ADL スコアは 17％悪化，1.6％悪化で，両群に差がなかった．両群とも運動スコアや ADL スコア，歩行が悪化したが，STN-DBS では発語と姿勢安定性も悪化した．LEDD は術前よりも STN-DBS で 35％減量したが，GPi-DBS では平均 32.0％増量になっていた．UPDRS 運動スコアの姿勢安定性と歩行障害（postural-instability-gait-difficulty：PIGD）に対する長期効果のメタ解析によると，STN-DBS では DBS 開始 2 年以内に PIGD が術前よりも悪化するが，薬剤治療を継続している GPi-DBS では悪化がなかった[20]．

DBS 開始後短期成績では STN-DBS の治療効果が優れているように見えるが，長期的には GPi-DBS の治療効果もそれに劣らない．両者の大きな違いは抗パーキンソン病薬の量であり，GPi-DBS の成績は DBS 治療とともに L-ドパ投与を継続する必要性，すなわちパーキンソン症状改善効果は L-ドパ投与に依存する．

副作用は両群とも認知機能障害，発語困難，歩行障害，うつ症状などが認められたが，DBS を中断しなければならないほどの症状はなかった．STN-DBS と GPi-DBS に無作為に分けた患者群の 3 年間の経過を，運動スコア，認知機能などで評価したとき，Mattis Dementia Rating Scale Score が STN-DBS でより早く低下する傾向があった[21]．

STN-DBS と GPi-DBS の選択は，両者の臨床効果や，患者の症状・障害，薬剤を減らす必要がある，社会的活動維持の必要性（仕事の存続など）などを考慮して選択するのがよいだろう．

運動合併症出現早期例に対する STN-DBS

STN-DBS の最大の適応症状は L-ドパ治療に伴う運動合併症である．長期

例の報告も多くなされてきたが，最も大きな問題点はDBS治療効果の減弱である．減弱の問題点として，パーキンソン病の進行，加齢による変化，L-ドパの減量などがあることを記載してきた．パーキンソン病の進行に伴う症状悪化や加齢性変化の要因を少なくするために，より若く，運動合併症の出現後，経過の短い患者を対象とした治療の試み[22]が行われた．251人のパーキンソン病患者を多施設，無作為，同時進行の方法でDBS（STN-DBS）＋薬物治療群と薬物治療のみ群に分けて，両群の2年間の経過をUPDRS，PDQ-39[*4]を用いて分析した[23]．患者の選択基準は，年齢18〜60歳（平均52歳），罹病期間4年かそれ以上（平均7.5年），薬効オン時Hoehn & Yahrステージ3以下であった．2年後の結果では，PDQ-39がDBS群で7.8ポイント改善，薬物治療群で0.2ポイント悪化，運動症状，ADL，L-ドパ治療に伴う合併症などはDBS群で有意に改善した．副作用は，DBS群で54.8％，薬物治療群で44.1％出現した．DBS群でうつ症状やDBS機器に関するトラブルが多く，薬物治療群では日常動作の悪化，motor fluctuation，幻覚などが目立つ副作用であった．今後，DBS群の症状の変化に関する分析がさらに報告されるであろうが，DBS治療群において歩行や姿勢，姿勢保持機能などがどのような経過を示すか非常に興味深く，結果が待たれる．

*4 PDQ-39
Parkinson's Disease Questionnaire-39

非運動症状などに対するDBSの効果

非運動症状に対するDBS効果

DBS治療は運動症状改善を目的として考えられてきたが，パーキンソン病では多くの非運動症状があり，薬物治療が進歩するとともに非運動症状に対する治療の困難さが際立ってきている．睡眠，自律神経障害，痛み，認知機能，行動面，健康面などに対するDBS治療の効果の分析が行われている．薬物治療と比べて，GPi-DBSは痛み，睡眠，消化器症状，泌尿器系症状の改善に有効であり，STN-DBSは薬剤を減らすことで循環器系自律神経障害の改善に有効である[24]．

すくみ足歩行に対するDBS治療

すくみ足歩行は運動症状であるが，非運動症状の要素をもち，きわめて難治性である．一般的に薬効オン時に出現するすくみ足歩行はDBS治療で改善しうるが，オフ時に出現するすくみ足歩行はDBSによる改善が得られないと考えられる．歩行に関与する神経機構は中脳，脳幹，脊髄に存在し，除脳ネコで自発歩行が誘発される中脳歩行誘発野は中脳被蓋外側部に位置し，ヒトにおける楔状核や脚橋被蓋核（PPN）背側部に相当する．PPNはアセチルコリン細胞，非アセチルコリン細胞の集合体で，大脳基底核や大脳皮質と双方向性連絡がある．PPNの機能は皮質の活動，睡眠覚醒周期の調節や注意，報酬，学習の脳機能に関与し，パーキンソン病の発症に関与する可能性が認識されるようになってきた．MRI画像上での判別ができず，Stefaniら（2007）[5]

脳深部刺激術（DBS）と薬物治療の比較

抗パーキンソン病薬による薬物治療はパーキンソン病罹患患者に必須といえるが，DBS治療は必須なのであろうか．パーキンソン病以外の理由でDBS治療を受けなかった患者群とDBS治療を受けた患者群で，4〜11年の長期経過が比較された[27]．DBS治療群で，運動症状の日内変動（motor fluctuation）に対する改善効果が続き，オフ時間が減少，ジスキネジア出現時間とそれによる運動障害が少なく，薬効オフ時のADLが良くなったが，音素性語流暢が悪化した．運動症状や認知機能の低下は両群ともに同じように認められ，DBS治療は運動症状の進行を止める治療ではないが，運動障害を軽くし，運動合併症を薬物治療群よりも有意に減らした．

治療の進歩に伴い，パーキンソン病患者の寿命は非罹患者と大きく変わらないといわれるまでになった．しかし病気の進行とともに嚥下機能の低下，姿勢異常や歩行異常に伴う転倒など薬剤による治療が困難な症状が前景に立つ．パーキンソン病の予後や生存率にDBSが何らかの影響を与えうるのであろうか．その疑問の一端について Ngoga ら[28]は年齢や罹病期間をマッチさせた10年以上の経過観察例106人での分析を行い，DBS患者群で生存率が高く，介護施設への入所者が少ないことを示した．性別や手術時までの罹病期間も生存率に影響を与え，女性や手術時までの罹病期間が10年以上の患者の危険率が高かった．この生存率の違いに手術による体軸症状，特に嚥下機能の改善やL-ドパの減量が関与することを推論している．実際に薬物治療群とDBS群の死亡原因を提示した図で，薬物治療群で呼吸器系のトラブルによる死亡が有意に高いことが示された（**3**）．

3 薬物治療群とDBS治療群の死亡原因

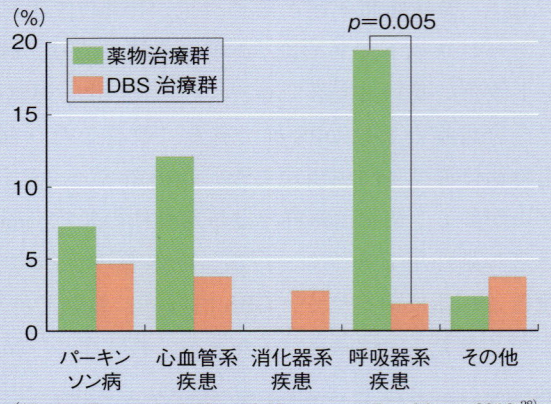

（Ngoga D, et al. *J Neurol Neurosurg Psychiatry* 2013[28] より）

がすくみ足歩行に対するPPN-DBS効果を発表したときにはターゲットとした部位がPPNであるか否かの論議が続いた．近年，各症例数が少ないものの60例に対するPPN-DBSの臨床効果が報告されている．PPN-DBSの刺激条件はSTN-DBSやGPi-DBSの刺激条件と異なり，高頻度刺激ではなく周波数が20〜35Hzと低い周波数の刺激を用いる．パーキンソン病の主な症状に対する改善効果は少なく，STN-DBSと一緒に刺激を行うことが多い．

Thevathasan ら[25]は，両側PPN-DBS単独治療5例の2年間の経過について報告した．患者は薬剤服用下でも激しいすくみ足歩行，姿勢保持障害，頻回な転倒を繰り返し，手術時60〜74歳，罹病期間5〜18年，LEDD 400〜2,400mgであった．転倒，すくみ足歩行，歩行と転倒のそれぞれの質問票，およびUPDRS運動スコアで特に姿勢，姿勢保持，歩行を中心に評価した．PPN-DBSで歩行や転倒，姿勢保持が術前に比べて改善するが，その効果は薬効オン時のみであるものの，効果は2年間持続した．PPN-DBS単独では無動の改善が得られず，抗パーキンソン病薬の服用，あるいはSTN-DBSと組み合わせた治療が必要であった．すくみ足歩行に対してある程度の効果が得られるが，歩行開始時，狭いところ，歩行中などさまざまな日常生活の状況で起きうるすくみ足歩行のどの側面に有効であるかはまだわかっていない．

パーキンソン病患者では睡眠パターンの異常や日中傾眠，注意力低下が問

題になることがあるが，PPN-DBS がこれらの症状改善に効果がある可能性があり，すくみ足歩行の治療とともに新たな DBS 治療として注目されている[26]．

まとめ

DBS 治療は安全に行いうるパーキンソン病の治療になった．DBS 治療の適応を決めるために，治療の目的を明確にすることが最も大事なことである．パーキンソン病の治療は，予後を考慮しつつどのように行っていくかについて考えていくことが必要と思うが，神経内科，脳神経外科ともにそれぞれの分野を越えて包括的に考えることが難しいように思える．いずれにしても，薬剤で脳内伝達物質を，DBS 治療で脳内の神経回路をそれぞれ操作することを長期にわたって続けていく治療は，治療者に十分かつ相当な気構えを要求すると考える．

（横地房子）

文献

1) Olanow CW, et al. A double-blind controlled trial of bilateral fetal nigral transplantation in Parkinson's disease. *Ann Neurol* 2003；54（3）：403-414.
2) Muramatsu S, et al. A phase I study of aromatic L-amino acid decarboxylase gene therapy for Parkinson's disease. *Mol Ther* 2010；18（9）：1731-1735.
3) Lang AE, et al. Deep brain stimulation：Preoperative issues. *Mov Disord* 2006；21（Suppl 14）：S171-196.
4) Welter ML, et al. Clinical predictive factors of subthalamic stimulation in Parkinson's disease. *Brain* 2002；125（Pt 3）：575-583.
5) Stefani A, et al. Bilateral deep brain stimulation of the pedunculopontine and subthalamic nuclei in severe Parkinson's disease. *Brain* 2007；130（Pt 6）：1596-1607.
6) Laitinen LV, et al. Leksell's posteroventral pallidotomy in the treatment of Parkinson's disease. *J Neurosurg* 1992；76（1）：53-61.
7) Alkhani A, Lozano AM. Pallidotomy for parkinson disease：A review of contemporary literature. *J Neurosurg* 2001；94（1）：43-49.
8) Limousin P, et al. Effect of parkinsonian signs and symptoms of bilateral subthalamic nucleus stimulation. *Lancet* 1995；345（8942）：91-95.
9) Krack P, et al. Five-year follow-up of bilateral stimulation of the subthalamic nucleus in advanced Parkinson's disease. *N Engl J Med* 2003；349（20）：1925-1934.
10) Fasano A, et al. Motor and cognitive outcome in patients with Parkinson's disease 8 years after subthalamic implants. *Brain* 2010；133（9）：2664-2676.
11) Zibetti M, et al. Beyond nine years of continuous subthalamic nucleus deep brain stimulation in Parkinson's disease. *Mov Disord* 2011；26（13）：2327-2334.
12) Zappia M, et al. Long-duration response to levodopa influences the pharmacodynamics of short-duration response in Parkinson's disease. *Ann Neurol* 1997；42（2）：245-248.
13) Moro E, et al. Response to levodopa in parkinsonian patients with bilateral subthalamic nucleus stimulation. *Brain* 2002；125（Pt 11）：2408-2417.
14) Romito LM, et al. Replacement of dopaminergic medication with subthalamic nucleus stimulation in Parkinson's disease：Long-term observation. *Mov Disord* 2009；24（4）：557-563.
15) Fahn S；Parkinson Study Group. Does levodopa slow or hasten the rate of progression of Parkinson's disease? *J Neurol* 2005；252 Suppl 4：IV37-IV42.
16) Volkmann J, et al. Long-term results of bilateral pallidal stimulation in Parkinson's disease. *Ann Neurol* 2004；55（6）：871-875.
17) Odekerken VJ, et al. Subthalamic nucleus versus globus pallidus bilateral deep brain stimulation for advanced Parkinson's disease（NSTAPS study）：A randomised controlled trial. *Lancet Neurol* 2013；12（1）：37-44.

18) Moro E, et al. Long-term results of a multicenter study on subthalamic and pallidal stimulation in Parkinson's disease. *Mov Disord* 2010 ; 25 (5) : 578-586.
19) Rodriguez-Oroz MC, et al. Bilateral deep brain stimulation in Parkinson's disease : A multicentre study with 4 years follow-up. *Brain* 2005 ; 128 (Pt 10) : 2240-2249.
20) St George RJ, et al. A meta-regression of the long-term effects of deep brain stimulation on balance and gait in PD. *Neurology* 2010 ; 75 (14) : 1292-1299.
21) Weaver FM, et al ; CSP 468 Study Group. Randomized trial of deep brain stimulation for Parkinson disease : Thirty-six-month outcomes. *Neurology* 2012 ; 79 (1) : 55-65.
22) Schüpbach WM, et al. Neurosurgery at an earlier stage of Parkinson disease : A randomized, controlled trial. *Neurology* 2007 ; 68 (4) : 267-271.
23) Schuepbach WM, et al ; EARLYSTIM Study Group. Neurostimulation for Parkinson's disease with early motor complications. *N Engl J Med* 2013 ; 368 (7) : 610-622.
24) Borgohain R, et al. Nonmotor outcomes in Parkinson's disease : Is deep brain stimulation better than dopamine replacement therapy? *Ther Adv Neurol Disord* 2012 ; 5 (1) : 23-41.
25) Thevathasan W, et al. Pedunculopontine nucleus stimulation improves gait freezing in Parkinson disease. *Neurosurgery* 2011 ; 69 (6) : 1248-1253.
26) Stefani A, et al. The serendipity case of the pedunculopontine nucleus low-frequency brain stimulation : Chasing a gait response, finding sleep, and cognition improvement. *Front Neurol* 2013 ; 4 : 68.
27) Merola A, et al. Medical therapy and subthalamic deep brain stimulation in advanced Parkinson's disease : A different long-term outcome? *J Neurol Neurosurg Psychiatry* 2013 Jul 11. [Epub ahead of print]
28) Ngoga D, et al. Deep brain stimulation improves survival in severe Parkinson's disease. *J Neurol Neurosurg Psychiatry* 2013 Jul 10. [Epub ahead of print]

参考文献
- 日本神経学会（監修），「パーキンソン病治療ガイドライン」作成委員会（編）．パーキンソン病治療ガイドライン 2011．東京：医学書院；2011．

V. パーキンソン病の治療

パーキンソン病のリハビリテーション

> **Point**
> - 運動療法は，バランスや歩行の改善に有効である．
> - パーキンソン病の進行とともに病期に応じた対応が必要である．
> - cueを利用した運動や体操は有効であり，その効果についての報告が増えている．
> - 自主訓練の指導は早期から行ったほうがよく，日常生活動作の指導，環境整備なども適宜行う．
> - 運動学習では，イメージしやすい運動や体操を繰り返し行うとよい．

パーキンソン病のリハビリテーションの有効性について

「パーキンソン病治療ガイドライン2011」[1]における，リハビリテーションに関しての記述の一部を **1** に示した．これによる推奨グレードC1のものが多いが，少なくとも，推奨グレードAとして，運動療法が，身体機能，健康関連QOL（quality of life），筋力，バランス，歩行速度の改善に有効であるとされており，適切な運動やリハビリテーションはパーキンソン病の治療の重要な一手段であることは間違いないであろう．また，教育的指導についても，パーキンソン病患者をランダムに2群に分け，片方には生活指導や運動指導などを行い，もう片方にはケアを行い6か月間の経過をみたところ，前者では，訓練時間の増加，off時間の減少，QOLの評価改善を有意に認め，さらに，後者ではL-ドパ投与量の増加を有意に認めたが，前者においてはL-ドパ投与量の増加を認めなかったとの報告がある[2]．このことからも，薬物療法は大切な治療の柱であるが，運動指導を併せて行うことで，その効果をより引き出すことができるといえる．

1「パーキンソン病治療ガイドライン2011」より，リハビリテーションに関する記述

- 運動療法が，身体機能，健康関連QOL，筋力，バランス，歩行速度の改善に有効である（グレードA）
- 外部刺激，特に聴覚刺激による歩行訓練で歩行は改善する（グレードA）．また，音楽療法も試みるとよい（グレードC1）
- 運動療法により転倒の頻度が減少する（グレードB）
- すくみ足に対してはリズミカルな感覚性キュー（グレードB）や補助的用具の使用（グレードC1）を勧める
- 前傾・前屈姿勢には，まずパーキンソン病に対する基本的な薬物治療を行い，可動域訓練など理学療法を行う（グレードC1）
- 嚥下障害はさまざまな障害でみられるので，嚥下評価を行い，対処方法を検討する必要がある．嚥下訓練により改善する（グレードC1）
- 構音障害に対して，短期的には言語療法が有効である（グレードB）

（日本神経学会〈監修〉．パーキンソン病治療ガイドライン2011[1] より）

パーキンソン病における問題点

　パーキンソン病は進行性の中枢神経変性疾患である．薬物治療は発症早期の数年間は一定の効果を得ることができるが，徐々にウェアリング・オフ（wearing off）や on-off 現象を認めるようになり，時にジスキネジアや幻覚などの精神症状を伴うことがある．運動症状だけでなく，非運動症状もみられるようになり，運動の際は特に，自律神経症状の中でも起立性低血圧や食事性低血圧については確認を行う必要がある．姿勢反射障害がみられるようになると，歩行時の方向転換時やすくみ足などで転倒の危険性が増し，運動療法だけでなく環境調整を行う必要がでてくる．さらに，小声などの構音障害や嚥下障害の合併がみられ，構音や嚥下に対するリハビリテーションが必要となる．著明な体重減少は経過の中でほぼ認められる現象で，栄養管理についても検討が必要となる．また，疲労しやすい疾患であり，訓練における注意点および生活指導は必要で，痛みによる運動や動作への影響もでてくることがある．運動指導や訓練継続をしていく際の問題としては，運動学習がある．認知機能障害や手続き学習障害や遂行機能障害の低下があり，訓練内容をイメージしやすいものになるように工夫し，繰り返し行う必要がある．なかには，うつ状態やアパシー（apathy〈無感情〉）を合併することもあり，体操や運動に対する意欲が低下していることもある．

　以上のように，個々の病態・病期に応じた取り組みが必要となる．また，パーキンソン病では20年以上の経過をたどる患者が増えており，そのため，経過途中においては，加齢の影響を受け，筋力低下・持久力低下などの廃用症候群に陥りやすくなっている[3]．**2**に病期に応じたリハビリテーションのアプローチ内容について記載した[4]．

リハビリテーションの進め方

　パーキンソン病のリハビリテーションは，①症状そのものに対するリハビリテーションと，②不活動に伴う二次的な症状に対するリハビリテーションに大きく分けることができる．前者（①）の代表的な訓練としてはリズムや音楽に合わせた歩行訓練などがある．これは，合図（cue）を利用した外発性随意運動を取り入れた訓練が効果的であるとの報告が多くみられることから，特に，歩行障害や姿勢反射障害を伴っているパーキンソン病患者に対して試みる価値が高い．後者（②）は廃用に伴う筋力低下や持久力低下などに対する訓練となる．パーキンソン病においてよく行われている訓練は，拘縮予防の ROM（range of motion）訓練やストレッチ，頸部や体幹の回旋運動，姿勢に対する訓練，下肢などの筋力訓練，バランス訓練，歩行訓練，聴覚的 cue を利用した訓練，手指巧緻動作訓練，上肢や下肢のエルゴメーターによる往復運動，日常生活の指導および訓練，呼吸リハビリテーション，嚥下訓練や嚥下指導，構音障害に対する訓練，自主訓練の指導などがある．

Keywords

廃用症候群
体を動かさないことで生じる弊害があり，それらをまとめ廃用症候群と呼ぶ．症状を以下にまとめる．

筋肉（筋萎縮，筋力低下）
関節（変形，拘縮）
骨（骨粗鬆症，異所性骨化）
心臓（最大酸素摂取量・1回心拍出量低下，起立性低血圧）
血管（血漿量減少，血栓塞栓現象）
呼吸器（肺胞膨張不全，肺活量・分時換気量減少）
精神機能（うつ状態，精神機能の低下）
末梢神経（圧迫性神経障害）
消化器（便秘，食欲低下）
泌尿器（機能的失禁，尿路結石）
皮膚（褥瘡）
内分泌（基礎代謝低下）

2 パーキンソン病の病期に合わせたリハビリテーションの目標とアプローチ内容

診断　薬物治療開始　　　外科治療の検討　　　　　　→		
HY 1〜2.5	HY 2〜4	HY 5
治療目標	追加治療目標	追加治療目標
・活動性低下予防 ・動作や転倒への不安の予防 ・身体機能の維持向上	・転倒予防 ・コア領域の制限減少 　→移乗 　→姿勢 　→リーチと把握 　→バランス 　→歩行	・生命機能維持 ・褥瘡予防 ・関節拘縮予防
介入	追加介入	追加介入
・活動的なライフスタイルの奨励 ・身体機能の向上と活動性低下予防の情報提供 ・バランス，筋力増強，関節可動域，有酸素容量を改善する積極的な訓練 ・配偶者・介助者への指導	■自宅での活動的機能的課題訓練 ・一般的な戦略 ・パーキンソン病特有の戦略 　→認知運動戦略 　→キューを取り入れた戦略 ・複数の課題を同時に処理するための情報提供	・ベッドや車椅子での姿勢調整 ・介助下での動作訓練 ・関節拘縮と褥瘡予防のための情報提供

（Keus SH, et al. *Mov Disord* 2007[4] より）

cueを利用した訓練

　合図（cue）を利用した訓練は，矛盾性運動（kinésie paradoxale）を利用した運動である．たとえば，すくみ足のため足を前に出すことができないときでも，足元に置かれた棒をまたいで移動することができる現象があり，視覚刺激や聴覚刺激を利用した運動の効果がよく報告され，小脳・運動前野系を駆動している可能性があるともいわれている．Thautらは，1〜2 Hzのリズムに合わせた歩行訓練群では，自分のペースでの歩行訓練群および特に介入しない群よりも歩行速度や歩行率などにおいて有意に改善した，と報告している[5]．Nieuwboerらは，cueing programを訪問リハビリテーションで施行した際の効果について報告し，歩行速度やステップ長，バランス能力，すくみ足の重症度の改善の効果がみられたと述べている[6]．視覚的cueは歩行開始時の歩行の振幅を正確に行うようにする可能性があり，聴覚的cueは歩行のタイミングを維持し，方向転換時の非対称性を減じるとのことである[7]．

　また，LSVT（Lee Silverman Voice Treatment）® LOUDやLSVT®BIGの訓練方法が開発され，日本においても講習が行われるようになった．パーキンソン病では発声や動作を小さく行ってしまい，その自己修正が難しく，その誤った感覚情報を自分で修正できることを目的とした再教育プログラムで，1週間に4日，計4週のスケジュールが組まれ，訓練のない日は自主トレーニングを行うようになっている[8]．その他，音楽のリズムに合わせて歩行訓練を行う音楽療法の有効性も報告されている[9]．また自宅で普段から行える訓練で，すくみ足の際によく用いられる工夫として，廊下を歩行する際にまた

3 すくみ足における対応策

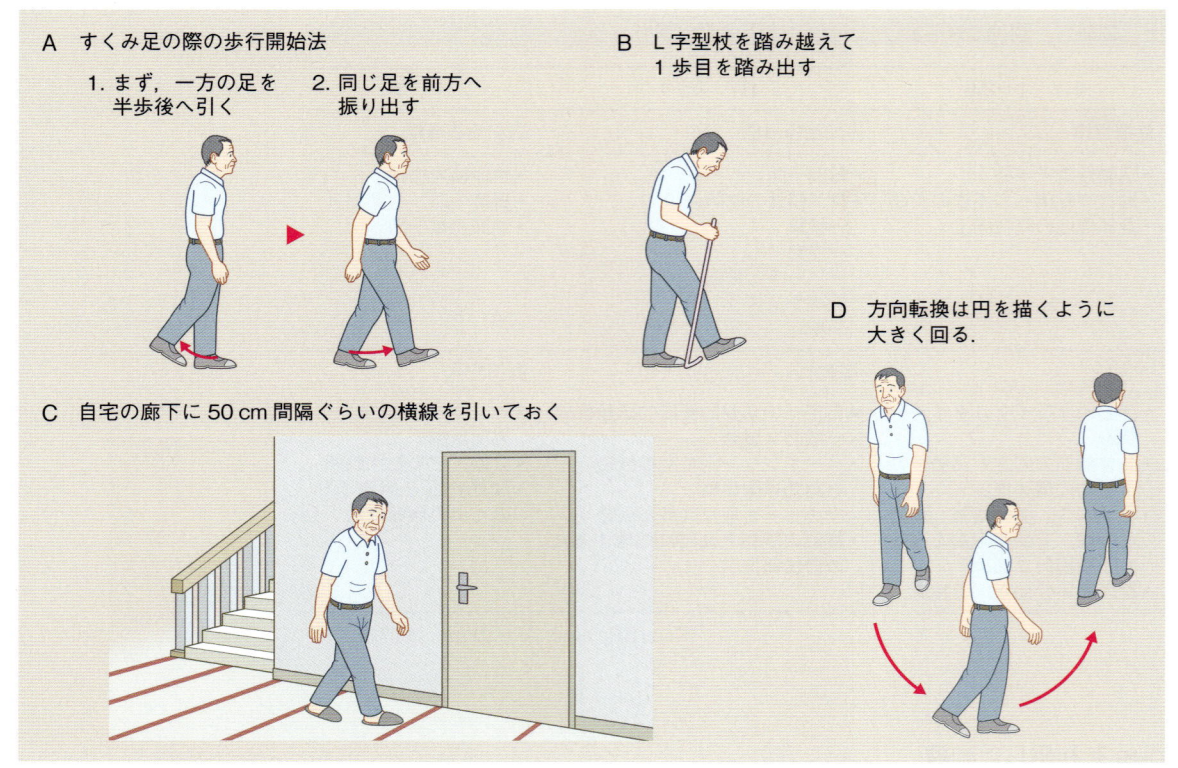

A　すくみ足の際の歩行開始法
1. まず，一方の足を半歩後へ引く
2. 同じ足を前方へ振り出す

B　L字型杖を踏み越えて1歩目を踏み出す

C　自宅の廊下に50cm間隔ぐらいの横線を引いておく

D　方向転換は円を描くように大きく回る．

（眞野行生〈編〉．ケアスタッフと患者家族のためのパーキンソン病―疾病理解と障害克服の指導，2002[10]より）

げるような横線をテープなどで印をつけることがよくみられる[10]が，これも外部刺激（external cue）を応用した例である（**3**）．

自主訓練の勧め

病状進行により独特の前傾姿勢や体幹の側屈はほぼ必発であり，歩行は可能であっても寝返りがうまくできない症例は多い．体幹回旋の障害のためで，普段から体幹回旋の訓練を行い意識づけることが重要である．一般的に歩行時には骨盤を前方と後方へ各々4～5°回旋させているが，パーキンソン病では歩行時の骨盤の回旋角度が減少し，結果として歩幅は狭くなる．体幹回旋をしっかりと行うことで，歩幅は大きくなり，歩容は改善する．外来通院中のパーキンソン病患者に対して体幹回旋に関しての自主訓練指導を行い，その効果について検討した報告がある．臥位から寝返りをして立位まで時間を測定し，4週間後の評価では有意に改善がみられていた．特に，10秒以上かかっていた者であっても改善しており，適切な訓練指導および自主訓練の継続の大切さを表していると考えられる．また，患者が自主訓練の有無をチェックできるように工夫をしている（**4**）[3]．

廃用による筋力低下では下肢近位筋に生じやすい．大腿四頭筋と大腰筋に対する安全かつ簡単にできる筋力訓練の指導を行う．指導のポイントとして

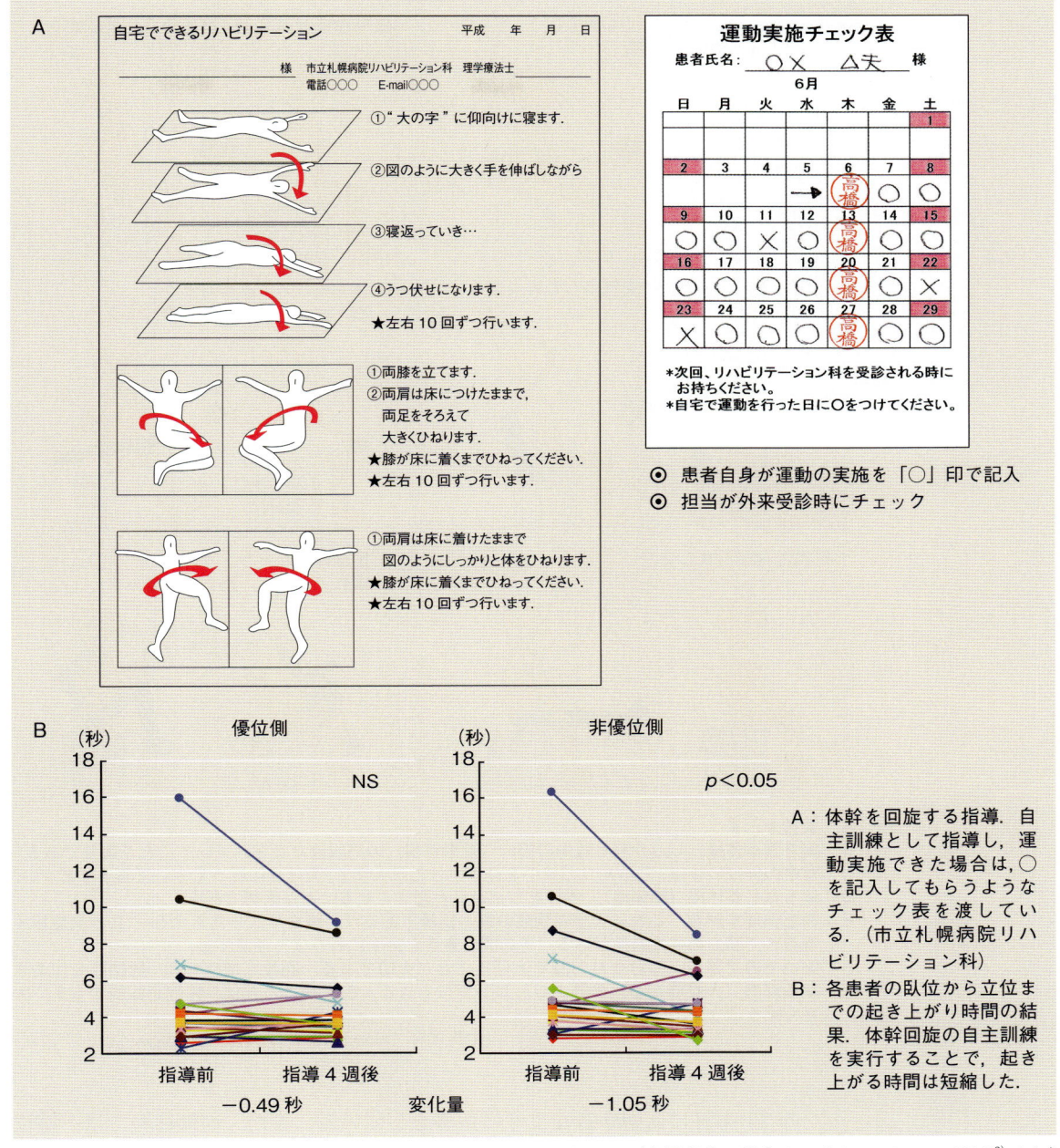

4 自主訓練とチェック表（A），および起き上がり時間の結果（B）

（中馬孝容．総合リハビリテーション 2012[3] より）

は，絵に描いて説明することは前提であるが，可能な限り少ない項目とし，頻回に行うことができる簡便なものになるようにする．大腿四頭筋筋力訓練では，座位で片脚の膝関節を伸展させ大腿四頭筋の筋収縮を行うものがわかりやすい．5～10秒間膝関節伸展位を維持し，患者の状態に合わせて回数を設定する．大腰筋も含め股関節屈筋群に関する筋力訓練では，座位で足踏みを行う．患者は，素早くあまり膝を上げずに行う傾向があり，ゆっくりと，膝を高く上げて行うことがポイントである．これは座位で行うことができる

5 座位で行うことができる自主訓練

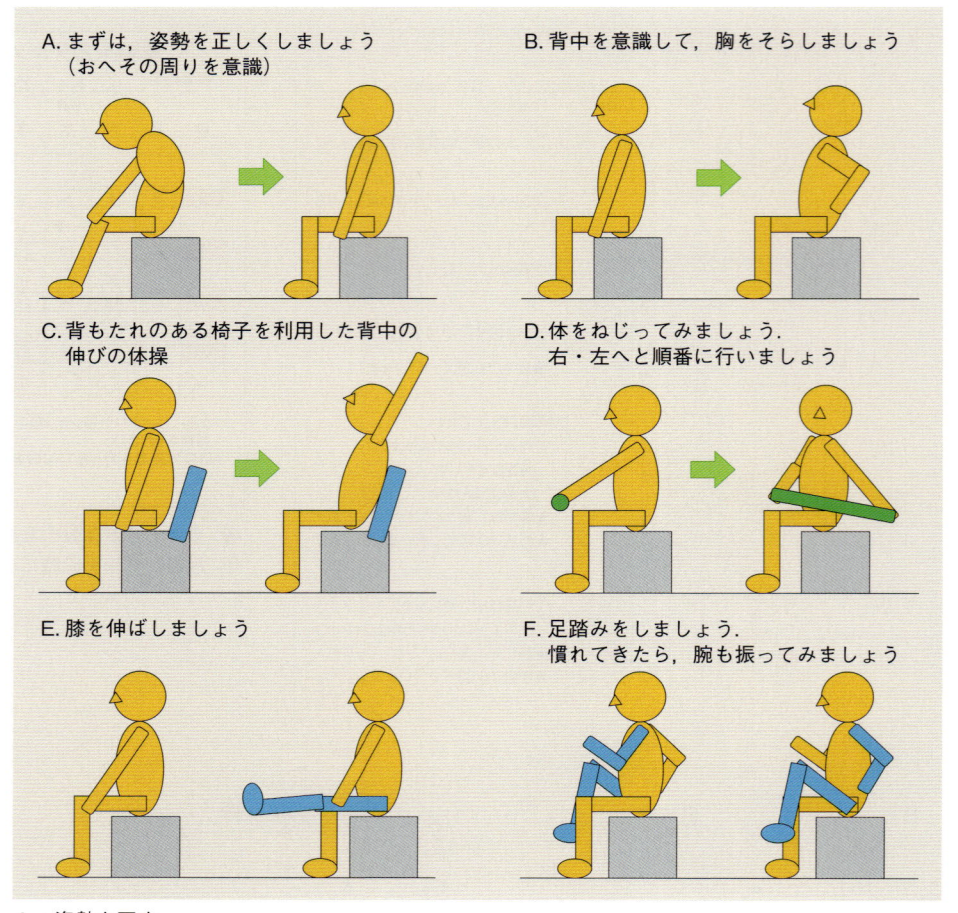

A．まずは，姿勢を正しくしましょう（おへその周りを意識）
B．背中を意識して，胸をそらしましょう
C．背もたれのある椅子を利用した背中の伸びの体操
D．体をねじってみましょう．右・左へと順番に行いましょう
E．膝を伸ばしましょう
F．足踏みをしましょう．慣れてきたら，腕も振ってみましょう

A：姿勢を正す．
B：胸を張る体操．しっかりと背中の筋肉（菱形筋群）の筋収縮がなされていることが重要である．
C：背中の伸びの体操．しっかりと背中を伸ばすことが大切で，大げさに行うぐらいでちょうどよい．
D：体をねじる体操（棒体操）．体幹をしっかりと回旋させることが大切である．
E：膝を伸ばす練習．これは大腿四頭筋の筋力訓練であるが，膝を伸ばしたまま5～10秒間維持することで筋力増強の効果がある．その間，息をとめずに行うよう注意する．
F：座位での足踏み．しっかりと膝を上げることが大切である．回数を増やせば，股関節を屈曲させる筋肉（大腰筋など）の筋トレーニングにもなる．腕を振るときは，体幹が回旋するまで大きく振るほうがよい．

（中馬孝容．*Frontiers in Parkinson Disease* 2012[11] より）

ので，1日に何回か行うように指導をしている．また，前傾姿勢では，座位で胸を張るように，あるいは，伸びをするようにという指導を行っている．他にいくつか座位で行える自主訓練について示す（5）[11]．ここでは，前傾姿勢などに対して体幹筋（背筋）を意識したものも含んでいる．特に姿勢を正す，あるいは胸を張るような動作は，1日頻回に行い，姿勢を意識することが重要である．

自主訓練は発症早期から行ったほうがよいが，病期の進行とともに，前述のことだけでなく，環境調整や日常生活動作に対する指導，嚥下障害に対する対策，構音障害に対する指導，呼吸リハビリテーションの指導の追加が必要となる．嚥下障害に対しては，評価を行い，食形態や一口量，姿勢の指導

6 パーキンソン病患者へのアンケート調査

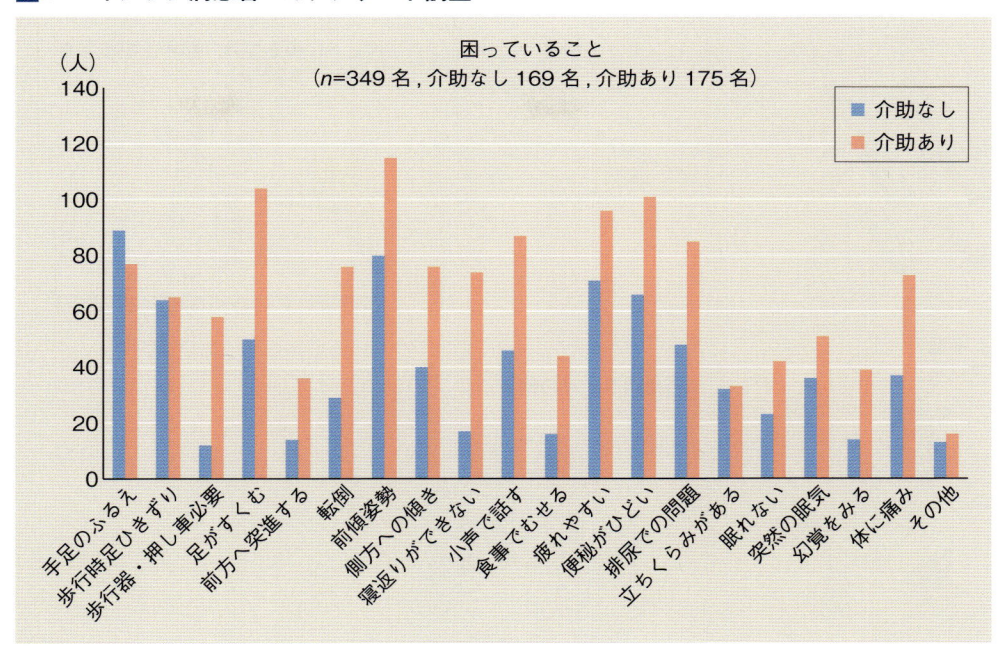

困っていること
(n=349名，介助なし169名，介助あり175名)

患者自身が困っていると感じていること（複数回答あり）．
（中馬孝容ほか．滋賀県の理学療法士を対象としたパーキンソン病の理学療法に関するアンケート調査，2013[12]より）

を行って嚥下体操や頸部の可動域訓練，メンデルゾーン手技（唾液を飲み込んで，その際，喉仏〈のどぼとけ〉が上がっていることを自覚し，そのまま維持させる）などを行うとよい．嚥下，構音，呼吸はすべて姿勢の影響もあるため，前傾姿勢に対する指導も必要となる．

患者に対するアンケート調査[12]

　個々の重症度により患者が困っていることはさまざまである（6）．パーキンソン病患者を対象としたアンケート調査では，多くの患者が訓練効果はあると自覚していた．また，普段から運動などを行っていると答えた者は71％で，そのほとんどの者で効果が実感されていた．効果として自覚されていることについては，介助の有無に関係なく，歩行がしやすくなったと答えている者が最も多い．

　患者のニーズは多岐にわたっており，個々のニーズは何かということを的確につかみ，評価を行ったうえで，多くの課題の中から優先順位を意識しながら訓練および生活指導を行うことが大切である．

　転倒に関する調査では，自宅内では居間での転倒が最も多く，また，転倒時に打撲だけでなく，特に介助が必要になってくると骨折をきたすことが多い．転倒を防止するためにも環境整備は大切である．また，日常生活動作（activities of daily living：ADL）でやりづらいことも多々でてくるため，自助具などを指導することもある．7にいくつかの例を示す．

7 日常生活での自助具および転倒予防に関する工夫の例

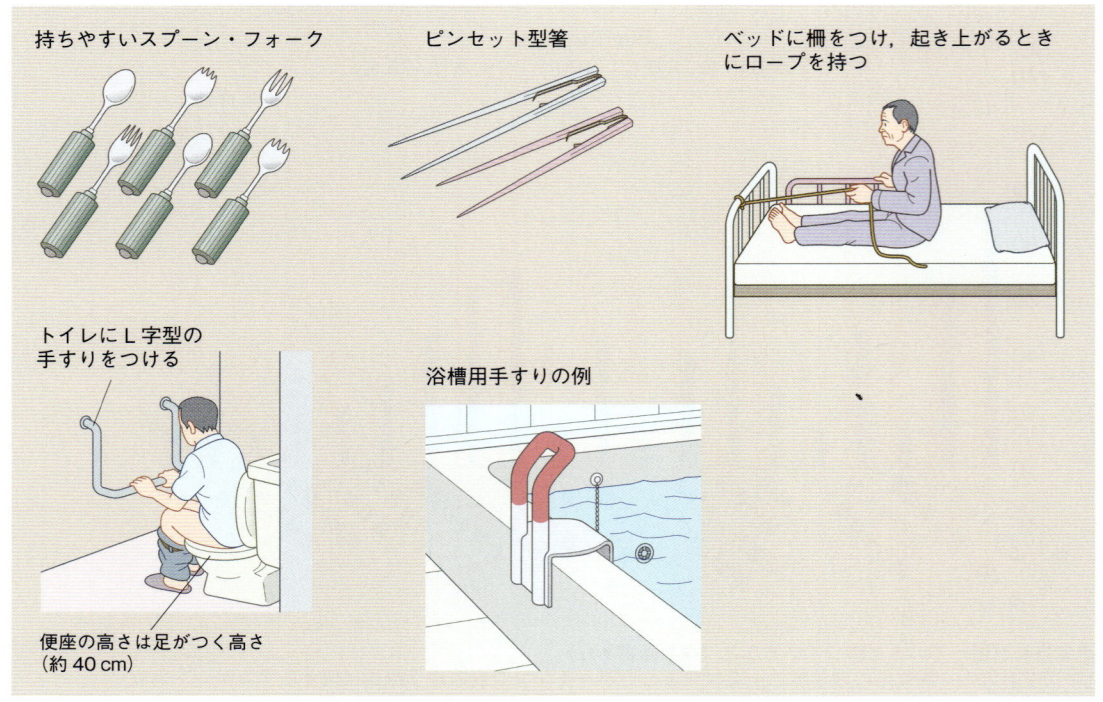

持ちやすいスプーン・フォーク　　ピンセット型箸　　ベッドに柵をつけ，起き上がるときにロープを持つ

トイレにL字型の手すりをつける
便座の高さは足がつく高さ（約40 cm）

浴槽用手すりの例

（眞野行生〈編〉．ケアスタッフと患者家族のためのパーキンソン病―疾病理解と障害克服の指針，2002[10]より）

運動学習のポイント

　パーキンソン病では，錐体外路症状だけでなく，感覚入力の統合の問題があり，体の使い方がうまくできないことが多い．また，手続記憶の問題や遂行機能障害などの前頭葉の問題もあり，運動学習がうまくできないことが多い．そのため，一連の動作を一つ一つ分解し，繰り返して練習する，前述したようなcueを利用した練習を行う，などがポイントとなる．また，パーキンソン病は疲労しやすい面があり注意が必要であるが，運動負荷量はある程度しっかりとかけたほうがよく，訓練量も多いほうがよいとの報告がある．運動が残存ドパミン神経細胞のドパミン産生を促進し，強い運動はシナプス可塑性を最大にし，複雑な活動性はより大きな構造的適応を促進するとの報告がある．ドパミン神経細胞は運動の多さに対応する[13]．

　運動学習のポイントとしては，①個々の状況に応じた運動であること，②個々がイメージしやすいものであること，③最初は単純な動作より始め，徐々に複雑にすること，④自分が思っている以上に大きく動くように誘導すること，⑤視覚的cueや聴覚的cueを利用したもの，⑥日頃，安全に繰り返すことができるものであることがあげられるが，最も重要なことは，⑦患者にとって楽しいことである．

　前述のアンケート調査で，患者たちの多くは，運動やリハビリテーションは効果があると述べており，前傾姿勢がでる以前から，できれば診断がつい

たときに訓練や生活指導を行い，運動を習慣づけておくことは，パーキンソン病とうまくつきあうための一つの手段となる．

(中馬孝容)

文献

1) 日本神経学会(監修)，「パーキンソン病治療ガイドライン」作成委員会(編). パーキンソン病治療ガイドライン 2011. 東京：医学書院；2011.
2) Montgomery EB, et al. Patient education and health pro motion can be effective in Parkinson's disease：A randomized controlled trial. PROPATH Advisory Board. *Am J Med* 1994；97：429-435.
3) 中馬孝容. パーキンソン病患者のリハビリテーション. 総合リハビリテーション 2012；40(5)：684-689.
4) Keus SH, et al. Evidence-based analysis of physical therapy in Parkinson's disease with recommendations for practice and research. *Mov Disord* 2007；22：451-460.
5) Thaut MH, et al. Rhythmic auditory stimulation in gait training for Parkinson's disease patients. *Mov Disord* 1996；11：193-200.
6) Nieuwboer A, et al. Cueing training in the home improves gait-related mobility in Parkinson's disease：The RESCUE trial. *J Neurol Neurosurg Psychiatry* 2007；78：134-140.
7) Nieuwboer A. Cueing for freezing of gait in patients with Parkinson's disease：A rehabilitation perspective. *Mov Disord* 2008；23：S475-481.
8) Spielman J, et al. Effects of an extended version of the Lee Silverman voice treatment on voice and speech in Parkinson's disease. *Am J Speech Lang Pathol* 2007；16：95-107.
9) 林明人. Parkinson病と音楽療法. 神経内科 2007；67：236-242.
10) 眞野行生(編). ケアスタッフと患者・家族のためのパーキンソン病―疾病理解と障害克服の指針. 東京：医歯薬出版；2002.
11) 中馬孝容. パーキンソン病のリハビリテーション. *Frontiers in Parkison Disease* 2012；5(4)：214-218.
12) 中馬孝容, 小林庸子. 滋賀県の理学療法士を対象としたパーキンソン病の理学療法に関するアンケート調査. 厚生労働科学研究補助金 難治性疾患克服研究事業 希少性難治性疾患患者に関する医療の向上及び患者支援のあり方に関する研究. 平成24年度総括・分担研究報告書. 2013，pp.134-136.
13) Hirsch MA, Farley BG. Exercise and neuroplasticity in persons living with Parkinson's disease. *Eur J Phys Rehabil Med* 2009；45(2)：215-229.

パーキンソン病の非運動症状の治療

> **Point**
> - パーキンソン病（PD）の非運動症状には，認知機能障害，うつ，幻覚・妄想，レム期睡眠行動異常症（RBD）などの認知・精神症状，便秘，排尿障害，起立性低血圧，性機能障害，発汗異常などの自律神経症状，嗅覚障害，感覚障害，疲労，体重減少などがある．
> - うつ，RBD，便秘，嗅覚異常などが，運動症状に先行して出現することがあり，早期診断を支持する所見ともなる．
> - 病的賭博や性欲過多などの行動異常，認知機能障害，幻覚・妄想，便秘，起立性低血圧，下腿浮腫など，一部の非運動症状は治療薬により誘発されることがある．
> - 治療効果に関するエビデンスは，うつ，認知機能障害，幻覚・妄想以外には乏しい．PDによらない一般症状への治療に準じて対応する．
> - 治療は，まずPD治療薬を見直し，副作用による運動・非運動症状の出現，悪化に注意しつつ薬剤を選択，増量する．

非運動症状の概念と種類

　最初に本疾患を記載したJames Parkinson[1]は，後に彼の名にちなんで命名されたパーキンソン病（Parkinson disease：PD）患者の症状として振戦を含む運動，姿勢の障害を中心に記載し，認知機能や感覚は障害されないとした．しかし，現在では運動症状のみならず，認知・感覚障害を含むさまざまな非運動症状を呈する疾患と認識されている．主な非運動症状を **1** にまとめた[2]．なお，行動異常や下腿浮腫のように抗PD薬剤で誘発される非運動症状がある．また，認知機能障害，幻覚・妄想，睡眠・覚醒障害，便秘，起立性低血圧，唾液分泌低下，排尿障害のように，PD病態で生じうる非運動症状が治療薬によって顕在化することもある．便秘，レム期睡眠行動異常症（REM sleep behavior disorder：RBD），うつ，嗅覚障害など一部の非運動症状は運動障害に先行して出現することが知られ，その検出は，[^{123}I] MIBG心筋シンチグラフィーの取り込み障害とともにPD早期診断の一助ともなる．これら非運動症状は運動症状と同様，患者・介護者のQOLを劣化させる[2,3]．一方で，治療については運動症状ほどエビデンスが集積されていない．

　本稿では日本神経学会の編集による「パーキンソン病治療ガイドライン2011」[4]に準拠し，PDに伴う非運動症状治療の実際を概説する．

認知機能障害

　PD患者の過半数は長期経過中に認知機能障害を呈する．認知機能の低下

1 パーキンソン病患者にみられる非運動症状

1. 認知・精神障害
    1) 認知機能障害（MCI，認知症），アパシー
    2) うつ，不安，パニック，幻覚・妄想，激越
    3) 行動異常（病的賭博，性欲過多，むちゃ食い，買いあさり，L-ドパ渇望〈DDS〉，punding）
2. 睡眠・覚醒障害
    1) 睡眠障害（入眠困難，中途覚醒，早朝覚醒，レム期睡眠行動異常症（RBD），下肢静止不能症候群，睡眠時無呼吸，周期性四肢運動障害）
    2) 覚醒障害（日中過眠，突発的睡眠）
3. 自律神経障害
    1) 消化管運動障害（流涎，嚥下障害，逆流性食道炎，腹満，鼓腸，便秘，イレウス）
    2) 排尿障害
        ・蓄尿障害（尿意切迫，頻尿，切迫性尿失禁）
        ・排出障害（排尿困難，尿閉）
    3) 心血管系障害（起立性低血圧，食事性低血圧，四肢冷感）
    4) 皮膚障害（発汗過多，脂漏，凍瘡）
    5) 性機能障害
4. 感覚障害（頭痛，腰痛，肩関節周囲炎，下肢痛，大腿痛，腹痛）
5. 嗅覚障害
6. 疲労
7. 呼吸器症状（呼吸苦，咳嗽）
8. 体重減少

MCI：mild cognitive impairment（軽度認知障害），DDS：dopamine dysregulation syndrome（ドパミン調節異常症候群）．

は患者の生活機能を障害し，施設入所や精神症状発現の背景となり，死期を早め，介護者の重荷となる[5]．

認知機能低下の症状には中核症状としての認知機能障害と，周辺症状としての精神障害とがみられる．主な認知機能障害には記憶障害，注意力障害，遂行機能障害，視覚認知障害がある．周辺症状には幻覚・妄想，アパシー，うつ，不安，易怒・易興奮などが知られる．Emreら[6]がまとめた認知症を伴うPD（PD with dementia：PDD）の診断基準を 2 に示す．認知機能低下があり，そのために日常生活機能が障害される場合に認知症と診断される．

認知機能障害の治療

「パーキンソン病治療ガイドライン2011」[4]ではドネペジル（アリセプト®）が推奨されている．他にもコリンエステラーゼ阻害薬としてリバスチグミン（イクセロン®，リバスタッチ®），ガランタミン（レミニール®），NMDA（N-methyl-D-aspartate）受容体拮抗薬としてメマンチン（メマリー®）が利用できる．いずれの薬物もわが国ではPDDやPDと同病態を示すレヴィ小体型認知症（dementia with Lewy body：DLB）に対し保険適用がない．しかし，国際的にはPDDやDLBへの有効性が検討されており，リバスチグミン，ドネペジル，メマンチンは二重盲検試験で有効，ガランタミンはオープン試験でDLB患者の認知機能障害に有効とされる．Movement Disorder Societyの提言[7]ではリバスチグミンが有用，他剤は要検討に分類されている．

なお，アルツハイマー病の進行予防や高齢者の認知機能改善に運動の有用性が報告されている[8]．PDにみられる認知機能の低下予防にもリハビリ効

2 認知症を伴うパーキンソン病（PDD）の診断基準

I. 主要徴候
1. Queen Square Brain Bank の基準を満たすパーキンソン病運動症状の存在
2. パーキンソン病の臨床経過と関連して徐々に出現，悪化する認知症
   2つ以上の認知機能下位項目が障害
   病前と比べて機能が低下
   機能低下のために社会・家庭生活や仕事が障害

II. 関連した臨床徴候
1. 認知機能
   注意障害，遂行機能障害，視空間認知障害，記憶障害，言語障害
2. 行動障害
   アパシー，人格変化，情動障害（うつ，不安），幻覚・妄想，日中過眠

（Emre M, et al. *Move Disord* 2007 [6] より抜粋）

3 PD うつと大うつ病の臨床症状の比較

PD うつの主要症状	意欲減退，自発性低下，易疲労
大うつ病の主要症状	抑うつ気分，喜びの喪失，食欲減退，睡眠障害，激越，運動制止，易疲労，意欲減退，罪責感，集中困難，希死念慮
両者に共通する症状	易疲労，便秘，頭痛，不眠，食欲不振，発汗過多
大うつ病と比べてのPD うつの特徴	罪責感，自責感，罪業妄想はまれであり，自殺率は低く，日内変動が少なく，不安，激越が軽い

（Miyoshi K, et al. *Eur Neurol* 1996 [9] より）

果が期待される．

うつ

　PD 患者の 20～40％はうつを呈する．PD うつとうつ病の臨床的特徴を 3 に示す [9]．PD うつはしばしば運動障害に先行して出現し，直接的苦痛の他，患者 QOL 障害の最大要因となる [3,10]．うつが薬効の切れるオフ時に限定して出現することもある．これは薬効減弱に関連したオフ時の非運動症状である．PD うつの背景には PD 病理であるセロトニン系，ノルアドレナリン系，ドパミン系，アセチルコリン系などのニューロンの変性，脱落などが考えられる．Braak ら [11] はこのような病変が脊髄の迷走神経背側核から上行し，青斑核を経て，中脳黒質の障害が閾値を越えた時点で運動障害が発現，さらに大脳新皮質へと変性が進展するいわゆる「Braak 仮説」を提唱，後に末梢自律神経系障害の先行を追加した [12]．この仮説によると，うつ発現の要因となる青斑核ノルアドレナリンニューロンの障害は黒質障害に先行するため，うつが運動障害より先に現れ得ることが理解される．

うつの治療

　治療方針 [4] を 4 に示した．オフ時のみに出現するうつの治療にはウェアリング・オフの改善を目指す．オフに無関係なうつの治療には，まず運動症状を十分治療する [4]．うつが改善しない場合はドパミンアゴニストか抗うつ薬を試みる．ドパミンアゴニストのうちプラミペキソール（ビ・シフロール®など）はエビデンスレベルの高い抗うつ効果が証明されている [10]．抗うつ薬ではノルトリプチリン（ノリトレン®），desipramine [*1]，アミトリプチリン（トリプタノール®など）などの三環系抗うつ薬や SSRI [*2] で PD うつの改善効果が報告されている．三環系抗うつ薬は便秘，排尿困難，起立性低血圧，夜間せん妄などの副作用を生じやすいため，副作用の少ない SSRI（セルトラリン〈ジェイゾロフト®〉，パロキセチン〈パキシル®〉，フルボキサミン〈デ

*1 2013 年現在販売中止

*2 SSRI
selective serotonin reuptake inhibitor（選択的セロトニン再取り込み阻害薬）

4 PDうつの治療方針

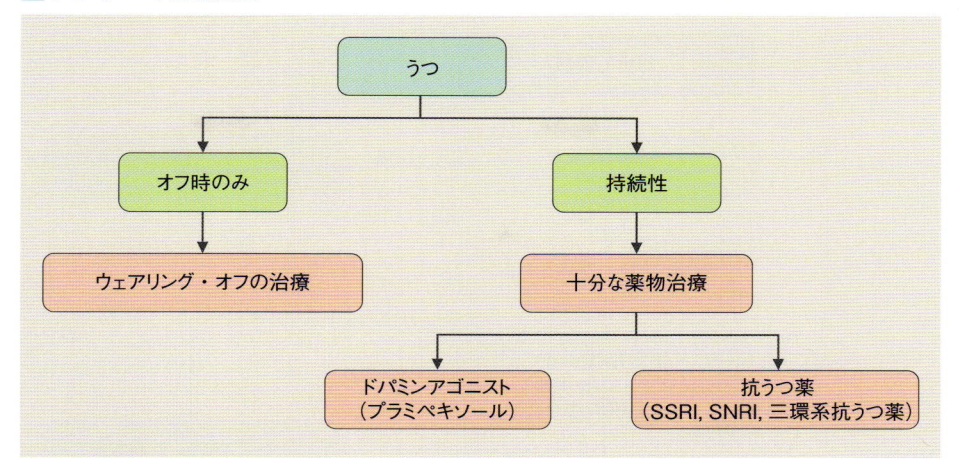

```
                    うつ
                  /      \
           オフ時のみ    持続性
              |            |
       ウェアリング・    十分な薬物治療
       オフの治療         /        \
                  ドパミンアゴニスト   抗うつ薬
                  (プラミペキソール) (SSRI, SNRI, 三環系抗うつ薬)
```

オフ時のみに出現するうつにはウェアリング・オフ改善に向けた治療を行う．持続するうつに対しては，まず運動症状に対する十分な薬物治療を行う．うつが改善しない場合にドパミンアゴニスト（特にプラミペキソール）の追加か抗うつ薬使用を考慮する．

（日本神経学会〈監修〉，パーキンソン病治療ガイドライン2011[4]）を参考に作成）

プロメール®，ルボックス®）など）やSNRI[*3]（ミルナシプラン〈トレドミン®など〉，デュロキセチン〈サインバルタ®〉）が選択される．セロトニン系を高めるSSRI，SNRIはPD症状を悪化させる可能性があり注意を要す．抗うつ薬とセレギリン（エフピー®）との併用は，セロトニン症候群を誘発するおそれがあり，禁忌である．経頭蓋磁気刺激による改善も報告されている．

PDうつか，オフ症状か，アパシーか，内因性うつの合併かなどを鑑別し，患者の認知機能，身体状況などに配慮しつつ治療法を選択する．

*3 SNRI
serotonin noradrenaline reuptake inhibitor（セロトニン・ノルアドレナリン再取り込み阻害薬）

幻覚・妄想

PDに幻覚・妄想を生じる危険因子として高齢，運動障害重症度，認知機能低下，視力障害，睡眠障害，遺伝子多型などが知られる[13]．内因として中枢神経系，特にアセチルコリン系ニューロンの変性，脱落やレヴィ小体の出現を伴う中枢神経障害が重要と考えられる．外因として抗PD薬の影響もある．誘発促進因子には発熱，脱水などの身体状況，心理・社会要因などが知られる．幻覚・妄想を生じると，しばしば数年の経過で認知症が出現し，すくみ足，転倒などの難治運動障害が進行する[14]．

PD患者の幻覚は，生々しい幻視，錯覚が特徴である．具体的には家族や見知らぬ人間の影・姿，小動物（動物，昆虫，蛇）などが見える．置物や壁のシミが人や小動物に見えることもある．しばしば夕闇とともに顕在化する．妄想では被害妄想，もの盗られ妄想，嫉妬妄想，追跡妄想などが訴えられる．幻視や気配に基づいて「2階に悪者が住みついている」「子どもが財布を盗っていく」などの二次的妄想や，家族が見知らぬ他人に入れ替わっているとする替え玉妄想（カプグラ症候群）もある．頻度は進行度にもよるが，幻視が70％，幻聴が20％未満，妄想は5％程度である[13]．

5 幻覚・妄想の治療方針

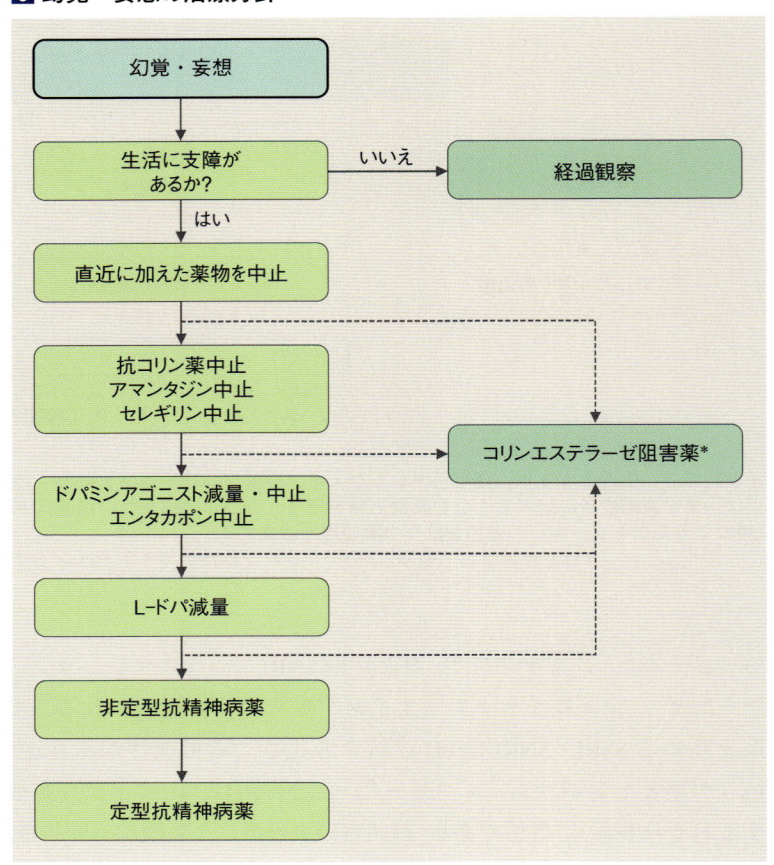

```
幻覚・妄想
  ↓
生活に支障があるか？ ──いいえ──→ 経過観察
  ↓はい
直近に加えた薬物を中止
  ↓
抗コリン薬中止
アマンタジン中止
セレギリン中止
  ↓                        コリンエステラーゼ阻害薬*
ドパミンアゴニスト減量・中止
エンタカポン中止
  ↓
L-ドパ減量
  ↓
非定型抗精神病薬
  ↓
定型抗精神病薬
```

* 抗PD薬減量と並行して追加を考慮．非定型抗精神病薬としてはクエチアピンが最も薦められる．コリンエステラーゼ阻害薬で悪心を生じたり，興奮が悪化する例ではメマンチンや抑肝散を考慮してもよい．
(日本神経学会〈監修〉，パーキンソン病治療ガイドライン 2011[4] より)

幻覚・妄想の治療

　幻覚・妄想が軽度で客観視でき，病識が保たれている場合はそのまま経過をみる(5)．日常生活に支障がある場合，明らかな原因薬があれば中止する．脱水，感染など調整可能な促進因子があれば並行して是正する．抗PD薬は幻覚・妄想を生じやすいものから中止する．すなわち抗コリン薬，アマンタジン，セレギリンから中止する．奏効しない場合にはドパミンアゴニスト，エンタカポン（コムタン®）を減量・中止する．それでも改善がない場合はL-ドパを減量する．減量・中止で幻覚・妄想が改善しない場合には非定型抗精神病薬を追加する．コリンエステラーゼ阻害薬は内因となる障害の是正が期待でき，副作用も軽いことからどの段階でも追加可能である．抗PD薬減量により運動障害が悪化する場合はQOLを優先し，代わりにL-ドパを増量するか，抗PD薬を減量せず非定型抗精神病薬を追加する．

　抗精神病薬はドパミン受容体を遮断して運動症状を悪化させることがあり，注意を要す．他の副作用として過鎮静，ふらつき感，起立性低血圧，耐糖能異常などがある．クロザピン（クロザリル®）は二重盲検試験で有効との報告が多く，運動症状を悪化させず，メタ解析結果もPD精神病の治療に

6 米国の臨床現場でPD患者に用いられる抗精神病薬の使用頻度

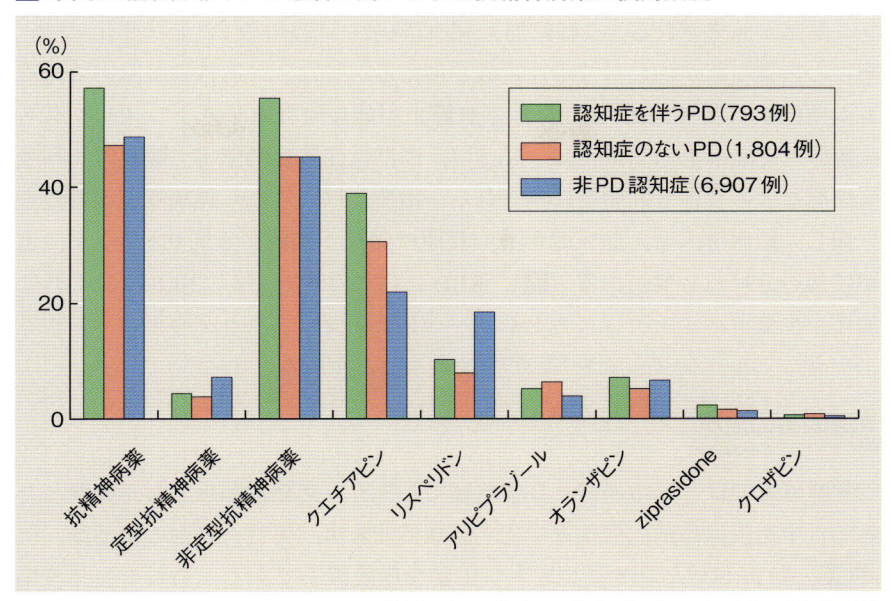

American Academy of Neurology での推奨はクロザピンであるが，クエチアピンの使用が多いことがわかる．非PD認知症ではリスペリドンも選択されている．ziprasidone は2013年現在国内未承認．

(Weintraub D, et al. *Arch Neurol* 2011 [15] より作成)

有用と結論されている[7]．しかし，顆粒球減少を生じるため導入時の入院や，頻回の血液検査が義務づけられており，使用しにくい現状にある．クエチアピン（セロクエル®など）もPD症状を悪化させにくいが過鎮静を生じやすい．しかし，現在利用できる抗精神病薬の中では第一選択薬と考えられる．オランザピン（ジプレキサ®など）やリスペリドン（リスパダール®など）にも抗精神病効果が期待できるが，運動症状を悪化させやすい．糖尿病患者にはクエチアピン，オランザピンは禁忌である．ちなみに，米国でのPDやアルツハイマー病患者の幻覚・妄想への抗精神病薬使用の現状調査結果でもクエチアピンの使用頻度が高い[15]（6）．

抗認知症薬のドネペジル，リバスチグミン，ガランタミンにも幻覚改善効果が期待される．漢方薬の抑肝散にはDLB幻覚改善効果が報告されている．電気痙攣療法が有効な場合もある．

睡眠・覚醒障害

PD患者のほぼ全例で経過中に睡眠・覚醒障害が出現する[*4]．不眠，中途覚醒から成る狭義の「睡眠障害」と，昼間でも不適切に寝てしまう「覚醒障害」に分けられ，夜間の睡眠障害が60〜98％，覚醒障害（日中過眠）は30〜40％である．

[*4] 睡眠障害については本巻 III.「睡眠異常症と不随意運動」(p.202-214) も参照

睡眠障害の治療

狭義の睡眠障害には入眠障害，中途覚醒，早朝覚醒，熟眠障害がある．

PD病態のために睡眠維持機構が障害されて睡眠が分断化され，深い眠りやレム睡眠が障害される．これに加え，夜間頻尿や就寝中のPD症状悪化，疼痛，薬物の影響などが加わって中途覚醒が増える．また，一次性睡眠障害であるレム期睡眠行動異常症（RBD），下肢静止不能症候群（レストレスレッグズ症候群〈restless legs syndrome：RLS〉），周期性四肢運動障害，睡眠時無呼吸症候群などの合併も高頻度にみられる．治療には，これら睡眠障害の背景を把握し，睡眠導入薬，頻尿改善薬，長期に効果が持続する抗PD薬など，適切に使い分ける必要がある（**7**）．RBDにはクロナゼパム，RLSにはこれに加え，少量ドパミンアゴニストやガバペンチンプロドラッグのガバペンチンエナカルビル（レグナイト®）が奏効することがある．

覚醒障害の治療

覚醒障害では「日中過眠」と突然寝てしまう「突発的睡眠」とが問題となる．日中過眠は高齢，症状重症化，認知機能障害，男性，日中の低活動，抗PD薬，特にドパミンアゴニストが主要な危険因子である．過眠を生じる場合は抗PD薬を変更，中止する．睡眠導入薬や気分安定薬の見直しも必要である．突発的睡眠は非麦角系ドパミンアゴニストで誘発されやすい．このため，車の運転や，高所作業などに従事する患者には処方しないか，運転しないよう助言する．

行動異常

PD患者は治療薬により行動異常を生じることがある[16]．主な症状として金銭の浪費を顧みることなくパチンコなどのギャンブルに熱中する病的賭博，性欲過多，買い物が止まらなくなる買いあさり，むちゃ食いなどの衝動制御障害，常同的な動作反復（punding），L-ドパへの必要量を超えた渇望とともに，これら行動異常を呈するドパミン調節異常症候群（dopamine dysregulation syndrome：DDS）などが知られる．危険因子には若年発症，男性，新奇性追求性格があり，衝動制御障害ではドパミンアゴニストも誘因となる．

頻度は必ずしも高くないが，生じると患者や家族の社会・家庭生活に深刻な悪影響を及ぼす．PD患者への治療薬が誘発する医原病の側面があり，処方する医師の責任としても，背景への十分な理解と適切な治療的対応が求められる．

衝動制御障害発現の背景には報酬系を形成するドパミンニューロン中脳辺縁系路の過活動が想定されている[17]．pundingの背景にはジスキネジアと同様，背側線条体におけるドパミン伝達性の亢進が予想されている．過感受性獲得に一定の期間を要するためか，行動異常発現には通常5年以上（DDS 9.5年，病的賭博7.8年，性欲過多9.6年，pundingそれ以上）かかる[17]．

行動異常の治療

L-ドパへの渇望（DDS）はオフ時の不快，うつ，不安，動悸から逃れたい

7 睡眠・覚醒障害の治療方針

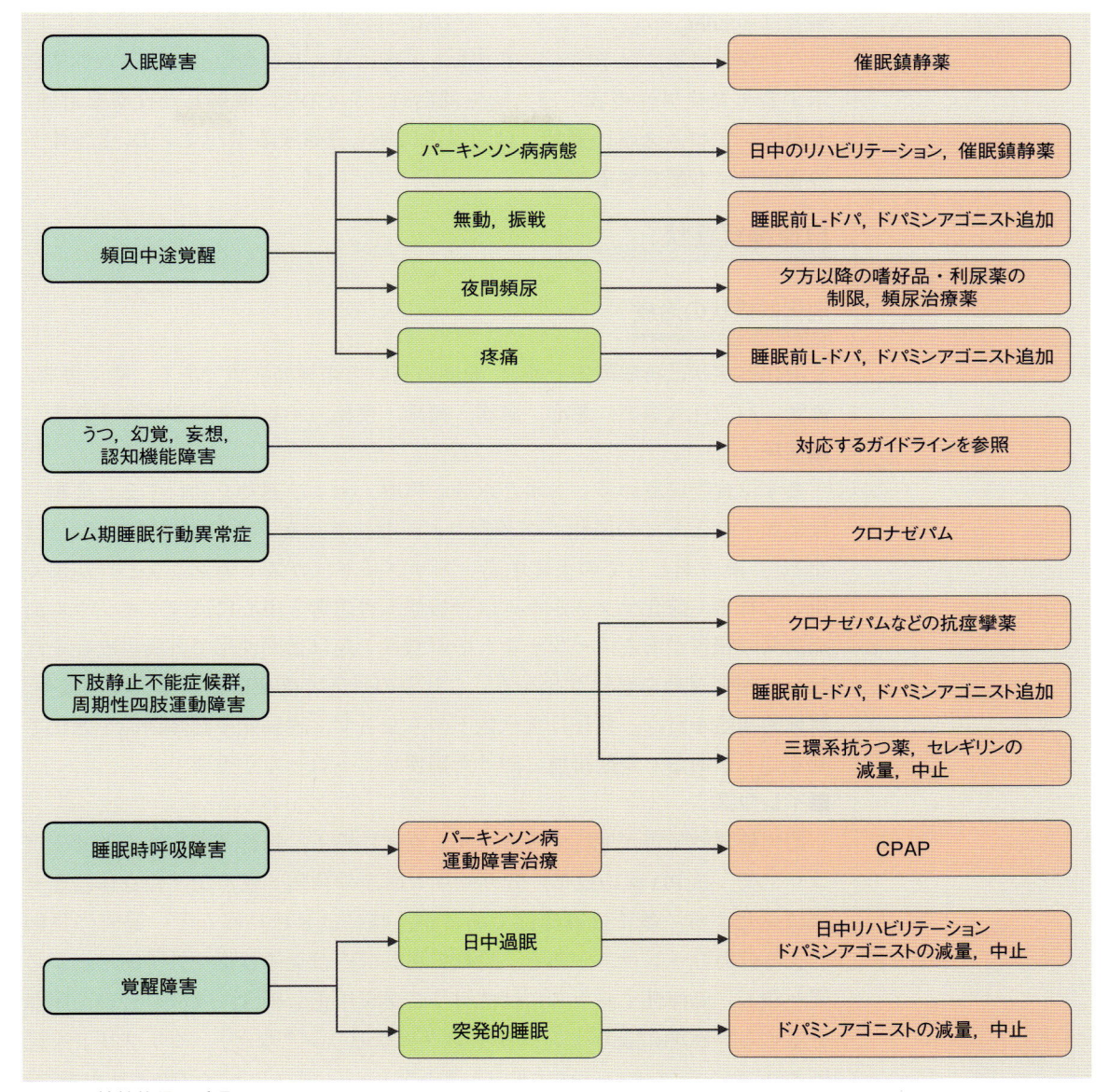

症状	原因	対応
入眠障害		催眠鎮静薬
頻回中途覚醒	パーキンソン病病態	日中のリハビリテーション，催眠鎮静薬
	無動，振戦	睡眠前L-ドパ，ドパミンアゴニスト追加
	夜間頻尿	夕方以降の嗜好品・利尿薬の制限，頻尿治療薬
	疼痛	睡眠前L-ドパ，ドパミンアゴニスト追加
うつ，幻覚，妄想，認知機能障害		対応するガイドラインを参照
レム期睡眠行動異常症		クロナゼパム
下肢静止不能症候群，周期性四肢運動障害		クロナゼパムなどの抗痙攣薬 / 睡眠前L-ドパ，ドパミンアゴニスト追加 / 三環系抗うつ薬，セレギリンの減量，中止
睡眠時呼吸障害	パーキンソン病運動障害治療	CPAP
覚醒障害	日中過眠	日中リハビリテーション，ドパミンアゴニストの減量，中止
	突発的睡眠	ドパミンアゴニストの減量，中止

CPAP：持続的陽圧呼吸．

（日本神経学会〈監修〉，パーキンソン病治療ガイドライン 2011 [4] より）

とする強い欲求が一因となる．したがって，ウェアリング・オフの改善を第一に行う．このためには不定期なL-ドパの追加服用を制限したうえで，L-ドパ少量分割，エンタカポン，アマンタジン，セレギリン，ドパミンアゴニスト併用など，continuous dopaminergic stimulation（CDS：持続的ドパミン刺激）に沿った治療を計画する．視床下核深部脳刺激療法（STN-DBS）は，抗PD薬の減量，ウェアリング・オフの軽減をもたらし，ADLの悪化なしにDDSを改善する効果が期待できる．しかし，無効例や悪化例も報告されている．

衝動制御障害にはドパミンアゴニストを中止，変更する．病的賭博に対し

ては，アマンタジンの有効性が報告されている[18]が，無効とする報告もある．筆者は punding へのアマンタジン有効例を経験した．

行動異常対策には予防も重要である．特にリスクが高い新奇性追求性格を示す若年発症男性患者では，治療開始時から CDS に準拠した投薬を計画，ドパミンアゴニストの選択には辺縁系に多く分布するドパミン D_3 受容体への親和性にも配慮する．

自律神経症状

消化器症状の治療

消化器症状は排尿障害と並び，頻度の高い自律神経症状である．嚥下障害，流涎，逆流性食道炎，悪心，腹満，鼓腸，便秘，イレウスなどが含まれる．

■便秘

まずは食物繊維の多い食事と水分の摂取，および運動を励行する．薬物では塩類下剤としての酸化マグネシウム，センナ，センノシド（プルゼニド®など），漢方薬としての大建中湯，モサプリド（ガスモチン®など）がよく用いられる．酸化マグネシウムは腎機能障害患者を中心に高マグネシウム血症誘発の報告がある．センナなどの刺激性下剤は長期使用で大腸黒皮症を惹起し，腸管運動を悪化させうる．これらの対応で排便がない場合は浣腸や，機械的摘除を行う．便秘は食欲低下のみならず，運動能や認知機能を悪化させることがある．定期排便に向けた排便コントロールが重要である．

■イレウス

消化管運動障害が進行すると，イレウスに陥る．腸管運動を低下させる抗コリン薬，抗 PD 薬の投与，低カリウム血症や発熱，脱水などの身体疾患を機に悪化する．多くは麻痺性であるが，時には S 状結腸など，腸管の捻転による絞扼性イレウスがある．捻転であれば内視鏡的整復や外科的対応が必要となる．麻痺性イレウスには抗コリン薬を中止し絶食，補液を行い，腹部を温める．状態によりドンペリドン（ナウゼリン®など），モサプリドを経管より，パンテノール（パントール®など），ジノプロスト（プロスタルモン・F®など）を経静脈的に投与する．

■流涎

PD 患者では唾液分泌は減少している．しかし，頸部前屈や嚥下機能障害などによりうまく嚥下できないために，唾液が口腔内に貯留する．治療には嚥下・姿勢障害の改善が第一と考えられる．少量の抗コリン薬（アーテン® 0.5 T 朝 1 回など）が流涎を減少させることがある．

排尿障害の治療

蓄尿・排出障害のうち，蓄尿障害が主体である．

■蓄尿障害

尿意切迫感，切迫性尿失禁，夜間頻尿が多く訴えられる．夜間頻尿は睡眠

障害の原因となり，そのたびに起こされる介護者の負担にもなる．治療には蓄尿障害改善を期して抗コリン薬を用いる．抗コリン作用は中枢においては認知機能低下，せん妄誘発の原因となるため，血液脳関門を通過しにくい，あるいは膀胱選択性の高い新世代の頻尿・過活動膀胱治療薬（コハク酸ソリフェナシン〈ベシケア®〉，酒石酸トルテロジン〈デトルシトール®〉，イミダフェナシン〈ウリトス®，ステーブラ®〉）が奨められる．最近発売されたβ_3アドレナリン受容体作動薬（ミラベグロン〈ベタニス®〉）も同様に有効であり，抗コリン薬不耐例や無効例に試みる．

■排出障害

排尿困難には膀胱括約筋の弛緩を期待してα遮断薬を投与する．血圧低下を避ける目的で膀胱選択性の高いシロドシン〈ユリーフ®〉，ナフトピジル（フリバス®）が奨められる．女性には保険適用上使用できないため，血圧低下に留意しつつウラピジル（エブランチル®），タムスロシン（ハルナール®など）を使用する．改善しない重症例にはカテーテルによる導尿を行う．

心血管機能障害の治療

起立性低血圧，食事性低血圧が問題となる．自覚症状としてのふらつきや失神がなくとも，起立試験を行うと高頻度に異常が検出される．食事性低血圧についても同様に高頻度である．ふらつき，失神は転倒，外傷の原因となり，運動訓練を阻害する．臥位や夜間，早朝などに血圧高値を呈することがあり，他院で降圧薬が処方されている場合もまれでない．ドパミンアゴニスト誘発低血圧にも配慮する．治療に先立ち，これら薬物を見直す必要がある．「パーキンソン病治療ガイドライン 2011」[4]では塩分摂取，臥床時の頭部挙上に加え，ミドドリン（メトリジン®など），ドロキシドパ（ドプス®），フルドロコルチゾン（フロリネフ®）投与が推奨されている．

発汗障害の治療

PD 患者では drenching sweat（大量発汗）と呼ばれる著しい発汗がみられることがある．オフ時にみられる場合と，オン時にみられる場合とがある．オフ時に顕著となる発汗過多にはオフを改善する方向への治療を行う．

末梢循環障害の治療

寒冷期になると PD 患者は頻繁に手足の冷感，凍瘡を訴える．対策には皮膚の保温の他，血管拡張作用をもつ薬物（ビタミン E 製剤，末梢血管拡張薬（ベラプロスト〈ドルナー®，プロサイリン®〉，カリジノゲナーゼ〈カリジノゲナーゼ®〉）の経口投与，血管拡張作用をもつビタミン E 軟膏，ヘパリン軟膏などを塗布する．

下腿浮腫の治療

PD 患者はしばしば下腿，足背の浮腫を生じる．心・腎機能障害により生じ

8 感覚障害の治療方針

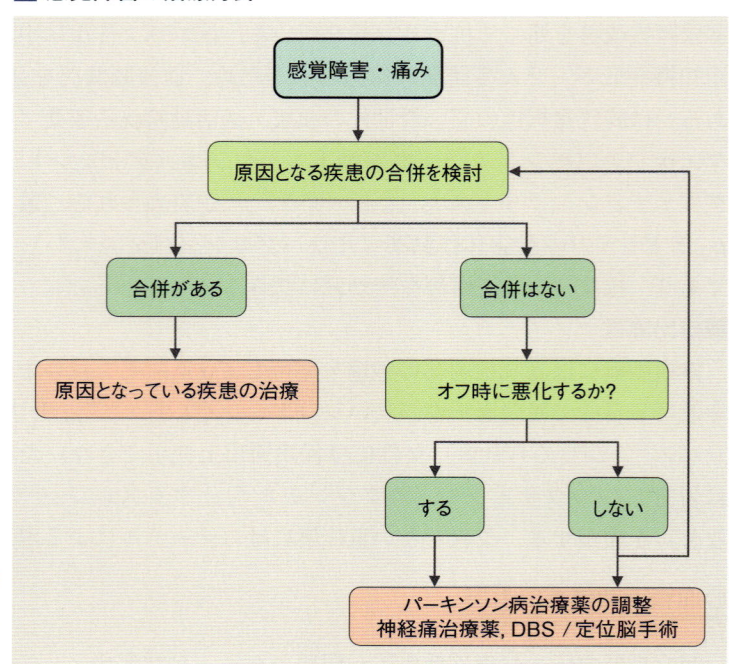

```
感覚障害・痛み
    ↓
原因となる疾患の合併を検討
    ↓           ↓
合併がある    合併はない
    ↓           ↓
原因となっている   オフ時に悪化するか？
疾患の治療        ↓        ↓
              する      しない
                ↓
        パーキンソン病治療薬の調整
        神経痛治療薬,DBS/定位脳手術
```

原因となる合併症が明らかでなく，オフ時に悪化する感覚障害に対しては抗PD薬による治療を積極的に考慮する．定位脳手術や脊髄刺激で劇的に改善する例がある．
（日本神経学会〈監修〉，パーキンソン病治療ガイドライン2011[4]を参考に作成）

ることもあるが，多くはドパミンアゴニストやアマンタジンなどの抗PD薬の副作用である．したがって，治療にはこれら薬剤の変更や利尿薬追加を試みる．

感覚障害

PD患者にはしばしば疼痛，しびれなどの感覚障害が合併する．その背景には大きくPD病態によるもの，治療薬によるもの，そして合併症によるもの，とがある．PD病態による疼痛も中枢・末梢神経系病変によるもの，無動，姿勢異常による二次的疼痛に分けられる．下肢静止不能症候群や周期性四肢運動障害などのPD関連疾患に伴う疼痛，うつ，便秘による腹痛などPD由来病態による疼痛もある．抗PD薬による薬剤誘発ジストニアやジスキネジアによる疼痛，頭痛，腹痛，下腿浮腫関連痛もある．これに片頭痛，変形性膝関節症，腰椎圧迫骨折，末梢神経障害などの合併症による疼痛が加わる．しばしば複数の要因が同じ疼痛に関与する．Quinnら[19]は運動症状に先行する疼痛，オフ時ジストニアによらない疼痛，ジストニア関連疼痛，peak-doseの疼痛に分類し，それぞれがPD病態か治療薬に関連して生じると報告した．他に特異な疼痛として口腔の灼熱痛，陰部痛がある．

頻度は筋・骨格系疼痛が最も多くて59％，ジストニア痛34％，神経根・末梢神経障害性疼痛16％，中枢性疼痛9％との報告がある[20]．疼痛はしばしば運動障害に先行，パーキンソン症状優位側に顕著であり，オフ時に出現，悪化する．

感覚障害の治療

8にPD治療ガイドライン[4]の治療方針を示した．オフやオフ時ジストニ

アに関連する疼痛にはオフを軽減する治療，すなわちドパミンアゴニストの追加・増量，エンタカポンやセレギリンの追加，L-ドパ頻回投与などが有効である．身体疾患に伴う疼痛では合併症の治療やNSAIDs，神経根ブロック，貼布薬，温熱療法，リハビリなどが一定の効果を示す．難治例には脊髄刺激療法が試みられる．

　非運動症状の背景はPD病態のみならず，薬剤性，合併症など，さまざまである．背景を見極めた適切な対応が効果的治療につながる．

（柏原健一）

文献

1) Parkinson J. An essay on the shaking palsy. London：Sherwood, Neely and Jones；1817, pp.47.
2) Barone P, et al. The PRIAMO study：A multicenter assessment of nonmotor symptoms and their impact on quality of life in Parkinson's disease. *Mov Disord* 2009；24：1641-1649.
3) Global Parkinson's Disease Survey Steering Committee. Factors impacting on quality of life in Parkinson's disease：Results from an international survey. *Mov Disord* 2002；17：60-67.
4) 日本神経学会（監修），「パーキンソン病治療ガイドライン」作成委員会（編）．パーキンソン病治療ガイドライン 2011. 東京：医学書院；2011.
5) Litvan I, et al. MDS Task Force on mild cognitive impairment in Parkinson's disease：Critical review of PD-MCI. *Mov Disord* 2011；26：1814-1824.
6) Emre M, et al. Clinical diagnostic criteria for dementia associated with Parkinson's disease. *Mov Disord* 2007；22：1689-1707.
7) Seppi K, et al. The Movement Disorder Society Evidence-Based Medicine Review Update：Treatments for the non-motor symptoms of Parkinson's disease. *Mov Disord* 2011；26（Suppl 3）：S42-S80.
8) Deslandes A, et al. Exercise and mental health：Many reasons to move. *Neuropsychobiology* 2009；59：191-198.
9) Miyoshi K, et al. Management of psychiatric symptoms of Parkinson's disease. *Eur Neurol* 1996；36（Suppl 1）：49-54.
10) Barone P, et al. Pramipexole for the treatment of depressive symptoms in patients with Parkinson's disease：A randomised, double-blind, placebo-controlled trial. *Lancet Neurol* 2010；9：573-580.
11) Braak H, et al. Staging of brain pathology related to sporadic Parkinson's disease. *Neurobiol Aging* 2003；24：197-211.
12) Braak H, et al. Gastric alpha-synuclein immunoreactive inclusions in Meissner's and Auerbach's plexuses in cases staged for Parkinson's disease-related brain pathology. *Neurosci Lett* 2006；396：67-72.
13) Fénelon G. Psychosis in Parkinson's disease：Phenomenology, frequency, risk factors, and current understanding of pathophysiologic mechanisms. *CNS Spectr* 2008；13（Suppl 4）：18-25.
14) Diederich NJ, et al. Hallucinations in Parkinson disease. *Nat Rev Neurol* 2009；5：331-342.
15) Weintraub D, et al. Patterns and trends in antipsychotic prescribing for Parkinson disease psychosis. *Arch Neurol* 2011；68：899-904.
16) Evans AH, et al. Impulsive and compulsive behaviors in Parkinson's disease. *Mov Disord* 2009；24：1561-1570.
17) Ardouin C, et al. Pathological gambling in Parkinson's disease improves on chronic subthalamic nucleus stimulation. *Mov Disord* 2006；21：1941-1946.
18) Thomas A, et al. Pathological gambling in Parkinson disease is reduced by amantadine. *Ann Neurol* 2010；68：400-404.
19) Quinn NP, et al. Painful Parkinson's disease. *Lancet* 1986；1：1366-1369.
20) Beiske AG, et al. Pain in Parkinson's disease：Prevalence and characteristics. *Pain* 2009；141：173-177.

パーキンソン病の遺伝子治療・細胞移植

Point
- 遺伝子治療は，ウイルスベクターを使用して臨床試験が行われている．
- ドパミン合成系酵素の遺伝子を被殻に導入してドパミン産生を行う方法，神経栄養因子の遺伝子を被殻と黒質で発現させて細胞変性を抑制する方法，GABA合成酵素の遺伝子を視床下核に導入して神経活動の調整を行う方法，という3種類の戦略がある．
- 細胞移植では，胎児細胞移植の二重盲検試験で全体として効果が確認されず，移植細胞にレヴィ小体が認められた．
- ES細胞とiPS細胞を使用した臨床試験が計画されている．

遺伝子治療

AAVベクター

　遺伝子治療では，治療用の遺伝子を脳内の神経細胞に効率よく導入して持続的に発現させる技術が鍵となる．パーキンソン病に対する遺伝子治療の臨床試験では，アデノ随伴ウイルス（adeno-associated virus：AAV）とウマ感染性貧血ウイルス（*Equine infectious anemia virus*：EIAV）を改変したベクターが使用されている．

　AAVは線状一本鎖DNAのパルボウイルスである．病原性はなく，成人の多くは不顕性感染している．AAV単独での増殖は不可能で，自然界ではアデノウイルスやヘルペスウイルスの存在下で増殖が起こる．AAVベクターを脳内に注入しても著しい炎症反応は生じず，神経細胞に導入された遺伝子の発現は長期間持続する．AAVベクターを使用した遺伝子治療として，パーキンソン病以外にも血友病，網膜色素変性症，囊胞性線維症などの臨床試験が実施されているが，ベクターに関係した重大な副作用は認められていない[1]．

　EIAVはHIVなどと同じレンチウイルス亜科に属するため，長期的な安全性の検証が必要であるが，ヒトに対する病原性はないと報告されている．AAVベクターよりも搭載できる遺伝子サイズが大きいことが利点である．

3種類の戦略

　パーキンソン病の遺伝子治療には，①ドパミン合成系の酵素遺伝子を被殻に導入する，②神経栄養因子の遺伝子を被殻と黒質に導入する，③抑制性神経伝達物質であるガンマアミノ酪酸（γ-aminobutyric acid：GABA）の合成

1 パーキンソン病に対する遺伝子治療の戦略

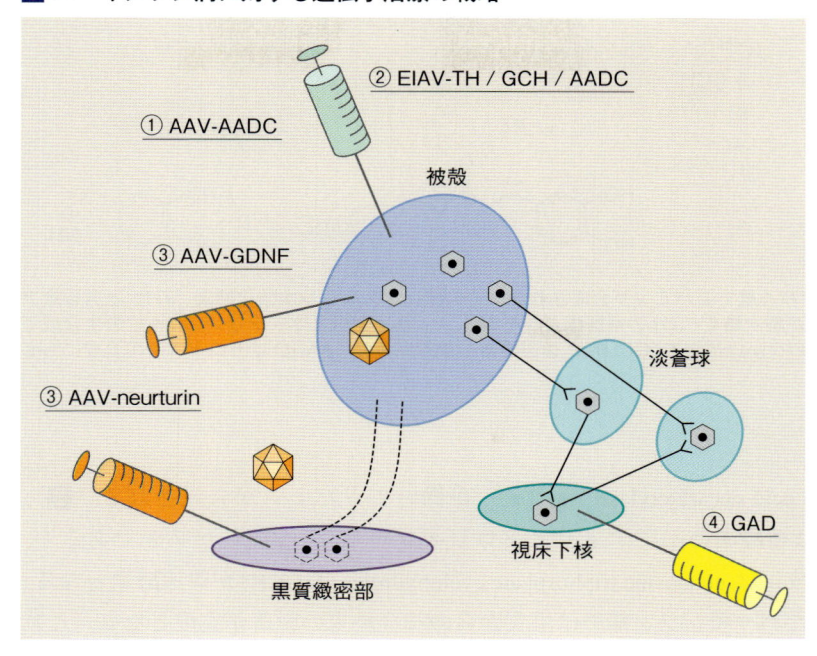

① 芳香族アミノ酸脱炭酸酵素（AADC）遺伝子を被殻に導入してL-ドパの効果を高める方法，② AADCに加えてL-ドパの合成に必要なチロシン水酸化酵素（TH）とguanosine triphosphate cyclohydrolase I（GCH）の遺伝子も被殻に導入してドパミンを産生する方法，③ 神経栄養因子（neurturinまたはGDNF）の遺伝子を被殻と黒質に導入して神経変性を抑制する方法，④ 抑制性神経伝達物質GABA合成に必要なグルタミン酸脱炭酸酵素（GAD）遺伝子を視床下核に導入し神経細胞の活動性を調整する方法，がある．②ではEIAVベクター，それ以外ではAAVベクターが使用されている．

2 パーキンソン病に対する遺伝子治療の臨床試験

遺伝子	AADC		TH / GCH / AADC	neurturin				GDNF	GAD	
機能	ドパミン合成酵素		ドパミン合成酵素	神経栄養因子				神経栄養因子	GABA合成酵素	
ベクター	AAV		EIAV	AAV				AAV	AAV	
試験段階	I		I / II	I	II	I	II	I	I	II
実施国	米国	日本	フランス	米国	米国	米国	米国	米国	米国	米国
被験者総数（対照）	10	6	15	12	57（20）	6	52（26）	24	12	37（21）
導入部位	被殻		被殻	被殻	被殻		被殻と黒質	被殻	視床下核	視床下核
主な結果	安全 運動機能改善		安全 運動機能改善	安全	対照群と有意差なし	安全	実施中	実施中	安全 運動機能改善	対照群より運動機能改善

AADC：芳香族アミノ酸脱炭酸酵素，AAV：アデノ随伴ウイルス，EIAV：ウマ感染性貧血ウイルス，GAD：グルタミン酸脱炭酸酵素，GCH：ビオプテリン合成系酵素，GDNF：グリア細胞株由来神経栄養因子，TH：チロシン水酸化酵素．

酵素を視床下核に導入する，という3種類の方法があり，それぞれ臨床試験が実施されている（**1**，**2**）．

ドパミン合成系酵素の遺伝子導入

線条体におけるドパミンの生合成の大部分は，黒質緻密部から投射する神経終末で行われる．チロシンがチロシン水酸化酵素（tyrosine hydroxylase：TH）の作用によりL-ドパとなり，続いて芳香族アミノ酸脱炭酸酵素（aromatic

3 線条体におけるドパミンの生合成経路

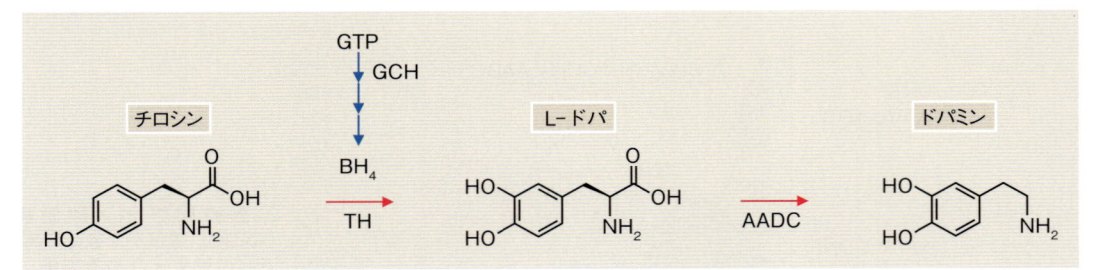

アミノ酸のチロシンからL-ドパを経てドパミンが合成される．その際に，チロシン水酸化酵素（TH）と芳香族アミノ酸脱炭酸酵素（AADC）が順次働く．THの補酵素として働くテトラヒドロビオプテリン（BH$_4$）の生合成ではguanosine triphosphate cyclohydrolase I（GCH）が律速酵素となる．なお，AADCはセロトニンの合成にも必要である．

L-amino acid decarboxylase：AADC）が働いてドパミンが合成される（ 3 ）．THには補酵素としてテトラヒドロビオプテリン（BH$_4$）が必要であるが，その合成にはguanosine triphosphate cyclohydrolase I（GCH）が律速酵素となる．進行したパーキンソン病では黒質からの神経終末の脱落が高度となり，これらの酵素活性は著しく低下する．その結果，治療効果を得るには高用量のL-ドパが必要となり，ウェアリング・オフ（wearing off），on-off，不随意運動，幻覚などが出現する．そこで，線条体の神経細胞にドパミン合成に必要な酵素の遺伝子を導入し，ドパミン産生能を回復する遺伝子治療が考えられた．

AADCを発現するAAVベクターを両側の被殻に投与する臨床試験が2件実施されている[2,3]．いずれも安全性の確認を目的とした少数例での試験であるが，6か月後の評価で運動症状の改善効果が得られている．AADCに結合する[^{18}F]fluoro-m-tyrosine（FMT）をトレーサーとして使用したポジトロンエミッション断層撮影（positron emission tomography：PET）では，遺伝子導入5年後にもベクター注入部位を中心にFMT集積が増加しており，AADCの発現が持続していると推察される（ 4 ）（**Column** 参照）．

AADCに加えてTHとGCHの遺伝子も導入すれば，線条体内でドパミンが持続して産生される．L-ドパ内服量を減らし不随意運動やウェアリング・オフを改善できる可能性がある．TH，GCH，AADCの3種類の遺伝子を搭載したEIAVベクターを両側の被殻に注入する遺伝子治療の臨床試験が実施されている．2013年3月までに低・中・高用量で合計15人に投与され，6か月時点の評価で運動機能が改善している[4]．

神経栄養因子の遺伝子導入

グリア細胞株由来神経栄養因子（glial cell line-derived neurotrophic factor：GDNF）およびその類縁のneurturinは，動物実験でドパミン神経細胞に対する保護効果が知られている．しかし，蛋白製剤として投与する場合，血液脳関門を通過しない，半減期が短い，全身性の副作用を生じるなどの問題がある．

AADC欠損症の遺伝子治療

　芳香族アミノ酸脱炭酸酵素（AADC）欠損症では，遺伝子変異により生まれつきAADCの活性がほとんどない．まれな疾患であるが，台湾では20人以上の患児がいる．AADCは，ドパミンの他にノルアドレナリンとセロトニンの合成にも必要なため，ジストニア，oculogyric crisis（眼球上転発作），自律神経障害など多彩な症状を呈し，頸定することなく，多くは10歳までに亡くなる．

　主な症状が運動発達障害であること，線条体の変性はないことから，パーキンソン病の遺伝子治療と同様に，AAVベクターを使用して被殻の神経細胞に*AADC*遺伝子を導入する治療が台湾で実施されている．これまでに4〜9歳の8人に治療が行われ，運動機能の改善効果が認められている．

4 AADC遺伝子の長期発現

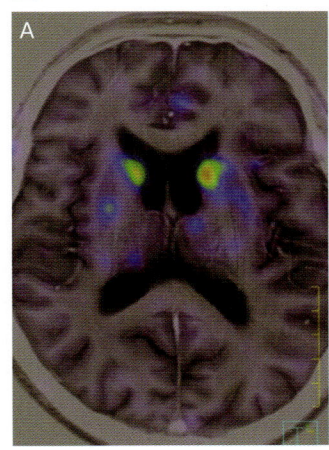

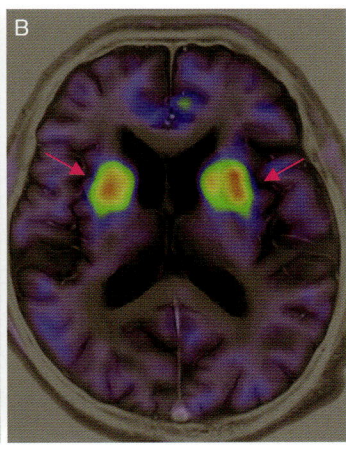

AADCトレーサー，[^{18}F]fluoro-*m*-tyrosine（FMT）を使用したPET画像．A：治療前，B：5年後．遺伝子治療後に両側の被殻でFMT集積が増加している（→）．

　AAVベクターにより両側の被殻へneurturinの遺伝子を導入する遺伝子治療の臨床試験が行われている．12人についてのオープン試験では，1年後の評価で安全性に問題なく運動症状の改善が認められた[5]．しかし続いて実施された，対照群には頭蓋骨に部分的な穿孔を開けるがベクターは注入しない偽手術を行う第II相臨床試験では，12か月後の時点で遺伝子導入群と対照群で運動機能の有意差がなかった．その後，盲検状態で18か月後まで追跡した30人では，遺伝子導入群で軽度ながら運動症状の改善効果が認められている[6]．経過中に亡くなった4人の患者の脳組織解析では，被殻の15％の領域でneurturinの発現が確認されたが黒質緻密部の神経細胞への輸送は最大でも5％にとどまっていた．この理由として，すでに神経終末の変性が進行しすぎていることが考えられた．現在，被殻と黒質緻密部の両者にneurturinの遺伝子を導入する臨床試験が実施されている．また，*GDNF*遺伝子を被殻に導入する臨床試験も開始された．

*GAD*遺伝子の導入

　パーキンソン病の外科治療として，視床下核の深部脳刺激（deep brain stimulation：DBS）が普及している．パーキンソン病の運動機能障害は，線条体のドパミン欠乏に伴い淡蒼球や黒質網様部の神経細胞の活動が変化する

ために生じ，DBSは視床下核の高頻度刺激によりこれらの活動を調整すると推察されている．視床下核の神経細胞はグルタミン酸を伝達物質とする興奮性であるが，そこに抑制性神経伝達物質であるGABAの合成に必要なグルタミン酸脱炭酸酵素（GAD-65およびGAD-67）の遺伝子を導入し興奮性の出力を抑制性に変換することで，DBSと同様な治療効果を得ることを目標とした遺伝子治療が考案された．

AAVベクターを使用して視床下核にGAD遺伝子を導入する臨床試験が行われた．片側の視床下核に遺伝子導入したオープン試験に続き，偽手術群を対照とした第II相試験が行われたが，いずれも安全性に問題はなく1年後の評価で運動機能の改善効果が認められた[7,8]．[^{18}F] fluorodeoxyglucose（FDG）をトレーサーとしたPETで，一次運動野とそれに隣接した外側前運動皮質の取込みの増加が認められている[9]．AAVに対する中和抗体価の高い人でも効果が得られており，脳内への初回投与では中和抗体はあまり問題にならないと推察される．

細胞移植

iPS細胞[10]をはじめとする再生医学の進歩により，パーキンソン病の細胞移植治療が注目されている．黒質緻密部にドパミン産生細胞を移植してその軸索を線条体まで伸長できれば理想的であるが，実際にはドパミン産生細胞を線条体に移植する方法が開発されてきた．当初，ドナー細胞として患者自身の交感神経節や副腎髄質のカテコラミン産生細胞が試みられたが，これらの細胞は免疫拒絶がないという利点がある一方で，老化や病態の影響を受けており，よい成績が得られなかった．胎児細胞ではオープン試験で有効例が報告されたが，二重盲検試験で効果が実証されなかった．しかし，最近の技術進歩を背景にES細胞とiPS細胞を使用した臨床研究が計画されている．

胎児細胞移植

中絶した胎児の中脳細胞を移植する研究が欧米で推進されてきた．少数例のオープン試験では，運動症状の軽減効果が認められPETでも[^{18}F]L-dopaの集積が増加した．一部の症例では移植10年以降も移植細胞が生存し治療効果が維持されていた．しかし，頭蓋骨穿孔のみの偽手術を対照群とする二重盲検試験が2件行われ，60歳以下や軽症の患者に限定した場合には対照群より運動症状の増悪が少なかったが，全体として効果が確認されなかった[11,12]．一部の患者では移植後にL-ドパを減量しても軽快しない不随意運動graft-induced dyskinesiaが生じ，DBS治療を必要とした．移植後10年以上経た患者の剖検例では少数ながら移植細胞にレヴィ小体が出現しており，パーキンソン病におけるプリオン仮説の根拠となっている（**ディベート**参照）．

ディベート

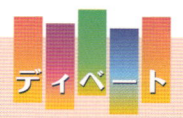

パーキンソン病のプリオン仮説

　クロイツフェルト・ヤコブ病などでは，感染因子である異常なプリオン蛋白（PrP^{Sc}）が正常細胞のプリオン蛋白（PrP^C）を巻き込んで増殖する．パーキンソン病の胎児細胞移植でも，レヴィ小体の構成蛋白質である凝集したαシヌクレインが PrP^{Sc} のようにホストからドナー細胞に移行した可能性がある．パーキンソン病のプリオン仮説を支持する知見としては，腸管神経節や嗅球に早期からレヴィ小体が出現し脳幹や大脳に拡大する（Braak仮説），培養神経細胞では軸索輸送により凝集αシヌクレインが別の神経細胞にも伝播する，マウスの脳内に凝集αシヌクレインを接種すると遠隔部の神経細胞にも凝集αシヌクレインが出現する，び漫性レヴィ小体病患者の脳組織をマウスの腸管に接種すると腸管神経節に凝集αシヌクレインが認められる，などがある．しかし PrP^{Sc} と異なり，凝集αシヌクレインがヒトに感染し増殖するという証拠は得られていない．また，細胞外に放出される小胞（エクソーム）やトンネル状構造（ナノチューブ）を介して細胞間では多くの蛋白質のやりとりがあり，αシヌクレインに特異的な病態は未解明である．

5 iPS細胞から分化誘導した神経細胞

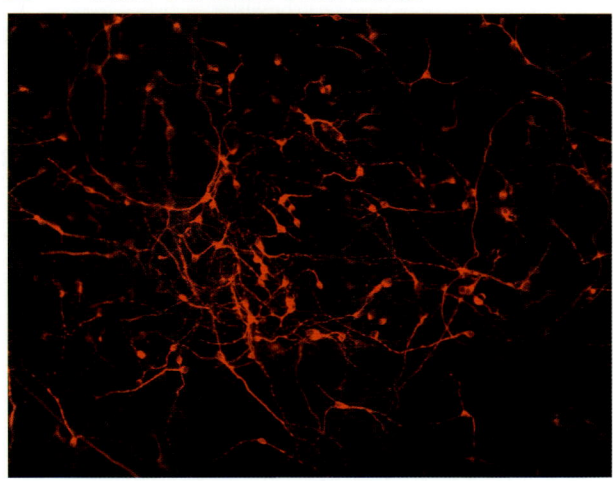

赤：Map2（神経細胞のマーカー）染色陽性の細胞．

新しいドナー細胞

　胎児脳細胞移植では，1人の患者の治療に際し4～5人の人工流産を行う必要がある．そのためドナー細胞の確保が大きな課題となっていた．iPS細胞やES細胞などの幹細胞からは大量の神経細胞を分化誘導できる（**5**）．未分化細胞の混入による腫瘍形成を回避する方法や，*c-Myc* などの癌遺伝子を使用せずにiPS細胞を誘導する方法など，さまざまな技術開発が進んでいる．遺伝性パーキンソン病患者の細胞からiPS細胞を樹立した場合には遺伝子変異を修正する必要がある．日本人では200種類程度のHLA型をそろえた幹細胞株バンクを準備できれば，約80％の患者の免疫反応を回避できると考えられている．

6 遺伝子治療と細胞移植

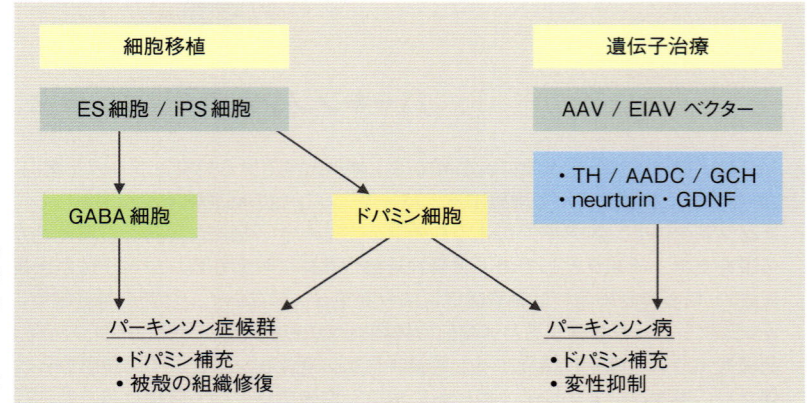

線条体におけるドパミン補充を目的とする場合は，ドパミン合成系酵素の遺伝子治療が簡便である．線条体の神経細胞の変性を伴うパーキンソン症候群では，細胞移植が有効かもしれない．その場合，GABA を伝達物質とする神経細胞が必要となる．

細胞移植
ES 細胞 / iPS 細胞
→ GABA 細胞
→ ドパミン細胞

遺伝子治療
AAV / EIAV ベクター
・TH / AADC / GCH
・neurturin・GDNF
→ ドパミン細胞

GABA 細胞 → パーキンソン症候群
・ドパミン補充
・被殻の組織修復

ドパミン細胞 → パーキンソン病
・ドパミン補充
・変性抑制

今後の展望

　パーキンソン病の遺伝子治療は，ウイルスベクターを応用した遺伝子導入法の進歩により臨床応用が始まり，成果が得られつつある．遺伝子治療では免疫抑制薬の投与は必要ない．単に線条体のドパミンを補充する目的なら細胞移植より簡便で確実と考えられる．パーキンソン病において L-ドパがあまり有効ではない症状として，認知機能障害，うつ状態，すくみ足，姿勢反射障害，構音障害，嚥下障害，睡眠障害などがある．これらに対しては細胞移植との併用が有効かもしれない．また，線状体や淡蒼球の神経細胞が変性するパーキンソン症候群に対しては，脱落した GABA 性の神経細胞の移植が期待される（**6**）．

（村松慎一）

文献

1) Ginn SL, et al. Gene therapy clinical trials worldwide to 2012-an update. *J Gene Med* 2013；15：65-77.
2) Christine CW, et al. Safety and tolerability of putaminal AADC gene therapy for Parkinson disease. *Neurology* 2009；73：1662-1669.
3) Muramatsu S, et al. A phase I study of aromatic L-amino acid decarboxylase gene therapy for Parkinson's disease. *Mol Ther* 2010；18：1731-1735.
4) Oxford Biomedica. Discover the facts：ProSavin®. June 2012. http://www.oxfordbiomedica.co.uk/
5) Marks WJ Jr, et al. Safety and tolerability of intraputaminal delivery of CERE-120（adeno-associated virus serotype 2-neurturin）to patients with idiopathic Parkinson's disease：An open-label, phase I trial. *Lancet Neurol* 2008；7：400-408.
6) Marks WJ Jr, et al. Gene delivery of AAV2-neurturin for Parkinson's disease：A double-blind, randomised, controlled trial. *Lancet Neurol* 2010；9：1164-1172.
7) Kaplitt MG, et al. Safety and tolerability of gene therapy with an adeno-associated virus（AAV）borne GAD gene for Parkinson's disease：An open label, phase I trial. *Lancet* 2007；369：2097-2105.
8) LeWitt PA, et al. AAV2-GAD gene therapy for advanced Parkinson's disease：A double-blind, sham-surgery controlled, randomised trial. *Lancet Neurol* 2011；10：309-319.

9) Feigin A, et al. Modulation of metabolic brain networks after subthalamic gene therapy for Parkinson's disease. *Proc Natl Acad Sci U S A* 2007；104：19559-19564.
10) Yamanaka S. Induced pluripotent stem cells：Past, present, and future. *Cell Stem Cell* 2012；10：678-684.
11) Freed CR, et al. Transplantation of embryonic dopamine neurons for severe Parkinson's disease. *N Engl J Med* 2001；344：710-719.
12) Olanow CW, et al. A double-blind controlled trial of bilateral fetal nigral transplantation in Parkinson's disease. *Ann Neurol* 2003；54：403-414.

Further reading

- Bartus RT, et al. Advancing neurotrophic factors as treatments for age-related neurodegenerative diseases：Developing and demonstrating "clinical proof-of-concept" for AAV-neurturin（CERE-120）in Parkinson's disease. *Neurobiol Aging* 2013；34：35-61.
神経栄養因子を使用した遺伝子治療の背景を学びたい人にお勧め

- Dunning CJ, et al. What's to like about the prion-like hypothesis for the spreading of aggregated α-synuclein in Parkinson disease? *Prion* 2013；7：92-97.
パーキンソン病のプリオン仮説を学びたい人にお勧め

- Barker RA, et al. Fetal dopaminergic transplantation trials and the future of neural grafting in Parkinson's disease. *Lancet Neurol* 2013；12：84-91.
細胞移植治療の争点を知りたい人にお勧め

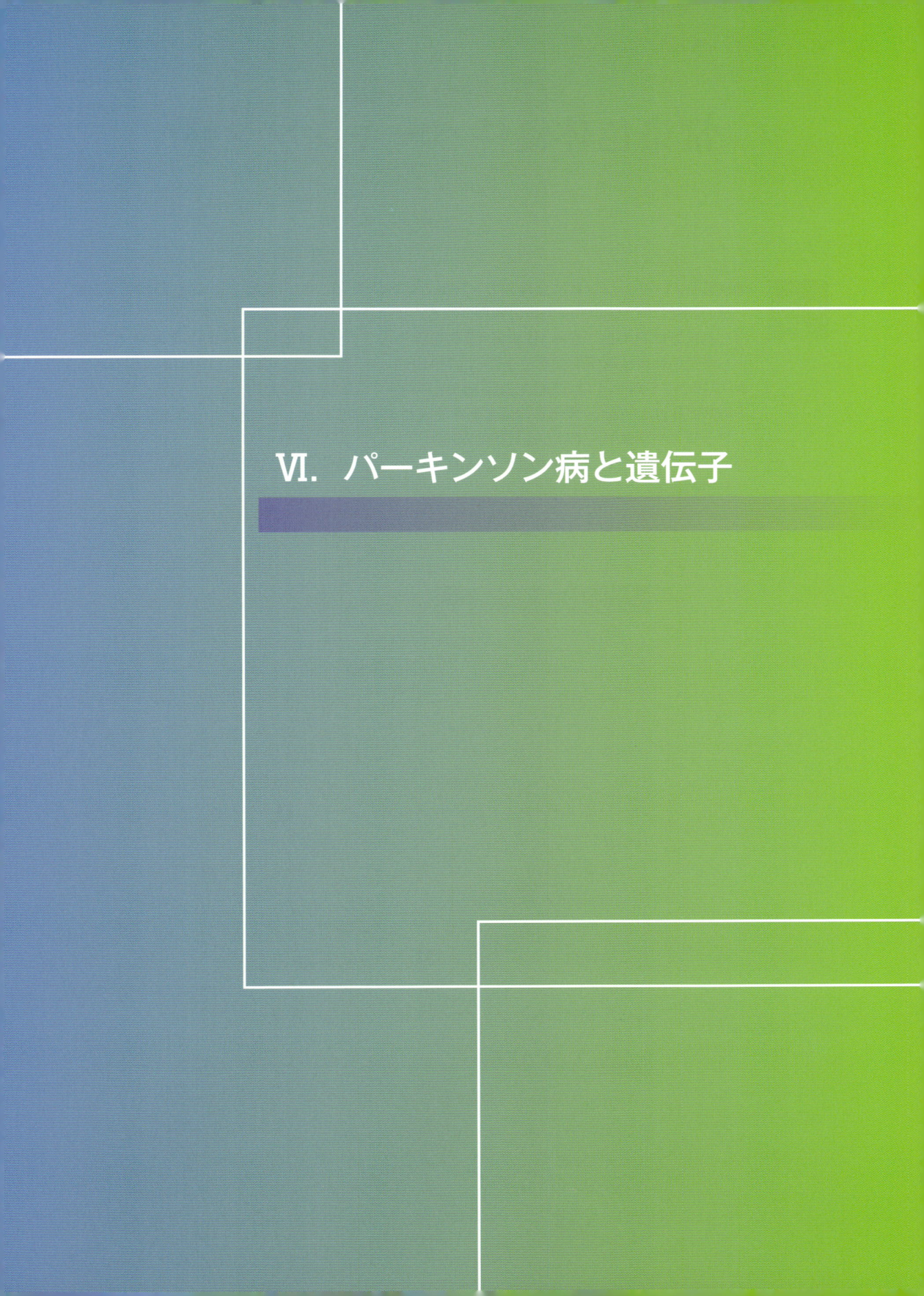

VI. パーキンソン病と遺伝子

常染色体優性パーキンソン病

Point

- 家族性パーキンソン病は全体の5～10％と比較的少ないが，発症メカニズムの解明や治療法の開発という観点から非常に重要である．
- これまでにPARK1から18まで17の遺伝子座（1と4は同じ）が判明しており，このうち常染色体優性遺伝形式をとるものはPARK1／4, 3, 5, 8, 10, 11, 13, 17, 18である．
- PARK1／PARK4は*SNCA*遺伝子の点変異または重複を原因とする．
- PARK8は*LRRK2*遺伝子の点変異を原因とする疾患であり，アジア人ではまれであるが，アラブ人やユダヤ人ではかなり頻度が高い．
- PARK17と18は最近追加されたものであり，原因遺伝子の数は今後も増加していくものと思われる．

家族性パーキンソン病

　パーキンソン病（Parkinson disease：PD）を発症した患者の多くは，はっきりとした遺伝的要素を認めない孤発性であり，全体の5～10％程度が遺伝性であるといわれている．遺伝性すなわち家族性のPD患者の割合は少ないが，これら患者の病因遺伝子を解析することがPDの発症メカニズムの解明に大きな手がかりを与えるという意味で，家族性PDの存在はきわめて重要と考えられる．家族性PDはこれまでに17の遺伝子座が判明しており，そのシンボルにはPARKが用いられている[1]（**1**）．PARK1とPARK4はいずれもαシヌクレインをコードする*SNCA*遺伝子の変異であるが，これまでのところ番号の統一は行われていない．17の遺伝子座の約半数が常染色体優性（autosomal dominant：AD）遺伝形式である．以下では，孤発性PDに類似する病理像を呈し，発症メカニズム解明の重要な鍵を握っていると考えられるPARK1／4とPARK8（**2**），そして最近新たに加わったPARK17およびPARK18について述べる．なお，常染色体劣性（autosomal recessive：AR）遺伝形式の家族性PDについては，次項をご覧頂きたい[*1]．

*1 本巻 VI.「常染色体劣性パーキンソン病」（p.400-406）参照

PARK1／PARK4

　1997年イタリアの大家系においてαシヌクレインの点変異（A53T）がAD遺伝性のPDの原因となることが示され[2]，続いてドイツ人でA30P[3]，バスク人でE46K[4]という2つの点変異も見つかった．αシヌクレインをコードする*SNCA*遺伝子の点変異では，早期発症のパーキンソニズムを認め，しばしば認知症も伴う．一方，*SNCA*遺伝子の二重複（duplication）や三重複（triplication）

1 家族性パーキンソン病

疾患	遺伝子	位置	遺伝形式	臨床症状	病理
PARK1/4	SNCA	4q21-q23	AD	パーキンソニズム，ときどき認知症（点変異） レヴィ小体型認知症（重複）	黒質変性，レヴィ小体（点変異） レヴィ小体（重複）
PARK2	PRKN	6q25.2-q27	AR	早期発症パーキンソニズム	黒質変性（1例のみレヴィ小体）
PARK3	−	2p13	AD	パーキンソニズム，認知症	レヴィ小体
PARK5	UCHL1	4p14	AD	パーキンソニズム，認知症	不明
PARK6	PINK1	1p36.12	AR	早期発症パーキンソニズム，ジストニア，錐体路徴候など	不明
PARK7	DJ1	1p36.23	AR	早期発症パーキンソニズム	不明
PARK8	LRRK2	12q12	AD	パーキンソニズム	黒質変性，レヴィ小体（まれにタウ凝集体）
PARK9	ATP13A2	1p36.13	AR	早期発症パーキンソニズム，認知症，痙性など	不明
PARK10	−	1p32	AD	パーキンソニズム	不明
PARK11?*	GIGYF2	2q37.1	AD	パーキンソニズム	不明
PARK12	−	Xq21-q25	X-linked	−	不明
PARK13	Omi/HtrA2	2p12	AD	パーキンソニズム	不明
PARK14	PLA2G6	22q13.1	AR	パーキンソニズム，認知症，ジストニアなど	レヴィ小体，タウ凝集体
PARK15	FBXO7	22q12.3	AR	早期発症パーキンソニズム，痙性	不明
PARK16	−	1q32	−	−	不明
PARK17	VPS35	16p12	AD	パーキンソニズム	不明
PARK18	EIF4G1	3q27.1	AD	パーキンソニズム，認知症	レヴィ小体

＊最近，発症の危険因子とならないことが相次いで報告され，PDとの関連は低いと考えられている．

も家族性PDの原因となり，早期発症で認知症に加えて自律神経障害も伴うことが多い．PARK4は後にこの三重複であることが判明し，それ以降はPARK1と併記して扱われることが多い．二重複と比べると三重複のほうがより若年で発症し，進行も速く，重症である．その後，これら患者の剖検脳にみられるレヴィ小体の主たる成分がαシヌクレインであることが判明し，αシヌクレインはPD発症の鍵を握る重要な蛋白質として一気に注目を浴びるようになった．最近では，GWAS（genome-wide association study）の解析結果から，αシヌクレインとゴーシェ病の原因遺伝子であるグルコセレブロシダーゼ（glucocerebrosidase：GBA）遺伝子がPDの疾患感受性遺伝子であることが確実視されており[5]，後者のヘテロ接合性変異をもった人が高い割合でαシヌクレインの凝集を伴うPDを発症することがわかってきている．

αシヌクレインは140個のアミノ酸から成る蛋白質であり（**3**），これまでの大腸菌に発現させて精製したαシヌクレインを用いた実験結果から，特定の折りたたみ構造をとらない単量体（monomer）で存在すると考えられて

2 αシヌクレインとLRRK2

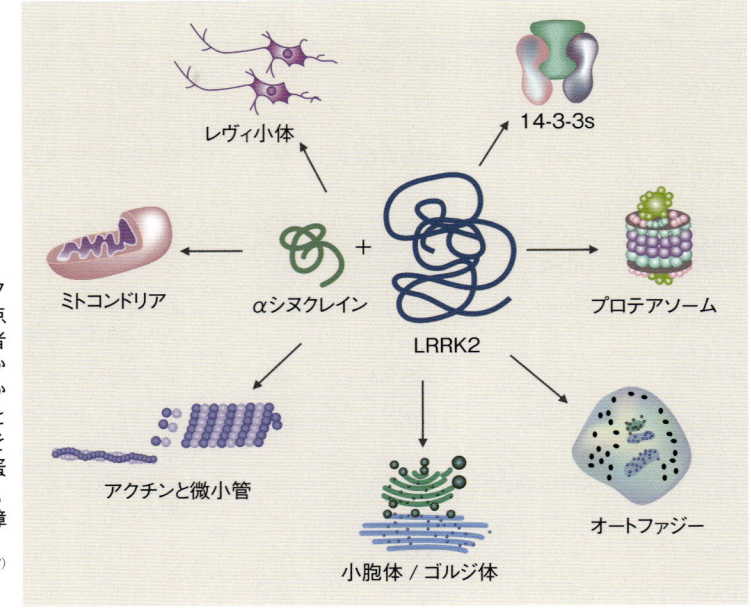

LRRK2：leucin-rich repeat kinase 2.
PARK1／4とPARK8はそれぞれαシヌクレインの点変異および重複とLRRK2の点変異による家族性PDである．これら患者の病理所見は孤発性PDに類似することから，発症メカニズムの解明の大きな手がかりであると考えられる．αシヌクレインとLRRK2の生理的機能は未解明であるが，それらの変異体が細胞内器官の異常や異常蛋白の凝集を引き起こすと推察されており，最近ではこの両者の相互作用による細胞障害も想定されている．
（Guoxiang L, et al. *Future Neurol* 2012 [17]より）

Key words
アミロイド線維
アミロイド線維は，蛋白質の種類によらず，βシートが積層したクロスβシート構造を基本とする．きわめて共通した構造をもっており，アミロイド線維中でペプチド鎖は4.7Åの間隔で線維軸と直交する方向に積み重なっていくことが明らかとなっている．個々の蛋白質の天然構造とは無関係に共通した線維構造をとることが興味深い．

いる．神経細胞で比較的多く発現し，特にプレシナプス領域に多く存在するとされるが，その生理的機能はまだ解明されていない．この単量体がなんらかの要因で多量体を形成し始めると，その後にプロトフィブリル（protofibril）へと成長し，最終的にはアミロイド線維（amyloid fibril）となって凝集体であるレヴィ小体を形成すると考えられている（**4**）．重合化を促進する因子として点変異や翻訳後修飾による構造変化，多重複による過剰発現などが考えられているが，促進因子や凝集メカニズムについてはよくわかっていない．αシヌクレインのミスフォールディングによって重合が始まるとの説があるが，これはそもそも折りたたみ構造をとらない単量体で存在するという前提と矛盾しており，ミスフォールディングによる重合説が正しいのであれば，安定な折りたたみ構造というのが存在するはずである．αシヌクレインが生体内でどのような構造をとって安定化しているかということは最近の話題であり，こちらについては**ディベート**（p.398）を参照頂きたい．毒性について最近の有力な説は，中間体であるプロトフィブリルが強い毒性をもっているとする説であり，これらの重合反応を早い段階で抑制して安定化することで根本治療が可能となるのではないか，と期待されている．

PARK8

2002年本邦から相模原を中心とした12p11.2-q13.1に染色体異常を有する家族性パーキンソン病の家系が報告された[6]．その後，2004年にドイツ[7]とスペイン[8]の研究グループによって，leucin-rich repeat kinase 2（*LRRK2*）遺伝子の点変異による遺伝性のPDが報告され，先の相模原の家系が同遺伝子の点変異（I2020T）であることが判明した．さらにいくつかの点変異が報

3 αシヌクレインの配列

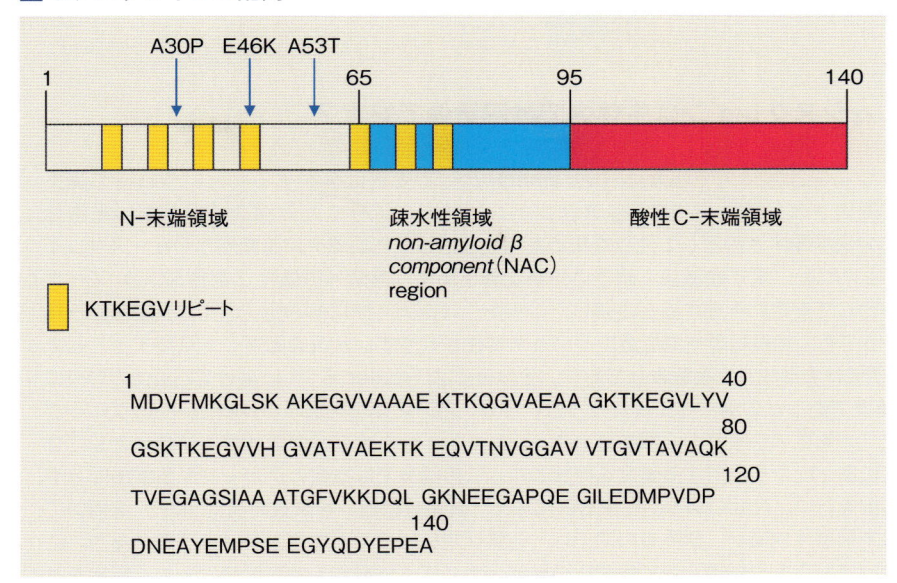

```
         A30P  E46K A53T
 1        ↓     ↓    ↓   65           95              140
 ┌──┬──┬──┬──┬──┬──┬──┬──┬──┬──────────┬──────────────┐
 │  │▓▓│▓▓│▓▓│▓▓│▓▓│▓▓│░░│▓▓│░░░░░░░░░░│██████████████│
 └──┴──┴──┴──┴──┴──┴──┴──┴──┴──────────┴──────────────┘
        N-末端領域         疎水性領域      酸性C-末端領域
                        non-amyloid β
                        component (NAC)
  ▓ KTKEGVリピート        region
```

```
 1                                              40
  MDVFMKGLSK AKEGVVAAAE KTKQGVAEAA GKTKEGVLYV
                                                80
  GSKTKEGVVH GVATVAEKTK EQVTNVGGAV VTGVTAVAQK
                                                120
  TVEGAGSIAA ATGFVKKDQL GKNEEGAPQE GILEDMPVDP
          140
  DNEAYEMPSE EGYQDYEPEA
```

αシヌクレインは140個のアミノ酸から成る蛋白である.N-末端側にKTKEGVという繰り返し配列を多く含んでおり,同部位はαヘリックス構造をとっていると考えられている.中央部分はアミロイド形成に重要な疎水性領域で,NAC領域とも呼ばれる.C-末端側は酸性を呈しており,特定の構造をとらずに自由に動き回っているものと考えられている.なお,αシヌクレインは結晶化が成功していないため,X線構造解析はなされていない.

4 αシヌクレインの凝集

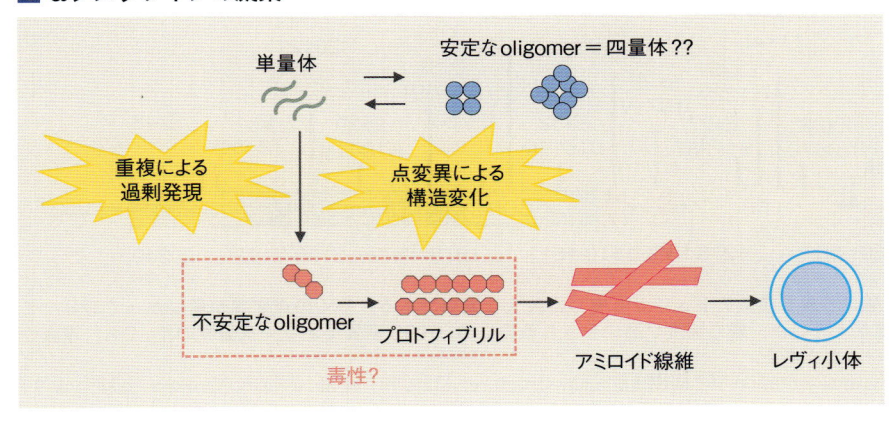

過剰発現や構造変化といったなんらかの要因でαシヌクレインの凝集が開始されると考えられている.中間体に毒性が強く,レヴィ小体として凝集させることで無毒化しているとする説が主流である.また,最近になって四量体が安定であるとする報告がなされ,これが事実であれば,この安定化に着目した凝集を抑制する治療薬の開発が可能かもしれない.

告されたが(5),最も多いとされるのはキナーゼドメインのG2019S変異であり,北アフリカや中東のアラブ人に多くみられ,地中海から遠ざかるにつれて頻度は減少する傾向がみられる.剖検例をまとめた報告によると,G2019S変異では8割近くでレヴィ小体を認めたが,それ以外の変異では4割程度であり,このことはαシヌクレインの凝集過程を解明する観点からもたいへん興味深い.また,まれではあるが,レヴィ小体に加えてタウ蛋白の凝集も認めることがあり,LRRK2が神経変性疾患全般に関与している可能性も示唆される.LRRK2の点変異による家族性PDの多くは50歳代で発症し,L-ドパへの反応もよく,その臨床的特徴は典型的な孤発性PDと似てい

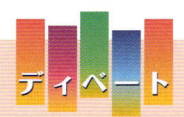

> ### ディベート
> ### αシヌクレインは生体内では四量体で安定？
>
> 2011年秋に「αシヌクレインは生体内で四量体（tetramer）として安定に存在する」という趣旨の論文がBartelsら[13]によって発表され，これまでのαシヌクレインは特定の折りたたみ構造をもたない単量体（monomer）であるという定説を覆すものとして注目を集めた．彼らはヒト赤血球や培養細胞からαシヌクレインを精製し，それをNative-PAGE，電子顕微鏡，超遠心分析沈降平衡法，遠紫外円偏光2色性（CD）スペクトルなどで評価し，四量体として安定に存在すると主張した．また，ほぼ同時期にWangら[14]は大腸菌から精製したαシヌクレインであっても，加熱処理や高塩濃度といった変性させやすい状況を回避して精製することで in vitro においても安定な四量体を形成すると報告しており，その後にはTrexlerら[15]によって四量体の形成にはN末端のアセチル化が重要であるとの論文も出された．ところが，2012年2月にFauvetら[16]のグループが，ヒト赤血球，培養細胞，大腸菌のいずれから精製されたαシヌクレインも大部分が無秩序な単量体として存在するという，上記の論文に真っ向から反対する論文を発表した．この論文では複数のグループがBartelsらやWangらの方法に準じて精製を行い，Native-PAGEやCDに加え，質量分析器，核磁気共鳴（NMR）を用いて評価しており，これはこれで信憑性が高い．研究者の間では，四量体説には冷やかな目が多いようであるが，この論争は厳密には決着がついておらず，結論次第ではPDの発症メカニズム解明や治療法開発に大きく影響を与えるであろうことから，今後も注目すべき事柄の一つと思われる．

5 LRRK2 の配列

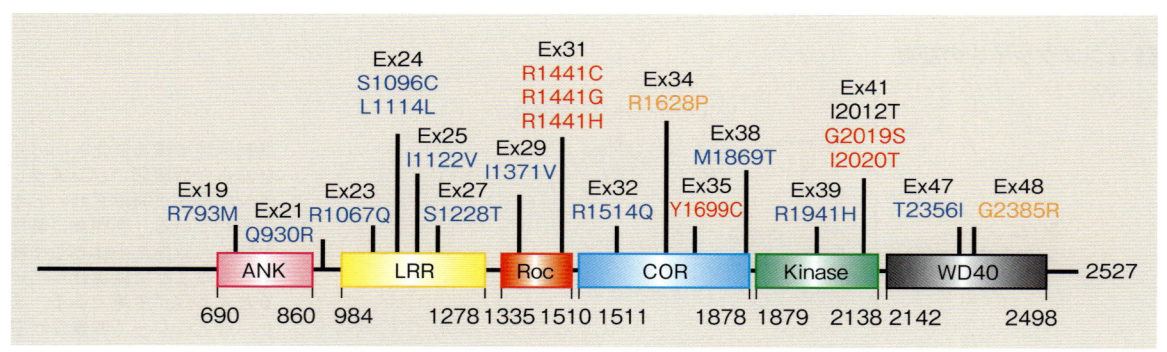

LRRK2は，2,527個のアミノ酸から成る複数のドメインを有した巨大な蛋白である．多くの点変異が見つかっており，これら変異の頻度は人種による差が大きいが，最も頻度が高いとされるのはG2019S変異であり，孤発性の1～2％，家族性の4～5％がこの変異を有しているとされる．

（Schematic representation of LRRK2 domain structure. Mata IF, et al. *Trends Neurosci* 2006 [18] より）

ることから，LRRK2の変異はPDの発症メカニズムの解明にきわめて重要と考えられている．LRRK2は複数のドメインから成る巨大分子でその生理的機能は未解明であるが，変異型のLRRK2蛋白ではリン酸化酵素活性が過剰となっていることがわかっており，このことがPDの発症に関与していると推察される．これを手がかりとして，発症機序が少しずつ明らかになれば，これまでとは違った画期的な治療法の開発につながる可能性がある．

PARK17 と PARK18

PARK17[9,10]とPARK18[11,12]は最近追加された遺伝子変異であり，それぞ

れ vacuolar protein sorting 35（VPS35）と eukaryotic translation initiation factor 4-gamma 1（EIF4G1）をコードする遺伝子の変異である．VPS35 はエンドソームとトランスゴルジ網との間の輸送に関わる膜蛋白の再生に関連するレトロマー複合体のコアをなしている．この遺伝子の変異による機能障害が PD を引き起こすという考えは，これまでにない新しいものであり，これは注目に値する．一方，EIF4G1 は真核生物の翻訳開始因子であり，ストレスに反応して細胞生存を調節する働きをしている．この遺伝子の変異による家族性 PD は，高齢発症かつ緩徐進行性で L-ドパへの反応もよく，孤発性 PD と同様にαシヌクレインの凝集やレヴィ小体の形成がみられる．今後も新しい原因遺伝子が報告されていく可能性が高いが，現在の PARK の後の番号は単純に報告された順につけられており，時機をみて再振り分けなどの整理が必要かもしれない．

（望月秀樹，荒木克哉）

Keywords

Native-PAGE

通常の蛋白質分析で汎用されるSDS-PAGE（ドデシル硫酸ナトリウム-ポリアクリルアミドゲル電気泳動）では，陰イオン系界面活性剤であるSDS存在下で蛋白質を変性させ，2-メルカプトエタノールなどの還元剤の添加と95℃で3分間の煮沸を行うことで水素結合やS-S結合（ジスルフィド結合）を切断した状態で電気泳動を行うため，主に分子量のみを反映した泳動結果が得られる．これに対して，Native-PAGEでは蛋白質を未変性のままで泳動するため，その高次構造や複合体形成の情報も反映された泳動結果が得られる．構造変化や多量体形成についての情報を反映する点で魅力的な分析手法ではあるが，SDS-PAGEと異なり，複数のパラメータを反映するため，その泳動結果の解釈には注意が必要である．CN（Clear Native）-PAGE を基本とし，変法として CBB（クマシーブリリアントブルー）色素を用いる BN（Blue Native）-PAGE がある．

文献

1) Sundal C, et al. Autosomal dominant Parkinson's disease. *Parkinsonism Relat Disord* 2012 ; 18 (Suppl 1) : S7-10.
2) Polymeropoulos MH, et al. Mutation in the alpha-synuclein gene identified in families with Parkinson's disease. *Science* 1997 ; 276 : 2045-2047.
3) Krüger R, et al. Ala30Pro mutation in the gene encoding alpha-synuclein in Parkinson's disease. *Nat Genet* 1998 ; 18 : 106-108.
4) Zarranz JJ, et al. The new mutation, E46K, of alpha-synuclein causes Parkinson and Lewy body dementia. *Ann Neurol* 2004 ; 55 : 164-173.
5) Satake W, et al. Genome-wide association study identifies common variants at four loci as genetic risk factors for Parkinson's disease. *Nat Genet* 2009 ; 41 : 1303-1307.
6) Funayama M, et al. A new locus for Parkinson's disease (PARK8) maps to chromosome 12p11.2-q13.1. *Ann Neurol* 2002 ; 51 (3) : 296-301.
7) Zimprich A, et al. Mutations in LRRK2 cause autosomal-dominant parkinsonism with pleomorphic pathology. *Neuron* 2004 ; 44 (4) : 601-607.
8) Paisán-Ruíz C, et al. Cloning of the gene containing mutations that cause PARK8-linked Parkinson's disease. *Neuron* 2004 ; 44 (4) : 595-600.
9) Vilariño-Güell C, et al. VPS35 mutations in Parkinson disease. *Am J Hum Genet* 2011 ; 89 : 162-167.
10) Zimprich A, et al. A mutation in VPS35, encoding a subunit of the retromer complex, causes late-onset Parkinson disease. *Am J Hum Genet* 2011 ; 89 : 168-175.
11) Chartier-Harlin MC, et al. EIF4G1 mutations in familial parkinsonism. *Parkinsonism Relat Disord* 2009 ; 15 : S145.
12) Chartier-Harlin MC, et al. Translation initiator EIF4G1 mutations in familial Parkinson disease. *Am J Hum Genet* 2011 ; 89 : 398-406.
13) Bartels T, et al. α-Synuclein occurs physiologically as a helically folded tetramer that resists aggregation. *Nature* 2011 ; 477 (7362) : 107-110.
14) Wang W, et al. A soluble α-synuclein construct forms a dynamic tetramer. *Proc Natl Acad Sci U S A* 2011 ; 108 (43) : 17797-17802.
15) Trexler AJ, Rhoades E. N-Terminal acetylation is critical for forming α-helical oligomer of α-synuclein. *Protein Sci* 2012 ; 21 (5) : 601-605.
16) Fauvet B, et al. α-Synuclein in central nervous system and from erythrocytes, mammalian cells, and Escherichia coli exists predominantly as disordered monomer. *J Biol Chem* 2012 ; 287 (19) : 15345-15364.
17) Guoxiang L, et al. α-synuclein, LRRK2 and their interplay in Parkinson's disease. *Future Neurol* 2012 ; 7 (2) : 145-153.
18) Mata IF, et al. LRRK2 in Parkinson's disease : Protein domains and functional insights. *Trends Neurosci* 2006 ; 29 (5) : 286-293. Epub 2006 Apr 17.

VI. パーキンソン病と遺伝子
常染色体劣性パーキンソン病

> **Point**
> - 常染色体劣性パーキンソン病の原因遺伝子として，*Parkin*（PARK2），*PINK1*（PARK6），*DJ-1*（PARK7），*ATP13A2*（PARK9），*PLA2G6*（PARK14），*FBXO7*（PARK15）が同定されている．
> - いずれの病型もL-ドパ反応性のパーキンソニズムを示し，孤発性パーキンソン病と同様に黒質線条体でのドパミン欠乏が示唆される．
> - 非典型的な臨床症候を呈する病型や，神経病理でレヴィ小体が認められない病型が存在し，一般的な孤発性パーキンソン病とは異なった側面も有する．

背景

　パーキンソン病（Parkinson disease：PD）の有病率は10万人あたり100人以上，65歳以上では1％にものぼり，アルツハイマー病に次いで頻度の高い神経変性疾患である．臨床的には静止時振戦，固縮，無動，姿勢反射障害から成るパーキンソニズムを示し，自律神経障害や一部の患者では認知機能障害を呈する．病理学的には黒質，青斑核の神経細胞変性，エオジン好性細胞質内封入体であるレヴィ小体の出現により特徴づけられる．L-ドパ治療の導入以来，予後は著しく改善したが，長期治療による運動合併症を含め患者の生活の質（QOL）という点からみると，現行の治療法は満足のいくものではなく，原因を解明し根本的治療が望まれる．PDの中で家族性に発症するのは15％程度にすぎないが，単一遺伝子異常で起こる家族性PDにおける研究は，分子レベルでの黒質変性機序の解明につながる可能性があり，現在最も注目されている研究領域の一つである．

家族性PDの病型

　これまで遺伝子座が同定されている病型として，PARK1／4（4q21-q23），PARK2（6q25.2-q27），PARK3（2p13），PARK5（4p13），PARK6（1p35-p36），PARK7（1p36），PARK8（12q12），PARK9（1p36），PARK10（1p32），PARK11（2q36-q37），PARK12（Xq21-q25），PARK13（2p13），PARK14（22q13.1），PARK15（22q12-q13），PARK16（1q32），PARK17（16q11.2），PARK18（3q27.1）がある．これらのうち原因遺伝子としてコンセンサスが得られているものは，*α-synuclein*（PARK1／4），*parkin*（PARK2），*UCH-L1*（PARK5），*PINK1*（PARK6），*DJ-1*（PARK7），*LRRK2*（PARK8），*ATP13A2*（PARK9），*PLA2G6*（PARK14），

1 家族性パーキンソン病の関連遺伝子

疾患	遺伝子座	遺伝形式	遺伝子	臨床的特徴	LB 病理
PARK1 / 4	4q21.3-q22	AD	SNCA	DLB 表現型	+
PARK2	6q25.2-q27	AR	Parkin	EOPD	+／−
PARK5	4p13	AD	UCH-L1	典型的なパーキンソニズム	?
PARK6	1p36.12	AR	PINK1	EOPD	+
PARK7	1p36	AR	DJ-1	EOPD	?
PARK8	12q12	AD	LRRK2	典型的なパーキンソニズム	+／−
PARK9	1p36	AR	ATP13A2	非典型的なパーキンソニズム／若年発症	?
PARK14	22q13.1	AR	PLA2G6	非典型的なパーキンソニズム／若年発症	+
PARK15	22q11.2-qter	AR	FBXO7	非典型的なパーキンソニズム／若年発症	?
PARK17	16q11.2	AD	VPS35	典型的なパーキンソニズム	−?
PANK2	20p13-p12.3	AR	PANK2	非典型的なパーキンソニズム／若年発症	−

AD：autosomal dominant（常染色体優性），AR：autosomal recessive（常染色体劣性），LB：Lewy body（レヴィ小体），EOPD：early-onset Parkinson's disease（早期発症パーキンソン病），DLB：dementia with Lewy bodies（レヴィ小体型認知症）．

FBXO7（PARK15），VPS35（PARK17）である（**1**）．本項では常染色体劣性遺伝の病型について解説する[1,2]．

Parkin（PARK2）

本症は本邦において初めて発見され，1973 年に Yamamura らによりその臨床概念が確立された[3]．1998 年，原因遺伝子である *parkin* が第 6 染色体長腕に同定された[4]．

■症状と症候

40 歳以前の若年発症で 20〜30 歳代の発症が多いが，遺伝子が同定されて以来，症例報告が積み重ねられ，7〜76 歳と幅広い発症年齢が報告されている．臨床病型は孤発性 PD に類似するが，歩行障害で初発することが多く，左右差は孤発性 PD ほどはっきりせず，下肢のジストニア，深部腱反射亢進，sleep benefit[*1] を呈し，少量の L-ドパが著効し，早期からの L-ドパ誘発性運動合併症が目立つという特徴を示す．これらの特徴，特に下肢ジストニアは発症年齢が若い症例で認められやすい傾向にあり，パーキンソニズムが明らかでなく，瀬川病（dopa responsive dystonia）との鑑別が難しい例もある．高齢発症例ではこれらの特徴がなく，孤発性 PD と鑑別困難なことが少なくない．しかし孤発性 PD とは異なり，ほとんどの症例では自律神経障害，嗅覚障害はなく，末期まで認知機能障害は保たれ，^{123}I-MIBG 心筋シンチグラフィーで取り込み低下はない．進行は一般的に遅く，発症後 40 年以上を経過しても ADL が自立している例もめずらしくない．非典型的症候として，うつ，パニック発作，精神病様症状，小脳性運動失調，末梢神経障害を呈することがある[1]（**2**）．

*1 睡眠，昼寝により症状が改善する．

2 PARK2 の臨床病型

典型例
- 40 歳未満の発症が多い
- 認知機能は正常
- 下肢ジストニア
- L-ドパへの反応性が非常によいが、運動合併症、精神症状が出現しやすい
- 抗コリン薬が著効する例がある
- 進行は非常に緩やか

非典型例
- 高齢発症（孤発性パーキンソン病に類似）
- 精神症状（パニック発作、うつ症状、衝動調節障害）
- 運動誘発性ジストニア
- atremulous bilateral akinetic rigid syndrome
- 局所性ジストニア（書痙、痙性斜頸）
- 自律神経障害、末梢神経障害
- 小脳障害
- 錐体路障害

■病理

神経病理学的には黒質および青斑核に限局した神経細胞減少を示し、一部の症例ではグリオーシスが認められず、神経細胞変性であるのか神経細胞の発生成熟過程の異常であるのか、判断に迷う所見を呈する。孤発型 PD の特徴的病理所見であるレヴィ小体は一般的にみられないが、世界中で parkin 遺伝子の解析が進むにつれて、剖検脳でレヴィ小体が認められた症例（delExon7＋del1072T、R275W＋delExon3）や脚橋被殻核にαシヌクレイン陽性の好塩基性封入体が認められた症例（homozygous delExon3）、大脳皮質および脳幹にタウ病理が認められた症例、脊髄小脳路変性を呈した症例が報告され[1]、本症は、臨床的にも病理学的にも従来より広い疾患概念でとらえられるべきかもしれない。

■分子遺伝学的背景

parkin 遺伝子は全長約 1.38 Mb で 12 個のエクソンから成る。その遺伝子産物である parkin 蛋白は 465 アミノ酸から成り、N 末端にユビキチン様（Ubl）ドメインを、C 末端には RING ボックス（two RING finger motifs and in-between-RINGs）をもつ。parkin 蛋白は神経細胞内においてゴルジ体やシナプス小胞などの細胞内小器官に存在し[5]、細胞内の蛋白質分解機構の一つであるユビキチン・プロテアソームシステムの一酵素であるユビキチンリガーゼであることが示されている[6]。さらに近年、もう一つの蛋白質分解機構であるオートファジーを介したミトコンドリアの恒常性維持に、次節の PINK1 とともに関わっていると報告されている[7,8]。

これまでに世界中から報告された parkin 遺伝子の変異はエクソン欠失、部分欠失、ミスセンス、ナンセンス、エクソン重複、部分重複、挿入変異と多岐にわたる。これまでに、少なくとも 600 以上の家系から 200 種類以上の変異が見つかっている[9]。遺伝子変異型と臨床表現型の関連はないとされ、同一変異を有する同一家系内においても、臨床表現型には多様性があり、他の遺伝的要因や環境要因がその発症に関与すると推測される。45 歳未満の若年発症の常染色体劣性 PD では比較的高頻度に同遺伝子の変異が認められ、その頻度は家族歴がある症例では 40〜50％、家族歴がない症例でも 10〜20％にのぼる。本症は常染色体劣性遺伝性の疾患であり、原則的にホモ接合性に parkin 遺伝子変異を有するが、一部の患者はヘテロ接合性に片方のアレルのみに変異（single heterozygous state）を示すことがある。この場合の臨床病型は、高齢発症で左右差のあるパーキンソニズムを呈することが多く、孤発性 PD と臨床的鑑別は困難である。parkin 遺伝子の single heterozygous state が PD 発症に関与しているのか否かはまだ結論が出ていないが、北米で行われた 313 例の PD 群と 192 例のコントロール群における parkin 遺伝子変異の解析では両群間において変異の頻度に有意差はなかった[10]。

PINK1（PARK6）

2004 年に第 1 染色体短腕の PINK1（phosphatase and tensin homolog-induced putative kinase 1）が原因遺伝子として同定された[11]．

■症状と症候

　本症は常染色体劣性で若年（18〜51歳）にて発症し，L-ドパ反応性は良好で，早期から運動合併症を出現しやすいが疾患自体の進行は緩徐であり，臨床病型は上記のPARK2と類似する．PARK2にみられる下肢ジストニア，sleep benefit，深部腱反射亢進の出現頻度が低い可能性も指摘されているが，両者の臨床症候による鑑別は難しい[12]．嗅覚低下[13]，精神症状や認知機能障害[14,15]を呈する例も報告されている．

■病理

　31歳発症，経過8年の1例（c.1488＋1G＞A＋c.1252_1488del）のみの報告であるが，黒質緻密部に限局した神経細胞脱落を示し，さらにマイネルト基底核，残存した黒質緻密部，脳幹網様体にレヴィ病理が認められた．孤発性PDに特徴的である青斑核と扁桃体には変性がなかった[16]．single heterozygous stateの4例においてもレヴィ小体の存在が報告されている[17]．

■分子遺伝学的背景

　PINK1遺伝子は癌抑制遺伝子であるPTEN発現誘導遺伝子として発見された．PINK1遺伝子の全長は18 kbで8個のエクソンを含み，581アミノ酸から成るPINK1蛋白をコードする．同蛋白はN末端にミトコンドリア局在モチーフを，分子中央部分にCA^{2+}／カルモジュリンファミリーのセリン／スレオニンキナーゼと高い相同性を示すドメインをもつ．上記のparkin蛋白とともにミトコンドリアの機能維持に関与すると推定されている[8]．これまでに報告されたPINK1遺伝子の変異は，エクソン欠失，部分欠失，ミスセンス，ナンセンス，エクソン重複，部分重複，挿入変異と多岐にわたる．これまでに，65家系から28種類の変異が見つかっている[9]．常染色体劣性PDではPARK2に次ぐ頻度で変異が認められ，常染色体劣性PDの約5％を占める[18]．parkin遺伝子と同様に，本遺伝子においてもsingle heterozygous stateを示すPD患者が認められるが，その分子遺伝学的解釈については今後の研究成果を待たねばならない．

DJ-1（PARK7）

　常染色体劣性遺伝で若年発症の本症は，血族結婚を認めるオランダとイタリアの2家系の解析から第1染色体短腕，PARK6近傍のDJ-1遺伝子変異によることが証明された[19]．まれな病型で本邦では確認されておらず，海外からこれまでに10家系，6種類の変異が報告されているにすぎない[9]．臨床病型は，報告例が少なく十分検討されているとはいえないが，PARK2，PARK6と類似するとされる．発症年齢は17〜42歳と若く，L-ドパによく反応し，L-ドパ誘発性運動合併症を呈する．病初期からの行動異常や精神症状が知られている．認知機能低下，筋萎縮性側索硬化症の合併例も報告されている[20]．

　病理報告はなされていないが，本患者脳におけるSPECT解析で黒質線条

体の前シナプスの障害が認められている.

DJ-1 遺伝子は全長約 24 kb で 8 個のエクソンを含み, 189 アミノ酸から成る DJ-1 蛋白をコードする[19]. DJ-1 は DJ-1／ThiJ／PfpI スーパーファミリーに属し, 脳では神経細胞, グリア細胞ともに発現しており, また神経系以外のほとんどの組織にユビキタスに存在する. 神経細胞ではシナプス膜と結合することが知られている[21].

DJ-1 はレヴィ小体になく, アルツハイマー病や進行性核上性麻痺などのタウオパチーに認められるタウ陽性封入体と多系統萎縮症のグリア細胞封入体に存在する. また孤発性 PD の脳において不溶性の DJ-1 が増加している. これら多彩な病理所見の結果は DJ-1 の機能が多様であることを示しているのかもしれない. 実際, DJ-1 のシャペロン活性, プロテアーゼ活性, 抗酸化活性が示唆されており, これらの活性低下が本症を引き起こすと推測されている.

ATP13A2（PARK9）

本病型はヨルダンの Kufor-Rakeb という村の血族家系において最初に見つかった. 第 1 染色体短腕にある ATP13A2（P-type ATPase 13A2）遺伝子の変異により起こる[22]. まれな疾患であるが, 本邦からも 1 家系が報告されている[23]. 発症年齢は 10 歳代前半で, 緩徐進行性の経過を示す. 臨床病型はパーキンソニズム, 錐体路症候, 核上性注視麻痺（上方制限）, slowed saccades, oculogyric dystonic spasm, ミニミオクローヌス（facial-faucial-finger mini-myoclonus）, 認知機能障害を特徴とする. パーキンソニズムは L-ドパに反応するが早期から L-ドパ誘発性ジスキネジアが出現しやすい. 頭部画像では大脳, 小脳にび漫性に萎縮がみられ, 大脳基底核に鉄沈着がみられることがある. 病理学的には, リポフスチンが中枢神経に出現し, 筋組織の電子顕微鏡では fingerprint appearance を認め, 神経リポフスチン症と診断されていた 1 家系に ATP13A2 遺伝子変異が報告されている[30]. 腓腹神経生検の結果からは末梢神経の障害も起こることが示唆されている[24].

PLA2G6（PARK14）と PANK2

PLA2G6（phospholipase A2, group VI）[25] と PANK2（pantothenate kinase 2）[26] の遺伝子変異は, 幼小児期発症のジストニア, 痙性, 精神機能障害を呈する神経変性を来すことが知られており, 視神経障害を呈することもある. 両者は, 画像にて大脳基底核に鉄が沈着するとの共通点から, NBIA（neurodegeneration with brain iron accumulation）として包括されている. PANK2 遺伝子変異によるものを NBIA type 1 あるいは PKAN（PANK-associated neurodegeneration；かつてのハラーフォルデン・シュパッツ病）, PLA2G6 遺伝子変異によるものを NBIA type 2 あるいは INAD（infantile neuroaxonal dystrophy；かつてのザイテルバーガー〈Seitelberger〉病）と呼ぶ. 後者は PLAN（PLA2G6-associated neurodegeneration）と称されることもある. INAD

は一般に緩徐進行性であるが，PKAN は進行が速く，重度の錐体外路障害を呈し 10 歳前後で死亡することが多い．両疾患とも後述するように，成人発症の非典型例が存在する[27]．

■ **成人発症 NAD**

20 歳代で発症し，緩徐進行性の経過を示す．ジストニアパーキンソニズム，錐体路症候，眼球運動障害，認知機能低下，精神症状を呈する[28]．パーキンソニズムは静止時振戦，固縮，重度の無動を認め，L-ドパによく反応するが，早期から L-ドパ誘発性運動合併症が出現する．小脳性運動失調は，INAD ではしばしば認められるが，成人発症例では少ないとされる．INAD の脳 MRI で特徴的な鉄沈着は，成人例では必ずしも認めない．病理学的には，黒質や大脳皮質にレヴィ小体が認められる．

■ **成人発症 PKAN**

20〜30 歳代で発症し，進行は比較的遅く，ジストニアパーキンソニズムを呈する．認知機能低下，精神症状で発症する症例もある．L-ドパに反応するが，その効果は 1〜2 年しか続かないとされる．神経病理でレヴィ小体は認めない．これまでレヴィ病理を有するハラーフォルデン・シュパッツ病とされていた症例の少なくとも一部は，PLAN であった可能性が考えられる．

FBXO7（PARK15）

第 22 染色体長腕にある *FBXO7* 遺伝子の変異による[29]．発症年齢は 7〜22 歳と報告されている．L-ドパ反応性のパーキンソニズム，錐体路症候，内反尖足を呈する．眼瞼攣縮や精神症状がみられることもある．脳 MRI に異常は認めないが，FP-CIT SPECT では線条体での取り込みが低下しており，黒質ドパミン神経細胞終末の脱落が示唆される．病理の報告はなされていない．

治療

現時点では家族性 PD に特別な治療法はまだない．孤発性 PD の治療ガイドラインに準じるのがよいと考えられる．

（久保紳一郎，波田野琢，服部信孝）

文献

1) Kubo S, et al. Recessive Parkinson's disease. *Mov Disord* 2006；21（7）：885-893.
2) Hatano T, et al. Pathogenesis of familial Parkinson's disease：New insights based on monogenic forms of Parkinson's disease. *J Neurochem* 2009；111（5）：1075-1093.
3) Yamamura Y, et al. Paralysis agitans of early onset with marked diurnal fluctuation of symptoms. *Neurology* 1973；23（3）：239-244.
4) Kitada T, et al. Mutations in the parkin gene cause autosomal recessive juvenile parkinsonism. *Nature* 1998；392（6676）：605-608.
5) Kubo SI, et al. Parkin is associated with cellular vesicles. *J Neurochem* 2001；78（1）：42-54.
6) Shimura H, et al. Familial Parkinson disease gene product, parkin, is a ubiquitin-protein ligase. *Nat Genet* 2000；25（3）：302-305.
7) Narendra D, et al. Parkin is recruited selectively to impaired mitochondria and

promotes their autophagy. *J Cell Biol* 2008 ; 183（5）: 795-803.
 8) Matsuda N, et al. PINK1 stabilized by mitochondrial depolarization recruits Parkin to damaged mitochondria and activates latent Parkin for mitophagy. *J Cell Biol* 2010 ; 189 : 211-221.
 9) Nuytemans K, et al. Genetic etiology of Parkinson disease associated with mutations in the SNCA, PARK2, PINK1, PARK7, and LRRK2 genes : A mutation update. *Hum Mutat* 2010 ; 31（7）: 763-780.
10) Lincoln SJ, et al. Parkin variants in North American Parkinson's disease : Cases and controls. *Mov Disord* 2003 ; 18 : 1306-1311.
11) Valente EM, et al. Hereditary early-onset Parkinson's disease caused by mutations in PINK1. *Science* 2004 ; 304（5674）: 1158-1160.
12) Bonifati V, et al. Early-onset parkinsonism associated with PINK1 mutations : Frequency, genotypes, and phenotypes. *Neurology* 2005 ; 65（1）: 87-95.
13) Doostzadeh J, et al. Novel features in a patient homozygous for the L347P mutation in the PINK1 gene. *Parkinsonism Relat Disord* 2007 ; 13（6）: 359-361.
14) Hatano Y, et al. PARK6-linked autosomal recessive early-onset parkinsonism in Asian populations. *Neurology* 2004 ; 63（8）: 1482-1485.
15) Ephraty L, et al. Neuropsychiatric and cognitive features in autosomal-recessive early parkinsonism due to PINK1 mutations. *Mov Disord* 2007 ; 22（4）: 566-569.
16) Samaranch L, et al. PINK1-linked parkinsonism is associated with Lewy body pathology. *Brain* 2010 ; 133 : 1128-1142.
17) Gandhi S, et al. PINK1 protein in normal human brain and Parkinson's disease. *Brain* 2006 ; 129（Pt 7）: 1720-1731.
18) Kumazawa R, et al. Mutation analysis of the PINK1 gene in 391 patients with Parkinson disease. *Arch Neurol* 2008 ; 65（6）: 802-808.
19) Bonifati V, et al. Mutations in the DJ-1 gene associated with autosomal recessive early-onset parkinsonism. *Science* 2003 ; 299（5604）: 256-259.
20) Annesi G, et al. DJ-1 mutations and parkinsonism-dementia-amyotrophic lateral sclerosis complex. *Ann Neurol* 2005 ; 58（5）: 803-807.
21) Usami Y, et al. DJ-1 associates with synaptic membranes. *Neurobiol Dis* 2011 ; 43 : 651-662.
22) Ramirez A, et al. Hereditary parkinsonism with dementia is caused by mutations in ATP13A2, encoding a lysosomal type 5 P-type ATPase. *Nat Genet* 2006 ; 38（10）: 1184-1191.
23) Ning YP, et al. PARK9-linked parkinsonism in eastern Asia : Mutation detection in ATP13A2 and clinical phenotype. *Neurology* 2008 ; 70（16 Pt 2）: 1491-1493.
24) Paisán-Ruiz C, et al. Early-onset L-dopa-responsive parkinsonism with pyramidal signs due to ATP13A2, PLA2G6, FBXO7 and spatacsin mutations. *Mov Disord* 2010；25（12）: 1791-1800.
25) Morgan NV, et al. PLA2G6, encoding a phospholipase A2, is mutated in neurodegenerative disorders with high brain iron. *Nat Genet* 2006 ; 38（7）: 752-754.
26) Hayflick SJ, et al. Genetic, clinical, and radiographic delineation of Hallervorden-Spatz syndrome. *N Engl J Med* 2003 ; 348（1）: 33-40.
27) Schneider SA, et al. Syndromes of neurodegeneration with brain iron accumulation（NBIA）: An update on clinical presentations, histological and genetic underpinnings, and treatment considerations. *Mov Disord* 2012 ; 27（1）: 42-53.
28) Paisan-Ruiz C, et al. Characterization of PLA2G6 as a locus for dystonia-parkinsonism. *Ann Neurol* 2009 ; 65（1）: 19-23.
29) Shojaee S, et al. Genome-wide linkage analysis of a Parkinsonian-pyramidal syndrome pedigree by 500 K SNP arrays. *Am J Hum Genet* 2008 ; 82 : 1375-1384.
30) Bras J, et al. Mutation of the parkinsonism gene ATP13A2 causes neuronal ceroid-lipofuscinosis. *Hum Mol Genet* 2012 ; 21 : 2646-2650.

孤発性パーキンソン病のリスク遺伝子

VI. パーキンソン病と遺伝子

Point
- 患者の95％を占める孤発性パーキンソン病（PD）は多因子遺伝性疾患である．
- ゲノムワイド関連解析（GWAS）により，PD発症に関わる2つの新しい遺伝子座 *PARK16*, *BST1*，常染色体優性遺伝性PDの原因遺伝子 *SNCA*, *LRRK2* が同定された．
- 国際共同研究によるGWASメタ解析が行われ，より多くの感受性遺伝子が同定されている．
- ゴーシェ病変異も，頻度は低いが発症への寄与が大きいrare variantとして重要である．

　パーキンソン病（Parkinson disease：PD）症例の90％以上は孤発性発症であるが，5～10％は家族性（その一部はメンデル遺伝性）に発症する．メンデル遺伝性パーキンソン病（PD）家系の連鎖解析などから6つのメンデル遺伝性PD原因遺伝子（*α-synuclein*, *parkin*, *LRRK2* 遺伝子など）が明らかにされた．孤発性PD，メンデル遺伝性PDとも，一部共通の発症メカニズムが存在していると考えられ，それらを切り口にして孤発性PDの病態解明が進んでおり，ミトコンドリア障害，酸化ストレス障害の病態への関与に加え，新たにユビキチン・プロテアソーム系の機能低下，つまり蛋白分解異常からドパミン神経細胞死に至る経路の重要性が示された[1]．

　一方，dbSNPやHapMap計画などの情報基盤や，数十万種の一塩基多型（single nucleotide polymorphism：SNP）を解析できる技術基盤の整備により，ゲノムワイド関連解析（Genome-Wide Association Study：GWAS）が2007年頃から実用的な戦略となり，現在多数の疾患でGWASが行われており，疾患感受性遺伝子の発見が相次いでいる．ここでは孤発性PDのリスク遺伝子について述べる．

パーキンソン病は多因子遺伝性疾患

　症例的には大多数（95％）の孤発性PDの原因は，現時点では不明であるが，環境因子と，1つ1つは影響力の弱い遺伝因子（おそらく数十個）から成り，その総和がある閾値を超えたときに発症する多因子疾患である，と考えられている．アイスランド国民を対象とした大規模な疫学的調査の結果が発表され，同胞再発危険率は6.7で，PD発症には遺伝因子が影響していることが示された[2]．

　PDの感受性遺伝子を発見するため，ここ10年間に多くの研究がなされてきたが，アルツハイマー病における*ApoE4*多型のような確実に発症リスクを高める遺伝因子はなかなか確認されていなかった．ゲノムワイド有意水準

Keywords

一塩基多型（SNP）
SNPは，ゲノム中には1,000万か所があると考えられる．一部のSNPは，多因子疾患のかかりやすさや薬剤感受性に関係する．

Keywords

ゲノムワイド関連解析（GWAS）
数十万種のSNPを数千もの個体について並列解析できるプラットフォームが市販化された．HapMap計画によると，日本人と白人は約25～30万個のタグSNPで，ほぼ全ゲノムの遺伝子がカバーされる．具体的には，たとえば患者1,000人，対照1,000人，計2,000人各々の50万個のSNPの遺伝子型を決定する．それぞれ50万個のSNPにつき，患者，対照におけるそれぞれのアレルの出現頻度を合計し，偏りがないかどうかの検定を行う．

($p<5\times10^{-8}$)を満たす確実なものは，α-synucleinの3'非翻訳領域SNP（Gasserグループ[3]，筆者ら[4]が同定）とゴーシェ病遺伝子GBAのrare variant[5]（後述）の2つの遺伝子のみであった．

パーキンソン病のゲノムワイド関連解析（GWAS）

筆者らは，大規模の患者対照集団と，56万個のSNPを搭載したイルミナ社Hap550アレイを用いて，GWASおよび2つの独立な再現研究を行い，PDの遺伝リスク因子を明らかにするため，まず，GWASステージとして，患者1,078検体，対照2,628検体について，それぞれ56万個のSNP型を決定した．さらに，GWASステージで関連を認めたp値上位から337個のSNPそれぞれが，2つの独立した患者・対照検体セットでも有意かを検証する再現解析を行い，全検体（PD 2,011検体，対照18,381検体）のメタ解析にて，絶対的な有意水準$p<5\times10^{-8}$をクリアーする4つのPD感受性遺伝子座を見出した[6]．

まず2つの新しいPD感受性遺伝子座を，1q32（PARK16と命名，$p=1.52\times10^{-12}$）と4p15（$p=3.94\times10^{-9}$）に発見した．PARK16領域は，3つの遺伝子（NUCKS1, RAB7L1, SLC41A1）を含む連鎖不平衡ブロックである（**1**-A）．また，4p15領域は，BST1のみを含んでいた．さらに，常染色体優性遺伝性PDの原因遺伝子である，α-synuclein（4q22，$p=7.35\times10^{-17}$，**1**-B）とLRRK2（12q12，$p=2.72\times10^{-8}$）の領域を同定した．うちα-synucleinは最もp値が低く孤発性PDのSNPとしては最強である．常染色体優性遺伝性PDの原因遺伝子が片や変異により遺伝性PDを引き起こし，片やSNP多型により孤発性PDにきいてくるのは，興味深い[6]．

さらにヨーロッパ起源の集団のPDのGWAS研究を行っていたグループと共同で解析したところ，PARK16, SNCA, LRRK2のPD感受性は強く再現された[7]．それ以後も，日本人GWASで発見された4遺伝子座（PARK16, BST1, α-synuclein, LRRK2）のPD感受性の再現報告が相次いでおり，現在では，これら4遺伝子座は，東アジア人・白人共通の，確実なPDリスク遺伝子と考えられるに至っている（**2**）．

逆に，日本人では西洋人で検出されたTauの関連は再現されなかった．その理由は，Tau領域は日本人では多型性に乏しく，日本人はリスク多型しかもたないので，関連解析の手法では検出できないためである．

第二世代のGWAS（メタGWAS）

さらにパーキンソン病においては，その後の国際共同研究として欧米の5つのグループがそれぞれ独立に行っていたGWASを合わせてメタ解析を行い（計患者5,333人，対照12,019人），有意なSNPをさらに患者7,053人，対照9,007人で再現実験を行い，ゲノムワイド有意水準$p<5\times10^{-8}$を超える遺伝子を従来の6個の他に，ACMSD, STK39, LAMP3, SYT11, CCDC62の5個を同定した[8]．さらには，Lillらはより多くのGWASを集めてメタ解析を

孤発性パーキンソン病のリスク遺伝子 | 409

1 ゲノムワイド関連解析（GWAS）より同定された4つのパーキンソン病遺伝子座の抜粋

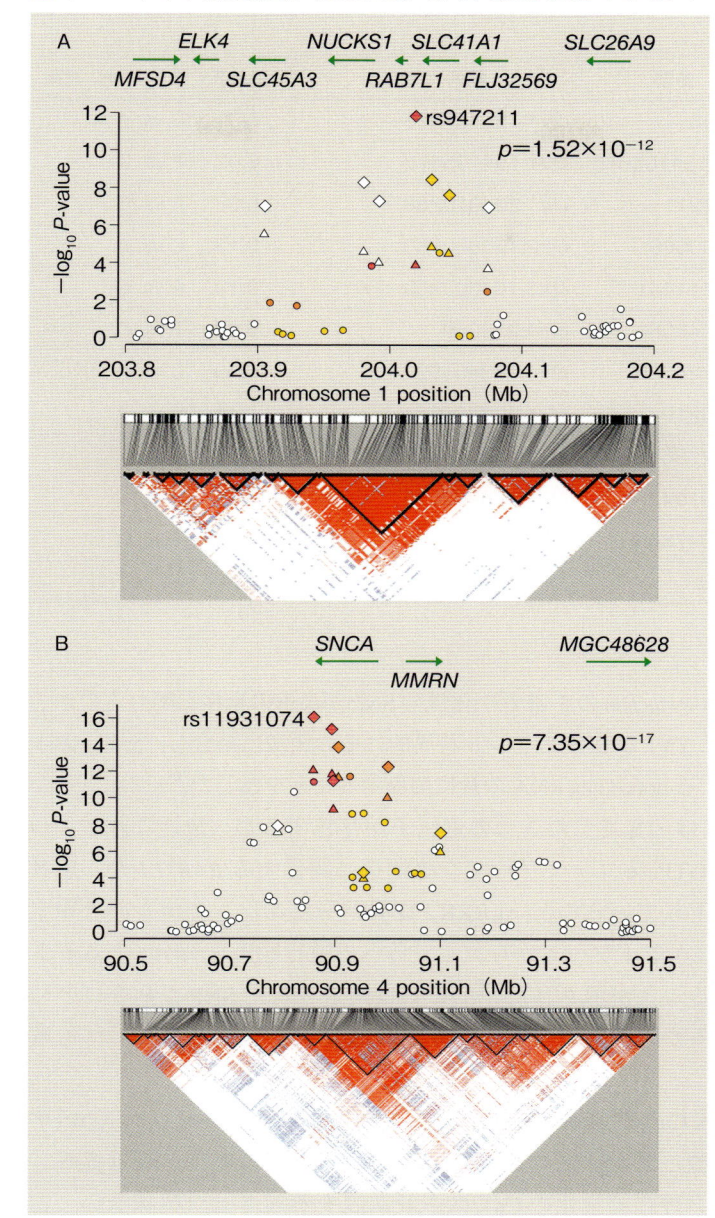

A：*PARK16*（1q32）．
B：*α-synuclein*（4q22）．
日本人パーキンソン病患者2,011検体，対照18,381検体のゲノムワイド関連解析（GWAS）より同定された4つのパーキンソン病遺伝子座の抜粋．このうち2つはまったく新規の領域であった．特にAは非常に強い関連を示し，白人集団でも関連が再現されたことから，*PARK16*と名づけた．また残りの2つは，常染色体優性遺伝性パーキンソニズムの原因遺伝子*α-synuclein*（B）と*LRRK2*を含む領域が同定された．縦軸は－logP，すなわち上にいくほど関連が強い．

（Satake W, et al. *Nat Genet* 2009[6]）より）

行い（計患者16,452人，対照48,810人），新規に*ITGA8*（integrin α8遺伝子）を同定した．**2** に示した12個が，現在のところのパーキンソン病リスク遺伝子のリストといえよう[9]．

SNPとしてはこのような圧倒的な数の試料を各地から集めてゲノムワイドメタ解析を行い，より多くの感受性遺伝子を同定することが行われており，「第二世代のGWAS」あるいはメタGWASともいわれている．

リスクSNPと病態との関連性

これらの同定されたリスク遺伝子の病態との関連はまだほとんどわかってい

2 2013年現在，最大規模のGWASメタ解析によるパーキンソン病リスク遺伝子のリスト

白人

遺伝子座	多型	配列 (hg18)	MAF	アレル vs. 対照
GBA	N370S	chr1:153451576	0.01	G vs. A
SYT11 / RAB25	chr1:154105678	chr1:154105678	0.02	T vs. C
PARK16	rs947211	chr1:204019288	0.23	A vs. G
STK39	rs2390669	chr2:168800188	0.13	C vs. A
MCCC1 / LAMP3	rs11711441	chr3:184303969	0.14	A vs. G
DGKQ	rs11248060	chr4:954359	0.12	T vs. C
BST1	rs11724635	chr4:15346199	0.43	G vs. A
SNCA	rs356219	chr4:90856624	0.41	G vs. A
ITGA8 (integrin α8)	rs7077361	chr10:15601549	0.12	C vs. T
LRRK2	rs1491942	chr12:38907075	0.21	G vs. C
CCDC62 / HIP1R	rs10847864	chr12:121892551	0.39	T vs. G
MAPT / STH	H1H2	chr17:42131818-41149582	0.20	H2 vs. H1

ない．まず，なぜα-synucleinの3'非翻訳領域のSNPが疾患の発症に関わるのか？筆者らは転写因子YY1がSNPのアレル特異的にその領域に結合し，SNCAおよび逆向きに存在するnoncoding RNAの量に関係することを示した[10]．

PARK16領域には，先述した3つの遺伝子が存在するが，最近これら3つのうち低分子量GTPaseファミリーで空胞輸送に関係するRAB7L1が，患者脳での発現が低下していること，LRRK2変異パーキンソンモデルの表現型をレスキューし，エンドソームからゴルジ体への逆行輸送をつかさどるレトロマーに関連することが示された[11]．これは同定されたSNPが病態にどのように関与しうるかを示したといえ，今後の他のリスクSNPについても解析が待たれる．

BST1は，細胞内Ca^{2+}貯蔵からのCa^{2+}放出を誘発するサイクリックADP（アデノシン二リン酸）リボースの形成を触媒する酵素であり[12]，最近提唱されているドパミン神経細胞死のCa^{2+}ストレス説を想起させ，興味深い．これらは従来のPD病態説からはまったく新規な遺伝子であり，従来説にとらわれず，新規なものを同定できるところにGWASの強みがある．

アメリカのグループから報告されたリスク遺伝子HLA-DR抗原は（$p=1.9 \times 10^{-10}$)，PD脳ではDR抗原陽性のミクログリアが検出されること，NSAIDsは疫学的にPDのリスクを減少させることなどもあり，PDと炎症の関係を示しており興味深い[13]．

まれな多型（rare variant）とゴーシェ病遺伝子 GBA

ゴーシェ病は，一見，PDとはなんの関係もない疾患ではあるが，1990年代後半からパーキンソン症状を合併するゴーシェ病患者の存在や，ゴーシェ

Key words

ゴーシェ病
常染色体劣性遺伝性疾患で，リソソーム内酵素GBA（グルコセレブロシダーゼ）の変異による酵素活性低下により，グルコシルセラミドをセラミドに分解できず，グルコシルセラミドが体内に蓄積し，肝脾腫，貧血，出血傾向，骨疾患などを引き起こす脂質代謝異常症である．

データベース数	検体数	オッズ比（95% CI）	p値	I^2（95%信頼区間）
15	44,851	3.51 (2.55-4.83)	1.44×10^{-14}	38 (0-66)
6	17,300	1.73 (1.48-2.02)	2.35×10^{-12}	0 (0-52)
12	69,262	0.91 (0.88-0.94)	8.00×10^{-10}	0 (0-66)
14	35,159	1.19 (1.12-1.25)	1.37×10^{-09}	18 (0-56)
25	46,502	0.86 (0.82-0.91)	9.20×10^{-10}	18 (0-50)
10	57,716	1.21 (1.15-1.27)	3.04×10^{-12}	11 (0-52)
26	46,586	0.88 (0.84-0.91)	1.87×10^{-10}	43 (10-64)
31	79,494	1.29 (1.25-1.33)	6.06×10^{-65}	16 (0-46)
11	61,036	0.88 (0.84-0.92)	1.51×10^{-08}	0 (0-55)
21	34,123	1.17 (1.13-1.22)	6.44×10^{-15}	0 (0-38)
23	38,367	1.15 (1.11-1.18)	4.37×10^{-17}	0 (0-35)
37	50,389	0.78 (0.75-0.80)	7.97×10^{-52}	0 (0-29)

（Lill CM, et al. *PLoS Genet* 2012[9]　より）

病家系内にPD患者が多発するとの報告が散見されていた．そこで，Aharon-Peretzらは，ユダヤ人のPD患者についてGBA変異の頻度を調べたところ，孤発性PD群では，GBA変異のヘテロ保因者が対照群に比べ有意に多く，GBAが孤発性PDのリスク遺伝子であることを報告した[5]．その後，この研究の再現研究が世界中で行われ，GBA変異が日本人でもPD感受性をもつことを示され，GBA変異をヘテロでもつ保因者はPD患者534人中50人（9.4％），対照544人中2人（0.37％）であり，PDとGBA変異は強く関連していた（$p = 6.9 \times 10^{-14}$，オッズ比28.0）（**3**）[14]．

同時に，世界多施設共同研究に参画し，アメリカ人，フランス人，ポルトガル人，台湾人などを含む，計約10,000人の患者対照集団とのメタ解析により，原著のユダヤ人に限らず，どの人種でもGBA遺伝子はリスクとなり，平均オッズ比は5であり，確実なPDリスク遺伝子であることが示された[15]．

GBAの基質であるグルコシルセラミドの蓄積により，神経毒性をもつとされる可溶性αシヌクレインオリゴマーが増加すること，可溶性αシヌクレインオリゴマーの増加によりGBAの小胞体-ゴルジ輸送が阻害されることによりさらにGBA活性が低下し，可溶性αシヌクレインオリゴマーのさらなる増加につながる，といったポジティブフィードバックの経路が報告された[16]．さらにGBA変異をもつPD患者だけでなく，GBA変異をもたない孤発性PD患者でも，GBA活性が低下していることが示され興味深い[17]．

パーキンソン病のゲノム背景

パーキンソン病，アルツハイマー病，または生活習慣病を含むほとんどの疾患は，複数の遺伝因子と複数の環境因子の積み木の総和がある閾値を超え

> **point**
> PDの10％弱はゴーシェ病遺伝子*GBA*変異をヘテロでもつ

3 ゴーシェ病変異とパーキンソン病

	GBA 変異		
	＋	−	計
PD	50 (9.4%)	484	534
対照	2 (0.37%)	542	544

GBA 変異をヘテロでもつ保因者は PD 患者 534 人中 50 人（9.4％），対照 544 人中 2 人（0.37％）であり，PD と GBA 変異は強く関連していた（$p=6.9\times10^{-14}$，オッズ比 28.0）.

（Mitsui J, et al. *Arch Neurol* 2009[14] より）

4 多因子遺伝性疾患としての孤発性パーキンソン病

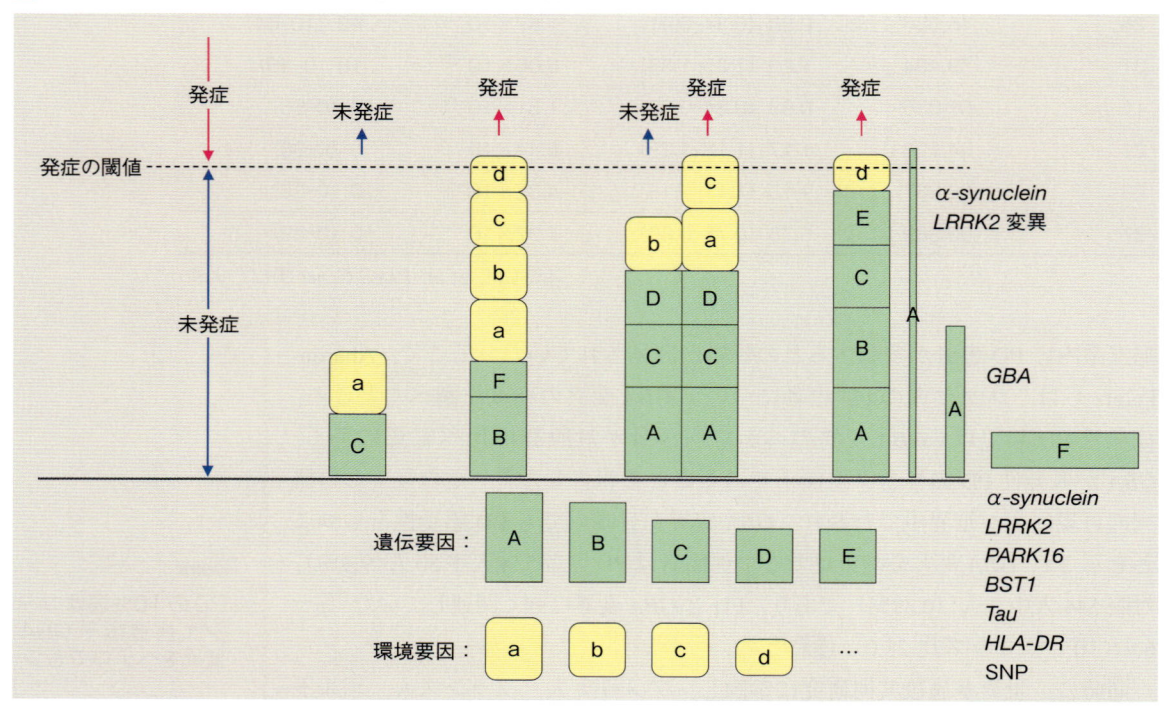

パーキンソン病，アルツハイマー病，または生活習慣病を含むほとんどの疾患は，複数の遺伝因子（A〜F）と複数の環境因子（a〜d）の積み木の総和が，ある閾値を超えたとき発症すると考えられている．メンデル遺伝性変異以外に，common variant（ありふれた多型）としてα-synuclein, PARK16, BST1, LRRK2, Tau, HLA-DR の SNP が，また rare variant（まれな多型）としてゴーシェ病遺伝子 GBA が重要．

たとき発症すると考えられている．そのモデルを 4 に示す．メンデル遺伝性 PD を引き起こす α-synuclein や LRRK2 の変異はそれ 1 つだけで閾値に到達し発症するが，対象患者はほとんど存在しないので積み木の幅はとても狭い（とてもまれ）．ゴーシェ病遺伝子 GBA などの rare variant リスクは中等度の高さをもつが，10％以下の患者にしかあてはまらないため幅は狭い．一方 SNP は，それ自体のオッズ比は低いがほとんどの患者にあてはまるため，積み木の幅は広い．いずれも重要である．

GWAS によって多数の疾患感受性遺伝子が同定されたものの，それらは遺伝要因全体の一部しか説明できないことから（失われた遺伝性〈missing heritability〉），ゴーシェ病遺伝子 GBA などの rare variant リスクが重要である

> **Column**
>
> ### 次世代シークエンサーとエクソーム解析
>
> 非常に低頻度・非常に高リスクの家族性疾患変異（縦長の積み木；4参照）については，多発家系ベースでの連鎖解析と，進展著しい次世代シークエンサーを用いた全ゲノム解析もしくはエクソーム解析の組み合わせが有効である．次世代シークエンサーでは，短い配列を多数並列に解読し参照配列と照合する．1回の解析でヒトゲノムサイズの100倍以上読める装置も存在する．
> 「エクソーム解析」とは，ゲノムDNAからハイブリダイズを用いた手法でエクソン領域のみをすべて抽出し，次世代シークエンサーを用いて超高速シークエンスする技術であり，エクソン塩基配列解読にはきわめて効果的である．

と考えられており，次世代シークエンサーを用いたアプローチが展開されている．今後のメタGWASやエクソーム解析からさらなる遺伝子の解明，そこから新たな疾患パスウェイと，そこからの治療薬開発が期待される．

（戸田達史）

文献

1) Farrer MJ. Genetics of Parkinson disease : Paradigm shifts and future prospects. *Nat Rev Genet* 2006；7：306-318.
2) Sveinbjörnsdottir S, et al. Familial aggregation of Parkinson's disease in Iceland. *N Engl J Med* 2000；343：1765-1770.
3) Mueller JC, et al. Multiple regions of alpha-synuclein are associated with Parkinson's disease. *Ann Neurol* 2005；57：535-541.
4) Mizuta I, et al. Multiple candidate gene analysis identifies α-synuclein as a susceptibility gene for sporadic Parkinson's disease. *Hum Mol Genet* 2006；15：1151-1158.
5) Aharon-Peretz J, et al. Mutations in the glucocerebrosidase gene and Parkinson's disease in Ashkenazi Jews. *N Engl J Med* 2004；351：1972-1977.
6) Satake W, et al. Genome-wide association study identifies common variants at four loci as genetic risk factors for Parkinson's disease. *Nat Genet* 2009；41：1303-1307.
7) Simón-Sánchez J, et al. Genome-wide association study reveals genetic risk underlying Parkinson's disease. *Nat Genet* 2009；41：1308-1312.
8) International Parkinson Disease Genomics Consortium. Imputation of sequence variants for identification of genetic risks for Parkinson's disease : A meta-analysis of genome-wide association studies. *Lancet* 2011；377：641-649.
9) Lill CM, et al. Comprehensive research synopsis and systematic meta-analyses in Parkinson's disease genetics : The PDGene database. *PLoS Genet* 2012；8：e1002548.
10) Mizuta I, et al. YY1 binds to α-synuclein 3'-flanking region SNP and stimulate antisense noncoding RNA expression. *J Hum Genet.* doi：10. 1038/jhg. 2013. 90.
11) MacLeod DA, et al. RAB7L1 interacts with LRRK2 to modify intraneuronal protein sorting and Parkinson's disease risk. *Neuron* 2013；77：425-439.
12) Yamamoto-Katayama S, et al. Crystallographic studies on human BST-1／CD157 with ADP-ribosyl cyclase and NAD glycohydrolase activities. *J Mol Biol* 2002；316：711-723.
13) Hamza TH, et al. Common genetic variation in the HLA region is associated with late-onset sporadic Parkinson's disease. *Nat Genet* 2010；42：781-785.
14) Mitsui J, et al. Mutations for Gaucher disease confer a high susceptibility to Parkinson disease. *Arch Neurol* 2009；66：571-576.
15) Sidransky E, et al. Multicenter analysis of glucocerebrosidase mutations in Parkinson's disease. *N Engl J Med* 2009；361：1651-1661.
16) Mazzulli JR, et al. Gaucher disease glucocerebrosidase and α-synuclein form a bidirectional pathogenic loop in synucleinopathies. *Cell* 2011；146：37-52.
17) Gegg ME, et al. Glucocerebrosidase deficiency in substantia nigra of parkinson disease brains. *Ann Neurol* 2012；72：455-463.

Ⅶ. 二次性パーキンソニズムとその他の変性疾患

薬剤性パーキンソニズム

> **Point**
> - 症状から薬剤性パーキンソニズムとパーキンソン病を鑑別することは困難である．
> - 薬剤性パーキンソニズムでは日〜週単位で症状が悪化することが多く，パーキンソン病に比べて明らかに進行が速いのが特徴である．
> - 診断には原因となる薬剤の服用歴が決め手となるので，病歴聴取が最も重要である．
> - 高齢者では軽度ドパミン神経細胞脱落を背景に薬剤性パーキンソニズムを呈してくることがあり，原因薬剤の中止によりいったん症状が改善しても数年後にパーキンソン病が発症することがある．

薬剤性パーキンソニズムの特徴

頻度

　欧米では薬剤性パーキンソニズムはパーキンソン症状を呈する疾患のうち，パーキンソン病に次いで多いとされている．わが国ではやや周知度が低いためか，あるいは精神科での治療が適切になされているためか，もう少し少ない印象である．原因薬剤は約半数が向精神薬とされているが，下記に述べるように，消化器用薬，循環器用薬など，さまざまな薬剤で起こりうる．

　高齢者に多いが，乳幼児から高齢者まであらゆる年齢で起こりうることに注意すべきである．やや女性に多い傾向が知られている．

発症時期

　通常，薬剤性パーキンソニズムは60％が薬剤の服用開始1か月以内に，90％は3か月以内に発症する．しかし，フランスにおける17年間の副作用統計[1]では，3か月以内が約70％と最も多く，12か月以降も20％あった．投与開始12か月後以降の発症はカルシウム（Ca）拮抗薬によるものが多かったという報告[1]もあり，長期投与の薬剤にも注意を要する．

症状

　一般的には固縮が最も多く，静止時振戦は比較的少なく，左右差は少ないといわれているが，実際には60％程度に静止時振戦を認め，左右差を認めることも少なくない．4割近くでは固縮，振戦，無動の3徴候がそろっており，症候のみでパーキンソン病と鑑別するのは困難であることが多い．

　最大の特徴は経過が速いことで，数日〜数週間の単位で急速に進行するこ

> **Column**
>
> ### 向精神薬によりパーキンソニズムを呈した例の報告
>
> Tinazzi ら[2]は，向精神薬によりパーキンソニズムを呈した19例について ^{123}I-FP-CIT SPECT で正常群（10例）と低下群（9例）に分け，19～39か月後経過観察し，^{123}I-FP-CIT SPECT と UPDRS III（Unified Parkinson's Disease Rating Scale-III）を再評価したところ，正常群は SPECT，UPDRS III とも不変であったが，低下群では，全例 SPECT，UPDRS III とも低下していた．精神疾患により向精神薬を中止することができない患者であったが，向精神薬による薬剤性パーキンソニズムを呈する患者にも黒質細胞の変性を伴わない群と伴う群（パーキンソン病の運動症状未発症例）があることを示した．

とが多く，パーキンソン病との大きな鑑別点となる．

診断

診断において最も重要なのは原因薬剤を服用していることである．進行の速いパーキンソニズムをみたときにはもちろんであるが，パーキンソン病の初期と考えられる場合でも，服用薬剤については必ず詳細な病歴を取ることが重要である．

本来，薬剤性パーキンソニズムではドパミン神経は正常であるが，ドパミン受容体拮抗薬などによりパーキンソニズムを呈すると考えられているので，ドパミン神経終末のドパミントランスポーター（DAT）を可視化する ^{123}I-FP-CIT SPECT（DaTSCAN®）[*1] は診断にきわめて有用と考えられる．しかし，ここで注意すべきは，薬剤性パーキンソニズムは特に高齢者では，軽度ドパミン神経細胞脱落を背景に，つまり診断前パーキンソン病（preclinical Parkinson disease）の状態にドパミン受容体拮抗薬が加わったことで，パーキンソニズムを呈してくることがある．したがって，薬剤性パーキンソニズムの ^{123}I-FP-CIT SPECT 所見は正常範囲と軽度低下を呈することがありえ，軽度低下の場合には原因薬剤の中止によりいったん症状が改善しても数年後にパーキンソン病が発症すると考えられる．

[*1] わが国でも2013年9月には認可され，2014年初頭から使用可能となる見込み．

原因薬剤 ⬛

ドパミン受容体遮断作用のある薬物はパーキンソニズムを出現，悪化させうるので，薬剤性パーキンソニズムの原因薬剤として最も多いのは抗精神病薬である．以下に述べるように，スルピリド（ドグマチール®など），メトクロプラミド（プリンペラン®など）などの胃腸機能調整薬やCa拮抗薬などの血管拡張薬，抗不整脈薬などもあり，一般診療でもしばしば処方される薬剤であるので，他科での処方内容にも注意が必要である．

強いドパミン受容体遮断作用をもつフェノチアジン系，ブチロフェノン系，ベンザミド系などの定型抗精神病薬の他，錐体外路症状が出にくいことが特徴であるクエチアピン（セロクエル®など）などの非定型抗精神病薬でも，大量投与や，高齢者，認知症を有する患者では錐体外路症状が出現することはありえる．なぜ非定型抗精神病薬で錐体外路症状が出現しにくいかは十分

VII. 二次性パーキンソニズムとその他の変性疾患

① 薬剤性パーキンソニズムの原因となりうる主な薬剤

用途	薬剤の分類	一般名	主な商品名
●ドパミン受容体遮断効果をもつ薬剤			
精神科用薬	フェノチアジン系	クロルプロマジン レボメプロマジン ペルフェナジン	コントミン® ヒルナミン® PZC®
	ブチロフェノン系	ハロペリドール	セレネース®
	ベンザミド系	スルピリド チアプリド	ドグマチール® グラマリール®
	非定型抗精神病薬	リスペリドン ペロスピロン オランザピン クエチアピン	リスパダール® ルーラン® ジプレキサ® セロクエル®
循環器用薬	末梢性交感神経抑制薬	レセルピン	アポプロン®
消化器用薬	ベンザミド系	スルピリド メトクロプラミド ドンペリドン	ドグマチール® プリンペラン® ナウゼリン®
●ドパミン受容体遮断効果は知られていない薬剤			
循環器用薬	Ca拮抗薬	ベラパミル ニフェジピン アムロジピン マニジピン ジルチアゼム	ワソラン® アダラート® アムロジン®, ノルバスク® カルスロット® ヘルベッサー®
	Naチャネル遮断薬	アプリンジン	アスペノン®
	K（Ca, Na）チャネル遮断薬	アミオダロン	アンカロン®
	中枢性交感神経抑制薬	メチルドパ	アルドメット®
抗真菌薬	ポリエンマクロライド系	アムホテリシンB	ファンギゾン®
免疫抑制薬	アルキル化薬	シクロホスファミド	エンドキサン®
	カルシニューリン阻害薬	シクロスポリン	サンディミュン®
抗悪性腫瘍薬	代謝拮抗薬	シタラビン	キロサイド®
中毒治療薬	アルコール依存症治療薬	ジスルフィラム	ノックビン®
麻酔薬	局所麻酔薬（エステル型）	プロカイン	塩酸プロカイン®
気分安定薬	リチウム	リチウム	リーマス®
抗うつ薬	SSRI	パキシル セルトラリン フルボキサミン エスシタロプラム	パロキセチン® ジェイゾロフト® デプロメール®, ルボックス® レクサプロ®
抗てんかん薬	分枝脂肪酸系薬	バルプロ酸ナトリウム	デパケン®
消化性潰瘍治療薬	H_2受容体拮抗薬	シメチジン ファモチジン	タガメット® ガスター®
抗認知症薬	コリンエステラーゼ阻害薬	ドネペジル	アリセプト®

明らかになっていないが，D_2受容体占拠率，乖離定数，分布，$5-HT_{2A}$受容体遮断作用などが関与すると考えられている．非定型抗精神病薬の中では，クロザピン＜クエチアピン＜オランザピン＜リスペリドン（低用量ではリス

ペリドン＜オランザピン）の順に錐体外路症状が出現しやすくなるとされている．

ベンザミド系は，チアプリド（グラマリール®など）の他，胃腸機能調整薬や制吐薬としても用いられるスルピリドがあり，他科からの処方にも十分注意する必要がある．ベンザミド系の錐体外路系副作用は小児，女性，高齢者で多い．メトクロプラミドは小児や高齢者ではパーキンソニズムのみならずジストニアを呈することも多い．ベンザミド系の薬剤のうち，ドンペリドン（ナウゼリン®など）は脳内移行性がきわめて低いため，パーキンソニズムの発現頻度はきわめて低い．イトプリド（ガナトン®など）はパーキンソン症状発現が報告されたクレボプリド（発売中止）と同様の構造をもつことから，パーキンソニズムの出現，悪化が心配されるが，現時点では振戦の報告はあるもののパーキンソニズムの出現，悪化の報告はない．

Ca拮抗薬によるパーキンソニズムの発現はcinnarizine, flunarizineによりよく知られるようになったが，両薬ともわが国ではすでに発売中止となっている．ベラパミル（ワソラン®など）などその他のCa拮抗薬はより頻度は低いが，降圧薬，抗不整脈薬は特に高齢者ではしばしば処方される薬剤であるので注意する．機序としては，ドパミン受容体遮断作用，ドパミン放出抑制作用などが考えられている．

このほかに作用機序は明らかでないが，パーキンソニズムを起こしうる薬剤が報告されている．抗悪性腫瘍薬として，シクロホスファミド（エンドキサン®），シクロスポリン（サンディミュン®など），シタラビン（キロサイド®など）などが報告されている．また，フルオロウラシル（5-FU®），テガフール（フトラフール®など）では白質脳症が報告されているが，これは著明な無動が前面にたつので，パーキンソニズムと解釈される場合もある．

頻度は少ないが，H_2受容体拮抗薬のファモチジン（ガスター®など），シメチジン（タガメット®など）によるパーキンソニズムも報告されている．

治療

原因と思われる薬剤の中止が原則であるが，精神疾患で中止困難な場合には，できるだけ非定型抗精神病薬に変更する．さらに，予防的に投与されていない場合には抗コリン薬，アマンタジン（シンメトレル®など）を用いる．

向精神薬以外は，ドパミン受容体占有時間の持続は短いので原因薬剤の中止のみで通常は4〜16週で症状は改善する．しかし，症状が高度でかつ改善が遅い場合には，L-ドパ合剤（メネシット®など）など通常の抗パーキンソン病薬を用いる．薬剤性パーキンソニズムはドパミン受容体遮断が原因になっていることが多いため，一般に抗パーキンソン病薬の効果が低いことが特徴とされているが，原因薬剤中止後に残存したパーキンソン症状の改善には有用であることが多い．この場合には治療導入期の副作用が少なく，効果が高いこと，長期治療となる見込みは通常ないこと，比較的高齢者に多いことなどから，L-ドパ合剤での治療がfirst choiceである．

診断の節で述べたように，特に高齢者では診断前パーキンソン病の状態にドパミン受容体拮抗薬が加わったことで，薬剤性パーキンソニズムを呈してくる場合がある．その場合には原因薬剤中止でいったんパーキンソニズムが改善・消失しても，1～2年で再びパーキンソニズムが出現し，つまりパーキンソン病が発症するので，このような可能性について患者・家族に説明し，症状消失後も半年から1年に1回程度経過観察する．または，気になればすぐに受診するように伝えておくべきである．

〈村田美穂〉

文献

1) Bondon-Gitton E, et al. Drug-induced parkinsonism：A review of 17 years' experience in a regional pharmacovigilance center in France. *Mov Disord* 2011；26：2226-2231.
2) Tinazzi M, et al. Clinical and [123I] FP-CIT SPET imaging follow-up in patients with drug-induced parkinsonism. *J Neurol* 2009；256：910-915.

参考文献

- 日本神経学会（監修），「パーキンソン病治療ガイドライン」作成委員会（編）．CQ1-7．パーキンソニズムを出現・悪化させる薬物は何か．パーキンソン病治療ガイドライン2011．東京：医学書院；2011, pp.68-72.
- Chaudhuri KR, Nott J. Drug-induced parkinsonism. In：Sethi KD（editor）. Drug-Induced Movement Disorders. New York：Marcel Dekker Inc；2004, pp.61-76.

VII. 二次性パーキンソニズムとその他の変性疾患
血管性パーキンソニズム

Point
- 血管性パーキンソニズム（VP）はパーキンソニズム全体の10％前後で，比較的短い罹病期間で急な増悪を示すタイプと潜行性に発症するタイプがある．
- 発症年齢はPDより高齢で，左右対称性にlower body parkinsonismを呈し，比較的強い歩行障害が初発症状であることが多い．
- 脳血管障害は大脳基底核の小血管病変主体の場合とビンスワンガー病様の深部白質病変主体の場合があり，両者の混在も認められる．
- 線条体ドパミントランスポーター（DAT）SPECTは鑑別診断に有用である．
- L-ドパ反応性はPDには劣るものの，有効性を示唆する報告が散見される．

血管性パーキンソニズム（VP）の概念

血管性パーキンソニズム（vascular parkinsonism：VP）[*1]は脳血管障害を機転として生じる症候性パーキンソニズムの一病型である．パーキンソン病（Parkinson disease：PD）とは臨床経過や症状，神経学的所見，特に下半身に優位な症状はlower body parkinsonism[1]と報告され，また脳血管障害に起因する脱落症状の有無などにより区別される．現在のVPの疾患概念に至る黎明期には多くの議論があった．画像診断技術の向上は概念の確立におおいに貢献した一方で，安易な診断を招く危険性を増した．そこにはPDの画像診断が除外診断であることや，VPに明確な診断基準が策定されていないことなどの問題が考えられ，今後も洗練される必要がある．

VPの頻度

国内のパーキンソニズムに占めるVPの割合は11～16％である[3]．国外ではさまざまな方法により頻度が検討されているが，生前パーキンソニズムと診断された700例中，VPは27例（3.9％）[4]，最近の検討では剖検261例中，VPは8.8％[5]などと報告されている．一方，臨床経過を基準にすると，はじめは66例中5例（7.5％）であったが1年後には診断が変更され9例（14％）に増加したという報告[6]もある．主なVPの頻度に関する研究結果をまとめると，国内外ともにパーキンソニズム全体の10％程度で，極端な違いはないようである．

VPの臨床症状

VPの臨床症状はPDと対比するとその特徴が把握しやすい．本稿では

[*1] 脳血管性パーキンソニズムともいわれる．

Key words

lower body parkinsonism
1989年，FitzGeraldとJankovicは著しい歩行障害を呈し上肢にはほとんど症状を示さない患者群を下半身の運動障害であることから"lower body parkinsonism"と定義した．PDよりも罹病期間が短く，歩行障害を初発症状とし，高血圧症を合併することが多く，L-ドパ反応性が低い，臨床的に均一な集団で，虚血性脳血管障害を背景に発症すると報告した．

Column

VP 概念の黎明期

VP の概念は "arteriosclerotic parkinsonism" として 1929 年に Critchley[2] によりまとめられた．彼は VP を 5 つの臨床病型に分類し，動脈硬化性に脳血管障害を機転として生じる病態と記した（**1**）．Charcot が PD という用語を初めて用いたのは 19 世紀末のことで，疾患概念や臨床症状などがまだ現在ほどに確立されていなかった時代であった．特発性 PD とは急な発症様式，急な悪化，静止時振戦を欠く，歯車様ではない筋強剛，偽性球麻痺や感情失禁，認知症や脱落症状の有無などにより鑑別されると述べた．また，1954 年 Denny-Brown は VP と PD の病理学的な違いについて厳密に区別されることを著した．PD では淡蒼球の血管周囲に軽度の変性を認める一方，VP では被殻に多発性小梗塞が認められるとした．臨床的には前者は静止時振戦を，後者は筋強剛と無動をより強く呈し，特に偽性球麻痺と片麻痺が特徴であるとした．しかしながら彼自身，1962 年の著書でこれらの特徴は絶対的なものではなく移行型のようなものがあると記載したように，この頃以降，VP に関しては否定的な論文も報告され，欧米では VP の存在をも認めないような時期が続いた．まさに，PD の病態が確立されつつある時代のことであった．

1 Critchley による血管性パーキンソニズム（VP）の分類

I 型	筋強剛，仮面様顔貌，小刻み歩行を呈する症例
II 型	I 型の症状に構音障害，嚥下障害，強迫笑い・強迫泣きなどの偽性球麻痺が加わった症例
III 型	I 型の症状に認知症，尿便失禁が加わった症例
IV 型	I 型の症状に錐体路症状が加わった症例で偽性球麻痺は伴わない症例
V 型	I 型に小脳症状が加わった症例

(Critchley M. *Brain* 1929[2] より)

2 血管性パーキンソニズム（VP）の臨床的特徴 — PD との比較

	VP	PD
発症年齢	より高齢	中高齢
経過	短期間での悪化，潜行性	緩徐進行
罹病期間	短い	長い
血管性危険因子	高血圧症をはじめ関連あり	関連なし
パーキンソニズム	振戦は少ない，時に姿勢時振戦 筋トーヌス亢進は非歯車様 左右対称性に下半身障害優位 ・歩行困難が初発症状に多い ・広いスタンス ・姿勢保持障害，すくみ足，転倒 姿勢異常は少ない	静止時振戦，姿勢・動作時振戦 歯車様筋強剛 左右差あり 円背，前屈姿勢
他の臨床徴候	錐体路徴候 偽性球麻痺 原始反射を認めることが多い 認知症	目立たない
L-ドパ反応性	不良	良好

PD：パーキンソン病．

Keywords

血管性危険因子

脳卒中の予防上，きわめて重要で，出血性脳卒中と虚血性脳卒中で異なるが，大まかには以下の通りである．
- 脳出血：高血圧，総コレステロール低値，低蛋白血症（栄養不良），飲酒，糖尿病
- 脳梗塞：高血圧，加齢，ヘマトクリット上昇（脱水），糖尿病，高尿酸血症，脂質代謝異常症，喫煙，総ホモシステイン高値，非弁膜症性心房細動や心房中隔欠損など心疾患，抗リン脂質抗体，凝固線溶系異常

Kalra ら[7] がまとめた臨床徴候をもとに作成したものを **2** に示す．

Glass ら[8] は 28 例の病理学的に診断確定した VP を対象に臨床徴候をまとめ，その他のパーキンソン症候群との経過の違いを **3** のように示した．経過は慢性進行性で，転倒や認知症などは PD より著しく早く，発症年齢はより高齢で罹病期間は PD より短いなどの特徴が認められた．一方，VP には幻

3 代表的なパーキンソン症候群の臨床経過

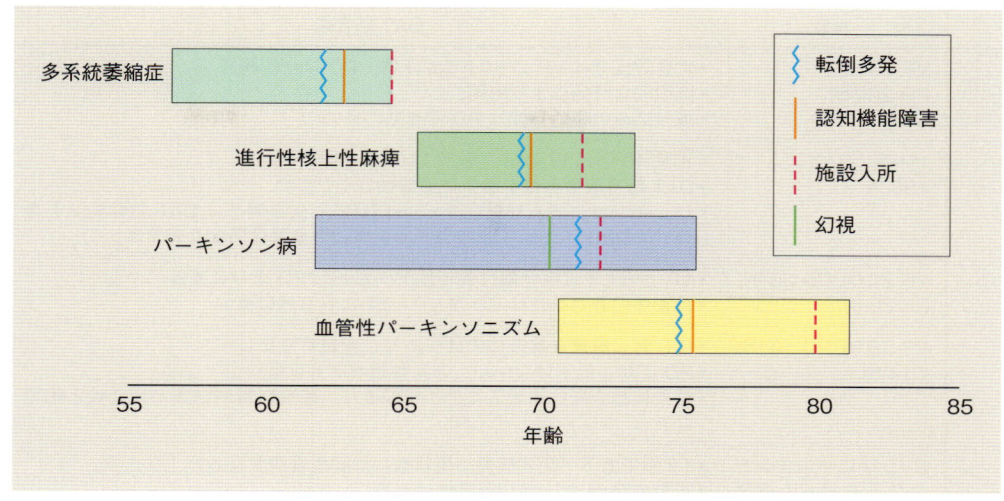

凡例：
- 転倒多発
- 認知機能障害
- 施設入所
- 幻視

多系統萎縮症
進行性核上性麻痺
パーキンソン病
血管性パーキンソニズム

年齢：55, 60, 65, 70, 75, 80, 85

（Glass PG, et al. *J Neurol Neurosurg Psychiatry* 2012[8] より）

4 血管性パーキンソニズム（VP）の血管性病変の形態画像

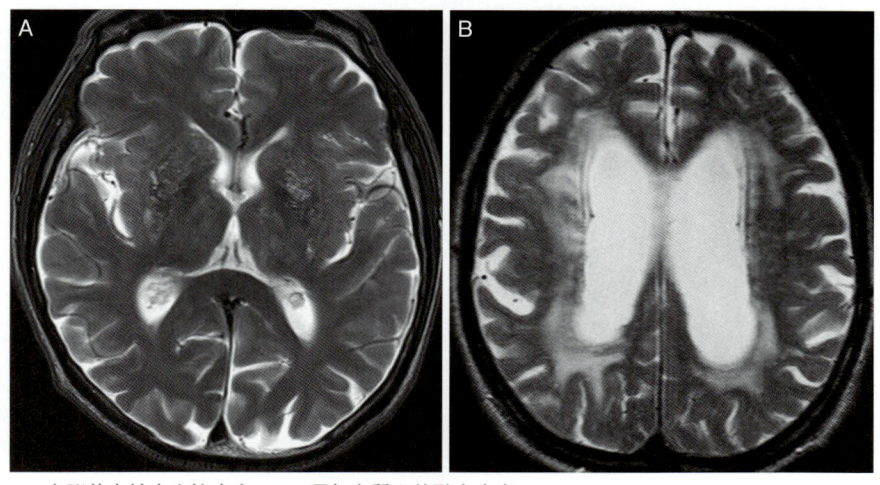

A：大脳基底核小血管病変，B：深部白質斑状融合病変．

視は認められなかった．

VPの血管性病変

神経放射線学的所見

■形態画像検査

　大きく3つのタイプに分けられる．両側大脳基底核における多発性小血管病変（4-A），また深部白質に斑状に融合したようなび漫性病変（4-B），さらに両者の混在するタイプである．通常，単独の脳梗塞では，それが線条体の病変[9]であっても，経過観察中にパーキンソニズムを生じることはまれである．しかし，これらはいずれもVPに特異的なものとはいえない．

5 血管性パーキンソニズム（VP）における DAT SPECT 研究のまとめ

報告	対象	DAT 結合能
Benítez-Rivero ら[15]	VP 106 例, PD 280 例	・定量評価では VP の 32.5% が正常，PD は全例異常 ・肉眼的な評価はより有用 ・取り込みの非対称性は PD で有意に多い
Antonini ら[16]	パーキンソニズム 158 例	・正常 48 例（30.4%），低下 110 例（69.6%） ・DAT 結合能が正常な群では血管性病変が多い ・パーキンソニズムが重症で L-ドパ反応不良な例では DAT 結合能が正常（他に高血圧，大脳基底核や側脳室周辺の血管性病変を有する）
Contrafatto ら[17]	VP 20 例, PD 20 例, ET 20 例	・VP と ET では症状優位側で低下，ただし PD よりは高値 ・線条体の非対称性は PD が VP，ET より有意に高い
Zijlmans ら[18]	VP 13 例, PD 14 例, C 14 例	・C に対し有意な線条体の低下あり，非対称性なし ・PD に対し低下はないが，非対称性が有意に低い ・線条体結合能は運動スコアと相関あり，罹病期間や L-ドパ反応性と相関なし
Lorberboym ら[19]	CVD 後にパーキンソニズムを呈した連続 20 例	・11 例で低下（両側被殻，尾状核には脳血管病変なし） ・正常の 9 例は L-ドパ反応性は不良
Gerschlager ら[20]	VP 13 例, PD 20 例, C 30 例	・PD は 40.8%，VP は 1.2% で減少 ・線条体の非対称性は VP と C より PD が有意に高度
Tzen ら[21]	VP 14 例, PD 30 例, C 26 例	・VP と C は低下なし ・PD は低下 ・非対称性は PD は高度，VP はなし

DAT：ドパミントランスポーター，PD：パーキンソン病，ET：essential tremor（本態性振戦），C：control（対照群），CVD：cerebrovascular disease（脳血管疾患）．

■機能画像検査

ドパミントランスポーター（dopamine transporter：DAT）SPECT 検査が諸外国では実施可能であるため，2000 年代以降，VP と PD の鑑別を目的とした研究報告が増加している．本邦では実施できないため，この領域では日本人の検討がないものの，近日中に認可されるようであり，今後の研究発展が期待される．5 に主な研究[15-21]をまとめる．

病理学的所見

形態画像検査と同様，大脳基底核周辺の多発性小血管病変[10]と大脳深部白質，特に前頭葉のビンスワンガー病様白質病変[13]が VP の病態には重要であると考えられる．病変の分布により臨床像も異なることが指摘されており，ビンスワンガー病様病変では潜行性の lower body parkinsonism が特徴で，偽性球麻痺や認知症を伴う頻度が高いとされている．比較的近年では，Zijlmans ら[12]が VP の肉眼的脳梗塞と顕微鏡的小血管病所見を病理学的に検討し，結果に基づいて VP の診断基準（6）を提唱した．

VP の治療

L-ドパへの反応は不良とされてきたが，比較的最近の報告では 30～40% に有効と述べられている．Glass ら[8]は下半身優位型では若干，効果が劣る

Keywords

小血管病

近年，注目を集めている病態の総称である．Further reading に小野寺による総説を紹介した．脳梗塞の再発，認知症，歩行障害などと関連するため血管性パーキンソニズムの発症機序を考えるうえでも重要な疾患概念である．

VP の脳血管障害

1. 大脳基底核における脳血管障害

Tohgi ら[10]は MRI 所見を血管障害なし，両側被殻の status lacnaris, confluent white matter lesions に分類し，臨床症状と比較して病変の重症度と関連することを示した．また T2 強調画像を用いて大脳脚と赤核の距離を黒質に見立て，脳血管病変の軽い VP には PD が含まれている可能性があると考察した．Zijlmans ら[11]は VP を潜行性発症と急性発症に分けて MRI を行い，前者には深部白質病変が多く，後者には大脳基底核病変が多いことを示した．病変容積が VP，特に潜行性発症の症例では多く，全脳容積に対する割合は 0.6% 以上であると報告した．また Zijlmans ら[12]は VP の肉眼的脳所見では尾状核や被殻，淡蒼球，視床のラクナ梗塞や血管周囲腔の拡大が，顕微鏡的小血管病所見では perivascular pallor, gliosis, hyaline thickening, enlargement of perivascular spaces が高度であったことを報告した．

2. 大脳深部白質における脳血管障害

Yamanouchi ら[13]は病理所見の特徴として，基底核，視床などの深部の小梗塞の多発，大脳核質の小梗塞と髄鞘染色上の広範な淡明化，高度の動脈硬化と白質小動脈の硝子様変化などをあげた．彼らはこうした変化がビンスワンガー病様であり，特に前頭葉白質の障害が VP 発症に関与していると考察した．近年，拡散テンソル画像を用いた検討により[14]，前頭葉白質障害が VP の臨床重症度と相関することが報告されたが，病理学的な検討との関連性から興味深い所見である．

6 Zijlmans らによる VP 臨床診断基準

A. パーキンソニズム
1. 寡動
   すなわち，動作開始遅延，上肢または下肢の繰り返し運動における速度と振幅の減少，歩幅の減少など
2. および少なくとも次のうち 1 つ以上
   1) 静止時振戦
   2) 筋強剛
   3) 姿勢保持障害（視覚や前庭機能，小脳，固有感覚の障害によらない）

B. 脳血管障害
   形態画像検査（CT または MRI）による当該病変　または　脳卒中を支持する脱落症状の存在

C. 上記の間に関連性がある
1. 急性または遅発進行性の発症で以下の病変を有し，反対側の寡動固縮症状または小刻み歩行を 1 年以内に呈する
   1) 大脳基底核の運動出力を増加させる部位（淡蒼球外節または黒質緻密部）あるいはその近傍の脳梗塞
   2) 視床-皮質投射を直接抑制する部位（視床 VL 核，前頭葉の広範な脳梗塞）あるいはその近傍の脳梗塞
2. 潜行性の発症で広範な皮質下白質病変，発症時両側障害，早期からの小刻み歩行または早期からの認知機能障害を呈する

除外基準
1. 反復する頭部外傷
2. 脳炎
3. 発症時に抗精神病薬服用中
4. CT または MRI で脳腫瘍，交通性水頭症の存在
5. その他のパーキンソニズムを来しうる原因

(Zijlmans JC, et al. *Mov Disord* 2004[12] より)

Key words: ビンスワンガー病

MRI 上，大脳白質に広範な異常信号を呈し，多発性ラクナ梗塞より高度でびまん性脳萎縮を伴う血管性認知症の一病型である．1894 年に Binswanger が記載し 1902 年に Alzheimer が病理学的検討を行ってビンスワンガー病と命名した．小血管病変が主体で，その周囲の脱髄と炎症細胞の浸潤が病理学的特徴である．臨床的には認知機能障害の他にもパーキンソニズムや脱落症状を呈する．

ものの，頻度では 26 例中 20 例（76.9%）で有効と報告した．したがって VP の治療には支障のない限り L-ドパを考慮するべきであろう[22]．投与量は欧米では平均で 450 mg[22] や 566.67 mg[8] などが散見される．一方，VP にドパミンアゴニストを積極的に使用する根拠はない．

アマンタジンは脳梗塞後遺症に伴う意欲,自発性低下の改善目的に使用が認められている唯一の抗パーキンソン病薬である.開始後は急な中断で悪性症候群を来しうることに注意が必要である.また服用開始後に興奮や焦燥などが出現する場合があり,高齢者や認知機能低下例では安易な処方を避ける.

脳血管障害では再発防止が治療の原則であり,危険因子の管理は当然のことながら重要である.特にVPでは高血圧症が多く報告されており,治療は十分に行うべきであろう.

(前田哲也,山本光利)

文献

1) FitzGerald PM, Jankovic J. Lower body parkinsonism : Evidence for vascular etiology. *Mov Disord* 1989 ; 4 : 249-260.
2) Critchley M. Arteriosclerotic parkinsonism. *Brain* 1929 ; 52 : 23-83.
3) 東儀英夫ほか.血管性パーキンソニズム—病態と問題点.日内会誌 1997 ; 86 : 792-796.
4) Jellinger KA. Vascular parkinsonism--Neuropathological findings. *Acta Neurol Scand* 2002 ; 105 : 414-415.
5) Horvath J, et al. Etiologies of Parkinsonism in a century-long autopsy-based cohort. *Brain Pathol* 2013 ; 23 : 28-33.
6) Caslake R, et al. Changes in diagnosis with follow-up in an incident cohort of patients with parkinsonism. *J Neurol Neurosurg Psychiatry* 2008 ; 79 : 1202-1207.
7) Kalra S, et al. Differentiating vascular parkinsonism from idiopathic Parkinson's disease : A systematic review. *Mov Disord* 2010 ; 25 : 149-156.
8) Glass PG, et al. The clinical features of pathologically confirmed vascular parkinsonism. *J Neurol Neurosurg Psychiatry* 2012 ; 83 : 1027-1029.
9) Peralta C, et al. Parkinsonism following striatal infarcts : Incidence in a prospective stroke unit cohort. *J Neural Transm* 2004 ; 111 : 1473-1483.
10) Tohgi H, et al. Symptomatic characteristics of parkinsonism and the width of substantia nigra pars compacta on MRI according to ischemic changes in the putamen and cerebral white matter : Implications for the diagnosis of vascular parkinsonism. *Eur Neurol* 2001 ; 46 : 1-10.
11) Zijlmans JC, et al. MRI in patients with suspected vascular parkinsonism. *Neurology* 1995 ; 45 : 2183-2188.
12) Zijlmans JC, et al. Clinicopathological investigation of vascular parkinsonism, including clinical criteria for diagnosis. *Mov Disord* 2004 ; 19 : 630-640.
13) Yamanouchi H, Nagura H. Neurological signs and frontal white matter lesions in vascular parkinsonism. A clinicopathologic study. *Stroke* 1997 ; 28 : 965-969.
14) Wang HC, et al. Diffusion tensor imaging of vascular parkinsonism : Structural changes in cerebral white matter and the association with clinical severity. *Arch Neurol* 2012 ; 69 : 1340-1348.
15) Benítez-Rivero S, et al. Clinical features and 123I-FP-CIT SPECT imaging in vascular parkinsonism and Parkinson's disease. *J Neurol Neurosurg Psychiatry* 2013 ; 84 : 122-129.
16) Antonini A, et al. The relationship between cerebral vascular disease and parkinsonism : The VADO study. *Parkinsonism Relat Disord* 2012 ; 18 : 775-780.
17) Contrafatto D, et al. [(123)I]FP-CIT-SPECT asymmetry index to differentiate Parkinson's disease from vascular parkinsonism. *Acta Neurol Scand* 2012 ; 126 : 12-16.
18) Zijlmans J, et al. [(123)I] FP-CIT SPECT study in vascular parkinsonism and Parkinson's disease. *Mov Disord* 2007 ; 22 : 1278-1285.
19) Lorberboym M, et al. 123I-FP-CIT SPECT imaging of dopamine transporters in patients with cerebrovascular disease and clinical diagnosis of vascular Parkinsonism. *J Nucl Med* 2004 ; 45 : 1688-1693.
20) Gerschlager W, et al. [123I]beta-CIT SPECT distinguishes vascular parkinsonism from Parkinson's disease. *Mov Disord* 2002 ; 17 : 518-523.
21) Tzen KY, et al. Differential diagnosis of Parkinson's disease and vascular parkinsonism by (99m)Tc-TRODAT-1. *J Nucl Med* 2001 ; 42 : 408-413.

22) Zijlmans JC, et al. The L-dopa response in vascular parkinsonism. *J Neurol Neurosurg Psychiatry* 2004；75：545-547.

Further reading

- 小野寺理．脳小血管病とは何か．臨床神経学 2011；51：399-405.
  脳血管障害の病態で，最近のトピックの一つである脳小血管病に関する総説である．専門医にお勧め
- 東儀英夫．脳血管性 Parkinsonism．平山惠造（編），内科 MOOK No.23，パーキンソン病とパーキンソン症候群．東京：金原出版；1984，pp.229-235.
  日本の血管性パーキンソニズムに関する研究を理解するために重要な総説．その概念の成り立ちがよくわかる．神経内科医すべてに勧める．以下の 2 点も同様
- 東儀英夫ほか．血管性パーキンソニズム―病態と問題点．日内会誌 1997；86：792-796.
- 山之内博．脳血管性 Parkinsonism．日本臨牀 1997；55：106-111.
- 高橋裕秀，篠原幸人．脳血管性パーキンソニズム．日内会誌 2003；92：1472-1478.
  血管性パーキンソニズムの臨床について，近年の考え方をわかりやすくまとめている総説．入門書としてお勧め

VII. 二次性パーキンソニズムとその他の変性疾患

正常圧水頭症

Point

- 正常圧水頭症（NPH）には，くも膜下出血などの原因疾患に引き続き発症する二次性正常圧水頭症（sNPH）と，特別な原因がなく，高齢者で，歩行障害・認知機能障害・尿失禁の3徴と脳室拡大を呈し，髄液圧が正常でシャント手術によって症状の改善が得られる特発性正常圧水頭症（iNPH）とがある．
- 従来はiNPHの診断にはタップテストが中核的な検査に位置づけられていたが，2011年の改訂診療ガイドラインでは，歩行障害と画像診断上のDESH所見を認めれば，タップテストの結果にかかわらずprobable iNPHの診断ができるようになった．
- このDESH所見と歩行障害のiNPH診断における重要性は，わが国で行われた多施設共同前向きコホート研究であるSINPHONI研究によって証明された．
- DESH所見の存在が疑われる症例であってもその診断に疑念がある場合は，タップテストを施行することに問題はなく，タップテストは依然としてprobable iNPHの診断に重要である．しかし，タップテストはiNPHの診断における感度が低いことが大きな問題であった．歩行障害とDESH所見による診断は，このタップテストの診断感度の低さを補完できるものであると考えられる．
- iNPHの発症機序およびその基礎となる生理的な髄液循環機構については，いまだに不明な点が多く，多くの解明すべき問題が残されている．近年の動物実験の知見やMRIによるヒトの髄液流の検討結果は，長く信じられてきたbulk flow theoryでは説明できないものが多く，新しい仮説が提唱されている．

特発性正常圧水頭症（iNPH）の概念

正常圧水頭症（normal pressure hydrocephalus：NPH）は，歩行障害・認知障害・尿失禁を主な症状として，脳室拡大はあるものの脳脊髄液（髄液）の圧は正常範囲内で，髄液シャント手術で症状が改善する病気として，1965年に報告された[1]．NPHは，くも膜下出血や髄膜炎に引き続いて起こる原因の明らかな二次性NPH（secondary NPH：sNPH）と，そのような明らかな原因がない特発性NPH（idiopathic NPH：iNPH）に分けられる．高齢化に伴って近年iNPHが増加してきており，また早期にシャント手術を行えば治療が可能であるという点で，神経内科・脳外科の臨床で注目されている．本稿ではパーキンソン病との鑑別という意味から，高齢者で増加しているiNPHについて述べる．

わが国では2004年にiNPH診療ガイドラインが世界に先駆けて作成され，2011年にその改訂版が出版された[2]．新しいガイドラインでは，iNPHの特徴として，DESHという画像診断上の所見を重要視している（**1**）．わが国

1 正常圧水頭症（NPH）の分類（A）と DESH の MRI 所見（B）

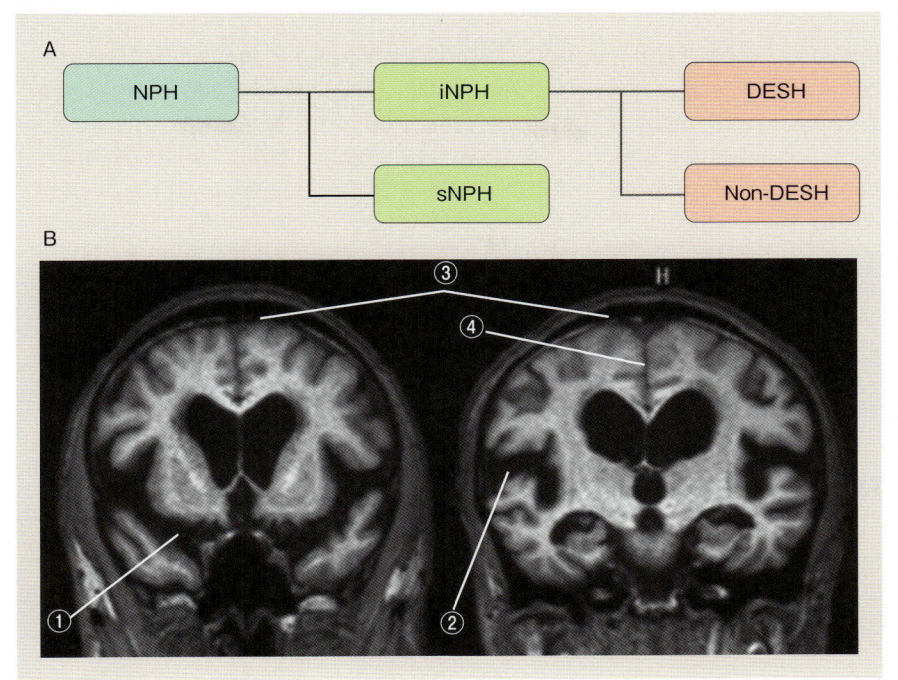

A：NPH の分類．
B：DESH の MRI 所見．脳底槽（①）やシルヴィウス裂（②）は拡大しているが，高位円蓋部（③）や大脳縦裂（④）のくも膜下腔は狭小化している．
iNPH：特発性 NPH，sNPH：二次性 NPH，DESH：disproportionately enlarged subarachnoid-space hydrocephalus.

で行われた多施設共同前向き研究である SINPHONI によって，この DESH 所見が iNPH の診断に有用であることが明らかにされた（次頁 **Column**「SINPHONI」参照）[3]．SINPHONI 研究では iNPH の 96％ にこの DESH 所見を認めたが，DESH 所見が明らかではない non-DESH 型の iNPH 患者も少数ながら存在すると考えられる（**1**）．

iNPH の臨床症状

iNPH の臨床症状としては，歩行障害・認知障害・尿失禁がいわゆる 3 徴とされる主症状である．2004 年の診療ガイドライン第 1 版では 3 徴の重症度分類尺度が作成され，その後その信頼性と妥当性の検証が行われて，iNPHGS（iNPH Grading Scale）として発表されている（**2**）[4]．この iNPHGS は髄液排除試験やシャント手術の効果判定にも用いられる．

歩行障害

歩行障害は iNPH にはほぼ必発の症状であり，歩行障害のない iNPH はまれである．その特徴は，開脚性の小刻み歩行であり，特に方向転換時に小刻みとなって足踏みを繰り返す．パーキンソン病の歩行と類似しているが，パーキンソン病と異なる点は開脚性歩行であること，前傾姿勢ではないこと，

Key words

DESH（disproportionately enlarged subarachnoid-space hydrocephalus）

DESH とは，**1** に示したように，脳底槽やシルヴィウス裂などの脳の下半分にあるくも膜下腔は拡大しているのに対して，脳の上半分にある高位円蓋部や大脳縦裂のくも膜下腔は狭くなっており，脳の上部と下部のくも膜下腔で髄液の分布が不均衡になっていることを表している．DESH は sNPH には認められず，iNPH に特徴的な所見である．後述の SINPHONI 研究により，DESH 所見の iNPH 診断における有用性が証明された[3]．

SINPHONI

Kitagakiらによって指摘されていたiNPHにおけるMRI画像所見の特徴（DESH所見）[6]の臨床的意義を明らかにするために，2004〜2006年にわが国で行われた多施設共同前向きコホート研究である．SINPHONI（study of idiopathic normal pressure hydrocephalus on neurological improvement）では，iNPHの3徴のいずれかを有し，画像診断上で「高位円蓋部のくも膜下腔の狭小化を伴う脳室拡大」を認める患者100例に，タップテストの陽性・陰性にかかわらずシャント術を施行し，シャント術の有効性とMRIと症候に基づいた診断の妥当性とが検討された[3]．その結果，80%（iNPHGSでは89%）の患者でシャント術が有効，すなわちMRIと症候に基づいた診断でシャント術効果の陽性予測率が80%と高い値であったことが示され，DESH所見と臨床症状による診断法の妥当性が証明された．SINPHONI研究では，対象患者の91%に歩行障害が認められた．したがって，SINPHONIの結果は歩行障害のあるiNPH患者で得られた結果と考えられ，後述の2011年改訂ガイドライン[2]のiNPH診断フローチャートでは，歩行障害とDESH所見を認めれば，タップテストの結果に関係なくprobable iNPHと診断できるとしている．

2 iNPH Grading Scale（iNPHGS）

重症度	歩行障害	認知障害	排尿障害
0	正常	正常	正常
1	ふらつき，歩行障害の自覚のみ	注意・記憶障害の自覚のみ	頻尿，または尿意切迫
2	歩行障害を認めるが補助器具（杖，手すり，歩行器）なしで自立歩行可能	注意・記憶障害を認めるが，時間・場所の見当識は良好	時折の失禁（1〜3回／週以上）
3	補助器具や介助がなければ歩行不能	時間・場所の見当識障害を認める	頻回の尿失禁（1回／日以上）
4	歩行不能	状況に対する見当識はまったくない，または意味ある会話が成立しない	膀胱機能のコントロールがほとんどまたはまったく不可能

（日本正常圧水頭症学会ほか〈編〉．特発性正常圧水頭症診療ガイドライン 第2版，2011[2]より）

があげられる．

認知障害

歩行障害に次いで多い症状であり，およそ80%の症例に認められる．また逆に，認知症の鑑別診断としてもiNPHは重要であり，認知症専門施設での検討では認知症患者の9.4%がiNPHであったとする報告もある．iNPHで障害されやすい機能は前頭葉と密接に関連する機能であり，アルツハイマー病との比較では，iNPH患者では見当識障害と記憶障害[*1]は軽いが，注意障害，精神運動速度の低下，語想起能力の障害，遂行機能障害などの前頭葉機能関連障害が目立つ．しかし重度のiNPH患者では全般的な認知障害を呈するようになる．iNPHは高齢者に多く，アルツハイマー病との合併もしばしば認められる．

排尿障害

60%程度の患者に認められるが，高齢者には頻度の多い非特異的な症状であり，男性の前立腺肥大，女性の骨盤底の筋力低下（多産などによる）との鑑別が必要である．

*1 iNPH患者の記憶障害では，再生は悪いが再認は保たれる．

3 iNPH（possible, probable, definite）の診断基準

1. Possible iNPH
   〈必須項目〉
   (1) 60歳代以降に発症する
   (2) 歩行障害，認知障害および尿失禁の1つ以上を認める
   (3) 脳室が拡大している（Evans index ＞ 0.3）[*1]
   (4) 他の神経学的あるいは非神経学的疾患によって上記臨床症状のすべてを説明しえない
   (5) 脳室拡大をきたす可能性のある先行疾患（くも膜下出血，髄膜炎，頭部外傷，先天性水頭症，中脳水道狭窄症など）がない

   〈参考項目〉
   (1) 歩行は歩幅が狭く，すり足，不安定で，特に方向転換時に不安定性が増す
   (2) 症状は緩徐進行性が多いが，一時的な進行停止や増悪など波状経過を認めることがある
   (3) 症状のうち，歩行障害が最も頻度が高く，次いで認知障害，尿失禁の順である
   (4) 認知障害は認知機能テストで客観的な低下が示される
   (5) 他の神経変性疾患や脳疾患の併存はありうるが，いずれも軽症にとどまる
   (6) シルヴィウス裂・脳底槽は拡大していることが多い
   (7) 脳室周囲低吸収域（CT），脳室周囲高信号域（MRI）の有無は問わない
   (8) 脳血流検査は他の認知症性疾患との鑑別に役立つ

2. Probable iNPH
   〈必須項目〉
   (1) Possible iNPHの必須項目を満たす
   (2) 脳脊髄液圧が 200 mmH$_2$O 以下で，脳脊髄液の性状が正常である
   (3) 以下のいずれかを認める
      ① 歩行障害があり，高位円蓋部および正中部の脳溝・くも膜下腔の狭小化が認められる
      ② タップテストで症状の改善を認める
      ③ ドレナージテスト（脳脊髄液持続排除試験）で症状の改善を認める

3. Definite iNPH
   シャント術施行後，客観的に症状の改善が示される

[*1] Evans index：両側側脳室前角間最大幅／その部位における頭蓋内腔幅
（日本正常圧水頭症学会ほか〈編〉．特発性正常圧水頭症診療ガイドライン 第2版，2011[2] より）

無症候例（AVIM）の存在

2004年の診断基準発表以後に疫学研究が可能になり，それによって画像上でiNPHと同様の脳室拡大と高位円蓋部狭小化を認めるにもかかわらず，上記の3徴を呈しない無症候例が存在することが明らかになった．Isekiらはこのような症例を asymptomatic ventriculomegaly with features of iNPH on MRI（AVIM）と呼称し，高齢者における検討で有症状群が0.5％，AVIMが1.0％存在したことを報告している[5]．彼女らの検討では，このAVIM群のうち25％が4～8年の経過で，3徴のいずれかを発症してiNPHに移行しており，AVIMはiNPHの発症前状態（予備群）である可能性が注目されている．

iNPHの診断，鑑別診断

iNPHの診断は，歩行障害・認知障害・尿失禁という臨床症状（3徴），CT・MRIで検出される脳室拡大とDESH所見，および髄液検査とタップテストを組み合わせて行う．iNPH診療ガイドラインでは，iNPHを 3 のように possible, probable, definite の3段階に分類して診断する[2]．probable iNPHでシャント手術の適応があると考え，シャント術後に症状が改善した症例を definite iNPH として確定診断することになっている．2004年のガイ

Key words
タップテスト
タップテストとは髄液排除試験の一つで，腰椎穿刺により30 mLの髄液を排除して歩行障害，認知障害，尿失禁の3徴が改善するかどうかを評価する．

4 iNPHの診断のためのフローチャート

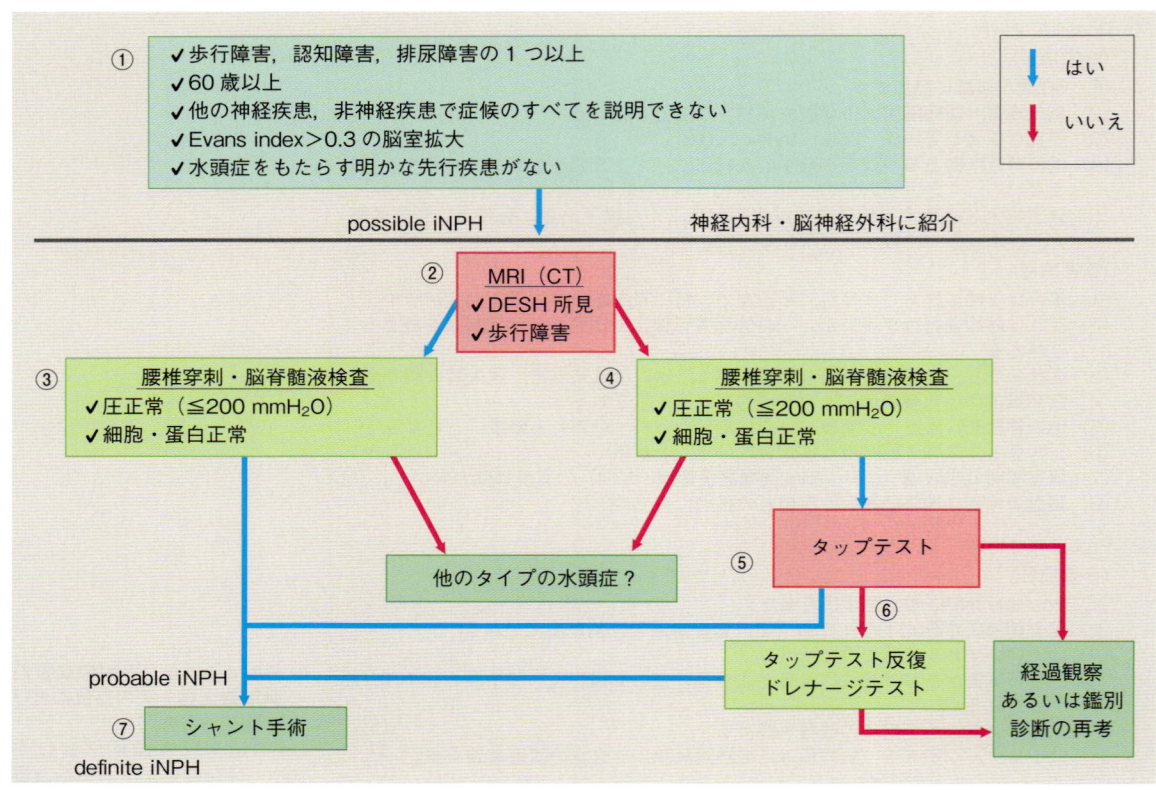

① ✓ 歩行障害，認知障害，排尿障害の1つ以上
✓ 60歳以上
✓ 他の神経疾患，非神経疾患で症候のすべてを説明できない
✓ Evans index＞0.3の脳室拡大
✓ 水頭症をもたらす明かな先行疾患がない

↓はい　↓いいえ

possible iNPH　　神経内科・脳神経外科に紹介

② MRI（CT）
✓ DESH所見
✓ 歩行障害

③ 腰椎穿刺・脳脊髄液検査
✓ 圧正常（≦200 mmH$_2$O）
✓ 細胞・蛋白正常

④ 腰椎穿刺・脳脊髄液検査
✓ 圧正常（≦200 mmH$_2$O）
✓ 細胞・蛋白正常

他のタイプの水頭症？

⑤ タップテスト

⑥ タップテスト反復　ドレナージテスト

経過観察あるいは鑑別診断の再考

probable iNPH

⑦ シャント手術

definite iNPH

2004年の初版ガイドラインでは，タップテストはprobable iNPH診断のキーステップに位置づけられていた．このタップテストを診断の中核においたフローチャートはpossibleおよびprobable iNPHの定義が明確で，またprobable iNPH患者およびその家族に対するシャント術の説明においてもその適応が理解しやすいものであった．しかし，タップテストは感度が26〜61％と低く[9]，タップテスト陰性例の中にシャント術によって症状が改善する偽陰性例が存在する．このようにシャント術の適応があるprobable iNPHを診断するキーステップとなるタップテストの感度が低いことは，ガイドライン2004の大きな問題の一つであった．このような問題点を解決する目的で，本邦でSINPHONI研究が行われ，そのエビデンス（Column〈p.430〉参照）を受けて，改訂ガイドラインのiNPH診断フローチャートでは2004よりもタップテストのprobable iNPH診断に占める比重が減少している（**4**）．すなわち，歩行障害があってMRIで前述のiNPHに特有のDESH所見があれば，タップテストの結果にかかわらずprobable iNPHと診断してシャント術の適応を考慮することができるのである．この新しい診断フローチャートは，SINPHONI研究による新しいエビデンスに基づいて，タップテストのシャント効果陽性患者の検出感度の低さを補えるものと考えられる．また，改訂ガイドラインには，歩行障害とDESH所見を有するprobable iNPH患者であっても「タップテストは実施してもよく，陽性である場合には患者や家族に手術への理解が得やすい」とも明記されており，日常臨床におけるタップテストの有用性にも留意されている．
DESH：disproportionately enlarged subarachnoid-space hydrocephalus.
（日本正常圧水頭症学会ほか〈編〉．特発性正常圧水頭症診療ガイドライン 第2版，2011[2]より．赤枠囲みは筆者による．①〜⑦の補足説明は省略した）

ドラインでは，シャント手術の適応となるprobable iNPHの診断にはタップテストあるいは他の髄液排除試験が必須であったが，SINPHONI研究でDESH所見の診断における有用性が明らかになったことから，改訂ガイドライン（2011）ではDESH所見があればタップテストをしなくてもprobable iNPHの診断ができるようになった（**4**）[2]．ただ，タップテストで症状が改善する患者は，高い確率でシャント手術の有効性が期待できるので，臨床症状とCT・MRIでのiNPH診断に少しでも疑問が残る場合には，ためらわずにタップテストを施行すべきである．タップテストの判定基準を**5**に示した．
鑑別診断としては，iNPHと類似の歩行障害を呈するものとしてはパーキ

Column

iNPH の病態生理

　iNPH は脳室とくも膜下腔に髄液が貯留し，それによる症状がシャント手術で改善することから，その発症機序として髄液の吸収障害が存在することは明らかである．従来は，髄液は側脳室の脈絡叢で産生され，第三脳室，第四脳室を経てくも膜下腔に到達し，最終的には頭頂部にある脳表のくも膜顆粒から吸収されると信じられてきた（**6**-A，従来説）．しかし，近年の動物実験の知見や MRI によるヒトの髄液動態の検討結果から，最近新しい考え方が提唱され，それによると，くも膜顆粒が髄液の主な吸収経路ではないだけでなく，髄液はそもそも流れてはおらず，他の臓器の組織外液と同様に毛細血管壁を介して血液と組織外液との間で交換が行われているとされている（**6**-B，新しい仮説）[7]．従来説のように，髄液は正常では頭頂部のくも膜顆粒から吸収され，iNPH ではそれが障害されているのならば，iNPH ではくも膜顆粒の存在する頭頂部のくも膜下腔が最も拡大するはずであるが，前述のように，iNPH では 9 割が DESH 所見を示していて，頭頂部のくも膜下腔はむしろ狭くなりシルヴィウス裂が拡大している．シルヴィウス裂は前頭葉および頭頂葉と側頭葉の間に存在する大きな溝で，この切れ込みの部分は脳表の面積としても大きな部分を占めており，DESH 所見は，くも膜顆粒よりも大脳表面の毛細血管壁での髄液吸収が障害された場合のほうが出現しやすいのではないかと考えられる．

　しかし，ここまで述べたことはあくまで推論であって，髄液の生理的な吸収経路やそれがどのように障害されれば iNPH が発症するのかなどの疑問に答えられる実験的あるいは臨床的なデータはまだ十分ではない．また，病理学的にも，iNPH 患者の髄液吸収障害の原因となる特徴的な病理所見はいまだ明らかにされていない．

　病気の発症機序を考えるうえでは，どのような危険因子（リスクファクター）が存在するかを検討することが有用な場合がある．これまで報告されている iNPH のリスクファクターとしては，高血圧，糖尿病，低 HDL コレステロールなどがあり，iNPH には脳血管の障害が関与している可能性がある．また iNPH 患者のほとんどが高齢者であり，加齢（老化）も重要なリスクファクターである．さらに，筆者らは iNPH 患者と対照高齢者の内頸静脈を超音波で観察し（**7**），iNPH 患者では息こらえ時に内頸静脈弁の逆流が高率に存在し（19／20 例，95％），対照者（3／13 例，23％）よりも明らかにその頻度が高いことを見出した[8]．筆者らの結果からは，iNPH の発症機序の一つとして，内頸静脈の逆流による慢性的な圧上昇が脳の毛細血管に変化を与えて脳表毛細血管からの髄液吸収を障害する可能性も考えられる．

5 タップテストの判定基準

以下のいずれかを認めれば陽性
① iNPHGS のいずれかの項目で評価点 1 以上の改善
② TUG と往復歩行検査で 10％以上の改善 　（基本的には歩行時間で判定，ただし歩数も指標として有用である可能性があるので同時に記録しておく）
③ MMSE で 3 点以上の改善
参考項目（他の認知機能検査）
i）WAIS-III の下位項目：評価点で 3 以上の改善
ii）FAB：2 点以上の改善
iii）TMT-A：30％以上の改善

iNPHGS：iNPH（特発性正常圧水頭症）Grading Scale, TUG：Timed Up & Go Test, MMSE：Mini Mental State Examination, WAIS-III：ウェクスラー成人知能評価尺度第 3 版，FAB：Frontal Assessment Battery（前頭葉機能検査），TMT-A：Trail Making Test-A.

ンソン症候群があり，歩行障害に認知障害を合併する疾患としてはそれらの中で脳血管性パーキンソニズム[*2]，進行性核上性麻痺[*3]，レヴィ小体型認知症[*4] などがあげられる．

iNPH の治療，予後

　iNPH の治療には髄液シャント術が有効である．手術の同意が得られないなどの理由で，タップテストによる髄液排除を繰り返し行う場合があるが，その効果は次第に減弱・短期間になることが多く，長期の治療としては適当ではない．また有効な薬物療法は今のところ報告されていない．髄液シャン

[*2] 本巻 VII．「血管性パーキンソニズム」（p.421-427）参照

[*3] 本巻 VII．「進行性核上性麻痺」（p.436-443）参照

[*4] 本巻 IV．「パーキンソン病とレビー小体型認知症」（p.268-272）参照

6 髄液の循環と吸収に関する従来の仮説（bulk flow theory）（A）と最近の新しい仮説（B）

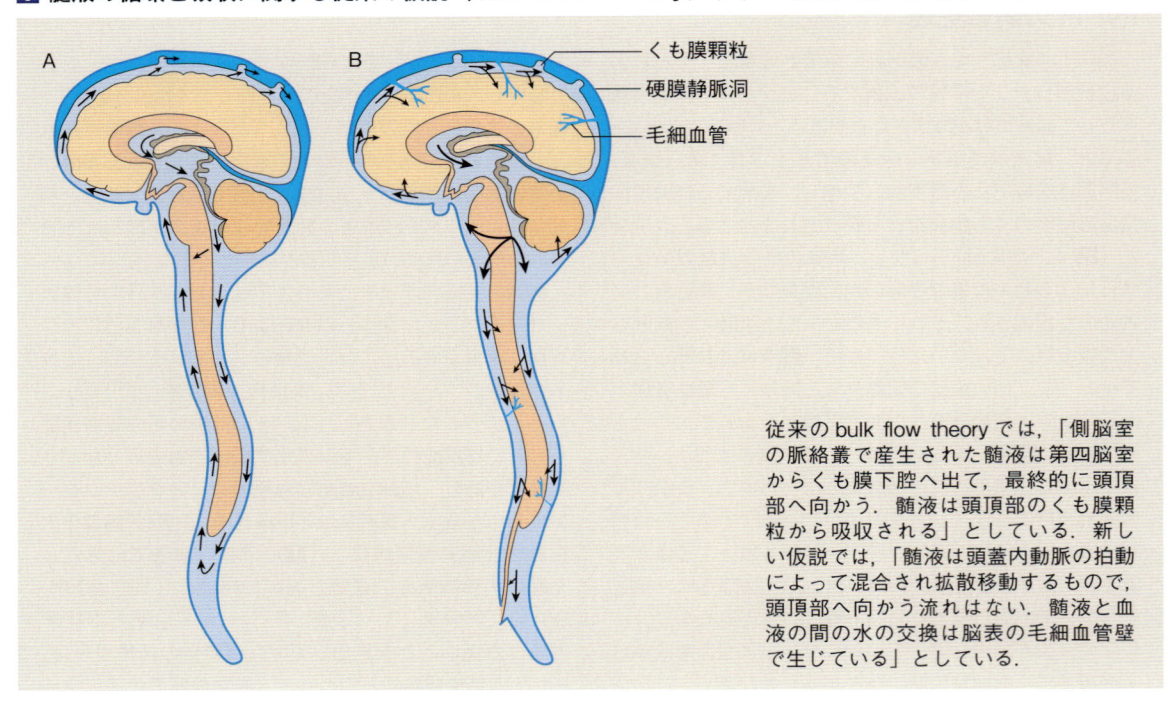

従来の bulk flow theory では，「側脳室の脈絡叢で産生された髄液は第四脳室からくも膜下腔へ出て，最終的に頭頂部へ向かう．髄液は頭頂部のくも膜顆粒から吸収される」としている．新しい仮説では，「髄液は頭蓋内動脈の拍動によって混合され拡散移動するもので，頭頂部へ向かう流れはない．髄液と血液の間の水の交換は脳表の毛細血管壁で生じている」としている．

7 内頸静脈弁逆流

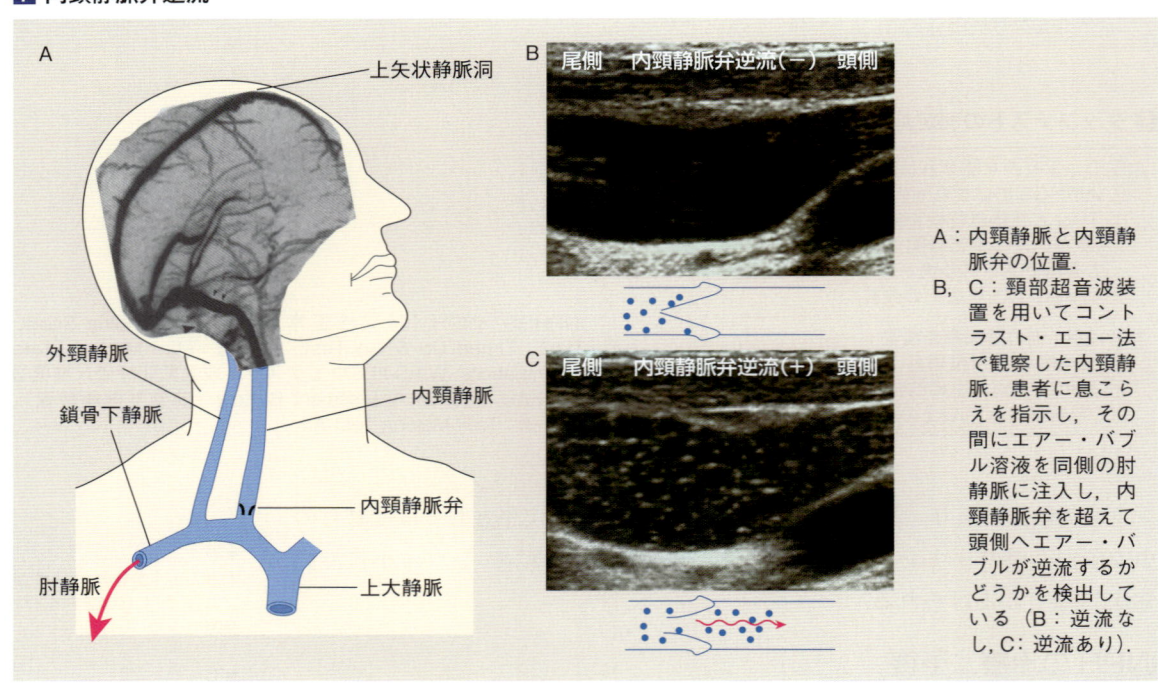

A：内頸静脈と内頸静脈弁の位置．
B, C：頸部超音波装置を用いてコントラスト・エコー法で観察した内頸静脈．患者に息こらえを指示し，その間にエアー・バブル溶液を同側の肘静脈に注入し，内頸静脈弁を超えて頭側へエアー・バブルが逆流するかどうかを検出している（B：逆流なし，C：逆流あり）．

*5 ventriculo-peritoneal shunt

ト術には，脳室腹腔（VP）シャント*5，脳室心房（VA）シャント*6，腰部くも膜下腔腹腔（LP）シャント*7 の3種類があるが，VPシャント術が最も施行されている標準的治療である．LPシャントは脳に対する侵襲が少ない

ために最近手術件数が増加しているが，iNPH 患者では脊柱管狭窄や腰痛を有する患者が多く，適応症例が限定される．

　シャント術の予後に関しては，前述の SINPHONI で前向き研究が行われている．シャント術 1 年後では，修正ランキンスケール（modified Rankin Scale）で 1 段階以上の改善は 69％，iNPH 重症度分類 **2** で 3 徴のいずれかが 1 段階以上改善したのは 89％であった[3]．手術に直接関係した有害事象（硬膜下水腫など）は 3％のみであったが，肺炎や脳梗塞などが経過観察期間中の有害事象として報告されており，これらは対象とした iNPH 患者が高齢者であることに由来するものであるので，このような合併症の予防・治療も術後管理において重要である．シャント術の医療経済効果については，シャント術による自立度改善によって 1 年後の介護費用はほぼ半減すると試算されている．

（徳田隆彦，中川正法）

*6
ventriculo-atrial shunt

*7
lumbo-peritoneal shunt

文献

1) Adams RD, et al. Symptomatic occult hydrocephalus with "normal" cerebrospinal-fluid pressure：A treatable syndrome. *N Engl J Med* 1965；273：117-126.
2) 日本正常圧水頭症学会，特発性正常圧水頭症診療ガイドライン作成委員会（編）．特発性正常圧水頭症診療ガイドライン 第 2 版．東京：メディカルレビュー社；2011.
3) Hashimoto M, et al. Diagnosis of idiopathic normal pressure hydrocephalus is supported by MRI-based scheme：A prospective cohort study. *Cerebrospinal Fluid Res* 2010；7：18.
4) Kubo Y, et al. Validation of grading scale for evaluating symptoms of idiopathic normal-pressure hydrocephalus. *Dement Geriatr Cogn Disord* 2008；25：37-45.
5) Iseki C, et al. Asymptomatic ventriculomegaly with features of idiopathic normal pressure hydrocephalus on MRI（AVIM）in the elderly：A prospective study in a Japanese population. *J Neurol Sci* 2009；277：54-57.
6) Kitagaki H, et al. CSF spaces in idiopathic normal pressure hydrocephalus：Morphology and volumetry. *Am J Neuroradiol* 1998；19：1277-1284.
7) Greitz D. Radiological assessment of hydrocephalus：New theories and implications for therapy. *Neurosurg Rev* 2004；27：145-165.
8) Kuriyama N, et al. Retrograde jugular flow associated with idiopathic normal pressure hydrocephalus. *Ann Neurol* 2008；64：217-221.
9) Marmarou A, et al. The value of supplemental prognostic tests for the preoperative assessment of idiopathic normal-pressure hydrocephalus. *Neurosurgery* 2005；57（3 Suppl）：17-28.

Further reading

- 新井一，吉峰俊樹（企画）．特集 2／特発性正常圧水頭症 iNPH 診療の Next Step．脳 21 2011；14（2）．
  iNPH の改訂診療ガイドライン 2011 発表後の iNPH 研究・診療の現状と課題が 8 本の日本語総説にまとめられていて，その理解と知識の整理に有用

- Kondo M, et al. Distribution of amyloid burden is differs between idiopathic normal pressure hydrocephalus and Alzheimer's disease. *Neuroradiol J* 2013；26（1）：41-46.
  iNPH の PIB-PET 所見についての最初の報告：iNPH にみられる認知機能障害が iNPH そのものによるのか，それとも合併するアルツハイマー病変によるのかを鑑別する方法を提唱している

- Mori E, et al. Guidelines for management of idiopathic normal pressure hydrocephalus：Second edition. *Neurol Med Chir（Tokyo）* 2012；52（11）：775-809.
  わが国の iNPH 診療ガイドライン（2011）の英語版

VII. 二次性パーキンソニズムとその他の変性疾患

進行性核上性麻痺

> **Point**
> - 進行性核上性麻痺（PSP）は，垂直性核上性注視麻痺，初期からの転倒を伴う姿勢保持障害，体軸性固縮，認知症，などを特徴とする神経変性疾患である．
> - 病理学的には，淡蒼球，視床下核，小脳歯状核，赤核，黒質，脳幹被蓋の神経細胞が脱落し，異常リン酸化タウ蛋白（4リピート優位）が神経細胞内およびグリア細胞内に蓄積する疾患で，タウオパチーに分類される．
> - PSPには，典型的なリチャードソン症候群の他，パーキンソン病様の経過をとるPSP-P，歩行や発語のすくみ現象を主徴とするPSP-PAGF，進行性非流暢性失語を呈するPSP-PNFA，大脳皮質基底核変性症（CBD）の臨床像を示すPSP-CBS，初期に小脳性運動失調が目立つPSP-Cなどの臨床病型が知られている．

進行性核上性麻痺（PSP）の概念

　進行性核上性麻痺（progressive supranuclear palsy：PSP）は，1964年にSteele，Richardson，Olszewskiらにより臨床病理学的概念が確立された神経変性疾患[1]である．中年期以降に発症し，初期からの転倒を伴う姿勢保持障害，垂直性核上性注視麻痺，体軸性固縮，認知症，などを特徴とする[1-3]．病理学的には淡蒼球，視床下核，小脳歯状核，赤核，黒質，脳幹被蓋の神経細胞が脱落し[1,4]，異常リン酸化タウ蛋白（4リピート優位）が神経細胞内およびグリア細胞内に蓄積する．突起にタウ蛋白が房状に沈着する"tufted astrocyte"がPSPに特異的な所見とされている（**1**）[5]．1996年に国際的なNational Institute of Neurological Disorders and Stroke and the Society for PSP（NINDS-SPSP）による臨床診断基準[2]（**2**）が発表され現在もスタンダードとなっているが，2005年以降にさまざまな臨床病型が報告され（**3**）[6]，典型的な臨床像はリチャードソン症候群（Richardson syndrome：RS）と呼ばれるようになっている．

PSPの疫学

　リチャードソン症候群（RS）の欧米における有病率は，人口10万人あたり6.0〜6.4人と推定され，加齢とともに増加する．わが国におけるRSの有病率は，人口10万あたり5.82と報告されている[7]．RS以外の臨床病型を含めると，さらに有病率は高くなると推定される．平均60歳代で発症し[3,8]，男性に多い[3,8]．平均罹病期間は5〜9年という報告が多い[8]．

1 PSPの脳でみられる組織学的所見

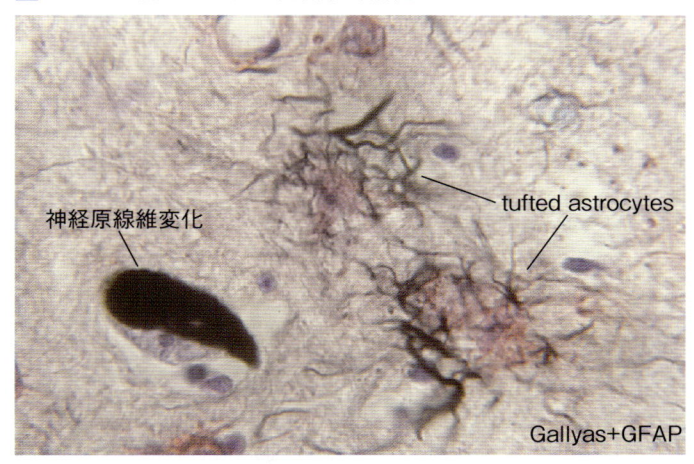

神経原線維変化　　tufted astrocytes

Gallyas+GFAP

神経細胞および星状細胞（astrocyte）の細胞体に嗜銀性，タウ陽性の封入体がみられる．神経細胞の胞体内には神経原線維変化（neurofibrillary tangle：NFT）として，星状細胞では突起に房状に認められ，"tufted astrocyte"と呼ばれ，PSPに特異的な神経病理所見とされる．

PSPの臨床病型（3）

典型例（リチャードソン症候群）

　初期からの転倒を伴う姿勢保持障害，垂直性核上性注視麻痺，体軸性固縮，認知症，などを特徴とする．最大の特徴は，初期からよく転ぶことである．臨床診断基準[2]（2）にもあるように，PSPの半数以上は発症1年以内に転倒を繰り返す[3]．著明な姿勢の不安定さに加え，注意力や危険に対する認知力が低下するため，何度注意を促してもその場になると転倒を繰り返す．

　核上性麻痺とは"核上性注視麻痺"を意味し，随意性の眼球運動は障害されるが頭位変換眼球反射は保たれる（4-A，B）[1]．注視麻痺はPSPの特徴であるが，発症初期には認められないことが多い[3,8]．下方視の障害が特徴で平均3年目に出現し，その後水平方向も障害される[3]．

　固縮は四肢よりも頸部や体幹に強い（体軸性固縮）[1,3]．まったく固縮を認めず，むしろ筋トーヌスが低下していることも多い[8]．初期には姿勢がよく，肩から下は垂直である場合が多い（4-D，E）．一見無動にみえる患者が突然立ち上がったり，突発的な行動を起こすことがあるので注意が必要である．進行すると頸部が後屈する．

　さまざまな言語障害を合併するが，最も多いのは不明瞭発語（slurred speech）である[3]．嚥下障害は中期以降に出現する場合が多いが，早期に嚥下障害が出現する場合は生命予後が不良である[3]．

　PSPの認知症の本質は前頭葉の障害によるもので，見当識障害や記銘力障害の程度は軽い．把握反射，本能性把握反応，模倣行為，使用行為などの前頭葉徴候が比較的初期から出現する（4-C）[3]．動作の開始障害（無動，無言），終了の障害（保続）などもしばしば認める．深刻感が乏しく，屈託がなく多

> **Memo**
>
> **PSPのロケットサイン**
>
> PSP患者が突然立ち上がって倒れることがあり，ロケットサインと呼ばれている．

2 NINDS-SPSP の PSP 臨床診断基準

必須項目
・緩徐進行性 ・40 歳以上の発症
・Probable： 垂直性核上性注視麻痺 ＋ 発症 1 年以内の転倒を伴う姿勢保持障害
・Possible： 垂直性核上性注視麻痺 あるいは 垂直性衝動性眼球運動の緩徐化 ＋ 発症 1 年以内の転倒を伴う姿勢保持障害
・Definite： 臨床上 Probable あるいは Possible PSP を満たし，かつ病理組織学的に典型的 PSP であること
除外項目（下記のいずれにも該当しない）
・最近の脳炎既往 ・他人の手徴候，皮質性感覚障害，局所性の前頭あるいは側頭頭頂葉萎縮 ・L-ドパ治療に関連のない幻覚あるいは妄想 ・アルツハイマー型皮質性認知症（著明な健忘および失語あるいは失認） ・著明な早期の小脳症状あるいは著明な説明のできない自律神経異常症（著明な低血圧および排尿障害） ・高度な，非対称性のパーキンソニズム ・神経放射線学的に関連のある構造異常（基底核や脳幹の梗塞，葉性萎縮） ・PCR で確認されたウィップル病
支持的所見
・左右対称性の無動あるいは固縮で遠位部より近位部に優位 ・頸部の異常姿勢，特に後屈位 ・L-ドパ治療に対するパーキンソニズムの反応が乏しいか欠如 ・早期の嚥下障害と構音障害 ・早期の認知障害，少なくとも以下の 2 項目を含む 　—無感情，抽象的思考の障害，語彙の流暢性低下，模倣行為あるいは使用行為，前頭葉徴候

(Litvan I, et al. *Neurology* 1996[2] より)

幸的で，"かわいらしい"印象を受けることが多い．

非典型例（3）

タウ病変の分布により，脳幹優位型（PSP-P，PSP-PAGF），大脳皮質優位型（PSP-CBS，PSP-PNFA，PSP-FTD）に分類される[9]．

■ PSP-parkinsonism（PSP-P）

2005 年，Williams らにより提唱された PSP の 2 番目の臨床病型である[10]．左右差をもって発症し，姿勢時振戦や 4〜6 Hz の静止時振戦がみられ，初期に L-ドパ（ネオドパストン®など）が中等度有効であるため，しばしばパーキンソン病と診断されるが，L-ドパの効果は 2〜3 年で消失する．初期の転倒や眼球運動障害，認知機能障害はみられない（3）．PSP 全体に占める割合は RS が 54％，PSP-P は 32％であった．病理学的には，タウ病変の分布の特徴は RS と同様だが程度が軽いという特徴がみられた[6]．PSP-P は RS と比べ，

3 PSPの臨床病型と特徴──パーキンソン病との比較

臨床病型と特徴	リチャードソン症候群（RS）	PSP-P	PSP-PAGF	PSP-CBS	PSP-PNFA	パーキンソン病
筋強剛	体軸 >> 四肢	体軸 ≦ 四肢	体軸	あり	時にあり	体軸 << 四肢
運動緩慢	軽度	中等度	中等度	あり	軽度	中等度
振戦	なし	あり / なし（静止時あるいは律動性，姿勢時）	なし	なし	なし	あり（静止時）
早期の転倒	あり	なし	なし	時にあり	時にあり	なし
早期の姿勢保持障害	あり	なし	あり	‥	‥	なし
早期の認知機能低下	しばしば	なし	なし	なし	あり	なし
早期の眼球運動障害	あり	なし	なし	なし	時にあり	なし
L-ドパの効果	なし	しばしばあり	なし	なし	なし	通常あり
嗅覚鈍麻	なし	なし	なし	‥	‥	あり
MIBG心筋シンチグラフィー	正常	正常*	正常*	‥	‥	異常

‥：unknown，＊Williamsらの未発表データ．

（Williams DR, et al. Lancet Neurol 2009[6]より）

性差がなく，罹病期間が長く（平均9.1年），死亡時年齢が高い（平均75.5歳）．

■ PSP-pure akinesia with gait freezing（PSP-PAGF）

1974年に今井と楢林によって報告された「L-dopa無効の純粋アキネジア」[11]が，臨床病理学的検討の蓄積によりPSPであることが明らかになり，2007年，WilliamsらによりPSPの第3の臨床病型としてPSP-PAGFと命名された[12]．PSP-PAGFでは「発症が緩徐で，早期に歩行または発語のすくみ現象がある」「持続的なL-ドパの効果がない」「振戦がない」「画像でラクナ梗塞やビンスワンガー病を示唆する所見がない」「発症5年以内に四肢の固縮，認知症，核上性注視麻痺，血管障害による急性の局所性イベントがない」ことが臨床診断基準の案として示されている[12]．PAGFは，通常のPSPより罹病期間が平均13年と長く，平均9年目に眼球運動異常が出現していた．PSP-PAGFはRSと比較し，運動皮質，線条体，小脳，橋核のタウ蛋白の蓄積が軽度であった[6]．

■ PSP-corticobasal syndrome（PSP-CBS）

corticobasal syndrome（CBS）とは大脳皮質徴候（失行，皮質性感覚障害，他人の手徴候，失語など）と錐体外路徴候（固縮，無動，ジストニア，振戦など）が存在し，かつ一側優位である症候群である．CBSを呈する疾患は大脳皮質基底核変性症（corticobasal degeneration：CBD）をはじめさまざまであるが，PSPの中にもCBSを呈する例が報告されている．典型的なPSPと比べ，前頭側頭連合野のタウの蓄積が高度であると報告されている[13]．PSP-CBSの頻度は少なく，PSP全体の3％前後とされている．

Key words

progressive supranuclear palsy syndrome（PSPS）と corticobasal syndrome（CBS）

PSPでも生前診断がCBDであったり，CBDでも生前診断がPSPである例が報告されている．臨床診断名≠病理診断名となる場合がまれならずあるため，臨床診断名としてPSPSあるいはCBSを，病理診断名としてPSP，CBDを用いる傾向がみられる．

4 PSPの臨床症候

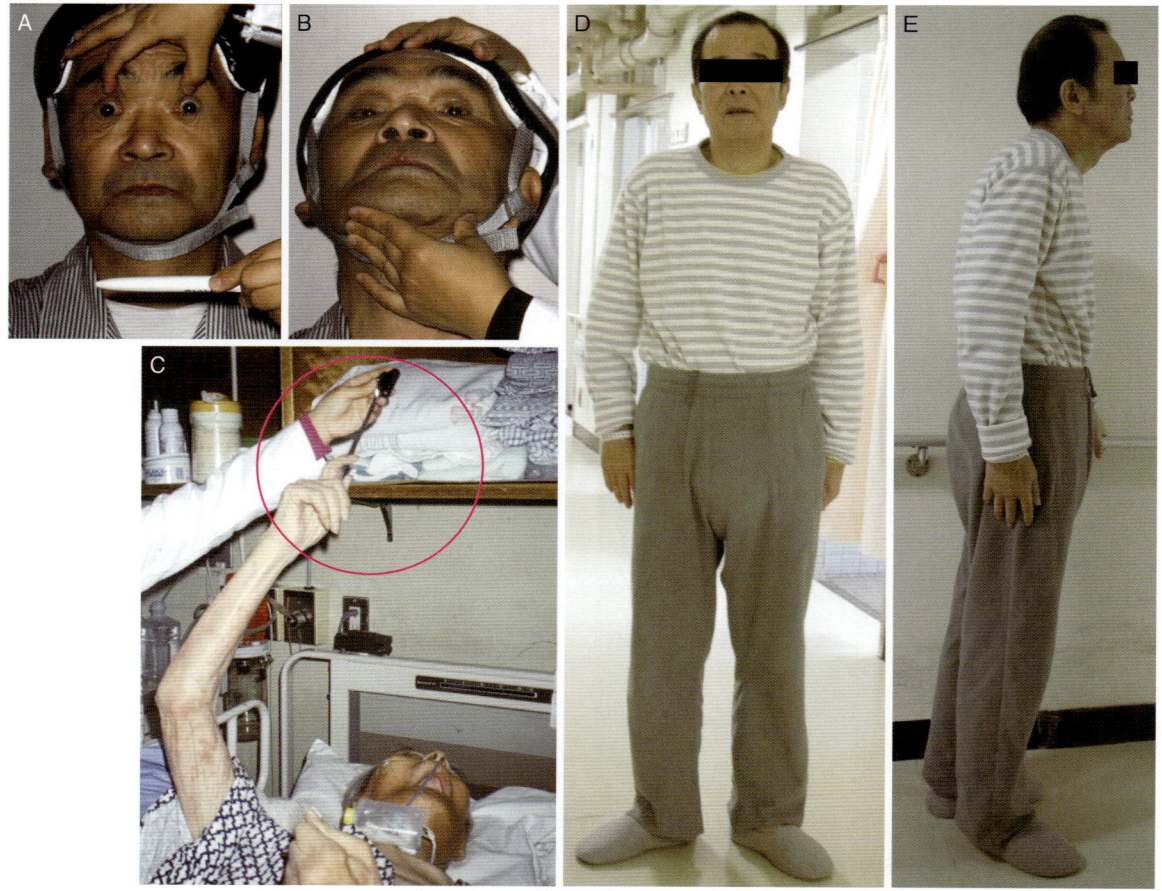

A：下方にあるペンを見るよう指示しているが，眼球は下転しない．
B：他動的に頸部を後屈させると，眼球は下転する（頭位変換眼球反射は保たれる）．
C：前頭葉徴候．本能的把握反応-把握反射を検査後，ハンマーを追う動作がみられる．
D：正面像．パーキンソン病と異なり，肩以下の体幹は傾かず，垂直であることが多い．
E：側面像．初期には頸部は後屈することは少ない．パーキンソン病と異なり，肘や膝の屈曲はみられない．

（患者・家族の許可を得て掲載）

■ PSP-progressive nonfluent aphasia（PSP-PNFA）

進行性非流暢性失語（PNFA）あるいは発語失行が前景にたつ臨床病型である．下前頭回を含む前頭葉のタウ病変が高度である[14]．

■ PSP-frontotemporal dementia（PSP-FTD）

PSPの中には人格変化，行動異常，無為，無感情，脱抑制などを示し，前頭側頭型認知症（FTD）の臨床像をとる例が存在する．剖検例の後方視的検討では，PSPの約4%がFTDの臨床像を呈していた[15]．

■ PSP-cerebellar ataxia（PSP-C）

PSPでは，小脳からの出力系である歯状核，小脳白質，入力系である橋核，下オリーブ核が障害されることは原著に記載されている[1]が，臨床上も不明瞭発語や初期に筋トーヌスが低下するなど小脳性の要素が認められるのが通常である．その中で初期から小脳性運動失調が目立ち，脊髄小脳変性症と

5 PSPにおけるMRI正中矢状断像の特徴

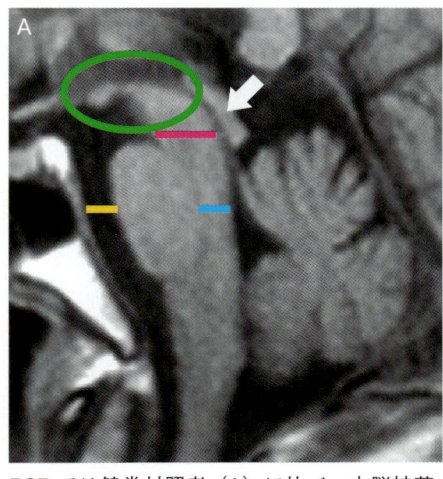

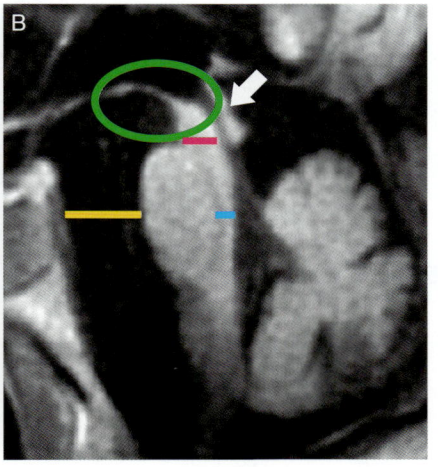

PSPでは健常対照者（A）に比べ、中脳被蓋（─）、橋被蓋（─）が萎縮する（B）. 進行すると橋底部も萎縮することが多い. 脳幹は前後径が全体に小さくなり、前橋槽の前後径（─）が相対的に長くなる. 中脳被蓋吻側部はハチドリのくちばし状に萎縮するため"hummingbird sign"と呼ばれる（○）. 中脳被蓋のみの萎縮が目立ち橋底部の萎縮が保たれる場合には、"penguin sign"と呼ばれる. 中脳視蓋（上丘、下丘）の萎縮（⇨）を認める場合がある.

診断されている一群がある. 主にわが国から報告されている臨床型で、病理学的には通常のPSP病変に加え、小脳病変が高度である[16]. 脊髄小脳変性症と診断される時期には画像上小脳の萎縮がない場合が多いので、小脳萎縮のない脊髄小脳変性症を診たら、ぜひPSPを鑑別診断にあげてほしい.

PSPの検査所見

PSPの画像所見は、脳幹、特に中脳被蓋の萎縮、前頭葉の萎縮などがみられる. 決め手となるのは、MRIの正中矢状断像における中脳被蓋の萎縮で"hummingbird sign"あるいは"penguin sign"と呼ばれている（5）. そのほか、morning glory sign、第三脳室の拡大、上小脳脚の萎縮、SPECTでは前頭葉の血流低下が認められる. これらの所見は初期には認められないことが多いので、典型的な画像所見がないからといってPSPを否定してはならない.

神経心理学的検査では、前頭葉機能低下を反映し、Frontal Assessment Battery（FAB：前頭葉機能検査）、語彙の流暢性、Stroop test、Trail making test（TMT）などのスコアの低下がみられる.

PSPの診断基準

最もよく使われているのは、1996年に作成されたNINDS-SPSPの診断基準である（2）[2].

probable PSPは、特異度は100％であるが、感度は50％、つまり他疾患は混じらないがPSPの半分しか該当しない. 陽性的中率は100％と高いので、臨床試験や研究目的に使われる. 一方possible PSPは、感度83％、特異度93％、陽性的中率83％とされる. いずれも病初期には感度が低いこと、除

Memo

前頭側頭葉変性症（frontotemporal lobar degeneration：FTLD）とPSP

FTLDは前頭葉と側頭葉を病変の首座とする変性疾患の総称で、さまざまな疾患が含まれる. 近年、異常蓄積蛋白によりFTLD-tau、FTLD-TDP（transactivation response DNA-binding protein with a molecular weight of 43 kDa）、FTLD-FUS（fused in sarcoma）、FTLD-UPS（ユビキチン－プロテオソームシステム系）と大きく分類されるようになった. PSPは、CBD、ピック病などとともにFTLD-tauに分類される.

Memo

PSPと遺伝子

タウ遺伝子H1ハプロタイプはPSP発症リスクアレルとされている. また2011年、タウの遺伝子多型の国際的なゲノムワイド関連解析（GWAS）の結果、PSPの疾患感受性遺伝子として、3つの遺伝子（STX6、MOBP、EIF2AK3）が同定された[18].

PSP 臨床評価尺度（6）

2007年にGolbeらにより，PSPの臨床上の尺度としてProgressive Supranuclear Palsy Rating Scale（PSPRS）が提唱された[17]．これは6つのカテゴリーと28の下位評価項目から構成され，各々の項目は2点満点あるいは4点満点で合計点は0～100点となる．合計スコアは1年で平均11.3点ずつ増加し，スコアは生命予後と関連するとされている．従来PSPの臨床評価はパーキンソン病の臨床評価尺度であるUPDRS（Unified Parkinson's Disease Rating Scale）を利用する場合が多かったが，最近ではPSPRSがPSPの臨床評価指標としてスタンダードとなっている．

6 PSP 臨床評価尺度（PSP rating scale）

カテゴリー	評価項目	スコア	カテゴリー小計
1. 病歴	1）積極性の有無 2）興奮性 3）固形物の嚥下障害 4）箸使い・ボタンかけ 5）転倒 6）尿失禁 7）睡眠障害	0～2 0～2 0～4 0～4 0～4 0～4 0～4	0～24
2. 精神症状	8）見当識障害 9）精神緩慢 10）感情失禁 11）強制把握/模倣行為/使用行為	0～4 0～4 0～4 0～4	0～16
3. 球症状	12）構音障害 13）嚥下障害	0～4 0～4	0～8
4. 眼球運動	14）随意的上方視 15）随意的下方視 16）随意的側方視 17）眼瞼機能障害	0～4 0～4 0～4 0～4	0～16
5. 四肢運動	18）四肢固縮 19）四肢ジストニア 20）指タップ 21）つま先タップ 22）手の失行 23）振戦（どの部位でもよい）	0～4 0～4 0～2 0～2 0～2 0～2	0～16
6. 歩行・体幹	24）頸部固縮またはジストニア 25）椅子からの起立 26）歩行 27）姿勢の安定性 28）着座	0～4 0～4 0～4 0～4 0～4	0～20
	総計		0～100

（Golbe LI, et al. Brain 2007[17] より）

外項目に早期の著明な小脳症状が含まれていること（PSP-Cが除外されてしまう），など問題がある．

PSPの治療

治療としては，初期にはL-ドパが効く場合があるが，効果は長続きしないことが多い．少量の抗コリン薬は無動に有効な場合が多いが，量が多いと突発的な行動が増えるので注意が必要である．抗うつ薬であるアミトリプチリン（トリプタノール®など），タンドスピロン（セディール®など）が奏

効する場合もある．初期から頸部・体幹のストレッチ運動，バランス訓練などのリハビリテーションを併用する．嚥下障害に対しては，嚥下リハビリテーションとともに摂食方法の指導や適切な食材の検討をし，嚥下障害が高度になってきたら，嚥下性肺炎予防のため口腔ケアを行い，低栄養にならないよう胃瘻あるいは経鼻経管栄養を考慮する．

（饗場郁子）

Memo

患者家族向けマニュアル

厚生労働科学研究費補助金難治性疾患克服研究事業「神経変性疾患に関する調査研究班（研究代表者 中野今治）」では，2013年1月に患者家族向けマニュアル「PSP 進行性核上性麻痺 診療とケアマニュアル Ver.3」を作成した．以下のページからダウンロード可能なので，ぜひお役立ていただきたい．
http://plaza.umin.ac.jp/~neuro2/pdffiles/PSPv3.pdf

文献

1) Steele JC, et al. Progressive supranuclear palsy. A heterogeneous degeneration involving the brain stem, basal ganglia and cerebellum with vertical gaze and pseudobulbar palsy, nuchal dystonia and dementia. *Arch Neurol* 1964；10：333-359.
2) Litvan I, et al. Clinical research criteria for the diagnosis of progressive supranuclear palsy (Steele-Richardson-Olszewski syndrome)：Report of the NINDS-SPSP international workshop. *Neurology* 1996；47：1-9.
3) Litvan I, et al. Natural history of progressive supranuclear palsy (Steele-Richardson-Olszewski syndrome) and clinical predictors of survival：A clinicopathological study. *J Neurol Neurosurg Psychiatry* 1996；60：615-620.
4) Litvan I, et al. Validity and reliability of the preliminary NINDS neuropathologic criteria for progressive supranuclear palsy and related disorders. *J Neuropathol Exp Neurol* 1996；55：97-105.
5) Komori T, et al. Astrocytic plaques and tufts of abnormal fibers do not coexist in corticobasal degeneration and progressive supranuclear palsy. *Acta Neuropathol* 1998；96：401-408.
6) Williams DR, Lees AJ. Progressive supranuclear palsy：Clinicopathological concepts and diagnostic challenges. *Lancet Neurol* 2009；8：270-279.
7) Kawashima M, et al. Prevalence of progressive supranuclear palsy in Yonago, Japan. *Mov Disord* 2004；19：1239-1240.
8) 饗場郁子ほか．剖検例からみた進行性核上性麻痺臨床像．神経内科 2002；56：143-149.
9) Dickson DW, et al. Neuropathology of variants of progressive supranuclear palsy. *Curr Opin Neurol* 2010；23：394-400.
10) Williams DR, et al. Characteristics of two distinct clinical phenotypes in pathologically proven progressive supranuclear palsy：Richardson's syndrome and PSP-parkinsonism. *Brain* 2005；128：1247-1258.
11) 今井壽正，楢林博太郎．アキネジア―純粋アキネジアの2症例を中心として．神経研究の進歩 1974；18：787-794.
12) Williams DR, et al. Pure akinesia with gait freezing：A third clinical phenotype of progressive supranuclear palsy. *Mov Disord* 2007；22：2235-2241.
13) Tsuboi Y, et al. Increased tau burden in the cortices of progressive supranuclear palsy presenting with corticobasal syndrome. *Mov Disord* 2005；20：982-988.
14) Josephs KA, et al. Atypical progressive supranuclear palsy underlying progressive apraxia of speech and nonfluent aphasia. *Neurocase* 2005；11：283-296.
15) Josephs KA, et al. Clinicopathologic analysis of frontotemporal and corticobasal degenerations and PSP. *Neurology* 2006；66：41-48.
16) Kanazawa M, et al. Cerebellar involvement in progressive supranuclear palsy：A clinicopathological study. *Mov Disord* 2009；24：1312-1318.
17) Golbe LI, Ohman-Strickland PA. A clinical rating scale for progressive supranuclear palsy. *Brain* 2007；130：1552-1565.
18) Hoglinger GU, et al. Identification of common variants influencing risk of the tauopathy progressive supranuclear palsy. *Nat Genet* 2011；43：699-705.

Further reading

- Williams DR, et al. J. Clifford Richardson and 50 years of progressive supranuclear palsy. *Neurology* 2008；70：566-573.
  PSPの疾患概念が確立した経緯から最近の非典型的な臨床病型まで，PSPの歴史を学びたい人にお勧め

大脳皮質基底核変性症

VII. 二次性パーキンソニズムとその他の変性疾患

Point

- 大脳皮質基底核変性症（CBD）は大脳基底核および大脳皮質の神経細胞脱落と、異常タウ蛋白の特徴的な蓄積を示す変性疾患である．
- CBD は大脳基底核の症状である筋強剛・無動などのパーキンソン病運動症状と、失行などの大脳皮質の症状の両者を併せ持つ．ミオクローヌス、振戦、舞踏運動、他人の手徴候などもみられる．
- CBD の基本的な臨床像は大脳皮質基底核症候群（CBS）と呼ばれるようになった．
- CBD の臨床診断のための 2013 年の診断基準では、臨床型を明らかにさせてから診断をするという手順を踏む．ほぼ確実な CBS と診断された場合か、bvFTD, PNFa, PSPS で CBS の症候の 1 つでもみられれば CBD と診断する．
- CBD は多彩な臨床像を示すので、非典型的なパーキンソニズムや認知症がみられる例では CBD の可能性を念頭におく．

大脳皮質基底核変性症（CBD）と大脳皮質基底核症候群（CBS）

　大脳皮質基底核変性症（corticobasal degeneration：CBD）は大脳基底核および大脳皮質の神経細胞脱落と、異常タウ蛋白の特徴的な蓄積を示す変性疾患である．そのため大脳基底核の症状であるパーキンソン病運動症状と大脳皮質の症状の両者を併せ持つ疾患である．

　CBD が疾患単位として確立したのはこのようなユニークな病理所見と臨床像が Rebeiz ら[1]や、Gibb ら[2]により明らかにされたためである．しかし、その後 CBD 以外にも進行性核上性麻痺（progressive supranuclear palsy：PSP）やアルツハイマー病でもこのような CBD の基本形ともいえる臨床像を示す例があることが報告されるようになり[3,4]、CBD の基本形の臨床像であっても、疾患は CBD とは限らないということがわかってきた．一方、病理学的に CBD と診断される例であっても、PSP[5,6]や進行性非流暢性失語（progressive nonfluent aphasia：PNFA）[7,8]、行動異型前頭側頭型認知症（behavioral variant frontotemporal dementia：bvFTD）[9,10]の臨床像を呈する症例が報告されるようになった．このように臨床像と病理診断名とは必ずしも 1 対 1 に対応するとは限らないことがわかってきた[11]．そのため CBD の基本形の臨床像は大脳皮質基底核症候群（corticobasal syndrome：CBS）と呼ばれるようになった[12]．最近、CBD などのいくつかの変性疾患では臨床型（症候群）による診断（臨床診断）と病理学的診断によってなされる疾患の診断名とは別々になされるようになっている．CBD の臨床型（症候群）と疾患との関係は **1**-A, B の

1 CBD と臨床型（症候群）との関係

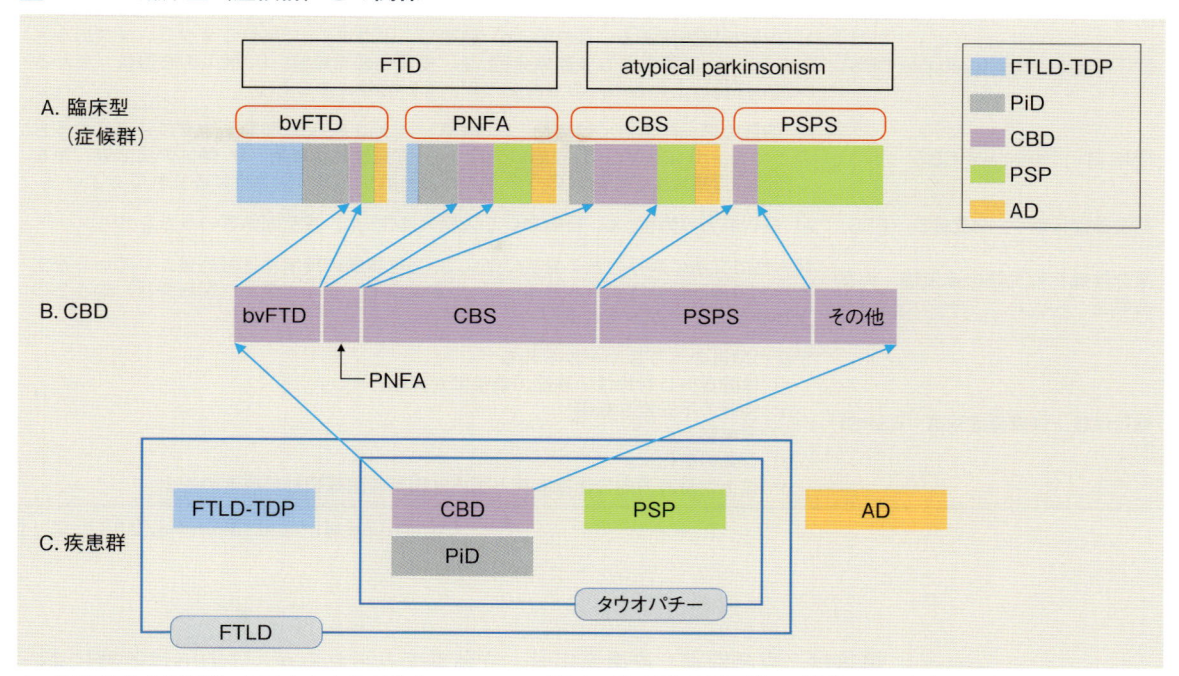

A：各臨床型（症候群）を呈する疾患の構成，B：CBD が呈する臨床型（症候群）の構成，C：疾患群の中の CBD.
FTD：前頭側頭型認知症，bvFTD：行動異型前頭側頭型認知症，PNFA：進行性非流暢性失語，CBS：大脳皮質基底核症候群，PSPS：進行性核上性麻痺症候群，FTLD-TDP：TDP-43 陽性の封入体を伴う前頭側頭葉変性症，CBD：大脳皮質基底核変性症，PiD：ピック病，PSP：進行性核上性麻痺，AD：アルツハイマー病．
（A：Josephs KA, et al. *Acta Neuropathol* 2011 [11]；B：Armstrong MJ, et al. *Neurology* 2013 [14] を参考に作成）

CBD の臨床像

CBS

■運動症候

一側の上肢あるいは下肢の運動障害で発症し，症状の左右差が進行期に至るまで目立つ．運動障害は大脳基底核病変による筋強剛と無動といったパーキンソン病運動症状と，大脳皮質の症状である失行による．筋強剛と無動のパーキンソン病運動症状は L-ドパに対する反応はなく，進行すると患肢は固定した肢位異常を示し局所性ジストニアと呼ばれる．失行は運動が拙劣となる肢節運動失行とそれ以外に構成失行や観念運動性失行がみられる．またミオクローヌスが患肢にみられる．その他の不随意運動としては振戦，舞踏運動が生じることもある．また不随意の四肢の動きとしては，他人の手徴候（alien hand sign）がみられることがある．他人の手徴候は CBD に特異な症候として注目されたが，頻度は高くはない．

■感覚症候

大脳皮質の感覚野の障害による皮質性の感覚障害がみられる．皮質性感覚

Key words

他人の手徴候
意志とは関係なく上肢が何かをするように動いてしまう動きを指す．意志とは関係なく動くという点では不随意運動ではあるが，何かをするようなという点が通常の不随意運動とは異なり動作に近い．下肢にもみられる例が報告され，そのため他人の肢徴候（alien limb sign）と呼ばれることもある．

2 CBD 病理の臨床型（症候群）

ほぼ確実な CBS（probable CBS）	a) 四肢の筋強剛あるいは無動，b) 肢節ジストニア，c) 肢節ミオクローヌスのうち2つと，d) 口頬ないし肢節の失行，e) 皮質性感覚障害，f) 他人の肢徴候（単なる四肢の浮揚以上のもの）のうち2つが，非対称性にみられる
CBS 疑い（possible CBS）	a) 四肢の筋強剛あるいは無動，b) 肢節ジストニア，c) 肢節ミオクローヌスのうちの1つと，d) 口頬ないし肢節の失行，e) 皮質性感覚障害，f) 他人の肢徴候（単なる四肢の浮揚以上のもの）のうち1つがみられるもの．対称性にみられてもよい
前頭葉性行動・空間症候群（FBS）	a) 遂行能力の障害，b) 行動ないし人格の変化，c) 視空間障害のうち2つ
原発性進行性失語の非流暢・失文法異型（NAV）	努力性で文法に誤りのある発話に加えて，a) 単語の理解は比較的保たれているが文法や文の理解に障害がみられる．b) 探るようで，歪んだ発語（発語失行）のうちの少なくとも1つがみられる
進行性核上性麻痺症候群（PSPS）	下記の項目のうち3つがみられる 　a) 体幹ないし対称性の肢節の筋強剛か無動 　b) 体幹の不安定か転倒 　c) 尿失禁 　d) 行動の変化 　e) 核上性垂直方向の注視麻痺か垂直性衝動性眼球運動の速度の減少

(Armstrong MJ, et al. *Neurology* 2013 [14] より)

障害は二点識別覚，皮膚書字覚，立体覚でみられるが，これらは診察によって初めて認められる徴候であり，患者自身により気づかれることはまれである．

■認知機能

CBS では進行すると認知機能も障害され言語の面でも障害されてくるが，初期には認知機能障害は目立たない．

2012年のケンブリッジ・グループの CBS 診断基準[13] では失語，構音障害などの発語，言語の障害が診断の主要項目にあげられている．しかし，CBD の疾患概念を提唱した Rebeitz ら[1]，Gibb ら[2] の論文では認知機能障害は重視されておらず，2013年の CBS の診断基準には認知機能障害は含まれていない（2）[14]．

以上をまとめると，CBS は左右差の目立つ，パーキンソン病運動症状と失行を主徴とする運動異常症（movement disorders）ととらえることができる．

CBS 以外の臨床型

大脳皮質の病変の分布により大脳皮質症候にバリエーションが生じるが，そのような臨床型として PNFA や bvFTD がある．これらの臨床型では運動障害が主症状である CBS とは対照的に認知機能障害が主な症状である．PNFA は非流暢な発話で，構音の歪みや失文法がみられ失語症が前景にでる臨床像である．bv FTD は脱抑制などの行動異常を主体とする群である．最近の診断基準では，PNFA は原発性進行性失語の非流暢・失文法異型（nonfluent / agrammatic variant of primary progressive aphasia〈NAV〉），bvFTD は前頭葉性行動・空間症候群（frontal behavioral-spatial syndrome：FBS）の名称が使われている（2）[14]．

PNFAとbvFTDは意味性認知症とともに前頭側頭葉変性症（frontotemporal lobar degeneration：FTLD）の臨床型である．そのような点からCBDはFTLDの中に入れられている．運動障害を示す臨床型としてはCBS以外にPSPに類似の臨床像を呈することがあり，進行性核上性麻痺症候群（progressive supranuclear palsy syndrome：PSPS）と呼ばれる．PSPSは体幹ないし四肢の左右差のない筋強剛と無動がみられ，垂直性眼球運動を伴う運動症状を中心とする臨床像をとる．

これらの臨床型には入らず，非典型的なパーキンソニズムや認知症を主とする例もみられる[14]．

経過

CBSでは徐々に進行して対側にも症状は広がり，歩行は不安定になって，次第に歩行不能となる．PNFA，やbvFTDといった認知・精神症状で発症する例も進行すると，パーキンソン病運動症状が加わってくる場合が多い．全経過は平均6.6年である．

CBDの病理

神経変性

グリオーシスを伴う神経細胞脱落は，黒質と淡蒼球，視床下核（ルイ体）の大脳基底核と小脳歯状核ならびに大脳皮質にみられる．大脳皮質の変性部位はCBSの場合には中心溝付近の前頭葉・頭頂葉にみられる．

異常タウ蛋白の蓄積

異常タウ蛋白が神経細胞とグリア細胞に蓄積して封入体を形成する．タウ蛋白のうちCBDでは繰り返し配列が4つの4リピートタウが異常リン酸化し蓄積する．異常タウ蛋白の蓄積は神経細胞ではプレタングル（pretangle），あるいは神経原線維変化（タングル〈neurofibrillary tangle〉）としてみられ，グリア細胞のアストロサイト（星状細胞）ではアストロサイト斑（星状細胞斑〈astrocytic plaque〉），乏突起膠細胞（オリゴデンドロサイト〈oligodendrocyte〉）にはcoiled bodyとしてみられる．プレタングルは神経原線維変化のような線維形成がみられずタウ蛋白に対する免疫染色で神経細胞内にび漫性に染色される（**3**-A）．アストロサイト斑は老人斑と類似しているがβアミロイド蛋白の蓄積はなく，アストロサイトの突起の先端にタウ蛋白が蓄積してみられる構造物で大脳皮質などにみられる（**3**-B，C）．coiled bodyではオリゴデンドロサイトの核を取り巻くように細胞質内にタウ蛋白が蓄積する．このようにタウ蛋白の異常蓄積がみられる疾患はタウオパチーと呼ばれる．

Key words

タウオパチー

タウ蛋白は細胞骨格の一つである微小管の結合蛋白であり，神経細胞の軸索に存在する．タウ蛋白は6つのアイソフォームから成り，微小管結合部位にある繰返し配列が3つの3リピートタウと4つの4リピートタウに大別される．タウ蛋白はさまざまな疾患で，異常にリン酸化されて不溶性になり蓄積し，中枢神経系に異常構造物（封入体）としてみられる．代表的なものにアルツハイマー病の神経細胞にみられる神経原線維変化がある．アルツハイマー病ではβアミロイドの蓄積がタウ蛋白の蓄積よりもより発症原因に近いと考えられているが，CBD，PSPやピック病ではタウの蓄積のみがみられ，タウオパチーと呼ばれる．CBDやPSPでは4リピートタウが蓄積するが，ピック病では3リピートタウが蓄積する．

3 プレタングル，アストロサイト斑，ballooned neuron の免疫組織化学染色像

A：プレタングル（リン酸化タウ免疫染色），B：アストロサイト斑（ガリアス・ブラーク染色），C：アストロサイト斑（リン酸化タウ免疫染色），D：ballooned neuron（クリューヴァー・バレラ染色）．

ballooned neuron

神経細胞の細胞体が腫大し染色性に乏しく，核が偏在した ballooned neuron（風船様ニューロン）が大脳皮質の神経細胞にみられる（3-D）．ballooned neuron はリン酸化ニューロフィラメントの免疫染色により染色される．

進行性核上性麻痺（PSP）の病理との類似と相違

PSP でも大脳基底核である黒質と淡蒼球，視床下核（ルイ体）と小脳歯状核に変性がみられ，神経細胞とグリア細胞に4リピートタウが蓄積し，CBD の病理と類似している．しかし，星状細胞の異常リン酸化タウの蓄積は PSP では"tufted astrocyte"としてみられるが，CBD ではアストロサイト斑であることが大きな相違点で鑑別に役立つ[15]．このような病理形態学的相違に対応して，凍結脳のウエスタンブロットでは低分子タウ分画で PSP では 33 kDa のバンドがみられるのに対し，CBD では 37 kDa のバンドが認められる[16]．

4 CBDの診断基準

	ほぼ確実な孤発性CBD（probable sporadic CBD）の臨床研究診断基準	CBD疑い（possible CBD）の臨床診断基準
経過	潜行性の発症と緩徐な進行	潜行性の発症と緩徐な進行
症状の最少の経過期間	1年	1年
発症年齢	50歳以上	最少年齢制限なし
家族歴あり（2人以上の血縁者）	除外	可
臨床型（ 2 〈p.446〉参照）	1) ほぼ確実なCBS（probable CBS），あるいは2) FBSないしNAVで少なくとも1つのCBSの特徴（a〜f）をもつ	1) CBS疑い（possible CBS），あるいは2) FBSないしNAVか，3) PSPSでCBSの特徴b〜fのうち少なくとも1つ
タウ遺伝子の変異あり	除外	可

CBD：大脳皮質基底核変性症，CBS：大脳皮質基底核症候群，FBS：前頭葉性行動・空間症候群，NAV：原発性進行性失語の非流暢・非文法異型，PSPS：進行性核上性麻痺症候群．

（Armstrong MJ, et al. *Neurology* 2013 [14]）より）

CBDはどこに位置づけられる疾患であるか

CBDの基本形であるCBSの臨床像から，CBDは非典型的パーキンソニズム（atypical parkinsonism）あるいはパーキンソンプラス症候群と呼ばれ，movement disordersと考えられる（ 1 -A）．他方，CBDがbvFTDやPNFAの臨床像を示すことがある点より，FTLDの研究グループはCBDをFTLDの分類に入れている．またタウ蛋白の異常蓄積という観点からは，PSPやピック病とともにCBDはタウオパチーの中に入る（ 1 -C）．

画像診断

CT／MRIといった形態画像では，大脳皮質の非対称性の萎縮がみられる．萎縮は症状に対応する側に強く，頭頂葉と前頭葉後部にみられる．機能画像では，SPECTによる血流やPETによる代謝では非対称性の低下がみられる．

CBDの臨床診断のポイント

CBDの臨床診断は，中心となる臨床型であるCBSの診断をすることが大きなウエイトを占める．CBSと診断するには進行性で，左右差が著しい上下肢の運動障害で，筋強剛と無動に加えて，運動の稚拙さである肢節運動失行や観念運動性失行，観念失行といった大脳皮質の症状を明らかにすることがポイントである．皮質性感覚障害がみられれば，大脳皮質病変の存在の裏づけとなる．2013年の診断基準では，まずどの臨床型であるかをはっきりさせてからCBDの臨床診断をするという手順になっている[14]．臨床型がほぼ確実なCBS（probable CBS）とされるときはCBDと診断され，bvFTD，PNFAやPSPSのときは，CBSの症候の1つでも伴っていればCBDと診断される（ 4 ）．CBDは多彩な臨床像を示すので，非典型的なパーキンソニズムや認知症がみられる例ではCBDの可能性を念頭におく．

治療

　パーキンソン病運動症状に対してはL-ドパ製剤などの抗パーキンソン病薬の効果は乏しいが，試みてもよい．ミオクローヌスに対してはクロナゼパム（リボトリール®など）の使用が考えられる[17]．

（森　秀生）

文献

1) Rebeiz JJ, et al. Corticodentatonigral degeneration with neuronal achromasia. *Arch Neurol* 1968；18：20-33.
2) Gibb WR, et al. Corticobasal degeneration. *Brain* 1989；112（Pt 5）：1171-1192.
3) 池邊紳一郎，ほか．進行性の歩行及び注視障害を認めた77歳男性．脳と神経 2000；52：269-279.
4) Shelley BP, et al. Is the pathology of corticobasal syndrome predictable in life? *Mov Disord* 2009；24：1593-1599.
5) Josephs KA, et al. Clinicopathologic analysis of frontotemporal and corticobasal degenerations and PSP. *Neurology* 2006；66：41-48.
6) Hassan A, et al. Symmetric corticobasal degeneration（S-CBD）. *Parkinsonism Relat Disord* 2010；16：208-214.
7) Arima K, et al. Corticonigral degeneration with neuronal achromasia presenting with primary progressive aphasia：Ultrastructural and immunocytochemical studies. *J Neurol Sci* 1994；127：186-197.
8) Ikeda K, et al. Corticobasal degeneration with primary progressive aphasia and accentuated cortical lesion in superior temporal gyrus：Case report and review. *Acta Neuropathol* 1996；92：534-539.
9) 織田辰郎，ほか．臨床的にはPick病が疑われ，組織病理学的にはCorticobasal degeneration と考えられた1剖検例— Corticobasal degenerationの臨床病理学的考察．精神経誌 1995；97：757-769.
10) 宮崎弘，ほか．前頭葉型Pick病の臨床像を示したcorticobasal degenerationの1剖検例．脳と神経 1997；49：277-282.
11) Josephs KA, et al. Neuropathological background of phenotypical variability in frontotemporal dementia. *Acta Neuropathol* 2011；122：137-153.
12) Boeve BF, et al. Corticobasal degeneration and its relationship to progressive supranuclear palsy and frontotemporal dementia. *Ann Neurol* 2003；54（Suppl 5）：S15-S19.
13) Mathew R, et al. Diagnostic criteria for corticobasal syndrome：A comparative study. *J Neurol Neurosurg Psychiatry* 2012；83：405-410.
14) Armstrong MJ, et al. Criteria for the diagnosis of corticobasal degeneration. *Neurology* 2013；80：496-503.
15) Dickson DW, et al. Office of Rare Diseases neuropathologic criteria for corticobasal degeneration. *J Neuropathol Exp Neurol* 2002；61：935-946.
16) Arai T, et al. Identification of amino-terminally cleaved tau fragments that distinguish progressive supranuclear palsy from corticobasal degeneration. *Ann Neurol* 2004；55：72-79.
17) Boeve BF, et al. Current and future management of the corticobasal syndrome and corticobasal degeneration. In：Duyckaerts C, et al（editors）. Dementias, Handbook of Clinical Neurology. 3rd series. Edinburgh：Elsevier；2008, pp.533-548.

Further reading

- 特集 Corticobasal Syndrome. *BRAIN and NERVE* 2013；65（1）.
  CBSの特集号で，CBS，CBDの病理，遺伝学的側面から臨床，画像，バイオマーカーまで広範に論じられている

VII. 二次性パーキンソニズムとその他の変性疾患
多系統萎縮症

Point
- 多系統萎縮症（MSA）は小脳性運動失調，パーキンソン症状，自律神経障害など多系統にわたる症状を徐々に呈する，成人発症の孤発性神経変性疾患である．
- MSAはオリーブ橋小脳萎縮症，線条体黒質変性症，シャイ・ドレーガー症候群を包括する疾患概念として提唱された．
- MSAは現在，小脳性運動失調を主体とするMSA-Cと，パーキンソン症状を主体とするMSA-Pの2つに臨床病型が分類されており，その患者の評価時点で優勢な症状によって決定される．
- 神経病理学的には被殻，黒質，プルキンエ細胞層，橋底部，脊髄側角などに細胞脱落がみられ，オリゴデンドロサイトの細胞質内にαシヌクレインの凝集体であるglial cytoplasmic inclusionが広範にみられる．
- 診断にはGilmanらによる改訂診断基準が有用である．根本治療は確立されておらず，対症療法を行う．

多系統萎縮症（MSA）の概念

　多系統萎縮症（multiple system atrophy：MSA）は成人発症の孤発性神経変性疾患で，オリーブ・橋・小脳系，黒質・線条体系，自律神経系，皮質脊髄路系といった多系統が進行性に障害される疾患である．臨床的には，小脳性運動失調，パーキンソン症状，自律神経障害，錐体路徴候などが種々の順序と程度で徐々に出現する．

　MSAは，小脳症状を主症状とするオリーブ橋小脳萎縮症（olivopontocerebellar atrophy：OPCA），パーキンソン症状を主とする線条体黒質変性症（striatonigral degeneration：SND），自律神経症状を主とするシャイ・ドレーガー症候群（Shy-Drager syndrome：SDS）を包括する疾患概念として提唱された[1]．これら3疾患は従来別々の疾患と考えられていたが，進行すると互いに類似の臨床像を呈するようになることから，単一スペクトラムととらえる考えが出され，その後これらの疾患に共通してオリゴデンドロサイト（乏突起膠細胞）の細胞質内に嗜銀性を示す封入体（glial cytoplasmic inclusion：GCI〈神経膠細胞質封入体〉）が認められることが明らかとなって[2]，MSAが独立した一疾患単位であることが確立した．現在ではGCIの主成分はαシヌクレインであることが示されており[3]，パーキンソン病，レヴィ小体型認知症とともにシヌクレイノパチーの一型に位置づけられている．

Memo

JAMSAC
孤発性MSA患者を対象としたgenome wide association study（GWAS）解析では，パーキンソン病と同様αシヌクレイン領域に有意差を認めたとの報告があり[19]，αシヌクレイン遺伝子多型が発症に関与している可能性が示唆されている．わが国では，MSAの自然歴とその病態に関与する遺伝因子を解明するためJAMSAC（Japan Multiple System Atrophy Research Consortium）という共同研究体制が構築され，臨床情報とDNA検体が収集されている．

MSAの臨床病型

MSAはOPCA，SND，SDSを包括する概念として登場した経緯から，MSAの臨床病型として長年この3型が用いられてきた．しかし，1998年のコンセンサス会議では，小脳症状を主とするMSA-Cと，パーキンソン症状を主とするMSA-Pという2つの臨床病型が定義され，自律神経症状を主とするSDSに相当する病型は用いないことが提唱された．2007年の第2回コンセンサス会議[4]でもMSA-CとMSA-Pの臨床病型分類は維持され，さらに"MSA-mixed"という呼称の使用は推奨しないと明記された．

ある患者をMSA-Cと診断するかMSA-Pと診断するかは，その患者の評価時点で優勢な症状によって決定される．MSAでは優勢な症状が経時的に変化することがあるため，病型も経時的に変化する場合がある．

MSA-CとMSA-Pの比率はわが国と欧米とでは異なり，わが国ではMSA-Cが7割を占めるのに対して，欧米では逆にMSA-Pが6割を占める[5]．アジア人を対象としたシンガポールの調査ではわが国と同様MSA-Cが67％を占めており，民族的な遺伝背景が病型に関与している可能性がある．

MSAの臨床症状

発症は30歳代〜70歳代，多くの場合40〜60歳で，自律神経症状で発症することが多い．有病率は人口10万人あたり4.4人[6]，罹病期間は診断から6〜7年である[7]．

自律神経症状

自律神経症状は必発であり，泌尿生殖器障害と起立性低血圧を主とする．勃起不全はMSAの初発症状としてみられることが多く，男性患者のほぼ全例にみられるが[8]，高齢者では有病率が高いため特異度は低い．しかし逆に勃起機能が保たれていればMSAはほぼ除外できる．排尿障害も高齢者ではよくみられるが，原因不明の尿失禁や残尿が最近発症してきた場合はMSAの診断を支持する．起立性低血圧は勃起不全や排尿障害ののちに生じることが多い[8]．診断には，3分以上仰臥位の後，起立後3分以内に収縮期血圧が30 mmHg以上，または拡張期血圧が15 mmHg以上低下した場合とされている．MSAではこのような血圧低下にもかかわらず，心拍数の代償的増加が不十分であることも重要な所見である．

パーキンソン症状

MSA患者の多くは経過中に筋強剛や無動，姿勢保持障害といったパーキンソン症状を呈する．振戦がみられることもあるが，典型的な丸薬丸め様静止時振戦はまれで，姿勢時や動作時の不規則なミオクローヌス様振戦である．パーキンソン症状は一般に左右差が乏しいが，明らかな左右差を呈することもある．姿勢保持障害はパーキンソン病よりも早期に出現し，進行が速い．

一般にL-ドパ製剤への反応性は低いが，病理学的に確定診断されたMSA患者の2/3は病初期にL-ドパ（メネシット®，マドパー®など）によって症状が改善し，1/3は死亡時まで反応性がみられたという[9]．約半数例でウェアリング・オフ（wearing off）やジスキネジアがみられるが，L-ドパ内服によって運動症状の改善がないにもかかわらずジスキネジアのみが誘発されることがあり，MSAに特徴的とされる[9]．

MSAにおけるパーキンソン症状の進行は速く，仮にUPDRS（Unified Parkinson's Disease Rating Scale）part IIIで評価すると，パーキンソン病では年間10％未満の悪化であるのに対して，MSAでは28.6％である[10]．

小脳性運動失調

失調性歩行障害が最も多くみられ，失調性構語障害や小脳性眼球運動障害を伴う．四肢失調もみられるが，歩行・構語障害のほうが優位である．眼球運動障害は，早期には矩形波眼球運動（square-wave jerks），衝動性追従運動（saccadic pursuit），測定異常性衝動性運動（dysmetric saccades）が認められる．進行すると大部分の症例で注視誘発眼振（gaze-evoked nystagmus）がみられる．核上性注視麻痺や緩徐眼球運動はMSAの特徴とはされないが，進行例では垂直性眼球運動障害が現れることがある．

その他の症候

深部腱反射亢進やバビンスキー徴候などの錐体路徴候は50％の症例で認められるが，痙縮は少ない[11]．下位運動ニューロン徴候が臨床的に認められることは少ないが，針筋電図では脊髄前角細胞障害を示唆する神経原性変化が約半数の症例で認められる[12]．

レム期睡眠行動異常症（REM sleep behavior disorder：RBD）はMSA患者の90％にみられ，パーキンソン病よりも頻度が高い[13]．またMSAでは，睡眠中の吸気時に特徴的な高調の喘鳴を生じることがある．これは後輪状披裂筋麻痺による声帯外転障害によるもので，ゲルハート症候群（Gerhaldt syndrome）とも呼ばれる．声帯内転には障害はないため，嚥下や発声に支障はない．声門閉鎖によって突然死する可能性もあるため，必要であれば気管切開を実施する．しかし気管切開を行っても突然死を完全に防ぐことはできない．中枢性無呼吸による致死性不整脈が突然死に関与している可能性が考えられる．

嗅覚障害がみられることもあるが，パーキンソン病より頻度は低く，程度も軽い．

認知機能は通常MSAでは保たれるとされ，Gilmanらの改訂診断基準[4]でも認知症の存在はMSAの診断を支持しないとされている（ **1** ）．しかし，Dementia Rating ScaleとFrontal Assessment Battery（FAB：前頭葉機能検査）を用いたMSA 372例の検討では，20〜30％で有意な認知機能低下が認められている[14]．年齢や障害度が高いほど頻度が高かったが，早期軽症例にお

① Gilman らによる MSA 改訂診断基準

probable MSA
孤発性，進行性，成人（30歳以降）発症の疾患で，自律神経障害（膀胱からの尿排出を制御できない，男性では勃起不全，起立後3分以内に収縮期血圧が30 mmHgまたは拡張期血圧が15 mmHg以上低下する起立性低血圧），L-ドパ反応性の乏しいパーキンソニズム（運動緩慢，筋強剛，振戦，姿勢保持障害），または小脳症状（歩行運動失調，小脳性構音障害，肢節運動失調，小脳性眼球運動障害）を呈する
possible MSA
孤発性，進行性，成人（30歳以降）発症の疾患で，パーキンソニズムあるいは小脳症状を呈し，かつ自律神経障害を示唆する所見（他の原因では説明できない尿意促迫，頻尿，残尿，男性では勃起不全，あるいは probable MSA の基準は満たさないが有意な起立性低血圧）を少なくとも1つ認め，さらに以下のうち少なくとも1つを満たすもの (1) possible MSA-P or MSA-C 　腱反射亢進を伴うバビンスキー徴候陽性，喘鳴 (2) possible MSA-P 　急速進行性のパーキンソニズム，L-ドパ反応性が乏しい，運動症状出現後3年以内の姿勢保持障害，歩行運動失調・小脳性構音障害・肢節運動失調・または小脳性眼球運動障害，運動症状出現後5年以内の嚥下障害，MRI における被殻，中小脳脚，橋，または小脳の萎縮，FDG-PET における被殻，脳幹，または小脳の代謝低下 (3) possible MSA-C 　パーキンソニズム（運動緩慢と筋強剛），MRI における被殻，中小脳脚，または橋の萎縮，FDG-PET における被殻の代謝低下，SPECT または PET における黒質線条体系ドパミン作動性ニューロンの脱神経所見
MSA の診断を支持する所見 (red flags)
口部顔面ジストニア，頸部前屈，カンプトコルミア（脊柱の高度前屈）and / or ピサ症候群（脊柱の高度側屈），手または足の拘縮，吸気時のため息，高度の発声困難，高度の構語障害，いびきの出現または増悪，手足の冷感，病的笑いまたは病的泣き，律動性のミオクローヌス様の姿勢時・動作時振戦
MSA の診断を支持しない所見
典型的丸薬丸め様の静止時振戦，臨床的に有意な末梢神経障害，薬剤性ではない幻覚，75歳以降の発症，失調症やパーキンソニズムの家族歴，認知症（DSM-IVによる），多発性硬化症を示唆する白質病変

(Gilman S, et al. *Neurology* 2008[4] より)

いても 20% で低下が認められたという．

MSA の改訂診断基準[4]

　診断の確からしさを definite, probable, possible の 3 段階とし，さらに MSA-C と MSA-P に分類する．

　definite MSA（確実例）は，神経病理学的に線条体・黒質系またはオリーブ・橋・小脳系に変性所見を認め，中枢神経系に広範かつ大量に α シヌクレイン陽性の GCI を認める場合とする．probable MSA（ほぼ確実例）と possible MSA（疑い例）の診断基準を表に示す（①）．

MSA の画像診断

　MSA の診断には画像検査が有用なことがあり，改訂診断基準には MRI，FDG-PET，SPECT の所見が含まれている．

　MRI では被殻，中小脳脚，橋，および小脳の萎縮，被殻後外側縁の線状病変，橋底部の十字サイン（hot cross bun sign），中小脳脚の信号変化などが認められる（②）．被殻の線状病変は磁化率強調画像（susceptibility-weighted imaging：SWI）が感度が高く，橋十字サインはプロトン密度強調画像（proton density-weighted imaging：PDWI）が感度が高い[15]（③）．

2 MSA-P 患者の頭部 MRI 所見（65 歳男性）

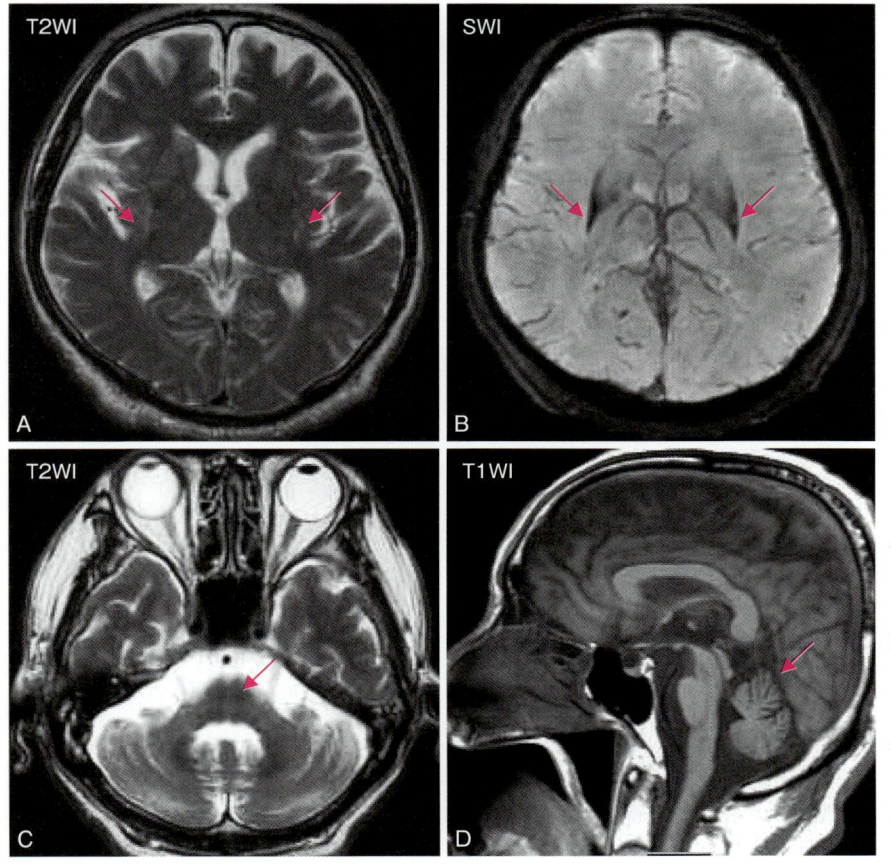

A：T2 強調画像（T2WI）で両側被殻後外側縁に線状高信号域が認められる（→）．
B：被殻後外側縁の線状病変は磁化率強調画像（SWI）では明瞭な低信号域として描出される（→）．
C：小脳症状は軽度だが，橋には十字サインが認められる（→）．
D：矢状断では小脳虫部が軽度萎縮している（→）．

3 MSA-C 患者の頭部 MRI 所見（67 歳女性）

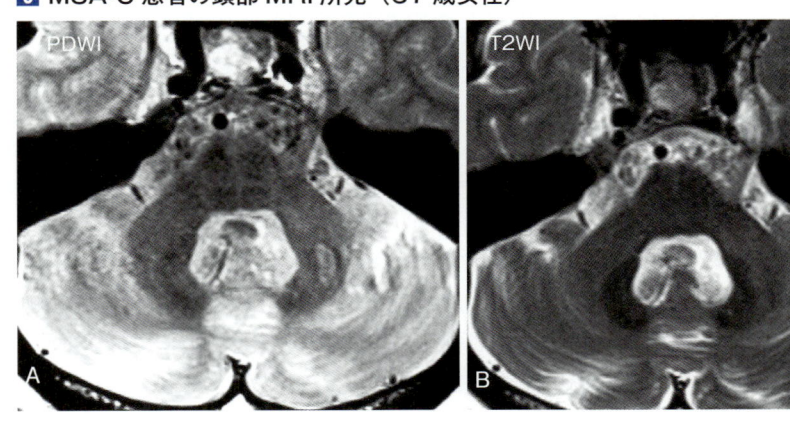

A：プロトン密度強調画像（PDWI）で橋十字サインが認められる．
B：T2 強調画像（T2WI）では橋十字サインは明らかではない．
（Kasahara S, et al. *Eur J Radiol* 2012 [15] より一部改変）

　FDG-PET では被殻，脳幹，小脳の代謝低下が認められる．
　SPECT では，線条体におけるドパミンニューロン終末のドパミントランスポーター（dopamine transporter：DAT）を可視化する DaTSCAN がわが国でもまもなく使用できるようになる．これにより黒質・線条体系におけるドパミンニューロンの脱落を検出することが可能となる．

4 MSA 患者の神経病理所見

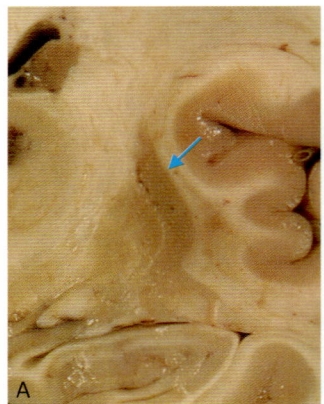

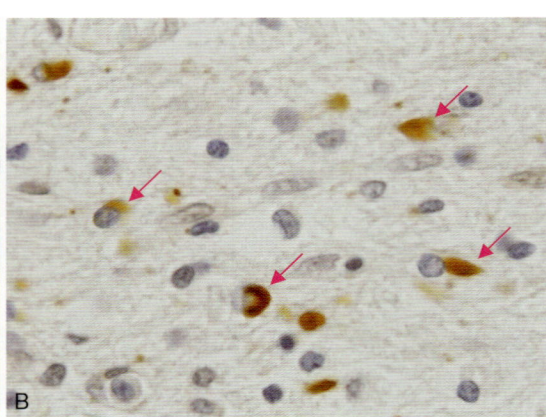

A：大脳前額断で被殻（→）は萎縮し，褐色調を帯びている（72歳女性，MSA-P）．
B：橋のユビキチン免疫染色．多数の GCI（→）が認められる（60歳男性，MSA-C）．

これらの画像検査を用いれば，小脳症状のみを呈する患者において MRI での被殻萎縮や被殻外側の線状病変，FDG-PET での被殻の代謝低下，DaTSCAN によるドパミンニューロン脱落が認められれば MSA-C が疑われる．一方，パーキンソン症状のみを呈する患者において MRI で小脳萎縮や橋十字サイン，中小脳脚の信号変化，あるいは FDG-PET での小脳代謝低下が認められれば MSA-P が疑われる．

心筋シンチグラフィーは MSA では通常保たれるが，長期経過した進行例では低下することがある．これは交感神経節前線維の変化が経シナプス的に節後線維に進展するためと考えられている．経頭蓋ドプラ超音波検査では，日本人を対象とした検討で，パーキンソン病では黒質の高エコー輝度が 80％以上にみられたのに対し，MSA-P では 9％であり[16]，黒質が可視化できた場合は鑑別に役立つと考えられる．

MSA の神経病理

肉眼的には小脳皮質，中小脳脚，橋底部，下オリーブ核は萎縮し，被殻は萎縮して茶褐色に変色している（4-A）．黒質と青斑核は褪色している．大脳皮質には運動野・前運動野をはじめ種々の萎縮がみられる．

光学顕微鏡での神経細胞脱落とグリオーシスが最も強いのは，被殻背外側，黒質，青斑核，プルキンエ細胞層，橋底部，下オリーブ核，迷走神経背側核，脊髄側角である．白質の変性はさらに広範囲に認められる．

本症では GCI をはじめ，neuronal cytoplasmic inclusions（NCI），neuronal nuclear inclusions（NNI），glial nuclear inclusions（GNI），neuropil thread（NT）などの異常構造物が出現する．

GCI はオリゴデンドロサイトの細胞質内に出現する火炎状ないし鎌状の封入体であり，大脳，脳幹，小脳，脊髄の白質・灰白質に広範にみられる（4-B）．GCI は銀染色（ボディアン，ビールショウスキー，ガリアス）およびユビキチン・αシヌクレイン免疫染色で陽性である．NCI，NNI，GNI，NT

5 淡蒼球の substance P, met-enkephalin 免疫染色

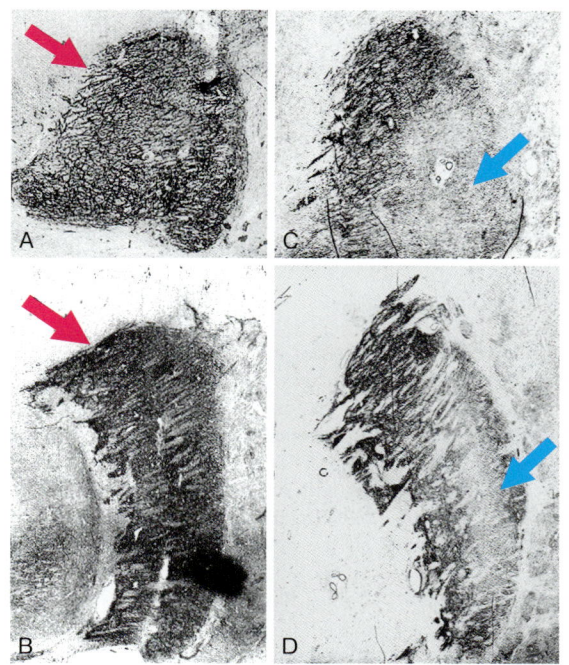

A, B：正常コントロール. substance P 免疫染色では淡蒼球内節全域（A），met-enkephalin 免疫染色では淡蒼球外節全域（B）が染色される（→）.
C, D：MSA 患者では，substance P 免疫染色による淡蒼球内節（C），met-enkephalin 免疫染色による淡蒼球外節（D）の，いずれも腹外側領域で染色性が低下している（→）.
（Ito H, et al. *Acta Neuropathol* 1995 [17]；Ito H, et al. *Neurology* 1996 [18] より一部改変）

もユビキチン・αシヌクレイン陽性であるが，これらの頻度は GCI に比して低く，主として橋底部と被殻に認められる．

MSA のパーキンソン症状は L-ドパへの反応性が乏しいとされているが，効果のみられる症例もあり，L-ドパへの反応性は線条体でのドパミン受容体の低下と相関することが示唆されている．ドパミン受容体は線条体から淡蒼球への投射ニューロンに存在する．この投射ニューロンの軸索終末には substance P および met-enkephalin が存在するため，これらを免疫組織化学的に検討することにより，これらの投射ニューロンの変性の程度を解析することができる．正常対照では substance P は淡蒼球内節全域，met-enkephalin は淡蒼球外節全域に分布するが，MSA では淡蒼球内・外節とも腹外側で染色性が低下している [17,18]（5）．これは被殻から淡蒼球への投射ニューロンの変性を反映していると考えられる．しかし詳細に検討すると，L-ドパ反応性がまったくなくなった症例では投射ニューロン終末は消失していたが，反応性が死亡時まである程度保たれていた症例では，この投射線維終末が減少しながらも残存していた [18]．すなわち，MSA の L-ドパへの反応性は線条体投射ニューロンの脱落の程度と相関すると考えられる．

MSA の治療

MSA の原因・発症機序は明らかではなく，根本的な治療法は確立していない．

対症療法としては，小脳症状に対しては TRH 誘導体であるタルチレリン

> **Memo**
>
> **UMSARS**
>
> MSAの新規治療薬開発にはその臨床症状を正確に評価するスケールが必要である．そのため，パーキンソン病におけるUnified Parkinson's Disease Rating Scale（UPDRS）や小脳失調症におけるInternational Cooperative Ataxia Rating Scale（ICARS）に相当する評価スケールとしてUnified MSA Rating Scale（UMSARS）が作成され[20]．現在これを用いたMSAの自然歴研究や新規治療法の開発が行われている．

（セレジスト®）を用い，パーキンソン症状に対してはL-ドパを中心としたドパミン補充療法を行う．起立性低血圧に対しては弾性ストッキング，塩分摂取，臥床中の頭部挙上などの非薬物療法を行い，ミドドリン（メトリジン®など），フルドロコルチゾン（フロリネフ®），ドロキシドパ（ドプス®など）を考慮する．勃起不全に対してはシルデナフィル（バイアグラ®）などの5型ホスホジエステラーゼ（PDE-5）阻害薬を試みる．

（伊東秀文）

文献

1) Graham JG, Oppenheimer DR. Orthostatic hypotension and nicotine sensitivity in a case of multiple system atrophy. *J Neurol Neurosurg Psychiatry* 1969；32：28-34.
2) Papp MI, et al. Glial cytoplasmic inclusions in the CNS of patients with multiple system atrophy（striatonigral degeneration, olivopontocerebellar atrophy and Shy-Drager syndrome）. *J Neurol Sci* 1989；94：79-100.
3) Wakabayashi K, et al. Alpha-synuclein immunoreactivity in glial cytoplasmic inclusions in multiple system atrophy. *Neurosci Lett* 1998；249：180-182.
4) Gilman S, et al. Second consensus statement on the diagnosis of multiple system atrophy. *Neurology* 2008；71：670-676.
5) 市川弥生子．MSA update．鈴木則宏ほか（編），Annual Review 神経 2012．東京：中外医学社；2012．pp.231-240.
6) Schrag A, et al. Prevalence of progressive supranuclear palsy and multiple system atrophy：A cross-sectional study. *Lancet* 1999；354：1771-1775.
7) Ben-Shlomo Y, et al. Survival of patients with pathologically proven multiple system atrophy：A meta-analysis. *Neurology* 1997；48：384-393.
8) Kirchhof K, et al. Erectile and urinary dysfunction may be the presenting features in patients with multiple system atrophy：A retrospective study. *Int J Impot Res* 2003；15：293-298.
9) Hughes AJ, et al. The dopaminergic response in multiple system atrophy. *J Neurol Neurosurg Psychiatry* 1992；55：1009-1013.
10) Seppi K, et al. Progression of parkinsonism in multiple system atrophy. *J Neurol* 2005；252：91-96.
11) Wenning GK, et al. Multiple system atrophy：A review of 203 pathologically proven cases. *Mov Disord* 1997；12：133-147.
12) Gawel M, et al. Is peripheral neuron degeneration involved in multiple system atrophy? A clinical and electrophysiological study. *J Neurol Sci* 2012；319：81-85.
13) Plazzi G, et al. REM sleep behavior disorders in multiple system atrophy. *Neurology* 1997；48：1094-1097.
14) Brown RG, et al. Cognitive impairment in patients with multiple system atrophy and progressive supranuclear palsy. *Brain* 2010；133：2382-2393.
15) Kasahara S, et al. "Hot cross bun" sign in multiple system atrophy with predominant cerebellar ataxia：A comparison between proton density-weighted imaging and T2-weighted imaging. *Eur J Radiol* 2012；81：2848-2852.
16) Okawa M, et al. Transcranial sonography of the substantia nigra in Japanese patients with Parkinson's disease or atypical parkinsonism：Clinical potential and limitations. *Intern Med* 2007；46：1527-1531.
17) Ito H, et al. Topographic involvement of the striatal efferents in basal ganglia of patients with adult-onset motor neuron disease with basophilic inclusions. *Acta Neuropathol* 1995；89：513-518.
18) Ito H, et al. Striatal efferent involvement and its correlation to levodopa efficacy in patients with multiple system atrophy. *Neurology* 1996；47：1291-1299.
19) Scholz SW, et al. SNCA variants are associated with increased risk for multiple system atrophy. *Ann Neurol* 2009；65：610-614.
20) Wenning GK, et al. Development and validation of the Unified Multiple System Atrophy Rating Scale（UMSARS）. *Mov Disord* 2004；19：1391-1402.

VII. 二次性パーキンソニズムとその他の変性疾患
紀伊 ALS／パーキンソン認知症複合

Point

- 紀伊半島南部には，ALS とパーキンソン認知症複合（PDC）の高集積地がある．ALS と PDC はオーバーラップ例をはさんで連続したスペクトル上に並んでおり，関連した疾患という概念の下で，ALS／PDC と一括して扱われる．
- ALS は地域集積性がある以外は，臨床的にも神経病理学的にも，通常の ALS と大きく変わるところはない．アルツハイマー神経原線維変化（NFT）は，軽微なものから PDC に近い高度なものまでさまざまである．
- PDC は，L-ドパに反応しないパーキンソニズムと，意欲低下が目立つ認知症を中核症状とする．ALS 症状を合併する例もある．
- PDC の神経病理学的所見では，肉眼的に前頭側頭葉の萎縮，黒質と青斑核の脱色素を認める．組織学的にはタウ蛋白陽性の多数の NFT が脳幹と大脳の神経細胞内に広範に出現し，海馬，海馬傍回，扁桃核，脳幹被蓋に特に高度である．
- タウ蛋白陽性封入体は，グリアの細胞質内と突起内にも多発し，さまざまな形態をとる．軟膜下と白質の星状細胞に好発し，乏突起膠細胞内にも出現する．
- PDC と ALS の臨床的オーバーラップ症例では，典型的 PDC 病変と典型的 ALS 病変を認める．神経病理学的オーバーラップ例には，生前に明らかな ALS 症状やパーキンソニズムを認めなかった例が含まれる．
- TDP-43 陽性封入体を，ALS／PDC のほぼ全例に認める．海馬歯状回の神経細胞内と脊髄前角細胞質内（skein-like inclusion, round body）に好発し，神経突起内封入体は多くない．
- レヴィ小体あるいはαシヌクレイン陽性封入体が ALS／PDC の多数に認められる．PDC におけるβ-アミロイド老人斑の出現は，軽微なものがある一方で，少数ながら高度な症例も含まれる．
- ALS では形態画像に著変を認めない．PDC では左右対称性の前頭側頭葉萎縮を示し，海馬萎縮が高度で，脳血流 SPECT では前頭側頭部に著明な血流低下を認める．MIBG 心筋シンチグラフィーでは，PDC 例の大部分で集積低下を示す．
- 紀伊半島の ALS 高集積地では，ALS は 1960～1980 年の間に激減した．穂原地区では PDC が増加した後にやや減少に転じている．
- ALS の多発や激減の原因は不明である．環境因が注目され，微量元素異常仮説，ソテツの果実に含まれる神経毒仮説などが提唱されたが，実証されたものはない．遺伝子異常も見出されていなかったが，2012 年に和歌山県南部の複数例に ALS の原因遺伝子の一つである *C9orf72* 遺伝子の GGGGCC hexanucleotide のリピート数延長が見出された．穂原地域例には遺伝子異常は確認されていない．
- 短期間に病型と発生率が変動した要因を解明することによって，神経変性の機序と治療介入への道が拓かれる可能性がある．

西太平洋上の神経変性疾患の高集積地

　西太平洋上の東経135〜145°の間に南北に遠く離れて位置する紀伊半島南部，グアム島，西ニューギニア奥地には，筋萎縮性側索硬化症（amyotrophic lateral sclerosis：ALS）の発生率が他地域の約100倍に達する高集積地が点在し，西太平洋ALS高集積地（western Pacific ALS focus）と呼ばれる[1]．これらのALS高集積地には，この地域に固有のパーキンソン認知症複合（parkinsonism-dementia complex：PDC）も高集積する．ALSとPDCは，オーバーラップ症例の存在，家族性発生率が高いこと，神経病理学的所見にも連続性があることから，臨床表現型は異なるが同一疾患スペクトル上にあるという考えが優勢で，一括してALS／PDCという疾患概念で扱われることが多い．

グアムのALS多発とPDCの発見

　第二次世界大戦終盤にアメリカ軍の軍医としてグアムに滞在していた神経病理学者のZimmermanは，グアム原住民のチャモロ人にALSが多数発生していることに注目して本国に報告した[2]．戦後に米国国立衛生研究所（National Institutes of Health：NIH）は大規模な調査研究を実施し，チャモロ人ではALSの有病率と発生率が米国本土の約100倍と高いことを明らかにした[1]．調査の過程で多数見出されたパーキンソン症状と認知症を特徴とする神経疾患については，1959〜1960年にニューヨークからグアムに派遣され，患者診察と神経病理学的研究に携わっていた平野朝雄によって詳細に研究され，臨床的・神経病理学的に新しい疾患単位としてparkinsonism-dementia complex（PDC：パーキンソン認知症複合）と命名された[3]．PDCは，臨床的には進行性のパーキンソニズムと認知症が複合して出現し，神経病理学的特徴は，アミロイド老人斑を伴うことなく多数のアルツハイマー神経原線維変化（neurofibrillary tangle：NFT）が中枢神経系全体に広範囲に出現することであり，アルツハイマー病やパーキンソン病からは区別される．

紀伊半島のALS高集積地の発見

　和歌山県南部から三重県南部にかけての熊野灘に面した紀伊半島の南部一帯の山岳地帯は，旧・紀伊の国の牟婁（むろ）郡である．この地域にALSが多発することは古くから知られており，すでに1911（明治44）年に東京大学の講義で内科学教授の三浦謹之助が言及している[4]．1960年代になって，和歌山県立医科大学の木村・八瀬ら[5]は，ALSが多発していた古座川町長の要請を受けて開始したALS調査の住民検診を牟婁地域一帯に広げて実施し，和歌山県の古座川地区と三重県の穂原地区が，グアムの有病率に匹敵するALS多発地であることを発見した．八瀬らのALS追跡調査では，両地区とも1980年代初頭を最後にALSの新規発生が途絶えたので，グアムに続いて紀伊半島ALSでもALS高集積地は消滅したと考えられた[6]．

Keywords

アルツハイマー神経原線維変化（NFT）

神経細胞質内封入体の一種で，微小管結合蛋白質の一つであるタウ蛋白（Keywords「タウ蛋白のアイソフォーム」（p.464）参照）が異常にリン酸化されて細胞質中で線維化し，凝集したもので，電子顕微鏡で観察すると，直径が10 nmで，80 nmの周期でくびれと膨らみを繰り返している一対の線維であり，対らせんフィラメント（paired helical filament：PHF）と呼ばれる．PDCで多発するが，アルツハイマー病，進行性核上性麻痺，大脳皮質基底核変性症，タウ遺伝子異常による家族性前頭側頭型認知症，ボクサー脳症などの変性疾患で観察される．リン酸化タウ蛋白が中枢神経系に蓄積する疾患をタウオパチー（tauopathy）と総称する．

Keywords

アルツハイマー病

神経病理学的には，大脳皮質の神経細胞脱落とともに，アミロイドβ蛋白で構成される老人斑とNFTが大脳皮質に広範に認められる．まずアミロイドβ蛋白が蓄積して神経細胞を傷害し，その結果としてタウ蛋白凝集が起こってNFTが形成されると考えられている．

Keywords

パーキンソン病

黒質のドパミン作動性メラニン色素含有細胞が変性脱落する疾患の中で，レヴィ小体が形成されるものを古典的パーキンソン病と呼ぶ．レヴィ小体はリン酸化されたαシヌクレイン蛋白が主成分である．

紀伊半島の病理確認 PDC 例の報告

　紀伊半島集積地の PDC について，八瀬らは 1969 年に実施した穂原地区住民検診において，純粋 ALS 例の他に，認知症や運動ニューロン症状を伴うパーキンソニズム例があったことを記載している[7]．病理学的に確定診断された PDC 例の報告は，2001 年に筆者らによってなされた[8]．PDC 例発見のきっかけは，1990 年以降に ALS を発症した複数の穂原地区住民を確認したことで，再調査を実施した結果，ALS 発生が持続していることと，認知症を伴い L-ドパに反応しない PDC 疑い例が存在することを確認した．PDC 疑いの 1 例は数年後に剖検が行われ，グアム PDC と基本的に同じ神経病理学的所見を確認し，他の神経変性疾患を除外できたので，紀伊 PDC と命名して報告した[8]．その後も穂原地区では，PDC 例あるいは PDC と ALS のオーバーラップ例を観察し，10 例を超える神経病理学的確認例が存在する．一方，古座川を中心とする和歌山県地区では，PDC 疑い例は存在するが，病理診断で確定された例はない．

西ニューギニア・パプア州の ALS と PDC

　1950 年代からニューギニア原住民の風土病調査をしていた Gadjusek ら[9]は，1960 年以降の調査で，西ニューギニア（現在はインドネシア共和国・パプア州）の密林地帯に住む Auyu 族と Jakai 族に ALS と PDC が多発していることを発見した．その後，この地域の調査は実施されなかったが，2001 年以降に奥宮らが再開した現地調査に筆者も加わり，実際に ALS，パーキンソニズム，認知症の患者約 60 例を確認した[10]．その中には PDC 疑い例が含まれている．病理診断確定例の報告はない．

紀伊 ALS / PDC の臨床症状

　小久保ら[11]は，1996〜1999 年の 4 年間に観察された ALS の 3 例，PDC の 19 例について臨床症状を報告している．純粋 ALS の臨床像は通常の ALS と同じで，錐体路症状，四肢筋萎縮，球麻痺，呼吸筋麻痺を認めた．PDC では，自発性低下と思考緩慢を中核症状とする認知症，および固縮・無動型パーキンソニズムがほぼ同時期に出現した．認知機能障害では，記憶障害と見当識障害の出現頻度は高いが高度とはならず，発話減少，無関心，無感動の前頭葉症状が目立った（**1**-A）．幻視は約 30% に認められた（**1**-B）．パーキンソニズムでは典型的静止時振戦の出現頻度は 20% 未満であり，L-ドパ反応性は不良で，発症後数年で歩行不能となり，終末期には寝たきりから無動性無言症に陥った（**2**-A）．

　PDC の経過中に，上位運動ニューロン症状か下位運動ニューロン症状，あるいは両方が，半数以上の症例に認められた（**2**-B）．認知症と ALS 症状だけで，明らかなパーキンソニズムを認めない ALS・認知症例について，神経病理学的に検討した例では PDC・ALS 合併例と同じであった[12]．男女

Key words
紀伊国の牟婁（むろ）郡
紀伊半島の南部一帯を占める広大な地域で，かつての熊野の国であり，大化の改新後に紀伊の国に編入されて牟婁郡になった．1879（明治 12）年には北牟婁郡，南牟婁郡，東牟婁郡，西牟婁郡に四分割され，南北の 2 郡は三重県に，東西の 2 郡は和歌山県に編入された．ALS 高集積地は，この地域に散在する．

Key words
三浦謹之助（1864〜1950）
内科学者．日本近代内科学の成立に寄与し，ことに Erb と晩年の Charcot の下で学び，わが国に神経病学を樹立したことで知られる．またフランス神経学の日本への紹介者でもある．1895 年東大教授（当初第 2 講座，のち第 1 講座）となり，1924 年までその地位にあった．1897 年に精神医学講座教授の呉秀三とともに，日本神經學會を創設し，神經學雜誌（後に精神神経学雑誌）を創刊した．

1 紀伊パーキンソン認知症複合（PDC）19例の認知機能障害と精神症状

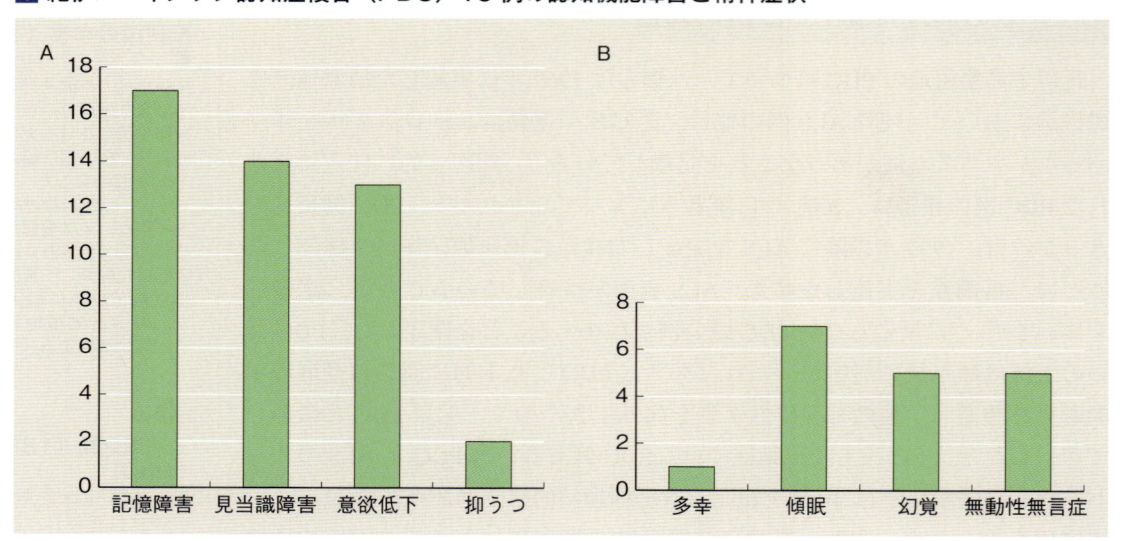

A：紀伊 PDC の認知機能障害発生件数（19例）．記憶障害と見当識障害の頻度は高いが，高度障害ではない．意欲低下が非常に高度である．
B：紀伊 PDC の精神症状発生件数（19例）．傾眠傾向と幻覚が多い．無動性無言症は終末像である．

（小久保康昌ほか．臨床神経学 2001[11]）より改変）

2 紀伊パーキンソン認知症複合（PDC）19例のパーキンソン症状と筋・運動障害

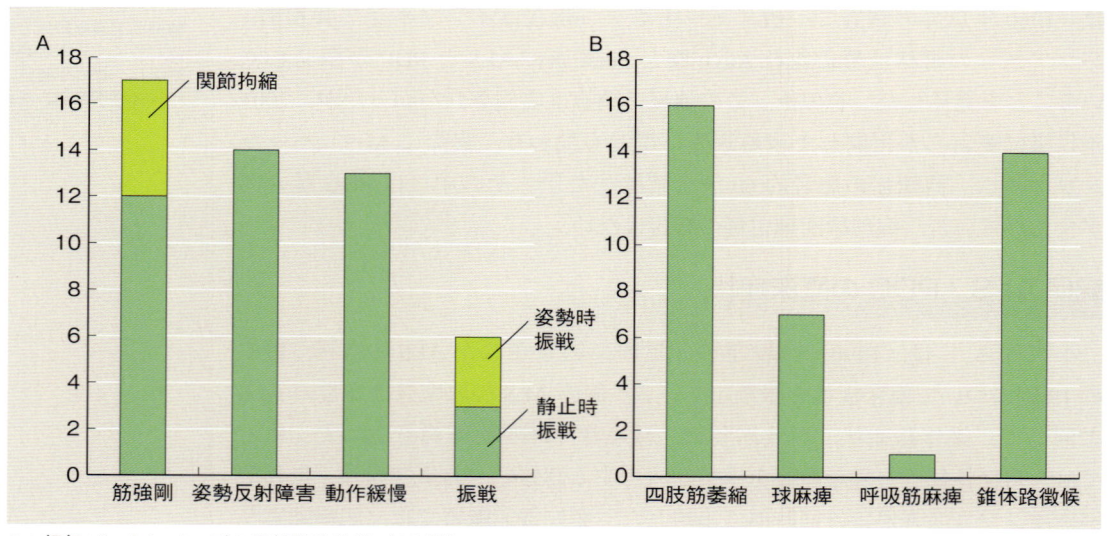

A：紀伊パーキンソニズム症状発生件数（19例）．
B：紀伊 PDC に合併した運動ニューロン症状発生件数（19例）．多くは，PDC の経過中に加わってくる．

（小久保康昌ほか．臨床神経学 2001[11]）より改変）

比は女性のほうが多く，平均発症年齢は，純粋 ALS で 60.0 歳に対して PDC では 65.5 歳である．罹病期間は，ALS では通常の ALS と同じで数年で死亡するが，PDC では 10 年前後と長く，運動ニューロン症状出現後の進行も緩徐である．

3 紀伊パーキンソン認知症複合（PDC）の脳画像

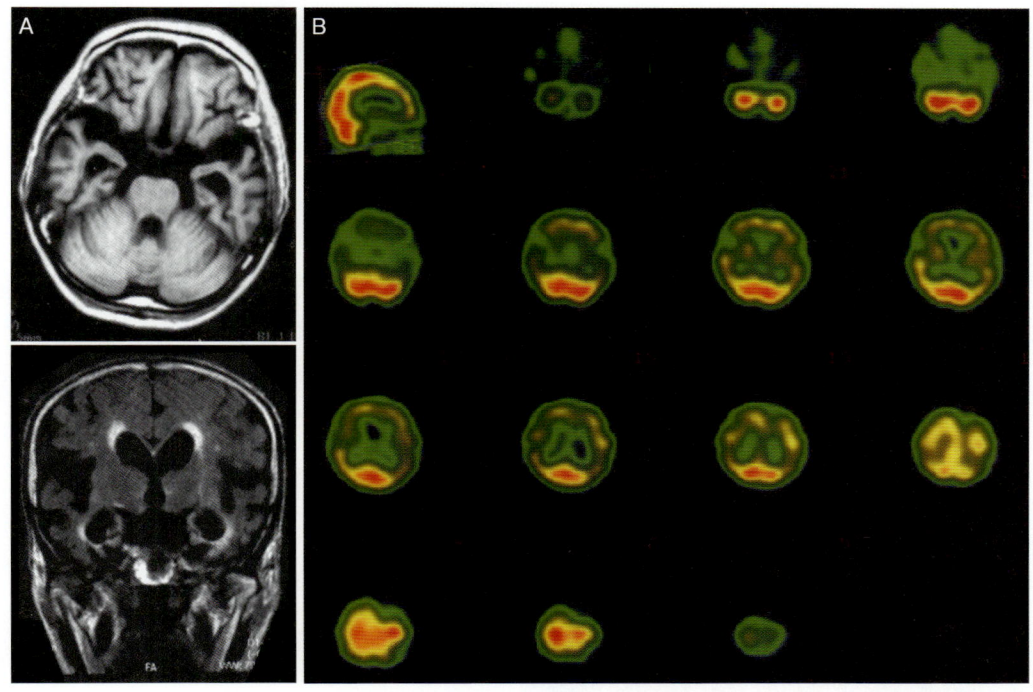

A：紀伊 PDC の MRI の水平断 T1W 画像と前額断 FLAIR 画像．海馬萎縮が最も高度で，前頭葉と側頭葉に前方部優位の対称性の高度萎縮を認める．
B：紀伊 PDC の SPECT．前頭葉と側頭葉に著明な血流低下を認める．

検査所見と画像所見

　血液・血清・生化学検査所見には異常を認めない．形態画像は，ALS では著変を認めないが，PDC では左右対称性の前頭葉と側頭葉の高度萎縮を認め，特に海馬の萎縮が高度で，側脳室下角が著明に開大する（3-A）[13]．脳血流検査（SPECT）では，前頭葉と側頭葉に著明な血流低下を認める（3-B）．MIBG 心筋シンチグラフィーでは，PDC 例の多くに集積低下を認める[14]．これは，本症に合併しているレヴィ小体病変の反映と考えられる[15]．

神経病理学的・免疫組織化学的所見

純粋 ALS

　前頭葉運動野から錐体路までの上位運動ニューロンと，脳幹・脊髄の下位運動ニューロンに選択的変性を認め，随意的収縮をする横紋筋は神経原性萎縮を示す典型的 ALS 病変が認められる．脊髄前角細胞と脳幹運動神経細胞内にはブニナ小体が出現し，ユビキチンと TDP-43 の免疫組織化学では，海馬歯状回神経細胞質内に陽性封入体が認められ，下位運動ニューロンの細胞質内には糸かせ様封入体（skein-like inclusion）が認められる[16]（4）．NFT 病変も広範な分布で出現するが，出現量は症例ごとに軽微から高度までさま

> **Keywords**
> **MIBG 心筋シンチグラフィー**
> 心臓を支配している交感神経の状態を診る神経核医学検査で，交感神経終末でノルアドレナリンと同様の摂取・貯蔵・放出が行われる物質であるメタヨードベンジルグアニジン（MIBG）に ^{123}I を標識して使用する．交感神経節後線維である心臓交感神経の障害を判定できることから，各種心疾患に伴う局所交感神経障害，神経変性疾患に伴う自律神経障害などの評価に用いられる．特にレヴィ小体病（パーキンソン病，レヴィ小体型認知症など）では著明な低下を認める．

4 TDP-43 陽性封入体

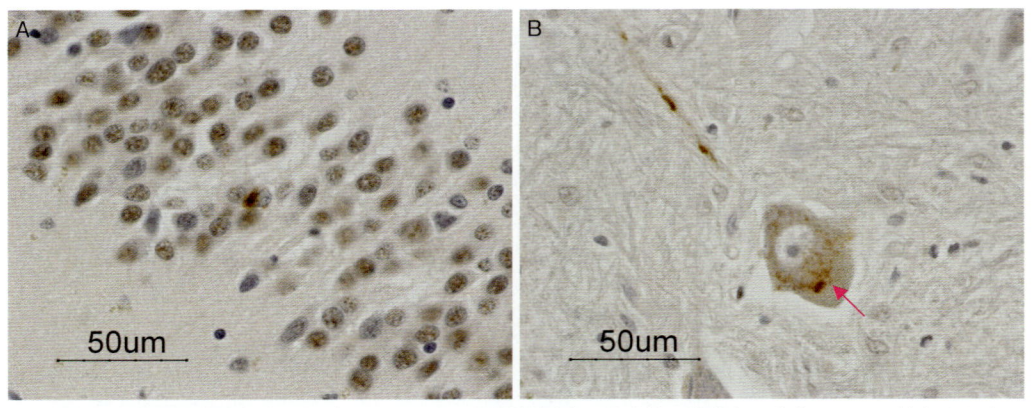

A：海馬歯状回の細胞質内封入体（ポリクローナル抗体染色）．正常核は濃茶色に染色される．染色されない異常な核をもつ細胞内に，濃茶色に染まる封入体を認める．
B：脊髄前角細胞と突起内の顆粒状と線維状の封入体．一部は skein-like inclusion 様の構造を示す（→）．

5 紀伊パーキンソン認知症複合（PDC）の脳

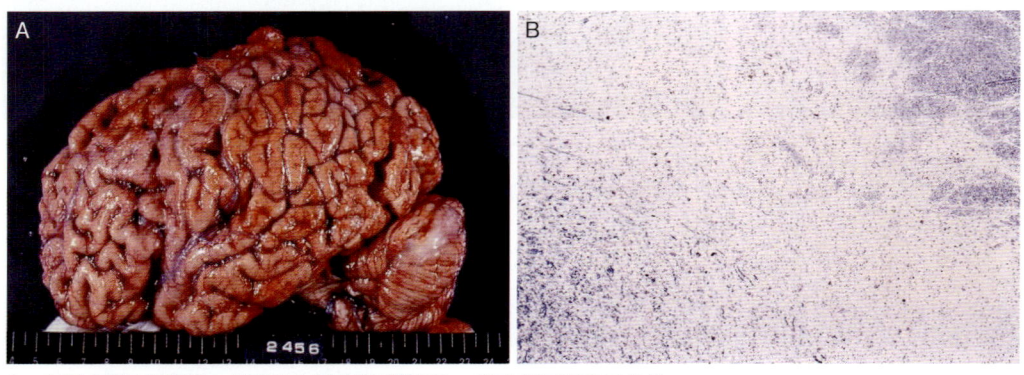

A：未固定脳の側面像．前頭葉と側頭葉が萎縮し，前方部に高度である．
B：黒質のクリューヴァー・バレラ（KB）染色．黒質のメラニン色素含有神経細胞はほぼ完全に消失している．

Key words

タウ蛋白のアイソフォーム

タウ蛋白は神経軸索内の分子量約5万の微小管結合蛋白であり，微小管の重合を促進したり安定化したりする．タウではエクソン2, 3, 10の選択的スプライシングにより6本のアイソフォームがある．このうちC末端側に繰り返す微小管結合領域を3つ有するものを3リピートタウ，4つ有するものを4リピートタウと呼ぶが，この違いはエクソン10の挿入の有無により生じる．その遺伝子発現は種，年齢により異なり，ヒト胎児期の脳では3リピートタウのみが発現しているが，成人脳では6種類のタウアイソフォームが認められる．疾患によって，異常蓄積するアイソフォームのパターンが異なる．

ざまである[12]．

PDC

肉眼的には前頭葉と側頭葉が萎縮し，特に前方部に顕著である（**5**-A）．黒質と青斑核の脱色素を認め，神経細胞は高度に脱落している（**5**-B）．本症を特徴づける神経病理学的所見は，多数の NFT と神経細胞脱落が中枢神経系に広範に認められることである[12]（**6**）．鍍銀染色やタウ免疫組織化学で見た NFT の分布は，大脳皮質から脊髄灰白質にまで中枢神経系全体に広範に出現するが，脳幹灰白質，視床下部，海馬と側頭葉内側面に最も高度である[17]（**7**）．大脳皮質における NFT の分布は表層の II～III 層に顕著であり，深層の V～VI 層に顕著なアルツハイマー病での分布とは異なる．併せて，多様なグリア細胞内封入体が出現し，特に脳軟膜と白質の星状膠細胞質内や突起内に顕著で，tuft-shaped（房状）様や astrocytic plaque（アストロサイト斑）様のものもみられる（**8**）．乏突起膠細胞内封入体にもタウ陽性封入体が認

6 紀伊パーキンソン認知症複合（PDC）の海馬（ビールショウスキー染色）

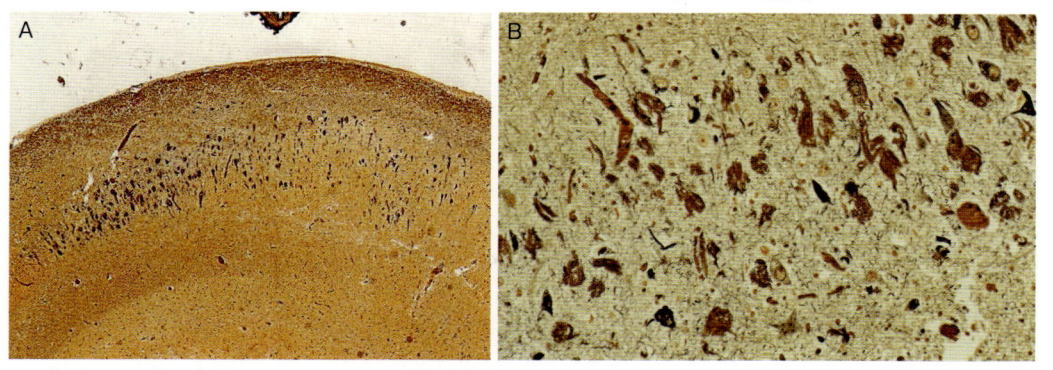

A：海馬ルーペ像．多数のアルツハイマー神経原線維変化を認める．
B：拡大像では，ほとんどが神経細胞死滅後の ghost tangle である．老人斑を認めない．

7 アルツハイマー原線維変化（NFT）の分布（ガリアス・ブラーク染色）

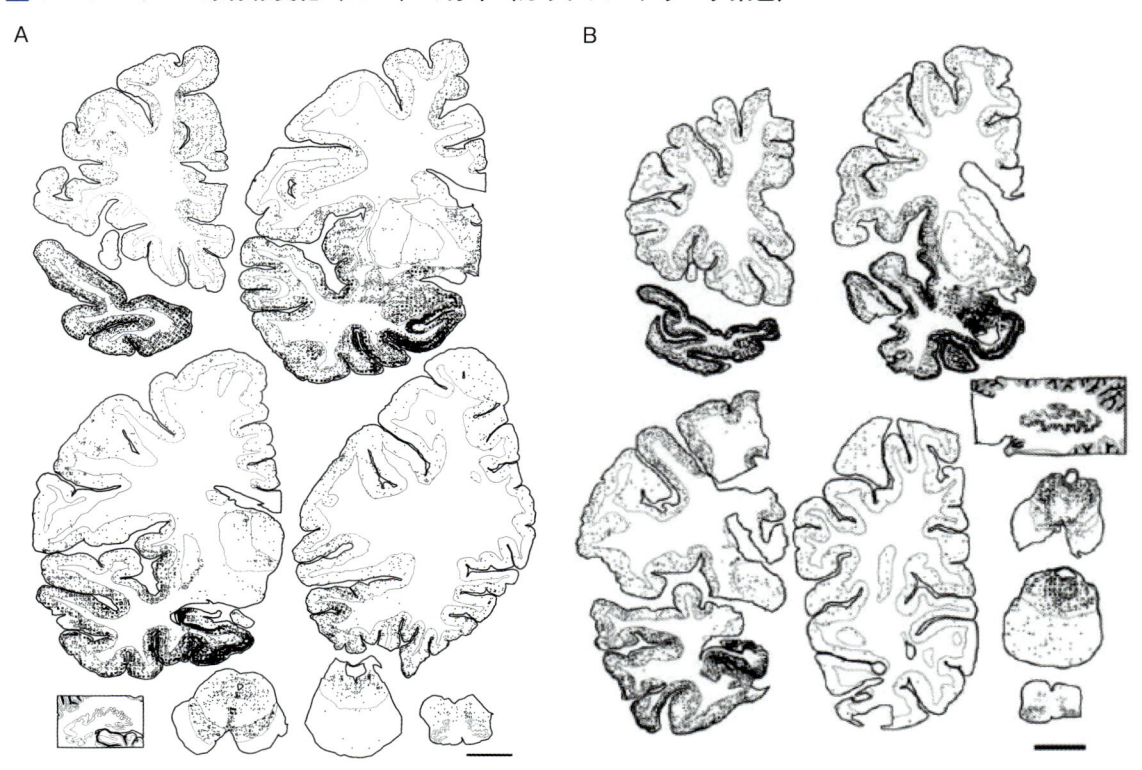

A は NFT が多発した ALS 例，B は PDC 例．A，B ともに等倍スケッチである．PDC では粗大な萎縮がある．NFT の分布は大脳，脳幹，小脳，脊髄の灰白質全体に及ぶが，海馬と海馬傍回，島回，脳幹被蓋に高度である．

（Mimuro M, et al. *Acta Neuropathol* 2007 [17] より）

められる．ALS／PDC の脳に出現するタウ蛋白のアイソフォームのパターンは 3 リピートと 4 リピートのタウ蛋白がほぼ同量出現するアルツハイマー病パターンであり [18]（ 9 ），ピック病，進行性核上性麻痺や大脳皮質基底核変性症とは生化学的にも区別される．

PDC 例の多くに ALS 病変を伴う．これは，生前に ALS 症状が確認された

8 紀伊パーキンソン認知症複合（PDC）のグリア細胞内のタウ陽性封入体（下側頭回白質）

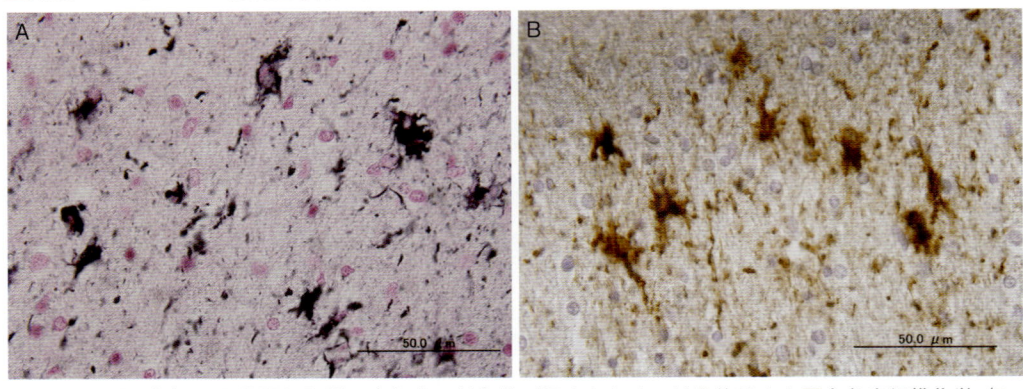

ガリアス染色（A）で星状膠細胞質と突起内に封入体が認められる．封入体はタウ蛋白免疫組織化学（B：AT8抗体）で陽性に染色される．

9 脳に蓄積するタウ蛋白のウェスタンブロットで見たアイソフォーム

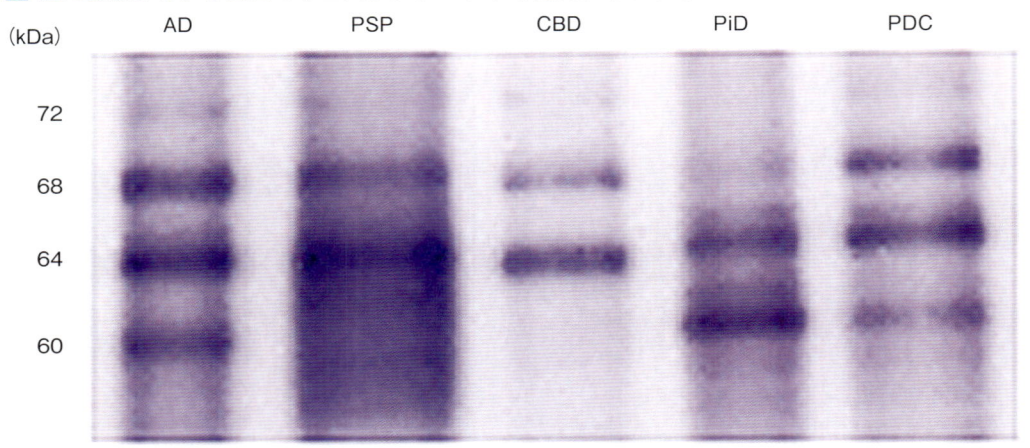

3リピートタウ優勢のピック病（PiD），4リピートタウ優勢の進行性核上性麻痺（PSP）と大脳皮質基底核変性症（CBD）とは対照的に，PDCは3リピートと4リピートがほぼ同量出現するアルツハイマー病（AD）に似たパターンを示す．

(Itoh N, et al. *J Neuropathol Exp Neurol* 2003 [18] より)

Key words

微量元素異常仮説

八瀬らは，飲用水や河川水の微量元素量を，紀伊半島とグアム島内のALS高集積地域と非集積地域で比較した結果，高集積地ではカルシウムとマグネシウムが低値であるのに対して，アルミニウムとマンガンが高値であった．この結果から，慢性的微量元素摂取障害(特に低カルシウム摂取)が原因でミネラル代謝異常を惹起して，運動ニューロン変性を引き起こすという仮説を提唱した．

例はもちろんのこと，明らかな運動ニューロン症状を認めなかった症例にも認められることがある [12]．TDP-43陽性の細胞質内封入体としては，海馬歯状回の神経細胞質内封入体と，脊髄前角細胞内封入体（skein-like inclusion, round bodyなど）が認められる [16]．この他の病変として，レヴィ小体あるいはαシヌクレイン陽性封入体が30％以上の例に認められる [15]．アミロイド老人斑病変は軽微なものが多いが，非常に多数のものも含まれる．

したがって，PDCは異常蛋白蓄積症の観点からは，タウオパチー（tauopathy）を中核として，TDP-43 proteinopathyとα-synucleinopathyも高率に出現する神経変性疾患とみなすことができる．しかし，少数ながらβ-アミロイド老人斑を多数認める例も存在する．

疫学像の変遷と原因仮説

　グアムでは，ALS 発生率は 1950 年代がピークで，その後は激減に転じて 1980 年初頭までに他地域と変わらない頻度まで低下したのに対して，PDC は ALS に代わって増加に転じ，1960～1970 年代にピークに達した後に減少し，以後は一定の発生率が持続している[19]。穂原地区でも 1950 年以降の調査で，純粋 ALS 群の発生率は 50 年間に 10 万人あたり 100 以上から 20 未満に低下したのに対して，PDC の発生率は 10 万人あたり 20 未満から 60 以上に増加していた[12]。西太平洋地域の ALS／PDC 高集積地における ALS の高集積と 1970 年代以降の激減を説明できる学説も証拠もいまだない。

　発生率と臨床病型が時間軸で大きく変動していることから環境因が注目されたが，微量元素異常仮説，ソテツの実に含まれる神経毒性興奮性アミノ酸仮説はともに実証はされなかった[19]。一方，遺伝子異常については，北欧の家族性 ALS の原因遺伝子として 2011 年に同定された *C9orf72* 遺伝子（C9）の GGGGCC hexanucleotide のリピート数延長が，2012 年に古座川・串本地域の孤発性 ALS の複数例に見出された[20]。ハプロタイプ解析から，共通祖先を有する可能性が高いと推定されており，この地区での高集積の一因であった可能性がある。一方，70％以上が家族性発症である穂原地区症例では，神経変性疾患の既知の原因遺伝子異常は見出されていない[21]。

　西太平洋 ALS／PDC は，遺伝素因と環境因が相互に関連しあって，高い発生率や急激な減少，臨床病型の変化を起こしていることが推定される。発生率と表現型のダイナミックな変化は本症の特徴であり，その原因の解明を通じて，神経変性の機序が明らかになり，治療と予防の展望が拓かれる可能性がある[19]。

（葛原茂樹）

Keywords

ソテツの実に含まれる神経毒 BMAA（β-methylamino-L-alanine）仮説

BMAA はグアムに自生するソテツの実に含まれる神経毒である。NIH の Kurland らは，チャモロ人が飢饉時にその実を水で晒して食用にしていたことに注目し，不十分な晒しにより，残存した BMAA が ALS を引き起こすという可能性を提唱した。発症のためには大量摂取が必要で実際には起こり得ないという難点があったが，Cox らはソテツの実を食うオオコウモリの体内で BMAA が濃縮され，それを食用にしたチャモロ人が ALS を発症し，グアム産のオオコウモリが絶滅したので ALS が消滅したという仮説を提唱した。

C9orf72 遺伝子（C9）異常と ALS

2011 年に新たに同定された ALS の原因遺伝子で，GGGGCC hexanucleotide のリピート数延長によって発症する。欧米では家族性 ALS（前頭側頭型認知症 FTD を含む）の中で最多の 30％を占め，孤発性 ALS でも 3％に認められる。家系とハプロタイプの研究から，発端者はフィンランドとスカンディナビア半島にあり，バイキングを通じて全欧州に広がったと推察されている。2012 年時点で，日本ではまだ 10 例に満たないが，和歌山県と三重県で半数を占める。

文献

1) Garruto RM, Yanagihara R. Amyotrophic lateral sclerosis in the Mariana Islands. In: De Jong JMBV (editor). Diseases of the Motor System. Handbook of Clinical Neurology, Vol 15 (59). Amsterdam: Elsevier Science Publishers; 1991, pp.253-271.
2) 平野朝雄．神経病理に魅せられて．東京：星和書店；2003，pp.25-48.
3) Hirano A, et al. Parkinsonism-dementia complex, an endemic disease on the island of Guam. I. Clinical features, II. Pathological features. *Brain* 1961; 84: 642-661, 662-679.
4) 三浦謹之助，及能謙一．筋萎縮性側索硬化症にして，所謂，延髄球麻痺の症状を呈するもの．神経學雑誌 1911；10：366-369.
5) Yase Y, et al. Kii ALS dementia. *Neuropathol* 2001; 21: 105-109.
6) 吉田宗平．シンポジウム I：筋萎縮性側索硬化症の成因をめぐって．1. ALS 多発地における環境要因とアルミニウムのニューロン変性への関与について．臨床神経学 1991；31：1310-1312.
7) Shiraki H, Yase Y. Amyotrophic lateral sclerosis in Japan. In: Vinken PJ, et al (editors). System Disorders and Atrophies, Part II. Handbook of Clinical Neurology, Vol.22. Amsterdam: North Holland Publishing Company; 1975, pp.353-419.
8) Kuzuhara S, et al. Familial amyotrophic lateral sclerosis and parkinsonism-dementia complex of the Kii peninsula of Japan: Clinical and neuropathological study and tau analysis. *Ann Neurol* 2001; 49: 501-511.

9) Gajdusek, DC, Salazar AM. Amyotrophic lateral sclerosis and parkinsonian syndromes in high incidence among the Auyu and Jakai people of West New Guinea. *Neurology* 1982；32：107-126.
10) 奥宮清人ほか．西ニューギニア地域（インドネシア・パプア州）の神経変性疾患の実態 ― 2001〜02 年，2006〜07 年のフィールドワークより．臨床神経学 2007；47：977-978.
11) 小久保康昌，葛原茂樹．紀伊半島多発地域の筋萎縮性側索硬化症とパーキンソン痴呆複合の臨床神経学的および神経病理学的検討．臨床神経学 2001；41：769-774.
12) Kuzuhara S, Kokubo Y. Amyotrophic lateral sclerosis-parkinsonism-dementia complex in the Kii Peninsula of Japan (Muro disease)：A review on recent and new concept. In：Strong MJ (editor). Amyotrophic Lateral Sclerosis and the Frontotemporal Dementias. Oxford：Oxford University Press；2012, pp.39-54.
13) Kokubo Y, Kuzuhara S. Neuroradiological study of patients with amyotrophic lateral sclerosis and parkinsonism-dementia complex on the Kii peninsula of Japan. *Arch Neurol* 2003；60：1257-1261.
14) Kokubo Y, et al. Cardiac ^{123}I-meta-iodobenzylguanidine scintigraphy in patients with amyotrophic lateral sclerosis and parkinsonism-dementia complex of the Kii peninsula, Japan. *Parkinsonism Relat Disord* 2012；18：306-308.
15) Kokubo Y, et al. α-Synuclein pathology in the amyotrophic lateral sclerosis／parkinsonism dementia complex in the Kii Peninsula, Japan. *J Neuropathol Exp Neurol* 2012；71：625-630.
16) 葛原茂樹．紀伊半島 ALS／PDC と TDP-43．神経内科 2008；68：565-570.
17) Mimuro M, et al. Similar topographical distribution of neurofibrillary tangles in amyotrophic lateral sclerosis and parkinsonism-dementia complex in people living in the Kii peninsula of Japan suggests a single tauopathy. *Acta Neuropathol* 2007；113：653-658. Erratum in：Acta Neuropathol（Berl）. 2007；113：715-716.
18) Itoh N, et al. Biochemical and ultrastructural study of neurofibrillary tangles in amyotrophic lateral sclerosis／parkinsonism-dementia complex in the Kii peninsula of Japan. *J Neuropathol Exp Neurol* 2003；62：791-798.
19) Garruto RM, Yanagihara R. Contributions of isolated Pacific populations to understanding neurodegenerative diseases. *Folia Neuropathol* 2009；47：149-170.
20) Ishiura H, et al. C9orf72 repeat expansion in amyotrophic lateral sclerosis in the Kii peninsula of Japan. *Arch Neurol* 2012；69：1154-1158.
21) Tomiyama H, et al. Mutation analyses in amyotrophic latetal sclerosis／parkinsonism-dementia complex of Kii peninsula, Japan. *Mov Disord* 2008；23：2344-2348.

Further reading

- Shiraki H, Yase Y. Amyotrophic lateral sclerosis in Japan. In：Vinken PJ, et al (editors). System Disorders and Atrophies, Part II. Handbook of Clinical Neurology, Vol.22. Amsterdam：North Holland Publishing Company；1975, pp.353-419.
  紀伊 ALS に関する当時の研究の総まとめ的総説で，具体的データも収録されている

- 平野朝雄．神経病理に魅せられて．東京：星和書店；2003.
  グアム島の ALS とパーキンソン認知症複合の歴史と，著者自身の体験が熱情をもって綴られており，読み物としても面白い

- Kuzuhara S, Kokubo Y. Amyotrophic lateral sclerosis-parkinsonism-dementia complex in the Kii Peninsula of Japan (Muro disease)：A review on recent and new concept. In：Strong MJ (editor). Amyotrophic Lateral Sclerosis and the Frontotemporal Dementias. Oxford：Oxford University Press；2012, pp.39-54.
  紀伊 ALS／PDC 研究の現時点での成果をまとめた総説である

- Garruto RM. Lessons from the study of natural experiments of hyperendemic foci of neurodegeneration. In：Strong MJ (editor). Amyotrophic Lateral Sclerosis and the Frontotemporal Dementias. Oxford：Oxford University Press；2012, pp.1-26.
  文献 12 と同じ単行本である．著者は初期からグアム研究に携わった研究者で，グアムと西太平洋の ALS／PDC 研究の歴史と成果，研究の意味を解説している

- 葛原茂樹．牟婁病-紀伊 ALS・パーキンソン認知症複合．*BRAIN and NERVE* 2011；63：119-129.
  紀伊 ALS／PDC の研究史と内容の解説である

VII. 二次性パーキンソニズムとその他の変性疾患
その他の変性疾患

Point
- 二次性パーキンソニズムの病因となる神経変性疾患は数多くある．
- パーキンソニズムの主体は無動であり，ジストニアを合併することが多い．
- 原疾患により特徴的な所見を示すことが少なくなく，診断の一助となる．
- 二次性パーキンソニズムの病因には銅，鉄などの金属代謝と関連した疾患がある．

固縮型ハンチントン病

固縮型ハンチントン病（若年型ハンチントン病〈HD〉）とは

　20歳以下で発症する若年型ハンチントン病（Huntington disease：HD）は固縮・無動が目立つ傾向があり，固縮型HDもしくは報告者に由来してWestphal variantとも呼ばれる．若年型HDは幼児期〜小児期に発症する群と，青年期に発症する群とに分かれる．幼児期発症例では臨床症状としての舞踏運動はむしろまれで，ジストニアや巧緻運動障害が主症状となることが多く，成人型に比較して病状の増悪が速い．痙攣発作の合併が30％以上にみられる．臨床像が典型的HDと異なるため，また，親が発症していない場合もあり診断が困難なことも少なくない．

頻度

　1に厚労省特定疾患個人票から得られたHDの発症年齢を示す．
　わが国に比較して有病率の高い海外においても，HDの発症年齢については同様の傾向がみられる．有病率については海外の諸報告によれば幼児期発症群は人口10万人あたり0.3〜4.3人，青年期発症群は0.7〜11.4人とされる[1]．わが国の若年型HDの有病率は未調査である．若年型HDの発症率は地域差や人種差が大きく，アフリカンブラックで0.04人/100万人，ミシガンのコーカシアンで2.59人/100万人である[1]．

臨床症状[2,3]

　幼児期発症HDでは舞踏運動は多くの症例で発現しない．成人型HDよりも臨床像が多彩で，運動症状は舞踏運動，ジストニア，チック様運動を示す運動過多の症例と，固縮・無動を示す症例とがある．固縮・無動を示す群がいわゆるWestphal variantで，若年型HDの半数を占める．てんかん発作や

OMIM [*1] # 143100
（ハンチントン病）

*1
OMIM ヒトの遺伝性疾患，疾患関連遺伝子のデータベースであるOMIM® (Online Mendelian Inheritance in Man®)上での，標題疾患のコード番号を示す．
同データベースのサイト (http://omim.org)でこの番号を入力することにより，最新の情報を得ることができる．

Memo
若年型HDは，親が未発症の場合には（多くの場合，父親由来の遺伝による），子の診断が親の発症前診断に直結することとなり，留意する必要がある．

1 ハンチントン病の発症年齢

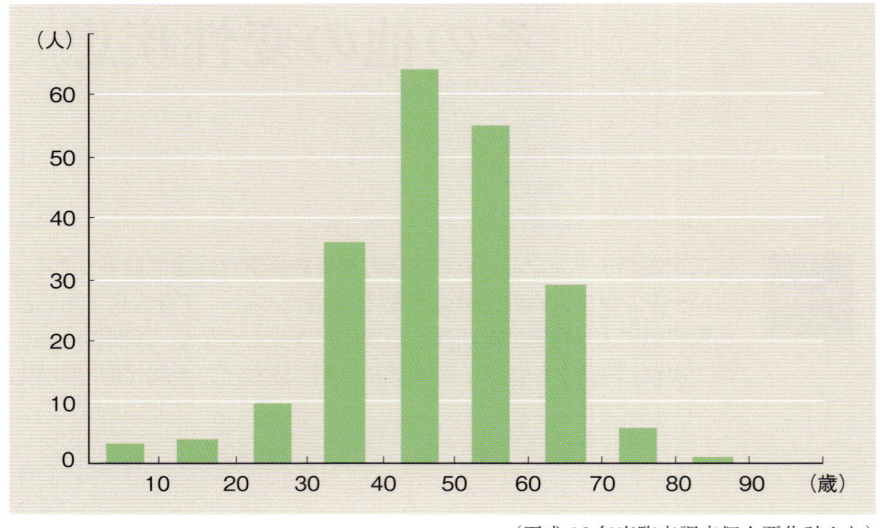

（平成16年度臨床調査個人票集計より）

精神症状が初発症状のこともある．また，治療薬としての抗精神病薬により容易にパーキンソニズムを示すことが多い．

　精神症状としては学業成績の低下や性格変化がみられ，統合失調症や躁うつ病と診断されることがある．幼児期発症HDでは精神発達遅滞が多い．運動症状の初発症状は，巧緻運動障害，構音・構語障害などがある．次第に微細な運動が不能となり，小脳症状，歩行障害，固縮，ジストニアがみられ，これらのうちジストニアの頻度は高い．小脳症状が目立つ症例も多く，小脳失調症と誤診されることもある．この場合は，脊髄小脳失調症17型（spinocerebellar ataxia type 17：SCA17）との鑑別診断が必要である．痙攣発作は30〜50％の症例で認められ，成人型の2〜3％とは対照的である．若年型HDで頻度が高く成人型で少ない他の症状としては，精神症状では自閉症様の行動障害，学習障害があり，運動症状ではてんかん発作，小脳症状，痙縮がある．

　全経過は，成人型HDの平均15年に比較して9年とされる．治療についてはHDの項目を参照されたい*2．

*2
ハンチントン病の治療については，本巻II.「舞踏病」（p.89-95）参照

OMIM # 277900

ウィルソン病 4,5)

ウィルソン病の概略

　1912年にKinnier Wilsonによる，12症例における家族性の肝硬変を伴う神経疾患についての詳細な報告に基づき，ウィルソン病と命名された．これに先立ち，1902年にKayser，1903年にFleischerにより角膜の色素沈着が報告され，1912年にFleischerによりウィルソン病に特徴的な所見としてカイザー・フライシャー輪（Kayser-Fleischer ring）と命名された．病因として当

時から銅代謝の異常が肝臓，脳の剖検材料より指摘されていたが，1993 年に遺伝子座が 13q14.3，病因遺伝子は *ATP7B* であることが明らかとなった．この遺伝子産物である ATP7B は銅輸送蛋白質である ATPase で銅 6 分子と結合する．ATP7B は肝，腎，硬膜に発現しており，細胞内では trans-Golgi network（トランスゴルジ網）に存在する．ATP7B 蛋白質の欠損は銅のセルロプラスミン（ceruloplasmin）への輸送不全を生じる．銅の 90％はセルロプラスミンで輸送されるが，ATP7B の異常により銅との結合が不能となり，その結果，血清セルロプラスミン値は正常〜低値（20 mg / dL 以下），血清銅低値，尿中銅の排泄増加を生じる．銅は肝，腎，レンズ核に主に沈着し，同部位の機能障害を生じる．なお，銅はドパミン-β-水酸化酵素（dopamine-β-hydroxylase：DBH）の活性に必要であるため，ウィルソン病でパーキンソニズムを引き起こす一因と推定されている．なお，セルロプラスミンはフェロオキシダーゼ（ferroxidase）もしくは iron（II）：oxygen oxidoreductase である．このため，セルロプラスミンの欠損は後述するような鉄，銅代謝の異常を来す．

ウィルソン病は常染色体劣性遺伝で，ミスセンス変異が多いが，欠失，挿入，ノンセンス変異，スプライス変異など多彩である．遺伝子変異は地域差があることも知られているが，遺伝子型と臨床像との関連は明らかではない．わが国では 33〜68 人 / 100 万人の頻度とされ，ヨーロッパでの 12〜29 人 / 100 万人より多い．

発症年齢は学童期が多いが，30 歳未満で半数が発症する．

臨床症状

肝型（40％），神経型（40％），精神症状型（15％）として現れ，神経型の 30％が成人発症である．

神経症状は多彩であるが，大脳基底核病変に基づく構音・構語障害，流涎，固縮，振戦，ジストニア，舞踏運動，巧緻運動障害，歩行障害の頻度が高い．特徴的な神経症状として，羽ばたき振戦（wing-beating tremor）とカイザー・フライシャー輪（❷-A）がある．一般に若年発症のほうが肝障害が高度で，高齢発症になるにつれて神経症状が主体となる傾向がある．緩徐に進行，増悪することが多いが，時に急激に増悪することもある．

精神症状としては，知的機能は全般に低下し，不安，感情障害，強迫症状，人格変化などを示す．ウィルソン病の 20％は精神症状で発症する．

MRI 画像では，脳実質萎縮と，T2 強調画像での被殻，尾状核，視床，中脳，次いで小脳白質のシグナル亢進を認める（❷-B）．同様の画像変化はリー脳症，低酸素脳症，メチルアルコール中毒，日本脳炎，橋外髄鞘崩壊（extrapontine myelinolysis）でみられ，鑑別を要する．

ウィルソン病の治療

治療は食事療法として低銅食が勧められ，チョコレート，レバー，ナッツ，

2 ウィルソン病の特徴的な所見

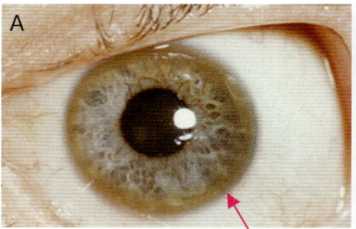

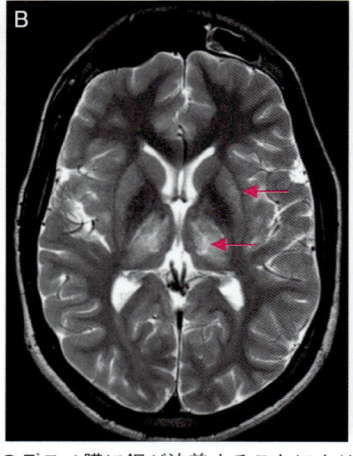

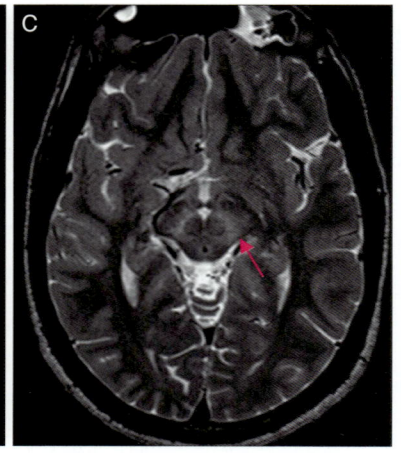

A：カイザー・フライシャー輪．角膜のデスメ膜に銅が沈着することにより生じる．暗い茶色から金色，赤みがかった緑に見える．診断的価値が高い（→）．
B：MRI T2 強調画像．視床と被殻の高信号を認める（→）．
C：MRI T2 強調画像．中脳被蓋の高信号 "face of the giant panda" 徴候（→）．

マッシュルーム，貝類の摂取を避ける．薬物療法としては D-ペニシラミン，塩酸トリエンチン（メタライト®），テトラチオモリブデン酸アンモニウム，酢酸亜鉛を用いる．

後天性肝レンズ核変性症

肝不全や肝硬変の場合に後天性の肝レンズ核変性症を生じることが von Woerkom らにより報告された[6]．認知障害，失調症状，構語障害，パーキンソニズム，時に脊髄症を呈する．MRI では T1 強調画像で淡蒼球の高信号を認める．

脳内鉄蓄積を伴う神経変性（NBIA）[7-10]

NBIA の概略

脳内鉄蓄積を伴う神経変性（neurodegeneration with brain iron accumulation：NBIA）は遺伝性疾患で，神経細胞変性と脳への鉄沈着を特徴とする疾患群である．現在 NBIA と総称される疾患には，以下が含まれる．

- NBIA1（pantothenate kinase associated neurodegeneration：PKAN，パントテン酸キナーゼ関連神経変性症）OMIM ＊606157
- NBIA2A（infantile neuroaxonal dystrophy：INAD，乳児神経軸索ジストロフィー）OMIM ＃256600
- NBIA2B（Karak syndrome）OMIM ＃610217
- NBIA3（neuroferritinopathy）
- NBIA4（mitochondrial membrane protein-associated neurodegeneration：MPAN）

- NBIA5（beta-propeller protein-associated neurodegeneration〈BPAN〉；static encephalopathy of childfood with neurodegeneration in adulthood〈SENDA〉）

いずれも特徴的な臨床症状と画像所見を示す．これらの疾患は錐体外路症状としてジストニアやパーキンソニズムを示す疾患として知られている．ここでは NBIA1 と NBIA2 についてのみふれる．

NBIA1（PKAN）

OMIM ＊606157

パントテン酸キナーゼ関連神経変性症（pantothenate kinase-associated neurodegeneration：PKAN）は，原因遺伝子 *PANK2* の遺伝子変異により生じ，遺伝子座 22q13.1 の常染色体劣性遺伝性疾患である．

発症年齢は，75％を占める古典的な症例では 6 歳以下（6 か月〜12 歳），非典型例では 14 歳（1〜28 歳）であり，有病率は 1〜3 人／100 万人である．

■臨床症状

進行性のジストニア，構音障害，固縮，網膜色素変性を特徴とする．歩行障害，姿勢保持障害で発症し，錐体外路症状が加わってくる．錐体外路症状の多くはジストニアで，固縮や舞踏運動がそれに続く．ジストニアは脳神経領域，四肢にみられる．口部ジストニアにより咬舌を来すこともある．錐体路症状も通常みられる．発症早期に網膜色素変性は 2／3 の症例で合併する．進行性で発症から 10〜15 年で歩行不能となる．てんかんはまれである．

非典型例では発語障害や精神症状が目立ち，より緩徐に進行する．発語障害としては 40％の症例で反復言語（parilalia）か構語障害が多い．その後ジストニアをみるが，典型例よりも程度は軽症で，15〜40 年程度で歩行不能となる．すくみ足の頻度も高い．約 1／3 の症例で精神症状（行動障害を伴う）か前頭側頭型認知症がみられる．症例によっては運動症状が明らかでなく，精神症状で推移する場合もある．網膜色素変性は通常合併しない．

HARP 症候群（hypoprebetalipoproteinemia, acanthocytosis, retinitis pigmentosa, pallidal degeneration；OMIM ＃607236）も遺伝子変異が *PANK2* にみられたことから NBIA1 に包含された．

MRI T2 強調画像では，淡蒼球内の内側領域に鉄沈着による低信号強度の中に高信号を示す eye of the tiger sign（3 [7)]）を認める．PKAN では全例陽性であるため，MRI 所見を見てから PKAN の診断に至る例が少なくない．

原因遺伝子である *PANK2* 遺伝子には 96 の変異部位が報告されている．最も多い変異は c.1583C＞T 変異である．神経病理学的検討からは鉄はミクログリアに主として集積し，神経細胞の一部にもみられる．細胞外鉄沈着は血管周囲で顕著である．PKAN では鉄濃度上昇は淡蒼球と黒質でみられるが，他の部位では明らかではない．神経細胞脱落，グリオーシス，二次性脱髄は淡蒼球と黒質で著明である．軸索のスフェロイドも顕著である．セロイドリポフスチン（ceroid-lipofuscin）と神経メラニンも細胞内に集積する．

有効な治療法はない．

3 PKAN 症例の MRI 像

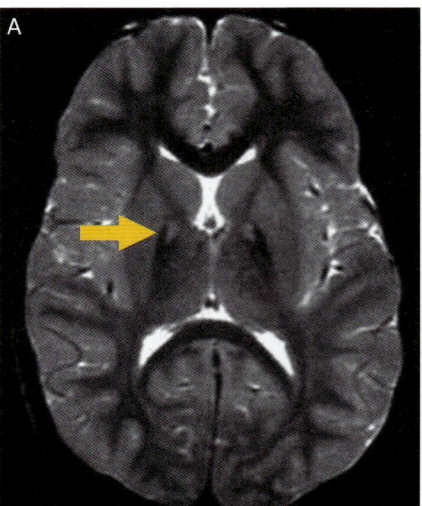

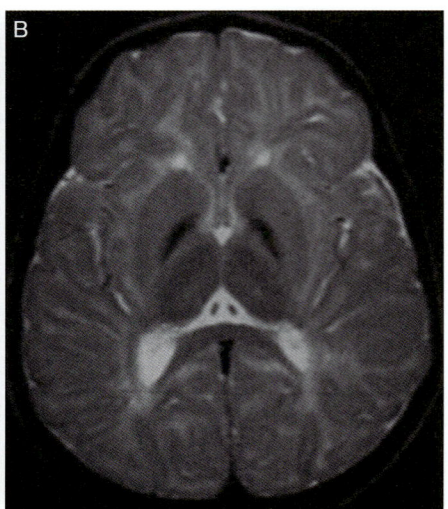

A：eye of the tiger sign を認める．矢印のようにこれは淡蒼球内の内側領域で高信号を認めることを指す（T2 強調画像）．PKAN では全例陽性であるため，MRI 所見を見てから PKAN の診断に至る例が少なくない．
B：同部位の非 PKAN．高信号を認めない．
（Gregory A, Hayflick SJ [7], Fig1 より）

OMIM #256600

NBIA2A（INAD）

乳児神経軸索ジストロフィー（infantile neuroaxonal dystrophy：INAD）は，原因遺伝子 *PLA2G6* の遺伝子変異により生じ（INAD の 79％の症例で同定された），遺伝子座 22q13.1 の常染色体劣性遺伝性疾患である．

進行性の精神症状，低緊張，深部腱反射亢進，四肢麻痺を示す．発症年齢は典型例で 1 歳，非典型例で 4.4 歳であり，有病率は 1 人／100 万人である．

典型例では精神運動退行と体幹の低緊張，進行性の四肢麻痺を生後 6 か月〜3 年の間に示す．多くの症例では次第に痙直性四肢麻痺となるが，非典型例では不安定，もしくは失調性歩行障害を示す．言語発達は遅れ，社会的な意思疎通はできない．時にパーキンソニズムを認める．

検査所見では，末梢神経生検にて *PLA2G6* 遺伝子変異陽性症例の 87％で軸索スフェロイドを認める．MRI 画像では 95％の症例で小脳萎縮，50％の症例で淡蒼球と黒質に鉄の沈着を認める．小脳のグリオーシスに対応して T2 強調画像で高信号を認める．また，脳梁，大脳白質で異常を認める頻度も高い．*PLA2G6* 遺伝子では 44 の遺伝子変異が同定され，32 が missense，5 flame shift，nonsense，2 deletion，1 splice site mutation，1 large deletion の報告がある [11]．

有効な治療はない．

OMIM #604290

無セルロプラスミン血症 [12]

aceruloplaminemia（hereditary ceruloplasmin deficiency）は *ceruloplasmin* 遺伝子の変異を原因とし，常染色体劣性遺伝様式を示す．セルロプラスミンの欠損に基づき鉄が脳と内臓に蓄積する疾患である．

平均発症年齢は 51 歳（16〜72 歳）．ホモ接合体（homozygote）とヘテロ

接合体（heterozygote）があり，ほとんどが compound heterozygotes とされる．わが国では1人／200万人の有病率とされる．

■臨床症状

3主徴として糖尿病（神経所見に10年以上先行することがある），網膜症，神経症状があげられる．神経症状としては認知障害，頭部顔面ジスキネジア，顔面頸部のジストニア，小脳失調が多くの症例でみられる．舞踏運動，パーキンソニズムも頻度が高い．糖尿病発症前に貧血が先行することもある．精神症状としてはうつ，認知障害があり，50歳以上でみられる．網膜変性症は宮島らによれば93％の症例でみられるが，視力は保たれる．

検査所見は，ホモ接合体では血清セルロプラスミンは欠損し，フェリチン濃度が上昇（正常の12倍程度）をみる．血清セルロプラスミン，フェロオキシダーゼの活性はなく，小球性貧血を認める．血清銅（10 μg／dL 以下），鉄濃度（45 μg／dL 以下）は低下する．フェリチン濃度（850 ng／mL）は増加する．肝臓の鉄濃度は増大する．一方，ヘテロ接合体では血清セルロプラスミン濃度は正常の約1／2である．

MRI では，T2強調画像で大脳および小脳，淡蒼球，尾状核，被殻，視床，赤核，黒質で低信号強度となり，FDG-PET では発症早期に尾状核の低代謝，進行期には基底核，大脳皮質まで低代謝が広がる．ヘテロ接合体の MRI では小脳萎縮のみが報告されている．鉄濃度の増大は内臓でもみられ，肝臓で著しい．

治療としては鉄キレート剤が，症例報告では有用とされた．神経系で不随意運動や失調症状に有効とされた．

（長谷川一子）

文献

1) Hayden MR. Huntington's Chorea. Berlin：Springer-Verlag；1981, pp.31-44.
2) Baker RA, Squitieri F. The clinical phenotype of juvenile Huntington's disease. In：Quarrell OWJ, et al (editors). Juvenile Huntington's Disease and Other Trinucleotide Repeat Disorders. Oxford：Oxford University Press；2009.
3) Hayden MR. Huntington's Chorea. Berlin：Springer-Verlag；1981, pp.59-92.
4) Lewitt P, Pfeiffer RF. Neurologic aspects of Wilson's disease：Clinical manifestations and treatment considerations. In：Jankovic J, et al (editors). Parkinson's Disease and Movement Disorders, 5th edition. Philadelphia：Lippincott Williams & Wilkins；2007, pp.254-270.
5) Pfeiffer RF. Wilson's disease. In：Weiner WJ, et al (editors). Handbook of Clinical Neurology, Vol. 100, 3rd series. Amsterdam：Elsevier；2011, pp.681-709.
6) Meissner W, Tison F. Aquired hepatocerebral degeneration. In：Weiner WJ, et al (editors). Handbook of Clinical Neurology, Vol. 100, 3rd series. Amsterdam：Elsevier；2011, pp.193-197.
7) NCBI Bookshelf：[Gene Reviews™] pantothenate kinase-associated neurodegeneration (Gregory A, Hayflick SJ)
8) McNeill A, et al. T2* and FSE MRI distinguishes for subtypes of neurodegeneration with brain iron accumulation. *Neurology* 2008；70：1614-1619.
9) Hayflick SJ, et al. Brain MRI in neurodegeneration with brain iron accumulation with and without PANK2 mutations. *AJNR Am J Neuroradiol* 2006；27：1230-1233.
10) McNeill A, Chinnery PF. Neurodegeneration with brain iron accumulation. In：Weiner WJ, et al (editors). Handbook of Clinical Neurology, Vol. 100, 3rd series.

Amsterdam: Elsevier; 2011, pp.161-172.
11) NCBI Bookshelf: infantile neuroaxonal dystrophy; Seitelberger syndrome, atypical infantile neuroaxonal dystrophy, classic infantile neuroaxonal dystrophy
12) NCBI Bookshelf: aceruloplasminemia; familial apoceruloplasmin deficiency, hereditary ceruloplasmin deficiency

参考文献
- 長谷川一子（編著）．ジストニア 2012．東京：中外医学社；2012.

Case Study

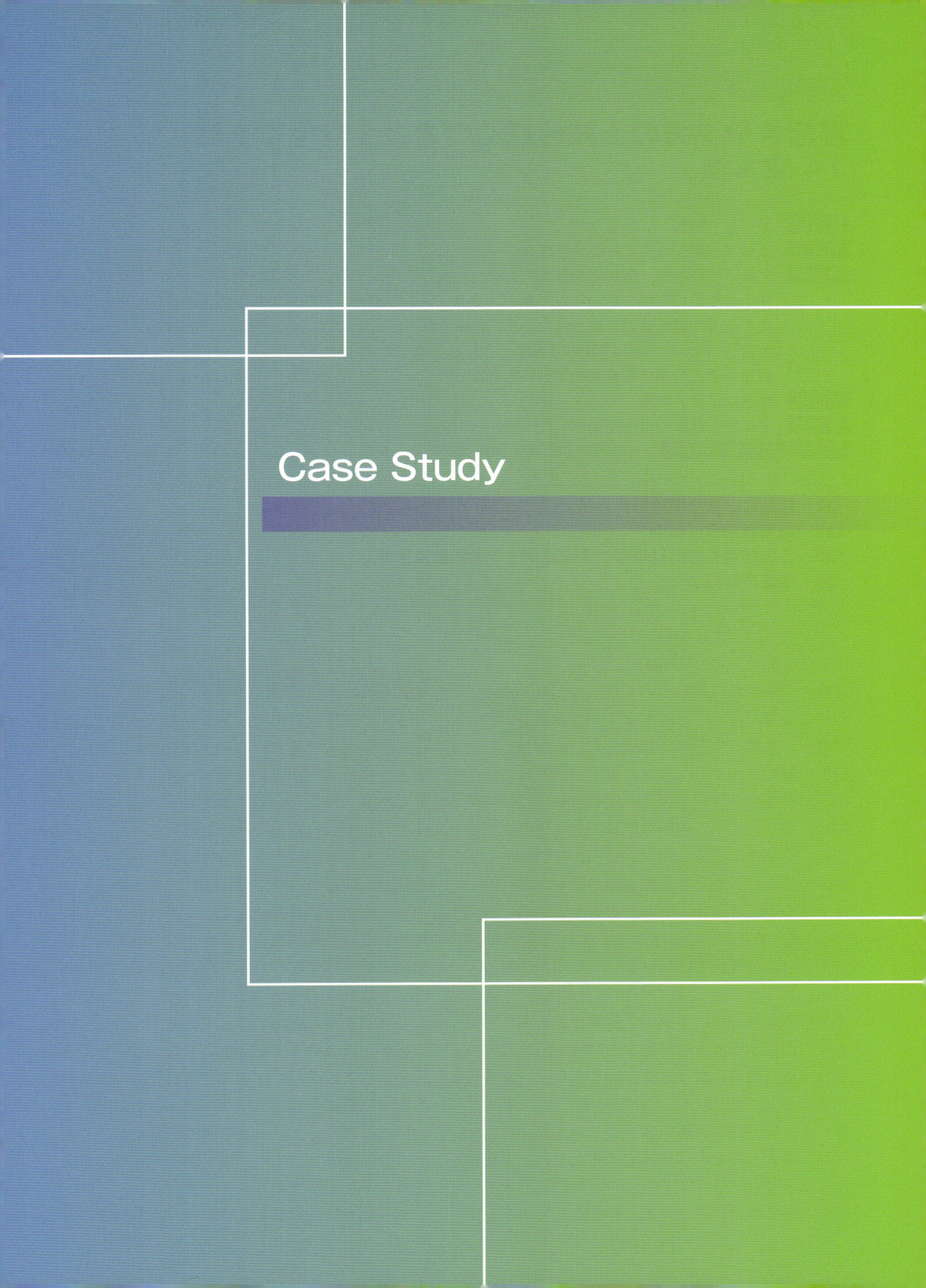

CASE 1

寝起きや夕方の上肢のぴくつきと全身痙攣を認める14歳女性

症　例	14歳，女性．
主　訴	上肢が一瞬ぴくんとする全身痙攣．
現病歴	1年ほど前から，寝起きや夕方に上肢が一瞬ぴくんとすることがあった．当初は，すぐにおさまったので気にしていなかったが，徐々に回数が増え，3か月前から朝食時にぴくつきのため茶碗や箸を落とすようになった．特に睡眠不足の際には，ぴくんとする動きはより強く，全身的になり，階段昇降中に転びそうになったこともあった．最近，早朝覚醒直後に全身痙攣も起こした．精査目的で当科を受診した．
既往歴	発達は正常である．
家族歴	父に熱性痙攣の既往がある．
初診時現症（非発作時）	一般理学的所見・神経学的所見：特記すべき所見なし．

Q1 診断に必要な問診は何か？
Q2 必要な検査は何か？
Q3 この症例の診断は何か，また鑑別すべき疾患は何か？
Q4 治療方針は？

　ミオクローヌスは，1881年にFriedreichが安静時の素早い筋収縮について最初に記載したのがはじまりである[1]．現在は，中枢神経系の機能異常による，突発性で持続の短い衝撃様の筋収縮（陽性ミオクローヌス）または筋収縮の停止（陰性ミオクローヌス）と定義され，出現部位は，全身，顔面，体幹，四肢などさまざまであり，短時間に反復，または孤立して出現する，意識消失を伴わない不随意運動とされる[2]．最も単純な不随意運動であり，遭遇する機会も多い．また，てんかん性ミオクローヌスの場合は，ミオクロニー発作と呼ばれる，てんかん性脳波発射に伴う発作が症状の中核を占める[3,4]．ミオクローヌスの症状や病因，起源はさまざまであり，出現する部位や範囲，規則性，脳波異常との関係，刺激に対する反応性などから，さまざまな方法で分類されている（❶）[1,5-7]．皮質性ミオクローヌス自体を広義のてんかん発作に入れる場合もあるが，本項では頭皮上のてんかん性脳波発射に伴うミオクロニー発作のみをてんかん性ミオクローヌスとして区別している．

A1 診断に必要な問診の確認

　まず，主要症状が何かを確認する．ミオクローヌスがあることがわかると鑑別診断にさほど難渋しないが，ミオクローヌス自体が一瞬の症状であり，発作という認識がない場合，患者側からは申告されないことがある．よって，全身痙攣を起こした患者や，手のふるえが主訴にある場合，問診の段階で積極的にミオクローヌスの有無を聴取すべきである．ミオクローヌスが疑われたら，出現様式を確認する．突然起こる短い電撃様の筋収縮だけでなく，両側性か片側性か，単発か連発か（周期性も含め），律動性か非律動性か，出現部位，意識消失の有無，日内変動，誘発因子，などをできるだけ詳しく確認する．また進行性脳変性疾患に合併する場合もあり，認知機能の退行などがないかも問診する．既往歴として発達歴や熱性痙攣など，家族歴として痙攣を含めた神経疾患の家族歴を確認することも重要である．

　この患者の症状をまとめると，正常発達の女

❶ ミオクローヌスの分類

症候学的分類	病因による分類	解剖学的分類
臨床的分類 ・安静時 ・動作誘発性 ・反射性	Marsden の分類[5] ・生理的 ・本態性 ・てんかん性 ・症候性	Shibasaki の分類[1] ・皮質性 ・皮質下性 ・脊髄性
出現部位による分類 ・焦点性 ・分節性 ・多焦点性 ・全般性	ILAE の分類[6] ・皮質性 ・視床・皮質性 ・網様体性 ・陰性	Hallett の分類[7] ・皮質反射性 ・網様体反射性 ・原発性全般性
規則性による分類 ・不規則性 ・変動性 ・律動性		

(Shibasaki H, et al. *Muscle Nerve* 2005[1]; Marsden CD, et al. Movement Disorders, 1982[5]; ILAE Commission report. Myoclonus and Epilepsy in Childhood, 1997[6]; Hallett M. *Epilepsia* 1985[7] より)

子で，思春期に発症した，両側性の単発または連続して出現する，非律動性で不規則な，上肢優位のミオクローヌスが主要症状であることがわかる．精神・神経学的退行はなさそうである．発作は覚醒直後に好発し，睡眠不足で誘発されやすいこと，全身痙攣を合併していることから，てんかん性のミオクロニー発作を主要症状とする特発性全般てんかんではないかと予測される．

A2 診断に必要な検査

診断には脳波検査（可能であれば脳波・表面筋電図同時記録検査）が必須である．脳波検査中にミオクロニー発作が出現することもあるので，最も症状が出やすい場所に表面筋電図を装着しておくとよい．特発性全般てんかんであれば，発作間欠期の背景脳波は正常であり，全般性速棘徐波複合が散見される．ミオクロニー発作時に，両側同期性の全般性高振幅 3～4 Hz 多棘徐波複合が出現し，高振幅棘波に一致して筋放電がみられる．ミオクロニー筋放電の特徴として陽性ミオクローヌスでは短い不規則な二相性または多相性の筋放電発射であり，陰性ミオクローヌスでは随意筋放電の短時間の消失として検出される．ミオクロニー発作は，臨床的には一瞬の不規則な筋収縮であるが，近位筋や体幹筋を巻き込むと，患者は持っているものを放り投げたり，一瞬姿勢が崩れたりする[8]．ただし，抗てんかん薬治療がすでに開始されている場合は，発作間欠期脳波で必ずしもてんかん波を記録できるとは限らない．診断が困難な場合は，本人や家族に十分説明したうえで入院とし，断眠負荷脳波を施行することがある．薬剤を減量し，前日の晩は極端に睡眠不足とし，明け方に短時間睡眠をとらせた後に強制的に覚醒させ発作を誘発させる．断眠負荷で，ミオクロニー発作だけでなく全般性強直・間代発作も誘発されることがあるため，十分注意をして行う必要がある．

精神・神経学的退行が疑われる場合や，発作間欠期の覚醒時背景脳波が異常で光過敏性が非常に強い場合，ミオクローヌスに一致したてんかん波の出現がない場合などは，脳波以外の電気生理学的検査，脳神経画像検査も必要である．ミオクローヌスは，その解剖学的起源より皮質性や皮質下性に分類されているが，さらに電気生理学的特徴より皮質反射性ミオクローヌスや網様体反射性ミオクローヌスと診断できる場合がある．前者は，大脳皮質一次感覚・運動野の過剰興奮のため，動作や刺激などで敏感に誘発される．体性感覚誘発電位（somatosensory evoked potential：SEP）にて巨大 SEP を認める，jerk-locked back averaging（JLA：筋放電トリガー加算平均法）にて，ミオクローヌスに先行する棘波が確認される，などの特徴をもつ．また，網様体反射性ミオクローヌスでは，脳幹網様体

❷ 本例の断眠負荷後の発作時脳波・筋電図同時記録所見

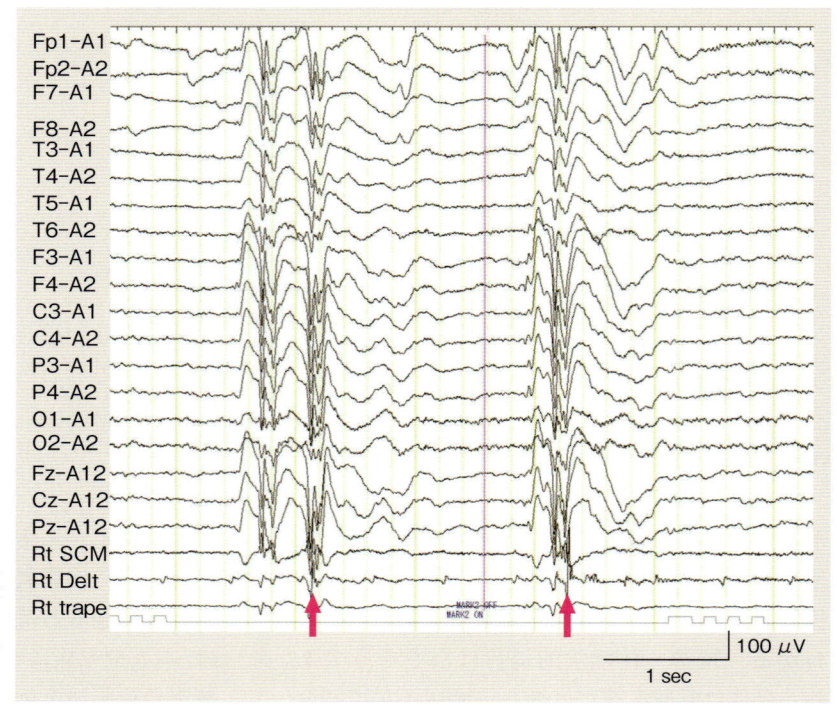

脳波上に全般性 3〜4 Hz 棘徐波複合に一致して，右胸鎖乳突筋（Rt SCM），三角筋（Rt Delt）のミオクロニー筋放電発射（→）が出現する．本患者は食事中であり，この発作により茶碗を落とした．

を起源とし，第 XI 脳神経核を中心に運動神経が興奮して上行・下行することを表面筋電図で証明できる．この場合，SEP や JLA では特徴的な異常は検出されない（❶）．

この患者の発作間欠期脳波では不規則な全般性速棘徐波複合が散見された．入院して断眠負荷脳波検査を行ったところ，覚醒直後の上肢のミオクロニー発作に一致して，全般性 3〜4 Hz 高振幅棘徐波複合が出現した（❷）．このミオクロニー発作は ILAE（International League Against Epilepsy：国際抗てんかん連盟）分類で皮質・視床性に分類される（❶）．その理由は，全般性両側同期性棘徐波複合の皮質・視床ネットワーク駆動説が動物モデルなどで支持されてきた事実による．

A3 この症例の診断と鑑別すべき疾患

この患者は，正常発達の思春期女子で，覚醒直後の上肢優位のミオクロニー発作を主要症状にもつ．睡眠不足などで誘発されやすく，断眠負荷にて全般性 3〜4 Hz 棘徐波複合に一致してミオクロニー発作が確認されたことから若

年性ミオクロニーてんかん（juvenile myoclonic epilepsy：JME）と診断した．

診断
若年性ミオクロニーてんかん（JME）

鑑別疾患としては，思春期発症の進行性ミオクローヌスてんかん（progressive myoclonus epilepsy：PME）があげられる（❸）．PMEのミオクローヌスは，安静時，動作時に関連なく生じ，分節性，多焦点性で長時間出現する（❹）．それに比較し JME のミオクロニー発作は，早朝など特定の時間に出現しやすく，電撃的で両側同期性に出現しやすい（❷）．治療抵抗性で増悪するミオクローヌス，頻回の全般性強直・間代発作，進行性の精神・神経学的退行（知的退行や小脳症状など）がみられる場合や，発作間欠期脳波検査で背景波の徐波化が強い場合には JME の診断の再確認が必要である．非常に強い光過敏性や巨大 SEP の存在，眼底所見なども参考となろう．JME 以外でミオクロニー

❸ ミオクロニー発作とミオクローヌスの違い

		（汎）ミオクロニー発作	ミオクローヌス*
出現様式		両側同期性，左右対称性，非律動的	非同期性，左右非対称，律動的，周期的
出現部位		体幹筋・近位筋優位	近位筋・遠位筋優位，多焦点性，分節性
出現時間帯		覚醒直後や入眠期の一時期に好発，それ以外は少ない	時間帯に関係なく，安静時・姿勢時に起こる
誘発因子		睡眠不足，疲労，光刺激	なし，または非常に強い刺激誘発性（光・音・感覚）
知的能力		正常，退行はない	低下，著しい退行
脳波所見	発作間欠期	背景脳波は正常 光過敏性：−～＋	背景脳波の徐波化 光過敏性：＋＋＋
	発作時	全般性棘徐波複合に一致	発作に一致する（頭皮上の）てんかん波はなし
代表疾患		若年性ミオクロニーてんかん （小児では乳児ミオクロニーてんかんなど）	進行性ミオクローヌスてんかん

* ミオクローヌスは，電気生理学的特徴より皮質反射性，網様体反射性に分類される．詳細は❶および本文参照．

❹ ミオクローヌスの脳波・表面筋電図同時記録

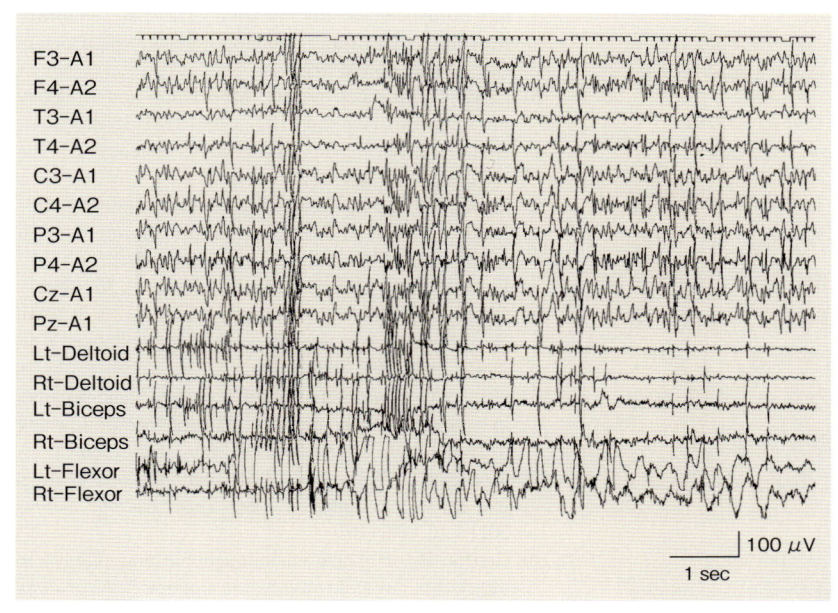

32歳の女性で進行性ミオクローヌスてんかんの患者である．臨床経過よりウンフェルリヒト・ルントボルク病が疑われている．動作時に左右非対称性，非同期性，分節性の頻回のミオクローヌスが認められる．脳波上に筋放電に一致したアーチファクトは多いが，先行するてんかん波は認められない．
Deltoid：三角筋，Biceps：上腕二頭筋，Flexor：尺側手根屈筋．

発作をもつ他のてんかん症候群に関しては，発症年齢や随伴症状，発作時脳波の周波数などから鑑別できる[9,10]．

A4 治療方針

JMEは抗てんかん薬に対する感受性が非常に高い．第一選択薬はバルプロ酸ナトリウム（VPA，デパケン®など）であり，80％以上に有効である．そのほか，クロナゼパム（リボト

Memo
抗てんかん薬と妊娠
妊娠可能年齢の女性患者に抗てんかん薬を投与する場合，抗てんかん薬の副作用，特に催奇形性や胎児の発達に及ぼす影響を考慮して治療を行う．日本てんかん学会のガイドライン[13]では，必要最小限の抗てんかん薬を単剤で使用することが望ましいとされる．JMEの患者においては，VPAであれば1,000 mg／日以下，血中濃度で70 μg／mL以下（発作抑制可能であれば600 mg／日以下），またはLTGによる発作抑制が理想的である．

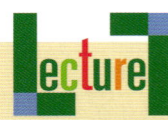

治療抵抗性の特発性全般てんかんについて

　特発性全般てんかんの一つである小児欠神てんかんは，抗てんかん薬の感受性が非常に高いてんかん症候群の一つであるが，患者背景としてIQが低い場合には治療抵抗性になりやすい[14]．また，てんかん患者の精神障害としてうつや不安障害をきたす場合があり，成人の特発性全般てんかんではIQや精神障害の有無は発作の予後予測に重要な因子の一つであると考えられている．JMEも例外ではなく，不規則な生活リズムや怠薬だけでなく，心理社会的要因の負荷がかかった際に発作は再発しやすく，治療に難渋する場合がある．発作がいったん抑制されていた患者に，再度発作がみられるようになった場合は，単なる怠薬や日常生活の不規則だけでなく，患者の背景にある心理社会的要因に注意をはらい，適切な対応をすることが望ましい[15]．

リール®など）やラモトリギン（LTG，ラミクタール®）も有効であるとされる[11]．一方，カルバマゼピン（テグレトール®）やフェニトイン（アレビアチン®など）など部分発作治療薬により増悪することが知られている．カルバマゼピンでは68％で症状が悪化し，一部ではミオクローヌス重積状態を誘発したという報告もある[12]．これらのことを防ぐためにも，初診時の問診と脳波検査から，的確に診断をつけなければならない．なお，本症候群は，治療を中止すると非常に高い確率で再発する．よって，長期間治療を継続しなければならないことをあらかじめ患者に伝えておく必要がある．

（平野嘉子，小国弘量）

文献

1) Shibasaki H, Hallett M. Electrophysiological studies of myoclonus. *Muscle Nerve* 2005；31：157-174.
2) Fahn S, et al. Definition and classification of myoclonus. *Adv Neurol* 1986；43：1-5.
3) Guerrini R, et al. Pathophysiology of myoclonic epilepsies, In：Delgado-Escueta AV, et al (editors). Myoclonic Epilepsies. Advances in Neurology, Vol.95. Philadelphia：Lippincott Williams & Wilkins；2005, pp.23-46.
4) Oguni H. Myoclonus and myoclonic seizures. *Neurology Asia* 2004；9：25-26.
5) Marsden CD, et al. The nosology and pathophysiology of myoclonus. In：Marsden CD, et al (editors). Movement Disorders. London：Butterworth Scientific；1982, pp.196-248.
6) ILAE Commission report. Myoclonus and Epilepsy in Childhood. *Epilepsia* 1997；38：1251-1254.
7) Hallett M. Myoclonus：Relation to epilepsy. *Epilepsia* 1985；26：S67-S77.
8) Thomas P, et al. Juvenile myoclonic epilepsy. In：Roger J, et al (editors). Epileptic Syndromes in Infancy, Childhood and Adolescence, 4th edition. France：John Libbey Eurotext；2005, pp.367-388.
9) Oguni H, et al. Video-polygraphic analysis of myoclonic seizures in juvenile myoclonic epilepsy. *Epilepsia* 1994；35：307-316.
10) Hirano Y, et al. Differentiation of myoclonic seizures in epileptic syndromes：A video-polygraphic study of 26 patients. *Epilepsia* 2009；50：1525-1535.
11) Mantoan L, Walker M. Treatment options in juvenile myoclonic epilepsy. *Curr Treat Options Neurol* 2011；13：355-370.
12) Genton P, et al. Do carbamazepine and phenytoin aggravate juvenile myoclonic epilepsy? *Neurology* 2000；55：1106-1109.
13) 兼子直ほか．てんかんを持つ妊娠可能年齢の女性に対する治療ガイドライン．てんかん研究 2007；25：27-31.
14) Sato S, et al. Long-term follow-up of absence seizures. *Neurology* 1983；33：1590-1595.
15) 平野嘉子ほか．若年性ミオクロニーてんかんにおける治療抵抗因子の検討．臨床神経学 2008；48：727-732.

CASE 2
急性発症の失語と右上下肢の不随意運動を呈した58歳男性

症例	58歳，男性，右利き．
主訴	言葉が出ない，右上下肢が勝手に動く．
現病歴	某日午前1時にトイレに起きた際に言葉が出ないことに気づいた．9時30分起床時，右上下肢が意思に関係なく動くことを自覚し，11時に救急搬送された．
生活歴	喫煙（20本／日×20年間）．飲酒なし．
既往歴	脳梗塞．持続性心房細動．橋本病．
家族歴	特記なし．
服用薬	ワルファリン（ワーファリン®）を自己中断．
初診時現症	一般身体所見：血圧136／114 mmHg．脈拍150回／分，不整．体温36.2℃．頸部血管に雑音なし，心尖部に拡張期雑音を聴取．神経学的所見：運動性失語，眼球左方偏倚，中枢性右顔面麻痺，右前腕をゆっくり捻転させる動きとすばやく屈曲する動き，また右下腿を不規則に伸展，足趾を伸展・屈曲させる動きがみられた．これらの動きは，安静時に頻度が減少し，計算負荷で増強した．麻痺や感覚障害，病的反射は認めなかった．
検査所見	採血：BNP 528 pg/mL，TSH 24.41 μIU/mL，FT_4 0.68 ng/mL，FT_3 2.09 pg/mL．心電図：心房細動．胸部X線：心胸比62%．

Q1 この症例の不随意運動は何か？
Q2 原因疾患は何か，また原因検索はどのようにアプローチするか？
Q3 治療方針はどのように立てるべきか？

A1 この症例の不随意運動および特徴

　舞踏運動は，四肢，体幹などの近位筋優位に比較的速く，振幅の高く踊るような不随意運動として出現する．筋収縮と持続時間は一定せず，不規則な運動をする．アテトーゼは，四肢などの不規則な非律動性不随意運動として出現し，通常遠位筋優位，たとえば手足や足趾にゆっくりとした低振幅の運動として出現する．アテトーゼは，舞踏運動に混じてみられることがある．この症例のすばやく前腕を屈曲させる動きは舞踏運動であり，前腕を不規則にゆっくり捻転させる動き，右下腿を不規則に伸展，足趾を伸展・屈曲させる動きはアテトーゼである．舞踏運動は，線条体から視床へ向かう抑制性出力が減弱することで視床から大脳皮質に至る興奮性出力が増大して生じると考えられている．一方で，アテトーゼは線条体，視床，中脳，淡蒼球などの病変で生じるとされる[1]．この症例の不随意運動の特徴は，急性発症の片側性の舞踏アテトーゼである．

A2 この症例の診断および原因検索のアプローチ

　急性発症，片側性の舞踏アテトーゼ，他の局所神経徴候（運動性失語）を伴っていることから，脳血管障害を疑う．頭部MRI拡散強調画像で左前頭葉，島皮質，側頭葉上側頭回に高信号域がみられ（❶-A），急性期脳梗塞と診断した．磁気共鳴血管造影（MRA）では脳主幹動脈に狭窄や閉塞はみられなかった．発症5日目

Memo
脳梗塞急性期に舞踏アテトーゼを呈した報告例[2,3]では，その責任病巣として基底核が多く，その運動調節機能（大脳皮質-線条体-淡蒼球-視床-大脳皮質に至る回路）が重要視されている．

❶ 画像検査

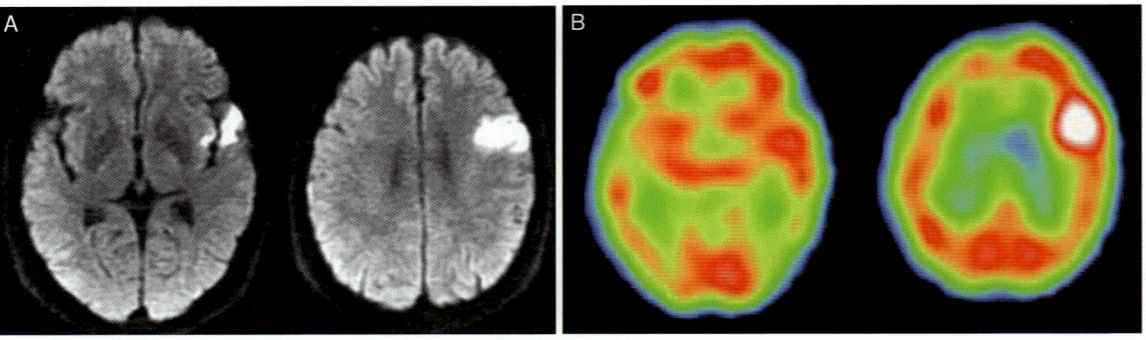

A：拡散強調画像．左前頭葉，島皮質，側頭葉上側頭回に高信号域がみられる．
B：^{123}I-IMP 脳血流シンチグラフィー．左前頭葉，側頭葉の梗塞部位に一致して血流増加を認めた．

❷ 脳梗塞の病型分類── NINDS 分類

A. 発症機序
血栓性
塞栓性
血行力学性
B. 臨床的カテゴリー
(a) アテローム血栓性脳梗塞
頭蓋外や頭蓋内の主幹動脈の動脈硬化性病変を基盤として生じる
動脈硬化が脳梗塞を引き起こすメカニズムは大きく2つに分けられる
1．プラークが大きくなり血管内腔を閉塞する
2．血栓あるいはプラークの断片が塞栓症を呈する（artery to artery embolism）
(b) 心原性脳塞栓症
心内で形成された，もしくは心内を経由した栓子が脳血管を閉塞することで発症する
塞栓源となり得る心疾患は，発作性あるいは持続性心房細動や心房粗動，心筋梗塞，うっ血性心不全，僧帽弁や大動脈弁疾患である
(c) ラクナ梗塞
深部穿通動脈の脳梗塞である
画像検査では，直径が 1.5 cm 以下の小病巣を呈する
古典的ラクナ症候群（pure motor hemiparesis, pure sensory stroke, ataxic hemiparesis, dysarthria clumsy hand syndrome）を呈する
(d) その他の脳梗塞
非動脈硬化性血管症や過凝固状態，血液疾患などによるまれな原因による脳梗塞である

(Special report from the National Institute of Neurological Disorders and Stroke. *Stroke* 1990[4] より)

の ^{123}I-IMP 脳血流シンチグラフィーでは左前頭葉，側頭葉の梗塞部位に一致して血流増加を認めた（❶-B）．脳波上，左前頭葉優位に 6 Hz の徐波の混入を認めたが棘波（spike）なく，てんかんではなかった．脳梗塞は，病態により病型分類する（❷）[4]．この症例は，来院時の血漿 BNP（**Lecture** 参照）が異常高値を示し，心電図上心房細動あり，経食道心エコー検査（transesophageal echocardiography：TEE）で左房拡大，もやもやエコーの所見を認めた．血管病変および他の塞栓源となりうる疾患は否定的であり，心原性脳塞栓症と診断した．

診断
片側舞踏アテトーゼを呈した心原性脳塞栓症

A3 治療方針

脳梗塞発症 4.5 時間以内であれば，遺伝子組み換え組織プラスミノーゲンアクチベーター（recombinant tissue plasminogen activator：rt-PA）であるアルテプラーゼ（グルトパ®）の静注療法の適応となる．この症例は，発症から 4.5 時

Memo

rt-PA 静注療法

米国 NINDS（National Institute of Neurological Disorders and Stroke）主導によって行われた臨床試験[7]の成績に基づいて，アルテプラーゼの静注療法が，1996年に米国の食品医薬品局（FDA）によって承認され，その後世界中で広く行われるようになった．わが国においては，2005 年 10 月に承認され，脳梗塞に対する急性期治療は大きく変貌を遂げた[8,9]．さらに European Cooperative Acute Stroke Study（ECASS）Ⅲの結果から，発症 3～4.5 時間の脳梗塞に対する rt-PA 静注療法の有用性が示され[10]，2012 年 8 月 31 日にわが国でも治療可能時間の延長（4.5 時間以内）が保険適応とされた．

Lecture

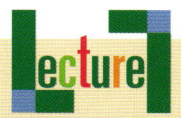

脳ナトリウム利尿ペプチド（BNP）

　脳梗塞の病型により治療方針が異なるため，病型を予知する補助診断マーカーが有用である．脳ナトリウム利尿ペプチド（brain natriuretic peptide：BNP）は，主に心室が張った状態で心筋細胞から分泌されるホルモンである．半減期が約20分であることより，刻一刻と変化する心臓の状態を鋭敏にとらえることができる．発症24時間以内の急性期脳梗塞患者において，心原性脳塞栓症は他の病型分類と比較し入院時の血漿BNPが異常高値を示し（❸），BNP値が140 pg/mL以上であると感度80.5％，特異度80.5％で心原性脳塞栓症を他の病型分類と識別することができるため，補助診断マーカーとして用いられている[5]．さらに，入院時に洞調律であった症例において，血漿BNP値は入院後の新規心房細動の独立した関連因子であると報告されている[6]．ゆえに，急性期脳梗塞患者において入院時に血漿BNPが140 pg/mL以上であった場合，可及的速やかに塞栓性心疾患の検索が必要となる．

❸脳梗塞病型分類別BNP値

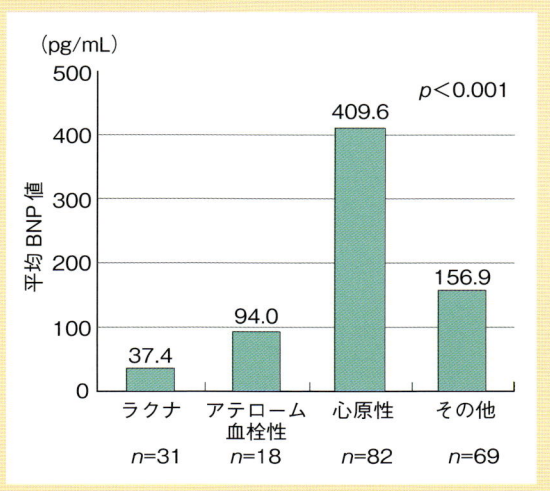

ラクナ $n=31$: 37.4
アテローム血栓性 $n=18$: 94.0
心原性 $n=82$: 409.6
その他 $n=69$: 156.9
$p<0.001$

心原性脳塞栓症は他の病型分類と比較し血漿BNPが異常高値を示す．

間以上経過していることより，rt-PA療法の適応とはならなかった．脳保護薬であるエダラボン（ラジカット®など）を投与し，発症24時間以上経過した時点での頭部CTで出血していないことを確認し，再発予防として抗凝固療法を開始した．この症例の舞踏アテトーゼは自然経過で頻度が減少し，右下肢は発症10日目，右上肢は発症14日後に消失した．舞踏運動の内科的治療としては，ハロペリドール（セレネース®），チアプリド（グラマリール®）やスルピリド（ドグマチール®など）などのドパミン受容体拮抗薬が主に使用される．アテトーゼの内科的治療は，舞踏運動の治療に準じて行う．

（芝﨑謙作，木村和美）

文献
1) 間野忠明．平山惠造（編）．臨床神経内科学．第5版．東京：南山堂；2006, pp.142-159.
2) 伊藤隆ほか．脳梗塞急性期に左上肢に舞踏アテトーゼ運動を呈した1例．臨床神経学 2000；40：184-186.

Memo

脳血管障害後にみられるMovement Disordersとしては，舞踏運動，ジストニア，振戦，バリズム，パーキンソニズム，ミオクローヌス，アテトーゼなどがあげられる．Alarcón[11]らの検討では，脳卒中後のMovement Disordersの頻度は3.9％であり（❹），舞踏運動が最も頻度が多く，麻痺の回復にもかかわらず不随意運動は持続する傾向がみられた．

❹脳卒中後のMovement Disordersの頻度

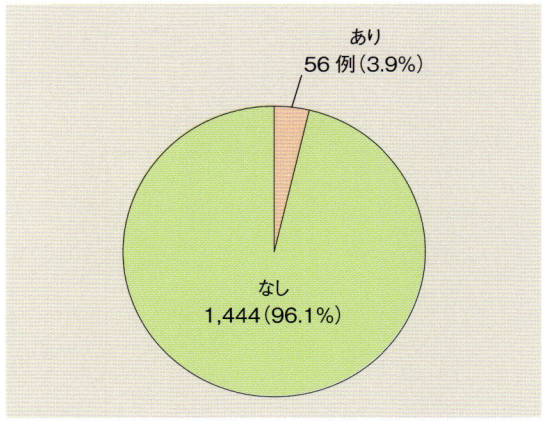

あり 56例（3.9％）
なし 1,444（96.1％）

脳卒中患者1,500例中56例（3.9％）にMovement Disordersを認める．

3) Lee MS, et al. Hemichoreoathetosis following posterior parietal watershed infarction : Was striatal hypoperfusion really to blame? *Mov Disord* 2000 ; 15 : 178-179.
4) Special report from the National Institute of Neurological Disorders and Stroke. Classification of cerebrovascular disease III. *Stroke* 1990 ; 21 : 637-676.
5) Shibazaki K, et al. Plasma brain natriuretic peptide can be a biological marker to distinguish cardioembolic stroke from other stroke types in acute ischemic stroke. *Intern Med* 2009 ; 48 : 259-264.
6) Shibazaki K, et al. Brain natriuretic peptide levels as a predictor for new atrial fibrillation during hospitalization in patients with acute ischemic stroke. *Am J Cardiol* 2012 ; 109 : 1303-1307.
7) Tissue plasminogen activator for acute ischemic stroke. The National Institute of Neurological Disorders and Stroke rt-PA Stroke Study Group. *N Engl J Med* 1995 ; 333 : 1581-1587.
8) Yamaguchi T, et al. Alteplase at 0.6 mg / kg for acute ischemic stroke within 3 hours of onset : Japan Alteplase Clinical Trial (J-ACT). *Stroke* 2006 ; 37 : 1810-1815.
9) Nakagawara J, et al. Thrombolysis with 0.6 mg / kg intravenous alteplase for acute ischemic stroke in routine clinical practice : The Japan post-Marketing Alteplase Registration Study (J-MARS). *Stroke* 2010 ; 41 : 1984-1989.
10) Hacke W, et al. Thrombolysis with alteplase 3 to 4.5 hours after acute ischemic stroke. *N Engl J Med* 2008 ; 359 : 1317-1329.
11) Alarcón F, et al. Post-stroke moment disorders : Report of 56 patients. *J Neurol Neurosurg Psychiatry* 2004 ; 75 : 1568-1574.

CASE 3
精神症状・意識障害で発症し，中枢性低換気，ジスキネジア・ミオクローヌスおよび痙攣重積を伴った18歳女性

症　例　18歳，女性．
主　訴　発熱，精神症状，意識障害．
現病歴　X年Y月3日から頭痛，5日から発熱を認めた．18日に「頭がパニック」「自分が小さくなっていく」などの異常言動を認め，19日当院精神科に入院．入院後，意識障害が出現し，21日に神経内科に転科．
既往歴　特記事項なし．
転科時現症　体温38.2℃で意識障害（JCS II-30）を認める．瞳孔・眼底は正常．眼球運動は人形の眼試験にて両側外転で制限を認める．四肢腱反射は亢進し，病的反射は両側陽性．四肢トーヌスは筋強剛を認める．髄膜刺激症候はない．この時点で，不随意運動・痙攣はない．
検査所見　頭部CTは異常ないが，頭部MRIで辺縁系に異常を認めた（❶-A）．脳脊髄液検査にて単核球優位の細胞数増多（89/μL）を示し，脳炎の診断で加療となった．
入院後経過　転科時よりアシクロビル（ゾビラックス®）1,500 mg/日と副腎皮質ステロイド薬（メドロール®）のパルス療法を開始した．しかし，JCS III-200と急速に意識レベルの悪化を認め，さらに中枢低換気から人工呼吸器を装着した．翌日には左顔面から上肢にかけての部分痙攣発作を認め，全般化した．抗痙攣薬には抵抗性で，チアミラールにてコントロールした．転科3日目から口顔面に著明なジスキネジア，両上肢のミオクローヌスおよび血圧変動を認めた．

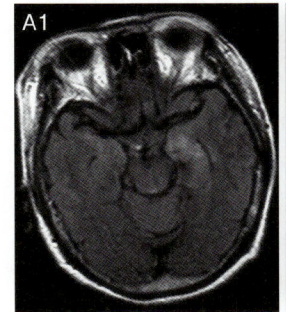

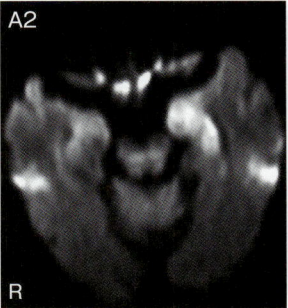

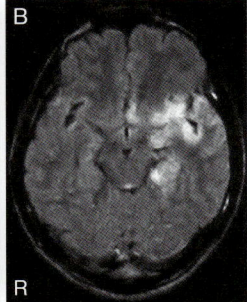

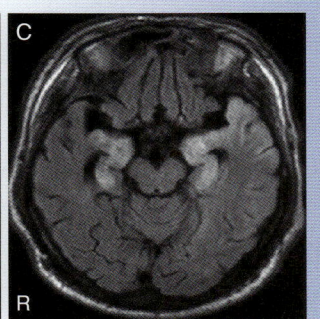

❶ 辺縁系脳炎の頭部MRI画像

A：本例のFLAIR画像（A1）と拡散強調像（A2）．左海馬を中心とした辺縁系に限局した高信号域．
B：HSE（FLAIR強調像）．左側の辺縁系から前頭葉を中心とした高信号域．
C：HHV-6脳炎（FLAIR画像）．左右対称性に比較的辺縁系に限局した高信号域．

Q1　本例の診断・鑑別診断はどのように考えるか？
Q2　本例の診断上，必要な検査は何か？
Q3　本例の病態はどのように考えるか？
Q4　本例の治療指針はどのように立てるべきか？

　急性脳炎はneurological emergency（神経学的緊急事態）で初期治療が重要である．病因として，ウイルス性脳炎が多く，散発性では単純ヘルペス脳炎（herpes simplex encephalitis：HSE）が最も多い．本邦の脳炎全体の年間発症数は約2,200人で，病因確定例ではウイルス性が最も多く，その中でHSEが年間約400人と最も多い[1]．

脳炎の病態は，脳実質への病原体の感染，または感染やワクチン接種後のアレルギー的機序（急性散在性脳脊髄炎〈acute disseminated encephalomyelitis：ADEM〉）や抗原抗体反応による機序（抗 N-methyl-D-aspartate〈NMDA〉受容体脳炎），あるいは感染に基づく宿主免疫応答を基盤としたサイトカイン・ストームおよびアポトーシス（インフルエンザ脳症）により発症する．

A1 経過・所見からの病因推定

脳炎の症状は発熱と脳症状（精神症状，意識障害，痙攣など）で，さらに髄膜刺激症状が加わると，髄膜脳炎になる．神経学的には，脳症候として意識障害，精神症状，不随意運動，片麻痺，小脳失調，痙攣，健忘，記憶障害などを認める．意識障害出現前に，精神症状を呈する脳炎としてHSEや抗NMDA受容体脳炎がある．一方，ヒトヘルペスウイルス6型（human herpes virus-6：HHV-6）脳炎では，近時記憶障害を73％で認める．

本例は精神症状で発症し，発熱・意識障害を呈し，頭部MRIで辺縁系異常を認めていることから，辺縁系脳炎と診断できる．辺縁系脳炎にて，中枢性低換気を呈し得る疾患として，HSE，HHV-6脳炎，抗NMDA受容体脳炎があげられる．これら疾患の頭部MRI画像を示す（❶）．

本例は若年成人女性で，発疹・移植の既往がなく，中枢性低換気を呈し，また頭部MRIにて左右差のある辺縁系病巣を呈していることから，HSEまたは抗NMDA受容体脳炎が想定される．

脳炎では，しばしば不随意運動を認める．HSEでは左右差のあるミオクローヌスやクリューヴァー・ビューシー症候群として口運び傾向（oral tendency）を時に認める．HHV-6脳炎は61％で痙攣を呈し遷延するが，不随意運動は通常認めにくい．一方，本例で認めた口顔面ジスキネジアは抗NMDA受容体脳炎の60％で認められ[1]，特徴的な症候といえる．各種脳炎における不随意運動を❷に示す．このような病因推定を背景に，本例ではアシクロビルの投与と副腎皮質ステロイド薬のパルス療法を開始した．

A2 病因確定のための検査

本例の病因確定検査として，高感度real time PCR法にて髄液中の単純ヘルペスウイルス（HSV）-DNA測定と血清および髄液によるNMDA受容体抗体（NR1／NR2 heteromer）測定を行った．さらに，骨盤CTを施行し，卵巣奇形腫を検出し，髄液HSV-DNA陰性，血清と髄液のNMDA受容体抗体陽性を確認し，当院婦人科にて卵巣奇形腫摘出を実施した（❸）．

診断
抗NMDA受容体脳炎

本症は若年成人女性に好発するが，小児から成人と幅広く発症する．感冒前駆後に発症することが多く，発熱・精神症状で初発し，意識障害・痙攣・不随意運動・自律神経症状を呈し，中枢性低換気により人工呼吸器を要する場合も多く，急性期は重篤で各種治療に抵抗を示し遷延化する．しかし，長期的予後は良好である．臨床経過[4]は，①感冒様症状の前駆期に始まり，②精神症状（興奮，幻覚，妄想など）が主体の精神症状期を経て，③無反応期（意識障害が高度でない場合でも，開眼していてもまったく痛みにも反応がなく動きもなく，カタトニア〈緊張病〉に類似する．この時期に中枢低換気により人工呼吸器装着が多い）→④痙攣・不随意運動期（痙攣の他に，上肢のジストニア，カタレ

> **Memo**
> **本症の検査所見**
> 本邦の検討[2]で，入院時髄液所見の細胞数・蛋白濃度の平均は各々 70／μL，50 mg／dLと軽度の変化である．脳波異常は，全般性徐波や発作性異常が89％でみられる．しかし，てんかん性発作波は約3割と少なく，不随意運動時には必ずしもてんかん波を伴わない．頭部MRIは，1／4で側頭葉内側に異常を認めるが，3／4は異常を認めない[2]．一方，慢性期にかけて脳萎縮を伴うことが知られていたが，長期的にはこの萎縮も回復する[3]．

❷脳炎においてみられる不随意運動とその頻度，性状

病因	疾患	不随意運動の種類	頻度（文献上の出現例数／対象例数）	不随意運動の臨床的性状
A．ウイルス感染				
単純ヘルペスウイルス	単純ヘルペス脳炎	ミオクローヌス	20.8%（5／24例）	顔面や上下肢に認め，周期は1〜2秒に1回程度．一側性もあるが，両側性もある．両側性の場合，左右差を示すことが多い．また，音や痛みなどの感覚刺激で誘発されることもある．通常，病初期に出現し，病状の軽快とともに消失する
		口運び傾向	時にみられる	舌をなめずるような運動．クリューヴァー・ビューシー症候群の症状
日本脳炎ウイルス	日本脳炎	舞踏病様，アテトーゼ様運動	47.5%（28／59例），5.8%（26／449例）	極期でみられることが多い
		舞踏病様運動	1.7%（6／359例）	
		体幹のジストニア	47.1%（8／17例）	初発から4週頃に出現し，1〜3週間持続し，その後徐々に減弱，消失する
		ミオクローヌス	23.1%（3／13例）	
		振戦	3.4%（2／59例），11.8%（2／17例），23.2%（104／449例），30.8%（4／13例）	急性期から回復期にかけて，手指や舌にみられる．手指などに粗大な約5Hzの振戦で，姿勢時に増強する
		四肢の振戦	15%（54／359例）	比較的粗大な振戦〜微細な振戦
		舌の振戦	28.7%（103／359例）	
		舌のジスキネジア	17.6%（3／17例）	
ムンプスウイルス	ムンプス脳炎	ミオクローヌス	時にみられる	
		企図時振戦，アテトーゼ様運動，舞踏病様運動	11%（3／27例）（各1例ずつ）	
風疹ウイルス	進行性風疹全脳炎	ミオクローヌス	時にみられる	
コクサッキーウイルス	コクサッキー脳炎	振戦，舞踏病様運動	時にみられる	
B．遅発性ウイルス感染				
麻疹ウイルス変異株	亜急性硬化性全脳炎	ミオクローヌス	94%（90／96例）	ほぼ律動性の全身性ミオクローヌスで6〜20秒間に1回程度．頭部，四肢，体幹に出現．Jabbour分類II期で出現，IV期で減少
		ジスキネジア（舞踏病様，アテトーゼ様運動，振戦）	時にみられる	Jabbour分類II期
C．抗体による脳炎またはその他の病原体				
NMDA受容体抗体（NR1／NR2 heteromer）	抗NMDA受容体脳炎	口顔面ジスキネジア，四肢の舞踏病様運動，アテトーゼ，ジストニアなど	95%（86／91例）	痙攣，不随意運動期に高頻度にみられる
		口顔面ジスキネジア	60%（55／91例）	
		四肢の舞踏病様運動，アテトーゼ	52%（47／91例）	
		ジストニアなど姿位異常および筋強剛	52%（47／91例）	
病因不明	フォン エコノモ脳炎*	舞踏病様運動，アテトーゼ，ジストニア，ミオクローヌス，チック様運動	急性期に時にみられる	
		舞踏病様運動	5.6%（1／18例）	
		振戦	40%（2／5例）	
		ミオクローヌス，振戦	33.3%（2／6例）（各1例）	
ライム病ボレリア	神経ボレリア症（脳炎，脳脊髄炎）	舞踏病様運動，アテトーゼ様運動，ジストニア	時にみられる	脳脊髄炎の病型を示す場合，時に不随意運動の出現が記載されている
梅毒トレポネーマ	神経梅毒（進行麻痺）	ミオクローヌス，振戦	時にみられる	
マイコプラズマ	マイコプラズマ脳炎	舞踏病様，アテトーゼ様運動	時にみられる	

* フォン エコノモ脳炎のジスキネジア型嗜眠性脳炎＝抗NMDA受容体脳炎．

❸ 本例の骨盤 CT 所見（A）と摘出卵巣の肉眼所見（B）

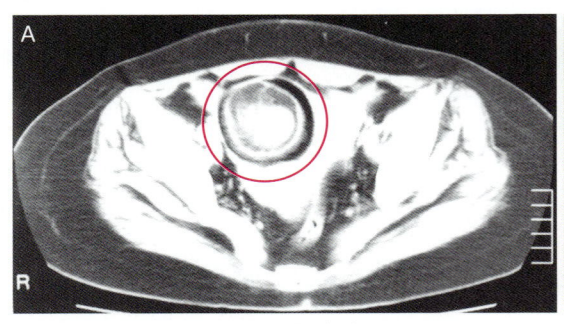

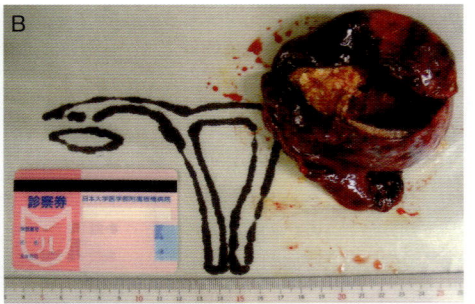

A：骨盤 CT で径 5 cm の腫瘤影（○）を認めた．
B：摘出卵巣は全体的に出血・壊死の状態で，内部に毛髪や粥状物を認め，成熟奇形腫であった．

プシー，口顔面のジスキネジア，全身のミオクローヌスなどの多彩な不随意運動を示す．この時期には頻脈／徐脈，血圧変動，唾液分泌亢進など著明な自律神経症状を伴う）→⑤緩徐回復期，とまとめられる．

　痙攣・不随意運動は，約半数例で抗痙攣薬によりコントロールできず，全身麻酔薬を要する[2]．長期経過は，発症1年以後も緩徐に回復していく[2]．急性期，重篤な経過を呈するのが定型だが，軽症例もある．小児は精神症状というよりも，不機嫌，落ち着きのなさ，易興奮性，不安，不眠，痙攣などで発症してくることが多い．行動異常として，hypersexuality（性欲過多，性行動亢進）と暴力があげられる．たとえば，きょうだいや親を蹴る，噛むなどに留意する．その後に，反応が乏しくなり，不随意運動や痙攣，意識障害が始まる．つまり，小児は成人に比し精神症状が少なく，痙攣やジスキネジアといった神経症候で始まることが多い[4]．

A3 NMDA 受容体抗体の病態機序

　グルタミン酸受容体は脳の興奮性シナプス伝達の役割を担い，記憶・学習に関与する．グルタミン酸受容体のイオンチャネルは複数のサブユニットから成り，NMDA 型・AMPA 型（α-amino-3-hydroxy-5-methylisoxazole-4-propionic acid type）などの分子多様性が存在する．本症の抗体は，神経細胞膜にある NR1／NR2 heteromer から成る立体的エピトープを有し，その本体は NR-1 サブユニットの神経細胞外 N 末端の 25-380 アミノ酸残基で構成される．組織化学的検討から，IgG（主に 1 および 3）による抗原抗体反応がその主要病態である．本症では，腫瘍で抗体産生していると考えられる．しかし，卵巣奇形腫の全例で発症するわけでないこと，若年成人に好発することより，何らかの別の要因が必要である．多くの例で感冒前駆

Memo
過去の報告との比較
過去の類似症例として，1965年に Iizuka R による"acute diffuse lymphocytic meningoencephalitis"の臨床像が一致する．また過去のフォン エコノモ脳炎の一病型であるジスキネジア型嗜眠性脳炎にてこの抗体が高頻度に検出された．さらに，映画「エクソシスト」の原作モデルになった少年の臨床像は抗 NMDA 受容体脳炎の症状そのものと指摘されている．つまり，昔は祈祷師が祈った病気が，現在では神経内科医が集中治療する疾患となっている．

Memo
診断の分岐点──腫瘍の検索
本症は卵巣奇形腫との関連が示唆され，当初，腫瘍併発頻度は 100％とされていた．しかし，本邦調査では 39％と報告[2]され，その頻度が乖離していた．その後，症例集積に伴いその頻度は低下し，現在 565 例での頻度は 39％となった[5]．この 565 例の性別・年齢階層別の解析にて，腫瘍併発頻度の高いのは，15〜29歳の女性であり，小児では未検出が多い[5]．一方，男性例の腫瘍検出率は女性に比し著しく低い[5]．男性例の併発腫瘍として，縦隔奇形腫，精上皮腫，肺小細胞癌が報告されている．女性では卵巣奇形腫以外に，卵巣の内分泌腫瘍，卵巣の間質細胞腫瘍，子宮の神経内分泌癌，乳癌，膵癌，ホジキンリンパ腫，さらには神経芽細胞腫が報告されている．

Lecture

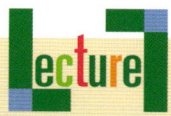

NMDA受容体に対するdown-regulationの機序

患者髄液を入れてラットの海馬神経細胞を培養すると，後シナプスのNMDA受容体のクラスター数は減少するが，患者髄液を除き正常髄液に置換し培養すると，この減少したクラスターが再度増加すると報告された[4]．つまり，一度障害されたNMDA受容体が，正常に復する．

この現象の機序として，内在化という病態（❹）が示されている[4]．この抗体はNMDA受容体に架橋結合するが，病態が悪化すると内在化しシナプス上の膜表面のNMDA受容体の数を減らし，受容体のdown-regulationを呈する．しかし，抗体が減少すると，受容体は再び細胞膜に出現し，それに連れて症状は軽快する[4]．NMDA受容体の活性は，エフリン（ephrin）-B受容体とNMDA受容体の相互作用により，後シナプスのカルシウムイオンの流入を調整し，その活性を調節する．本症の抗体はNR-1サブユニットのamino terminal domain（ATD）のN368／G369という小さな領域に特異的に結合することが明らかにされた[6]．NMDA受容体のATDは貝構造を呈し，NMDA受容体のチャネル開閉に役割を担っている．N368／G369は，このNR-1 subunit ATDの貝構造の蝶番の位置にあり，抗体接合によりチャネルは開放状態となる（❺）．

❹ NMDA受容体の内在化

軽快 ← → 増悪

Y：抗体，緑：NMDA受容体，青：AMPA受容体

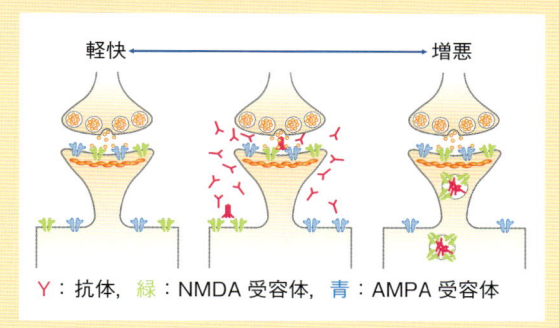

（Dalmau J, et al. *Lancet Neurol* 2011[4] より一部改変）

❺ NR-1サブユニットのanimo terminal domain（ATD）における抗体接合部位と機序

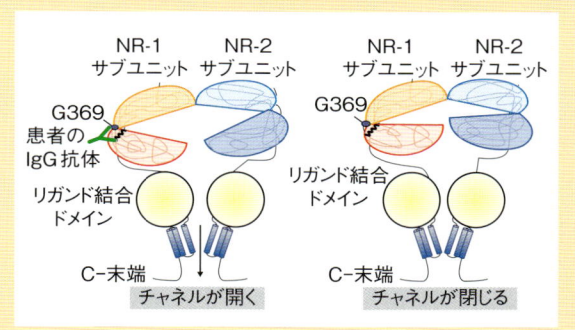

NR-1サブユニット　NR-2サブユニット
G369
患者のIgG抗体
リガンド結合ドメイン
C-末端
チャネルが開く

NR-1サブユニット　NR-2サブユニット
G369
リガンド結合ドメイン
C-末端
チャネルが閉じる

（Gleichman AJ, et al. *J Neurosci* 2012[6] より一部改変）

があることより，おそらく非特異的なウイルス感染がトリガーとなり，ウイルス感染による宿主獲得免疫の賦活を基盤に，髄腔内（脳内）産生を呈し発症すると推定される．抗体が血液脳関門破綻による中枢神経系への流入ではなく，髄腔内（脳内）産生とする理由は，症状経過・治療と髄液抗体価推移が相関し，血清は全経過で有意変動を認めず，①髄液抗体価が血清抗体価より高いこと，および②剖検例にて，脳内に補体や神経細胞死を伴わずNR-1サブユニットに対する抗体が沈着し，抗体で産生されるplasma cell（形質細胞）やplasma blastが豊富に認められることより想定される．この抗体により，NMDA受容体がdown-regulation（下向き調節）を呈し，機能的脳障害を呈すると考える．NMDA受容体阻害薬（ケタミン〈ケタラール®〉など）は統合失調症様症状を誘発することが知られ，また本症では精神症状での発症が多いことをふまえれば，抗体の作用は受容体のdown-regulationといえる．

A4 抗NMDA受容体脳炎の治療

最近の治療アルゴリズム（❻）[4]によれば，迅速に腫瘍を検索し，確認されたら早期切除を行い，併せて第1段階として副腎皮質ステロイド薬のパルス療法，血漿交換療法，ガンマグロ

❻抗NMDA受容体脳炎の治療アルゴリズム

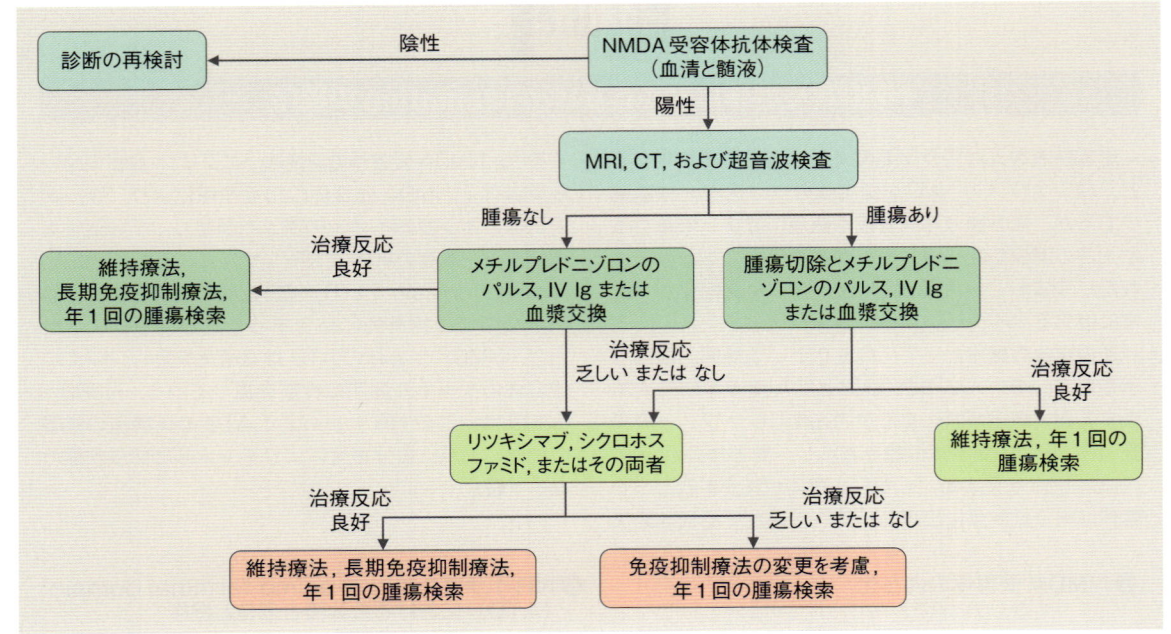

```
                            NMDA受容体抗体検査
        診断の再検討 ←─陰性─   （血清と髄液）
                                    │
                                    陽性
                                    ↓
                            MRI, CT, および超音波検査
                            ↙腫瘍なし        腫瘍あり↘
    維持療法,         治療反応
    長期免疫抑制療法,  良好     メチルプレドニゾロンの    腫瘍切除とメチルプレドニ
    年1回の腫瘍検索 ←─────    パルス, IV Ig または    ゾロンのパルス, IV Ig
                            血漿交換             または血漿交換
                                    │治療反応                    │治療反応
                                    乏しい または なし            良好
                                    ↓                          ↓
                            リツキシマブ, シクロホス      維持療法, 年1回の
                            ファミド, またはその両者      腫瘍検索
                    治療反応良好↙        ↘治療反応乏しい または なし
        維持療法, 長期免疫抑制療法,      免疫抑制療法の変更を考慮,
        年1回の腫瘍検索                年1回の腫瘍検索
```

（Dalmau J, et al. *Lancet Neurol* 2011[4]）より一部改変）

ブリン大量静注療法（IVIg）を投与する．しかし，この第1段階で軽快しない場合，積極的なシクロホスファミド（エンドキサン®）やリツキシマブ（リツキサン®）による免疫抑制療法が第2段階として推奨されている．この第2段階を要する例は腫瘍非合併例に多く，発症24か月時点での予後は第2段階の免疫抑制薬未併用より，併用群でより良好である[5]．

その後の経過

本例は長期遷延するも緩徐に軽快し，患者は現在就職し，毎日電車通勤している．抗NMDA受容体脳炎は，このように早期の適切な治療が必要な neurological emergency であり，急性期の併発症を乗り越えると緩徐に回復する．したがって本症では，神経内科のみならず関連各科の理解と迅速な対応が重要といえる．

（亀井　聡）

文献

1) Kamei S, Takasu T. Nationwide survey of the annual prevalence of viral and other neurological infections in Japanese inpatients. *Intern Med* 2000 ; 39 : 894-900.
2) Kamei S, et al. Nationwide survey of acute juvenile female non-herpetic encephalitis in Japan : Relationship to anti-N-methyl-D-aspartate receptor encephalitis. *Intern Med* 2009 ; 48 : 673-679.
3) Iizuka T, et al. Reversible brain atrophy in anti-NMDA receptor encephalitis : A long-term observational study. *J Neurol* 2010 ; 257 : 1686-1691.
4) Dalmau J, et al. Clinical experience and laboratory investigations in patients with anti-NMDAR encephalitis. *Lancet Neurol* 2011 ; 10 : 63-74.
5) Titulaer MJ, et al. Treatment and prognostic factors for long-term outcome in patients with anti-NMDA receptor encephalitis : an observational cohort study. *Lancet Neurol* 2013 ; 12 : 157-165.
6) Gleichman AJ, et al. Anti-NMDA receptor encephalitis antibody binding is dependent on amino acid identity of a small region within the GluN1 amino terminal domain. *J Neurosci* 2012 ; 32 : 11082-11094.

CASE 4
パーキンソニズムの経過中に，急に首下がりを呈した61歳女性

症例 61歳，女性．
主訴 首下がりと後頸部痛．
現病歴 2年前に左手の動作緩慢を自覚した．その後，徐々に動作が緩慢になった．1年半前に左手の振戦が出現したため近医を受診した．パーキンソン病と診断され，プラミペキソール（ビ・シフロール®）の服薬を開始した．1か月かけて0.5 mg×3回/日まで増量したところ，左手の振戦や動作緩慢は改善した．しかし，半年前から前傾姿勢が強くなり，歩行時に左足を引きずるようになった．プラミペキソールを1.0 mg×3回/日まで増量したが効果を認めず，2か月前には1.5 mg×3回/日まで増量した．それでも効果を認めなかったため，1か月前にL-ドパ・DCI（ドパ脱炭酸酵素阻害薬）（イーシー・ドパール®）50 mg×3回/日を追加した．その頃より両肩から後頸部にかけての痛みを自覚し，首下がりが出現した（❶）．疼痛のため，高い枕を使わないと仰向けに寝るのが困難になった．近医からの紹介で当院外来を受診した．

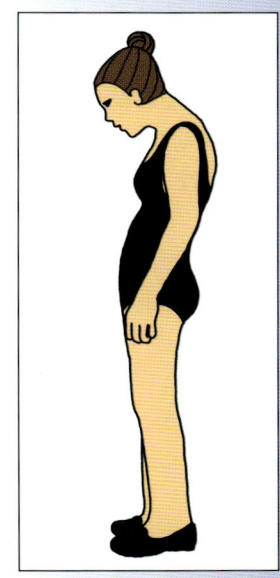

❶初診時

（著者作成）

Q1 首下がりを診たときに鑑別すべき疾患・病態は何か？
Q2 本例の原疾患の鑑別に有用な検査は何か？
Q3 まず試みるべき治療は何か？

A1 首下がりの原因となる疾患・病態

われわれは構造的に多様で，可動性のある不安定な脊柱を，傍脊柱筋で操ることによって，複雑な運動と抗重力的な安定という，2つの矛盾した課題を遂行している．筋力のバランスが崩れて重力的な安定が保てなくなると，首下がりに代表される姿勢異常を生じる．首下がりを生じるメカニズムとして，前頸筋群の過剰な筋緊張亢進と，後頸筋群の筋力低下が推察されている．両者が混在していることもあり，首下がりは多彩な病因に基づくheterogeneousな症候と考えられる[1]．

前頸筋群の過剰な筋緊張亢進は，パーキンソン病関連疾患に伴うことが多い．一方，後頸筋群の筋力低下は，筋疾患や末梢神経障害に伴うことが多い．具体的には重症筋無力症，筋萎縮性側索硬化症，多発筋炎，皮膚筋炎，顔面肩甲肢帯型筋ジストロフィー症，慢性炎症性脱髄性多発神経炎（ニューロパチー），先天性ミオパチー，成人発症型ネマリンミオパチー，封入体筋炎などで首下がりの報告がある[1]．混乱を招いたのは，後頸筋の限局性筋炎（isolated neck extensor myopathy：INEM）の提唱である[2]．4例をまとめて最初に報告したKatsらは，①高齢者（60歳以上）に発現し，②頸部の伸展筋（時に肩甲帯や上腕筋に及ぶ）に限局した筋力低下を認め，③針筋電図でこれらの筋において

筋原性変化を認め，④筋原性酵素の上昇や炎症所見を認めず，⑤生検では炎症細胞浸潤を伴わない非特異的な筋原性変化を認め，⑥MRIやCTで頸部の傍脊柱筋の萎縮を認め，⑦首下がりは亜急性に進行して改善しないが身体の他の部位には進展しない，という特徴をあげている．INEM が一つの疾患単位であるか否かについては議論がある．パーキンソン病関連疾患のように前頸筋群の過剰な筋緊張亢進が原因であっても，後頸筋群が長期間にわたって伸展されると，後頸筋に二次的な INEM が起こる可能性が指摘されている．

首下がりの症例を診たときは，それが前頸筋群の過剰な筋緊張亢進に起因するのか，後頸筋群の筋力低下に起因するのかを明らかにしよう．仰臥位で横になったときに，胸鎖乳突筋が緊張して硬く触れるときは，前頸筋群の過剰な筋緊張亢進が疑われる．ただし，首下がりの状態で長期経過すると胸鎖乳突筋に筋性拘縮が起こり，仰臥位になると短縮した胸鎖乳突筋が伸展されて硬く触れることがあるので注意が必要である．本例では首下がりが発現した直後から，高い枕を使わないと仰臥位で寝るのが困難であったことから，首下がりは前頸筋群の過剰な筋緊張亢進が原因である可能性が高い．

A2 原疾患の鑑別，必要な検査

本例は近医でパーキンソン病と診断されているが，パーキンソン症状を認めるのはパーキンソン病だけではない．パーキンソン病以外でパーキンソン症状を呈する「パーキンソン症候群」を鑑別する必要がある．具体的には脳血管性パーキンソニズム，特発性正常圧水頭症，薬剤性パーキンソニズム，進行性核上性麻痺，多系統萎縮症，大脳皮質基底核変性症などである．脳血管性パーキンソニズムや特発性正常圧水頭症は頭部 MRI で鑑別可能である．薬剤性パーキンソニズムは服薬歴が決め手となる．進行性核上性麻痺，多系統萎縮症，大脳皮質基底核変性症も最終的には頭部 MRI で異常を呈するため，MRI で異常を呈することのないパーキンソン病との鑑別は可能である．しかし，発病初期は MRI で異常を認めず，鑑別の難しいこともまれではない．進行性核上性麻痺はパーキンソン病のような四肢の筋強剛は伴わず，体幹や頸部に強い筋強剛を認めることが多い．頸部は後屈位をとるのが特徴で，本例のように首下がりを呈することはまれである．ただし，発病初期には臨床症状からパーキンソン病と区別できないパーキンソン型が存在する[3]．進行性核上性麻痺のパーキンソン型では首下がりを呈することもあるので注意が必要である．

首下がりを認めた場合，特に鑑別が必要なのは多系統萎縮症のパーキンソン型である．多系統萎縮症のパーキンソン型を疑う red flag として，①早期からの姿勢の不安定性，②早い進行，③姿勢異常，④嚥下障害，⑤呼吸機能障害，⑥感情失禁，があげられている[4]．姿勢異常は disproportionate antecollis と呼ばれ，少し斜に構えた首下がりを呈することが多い[5]．1～2週間で亜急性に出現することもある．パーキンソン病における首下がりの発現頻度は数％以下であるのに対して，多系統萎縮症では 1/3 以上の症例で首下がりを認める[4]．したがって，首下がりを呈するパーキンソニズムを診たときには，まず多系統萎縮症を鑑別する必要がある．

多系統萎縮症の頭部 MRI では，症状の強い対側の被殻の萎縮に注目する．萎縮に伴って被殻の外縁にスリット状の異常信号域を認めることもある．さらに橋や小脳の萎縮を伴うこともある．矢状断で橋の膨らみの減少や小脳虫部の萎縮を確認する．水平断では，橋の萎縮に伴い横走線維が目立つ「十字サイン」や，中小脳脚の萎縮を確認する．また，パーキンソン病では MIBG 心筋シンチグラフィーの取り込み低下を認めるのに対して，多系統萎縮症の初期には取り込み低下を認めない[6]．なお，L-ドパ製剤（イーシー・ドパール®など）は多系統萎縮症でも有効なことがあり，その効果をもって多系統萎縮症を否定することはできない．

A3 治療方針

パーキンソン病治療薬の服薬開始によって首下がりが出現，あるいは治療薬の中止によって

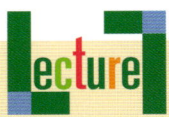

専門医ならここまで知っておくべき

パーキンソン病とパーキンソン症候群を発病初期に鑑別することは難しい．特に多系統萎縮症や進行性核上性麻痺のパーキンソン型は，初期にはL-ドパ製剤が有効なことも多く，臨床症状からも検査所見からも鑑別困難なことがある．したがって，パーキンソン病と診断しても，常に他の疾患の可能性を疑い，red flagを見逃さないようにしたい．その一方で，パーキンソン病でなくてもL-ドパ製剤が有効な症例が存在するのも事実である．また，そのような症例において，少量のドパミンアゴニストが患者の不安を鎮め，意欲を出すのに有効なこともある．診断して満足するのではなく，たとえパーキンソン病でなくとも，症例に合わせた治療法を工夫することを忘れないで欲しい．

まれな副作用も見逃さないで

パーキンソン病の治療薬では，幻覚・妄想や吐き気など，薬剤そのものの機序に関わる頻度の高い副作用のほかに，さまざまなまれな副作用が知られている．麦角系ドパミンアゴニストによる心臓弁膜症や肺線維症，麦角/非麦角を問わず認められる著しい下腿浮腫，そして本例で問題になった姿勢異常などである．この他にも，まだ気づかれていない副作用があるかもしれない．患者の訴えによく耳を傾け，まれな副作用を見逃さないようにしよう．

首下がりが軽快したとの報告がある．筆者らは2010年にパーキンソン病治療薬に基づく姿勢異常に関する全国疫学調査を実施した[7]．その結果，姿勢異常の多くはドパミンアゴニストに起因することが明らかとなった．本例はプラミペキソールを1.0 mg×3回/日から1.5 mg×3回/日に増量して1か月後から急速に首下がりを生じた．ほぼ同時期からL-ドパ・DCI 50 mg×3回/日の服薬を開始しているため悩ましいが，姿勢異常の原因は圧倒的にドパミンアゴニストが多い．まず，ドパミンアゴニストを減量・中止してL-ドパ・DCI中心の治療とすべきであろう．L-ドパ・DCI製剤100 mgと同等の運動症状改善効果をもたらすプラミペキソールの用量（いわゆるL-ドパ換算量）は約2.0 mgとされている[8]．本例ではプラミペキソールを1週間ごとに1.5 mgずつ漸減中止とするとともに，L-ドパ・DCIを漸増して400 mg×5回/日（毎食後100 mg，10時と15時に各50 mg）とした．3か月後には❷のように首下がりが改善し，後頸部の痛みも消失した．

本例のその後の経過である．首下がりが回復して1年後から転びやすくなり，姿勢反射障害を認めてHoehn-Yahr III度相当になった．L-ドパ・DCIを600 mg×6回/日まで増量したが，

❷ 治療開始3か月後

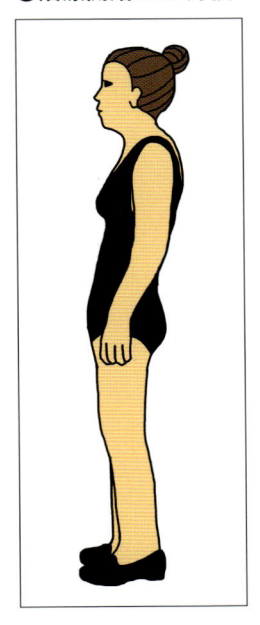

効果を認めなかった．軽度の不明瞭発語（slurred speech）を認め，徐々に嚥下障害，立ちくらみ，尿閉が出現した．頭部MRIを再検したところ，右被殻の萎縮を認め，小脳虫部も萎縮していた．診断は多系統萎縮症のパーキンソン型（MSA-P）に変更された．発症後3年半が経過していた．

（藤本健一）

文献

1) Fujimoto K. Dropped head in Parkinson's disease. *J Neurol* 2006; 253 (Suppl 7): VII21-26.
2) Katz JS, et al. Isolated neck extensor myopathy: A common cause of dropped head syndrome. *Neurology* 1996; 46: 917-921.
3) Williams DR, et al. Characteristics of two distinct clinical phenotypes in pathologically proven progressive supranuclear palsy: Richardson's syndrome and PSP-parkinsonism. *Brain* 2005; 128: 1247-1258.
4) Köllensperger M, et al. Red flags for multiple system atrophy. *Mov Disord* 2008; 23: 1093-1099.
5) Quinn N. Disproportionate antecollis in muntiple system atrophy. *Lancet* 1989; 1: 844.
6) 織茂智之. パーキンソン病におけるMIBG心筋シンチグラフィの意義. *BRAIN and NERVE* 2012; 64: 403-412.
7) 藤本健一ほか. パーキンソン病治療薬による姿勢異常の全国疫学調査. 厚生労働科学研究補助金（難治性疾患克服研究事業）「神経変性疾患に関する調査研究（研究代表者　中野今治）」平成22年度総括・分担研究報告書. 2011; pp.188-190.
8) Thobois S. Proposed dose equivalence for rapid switch between dopamine receptor agonists in Parkinson's disease: A review of literature. *Clin Ther* 2006; 28: 1-12.

CASE 5
歩行障害を訴える5年経過のパーキンソニズムの72歳男性

症例 72歳,男性.
主訴 歩行障害.
現病歴 5年前に体が重くなり力がうまく入らないことを主訴に他院整形外科を受診.頸椎X線検査で異常なく,脳の病気を疑われ,他院神経内科を受診.頭部MRI・MRAが行われ,軽度の脳室拡大と脳萎縮が認められた.パーキンソン病の診断のもとに,抗パーキンソン病薬の処方を受けた.体の重たさがとれ力も入るようになり,症状はある程度よくなり日常生活に問題なく過ごしていた.しかし,1年前からちょこちょこ歩きと足がうまく前に出ないことがあることを自覚している.ここ数か月,足がすくんでしまう症状が目立つようになってきたため,他院神経内科外来にて抗パーキンソン病薬を調整された.しかし,症状の改善がみられないため,紹介にて当院を受診.
生活歴 7年前に退職し,自宅生活.
既往歴 特記すべきことなし.薬剤の新たな服用なし.
家族歴 特記すべきことなし.
初診時現症 一般身体所見:特記すべきことなし.神経学的所見:振戦なし.筋強剛は頸部と四肢に軽度認める.歩行は軽度前傾姿勢で,小刻み歩行とすくみ足を認める.特に,歩行開始時には足がうまく出ないことを自覚している.また,wide-based gaitは認めず,小脳症状なし.眼球運動は明らかな異常なし.

Q1 症例の歩行障害の特徴と鑑別診断は?
Q2 歩行障害の治療は?
Q3 歩行障害に対するリハビリテーションは?

　パーキンソン病やパーキンソニズムの歩行障害は特徴的である.以下にパーキンソニズムの歩行障害やすくみ足の特徴や鑑別診断について知っておくべきポイントを述べる.

A1 歩行障害の特徴と鑑別診断

　この症例では,眼球運動症状がないことや抗パーキンソン病薬が効果的であること,小脳症状がみられないこと,開脚性もみられず閉脚性歩行の小刻み歩行であったことから,パーキンソン病の診断が最も考えられた.

　パーキンソン病の歩行障害はその中核症状であり,特徴的である.その特徴を列挙すると,①ゆっくりとした歩行(歩行速度が遅い),②小刻み歩行(歩幅が狭い),③突進歩行(リズムが保てず次第に速くなり止まれない),④腕振りの減少(腕振りが減少あるいはみられない),⑤すり足(膝関節や足関節の可動が不十分で,つま先からするような歩き方),⑥左右差のある歩き方(筋固縮の優位な側の,すり足が強く,歩幅が小さく,腕振りも小さくなる),⑦すくみ足(足が床にくっついた状態になり,前に進めない,リズムが保てなくなり,3〜8 Hzに収束してしまう.歩行の開始時,方向転換時,狭いところを通る際にみられる)がある.

　特に,すくみ現象はパーキンソン病の運動症状の中では無動に分類されるが,その出現は特徴的で周囲の環境や心理的な状況で変化しやすい.すくみ現象は歩行だけでなく,手の動作や発語の際にもみられる.病期の進行した患者ではしばしばみられる[1].前傾・前屈姿勢(前か

❶ パーキンソン病の治療ガイドライン──すくみ足

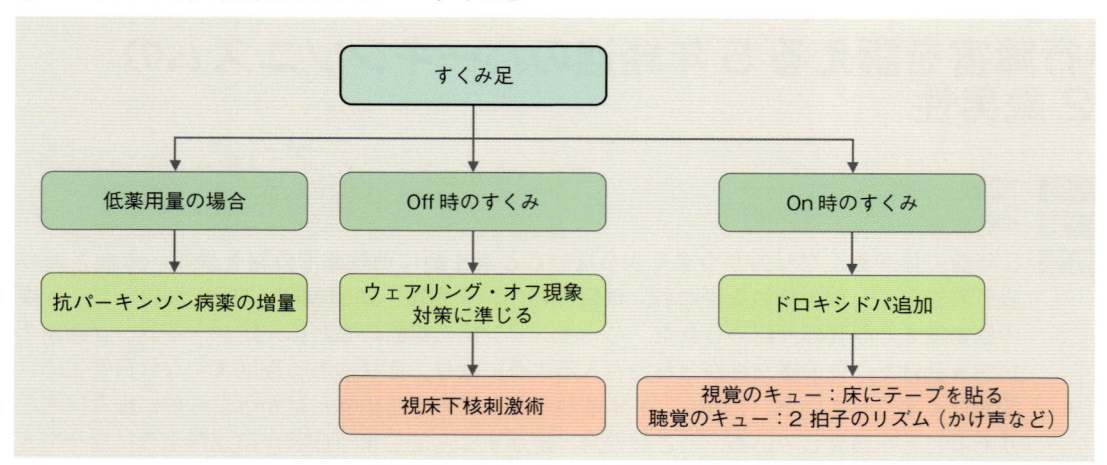

```
                    すくみ足
          ┌───────────┼───────────┐
     低薬用量の場合      Off 時のすくみ      On 時のすくみ
          │               │               │
    抗パーキンソン病薬   ウェアリング・オフ現象   ドロキシドパ追加
       の増量          対策に準じる
                          │
                      視床下核刺激術        視覚のキュー：床にテープを貼る
                                           聴覚のキュー：2 拍子のリズム（かけ声など）
```

（日本神経学会〈監修〉．パーキンソン病治療ガイドライン2011[2] より）

がみになり，上肢も屈曲，股関節，膝関節も屈曲する．体幹が強く屈曲するときには，腰曲がり（camptocormia〈体幹屈曲〉）と呼ばれる状態になることもある．そのほか，首下がりや斜め徴候もみられることがある），歩行障害が強くなると，転倒の原因となる姿勢反射障害が出現する．特に後方に押した際に姿勢保持が困難になる後方突進現象（retropulsion）が陽性になる．また，両足の横幅が狭くなるのも特徴的であり，閉脚での小刻み歩行をみたらパーキンソン病を第一に疑う．

さらに，パーキンソン病の歩行障害で特徴的なことは，on-offやウェアリング・オフ（wearing-off），そのほかにたとえば，家ではうまく歩かないのに診察室ではうまく歩ける，教授回診になるとうまく歩けるなどといった歩行障害の変動がよくみられる．外的キュー（視覚刺激，聴覚刺激，触覚刺激など）で歩行が改善する．kinésie paradoxale（矛盾性運動）は急に歩けるようになる現象で，たとえば，すくみ足が外的キューであっという間に改善したりする．足をまたぐように指示するとすくんでいた状態から脱却して歩行可能となる．また，歩行時に話しかけてそれに応じようとすると，歩行が停止してしまういわゆる stop walking while talking がみられる．これは同時に2つのことをできないというパーキンソン病の遂行障害であり，転倒とも深く関係する症状である．

A2 歩行障害の治療

これらの特徴を考慮して，パーキンソン病の歩行障害をよく理解したうえで，治療することが肝要である．すくみ足については，「パーキンソン病治療ガイドライン2011」の中でその項目が設けられている[2]．以下にすくみ足の治療に関して記述する．

すくみ足のアルゴリズム（❶）で示されているように，

① すくみ足以外に他の主要運動症候（特に一般的無動に関連した症状や筋強剛）が明らかに残っている場合，抗パーキンソン病薬の用量調節を行う．
② ウェアリング・オフのoff時に出現するすくみ足の場合，ウェアリング・オフ対策を行う．
③ ドパミン作動性治療に抵抗性の場合にはドロキシドパ（ドプス®）を投与する．
④ リズミカルな感覚性キューなどの利用が勧められる．

治療薬の用量が不十分なために生じる際には，ウェアリング・オフのoff時に出現する場合と，進行期パーキンソン病でみられるドパミン補充療法に抵抗性の場合とがある．いずれも，転びやすさに結びつく症状であり，可能な限り消失させる必要があるが，ドパミン補充療法に

抵抗性の場合，治療困難な症状の一つである．

この症例では，他院にてL-ドパ450 mg／日とプラミペキソールが3 mgから4.5 mg／日に増量されていたが，すくみ足の改善がなく幻視が悪化していた．これまでの長期単独治療試験結果の解析からは，ロピニロール（レキップ®など）またはプラミペキソール（ビ・シフロール®など）は，L-ドパと比較してすくみ足の出現頻度が高かった．D_2受容体の過剰刺激がすくみ足発現を助長するかもしれないという意見もある[3]．そのため，ドパミンアゴニストを中止した．さらに，L-ドパを600 mgから750 mgへと増量したところ，幻視がなくなり，歩行障害の改善が得られた．

両側視床下核または淡蒼球内節深部脳刺激療法（deep brain stimulation：DBS）の「歩行障害」に対する効果の記載は多いが，すくみ足に特定されたものではない．またこれら療法の「歩行障害」に対する効果は薬剤服用時には認められないか，非服用時に比べて顕著でないことから[4]，仮に「歩行障害」の中にすくみ足が含まれているとしても，L-ドパと同質の効果，つまりL-ドパ服用下におけるウェアリング・オフのoff時の症状改善に伴った「すくみ足」の改善であると考えられる．したがって，すくみ足に対するDBSの適応は，ドパミン補充療法に反応するすくみ足に対する適応と考えてよい．

A3 歩行障害のリハビリテーション

パーキンソン病の歩行障害に対しては，運動療法などのリハビリテーションが有効である．

前述したようなパーキンソン病の歩行障害の特徴を熟知したうえで，リハビリテーションを行うことで効果が期待できる．前傾にならないようにまっすぐな姿勢になることを意識してもらう．腕振りを意識的に行う．膝を高く上げて大股で歩き，すり足にならないように踵から着地するように指示する．また，閉脚が強い場合には，足の横幅を広げて開脚するように指示する．歩行の際には，リズムをとって歩くように指示する．このような指示をすると，即座に歩行障害が改善する場合がある．また，日常生活の中では，同時に2つのことを遂行できないので，歩行中に話しかけないで腰掛けてから話しかけるなどの配慮が家族や介護者には必要である．しかし，これを継続的にすることが困難であることは，周知の事実である．

筋力低下などがみられる場合もあり，いわゆるパワーリハビリテーションは筋力増強あるいは保持として有効であり，特に腸腰筋の筋力増強が注目されている．ストレッチは関節可動域の保持のために必要である．また，重心移動などのバランス訓練，歩行訓練も有効である．外界からのキューを用いた訓練[5]がすくみ足からの解放に役立つ．音刺激（メトロノーム，かけ声など）や視覚的指標の提示（床に線を引く，テープを張る，ものを跨ぐ，レーザーポインターの利用など）などがある．具体的な方法としては，外的キューを用いた方法のほかにも，いろいろな道具や体操を取り入れたものがある．たとえば，トレッドミルを用いた方法で歩行速度，歩幅の改善が示されている．転倒予防に役立つとの記載があり，運動療法を行うことが推奨されている．

近年，太極拳を利用した運動療法で，軽症～中等症のパーキンソン病患者のバランス障害や転倒を軽減すること，身体機能を改善することがわかっている．パーキンソン病の歩行障害に対して音リズムを取り入れた音楽療法などのリハビリテーションに関わる研究がなされ，その有用性が注目されている．また，音リズム刺激による機序として，パーキンソン病で障害される内的なキューあるいは内的なリズム形成に対して，外的なキューあるいは外的リズム刺激である音リズムで刺激することで歩行リズムの形成が安定化する可能性が推察されている．

パーキンソン病の歩行障害は特徴的であり，個々の重症度や障害の特徴に応じて，リハビリテーションも異なってくる．これに加えて重要なことは患者からの要望に応じることであり，患者ごとにその内容を選択・構成して実施することが大切である．

また，リハビリテーションで重要なことは，

Lecture
すくみ足の鑑別

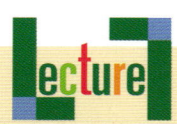

　閉脚ではなく開脚（wide-based）の小刻み歩行をみたら，パーキンソン病と鑑別を要するものとして，小刻み歩行（démarche à petit pas）があり，高齢者の小刻み歩行，脳血管性パーキンソニズムの可能性が高い．この際には，足がやや外転位でつっぱった歩き方となり前傾姿勢とはならず，片足での立脚が困難となりやすい．そのほか，正常圧水頭症や両側の前頭葉障害でみられるものとして，歩行失行がある．歩行失行では床から足が離れず最初の1歩がなかなか出ない，Gegenhalten（抵抗症）や手足の把握反射がみられたりする．また，歩行失行と小刻み歩行では，突進歩行がみられず，症状の変動も少ない．初期からすくみ足が強く眼球運動障害がある場合には，進行性核上性麻痺を疑う．L-ドパにより筋固縮が改善した分，小脳失調性の歩行障害になってしまうことがあり，こういう場合には，多系統萎縮症（MSA）を疑う．もちろん，MIBG心筋シンチグラフィーなどの検査でパーキンソン病の診断の補助となる検査方法も併用するとよい．

継続可能なことである．いくらエビデンスがあるものでも，ある程度続けられるものでなければその効果も望めない．そのためには，患者と一緒に喜び，褒める，励ますことなどして，患者の意欲を保ち，楽しく取り組めるように環境を整えることが必要となる．

（林　明人）

文献

1) Giladi N, et al. Freezing of gait in PD：Prospective assessment in the DATATOP cohort. *Neurology* 2001；56：1712-1721.
2) 日本神経学会（監修），「パーキンソン病治療ガイドライン」作成委員会（編），パーキンソン病治療ガイドライン2011．東京：医学書院；2011，pp.1-201.
3) Ahlskog JE, et al. Dopamine agonist treatment of fluctuating parkinsonism. D-2（controlled-release MK-458）vs combined D-1 and D-2（pergolide）. *Arch Neurol* 1992；49：560-568.
4) Rodriguez-Oroz MC, et al. Bilateral deep brain stimulation in Parkinson's disease：A multicenter study with 4 years follow-up. *Brain* 2005；128：2240-2249.
5) Nieuwboer A, et al. Cueing training in the home improves gait-related mobility in Parkinson's disease：the RESCUE trial. *J Neurol Neurosurg Psychiatry* 2007；78：134-140.

付録

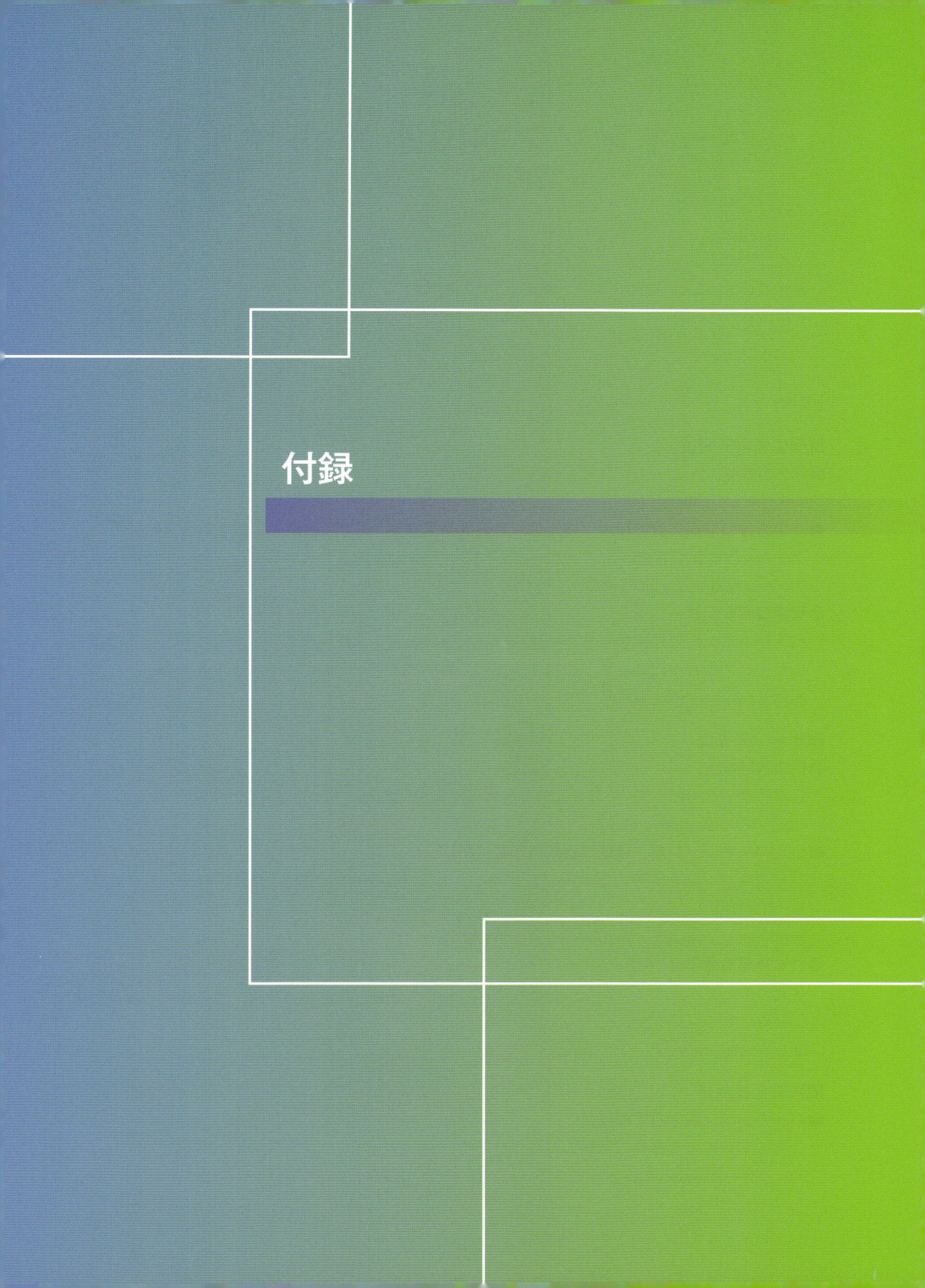

付録
パーキンソン病関連 Web サイト
(監修 髙橋良輔・山門穂高)

各サイトの URL は予告なく変更されることがあります．ご了承下さい

(web サイトアクセス最終確認日 2013.11.15/ 中山書店編集部)

[国内]

■厚生労働省関連
●厚生労働省
http://www.mhlw.go.jp/
●厚生労働科学研究費補助金（難治性疾患克服研究事業）神経変性疾患に関する調査研究班
パーキンソン病と関連疾患の診療ガイドマニュアルが掲載されている．
http://plaza.umin.ac.jp/~neuro2/
●難病情報センター
パーキンソン病関連疾患を含めた難病指定疾患の患者・医療従事者向け解説．利用可能な医療サービスなどが記載され，総括的な内容．臨床個人調査票のダウンロードも可能．
http://www.nanbyou.or.jp/

■学会・研究会
●日本神経学会
日本神経学会 HP．パーキンソン病を含めた主な神経疾患のガイドラインも掲載されている．
http://www.neurology-jp.org/
●日本パーキンソン病・運動障害疾患学会（MDSJ）
パーキンソン病を含めた運動異常症を中心とした学会 HP．学会誌（MDSJ letter）もダウンロード可能．
http://mdsj.umin.jp/
●日本神経治療学会
学会によるガイドラインがない各種疾患についても標準的神経治療と題して治療が提示されている．
http://mdsj.umin.jp/

■製薬会社関連
●パーキンソン病よろず相談所
ファイザーによる患者・家族のためのサイト．
http://www.parkinson.gr.jp/

- **ReQuip®.jp**
  グラクソ・スミスクラインによるレキップ®の製品情報とパーキンソン病の疾患関連情報提供のサイト．医療関係者向け．
  http://requip.jp/home.html
- **「パーキンソン病について」**
  日本ベーリンガーインゲルハイムのサイト．患者・家族向け．
  http://www.boehringer-ingelheim.jp/patient/parkinson.html
- **「レストレスレッグス症候群」**
  日本ベーリンガーインゲルハイムの医療関係者専用サイト．
  http://rls-net.jp/
- **「ネオドパストン®配合錠・ネオドパゾール®配合錠を服用される患者さんとご家族の方へ」**
  第一三共の医療関係者向けサイト内の患者指導用資材．
  https://www.medicallibrary-dsc.info/useful/guidance/pdf/patient_neodopaston.pdf
- **パーキンソン.jp**
  ノバルティスファーマのサイト．患者および家族・介護者向け．
  http://www.parkinson.jp/
- **パーキンソン病サポートネット**
  協和発酵キリンのサイト．パーキンソン病の症状，治療，治療薬などについてわかりやすく紹介．
  http://www.kyowa-kirin.co.jp/parkinsons/
- **気になる「パーキンソン病」**
  大日本住友製薬の健康情報サイトの専門サイト．
  http://kanja.ds-pharma.jp/health/parkinson

■患者・家族・有志団体

- **全国パーキンソン病友の会**
  各都道府県支部の案内あり．支部では医療・リハビリ講演会，懇談会開催の案内を行っている．
  http://jpda-net.org/
- **明るく生きるパーキンソン病患者のホームページ Apple**
  患者・家族の掲示版，'専門家に聞く'コーナー，治療や介護・福祉に関する情報コーナーがある．
  http://www9.ocn.ne.jp/~pdiyasi/

[海外]

- **American Academy of Neurology**
  アメリカ神経学会のHP．アメリカ版神経疾患治療ガイドラインの掲載もあり．
  http://www.aan.com/

- **National Parkinson Foundation**
  全米パーキンソン病財団のHP．主に患者・医療介護者への情報や情報交換の場が提供されている．
  http://www.parkinson.org/

- **The Michael J. Fox Foundation for Parkinson's Research**
  マイケル・J・フォックス財団のHP．パーキンソン病の解説や臨床研究の紹介，研究助成の案内など．
  https://www.michaeljfox.org/

- **Parkinson's Disease Society of the United Kingdom**
  英国パーキンソン病協会のHP．
  http://www.parkinsons.org.uk/

- **Parkinson's Action Network**
  http://www.parkinsonsaction.org/

- **International Parkinson and Movement Disorder Society（旧名称 Movement Disorder Society）**
  パーキンソン病・運動異常症学会のHP．各種運動異常症のRating scaleは非会員でもダウンロード可能．
  http://www.movementdisorders.org/

- **OMIM（online mendelian inheritance in man）**
  ヒト遺伝性疾患に関する遺伝子情報データベース
  http://www.ncbi.nlm.nih.gov/omim

索引

太字のページは詳述箇所を示す

和文索引

あ

アイザックス症候群 177, 178, 220-222
アカシジア 197, 236
　——の治療 238
アキネトン® 235
悪性カタトニア 145
悪性症候群 200
アステリクシス（アステリキシス）53, 83, 128, 130, 195
アストロサイト斑 447
アテトーゼ 42, **96-106**, 112, 244, 483
　小児の—— 228
アデノシン受容体作用薬 324
アデノ随伴ウイルス（AAV） 384
アパシー 300
アポカイン® 344
アポモルヒネ 344
アマンタジン 149, 266, 323, 338, 349, 380, 419, 426
アミトリプチリン 374
アミロイド線維 396
アミロイド沈着 309
アリセプト® 151, 271, 373
アルコール離脱振戦 215
アルツハイマー型認知症 148, 149, 151, 152
アルツハイマー（神経）原線維変化（NFT） 460, 465
アルツハイマー病 444, 460
アルテプラーゼ 484
アルドメット® 266
アンヘドニア 300

い

イクセロン® 151, 271, 373
イーシー・ドパール® 493
異常感覚 237
異常（タウ）蛋白（質）の蓄積 290, 447
イストラデフィリン 324, 340, 341
痛む脚と動く足趾症候群（PLMT） **155-158**
一塩基多型（SNP） 407

一次運動野（MI） 22, 160
一次性局所性ジストニア 72
一次性ジストニア 39, 112
一次性全身性ジストニア 71
一過性発達性運動異常 228
遺伝子 384, 395, 401
　パーキンソン病と—— **394-413**
遺伝子組み換え組織プラスミノーゲンアクチベータ（rt-PA） 484
遺伝子診断 93, 123
遺伝子多型 276
遺伝子治療 324, **384-388**, 390
遺伝性一次性ジストニア 230
遺伝性パーキンソン病原因遺伝子 287
糸かせ様封入体 463
イブジラスト 151
イレウス 380
インスリノーマ 150
陰性ジストニア 114
陰性ミオクローヌス 83, 121, 128, 130, 131, 248

う

ウィップル病 129
ウイルス性脳炎 487
ウィルソン病 94, 97, 112, 129, 135, 145, 216, 229, 470
ウェアリング・オフ 321, 327, 338, 343, 345, 347, 498
ウェクスラー成人知能評価尺度第3版（WAIS-III） 433
ウェルニッケ脳症 145
渦巻き書き 79
うつ 374
ウマ感染性貧血ウイルス（EIAV） 384
運動異常（症） 441, 446
　（→ Movement Disorders）
運動学習 370
運動過多症 16, 103
運動合併症 327, 343, 346, 358
運動関連（皮質）電位（MRCP） 25, 163
運動（系）ループ 14, 26, 90, 102, 103
運動減少症 16, 103
運動時振戦 41
運動準備電位（BP） 25
運動症状 204, 332, 340, 343, 359

　——に対する手術治療 355
　——の日内変動 342, 354, 360
運動前野（PMC） 24
運動単位電位（MUP） 177, 179
運動の制御機構 **21-30**
運動誘発電位（MEP） 54, 162
運動4徴候 337
ウンフェルリヒト・ルントボルク病 121, 126

え・お

エクソーム解析 413
エダラボン 484
エフピー® 333, 347
エンケファリン 10
エンタカポン 346
大型無棘ニューロン 4
起き上がり時間 367
汚言 135
オートファジー－リソソーム経路 289
オーバーフロー現象 114
オーミクス（Omics）的アプローチ 317
オーラップ® 137
オリーブ橋小脳萎縮症（OPCA） 232, 451

か

開瞼失行 116
カイザー・フライシャー輪 470
外傷性ジストニア 113
回旋性眼振 186
解離性障害 **242-247**
下眼瞼向き眼振 186
拡散異方性の評価 46
拡散強調画像 46
拡散テンソル画像 46
核上性注視麻痺 437
覚醒障害の治療 378
下肢静止不能症候群 43, 237, 379
　（→むずむず脚症候群，レストレスレッグス症候群）
過剰驚愕反応 257
家族性パーキンソン病 394, 400
加速歩行 297
下腿浮腫の治療 381

索引

か

カタトニア	38, **139-146**
——をきたす非精神科疾患	145
カタトニア症候群	**139-146**
カタプレス®	137
カタレプシー	140
カテコール-O-メチル基転移酵素阻害薬（COMT-I）	329, 340
カバサール®	322
ガバペン®	86
ガバペンチン	86
ガバペンチン エナカルビル	378
カフェイン	277
カプグラ症候群	270, 375
カベルゴリン	322, 323, 339, 345
過眠症状	202, 208
仮面様顔貌	298
ガランタミン	151, 271, 373
カルバマゼピン	94, 173
カルビドパ	265, 266
感覚障害	382
感覚症候	301
感覚トリック	114
感覚野	25
眼球運動	183-189
眼球運動ループ	14
眼球回転発作	134, 200
眼球の不随意運動	**183-189**
眼瞼攣縮	116
肝細胞増殖因子（HGF）	325
感情鈍麻	300
眼振	183-187
——分類	184
間接路	7, 12, 15, 26
眼電図（波形）	184, 187
ガンマアミノ酪酸	4, 13, 384
（→GABA）	
ガンマグロブリン大量静注療法（IVIg）	491
ガンマナイフ視床破壊術	88
丸薬丸め運動	80, 295
肝レンズ核変性症	112, 129, 472

き

紀伊ALS/パーキンソン認知症複合	**459-468**
紀伊パーキンソン認知症複合（PDC）	461-464
記憶障害	430
機械的振戦	78
偽性アテトーゼ	96
偽性ジストニア	113
喫煙	277
基底核（→大脳基底核）	
基底核疾患	36
企図時振戦	41, 78, 82, 88
機能外科手術	71
脚橋被蓋核（PPN）	71, 359
嗅覚障害	302
急性運動失調の原因（小児）	232
急性散在性脳脊髄炎（ADEM）	488
急性ジストニア	197, 234
急性脳炎	487
急性の薬剤性不随意運動	197
キュー（合図）を用いた（利用した）訓練	365, 499
驚愕反射	167-169
驚愕反応（SR）	167, 257
強硬症	140
橋十字サイン	454, 494
共収縮	114
強制泣き笑い	**147-154**
鏡像運動（MM）	**159-166**
協調運動障害	296
虚偽性障害	245
拒食（症）	143
拒絶症	140, 143
巨大SEP	53, 248, 479
ギラン・バレー症候群	178, 179
ギラン・モラレ三角	170, 171
筋萎縮性側索硬化症	149, 463
筋強剛	296, 452
筋強直症候群	181
筋強直性ジストロフィー	181
筋強直性放電	181
筋痙攣	180
筋拘縮	182
金属への曝露	277
筋電図検査	57-62
筋トーヌス（筋緊張）	31, 37
筋放電トリガー加算平均（JLA）法	53, 122, 246
筋由来の不随意運動	181

く

グアムPDC	461
グアムのALS多発	460
クヴォステック徴候	180
クエチアピン	376, 377, 417
口運び傾向	488
クッシング症候群	148, 152
首下がり	298, **493-496**
クラインフェルター症候群	135
グラマリール®	485
クランプ	34
グリア細胞株由来神経栄養因子（GDNF）	386
クリッペル・フェール症候群	160
クリューヴァー・ビューシー症候群	152, 488
グルコーストランスポーター1（GLUT1）欠損症症候群	194, 195
グルタミン酸作動性の興奮性投射ニューロン	5
グルタミン酸受容体作用薬	323
グルタミン酸脱炭酸酵素（GAD）	223
——遺伝子	385
グルトパ®	484
クロイツフェルト・ヤコプ（ブ）病	121, 135, 148, 150
クロザピン	376
クロザリル®	376
クロチアゼパム	152
クロナゼパム	86, 87, 126, 169, 173, 379, 481
クロニジン	137

け

痙縮	296
経頭蓋磁気刺激（TMS）	54, 68, 92, 162
痙性斜頸	73
痙直性四肢麻痺	474
痙攣重積	487
ケタス®	151
ケタミン	491
ケタラール®	491
血管性危険因子	422
血管性認知症	149, 151
血管性パーキンソニズム（VP）	**421-427**
——の臨床診断基準	425
血漿交換療法	491
ゲノムワイド関連解析（GWAS）	276, 407
ゲルハート症候群	453
幻覚・妄想	336, 375, 376
見当識障害	430
原発性進行性失語の非流暢・非文法異型（NAV）	446, 449

こ

抗α-synuclein抗体	314
抗amphiphysin抗体	223, 238
抗NMDA受容体抗体	224
抗NMDA受容体脳炎	223, 224, 488
——の治療アルゴリズム	491
抗VGKC抗体	221
抗VGKC複合体抗体	221, 224
抗VGKC複合体抗体関連辺縁系脳炎	194, 224, 225
抗アポトーシス薬	325
抗うつ薬	238, 374
口蓋振戦	170
口・下顎ジストニア	116
交感神経節後線維の画像検査	310
後弓反張	245

索引

抗グルタミン酸脱炭酸酵素（GAO） 223
後頸筋の限局性筋炎（INEM） 493
構語障害 75
抗コリン薬 236, 238, 419
抗精神病薬 94, 230, 233, 234, 240
　——の使用頻度 377
　——の離脱症状 236
向精神薬 108, 417
巧緻運動障害 297
抗てんかん薬 67, 195, 240, 482
後天性肝レンズ核変性症 472
行動異型前頭側頭型認知症（bvFTD） 444
行動異常 378
抗パーキンソン病作用 321, 324
抗パーキンソン病薬（→パーキンソン病治療薬）
抗ヒスタミン薬 236
後方突進（現象） 297, 498
小刻み歩行 497, 500
国際疾病分類第10版（ICD-10） 242
黒質 2-10, 12-15, 17, 18, 26, 27, 29, 308, 327
　——の病理 281
黒質線条体路 264
黒質緻密部 2-5, 7, 13, 91, 286, 293, 385
黒質網様部 2-7, 14, 91
ゴーシェ病 121, 395, 410
固縮 296, 337
固縮型ハンチントン病 469
固定ジストニア 113
固定姿勢保持困難 53, 83, 128
　（→アステリクシス）
孤発性パーキンソン病のリスク遺伝子 407-413
コホート研究 278
コムタン® 346
固有脊髄路性ミオクローヌス 174, 254
　——の診断基準 256
固有補足運動野（SMA proper） 22
コリンエステラーゼ阻害薬 271
コレアジン® 94, 137, 173
昏迷 143

さ

座位で行うことができる自主訓練 368
ザイテルバーガー病 404
細胞移植 388-391
サインバルタ® 375
詐病 245
酸化型 Aβ1-40 314
酸化型 DJ-1 314
酸化ストレス 291
三環系抗うつ薬 374
三重刺激法 165

三相波 132

し

ジアゼパム 86, 235
ジェイゾロフト® 374
磁化移動コントラスト 46
磁化率強調像 46
磁気共鳴画像法（MRI） 44
シクロスポリン 419
シクロホスファミド 419, 492
刺激過敏性不随意運動 256
自己固有感覚性脊髄性ミオクローヌス 125
自主訓練 366
視床DBS 74
視床下核（STN） 2, 12, 71, 101, 105, 353, 354
　——刺激術（STN-DBS） 350, 355, 358, 359
　——の投射 9
歯状核-赤核-オリーブ核路 170
歯状核赤核淡蒼球ルイ体萎縮症（DRPLA） 98
視床凝固（破壊）術 74
視床中間腹側核（Vim） 71, 80, 82, 87, 353
　——刺激術 88
ジスキネジア 90, 107-110, 199, 266, 321, 323, 327, 336, 343, 487
　——の種類 109
　——への対策 349
　抗パーキンソン病薬による—— 109
　薬物誘発性—— 108
ジスキネジア型嗜眠性脳炎 490
ジストニア 17, 37, 39, 65, 90, 111-118, 156, 171, 201, 216, 217, 244, 298
　——に対する淡蒼球内節（GPi-）DBS 73
　——に伴う振戦 82, 86, 87
　——の機能外科手術 71
　——の治療 230
　——の定義 111
　——の分類 40, 112
　——の臨床特徴 114
　急性—— 234
　頸部—— 73
　小児の—— 230
　振戦型—— 108
　薬剤誘発性—— 230
ジストニア姿勢 111
ジストニア・プラス症候群 112
姿勢異常 298, 495
姿勢時振戦 40, 78
姿勢常同 140
姿勢反射障害 297, 337
姿勢保持障害 436, 452, 473

持続性部分てんかん 124
シタラビン 419
疾患感受性遺伝子 276
失調性構語障害 453
失調性歩行障害 453
シデナム舞踏病 94, 101, 104, 135, 148, 150, 152, 228
自動車運転 323
シヌクレイノパチー 451
シヌクレインのシード・凝集・神経回路網伝搬仮説 288
自発性皮質性ミオクローヌス 124
自発性不随意運動 248
しびれ 301
シャイ・ドレーガー症候群（SDS） 451
若年型ハンチントン病（HD） 469
若年型パーキンソニズム 109, 281
若年性ミオクロニーてんかん（JME） 193, 480
周期性四肢運動障害（PLMD） 212, 379
重症度分類（Hoehn & Yahr） 303
修正ランキンスケール 435
シュワルツ・ヤンペル症候群 182
消化器症状の治療 380
上眼瞼向き眼振 186
小血管病 424
症候性ミオクローヌス 218
小字症 296
症状精神病 142
常染色体優性パーキンソン病 394-399
常染色体劣性パーキンソン病 400-406
情動回路 147
情動失禁 149, 150, 152
常同症 141
情動調節脳 147
小児期の振戦 229
小児欠神てんかん 482
小児交代性片麻痺 230
小児自己免疫性精神神経症障害（PANDAS） 229
小児のアテトーゼ 228
小児の運動失調 231
小児のジストニア 230
小児の不随意運動 228-232
小児の舞踏病 228
小脳 27
小脳-視床-皮質路 170
小脳性眼球運動障害 453
小脳性振戦 82, 85, 86, 170, 216
上部消化管症状 336
職業性ジストニア 114
書痙 74, 83, 116
自律神経症候 299
自律神経症状 380
ジル ド ラ トゥレット症候群 148, 149, 231
心因性運動障害 242-247

──治療		247
心因性ジストニア		113
心因性振戦		83
心因性の不随意運動		68
心因性非てんかん性発作（PNES）		243, 246
神経栄養因子（GDNF）		324, 384
──の遺伝子導入		386
神経核と対象症状		354
神経核と治療方法		353
神経原線維変化（NFT）		437, 447, 460, 465
神経再生薬		325
神経細胞質封入体（GCI）		451
神経伝達物質機能		50
神経ベーチェット病		148, 152
神経変性予防薬		325
神経保護薬		325
神経保護療法		331
心血管機能障害の治療		381
心原性脳塞栓症		484, 485
進行性核上性麻痺（PSP）		**436–443**, 444, 494
──患者家族向けマニュアル		443
──診断基準		441
──組織学的所見		437
──と遺伝子		441
──の臨床症候		440
──の臨床病型と特徴		437, 438
──臨床評価尺度		442
進行性核上性麻痺症候群（PSPS）		439, 447
進行性非流暢性失語（PNFA）		444, 446
進行性ミオクローヌスてんかん（PME）		121, 193, 480
振戦		33, 40, 58, **78–89**, 215, 244, 294, 337, 338
──の概念		78
──の鑑別		59, 216
──の機能外科手術		74
──の分類		40, 78
手指の──		295
小児期の──		229
振戦型ジスキネジア		108
新線条体		2, 5, 6, 9, 228
振戦麻痺		293, 294
診断時にPD患者に伝えるべき情報		335
深部腱反射		453
深部脳刺激（療法）（DBS）		71, 94, 105, 499
──の作用メカニズム		19
シンメトレル®		149, 323, 338, 349, 419

す

随意運動		21, 25, 28
──に関与する神経ネットワーク		23
随意運動制御モデル		22
随意調節脳		147
髄液シャント術		433
錐体外路		14
錐体外路症状（EPS）		233–236
錐体外路徴候		14
錐体路徴候		38
随伴陰性変動（CNV）		25
睡眠異常症		**202–214**
睡眠・覚醒障害の治療		379
睡眠関連運動障害		210
睡眠関連呼吸障害		213
睡眠関連歯ぎしり（SB）		212, 213
睡眠時呼吸障害		379
睡眠時周期性四肢運動（PLMS）		212
睡眠時無呼吸症候群		213
睡眠障害		300, 377
すくみ足		337, 338, 344, 366, 497, 500
──の治療		350
すくみ足歩行		359
すくみ現象		297
スパスム		33
すり足		431, 497
スルピリド		417, 485

せ

生活機能障害度		303
静坐不能		197
静止時振戦		40, 80, 294
正常圧水頭症（NPH）		**428–435**
精神科疾患		**233–241**
精神科の受診歴		38
精神疾患の分類と診断の手引き第5版（DSM-5）		135, 242
精神症候（症状）		67, 300, 336
成人発症 NAD		405
性ホルモン関連説		276
性欲過多		357, 378
整流筋電図		174
瀬川病		401
赤核振戦		82
脊髄		29
脊髄延髄脊髄反射		125
脊髄小脳失調症		232
──2型		149
脊髄髄節性ミオクローヌス		125, 172, 175
脊髄性固縮		34
脊髄性ミオクローヌス		29, 60, 119, 125
脊髄由来の不随意運動		**172–176**
セルシン®		86, 235
セルトラリン		374
セルロプラスミン		471
セレギリン		333, 347
セレジスト®		458
セレネース®		137, 485
セロクエル®		377
セロトニン（5-HT2A）受容体拮抗薬		238
線維束性収縮		177, 181
前・後吻側腹側核		71
線条体		3, 5, 6, 12
線条体黒質変性症（SND）		451
線条体手		299
線条体における DAT の低下		308
全身痙攣		478
全身麻酔薬		490
選択的セロトニン再取り込み阻害薬（SSRI）		67
先天性眼振		187
前頭前野（PFC）		25
前頭前野ループ		14
前頭側頭葉変性症（FTLD）		441, 447
前頭葉性行動・空間症候群（FBS）		446, 449
全般性3〜4Hz高振幅棘徐波複合		480
前補足運動野（pre-SMA）		22

そ

早期パーキンソン病患者における治療アルゴリズム		332
早期発症パーキンソン病		401
早朝効果		114
早朝ジストニア		349
早発性ジスキネジア		109
ゾニサミド		126, 338, 340, 347
粗有病率		273

た

体軸性固縮		437
胎児細胞移植		388
代謝酵素阻害薬		321
代謝性疾患		150, 215
帯状皮質運動野（CMA）		24
体性感覚誘発電位（SEP）		53, 60, 122, 248, 479
大脳基底核		2–11, 26
──の機能		14
──の機能解剖		**2–11**
──の（基本）神経回路		6–8, 14
──における脳血管障害		425
──病変による不随意運動		33
──を構成する核		12
大脳基底核連関		26, 28
大脳基底核疾患の病態生理		**12–20**
大脳基底核疾患の分類		17
大脳小脳連関		27, 28
大脳皮質運動関連領野		22
大脳皮質基底核症候群（CBS）		444, 445

索引 509

——診断基準 446
大脳皮質基底核変性症（CBD） 439, **444-450**
大脳皮質-大脳基底核ループ 13
大脳誘発電位 53
多因子遺伝性疾患 407, 412
タウオパチー 447, 466
タウ蛋白 315, 466
　　——のアイソフォーム 464
タウ病変 438
タウ陽性封入体 465
ダウン症候群 135
多系統萎縮症（MSA） 316, **451-458**, 494
脱脱抑制 8
脱炭酸酵素阻害薬 331
タップテスト 431, 433
脱抑制 7, 15, 18
他人の手徴候 445
タリペキソール 322
タルチレリン 457
単一フォトン断層撮影法（SPECT） 48
単純ヘルペス脳炎（HSE） 487
淡蒼球 3, 12, 457
淡蒼球外節 2, 7
淡蒼球内節（GPi） 2, 7, 354
淡蒼球内節刺激術（Gpi-DBS） 71-73, 350, 357-360
ダンディ・ウォーカー症候群 231
蛋白癌仮説 289

ち

チアプリド 419, 485
チック 38, **134-138**, 201, 231
遅発性アカシジアの治療 238
遅発性ジスキネジア 109, 198, 239, 240
遅発性ジストニア 235
中型無棘ニューロン 4, 5
中型有棘ニューロン 4, 5
注視眼振 186
中枢性前庭（性）眼振 **184-186**
中枢性低換気 487, 488
中脳黒質ドパミン神経変性 307
中脳黒質のエコー輝度増大 309
中脳振戦 82
長ループ反射 60, 122
直接路 7, 12, 15, 26
チロシン水酸化酵素（TH） 281, 385

て

定位脳手術 80, 81, 87, 105, 352, 353
　　——の治療メカニズム 18
抵抗症 143
訂正有病率 273
訂正罹患率 274

テガフール 419
テグレトール® 94, 173
テタニー 180
テトラヒドロビオプテリン（BH$_4$） 386
テトラベナジン 94, 137, 173
デパケン® 173, 481
デプロメール® 375
デュロキセチン 375
電位依存性 K チャネル（VGKC） 194
てんかん 192
てんかん性陰性ミオクローヌス 130, 132
てんかん性ジストニア 113
転換性障害 242
てんかん性不随意運動 **192-196**
　　——の分類 192
てんかん性ミオクローヌス 478
てんかん発作 194, 246
電気痙攣療法 146

と

統合失調症 236
同語反復 135
動作緩慢 296
動作時振戦 78, 79
糖代謝 49
頭部落下テスト 296
トゥレット症候群 137, 145
　　——の診断基準 135
特発性正常圧水頭症（iNPH） 428, 429, 431
　　——の診断基準 431
　　——の診断フローチャート 432
　　——の診療ガイドライン 431
特発性全般てんかん 482
ドグマチール® 417, 485
突進現象 298, 305, 498
突発性不随意運動 **248-259**
突発的睡眠 378
ドネペジル 151, 271, 373
ドパストン® 86, 149, 327
ドパ脱炭酸酵素阻害薬 322, 335, 493
ドパミン 8, 50, 145, 264
　　——濃度の変動 328
　　——の生合成経路 386
ドパミン D$_1$ 受容体 8, 12
ドパミン D$_2$ 受容体 8
ドパミンアゴニスト 298, 322, **329-332**, 339, 344, 345, 346, 374, 379, 495
ドパミン合成系酵素の遺伝子導入 385
ドパミン作動性投射ニューロン 4, 5
ドパミン受容体 13, 307
ドパミン調節異常症候群（DDS） 378
ドパミントランスポーター（DAT） 307, 424, 455

トピナ® 86, 173
トピラマート 86, 173
ドプス® 338, 350
ドミン® 322
トラクトグラフィー 46
トランスサイレチン 314
トリプタノール® 374
トリヘキシフェニジル 87, 265
トルソー徴候 180
トレドミン® 375
トレリーフ® 338, 347
ドロキシドパ 338, 350

な・に

内科疾患 **215-219**
内頸静脈弁逆流 434
ナータリング症候群 270
ナーブロック® 67
ナルコレプシー 209
ナルコレプシー表現型 209
軟口蓋ミオクローヌス 170
二次性 NPH（sNPH） 428
二次性ジストニア 39, 74, 112, 113
二次性パーキンソニズム **416-476**
二次性不随意運動 68
西太平洋 ALS 高集積地 460
西太平洋地域の ALS／PDC 高集積地 467
西ニューギニア・パプア州の ALS と PDC 461
日中過眠 378
日中の過度の眠気（EDS） 209
ニトラゼパム 126
乳児痙攣・舞踏アテトーシス症候群（ICCA） 195
乳児神経軸索ジストロフィー（INAD） 287, 404, 472, 474
乳児良性発作性斜頸 230
ニュープロ®パッチ 322, 333, 346
ニューロミオトニア（神経筋強直） 179, 221
二連発磁気刺激法 55
認知（機能）障害 301, 373, 430, 461
認知訓練 152
認知症 437
　　——の行動・心理症状（BPSD） 272
　　——を伴うパーキンソン病（PDD） 268, 374
認知症状 67
認知リハビリテーション 152

ね・の

ネオドパストン® 197, 266, 322
脳アミロイドイメージング 309
脳幹ミオクローヌス 29

脳幹由来の不随意運動	**167-171**
脳血管障害	98, 149, 425
脳血流 SPECT	49
脳血流シンチグラフィー	309
脳梗塞	484
脳深部刺激術（DBS）	352, 360
（→深部脳刺激）	
脳性麻痺（CP）	74, 96, 230
脳卒中後の Movement Disorders	485
脳内鉄蓄積を伴う神経変性（NBIA）	
	472
脳ナトリウム利尿ペプチド（BNP）	
	485
脳の解剖	3
脳波	52-56
農薬（除草剤，殺虫剤）への曝露	276
ノウリアスト®	324, 340, 341
ノリトレン	374
ノルトリプチリン	374

は

バイオマーカー	314
背側部運動前野（PMd）	24
排尿障害	430
——治療	380
ハイパー直接路	8, 12, 15, 26
廃用症候群	364
パキシル®	152, 236, 293, 401, 402, 404
パーキンソニズム	236, **493-500**
若年性——	109, 281
薬剤性——	198, **416-420**
パーキンソン症候群の臨床経過	423
パーキンソン症状	354, 452
パーキンソン認知症複合（PDC）	460
パーキンソン病（PD）	17, 145, 160, 164, 208, 213, 262, 460
——原因遺伝子	288, 290
——における脳の形態変化	280
——における病変の進展様式	283
——に併存するレストレスレッグス症候群（RLS）	211
——の運動症候	293, 294
——の画像検査	**307-311**
——の危険因子	275
——のゲノムワイド関連解析（GWAS）	408
——の重症度分類	303
——の手術治療	**352-362**
——の初期治療	**327-334**
——の初発症状	295
——の神経病理	**280-285**
——の進行期治療	**342-362**
——の人種差	275
——の振戦	80, 84, 86
——の診断	302, 306
——の性差	274, 276
——の前駆症候	302
——の早期診断	303
——のバイオマーカー	**312-318**
——の非運動症候（症状）	293, 299, 359, **372-383**
——の非運動症状の治療	372-383
——の病因	286
——の病態機序	**286-292**
——の薬物治療	**342-351**, 360
——の有病率	273
——の罹患率	274
——のリハビリテーション	**363-371**
——の臨床疫学	**273-279**
——の臨床症候	**293-306**
——の歴史	**262-267**
——発病年齢	274
——保護因子	277
パーキンソン病睡眠評価尺度（PDSS）-2	203
パーキンソン病治療ガイドライン 2011	333, 364, 373, 498
パーキンソン病治療薬	197, 320-325, 335-341
——によるジスキネジア	109
——の維持量の決定	**335-341**
——の臨床薬理	**320-325**
バーター症候群	180
麦角アルカロイド剤	322
発汗障害	381
発射パターン説	16
発声不全	75, 296
羽ばたき振戦	83, **128-133**
バビンスキー徴候	453
ハラーフォルデン・シュパッツ病	94, 404
バリズム	17, 42, **101-106**, 218, 244
——治療アルゴリズム	105
——を起こす疾患	104
バルプロ酸（VPA）	126, 173, 481
パロキセチン	152, 374
パーロデル®	322
ハロペリドール	137, 485
反響言語	135, 142
反響現象	142
反響動作	140, 142
反射性ミオクローヌス	131, 256
ハンチントン病	17, 42, 91, 93, 121, 135, 469
固縮型——	469
若年型——	469
パントテン酸キナーゼ関連神経変性症（PKAN）	98, 473

ひ

非言語的発声表現	147
ピサ症候群	235, 298
皮質下性ミオクローヌス	60, 119, 125
皮質性ミオクローヌス	60, 119, 122, 123, 126, 193
自発性——	124
皮質脊髄路	165
皮質反射性陰性ミオクローヌス	124, 132
皮質反射性ミオクローヌス	123, 479
ビ・シフロール®	322, 331, 338, 374, 493, 499
非ステロイド抗炎症薬（NSAIDs）	277
尾側部帯状皮質運動野（cCMA）	24
非定型抗精神病薬	230, 234, 236
非ドパミン作動性薬剤	340
非麦角アルカロイド	322
ビペリデン	235
ピモジド	137
病期に合わせたリハビリテーション	365
表現促進現象	92
表面筋電図検査	57, 119
表面筋電図ポリグラフ	255
微量元素異常仮説	466
ビンスワンガー病	425
ビンスワンガー病様白質病変	424

ふ

ファール病	148
フィードバック制御	22
フィードフォワード制御	22
フォン エコノモ脳炎	489
フリップフロップ現象	114
副腎皮質ステロイド薬のパルス療法	491
腹側線条体	12
腹側淡蒼球	12
腹側部運動前野（PMv）	24
不随意運動	32-36, 68, **78-189**, **192-259**, 386, **483-486**, 489
——の性質	156
——の分類	31
自発性——	248
小児の——	**228-232**
心因性の——	68
二次性——	68
舞踏アテトーゼ	96, 483
舞踏運動（ヒョレア）	42, 89, 217, 244
舞踏病	**89-95**, 201, 228
——の原因（小児）	229
——を呈する疾患	94
ブラキシズム	213
プラミペキソール	322, 323, 331, 338, 339, 345, 346, 374, 499
プリオン仮説	389
振子様眼振	183, 187
フリードライヒ運動失調症	232

索引	
プリミドン	86, 126
ふるえ	33, 294, 302, 478
フルオロウラシル	419
プルテスト	299
フルボキサミン	374
プレタングル	447
プロトフィブリル	284
ブロモクリプチン	322, 339, 345
分節性ジストニア	72
吻側部帯状皮質運動野（rCMA）	24

へ・ほ

平均発射頻度説	16
ベラドンナアルカロイド	264
ペルゴリド	322, 323, 339, 345
ペルマックス®	322
辺縁系脳炎	487, 488
辺縁ループ	14
変性疾患	**469-476**
ベンセラジド	265
片側顔面攣縮	61
片側バリズム（ヘミバリズム）	36, 90, 101, 103, 104
ベンゾジアゼピン系薬	238
芳香族アミノ酸脱炭酸酵素（AADC）遺伝子	385
膀胱直腸系の障害	300
放射性薬剤	49
歩行障害	429, **497-500**
――のリハビリテーション	499
ポジトロンエミッション断層撮影法（PET）	48
補足運動野（SMA）	22, 25
――発作	23
発作性運動性ジスキネジア（PKD）	98
――患者での発作時不随意運動	251
発作性運動誘発性ジスキネジア（PED）	99, 250
発作性運動誘発性ジスキネジア（PKD）	250
発作性運動誘発性舞踏アテトーシス（アテトーゼ）（PKC）	94, 100, 195, 245
発作性ジスキネジア（PD）	98, 250, 251
発作性ジストニア性舞踏アテトーゼ（PDC）	100
発作性非運動性ジスキネジア（PNKD）	99, 250
ボツリヌス毒素	67, 73, 87
ボトックス®	67, 86
ホームズ振戦	82, 85, 87, 170
本態性振戦	74, 79, 84, 86
――の診断基準	85
ポンペ病	182

ま・み

マイトファジー	291
マクラウド症候群	94
マッカードル病	182
末梢循環障害の治療	381
末梢自律神経系の病理	283
末梢神経障害	215
末梢神経由来の不随意運動	177
末梢性前庭（性）眼振	184, 185
マドパー®	453
慢性・進行性失調の原因（小児）	232
ミオキミア	178, 181, 220
ミオクロニー筋放電	479
ミオクロニー発作	124, 478, 481
ミオクローヌス	41, 59, 83, **119-127**, 128, 130, 175, 193, 201, 218, 244, 246, **478-481**, 487
――と神経伝達物質	126
――の病態生理学的分類	193
――の分類	41, 119, 479
――を生じる可能性のある物質	121
固有脊髄路性――	174, 254, 256
心因性――	126
脊髄随節性――	125, 172, 175
脊髄性――	29, 60, 119, 125
ミオクローヌス・ジストニア症候群	126
ミオトニア（筋強直）	181
ミオリズミア	170
ミトコンドリア	291
――の障害仮説	290
ミラー・ジストニア	114
ミラペックス®	333
ミラペックス®LA	345
ミルナシプラン	375

む・め・も

無緊張性アテトーゼ	97
無言症	140, 143
むずむず脚症候群（RLS）	43, 237
（→下肢静止不能症候群，レストレスレッグス症候群）	
無セルロプラスミン血症	474
無動	296, 337, 452
命令自動症・黙従	140, 142
メージュ症候群	72, 113, 134, 235
メトクロプラミド	417, 419
メニエール病	186
メネシット®	419, 453
メマリー®	151, 272, 324, 373
メマンチン	151, 272, 324, 373
免疫性神経疾患	**220-227**
毛細血管拡張運動失調症	231
妄想	336, 375, 376
網様体反射性ミオクローヌス	125, 169, 479
モノアミン酸化酵素 B 阻害薬（MAOB-I）	329, 340
モルヴァン症候群	221

や・ゆ・よ

夜間の異常行動	206
薬原性アカシジア評価尺度	237
薬原性錐体外路症状評価尺度（DIEPSS）	233
薬剤性パーキンソニズム	198, **416-420**
――原因薬剤	198, 417
薬剤性不随意運動	195, **197-201**
薬剤誘発性ジストニア	230
薬物性ジスキネジア	108
有痛性筋痙攣	33
誘発筋電図検査	57
ユビキチン	286
陽性ミオクローヌス	121, 128, 131, 248
四量体	398

ら・り・る

ライソゾーム酵素活性	314
ラジカット®	485
ラジカルスカベンジャー	278
ラトケ嚢胞	151, 152
ラビット症候群	200
ラフォラ病	98
ラミクタール®	481
ラムゼイ ハント症候群	232
ラモトリギン（LTG）	481
ランス・アダムス症候群	123, 130
理学療法	152
リスク SNP	409
リーゼ®	152
離脱症候群	200
リチャードソン症候群（RS）	436, 437
リツキシマブ	492
律動性眼振	183, 185
リバスチグミン	151, 271, 373
リハビリテーション	68, **363-371**
リボトリール®	86, 169, 173, 481
良性家族性乳児てんかん	195
良性成人型家族性ミオクローヌスてんかん（BAFME）	121, 122, 193
両側視床下核深部脳刺激（STN-DBS)	350
両側淡蒼球内節深部脳刺激（GPi-DBS)	350
リン酸化α-synuclein	314
リン酸化 NF-H	314
ルボックス®	375

れ・ろ

レヴィ（レビー）小体	264, 280, 284
レヴィ（レビー）小体型認知症（DLB）	
	148, 149, 151, **268-272**, 301, 395, 401
──の臨床診断基準（改訂版）	271
レヴィ（レビー）小体病	268, 301
──の概念	282
──の分類	269
レキップ®	322, 331, 345, 499
レキップ®CR	333, 345
レグナイト®	378
レストレスレッグス症候群（RLS）	202
──の診断基準	211
──の治療	212
レッシュ・ナイハン症候群（病）	94, 98
レット症候群	229
レベチラセタム	126
レボドパ換算1日量（LEDD）	355, 357, 360
レミニール®	151, 271, 373
レム（期）睡眠行動異常（症）（RBD）	
	203, 206, 300, 379, 453
──と神経変性疾患との関連	206
──の診断基準	205
──の治療	208
攣縮性斜頸	116
攣縮性発声障害	116
ろう屈症	140
老年性口部ジスキネジア	109, 110
ロケットサイン	437
ロチゴチン	322, 333, 345, 346
ロピニロール	322, 323, 331, 339, 345, 346, 499
ロラゼパム	145

数字・欧文索引

数字

1-methyl-4-phenyl-1,2,3,6-tetrahydropyridine（MPTP）	17, 291
3 D-SSP（threedimensional stereotactic surface projections）	50
5-hydroxytryptophan（5-HTP）	173
^{123}I-FP-CIT SPECT（DaTSCAN®）	417, 455
^{123}I-IMP 脳血流シンチグラフィー	484

欧文

A

α-syn	313
α-syn オリゴマー	313, 314, 411
α-*synuclein*	286, 408
α-synuclein	280, 314, 321, 389, 394-396, 398
αシヌクレイノパチー	206, 466
αシヌクレイン	280, 314, 321, 389, 394-396, 398
──の（異常）蓄積	283, 312
──の凝集	286, 288, 397
──の配列	397
──のプリオン様伝搬（仮説）	288, 289
αシヌクレインオリゴマー	313, 314, 411
αシヌクレイン陽性構造物	282
α-メチルドパ	266
A 型ボツリヌス毒素	86
Aβ42	314, 356
Aβ蛋白	315
AADC 遺伝子	387
AADC 欠損症	387
AAV ベクター	384
Abnormal Involuntary Movement Scale（AIMS）	239
abnormal muscle response	61
activation syndrome	237
ADL スコア	356
ALS	149, 463
American Academy of Neurology（AAN）	66
amino terminal domain（ATD）	491
AMPA 受容体拮抗薬	323
amphiphysin	223
An Essay on Shaking Palsy	262
asterixis	53, 83, 128, 130, 195
asymptomatic ventriculomegaly with features of iNPH on MRI（AVIM）	431
ATP13A2	404
Ayurveda	265

B

β遮断薬	86
Bajonetten 指	96
ballooned neuron	448
bead-based flow cytometric assay	315
BMAA 仮説	467
Braak 仮説	283, 289
BST1	408, 410
bulk flow theory	434
Burke-Fahn-Marsden Dystonia Rating Scale（BFMDRS）	72
bvFTD	446

C

C 反射	53, 60, 122
C9orf72 遺伝子（C9）異常	467
CAG リピート	91
CDLB ガイドライン	268, 270
Charcot, Jean Martin	263, 320
chorea	89
contactin associated protein-2（Caspr-2）	225
continuous dopaminergic stimulation（CDS）	328, 344
continuous drug delivery（CDD）	328
corpolaria	135
cortical silent period（CSP）	55
corticobasal syndrome（CBS）	439
Creutzfeldt-Jakob disease	121, 135, 148, 150
cue を利用した（用いた）訓練	365, 499

D

Dandy-Walker syndrome	231
DaTSCAN	417, 455
DAT SPECT	423
DBS	19, 71, 94, 105, 352, 360, 499
Dementia Rating Scale	453
desipramine	374
diphasic ジスキネジア	344, 349
disproportionately enlarged subarachnoid space hydrocephalus（DESH）	429, 430
DJ-1	403
DJ-1	314, 315
drug holiday	199
Drug-Induced Extrapyramidal Symptoms Scale（DIEPSS）	233
drug induced tremor	200
DSM-5	135, 242
Duodopa	348
dystonic tics	134
DYT1	112
DYT-1 遺伝子の変異	71
DYT ジストニア	115

E・F

ELLDOPA study	356
end-point nystagmus	187
ES 細胞	388
ethyl ester	322
etilevodopa	322
Evans index	431
eye of the tiger sign	473
faciobrachial dystonic seizures (FBDS)	225
FBXO7	405
Friedreich ataxia	232

G

GABA	7, 13, 14, 91, 102, 123
GABA 作動性投射ニューロン	5, 13
GAD 遺伝子の導入	387
GBA	410
GBA1	287
GCI	456
Gegenhalten（抵抗症）	500
Gerhaldt syndrome	453
Gilles de la Tourette syndrome	148, 149, 231
GLUT1／SLC2A1	99
GPi-DBS	71-73, 350, 357-360
guanfacine	137
guanosine triphosphate cyclohydrolase I（GCH）	385
Guillain-Barré syndrome	178, 179

H

HARP 症候群	473
HLA-DR 抗原	410
Holmes 振戦	82, 85, 87, 170
Hornykiewicz, Oleh	264
hummingbird sign	441
HVA	314
hyperekplexia	257
hyperkinetic movement disorders	64, 66, 67

I・J・K

incidental Lewy body disease	283
infantile neuroaxonal dystrophy (INAD)	287, 404, 472, 474
iNPH Grading Scale (iNPHGS)	430, 433
iPS 細胞	388, 389
Isaacs syndrome	177, 178, 220-222
JAMSAC	451
jerk-locked back averaging (JLA)	53, 122, 246
Kayser-Fleischer ring	470
Kufor-Rakeb 症候群	289

L

Lance-Adams syndrome	123, 130
L-dopa challenge test	357
LEDD	355, 357, 360
leg motor restlessness	210
leuclnerich glioma inactivated protein-1 (LGI-1)	225
levodopa-induced dyskinesia	201
Lewy neurite	272, 281
Lewy, Fritz Heinrich	264
limb shaking transient ischemic attack (limb shaking TIA)	253
long-duration response (LDR)	357
lower body parkinsonism	421
LRRK2	287, 396, 408, 410
LRRK2	396
LSVT (Lee Silverman Voice Treatment) ®BIG	365
LSVT®LOUD	365
L-ドパ（合剤／製剤）	86, 109, 149, 151, 197, 301, 321, 327, 328, 330, 332, 379, 419, 425, 453, 458, 494, 499
——治療	266
——特徴	345
——の神経毒性	333
——の代謝と作用薬	322
L-ドパ／DCI（製剤）	331, 332, 338, 339, 345, 493, 495
L-ドパ・カルビドパ配合	322
L-ドパ誘発性運動合併症	403
L-ドパ誘発性ジスキネジア	344

M

μ-オピオイド受容体	5
macrosaccadic oscillations	188
Magnetic beads／MALDI-TOF-MS システム	316
Mattis Dementia Rating Scale Score	358
MDS (Movement Disorder Society) - UPDRS	337
Meige syndrome	72, 113, 134, 235
metabolomics	317
met-enkephalin	457
MHPG／total tau 比	314
MIBG 心筋シンチグラフィー	310, 463
Mini-Mental Scale Examination (MMSE)	337
motor fluctuation	346, 355, 360
motor tics	134
Movement Disorders	2, **31-76**
——の画像所見	**44-51**
——の外科的治療	**71-76**
——の生理学的検査	**52-63**
——の定義	31
——の内科的治療	**64-70**
——の病因	**39-43**
——の分類と診断のポイント	**31-38**
脳卒中後の——	485
Movement Disorder Society の提言	373
MR-1	99
MRI 撮像法とその特徴	45
MRI による形態評価	45
MSA-C	455
MSA-P	455, 495
muscle afferent block (MAB) 療法	68
myokymic discharges	179

N

National Institute of Neurological Disorders and Stroke and the Society for PSP (NINDS-SPSP) による臨床診断基準	436, 438
Native-PAGE	399
neurodegeneration with brain iron accumulation (NBIA)	404, 473, 474
neuromyotonic discharges	180
neurturin	385-387
NF-L	314
NIDS 分類—脳梗塞の病型分類	484
NMDA (*N*-methyl-D-aspartate) 受容体	323
NMDA 受容体抗体	490
NMDA 受容体阻害薬	491
NMDA 受容体に対する down-regulation	491
nondystrophic myotonia	181
no on	343
——対策	348

O

ocular flutter	189
Odor Stick Identification Test (OSIT)	301
off 時のジストニア	343
——対策	348
OMIM® (Online Mendelian Inheritance in Man®)	469
on-off	343, 348, 386
on-period ジストニア	348
opsoclonus	189

P

PANK2	404
PANK (pantothenate kinase) - associated neurodegeneration (PKAN)	98, 404, 405, 473
PARK1	394
PARK2	281, 401
PARK4	286
PARK4	394
PARK6	402
PARK7	403
PARK8	396
PARK9	404
PARK14	404
PARK15	405
PARK16	408, 410
PARK17	398
PARK18	398
Parkin	401
Parkinson disease（PD）	268, 273, 280, 293, 312, 342, 352, 372, 421（→パーキンソン病）
Parkinson, James	262, 320, 372
paroxysmal exertion-induced dyskinesia（PED）	99, 250
paroxysmal nonkinesigenic dyskinesia（PNKD）	99, 250
PD Sleep Scale（PDSS）-2	203
PDQ-39	359
PD-RBD	207
PDうつと大うつ病の臨床症状の比較	374
PDうつの治療方針	375
peak-doseジスキネジア	344, 348
phenytoin flap	129
phonic tics	134
phosphorylated tau H-FABP	314
piano-playing	96
piclozotan	325
PINK1	402
Pisa syndrome	235
PLA2G6	404
PLA2G6-associated neurodegeneration（PLAN）	404
posterior subthalamic area（PSA）	353
——のDBS	75
progressive supranuclear palsy（PSP）	**436-443**, 444, 494
Progressive Supranuclear Palsy Rating Scale（PSPRS）	442
progressive supranuclear palsy syndrome（PSPS）	439, 447
proline-rich transmembrane protein 2（PRRT2）	195
PROPELLER法	45
proteomics	317
PRRT2（遺伝子）	99, 252
PSP-cerebellar ataxia（PSP-C）	440
PSP-corticobasal syndrome（PSP-CBS）	439
PSP-frontotemporal dementia（PSP-FTD）	440
PSP-parkinsonism（PSP-P）	438
PSP-progressive nonfluent aphasia（PSP-PNFA）	440
PSP-pure akinesia with gait freezing（PSP-PAGF）	439
punding	378

R

Ramsay Hunt syndrome	232
rasagiline	329
RBD screening questionnaire（RBDSQ-J）	204, 205
re-emergent tremor	80
Rett syndrome	229
Richardson syndrome	436, 437
rt-PA静注療法	484

S

saccadic intrusions	187
saccadic oscillations	187
safinamide	323
SCA2	149
scans without evidence of dopaminergic deficit（WEDDs）	80
Schwartz Jampel syndrome	182
short-duration response（SDR）	357
silent period locked averaging法	132
sleep benefit	401
SNCA	408, 410
*SNCA*遺伝子の二重複	394
SNRI	375
square wave jerks	188
SSRI	374
startle病	257
stiff-person症候群（SPS）	222, 223
STN-DBS	350, 355, 358, 359
stop walking while talking	498
study of idiopathic normal pressure hydrocephalus on neurological improvement（SINPHONI）	430
substance P	12, 457
Sydenham chorea	94, 101, 104, 135, 148, 150, 152, 228
synkinetic response	61

T

T2＊（T2スター）強調像	46
TDP-43 proteinopathy	466
TDP-43陽性封入体	464
TMA症候群	248
tonic tics	134
Toronto Western Spasmodic Torticollis Rating Scal（TWSTRS）	73
total tau	314
transcriptomics	317
transient myoclonic state with asterixis	248
transient myoclonic state with asterixis in elderly patients	124
Tretiakoff, Konstantin	264
tufted astrocyte	436, 437

U・V・W

UK Parkinson's Disease Society Brain Bankの臨床的診断基準	84
Unified MSA Rating Scale（UMSARS）	458
Unified Parkinson's Disease Rating Scale（UPDRS）score	164, 306, 337, 345
——part III	453
——運動スコア	355, 358, 360
——日本語版	304
University Pennsylvania Smell Identification Test（UPSIT）	301
Unverricht-Lundborg disease	121, 126
VGKC複合体	221
voxel-based morphometry（VBM）	47
Westphal variant	469

中山書店の出版物に関する情報は，小社サポートページを御覧ください．
http://www.nakayamashoten.co.jp/bookss/define/support/support.html

アクチュアル　脳・神経疾患の臨床

パーキンソン病と運動異常
Movement Disorders

2013年12月20日　初版第1刷発行 ©〔検印省略〕
2014年 7月10日　第2刷発行

シリーズ総編集 ……… 辻　省次

専門編集 …………… 髙橋良輔

発行者 ……………… 平田　直

発行所 ……………… 株式会社　中山書店
　　　　　　　　　　〒113-8666　東京都文京区白山 1-25-14
　　　　　　　　　　TEL 03-3813-1100（代表）　振替 00130-5-196565
　　　　　　　　　　http://www.nakayamashoten.co.jp/

本文デザイン ……… 藤岡雅史（プロジェクト・エス）

編集協力 …………… 株式会社学樹書院

DTP作成 …………… 有限会社ブルーインク，株式会社麒麟三隻館

装丁 ………………… 花本浩一（麒麟三隻館）

印刷・製本 ………… 図書印刷株式会社

Published by Nakayama Shoten Co., Ltd.　　　　　　　　Printed in Japan
ISBN 978-4-521-73444-6
落丁・乱丁の場合はお取り替えいたします

・本書の複製権・上映権・譲渡権・公衆送信権（送信可能化権を含む）は株式
　会社中山書店が保有します．

・ **JCOPY** ＜(社)出版者著作権管理機構　委託出版物＞
本書の無断複写は著作権法上での例外を除き禁じられています．複写される場
合は，そのつど事前に，(社)出版者著作権管理機構（電話 03-3513-6969，FAX
03-3513-6979，e-mail: info@jcopy.or.jp）の許諾を得てください．

本書をスキャン・デジタルデータ化するなどの複製を無許諾で行う行為は，著
作権法上での限られた例外（「私的使用のための複製」など）を除き著作権法
違反となります．なお，大学・病院・企業などにおいて，内部的に業務上使用
する目的で上記の行為を行うことは，私的使用には該当せず違法です．また私
的使用のためであっても，代行業者等の第三者に依頼して使用する本人以外の
者が上記の行為を行うことは違法です．

アクチュアル 脳・神経疾患の臨床

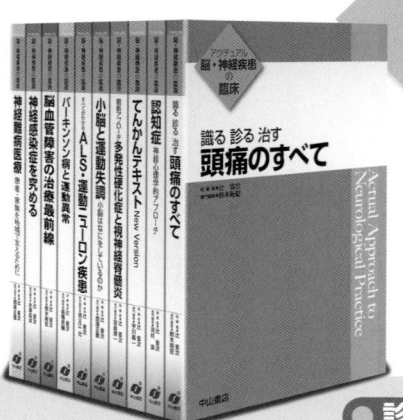

神経内科医としてのプロフェショナリズムを究める！

● 総編集
辻　省次
（東京大学教授）

● B5判／並製／各巻320〜500頁
● 本体予価9,500〜13,000円

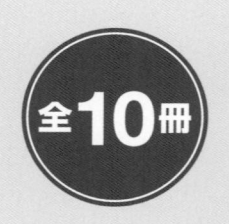

全10冊

● 診療上のノウハウを満載！
▶ 最新の進歩・知識の全体をバランスよくカバー．検査法，診察法，治療法はベーシックサイエンスを踏まえて記述．

●「考える力」をつける
▶ 実地臨床で必要とされる，患者の特徴（variance）を把握して最適な診療を進める考え方（individual-oriented medicine）を重視．従来の教科書的な記載以外の話題も盛り込んだ「ケーススタディ」「ディベート」などで，臨床の現場で本当に役立つ「考える力」を身につける．

● 視覚に訴える実用書
▶ 診断アルゴリズムをとりいれつつ，患者の特性に応じて使いこなせるよう，具体的な記述を目指しシェーマ，写真，フローチャートを積極的に収載．

大好評　刊行中!!

全10冊の構成と専門編集委員

● 識る 診る 治す 頭痛のすべて	鈴木則宏（慶應義塾大学）	定価（本体9,500円＋税）
● 認知症 神経心理学的アプローチ	河村 満（昭和大学）	定価（本体10,000円＋税）
● てんかんテキスト New Version	宇川義一（福島県立医科大学）	定価（本体10,000円＋税）
● 最新アプローチ 多発性硬化症と視神経脊髄炎	吉良潤一（九州大学）	定価（本体11,000円＋税）
● 小脳と運動失調 小脳はなにをしているのか	西澤正豊（新潟大学）	定価（本体12,000円＋税）
● すべてがわかる ALS（筋萎縮性側索硬化症）・運動ニューロン疾患	祖父江元（名古屋大学）	定価（本体12,000円＋税）
● パーキンソン病と運動異常（Movement Disorders）	髙橋良輔（京都大学）	定価（本体13,000円＋税）
● 脳血管障害の治療最前線	鈴木則宏（慶應義塾大学）	定価（本体12,000円＋税）
○ 神経感染症を究める	水澤英洋（東京医科歯科大学）	
○ 神経難病医療 患者・家族を地域で支えるために	西澤正豊（新潟大学）	

※配本順，タイトルは諸事情により変更する場合がございます．●は既刊．

中山書店　〒113-8666 東京都文京区白山1-25-14　TEL 03-3813-1100　FAX 03-3816-1015
http://www.nakayamashoten.co.jp/

Actual Approach to Neurological Practice